ABC da Mastologia

Thieme Revinter

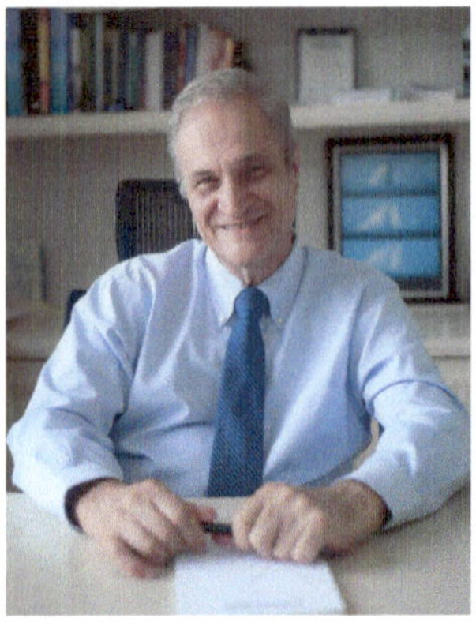

Vinicius Milani Budel

Professor do Departamento de Tocoginecologia da Universidade Federal do Paraná (UFPR)
Oncologista pela Universidade Livre de Bruxelas
Vice-Presidente da Sociedade Brasileira de Mastologia (SBM)

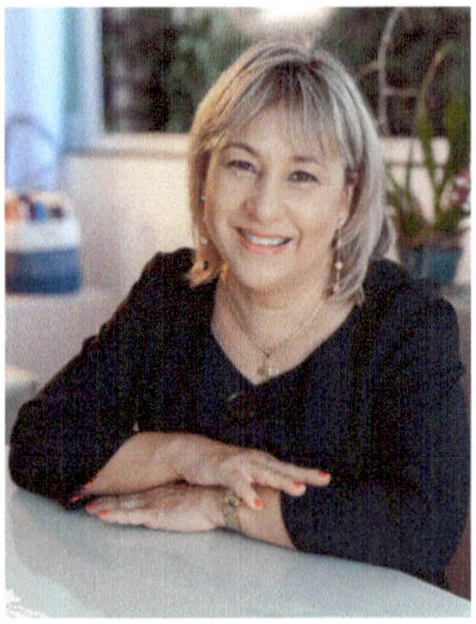

Maria Helena Louveira

Médica
Graduada pela Universidade Federal de Mato Grosso do Sul (UFMS)
Residência Médica em Diagnóstico por Imagem
Doutora em Mastologia pela Universidade Federal de São Paulo (Unifesp)
Membro Titular do Colégio Brasileiro de Radiologia e Diagnóstico por Imagem (CBR)
Título de Especialista em Diagnóstico por Imagem e na Área de Atuação em Ultrassonografia
Médica Radiologista Contratada pela Universidade Federal do Paraná, lotada no Setor de Radiologia (Centro Integrado de Mama) do Complexo Hospital de Clínicas – Curitiba, PR
Médica Radiologista Responsável pelo Setor de Mama da Clínica Cetac – Diagnóstico por Imagem – Curitiba, PR

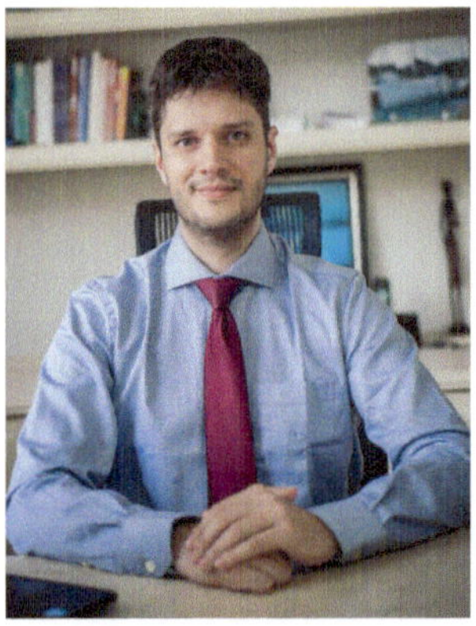

Lucas Roskamp Budel

Mastologista Titular pela Sociedade Brasileira de Mastologia (SBM)
Mastologista no Hospital de Clínicas da Universidade Federal do Paraná (UFPR)
Mastologista no Hospital Universitário Evangélico Mackenzie

ABC da Mastologia

Vinicius Milani Budel
Maria Helena Louveira
Lucas Roskamp Budel

Thieme
Rio de Janeiro • Stuttgart • New York • Delhi

Dados Internacionais de Catalogação na Publicação (CIP) de acordo com ISBD

B927a

    Budel, Vinicius Milani
        ABC da Mastologia / Vinicius Milani Budel, Maria Helena Louveira, Lucas Roskamp Budel. - Rio de Janeiro : Thieme Revinter Publicações Ltda, 2021.

        466 p. : il. : 21cm x 28cm.
        Inclui bibliografia
        ISBN 978-65-5572-100-3
        eISBN 978-65-5572-101-0

    1. Medicina. 2. Mastologia. I. Budel, Vinicius Milani. II. Louveira, Maria Helena. III. Budel, Lucas Roskamp. IV. Título.

                                          CDD: 610
2021-2961   CDU: 61

Nota: O conhecimento médico está em constante evolução. À medida que a pesquisa e a experiência clínica ampliam o nosso saber, pode ser necessário alterar os métodos de tratamento e medicação. Os autores e editores deste material consultaram fontes tidas como confiáveis, a fim de fornecer informações completas e de acordo com os padrões aceitos no momento da publicação. No entanto, em vista da possibilidade de erro humano por parte dos autores, dos editores ou da casa editorial que traz à luz este trabalho, ou ainda de alterações no conhecimento médico, nem os autores, nem os editores, nem a casa editorial, nem qualquer outra parte que se tenha envolvido na elaboração deste material garantem que as informações aqui contidas sejam totalmente precisas ou completas; tampouco se responsabilizam por quaisquer erros ou omissões ou pelos resultados obtidos em consequência do uso de tais informações. É aconselhável que os leitores confirmem em outras fontes as informações aqui contidas. Sugere-se, por exemplo, que verifiquem a bula de cada medicamento que pretendam administrar, a fim de certificar-se de que as informações contidas nesta publicação são precisas e de que não houve mudanças na dose recomendada ou nas contraindicações. Esta recomendação é especialmente importante no caso de medicamentos novos ou pouco utilizados. Alguns dos nomes de produtos, patentes e design a que nos referimos neste livro são, na verdade, marcas registradas ou nomes protegidos pela legislação referente à propriedade intelectual, ainda que nem sempre o texto faça menção específica a esse fato. Portanto, a ocorrência de um nome sem a designação de sua propriedade não deve ser interpretada como uma indicação, por parte da editora, de que ele se encontra em domínio público.

Contato com os autores:
Maria Helena Louveira
mhlouveira@gmail.com
Vinicius Milani Budel e Lucas Roskamp Budel
clinicabudel@hotmail.com

© 2021 Thieme. All rights reserved.

Thieme Revinter Publicações Ltda.
Rua do Matoso, 170
Rio de Janeiro, RJ
CEP 20270-135, Brasil
http://www.ThiemeRevinter.com.br

Thieme USA
http://www.thieme.com

Design de Capa: © Thieme
Créditos Imagem da Capa: imagem da capa combinada pela Thieme usando as imagens a seguir:
naked woman covering herself © wayhomestudio/br.freepik.com
Arquivo Pessoal dos Autores

Impresso no Brasil por Forma Certa Gráfica Digital Ltda.
5 4 3 2 1
ISBN 978-65-5572-100-3

Também disponível como eBook:
eISBN 978-65-5572-101-0

Todos os direitos reservados. Nenhuma parte desta publicação poderá ser reproduzida ou transmitida por nenhum meio, impresso, eletrônico ou mecânico, incluindo fotocópia, gravação ou qualquer outro tipo de sistema de armazenamento e transmissão de informação, sem prévia autorização por escrito.

AGRADECIMENTOS

A todas as pacientes que me mostraram a importância da empatia e que todos os dias me impõem a necessidade de melhorar como ser humano.

Àquelas que sempre me impulsionam para a realização de novos sonhos e desejos e que embarcam nos meus projetos de vida. São elas, as médicas e funcionárias do setor de Mamografia da Clínica Cetac – Centro de Diagnóstico por Imagem, em Curitiba.

Aos meus pais, Armando e Irene, que sempre me incentivaram a trilhar o caminho dos estudos e do aprimoramento constantes, para que eu oferecesse às minhas pacientes o melhor que o conhecimento e a experiência pudessem alcançar.

Ao meu esposo, Mauro, pela presença e apoio constantes.

E, ao meu bem maior, meu filho Yan Lucas.

Maria Helena Louveira

Agradecemos a todos os colaboradores desta edição pelo precioso tempo dispensado e pelo empenho em produzir capítulos atualizados e sintéticos que contribuíram para a instrução básica em Mastologia.

Agradecemos também a todos os profissionais envolvidos no tratamento do câncer de mama no Hospital de Clínicas da UFPR.

Vinicius Milani Budel
Lucas Roskamp Budel

PREFÁCIO

Nenhum livro médico substitui a constante atualização em ciência baseada em evidência, necessária aos cuidados do diagnóstico e tratamento de nossos pacientes do dia a dia. Dispomos hoje de acesso fácil aos periódicos médicos e aplicativos de atualização permanente da mais alta qualidade científica e isto possibilita maior segurança ao trabalho médico. Entretanto, este acesso exige uma sala de entrada que oriente os caminhos deste universo de conhecimentos publicados.

O *ABC da Mastologia* surgiu em virtude da constante pergunta dos alunos residentes e pós-graduandos aos nossos profissionais da cadeira e do serviço de Mastologia: **Por onde eu começo**? Para esta resposta são necessários os conhecimentos básicos da Mastologia construídos ao longo dos últimos 50 anos, desde Madeleine Lejour, Haguenssen, B04, Milan I, EBCTCCG etc., que orientaram esta sala de entrada. Nosso entendimento foi que estes pilares constituem o despertar do conhecimento e da pesquisa constante que balizam o caminho do mundo da Mastologia.

Demos ênfase aos procedimentos iniciais do diagnóstico precoce especialmente nas lesões não palpáveis que exigem trabalho multidisciplinar simultâneo para **deixar claro** que não há melhor caminho da chance real de cura das neoplasias malignas da mama. Infelizmente, estes procedimentos acham-se em estado de penúria camuflada em nosso país, o que acarreta em custo exagerado do tratamento nos estadiamentos mais avançados.

Este livro está formatado para orientar as condutas básicas que abrangem os caminhos mais onerosos dos casos avançados do câncer de mama, sem deixar de lado os tratamentos sistêmicos neoadjuvante e adjuvante, e as bases para a reconstrução simultânea necessária à correção dos defeitos que os tratamentos cirúrgicos causam ao conjunto das mamas.

Sem a pretensão de esgotar todos os assuntos que compreendem o tratamento multidisciplinar das doenças benignas e malignas da mama, este trabalho se propõe a facilitar o caminho da Mastologia e, ao longo do tempo, o compromisso da atualização contínua destes capítulos.

Vinícius Milani Budel

COLABORADORES

ALESSANDRA AMATUZZI CORDEIRO FORNAZARI
Membro Titular da Sociedade Brasileira de Ginecologia e Obstetrícia (FEBRASGO)
Especializanda em Mastologia pelo Hospital Nossa Senhora das Graças – Curitiba, PR

ALESSANDRA TESSARO
Graduada em Fisioterapia pela Universidade Luterana do Brasil (ULBRA)
Especialista em Fisioterapia em Oncologia pela Associação Brasileira de Fisioterapia em Oncologia (ABFO)
Fellow do Instituto Europeo di Oncologia – Milão
Mestre em Ciências da Reabilitação pela Universidade Federal de Ciências da Saúde de Porto Alegre (UFCSPA)
Fisioterapeuta do Núcleo Mama do Hospital Moinhos de Vento, RS
Docente Titular da Pós-Graduação em Oncologia do Hospital Moinhos de Vento, RS

ALFREDO CARLOS S. D. BARROS
Professor Livre-Docente de Ginecologia pela Faculdade de Medicina da Universidade de São Paulo (FMUSP)
Professor de Pós-Graduação da Disciplina de Fisiopatologia Experimental da FMUSP
Responsável pela Residência Médica de Mastologia do Hospital Beneficência Portuguesa

ANA CAROLINA RIBEIRO CHAVES
Coordenadora do Serviço de Oncogenética do Hospital Alemão Oswaldo Cruz (HAOC)
Oncologista Clínica pelo Instituto do Câncer do Estado de São Paulo (ICESP-USP)
Especialização em Oncogenética pelo City of Hope, EUA

ANA PAULA MARTINS SEBASTIÃO
Médica Patologista Titulada pela Sociedade Brasileira de Patologia (SBP)
Mestre em Tocoginecologia pela Universidade Federal do Paraná (UFPR)
Doutora em Clínica Cirúrgica pela UFPR
Pós-Doutora em Ciências da Saúde pela Pontifícia Universidade do Paraná/Memorial Sloan Kettering Cancer Center
Professora Adjunta de Anatomia Patológica do Curso de Medicina da Universidade Federal do Paraná e da Universidade Positivo – Curitiba, PR

ANELISE ROSKAMP BUDEL
Dermatologista pela Sociedade Brasliera de Dermatologia (SBD)
Especialista em Micologia Médica pelo Instituto de Medicina Tropical da Antuérpia, Bélgica
Professora de Dermatologia na Faculdade Evangélica Mackenzie, PR

ANGELA BESCOROVAINE
Graduado em Medicina pela Universidade Federal do Paraná (UFPR)
Título em Ultrassonografia Geral pelo Colégio Brasileiro de Radiologia e Diagnóstico por Imagem
Certificado de Área de Atuação em Mamografia pela AMB
Membro Titular do Colégio Brasileiro de Radiologia e Diagnóstico por Imagem (CBR)
Médica do Setor de Mama da Clínica CETAC – Diagnóstico por Imagem em Curitiba, PR

ÂNGELA FLÁVIA LOGULLO WAITZBERG
Professora Adjunta do Departamento de Patologia da Escola Paulista de Medicina da Universidade Federal de São Paulo (EPM-Unifesp)
Chefe da Patologia Mamária do Departamento de Patologia da EPM-Unifesp

ANNA PAULA DE ALMEIDA MAIATO
Médica pela Escola Bahiana de Medicina e Saúde Pública em Salvador, BA
Cirurgiã Geral pelo Hospital Ana Nery em Salvador, BA
Mastologista pelo Hospital Sírio-Libanês em São Paulo, SP
Membro Titular da Sociedade Brasileira de Mastologia (SBM)

ANTONIO LUIZ FRASSON
Mastologista do Centro de Oncologia do Hospital Albert Einstein
Professor da Escola de Medicina da Pontifícia Universidade Católica do Rio Grande do Sul (PUCRS)
Ex-Presidente da Sociedade Brasileira de Mastologia (SBM)

BETINA VOLLBRECHT
Professora Adjunta da Escola de Medicina da Pontifícia Universidade Católica do Rio Grande do Sul (PUCRS)
Mestre e Doutora em Gerontologia Biomédica pela PUCRS
Master em Mastologia Umberto Veronesi (UDIMA MADRID)

BRUNO RIBEIRO BATISTA
Oncologista pela Universidade Federal do Paraná (UFPR)

CAMILA VITOLA PASETTO
Médica pela Faculdade Evangélica de Medicina do Paraná
Ginecologista/Obstetra pelo Hospital de Clínicas da Universidade Federal do Paraná (UFPR)

CARLOS GENÉSIO BEZERRA LIMA JUNIOR
Médico Radio-Oncologista da Radioterapia São Sebastião, SC

CAROLINA MALHONE
Mastologista pela Faculdade de Medicina da Universidade de São Paulo (FMUSP) e pela Sociedade Brasileira de Mastologia (SBM)
Médica Assistente no Núcleo de Mama do Centro de Oncologia do Hospital Albert Einstein

CESAR CABELLO DOS SANTOS
Mastologista
Professor Associado Livre-Docente do Departamento de Tocoginecologia (DTG) da Faculdade de Ciências Médicas (FCM) da Universidade Estadual de Campinas (Unicamp)
Coordenador da Área da Mastologia do Hospital da Mulher Prof. José Aristodemo Pinotti (CAISM-FCM-UNICAMP)

CHRISTIANE KAWASAKI
Médica Radiologista da Clínica DAPI – Curitiba, PR
Membro Titular do Colégio Brasileiro de Radiologia (CBR)

CÍCERO DE ANDRADE URBAN
Cirurgião Oncológico e Mastologista (TEMA)
Mestre e Doutor em Clínica Cirúrgica pela Universidade Federal do Paraná (UFPR)
Pós-Graduado em Bioética pela Universidade Católica do Sagrado Coração – Roma, Itália
Pós-Graduado em Liderança pela Universidade de Harvard – Boston, EUA

CLEVERTON CÉSAR SPAUTZ
Mestre em Tocoginecologia pela Universidade Federal do Paraná (UFPR)
Membro Titular da Sociedade Brasileira de Mastologia (SBM)
Mastologista da Unidade de Mama do Hospital Nossa Senhora das Graças – Curitiba, PR

CRISTIANE GREIN BASSO SPADONI
Graduada em Medicina pela Universidade Federal do Paraná (UFPR)
Residência Médica em Radiologia no Hospital de Clínicas do Paraná
Mestre em Ciências pela Universidade Tecnológica Federal do Paraná

DANILO MARTINS RAHAL
Mestrando em Tocoginecologia e Saúda da Mulher pela Universidade Federal do Paraná (UFPR)
Médico Especialista em Ginecologia e Obstetrícia pelo Hospital de Clínicas da Universidade Federal do Paraná e Titulação pela AMB e FEBRASGO
Médico Especialista em Endoscopia Ginecológica pela AMB e FEBRASGO
Médico Especialista em Reprodução Assistida pela AMB e FEBRASGO

DANÚBIA ARIANA DE ANDRADE
Médica Graduada pela Faculdade de Medicina da Universidade Federal de Juiz de Fora (UFJF)
Ginecologista e Obstetra pelo Hospital das Clínicas da Faculdade de Medicina de Ribeirão Preto da Universidade de São Paulo (FMRP-USP)
Mastologista pelo Hospital Sírio-Libanês, SP
Título de Especialista em Mastologia (TEMa) pela Sociedade Brasileira de Mastologia (SBM)

DAYANE R. DE PAULA
Membro da Sociedade Brasileira de Cirurgia Plástica (SBCP)
Residência Médica em Cirurgia Geral e em Cirurgia Plástica Reparadora no Hospital de Clínicas da Universidade Federal do Paraná (UFPR)
Fellow em Microcirurgia de Reparação Oncológica no Hospital Erasto Gaertner – Curitiba, PR

EDUARDO SCHUNEMANN JÚNIOR
Oncoginecologista e Mastologista do Hospital Nossa Senhora das Graças – Curitiba, PR
Oncoginecologista e Mastologista do Hospital das Clínicas da Universidade Federal do Paraná (UFPR)
Mestre em Tocoginecologia pela Universidade Federal do Paraná (UFPR)
Título de Especialista em Mastologia e Cirurgia Oncológica
Professor Assistente do Departamento de Tocoginecologia da UFPR

FABIO POSTIGLIONE MANSANI
Residência em Ginecologia pela Faculdade de Ciências Médicas da Santa Casa de São Paulo
Residência em Mastologia pela Universidade Estadual de Campinas (Unicamp)
Título de Especialista em Ginecologia e Obstetrícia (TEGO) pela FEBRASGO
Título de Especialista em Mastologia (TEMa) pela Sociedade Brasileira de Mastologia (SBM)
Mestre em Cirurgia pela Pontifícia Universidade Católica do Paraná (PUCPR)
Doutorando em Ciências da Saúde pela Universidade Federal de Goiás (UFG)
Professor Assistente do Departamento de Medicina da Universidade Estadual de Ponta Grossa (UFPG)

FABRÍCIO PALERMO BRENELLI
Professor Assistente da Divisão de Oncologia Mamária da Universidade Estadual de Campinas CAISM (Unicamp)
Coordenador do Departamento de Mastologia do Núcleo de Oncologia da Beneficência Portuguesa de São Paulo
Instituto de Mama de Campinas (IMAMA)
Surgical Fellow em Mastologia e Cirurgia Plástica Reconstrutora no Instituto Europeu de Oncologia (Milão/Itália 2004-2009)

FELIPE EDUARDO MARTINS DE ANDRADE
Mastologista e Coordenador da Residência Médica em Mastologia do Hospital Sírio-Libanês, SP

FERNANDA BARBOSA KOGA
Médica Dermatologista pela Sociedade Brasileira de Dermatologia (SBD)
Médica Dermatologista do Hospital Universitário Evangélico Mackenzie, PR

FLÁVIA KURODA
Mastologista da Unidade Mama do Hospital Nossa Senhora das Graças – Curitiba, PR
Mestre em Biotecnologia pela Universidade Positivo – Curitiba, PR

GABRIELA BOUFELLI
Mastologista pela Faculdade de Medicina da Universidade de São Paulo (FMUSP)
Membro da Sociedade Brasileira de Mastologia (SBM)
Mastologista do Instituto do Câncer do Estado de São Paulo (ICESP), da Faculdade de Medicina da Universidade de São Paulo (FMUSP)

GABRIELLE FERNANDES DE PAULA CASTANHO
Graduação em Medicina pela Universidade Federal do Paraná (UFPR)
Residência Médica em Radiologia e Diagnóstico por Imagem pela UFPR
Membro Titular do Colégio Brasileiro de Radiologia e Diagnóstico por Imagem (CBR)
Especialização em Imagem da Mama na Clínica CETAC, PR
Médica do Setor de Mama da Clínica CETAC, PR

GIL FACINA
Professor Associado Livre-Docente do Departamento de Ginecologia da Escola Paulista de Medicina da Universidade Federal de São Paulo (EPM-Unifesp)
Chefe da Disciplina de Mastologia do Departamento de Ginecologia da EPM-Unifesp
Supervisor do Programa de Residência Médica em Mastologia do Departamento de Ginecologia da EPM-Unifesp

GUSTAVO NADER MARTA
Rádio-Oncologista do Instituto de Câncer do Estado de São Paulo e do Hospital Sírio-Libanês

HELIO RUBENS DE OLIVEIRA FILHO
Mastologista
Mestre pela Universidade de São Paulo (USP)
Presidente da Sociedade Brasileira de Mastologia – Regional Paraná (SBM) – Gestão: 2017-2019
Former Fellow no Istituto Europeo di Oncologia, Itália
Active Member no American Society of Breast Surgeons, EUA
Fellow no American College of Surgeons, EUA
Professor Adjunto de Tocoginecologia da Universidade Federal do Paraná (UFPR)
Professor-Assistente da Pontifícia Universidade Católica do Paraná (PUCPR)
Cofundador do Portal Câncer de Mama Brasil

ILEANA BORSATO BINI
Ginecologista e Obstetra pelo Hospital de Clínicas da Universidade Federal do Paraná (UFPR)

ÍRIS RABINOVICH
Professora de Mastologia no Departamento de Tocoginecologia da Universidade Federal do Paraná (UFPR)
Doutor em Ciências da Saúde pela Pontifícia Universidade Católica do Paraná (PUCPR)
Mestre em Ciências da Saúde pela PUCPR
Especialização em Oncoginecologia e Mastologia pela UFPR
Residência Médica em Ginecologia no Hospital de Clínicas da UFPR
Graduação em Medicina pela PUCPR

ISABELA ALBUQUERQUE SEVERO DE MIRANDA
Mastologista do Centro de Mama da Pontifícia Universidade Católica do Rio Grande do Sul (PUCRS)
Mastologista pela Sociedade Brasileira de Mastologia (SBM)
Mestranda em Medicina e Ciências da Saúde pela PUCRS
Master em Mastologista Umberto Veronesi (UDIMA MADRID)

ISABELA ROSKAMP SUNYE
Acadêmica de Medicina da Universidade Positivo, PR
Monitora na Liga de Emergências Cirúrgicas do Hospital Universitário Cajuru, PR

JAN PAWEL ANDRADE PACHNICKI
Especialista em Mastologia pela Sociedade Brasileira de Mastologia (SBM)
Especialista em Ginecologia e Obstetrícia pelo Hospital Universitário Evangélico de Curitiba
Especialista em Endoscopia Ginecológica pela Federação Brasileira das Sociedades de Ginecologia e Obstetrícia (FEBRASGO)
Professor Adjunto do Departamento de Tocoginecologia da Universidade Federal do Paraná (UFPR)
Professor Adjunto de Ginecologia e Obstetrícia da Universidade Positivo, PR
Professor Auxiliar de Obstetrícia da Pontifícia Universidade Católica do Paraná (PUCPR)
Professor Convidado de Ginecologia da FEMPAR
Conselheiro do Conselho Regional de Medicina do Paraná (CRM)

JANICELI B. H. SILVESTRE
Residência em Cirurgia Geral no Hospital Evangélico de Curitiba
Residência em Cirurgia Oncológica no Hospital Erasto Gaertner
Título de Especialista em Mastologia (TEMa) pela Sociedade Brasileira de Mastologia (SBM)
Mestre em Cirurgia pela Universidade Federal do Paraná (UFPR)
Professor Assistente do Departamento de Medicina da Universidade Estadual de Ponta Grossa (UEPG)

JEAN ALEXANDRE FURTADO CORRÊA FRANCISCO
Mestre e Doutor em Cirurgia pela Faculdade Evangélica do Paraná (FEPAR)
Chefe do Departamento de Oncologia do Hospital Universitário Evangélico Mackenzie de Curitiba, PR

JOÃO KOSLOV NETO
Médico Especialista em Ginecologia e Obstetrícia pelo Hospital de Clínicas da Universidade Federal do Paraná e Titulação pela AMB e FEBRASGO
Médico Especialista em Endoscopia Ginecológica pela AMB e FEBRASGO
Médico Especialista em Reprodução Assistida pela AMB e FEBRASGO

JORDANA NASCIMENTO PEREIRA
Ginocologista pela Faculdade Evangélica Mackenzie do Paraná

JULIANA LOUVEIRA DA CRUZ
Graduanda em Medicina pela Universidade para o Desenvolvimento do Estado e da Região do Pantanal

KAMILA FAVARÃO ADORNI
Fisioterapeuta pela Universidade Bandeirantes em São Paulo
Pós-Graduada no Aparelho Locomotor do Esporte pela Universidade Federal de São Paulo (Unifesp)
Mestre em Saúde da Mulher pela Universidade Santo Amaro (Unisa)
Observership no Memorial Sloan Kettering Center, EUA
Formação em Terapia Física do Edema e Linfedema – Método Vodder
Membro da Associação Brasileira de Fisioterapia em Oncologia (ABFO)
Membro da American Physical Therapy Association (APTA)
Formação em *Exercise Training Guidelines for Individuals with Cancer* pela Academy of Oncology Physical Therapy, EUA
Membro da Equipe Prof. Dr. Alfredo Barros e Dr. Marcelo Sampaio, SP
Fundadora do Onco Movimento, SP

KARIN KNEIPP COSTA ROSSI
Mastologista
Mestre em Tocoginecologia pela Faculdade de Ciências Médicas da Universidade Estadual de Campinas (FCM-Unicamp)

LARISSA CABRAL MARQUES
Mastologista do Real Hospital Português – Recife, e do Instituto de Medicina Integral (IMIP)

LEONARDO PAESE NISSEN
Médico Ginecologista e Obstetra
Especializando em Mastologia pelo Hospital Nossa Senhora das Graças – Curitiba, PR

LEONARDO RIBEIRO SOARES
Doutor em Ciências da Saúde pela Universidade Federal de Goiás (UFG)
Médico do Departamento de Ginecologia e Obstetrícia da UGF
Médico Assistente do Instituto de Mastologia e Oncologia (IMO) de Goiânia, Goiás

LETÍCIA KROTH
Graduada em Medicina pela Universidade Católica de Pelotas
Residência Médica em Ginecologia e Obstetrícia
Título de Especialista em Ginecologia e Obstetrícia
Certificado de Área de Atuação em Mamografia pela Associação Médica Brasileira (AMB)
Certificado de Área de Atuação em Ultrassonografia em Ginecologia e Obstetrícia pela AMB
Médica do Setor de Mama da Clínica CETAC – Diagnóstico por Imagem em Curitiba, PR

LINCON JO MORI
Mastologista do Núcleo de Mastologia do Hospital Sírio-Libanês
Médico Assistente da Residência de Mastologia do Hospital Sírio-Libanês
Doutor em Ciências Médicas pela Faculdade de Medicina da Universidade de São Paulo (FMUSP)

LINEI AUGUSTA BROLINI DELLÊ URBAN
Médica Radiologista da Clínica DAPI – Curitiba, Paraná
Mestre pela Universidade Federal do Paraná (UFPR)
Coordenadora da Comissão de Mamografia do Colégio Brasileiro de Radiologia (CBR)

LUCAS GENNARO
Graduado em Medicina pela Universidade Federal do Paraná (UFPR)
Residência em Radiologia e Diagnóstico por Imagem pelo Hospital de Clínicas da UFPR
Breast Imaging Research and Clinical Fellowship do Memorial Sloan-Kettering Cancer Center, EUA
Mestre em Princípios da Cirurgia pelo Instituto de Pesquisas Médicas (FEMPAR)
Professor Auxiliar de Radiologia e Diagnóstico por Imagem da Faculdade Evangélica Mackenzie do Paraná
Médico Radiologista do Centro Diagnóstico Mulher/CEDAV – Curitiba, PR

LUÍS FELIPE MATIUSSO DE SOUZA
Residente em Oncologia do Hospital das Clínicas da Universidade Federal do Paraná (UFPR)

LUISA WEFFORT VICENTE
Acadêmica de Medicina da Universidade Cesumar, PR

MAÍRA TEIXEIRA DÓRIA
Mastologista pela Faculdade de Medicina da Universidade de São Paulo (FMUSP)
Membro da Sociedade Brasileira de Mastologia (SBM)
Mestre em Oncologia Mamária pela Universidade Estadual de Campinas (Unicamp)
Mastologista do Hospital de Clínicas da Universidade Federal do Paraná (UFPR)

MARCELO ALVARENGA
Patologista
Professor Assistente Aposentado do DTG-FCM-UNICAMP
Diretor do Instituto de Patologia de Campinas (IPC)

MARIA CECILIA RONCATO ARAÚJO LIMA
Acadêmica de Medicina da Universidade de Ribeirão Preto (Unaerp)

MARIA VIRGINIA THOMAZINI FIGUEIREDO
Mastologista pela Universidade Estadual de Campinas (Unicamp-Caism)
Fellowship na Divisão de Mastologia e Cirurgia Plástica Reconstrutora da Mama do Instituto Europeu de Oncologia (IEO) – Milão, Itália (2014-2015)
Mastologista do Hospital do Câncer da Fundação Santa Casa de Misericórdia de Franca

MARIANA BASSO SPADONI
Graduanda em Medicina pela Universidade Federal do Paraná (UFPR)

MARIANA DE NADAI ANDREOLI
Graduanda de Medicina da Universidade Federal do Paraná (UFPR)

MARINA SAAD FRANCISCO
Professora Convidada do Departamento de Obstetrícia e Gineccologia do Hospital Universitário Evangélico Mackenzie de Curitiba

MAYARA CORDAZZO PORTES
Médica Patologista do Laboratório Neopath, RJ

NATÁLIA GALLEGO CRIVELLARO
Residente em Oncologia do Hospital das Clínicas da Universidade Federal do Paraná (HC-UFPR)

NATALIE RIOS ALMEIDA
Mastologista do Hospital Beneficência Portuguesa de São Paulo e Hospital Madre Theodora de Campinas, SP
Doutoranda e Mestre em Tocoginecologia pela Universidade Estadual de Campinas (Unicamp-Caism)
Membro da Comissão de Oncoplástica da Sociedade Brasileira de Mastologia (SBM)
Mastologista pela Unicamp-Caism

NICOLI SERQUIZ DE AZEVEDO
Professora do Departamento de Tocoginecologia da Universidade Federal do Rio Grande do Norte (UFRN)
Mestre em Ciências pela Faculdade de Ciências Médicas da Universidade Estadual de Campinas (FMC-Unicamp)
Mastologista pela Unicamp

PAULA REGIA MACHADO SOARES
Médica Radio-Oncologista da Clínica Oncoville e Instituto de Oncologia do Paraná (IOP)

PLÍNIO GASPERIN JR.
Mastologista
Professor Associado do Departamento de Tocoginecologia da Universidade Federal do Paraná (UFPR)
Professor Adjunto em Ginecologia da Faculdade Evangélica Mackenzie do Paraná

RAUL MARTINS
Residência Médica em Medicina Nuclear na Universidade Estadual de Campinas (Unicamp)
Membro Titular da Sociedade Brasileira de Medicina Nuclear (SBMN)
Médico Nuclear no Centro de Medicina Nuclear do Paraná e CETAC

REBECA NEVES HEINZEN
Mastologista pelo Hospital Sírio-Libanês

RICARDO DITZEL DELLE DONNE
Mestre em Tocoginecologia e Saúde da Mulher pela Universidade Federal do Paraná (UFPR)
Médico Especialista em Ginecologia e Obstetrícia pelo Hospital de Clínicas da UFPR e Titulação pela AMB e FEBRASGO
Médico Especialista em Endoscopia Ginecológica pela AMB e FEBRASGO
Médico Especialista em Reprodução Assistida pela AMB e FEBRASGO

RODRIGO BERNARDI
Mastologista
Membro Titular da Sociedade Brasileira de Mastologia (SBM)
Residência Médica em Cirurgia Geral no Hospital de Clínicas da Universidade Federal do Paraná (HC-UFPR)
Residência Médica em Mastologia no Hospital Erasto Gaertner – Curitiba, PR

RODRIGO DE MORAIS HANRIOT
Médico Radio-Oncologista Chefe do Serviço de Radioterapia do Hospital Oswaldo Cruz, SP

ROGER AKIRA SHIOMI
Oncologista Clínico do Hospital de Clínicas da Universidade Federal do Paraná (HC-UFPR)
Preceptor da Residência Médica de Oncologia Clínica do HC-UFPR

ROSEMAR MACEDO SOUSA RAHAL
Professora Adjunta Doutora da Faculdade de Medicina da Universidade Federal de Goiás (UFG)

RUBENS SILVEIRA DE LIMA
Chefe do Departamento de Mastologia do Hospital Nossa Senhora das Graças – Curitiba, PR

RUDINEI LINCK
Doutor em Oncologia e Oncologista Clínico Titular do Centro de Oncologia do Hospital Sírio-Libanês, SP
Doutor em Oncologia e Oncologista Clínico Titular do Grupo de Oncologia Mamária do Instituto do Câncer do Estado de São Paulo da Faculdade de Medicina da Universidade de São Paulo (FMUSP)

RUFFO FREITAS-JUNIOR
Professor Associado Doutor da Faculdade de Medicina da Universidade Federal de Goiás (UFG)
Coordenador do Programa de Mastologia (EBSERH – UFG)
Médico Titular do Hospital Araújo Jorge da Associação de Combate ao Câncer em Goiás (ACCG)

SABRINA LIMA
Médica pela Pontifícia Universidade Católica do Rio Grande do Sul (PUCRS)
Cirurgiã Geral pelo Hospital Pompéia – Caxias do Sul, RS
Mastologista pelo Hospital Sírio-Libanês, SP
Título de Especialista em Mastologia (TEMa) pela Sociedade Brasileira de Mastologia (SBM)

SÉRGIO BRUNO B. HATSCHBACH
Mastologista
Professor Aposentado do Departamento de Tocoginecologia da Universidade Federal do Paraná (UFPR)
Membro Titular da Sociedade Brasileira de Mastologia (SBM)
Membro Efetivo da Academia Paranaense de Medicina

SÉRGIO LUNARDON PADILHA
Professor de Hematologia e Oncologia pela Universidade Federal do Paraná (UFPR)
Mestre e Doutor em Clínica Médica pela UFPR
Oncologista Clínico no Instituto de Oncologia do Paraná

STÊNIO DESLANDES DE ABREU MAFRA NETO
Médico Especialista em Ginecologia e Obstetrícia pelo Hospital de Clínicas da Universidade Federal do Paraná e Titulação pela AMB e FEBRASGO
Médico Especialista em Endoscopia Ginecológica pela AMB e FEBRASGO
Médico Especialista em Reprodução Assistida pela AMB e FEBRASGO

TANIA TONEZZER
Coordenadora do Serviço de Fisioterapia Oncológica da Associação Bragantina de Combate ao Câncer (ABCC)
Mestre em Ciências da Reabilitação pela Universidade de São Paulo (USP)
Pós-Graduada em Oncologia pelo Hospital Albert Einstein
Pós-Graduada em Fisioterapia em Oncologia pelo FACIS/Hospital Perola Byinton
Membro da Diretoria da Associação Brasileira de Fisioterapia em Oncologia (ABFO)
Membro da American Physical Therapy Association (APTA)
Formação em *Exercise Training Guidelines for Individuals with Cancer* pela *Academy of Oncology Physical Therapy*, EUA
Fundadora da Onco Movimento

TERESA CRISTINA SANTOS CAVALCANTI
Médica Patologista pela Universidade Federal do Paraná (UFPR)
Residência Médica em Anatomia Patológica pela UFPR
Fellowship em Citopatologia na Universidade de Gothemburgi – Suécia
Mestre IPEM pela Universidade Evangélica Professora de Patologia Mamária da UFPR

THAÍS D. M. PAÇAM
Residência em Cirurgia Geral na Santa Casa de Londrina, PR
Residência em Cirurgia Oncológica no Hospital A. C. Camargo
Professor Colaborador do Departamento de Medicina da Universidade Estadual de Ponta Grossa (UEPG)

THAMYSE FERNANDA DE SÁ DASSIE
Mastologista do Hospital Sírio-Libanês, SP

THATYANNE ESPOSITO GALLO CUNHA
Mastologista do Hospital Sírio-Libanês, SP

THIAGO FORTES CABELLO
Graduando de Medicina da Faculdade de Ciências Médicas (FCM) da Pontifícia Universidade Católica de Campinas (PUC-Campinas)
Bolsista FAPESP de Iniciação Científica orientado pela Professora Titular Dra. Sophie Derchain – DTG-FCM-UNICAMP

VILMAR MARQUES DE OLIVEIRA
Mestre e Doutor pela Faculdade de Ciências Médicas da Santa Casa de São Paulo
Professor Adjunto da Faculdade de Ciências Médicas da Santa Casa de São Paulo
Chefe da Clínica de Mastologia da Santa Casa de São Paulo
Presidente da Sociedade Brasileira de Mastologia (SBM)

SUMÁRIO

ABC da Mastologia

Thieme Revinter

EPIDEMIOLOGIA DO CÂNCER DE MAMA

Ruffo Freitas-Júnior ▪ Leonardo Ribeiro Soares ▪ Rosemar Macedo Sousa Rahal

INTRODUÇÃO

O estudo da epidemiologia do câncer de mama possibilita os elementos necessários para discussão de estratégias e de intervenções potencialmente úteis na prevenção e no manejo da doença, em nível de saúde pública. No Brasil, deve-se destacar a importância dos Registros de Câncer de Base Populacional, que coletam e validam diversas informações referentes ao câncer de mama, que podem ser utilizadas para o cálculo estatístico das variáveis de interesse. Em sua ausência, estudos de base hospitalar também se mostram extremamente relevantes na produção e na divulgação do conhecimento epidemiológico. Quando necessário, utilizam-se também informações complementares do Instituto Brasileiro de Geografia e Estatística, do Departamento de Informática do SUS, entre outros bancos de dados, com o objetivo de padronizar a análise estatística, aumentar a amplitude de avaliação e permitir a validação externa dos dados obtidos.

FATORES DE RISCO

Os fatores de risco para o câncer de mama podem ser classificados, didaticamente, em modificáveis ou não modificáveis.[1] Alguns desses fatores apresentam elevada penetrância no aumento de risco, como as mutações patogênicas nos genes *BRCA1*, *BRCA2* e *TP53*, entre outros de menor penetrância. Por outro lado, alguns fatores apresentam aumento de risco considerado discreto, conforme descrição no Quadro 1-1.[2,3] Quando combinados, esses fatores de risco podem justificar diferentes espectros de risco individual e diversas implicações práticas no acompanhamento das pacientes.[1]

Quadro 1-1. Fatores de Risco para Câncer de Mama[2-4]

Fatores de risco	Risco relativo
Não modificáveis	
Antecedente familiar de câncer de mama ou ovário (1 parente de 1º grau > 50 anos)	1,8
Antecedente familiar de câncer de mama ou ovário (1 parente de 1º grau < 50 anos)	3,3
Antecedente familiar de câncer de mama ou ovário (1 parente de 2º grau)	1,5
Antecedente familiar de câncer de mama masculino	3,0-5,0
Irradiação torácica < 30 anos	3,0-6,0
Origem judaica *Ashkenazi*	4,0-8,0
Menarca precoce	1,3
Menopausa tardia	1,2-1,5
Antecedente pessoal de lesões precursoras com atipias	4,2-6,6
Densidade mamária elevada na pós-menopausa	1,5-4,5
Modificáveis	
Nuliparidade ou primeira gestação > 30 anos	1,7-1,9
Terapia hormonal na pós-menopausa	1,2-3,2
Anticoncepcionais hormonais	1,2
Obesidade na pós-menopausa	1,2-2,8
Consumo elevado de álcool	1,3

Gênero Feminino

Trata-se do principal fator de risco, com risco proporcional de 1:100 em relação ao gênero masculino. Essa diferença ocorre, principalmente, em decorrência da exposição hormonal ao longo da vida e pela própria composição tecidual da mama masculina.[1]

Idade

O processo de envelhecimento é um importante fator de risco para o câncer de mama em razão do acúmulo de novas mutações genéticas e pela dificuldade progressiva no reparo dessas alterações. Assim, o risco a curto prazo de câncer de mama em uma mulher de 70 anos é cerca de 10 vezes o de uma mulher de 30 anos.[4]

Histórico de Câncer de Mama e Ovário

Mulheres com histórico familiar de câncer de mama ou ovário em parente de primeiro grau (mãe, irmã ou filha) têm risco aumentado de câncer de mama, principalmente se houver ocorrido na pré-menopausa. Não obstante, casos ocorridos em parentes de segundo grau, no gênero masculino ou de ocorrência bilateral, também determinam aumento de risco, apesar de diferentes riscos relativos (RR).[1]

Além disso, o próprio antecedente pessoal de câncer de mama constitui um fator de risco para a doença, tendo em vista que 40% de todos os novos cânceres diagnosticados entre sobreviventes de câncer de mama são novas neoplasias malignas da mama. Dessa forma, mulheres com o antecedente pessoal têm o risco 1,5 maior de apresentar novo câncer de mama em relação à população em geral, chegando a 4,5 se diagnosticado antes dos 40 anos.[1,2]

Síndromes Genéticas Hereditárias

Existem diversas alterações genéticas que aumentam o risco de câncer de mama, independentes do histórico familiar prévio. As mutações mais importantes ocorrem nos genes *BRCA1* e *BRCA2*, com risco vitalício de cerca de 70%. Entretanto, mutações em outros genes de elevada e moderada penetrância (*TP53, PTEN, CDH1, CHECK2, PALB2*, entre outros) também determinam diferentes riscos individuais de câncer de mama e/ou outros sítios específicos.[1]

Histórico Menstrual, Gestacional e Lactacional

A ocorrência de menarca em idade precoce (inferior a 12 anos) e de menopausa tardia (após os 55 anos) determina aumento de risco pouco elevado, com risco relativo inferior a 1,5 na maioria dos estudos reportados. Tal aumento de risco se justifica em decorrência da maior exposição tecidual ao estímulo hormonal. A nuliparidade e a primeira gestação a termo após os 30 anos de idade também constituem fatores de risco em razão do processo de maturação histológica que ocorre nos lóbulos mamários durante a gestação. Por fim, a amamentação pode diminuir o risco de câncer de mama, especialmente se a mulher amamentar por mais de 1 ano. Períodos inferiores a 1 ano determinam menores benefícios, o que geralmente ocorre nos países desenvolvidos.[1]

Terapia Hormonal

Usuárias atuais ou anteriores de terapia de reposição hormonal (TH) para o climatério e pós-menopausa têm maior risco de serem diagnosticados com câncer de mama. Em 2019, uma metanálise com 108.647 mulheres descreveu aumento de risco proporcional ao tempo de uso e à dosagem hormonal, que permanecia elevado por mais de 10 anos após a interrupção do uso.[5] Por outro lado, a atualização do estudo WHI apresentada em 2019 descreveu resultados conflitantes, com aumento de risco entre as usuárias de terapia combinada e efeito protetor nas usuárias de estrogênio isolado.[6]

Anticoncepcionais Hormonais

A utilização de contraceptivos hormonais parece aumentar o risco de câncer de mama, principalmente quando utilizados por via oral, por tempo prolongado e em altas doses. Em estudo populacional que avaliou 1,8 milhão de mulheres, o risco de câncer de mama foi maior entre as mulheres que atual ou recentemente usaram contraceptivos hormonais contemporâneos em relação às mulheres que nunca utilizaram. Não obstante, esse aumento de risco é considerado pouco elevado em termos absolutos (um caso adicional de câncer de mama para cada 7.690 usuárias ao longo de 1 ano).[7]

Lesões Benignas

Conforme os trabalhos clássicos de Dupont e Page, a ocorrência de lesões mamárias benignas determina um RR de 1,5 para câncer de mama.[8] Porém, na análise por subgrupo, esse risco se mostra variável conforme o aumento da idade, a presença de antecedentes familiares e a visualização de atipias celulares.[9] Dessa forma, as lesões não proliferativas determinam um RR entre 1,1 e 1,4. As lesões proliferativas sem atipias, como a adenose esclerosante, o papiloma e a hiperplasia ductal usual apresentam RR de 1,9. Por fim, as lesões proliferativas com atipias determinam um RR de 4,2 a 6,6.[8,9] Nesses casos de hiperplasia, a incidência de câncer de mama aumenta proporcionalmente conforme o número de focos de atipias[10] e conforme o tempo de acompanhamento.[11]

Densidade Mamária

Mulheres portadoras de mamas densas apresentam risco aumentado para câncer de mama, principalmente na pós-menopausa. O risco relativo (RR) varia de 1,5 a 4,5, conforme o aumento proporcional da densidade mamária vista à mamografia. Atualmente, a densidade mamária pode ser avaliada por meio de porcentagem, avaliação subjetiva ou *softwares* específicos para essa função.[2,12]

Fatores Antropométricos

A obesidade e o perfil visceral de acúmulo da gordura também estão associadas a aumento do risco para neoplasia mamária.[13,14] Entre os possíveis mecanismos biológicos envolvidos nesse processo, destaca-se o aumento nos níveis de estrogênio, os fatores imunológicos relacionados com o processo inflamatório crônico, a resistência à ação da insulina e o aumento da densidade mamária.[13,15]

Sedentarismo

Em estudo caso-controle desenvolvido com população brasileira, as mulheres sedentárias apresentaram duas vezes mais chances de desenvolver câncer de mama.[16] Nos últimos anos, diversos estudos têm associado à prática de exercícios físicos à redução do risco de câncer de mama, principalmente em mulheres na pós-menopausa e que não foram expostas à terapia de reposição hormonal.[13,17] Por outro lado, a individualização do RR relacionado com o sedentarismo ainda se mostra conflitante na literatura, provavelmente em decorrência da interação com outros fatores de risco modificáveis.[17]

Consumo de Álcool e Tabagismo

O consumo de álcool é associado à ocorrência do câncer de mama tanto para mulheres na menacme quanto para aquelas na pós-menopausa.[16] O risco individual é dose-dependente e aumenta conforme o tempo de exposição.[18] Por outro lado, os dados acerca do tabagismo ainda são divergentes na literatura, com descrição de aumento de risco em alguns estudos epidemiológicos.[19]

INCIDÊNCIA NO MUNDO

O câncer de mama é a neoplasia mais frequente entre as mulheres, quer em países desenvolvidos, quer nos países em desenvolvimento.[20,21] Segundo as estimativas da International Agency for Research on Câncer (IARC), 2,1 milhões de mulheres foram diagnosticadas com câncer de mama em todo o mundo, no ano de 2018. Em relação a 2008, observou-se aumento de quase 20% na incidência global de câncer de mama. Assim, a neoplasia mamária representa um em cada quatro cânceres na população feminina e configura-se o tipo de câncer mais comum entre as mulheres em 140 de 184 países analisados.[20]

Embora as taxas de incidência apresentem aumento na maioria das regiões do mundo, existe grande disparidade entre os países desenvolvidos e em desenvolvimento (Fig. 1-1). As taxas de incidência mais elevadas permanecem nas regiões mais desenvolvidas: na Europa Ocidental, a incidência de câncer de mama atingiu 92,6 novos casos por 100.000 mulheres em 2018, em comparação com 29,9 por 100.000 na África oriental.[22] Nos Estados Unidos, foram estimados 276.480 novos casos de câncer de mama em 2017, o que constitui 15,3% do total de casos novos de câncer no país.[4] Essa variação nas taxas de incidência reflete as diferenças na distribuição dos fatores de risco da doença e as diferenças no acesso ao rastreamento populacional.

INCIDÊNCIA NO BRASIL

No Brasil foram estimados 57.960 casos novos de câncer de mama para o triênio 2020-2022, com estimativa de 66.280 casos novos em 2020. Trata-se da neoplasia mais frequente entre as mulheres em todas as regiões do país, mas o risco estimado varia de 21,34/100.000 na região Norte a 81,06/100.000 na região Sudeste. Já nas Unidades da Federação (UF), as taxas brutas de incidência variam de 14,41/100.000 no Amapá a 92,90/100.000 no Rio de Janeiro.[23]

Com base nas informações coletadas em diferentes Registros de Base Populacional no Brasil, tem-se observado uma tendência de estabilidade na mediana da taxa bruta de incidência por câncer de mama. No período entre 2000 e 2010, a mediana da taxa bruta foi de 49,3 por 100.000 mulheres.[23] Em Goiânia, por exemplo, observou-se aumento anual de 4,8% na incidência da doença entre 1988 e 2005, seguido de estabilização entre 2005 e 2012.[24]

Na avaliação por subgrupos, observou-se diferentes comportamentos na comparação por faixa etária, com discreta tendência de acréscimo na faixa etária de 70 anos ou mais, e discreta tendência decrescente entre 40 e 49 anos. Em 2010, a idade mediana registrada no momento do diagnóstico foi de 56 anos.[23] Não obstante, cerca de 25% das mulheres brasileiras recém-diagnosticadas com câncer de mama apresentam idade entre 40 e 49 anos.[24] Trata-se de uma informação importante tendo em vista que as recomendações do Ministério da Saúde do Brasil para o rastreamento do câncer de mama não incluem essa faixa etária. Na ausência do rastreio, essas mulheres estariam restritas ao diagnóstico de câncer de mama avançado, o que favorece um tratamento mais agressivo e desfechos clínicos desfavoráveis.[25] No Quadro 1-2 observa-se o estadiamento do câncer de mama em diferentes séries brasileiras publicadas na Revista Brasileira de Mastologia.[26-34]

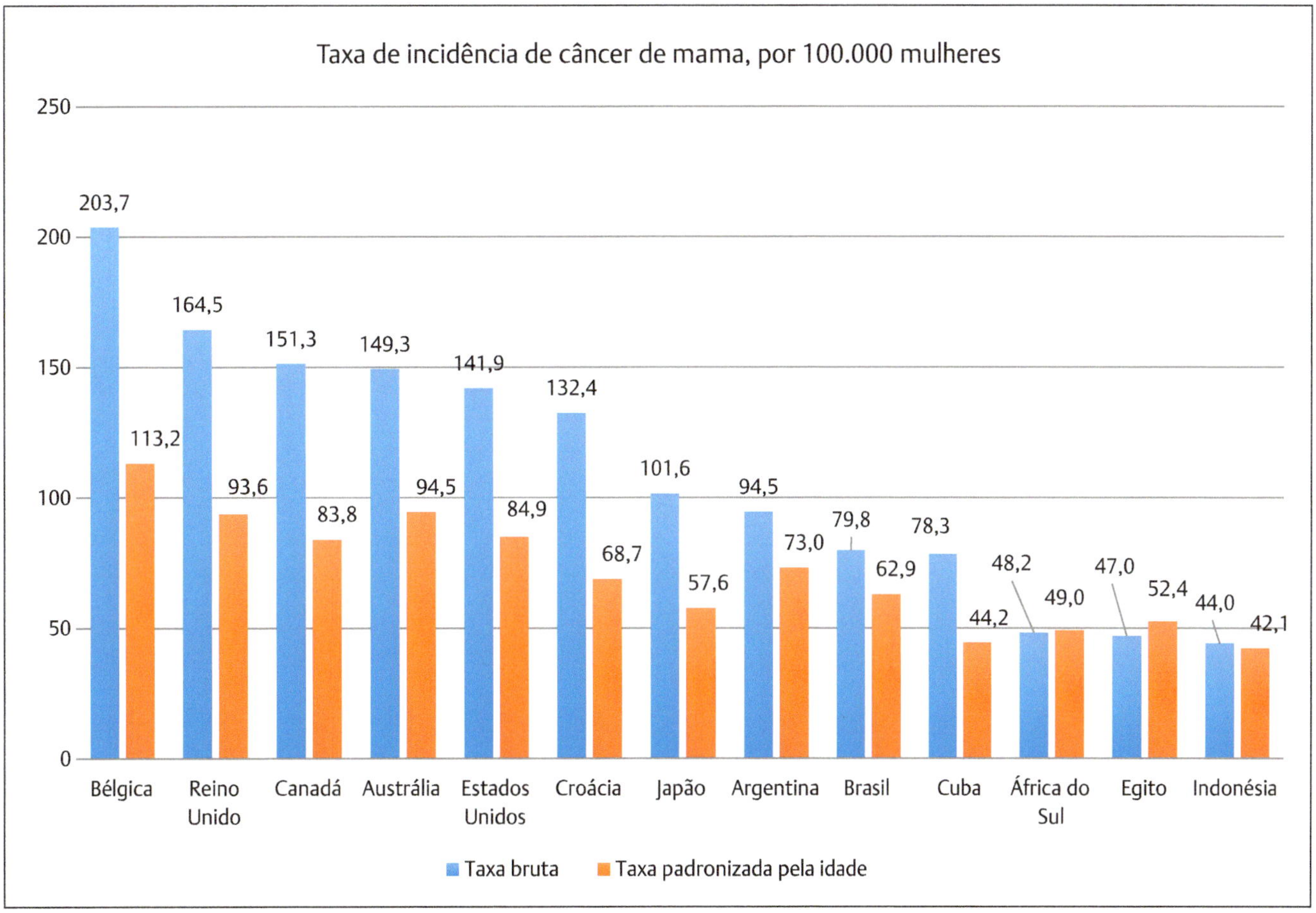

Fig. 1-1. Taxas de incidência de câncer de mama em 2018, por 100.000 mulheres, em países selecionados.[20]

Quadro 1-2. Estadiamento do Câncer de Mama em Diferentes Séries Brasileiras Publicadas no Periódico *Mastology* (Revista Brasileira de Mastologia), entre 2013 e 2019

Estudo	Local e período	Fonte de dados e modelo de assistência à saúde	Estadiamento clínico					
			In situ	I	II	III	IV	N/A
Haddad CF (n = 112)[26]	Lavras, 2008-2013	Base hospitalar, sistema público	8,9%	30,3%	37,5%	21,5%	1,8%	-
Gebrim *et al.* (n = 3.566)[2]	São Paulo, 2012-2014	Base hospitalar, sistema público	8,1%	17,2%	43,1%	28,6%	3,0%	-
Tsunoda *et al.* (n = 257)[28]	Barretos, 2003-2010	Base hospitalar, sistema público	24,4%	34,2%	24,0%	4,0%	1,6%	-
Moura *et al.* (n = 647)[29]	Ubá, 2001-2014	Base hospitalar, sem descrição do modelo de assistência	12%	34%	37%	11%	6%	-
Medeiros *et al.* (n = 5.158)[30]	Curitiba, 1990-2009	Base hospitalar, sistema público	2,5%	11,7%	36,6%	21,0%	9,4%	18,8%
Barboza *et al.* (n = 1.176)[31]	Natal, 2011-2012	Base hospitalar, predomínio de sistema público	5,3%	17,6%	32,3%	28,7%	7,6%	8,5%
Oliveira *et al.* (n = 744)[32]	Fortaleza, 2002-2012	Base hospitalar, instituição filantrópica de assistência mista	14,2%	17,8%	47,2%	11,8%	1,1%	7,9%
Makdissi *et al.* (n = 5.095)[33]	São Paulo, 2000-2012	Base hospitalar, predomínio de sistema privado	16,7%	30,0%	30,2%	15,9%	5,3%	1,9%
Brandão *et al.* (n = 105)[34]	Jundiaí, 2014-2015	Base hospitalar, sistema privado	12,4%	40,9%	32,4%	12,4%	1,9%	-

N/A, não avaliável ou sem informações.

MORTALIDADE NO MUNDO

O câncer de mama configura-se como a quarta causa de morte por câncer em geral, com estimativa de 626.679 mortes em todo o mundo no ano de 2018. Considerando apenas o gênero feminino, trata-se da causa mais frequente de morte por câncer nas regiões menos desenvolvidas (241 mil mortes, 18,5% do total). Já em regiões mais desenvolvidas, é a segunda causa de morte por câncer (178 mil mortes, 14,4%), depois do câncer de pulmão. Na avaliação por continentes, as taxas de mortalidade ajustadas pela idade variam de 11,3 por 100.000 mulheres na Ásia a 17,2 por 100.000 na África,[20] refletindo diferentes condições de acesso ao diagnóstico precoce da doença e às modalidades terapêuticas mais efetivas (Fig. 1-2). Não obstante, em países desenvolvidos e cuja fonte de dados populacionais é robusta, observa-se uma tendência de redução nas curvas de mortalidade por câncer de mama, nos últimos anos.[35]

A mortalidade por câncer de mama também está diretamente associada a fatores relacionados com a biologia tumoral, como o grau histológico e o subtipo molecular da doença. Nesse contexto, mulheres portadoras de tumores indiferenciados e/ou com fenótipo tumoral mais agressivo possuem maiores taxas de letalidade em relação às portadoras de tumores mais indolentes.[25,36] Além disso, fatores como idade avançada ao diagnóstico, raça negra e baixo nível socioeconômico também se mostram associados à maior taxa de mortalidade pela doença.[36-38] Em estudos ecológicos também se observou aumento de mortalidade conforme a progressão do estadiamento clínico no momento do diagnóstico.[39,40] Esses dados reforçam a importância do diagnóstico precoce do câncer de mama, que pode contribuir para a redução da mortalidade em subgrupos populacionais de pior prognóstico.

MORTALIDADE NO BRASIL

Em 2016, foram registrados 16.069 óbitos por câncer de mama em mulheres no Brasil, o que representa uma taxa bruta de mortalidade de 15,4 óbitos por 100.000 mulheres. Diante das variações geográficas na mortalidade por câncer de mama, observam-se as maiores taxas nas Regiões Sul e Sudeste do país.[21] Este mesmo padrão heterogêneo é observado nas taxas de mortalidade nas UF brasileiras, sendo que as maiores taxas foram registradas em Unidades com maior nível socioeconômico, como Rio Grande do Sul, Rio de Janeiro, São Paulo e Distrito Federal.[41]

As taxas padronizadas de mortalidade por câncer de mama entre 1980 e 2016 variaram de 9,2 óbitos a 12,4 óbitos por 100.000 mulheres. Isso representa um aumento de 33,6% no período analisado e traduz uma tendência de aumento

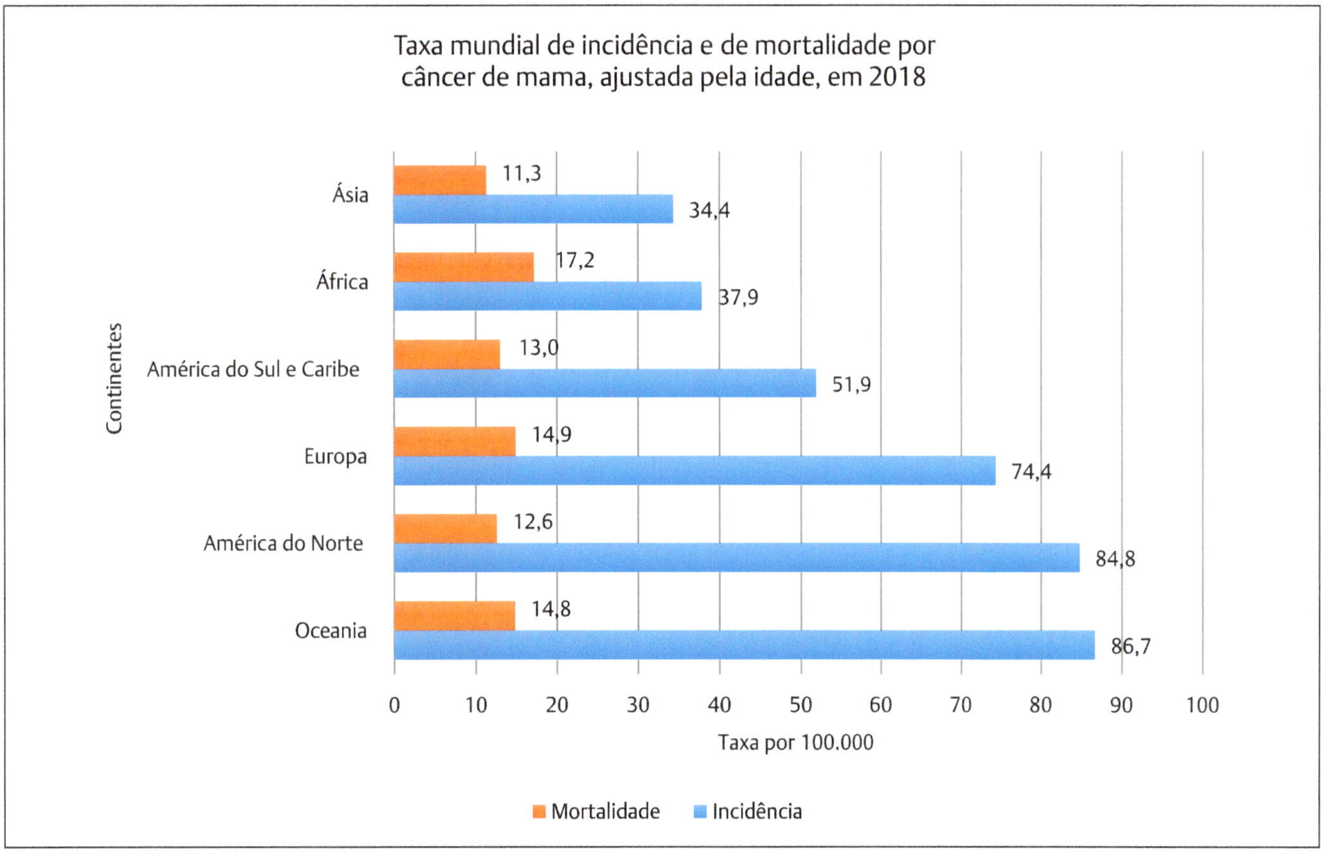

Fig. 1-2. Taxa mundial de incidência e de mortalidade por câncer de mama, ajustada pela idade, em 2018. (Obs.: dados em população feminina, sem restrição de idade.)[20]

que ocorreu em todas as Regiões do país.[21] Em outros estudos nacionais também se observou variação nas taxas de mortalidade segundo raça ou cor de pele,[42] o índice de desenvolvimento humano[43] e a localização geoespacial (zona rural *versus* centro urbano).[44] Não obstante, deve-se destacar que as taxas de mortalidade estão fortemente relacionadas com o acesso aos serviços de saúde e com a qualidade da assistência que é ofertada às mulheres com câncer de mama. Entre 2011 e 2015, por exemplo, um estudo ecológico observou que elevadas taxas de mortalidade por câncer de mama estavam associadas ao número de clínicos gerais disponíveis à população e ao número de centros de oncologia licenciados em cada região.[45]

SOBREVIDA

A sobrevida é o parâmetro mais utilizado para avaliar os resultados de diagnóstico e tratamento de um tumor maligno com observações obtidas em registros de saúde.[46-48] A idade da paciente ao diagnóstico, o tamanho do tumor, o número de linfonodos comprometidos, o grau de diferenciação tumoral, o subtipo molecular e o estadiamento clínico são os principais parâmetros usados para avaliar sobrevida e têm papel fundamental no planejamento terapêutico desta neoplasia.[33,49]

Segundo os dados populacionais de diferentes Registros de Câncer no Brasil, a sobrevida relativa por câncer de mama, em 5 anos de acompanhamento, aumentou de 58,4% entre 1990-1994 para 75,2% entre 2010-2014 (Fig. 1-3).[46,48] Por outro lado, estudos de base hospitalar em centros de referência no país já descrevem sobrevida global de 89,9% entre 2010-2012, possivelmente em decorrência dos benefícios relacionadas com o diagnóstico precoce e com o tratamento efetivo da doença.[33]

CONCLUSÃO

Nos últimos anos observou-se aumento das taxas de incidência do câncer de mama, no Brasil e no mundo, principalmente em regiões de menor desenvolvimento socioeconômico.

Já as curvas de mortalidade mostraram tendência de redução ou de estabilização, nos países desenvolvidos, e tendência de aumento nos países em desenvolvimento. No Brasil, a mortalidade da doença segue o mesmo perfil mundial, com redução da mortalidade em algumas regiões do país.

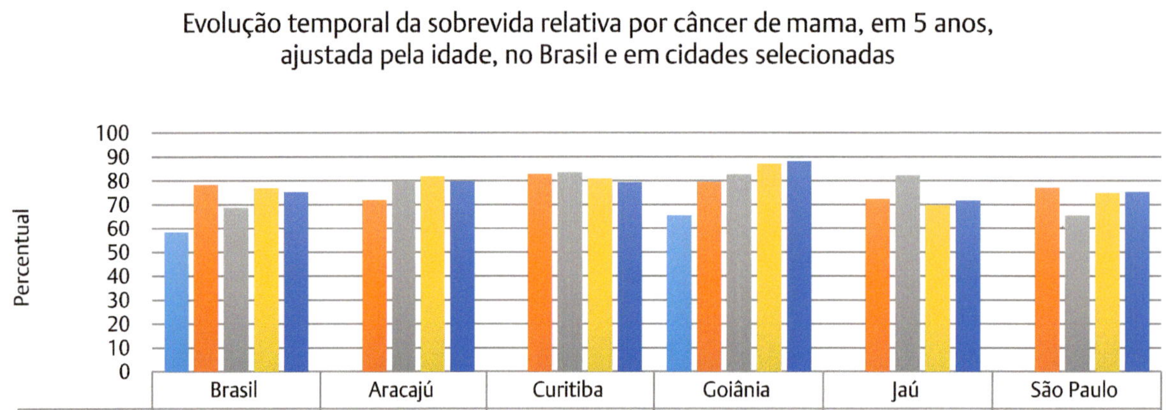

	Brasil	Aracajú	Curitiba	Goiânia	Jaú	São Paulo
1990-1994	58,4	0	0	65,4	0	0
1995-1999	78,2	71,9	82,8	79,4	72,3	77,0
2000-2004	68,7	79,9	83,5	82,6	82,2	65,4
2005-2009	76,9	81,8	80,9	87,1	69,8	74,9
2010-2014	75,2	79,8	79,3	88,1	71,6	75,3

Local

1990-1994 1995-1999 2000-2004 2005-2009 2010-2014

Fig. 1-3. Evolução temporal da sobrevida relativa por câncer de mama, em 5 anos, ajustada pela idade, no Brasil e em cidades selecionadas, conforme três estudos internacionais de base populacional. (Obs.: as cidades de Aracaju, Curitiba, Jaú e São Paulo não participaram do estudo CONCORD-1 e, portanto, não há dados disponíveis para o período 1990-1994.)[46-48]

REFERÊNCIAS BIBLIOGRÁFICAS

1. American Cancer Society. Breast cancer risk and prevention [internet]. Disponível em: https://www.cancer.org/cancer/breast-cancer/risk-and-prevention.html. 2020.
2. Gebrim LH, Cavagna FA. Epidemiologia. In: Bagnoli F, Brenelli FP, Pedrini JL, Freitas-Junior R, Oliveira VM (Eds.). Mastologia: do diagnóstico ao tratamento. Goiânia: Conexão Propaganda e Editora; 2017. p. 189-98.
3. Grupo de Pesquisa em Mastologia. Identificação da mulher de alto risco. In: Frasson A, Novita G, Millen E, Zerwes F. Doenças da mama. 2. ed. Rio de Janeiro: Atheneu; 2018. p. 193-200.
4. National Cancer Institute. Surveillance, Epidemiology, and End Results program. SEER Cancer Stat Facts: Female Breast Cancer. Bethesda, MD: National Cancer Institute; 2020.
5. Collaborative Group on Hormonal Factors in Breast Cancer. Type and timing of menopausal hormone therapy and breast cancer risk: individual participant meta-analysis of the worldwide epidemiological evidence. Lancet. 2019;394(10204):1159-68.
6. Chlebowski RT, Anderson GL, Aragaki AK, et al. Long-term influence of estrogen plus progestin and estrogen alone use on breast cancer incidence: The Women's Health Initiative randomized trials [abstract]. Cancer Res. Abstract nr GS5-00. 2020;80(4).
7. Mørch LS, Skovlund CW, Hannaford PC, et al. Contemporary hormonal contraception and the risk of breast cancer. N Engl J Med. 2017;377(23):2228-39.
8. Dupont WD, Page DL. Risk factors for breast cancer in women with proliferative breast disease. N Engl J Med. 1985;312(3):146-51.
9. Hartmann LC, Sellers TA, Frost MH, et al. Benign breast disease and the risk of breast cancer. N Engl J Med. 2005;353(3):229-37.
10. Hartmann LC, Degnim AC, Santen RJ, et al. Atypical hyperplasia of the breast--Risk assessment and management options. N Engl J Med. 2015;372(1):78-89.
11. Menes TS, Kerlikowske K, Lange J, et al. Subsequent breast cancer risk following diagnosis of atypical ductal hyperplasia on needle biopsy. JAMA Oncol. 2017;3(1):36-41.
12. Kerlikowske K, Ma L, Scott CG, Mahmoudzadeh AP, Jensen MR, Sprague BL, et al. Combining quantitative and qualitative breast density measures to assess breast cancer risk. Breast Cancer Res. 2017;19(1):97.
13. Godinho-Mota JCM, Gonçalves LV, Soares LR, et al. Abdominal adiposity and physical inactivity are positively associated with breast cancer: a case-control study. Biomed Res Int. 2018;2018:4783710.
14. Godinho-Mota JCM, Martins KA, Vaz-Gonçalves L, et al. Visceral adiposity increases the risk of breast cancer: a case-control study. Nutr Hosp. 2018;35(3):576-81.
15. Dorgan JF, Klifa C, Shepherd JA, et al. Height, adiposity and body fat distribution and breast density in young women. Breast Cancer Res. 2012;14(4):R107.
16. Godinho-Mota JCM, Gonçalves LV, Mota JF, et al. Sedentary behavior and alcohol consumption increase breast cancer risk regardless of menopausal status: a case-control study. Nutrients. 2019;11(8).
17. Wu Y, Zhang D, Kang S. Physical activity and risk of breast cancer: a meta-analysis of prospective studies. Breast Cancer Res Treat. 2013;137(3):869-82.
18. Terry MB, Zhang FF, Kabat G, et al. Lifetime alcohol intake and breast cancer risk. Ann Epidemiol. 2006;16:230-40.
19. Catsburg C, Miller AB, Rohan TE. Active cigarette smoking and risk of breast cancer. Int J Cancer. 2015;136(9):2204-9.
20. Ferlay J, Ervik M, Lam F, et al. GLOBOCAN, Global Cancer Observatory: Cancer Today [Internet]. Lyon, France: International Agency for Research on Cancer, 2018.

21. Brasil. Ministério da Saúde. Instituto Nacional de Câncer. Estimativa 2020 – Incidência de Câncer no Brasil. Rio de Janeiro: INCA; 2019.
22. Ferlay J, Shin HR, Bray F, et al. Estimates of worldwide burden of cancer in 2008: GLOBOCAN 2008. Int J Cancer. 2010;127:2893e917.
23. Brasil. Ministério da Saúde. Instituto Nacional de Câncer. A situação do câncer de mama no Brasil: síntese de dados dos sistemas de informação. Rio de Janeiro: INCA; 2019:13-28.
24. Rahal RMS, Rocha ME, Freitas-Junior R, et al. Trends in the incidence of breast cancer following the radiological accident in goiânia: a 25-year analysis. Asian Pac J Cancer Prev. 2019;20(12):3811-6.
25. Simon SD, Bines J, Werutsky G, et al. Characteristics and prognosis of stage I-III breast cancer subtypes in Brazil: The AMAZONA retrospective cohort study. Breast. 2019;44:113-9.
26. Haddad CF. Características clínico-patológicas e estadiamento ao diagnóstico de pacientes com câncer de mama em um centro de saúde do interior de Minas Gerais. Rev Bras Mastologia. 2014;24(4):103-8.
27. Gebrim LH, Shida JY, Hegg R, et al. Avaliação do tempo de início do tratamento, estadiamento histopatológico e positividade dos biomarcadores (RE, RP, HER-2) em 3.566 pacientes tratadas pelo SUS no período de 2012 a 2014, no Hospital Pérola Byington. Rev Bras Mastologia. 2014;24(3):65-9.
28. Tsunoda AT, Nunes JS, Watanabe APHU, et al. Controle de qualidade em rastreamento mamográfico no Brasil: experiência do Hospital de Câncer de Barretos. Rev Bras Mastologia. 2013;23(1):12-8.
29. Moura JR, Moura JZ, Moreira JCL, Moreira TMB. 647 casos de neoplasia maligna de mama do Instituto da Mama de Ubá. Rev Bras Mastologia. 2015;25(4):131-40.
30. Medeiros JM, Linhares JC, Hatschbach SBB, et al. Perfil epidemiológico e estudo de sobrevida dos pacientes com câncer de mama atendidos no Hospital Erasto Gaertner em Curitiba, PR. Rev Bras Mastologia. 2016;26(3):107-12.
31. Barboza RS, Ferreira JKR, Faustino RS, Silveira Júnior LS. Breast cancer in Rio Grande do Norte, a retrospective study: epidemiological, clinical and therapeutic profile. Mastology. 2017;27(2):109-16.
32. Oliveira CV, Cavalcante FP, Batista RV, et al. Surgical treatment of breast cancer: data from a renowned institution in the Brazilian Northeast. Mastology. 2017;27(4):320-3.
33. Makdissi FB, Leite FPM, Peres SV, et al. Breast cancer survival in a Brazilian cancer center: a co-hort study of 5,095 patients. Mastology. 2019;29:37-46.
34. Brandão RG, Araújo Neto JT, Facina G. Breast cancer in the health insurance system of Jundiaí: data on 105 patients. Mastology. 2018;28(4):225-30.
35. Siegel RL, Miller KD, Jemal A. Cancer statistics, 2020. CA Cancer J Clin. 2020;70(1):7-30.
36. Kulkarni A, Stroup AM, Paddock LE, et al. Breast cancer incidence and mortality by molecular subtype: statewide age and racial/ethnic disparities in New Jersey. Cancer Health Disparities. 2019;3:e1-e17.
37. Mubarik S, Wang F, Fawad M, et al. Trends and projections in breast cancer mortality among four asian countries (1990-2017): evidence from five stochastic mortality models. Sci Rep. 2020;10(1):5480.
38. Pinheiro PS, Medina H, Callahan KE, et al. Cancer mortality among US blacks: Variability between African Americans, Afro-Caribbeans, and Africans. Cancer Epidemiol. 2020;66:101709.
39. Walters S, Maringe C, Butler J, et al. Breast cancer survival and stage at diagnosis in Australia, Canada, Denmark, Norway, Sweden and the UK, 2000-2007: a population-based study. Br J Cancer. 2013;108(5):1195-208.
40. Guo F, Kuo YF, Shih YCT, et al. Trends in breast cancer mortality by stage at diagnosis among young women in the United States. Cancer. 2018;124(17):3500-9.
41. Freitas-Junior R, Gonzaga CM, Freitas NMA, et al. Disparities in female breast cancer mortality rates in Brazil between 1980 and 2009. Clinics (Sao Paulo). 2012;67(7):731-7.
42. Soares LR, Gonzaga CM, Branquinho LW, et al. Mortalidade por câncer de mama feminino no Brasil de acordo com a cor. Rev Bras Ginecol Obstet. 2015;37(8):388-92.
43. Gonzaga CM, Freitas-Junior R, Curado MP, et al. Temporal trends in female breast cancer mortality in Brazil and correlations with social inequalities: ecological time-series study. BMC Public Health. 2015;15:96.
44. Gonzaga CMR, Freitas-Junior R, Souza MR, et al. Disparities in female breast cancer mortality rates between urban centers and rural areas of Brazil: Ecological time-series study. The Breast. 2014;23(2):180-7.
45. Oliveira NPD, Santos Siqueira CAD, Lima KYN, et al. Association of cervical and breast cancer mortality with socioeconomic indicators and availability of health services. Cancer Epidemiol. 2020;64:101660.
46. Coleman MP, Quaresma M, Berrino F, et al. CONCORD Working Group. Cancer survival in five continents: a worldwide population-based study (CONCORD). Lancet Oncol. 2008;9(8):730-56.
47. Allemani C, Weir HK, Carreira H, et al. CONCORD Working Group. Global surveillance of cancer survival 1995-2009: analysis of individual data for 25,676,887 patients from 279 population-based registries in 67 countries (CONCORD-2). Lancet. 2015;385(9972):977-1010.
48. Allemani C, Matsuda T, Di Carlo V, et al. CONCORD Working Group. Global surveillance of trends in cancer survival 2000-14 (CONCORD-3): analysis of individual records for 37 513 025 patients diagnosed with one of 18 cancers from 322 population-based registries in 71 countries. Lancet. 2018;391(10125):1023-75.
49. Freitas-Júnior R, Nunes RD, Martins E, et al. Prognostic factors and overall survival of breast cancer in the city of Goiania, Brazil: a population-based study. Rev Col Bras Cir. 2017;44(5):435-43.

CARCINOGÊNESE E HISTÓRIA NATURAL DO CÂNCER DE MAMA

Alfredo Carlos S. D. Barros

INTRODUÇÃO

História natural de um tumor é o seu curso espontâneo, sem as interferências das medidas terapêuticas; é consequência do desequilíbrio entre os mecanismos de agressão da doença e os de defesa orgânica. É processo de longa duração. O conhecimento da história natural do câncer de mama (CM) é fundamental para planejamento de atividades de prevenção primária, rastreamento e tratamento.

ORIGEM DA NEOPLASIA

Em uma célula-tronco somática mamária inicia-se, hierarquicamente, o CM. Enquanto as células diferenciadas teciduais têm vida curta, as células-tronco sobrevivem mais, não perdem capacidade de se reproduzir mesmo após longa latência e, ao se multiplicar, podem gerar células-filha comuns tecido-específicas, ou células progenitoras, como elas próprias, com as suas características pluripotentes.[1] A longevidade das células-tronco torna-as mais sensíveis a efeitos mutagênicos do que células maduras.

As células luminais e mioepiteliais parecem originar-se de uma única célula progenitora comum e, depois, diferenciar-se em duas populações distintas: as luminais que expressam CK8/18 e as mioepiteliais (basais), que expressam actina de músculo liso e calponina.[2]

Al-Hajj *et al.* foram os primeiros a demonstrar a existência de células-tronco no CM, em modelo experimental animal, com xenotransplante de células carcinomatosas separadas por citometria de fluxo.[3] Células pressupostamente tronco, com marcadores positivos de célula jovem indiferenciada (expressão de CD44 e ausência de CD24), inoculadas em pequena quantidade, fazem aparecer múltiplos focos de CM, enquanto milhares das demais são necessárias para a indução de poucos focos.

Uma célula-tronco mutada transfere os danos genéticos às suas células-filha, criando base para o desenvolvimento maligno. Na teoria do *sick lobe*, proposta por Tot,[4] existem em determinados lobos mamários, desde a vida embrionária, a presença de grande número de células-tronco potencialmente passíveis de mutação por estímulos genotóxicos endógenos ou exógenos, ao contrário de outros lados da mesma mama, onde existem, em muito menor número, tais células. Esta teoria inclui e expande a ideia de Wellings *et al.*,[5] segundo a qual a neoplasia inicia-se na unidade ductolobular.

Russo e Russo estabeleceram que os lóbulos mamários podem ser classificados em três subtipos: tipo I, indiferenciado, próprio das adolescentes nulíparas, com ducto terminal e alguns dúctulos com intensa celularidade; tipo II, com aumento volumétrico, mais de 40 dúctulos por lóbulo e menor celularidade microscópica; e tipo III, bem diferenciado, após múltiplas gestações de termo, com mais de 80 dúctulos por lóbulo.[6] Em animais de laboratório, quanto maior a quantidade de lóbulos tipo III, mais difícil a indução de CM por agentes químicos, que, por outro lado, é favorecida no período logo depois da adolescência, com lóbulos indiferenciados de muita celularidade.[7] Tudo indica que uma assinatura genética decorrente da ação do hormônio gonadotrofina coriônica, produzido na placenta, seja a explicação biomolecular para a interação com a célula-tronco iniciadora do câncer por meio da hiperexpressão dos genes *CHD2*, *CBX3* e *EZH2*, e metilação da histona H3, com condensação da cromatina impedindo a ligação de certos determinantes transcritores.[8]

É ideia corrente que haja uma fase de pré-malignidade, em que um tecido (ou órgão) ainda mantém funcionamento regular, apesar de estar havendo expansão de um clone celular anormal.[9] A partir da hiperplasia epitelial atípica (HEA) ocorre evolução para carcinoma ductal *in situ* (CDIS) e, daí, para carcinoma infiltrativo (CI), a mercê de alterações genéticas e epigenéticas (Fig. 2-1). Dados morfológicos e epidemiológicos assim sugerem, como a correspondência entre subtipos moleculares de CDIS e CI, e as semelhanças de número de cópias

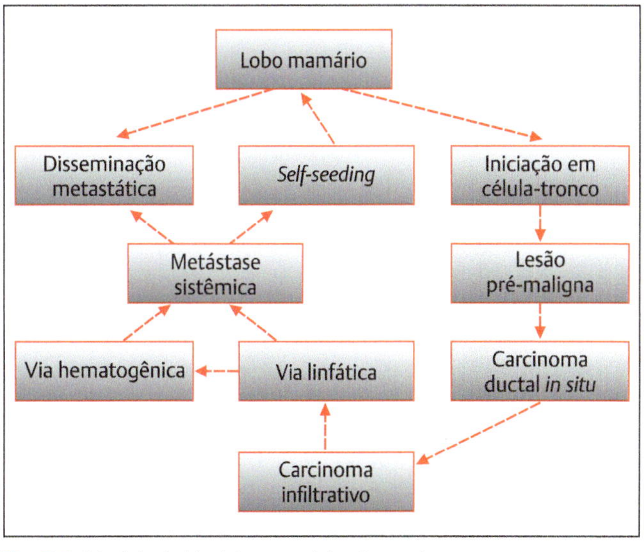

Fig. 2-1. Modelo da história natural do câncer de mama.

de DNA, perda de heterozigose e de mutações apontam que o primeiro seja precursor do segundo. Estudos com perda de heterozigose mostram *links* entre HEA, CDIS e CI, como ilustra uma perda no braço largo do cromossomo 16 em HEA e CDIS de baixo grau.[10] A transformação maligna, de uma lesão pré-maligna até a invasão estromal, está associada à aquisição de mutações tipo *driver* (condutores) que levam a vantagem de proliferação celular, produzindo-se mais células do que o necessário para a reposição das perdas.

INICIAÇÃO GENÉTICA

É necessário grande número de mutações até a detecção clínica de um câncer. Como a taxa esperada de mutações incidentais é de 1 em 10^6 divisões celulares, e que na medida em que o CM se desenvolve surgem novas e novas mutações, é de se esperar que os mecanismos de dano genético não se devam apenas a mutações incidentais. Disso decorre o conceito de instabilidade genômica, que se deve, mormente, ao desarranjo nas vias de reparo do DNA modificado. O genoma humano é vulnerável até mesmo pela sua própria enormidade: são 3 trilhões de pares de bases (23 mil genes) distribuídos em 46 moléculas de DNA, que precisam ser mantidos inalterados para garantir a precisão da informação genética. Não obstante, existem inúmeras possibilidades genotóxicas para danificar o DNA: instabilidade físico-química dos nucleotídeos, resíduos da respiração celular, agentes químicos ambientais e luz ultravioleta. Além das bases nitrogenadas, os açúcares e as ligações fosfodiésteres também podem ser lesados, levando a alterações no pareamento codificador das mensagens para a produção de aminoácidos e proteínas.

O câncer, ao final, é resultado de alterações cumulativas no genoma tecidual que acabam por modificar o padrão de expressão de genes preservadores da multiplicação celular, que são os supressores de tumor e os oncogenes. Procurando se contrapor às mutações, as células possuem uma rede de sinalização de resposta ao DNA lesado, que coordena o ciclo mitótico com o reparo do DNA, sendo a via p53 a mais conhecida: a guardiã do genoma.[11]

Participam também na formação e desenvolvimento do CM as modificações epigenéticas, que interferem na expressão gênica sem comprometer estruturalmente a sequência na fita do DNA. São reconhecidas, basicamente, três disfunções: metilação de citosinas, mudanças pós-translacionais nas histonas e silenciamento gênico por micro-RNAs.[12]

Para cada CM existem múltiplos genes condutores. Os três genes deste tipo mais frequentemente mutados são: *PIK3CA* (codificador de PI3K), *TP53* (codificador da proteína supressora p53) e *GATA3* (membro da família dos fatores de transcrição GATA que regula a diferenciação da célula luminal). Estima-se por sequenciamento de última geração que, entre mutações condutoras e as passageiras, um CM apresente centenas de mutações somáticas.[13]

Oncogenes são genes que, uma vez ativados, codificam proteínas com capacidade de causar transformações celulares que iniciem ou estimulem a multiplicação desregulada de células cancerosas. Induzem alterações morfológicas, perda de inibição do contato celular e bloqueio da apoptose. As proteínas codificadas são receptores de fatores de crescimento e reguladores da sinalização intracelular e da transdução de sinais.

Os oncogenes HER-2, ciclina D1, EGF e INT-2 são ativados por amplificação; a família dos oncogenes RAS, por mutação pontual; e c-myc e bcl-2 ativados por translocação. A amplificação é caracterizada pela presença de múltiplas cópias normais de um mesmo gene, resultando no aumento da sua expressão.

A origem genética do CM decorre de alteração esporádica (não familiar) em 90-95% dos casos, ou hereditária (familiar) em 5-10%, quando existe ao nascimento perda de um gene supressor em um dos cromossomos.

Os genes supressores regulam a síntese de proteínas que controlam a proliferação das células neoplásicas, estimulam sua senescência e morte e induzem ao bloqueio do seu ciclo de divisão celular. Funcionam como antioncogenes. Sua participação na iniciação da carcinogênese (esporádica ou hereditária) requer perda de função recessiva, implicando em sua inativação nos dois cromossomos homólogos.

Knudson propôs a teoria dos dois *hits* para o determinismo da carcinogênese por perda de ação de genes supressores. Para isso é necessário que ocorra um dano genético no mesmo *locus* dos dois cromossomos homólogos.[14] Nos tumores esporádicos são precisos dois danos em células somáticas na mama durante a vida, ao passo que nos hereditários basta um só, visto que o indivíduo já nasce com uma alteração germinativa em um dos alelos. Para a inativação da outra cópia normal, ocorre perda de heterozigose no cromossomo da célula iniciadora do câncer.

Os genes supressores podem ser inativados por mutações, desarranjos estruturais (deleção, translocação) ou eventos epigenéticos (metilação do DNA) (Fig. 2-2).[2] Os mais conhecidos mutados no CM são *BRCA1-2, TP53, CHEK2, CDH1, ATM, PALB2, PTEN, GATA3, STK11, BRIP1* e *RAD50*. Além disso, mais de 100 polimorfismos de nucleotídeo único já foram também implicados.

Os genes supressores exercem suas funções protetoras por reparo de DNA (*BRCA1-2, CHEK2, TP53*), regulação do ciclo celular e apoptose (*TP53, MAP3K1*), desenvolvimento mamário (*FGFR2*), metabolismo estrogênico (*ESR1*) e comprimento dos telômeros (*TERT*). A resposta ao DNA lesado é fundamental para se manter a integridade do genoma através da supressão tumoral ou do bloqueio da geração de novos oncogenes de

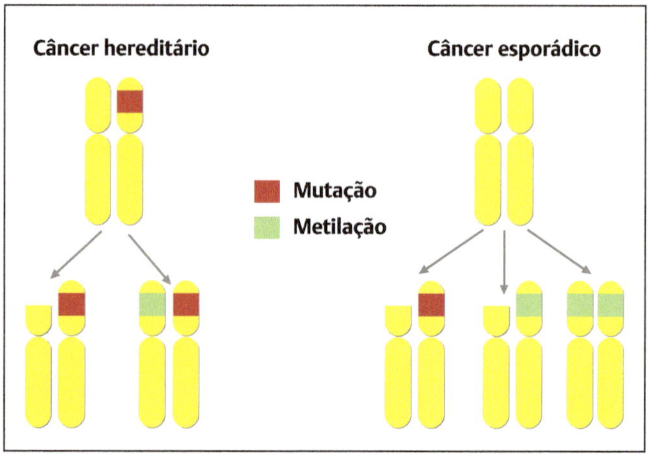

Fig. 2-2. Processos genéticos e epigenéticos para silenciamento dos genes supressores de carcinogênese.[12]

malignidade. Esta resposta depende primeiro da sinalização de danos do DNA, depois dos recrutamentos e ativação de proteínas de reparo, ativação de *checkpoints* no ciclo celular e apoptose.

Com a nova geração de técnicas de sequenciamento do DNA foram identificados inúmeros genes associados à predisposição hereditária, além dos clássicos *BRCA1-2*. Estima-se que 30-40% dos CM hereditários se deva a um destes genes: *BRCA1, BRCA2, CHEK2, ATM, PALB2, BRIP1, TP53, PTEN, CDH1* e *STK11*.

No CM esporádico, segundo Stephens *et al.*, estão implicados 40 genes condutores em seu desenvolvimento.[15] Entre estes *TP53, PIK3CA, GATA3, HER-2, MYC, FGFR1/Z NF703* e *CCND1* aparecem mutados em mais de 10% dos tumores. Juntos são responsáveis por 58% das *drivers mutations*, enquanto outros 33 genes intervêm em 42% dos casos.

Influência do Meio Ambiente

A carcinogênese mamária resulta da interação entre genética e fatores ambientais. É possível que mesmo indivíduos hereditariamente predispostos não desenvolvam câncer se não forem submetidos a agentes indutores exógenos, os carcinógenos ambientais. Carcinógenos são substâncias externas ao corpo humano, que por sua exposição ao organismo podem elevar o risco de câncer. Existem três tipos de carcinógenos ambientais: químicos (orgânicos, inorgânicos, fibras minerais e hormônios), físicos (radiação) e biológicos (vírus).

Os carcinógenos químicos orgânicos são mutagênicos por meio de modificações nas bases nitrogenadas, incorporação de radicais epóxidos e desarranjos cromossômicos. Exemplos de carcinógenos químicos: benzeno (solvente de combustíveis e fumaça de cigarro), hidrocarbonetos policíclicos aromáticos (exaustão automotiva, óleos minerais, fuligem, cigarro e carne carbonizada), aflatoxina B1 (produzida por fungos em castanhas e grãos), aminas aromáticas (corantes), nitrosaminas e aminas heterocíclicas (conservantes de alimentos, vernizes, fumo e carne queimada). O dimetil-benzantraceno, o carcinógeno químico mais usado em modelos animais para indução de CM, é um hidrocarboneto policíclico aromático.[6,7]

Cromo, arsênico, cádmio, níquel, mercúrio e chumbo são carcinógenos inorgânicos. A exposição se dá por inalação, ingestão, contato direto ou contato indireto via efluentes na água. Estes metais podem ser encontrados como resíduo ambiental de manufaturas de couro, indústrias de aço, fábricas de minérios e cerâmicas, aparelhos eletrônicos, matérias plásticas, tintas, baterias e águas minerais contaminadas. Estes elementos inorgânicos, além de genotóxicos, podem alterar a expressão oncogenes e de genes de reparo, induzir estresse oxidativo ou induzir alterações epigenéticas.[16]

Hormônio mutagênico típico é o dietilestilbestrol. Os demais hormônios esteroides, endógenos ou exógenos (reposição hormonal e anticoncepção), e os disruptores endócrinos agem principalmente nas etapas de promoção e progressão de neoplasias hormônio-dependentes. Outrossim, os disruptores endócrinos, que são agentes exógenos com potencial para interferir com a síntese, atividade e metabolismo dos hormônios naturais, participam também da iniciação genética. São exemplos de disruptores endócrinos: compostos organoclorados (pesticidas e agrotóxicos), substâncias polifluoradas (limpeza doméstica) e bisfenol A, ftalatos e parabenos (presentes em plásticos, panelas antiaderentes, perfumes, cosméticos, cápsulas de medicamentos e latas de refrigerante), e dioxinas (queima de substâncias químicas).

A ação estimulante neoplásica dos disruptores endócrinos depende de idade do organismo na época de exposição, dose-resposta não monotônica, interação estroma-epitélio, interação entre genes e polimorfismos de nucleotídeo único e fatores ambientais.

PROMOÇÃO HORMONAL

Em toxicologia é clássica a resposta monotônica em função linear – aumento da dose significa aumento da resposta. Os disruptores endócrinos que têm baixa solubilidade em água e alta solubilidade em tecidos, com acúmulo no tecido adiposo mamário, exibem hormese (dose-resposta não monotônica), uma mudança de paradigma na função dose-resposta, porque exposição a doses muito pequenas, principalmente em períodos críticos do desenvolvimento (janelas de exposição), pode levar à resposta maior.[17] Em termos de janelas de exposição, com base em experiências em animais, pode-se especular que a vida neonatal (e até intrauterina), a infância e a adolescência são as fases mais suscetíveis de influência sobre a célula-tronco do tecido mamário.[18] Também a mecanismos epigenéticos induzidos pelos disruptores pode-se atribuir a desregulação de genes envolvidos com proliferação celular e vias de sinalização da apoptose.

Com base na teoria de Farber e Cameron,[19] apresentada em 1980, existem três etapas sequenciais na formação de um câncer: iniciação, promoção e progressão (Fig. 2-3). Depois do desencadear genético, surgem as multiplicações desordenadas impulsionadas por hormônios estrogênicos. A maioria dos CM, mais de 70%, é estimulada por estes hormônios.[20]

O impulso hormonal é mediado, primariamente, pela proteína receptora de estrogênios (REα), que participa em todos os *hallmarks* do CM, com ênfase na sinalização para proliferação celular, além de participar na invasão e metastatização, angiogênese, instabilidade genômica, inflamação, evasão imunitária, apoptose e desregulação energética.[21]

A sinalização via REα pode-se dever a mecanismos genômicos (interação com DNA) e não genômicos (ativação no citoplasma e sinalização por uma cascata de quinases), sendo o primeiro bem mais importante.

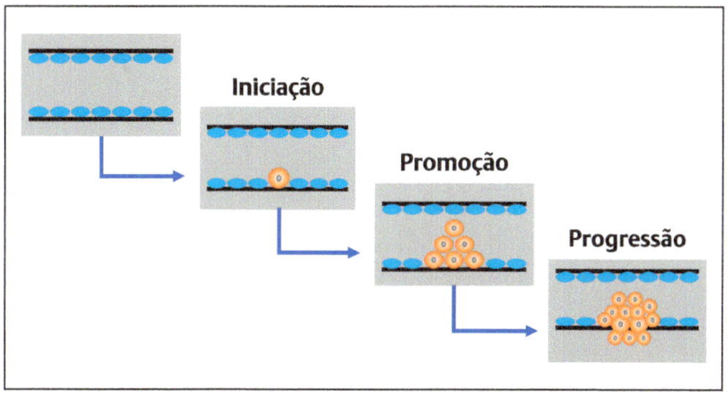

Fig. 2-3. Etapas da carcinogênese, segundo Farber e Cameron.[19]

O REα é uma proteína de 595 aminoácidos, codificada pelo gene *ESR1*, localizado no cromossomo 6q. Sua estrutura química apresenta uma porção (domínio) para interação no DNA, um domínio de suporte em *dobradiça*, e um domínio ligante para o E. De forma inativa encontra-se ligado a um grupo de proteínas HSP 90 (*heat shock proteins*), das quais se dissociam quando ativados por ligação com o estradiol (E), a fração mais potente dos estrogênios. Depois desta ligação, sucedem-se mudanças conformacionais no RE e sua dimerização. Formam-se dímeros dos complexos E-RE, que vão ao núcleo das células, exercer atividade indutora (fator de transcrição) em sequencias definidas de DNA, denominados elementos de resposta ao complexo E-RE (Fig. 2-4).

Depois do acesso à cromatina e junção com o DNA, sobrevém a transcrição da mensagem via RNA-polimerase II, RNA mensageiro e, por fim, síntese proteica. Os peptídeos formados são fatores de crescimento, e os principais são TGF-α, IGF-1, VEGF, PDGF e IRSD1. Os fatores de crescimento são liberados pelas células e vão atuar no tecido estromal (efeito parácrino) ou nas suas próprias células epiteliais produtoras (efeito autócrino), mediante ligação com receptores de membrana, desencadeando a sinalização intracelular proliferativa, via tirosinas quinases.[22]

Neste, que é o principal mecanismo de estímulo hormonal, existe dependência ainda de proteínas intranucleares reguladoras, que modulam a interface ERE e complexo E-RE. Aquelas que potencializam o efeito são as coativadoras; as que têm ação oposta são as correpressoras. As moléculas coativadoras principais são SRC 1-3, TIF-2, e AIB1, que se unem ao complexo E-RE e acetilam as histonas modeladoras da cromatina, tornando-a o DNA mais acessível aos transcritores. Entre as correpressoras são mais estudadas NCOR (SMRT) e REA.

O gene *FOXA1* codifica a síntese de uma proteína que também se liga com DNA e modula sua resposta funcional. Esta proteína tem a propriedade de reposicionar os nucleossomos, recrutando-os para as regiões estimuladoras da ação estrogênica, facilitando a ligação dos fatores transcritores.

Uma outra proteína receptora (REβ) foi descrita com estrutura química semelhante, com 530 aminoácidos, quase idêntico domínio de ligação com o DNA, mas com diferenças importantes nos aminoácidos do domínio da ligação com os hormônios.[22]

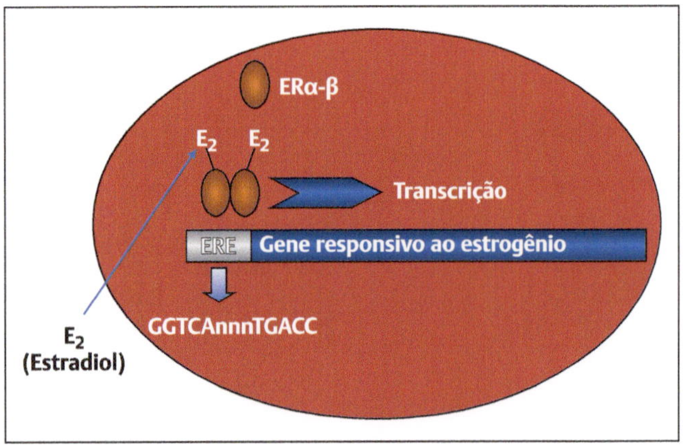

Fig. 2-4. Mecanismo genômico do estímulo promotor hormonal.

O papel dos REβ no CM é controverso. É sabido, por um lado, que existe maior afinidade dos fitoestrógenos por este receptor, com certa ação antagônica ao REα, mas, por outro, a presença de REβ favorece a ação do tamoxifeno. Interessante é o fato de que ambos os receptores estão ausentes nas células-tronco iniciadoras, e que surgem com o progredir da proliferação.

INVASÃO ESTROMAL: TRANSIÇÃO EPITÉLIO-MESÊNQUIMA E MICROAMBIENTE TUMORAL

Na fase de CDIS a proliferação de células malignas está confinada ao sistema dúctulo-lobular. Com a promoção neoplásica, as células tumorais adquirem fenótipo invasivo e adquirem capacidade de permear a membrana basal subepitelial e a camada das células mioepiteliais. A invasão é definida como sendo a passagem das células pela membrana basal e infiltração pelo estroma subjacente. Inicia-se a fase de progressão da carcinogênese, que pode ser subdividida em invasão e metastatização.

Precedendo a invasão, o primeiro passo é a transição epitélio-mesênquima (TEM), com perda de polarização das células epiteliais luminais, induzida por modificações nas células mioepiteliais e aquisição de fenótipo mesenquimal (Fig. 2-5). As células mioepiteliais normalmente exercem, também, funções de supressão tumoral (p63, p73), manutenção da membrana basal, redução de angiogênese e bloqueio de ciclo celular das células neoplásicas.[23] As células mioepiteliais participam da produção da membrana basal, junto com células epiteliais e estromais, pela produção e deposição de fibronectina, colágeno tipo IV e lamininas. Além do que produzem integrinas que promovem interação célula-célula e célula-membrana basal. As células mioepiteliais associadas ao CDIS apresentam diferenças moleculares, genéticas e epigenéticas em relação

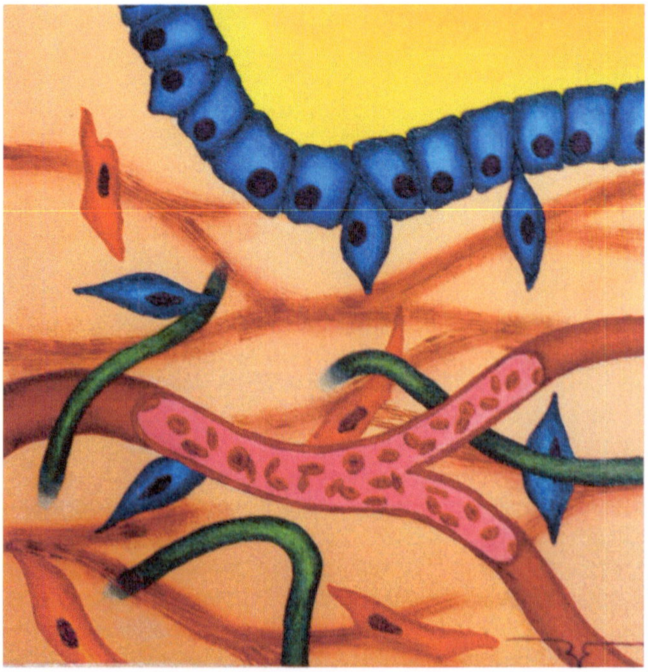

Fig. 2-5. Aquisição de fenótipo mesenquimal celular na transição epitélio-mesênquima. (Cortesia do Dr. Rafael Santos.)

àquelas de tecido não neoplásico. A calponina, componente da actina de músculo liso é *down* – regulada pelas células mioepiteliais associadas ao CDIS.

A perda de polarização das células luminais deriva da dissolução das junções intercelulares, consequente, sobretudo, à perda funcional da E-caderina e b-catenina, e reduzida expressão de claudinas, ocludinas e citoqueratinas das junções oclusivas. Metaloproteinases e catepsinas são enzimas que tomam parte no afrouxamento tecidual para que as células neoplásicas consigam a ultrapassagem, em sintonia com hialuronidase, heparanase e condroitinase, enzimas que degradam os compostos glicosaminoglicanos. A *down-regulation* da E-caderina (o evento fundamental) é provocada pela via de sinalização Wnt em combinação com a via Hedgehog, incluindo Snail, EgF/FgF, TGF β e TWIST.[24]

As células epiteliais que passam a apresentar morfologia fusiforme rearranjam o citoesqueleto, logram obter capacidade migratória e exibem marcadores mesenquimais, como fibronectina e vimentina, e começam a degradar a matriz extracelular (MEC).

A evolução de um tumor depende de alterações genômicas celulares e de sua interação com o microambiente, que pode conter o processo ou facilitá-lo; existe clara interface das células epiteliais com o estroma, para inibição do crescimento tumoral ou, de outro jeito, desenvolvimento e progressão neoplásica.

A primeira reação à invasão é a resposta cicatrizante. Fatores pró-coagulantes formam coágulo, rico em proteínas da MEC (fibrina e fibronectina), plaquetas, fibroblastos e macrófagos. Células endoteliais são atraídas por fatores angiogênicos (VEGF, FGF_2) secretadas por células imunitárias, fibroblastos e plaquetas. Esta cascata reativa reduz a adesividade das células epiteliais adjacentes, que se submetem à TEM. São produzidos e liberados ativadores de plasminogênio e de uroplasminogênio, que favorecem a chegada de microvasos.[25,26]

Os fibroblastos são as estruturas celulares mais abundantes no estroma e podem promover ou inibir a progressão neoplásica. As células malignas secretam TGF β_1, Wnt7 e outros fatores que ativam os fibroblastos para fibroblastos associados ao câncer, com elevada expressão de FSP1, FAP, α-SMA e TGF β_1; estes fibroblastos induzem à TEM por ativação da via TGF β_1–β, excitam a desmoplasia e depositam excessiva MEC.

A MEC é constituída por proteínas fibrosas (colágeno e elastina), compostos proteoglicanos (ácido hialurônico, sulfato de condroitina e de heparase) e proteínas moduladoras matricelulares (trombospondinas e tenascinas). O colágeno corresponde ao maior componente, confere estabilidade mecânica e são o meio para o qual são disponibilizadas as substâncias indutoras da carcinogênese. Os compostos proteoglicanos formam um gel hidratado, onde estão imersos os outros componentes da matriz.

As citocinas TNF, IL-1 e IL-6, produtos da ativação de duas vias inflamatórias (STAT-3 e NF_kB), inibem a expressão de E-caderina e induzem metaloproteinases e cateprinas que degradam a MEC e viabilizam a invasão. Os fibroblastos modificados recrutam e estimulam a ação de células imunitárias (macrófagos) pela liberação de moléculas imunomodulatórias (TNF α, interferons e interleucinas) e células T regulatórias, e secretam, ainda, citocinas como IGF-1 e SDF1, e caveolina, que modifica e alinha as fibras de colágeno de modo a favorecer a migração tumoral. Os macrófagos associados ao tumor modificam o fenótipo de células neoplásicas que adquirem maior agressividade e, ademais, atraem células T CDY^+ e $CD8^+$.[27]

Células-tronco mesenquimais são atraídas pelo tecido lesionado e hipóxico. Podem se diferenciar em mais fibroblastos e em pericitos, promovendo angiogênese (produção de SDF1) e favorecendo a infiltração tumoral; secretam uma quimiocina (CCL5) que aumenta a mobilidade e as migrações de células malignas.

Neoangiogênese é essencial para a progressão da neoplasia. Os fatores de crescimento VEGF e PDGF são liberados pelo tumor e pelo estroma e novos microvasos são gerados para sustentar o crescimento neoplásico. Pericitos (células mesenquimais indiferenciadas) mantêm a integridade da parede dos vasos. A neoformação vascular conduz oxigênio, nutrientes e células hematopoiéticas. Ocorre, também, linfangiogênese, regulando a homeostasia e o trânsito de células imunitárias. Os vasos linfáticos são permeáveis às células malignas, constituindo importante porta de entrada para a disseminação metastática. Os VEGF são os principais almos da linfangiogênese.

Existe, outrossim, *cross-talk* entre as células do CM e os adipócitos, outros elementos prevalentes no microambiente, que se modificam e são sinérgicos para o comportamento invasivo. Além disso, os adipócitos secretam leptina, estradiol, interleucinas (IL-G) e citoquinas pró-inflamatórias, que incentivam proliferação, maior sobrevida e potencial metastático. Entre as citoquinas produzidas pelos adipócitos modificados destaca-se o TNF-α, que eleva a concentração de células-tronco mesenquimais.[28]

RESPOSTA IMUNITÁRIA: IMUNOEDIÇÃO TUMORAL

Cabe ao sistema imunológico a imunovigilância, não só contra agentes infecciosos, mas também contra células neoplásicas, para reconhecê-las e procurar eliminá-las. A resposta imune, que pode ou não ter êxito, é bem explicada pela teoria da imunoedição. A reação imunitária é dividida em três fases: eliminação, equilíbrio e evasão.[29]

A fase de eliminação nada mais é que a imunovigilância tradicionalmente conhecida, pela qual a imunidade inata procura eliminar as primeiras células neoplásicas. Se o processo obtiver sucesso, o organismo impede a formação do tumor. Pela resposta inata, células dendríticas reconhecem antígenos tumorais e desencadeiam resposta de células T efetoras, principalmente as NK (*natural killers*), que são linfócitos especializados originários na medula óssea. As células NK liberam grânulos de proteínas (perforinas) que formam poros na membrana celular da célula tumoral, permitindo a entrada de proteases que ativam caspases pró-apoptóticas e citocinas (interferons e interleucinas) para a imunidade adaptativa. O IFN-γ tem efeitos antiproliferativos e antiangiogênicos induzem a apoptose.

Na fase de equilíbrio, a reação do hospedeiro deve-se, basicamente, a mecanismos imunes adaptativos: células T, interleucinas (principalmente a 12) e interferons (principalmente β e γ). Os linfócitos T são de dois tipos, conforme a expressão de moléculas coestimulatórias CD4 e CD8. Os $CD4^+$ são chamados de *helpers* e direcionam a resposta imune; os $CD8^+$

são citotóxicos e têm a função de destruir as células-alvo. A resposta adaptativa pode neutralizar os tumores e a fase de equilíbrio durar muitos anos.

Na fase de evasão, células resistentes à resposta imune, com reduzida imunogenicidade (perda de epítopos antigênicos, resistência à citoxidade e redução da expressão de moléculas de superfície), podem subsistir e replicar-se, escapando do controle imunológico, um dos *hallmarks* do câncer.[21,30] As células tumorais sofrem mutações imunoinvasivas e perdem moléculas marcadoras de superfície e antigenicidade, tornando-se indetectáveis pelos linfócitos citotóxicos (CD8+). Ademais, os tumores podem desencadear, ao contrário do início, um ambiente imunossupressivo, subordinado a citocinas imunossupressoras como TgF-β, IDO (*indoleamine 2,3 - dioxigenase*) e IL-10, e do recrutamento de células T reguladoras (Tregs), favorecendo a evasão. Em certos casos parece que as células tumorais *pulam* a fase de eliminação e entram diretamente nas fases de equilíbrio e evasão.[31]

As células Treg correspondem a uma parte dos linfócitos CD4+, que têm, ao contrário dos demais, a propriedade de bloquear a atração dos outros linfócitos T efetores. Expressam CD25 e o fator de transcrição Foxp 3, o principal regulador da função supressão dessas células.[32] As células Treg transmitem sinais negativos para as células dendríticas por meio de duas proteínas de superfície: PD-1 (*programmed cell death – 1*) e CTLA-4 (*cytotoxic T – lymphocyte – associated antigen 4*). As Tregs ligam-se às células dendríticas e impedem o reconhecimento de antígenos (Fig. 2-6). A via do *checkpoint* PD-1/PD-L1 inibe a resposta das células T. O PD-1 é expresso em diversas células imunes: monócitos, células dendríticas, linfócitos T, células NK, linfócitos B e TILs (*tumor infiltrate lymphocytes*). Quando o PD-1 liga-se ao receptor PD-L1 desencadeia-se inibição de função linfocitária com redução de sua ativação e sobrevida e interferência na secreção de interferons e interleucinas.[33] O PD-L1 é expresso em células tumorais e células apresentadoras de antígenos. A ligação PD-1/PD-L1 leva à disfunção, exaustão e neutralização dos linfócitos T e à síntese de IL-10, citocina imunossupressora produzida em Tregs, linfócitos B, macrófagos e células dendríticas na massa tumoral.[34] A função precípua da expressão de PD-L1 na célula maligna é protegê-la de ação dos linfócitos T citotóxicos (CD8+). Anticorpos monoclonais inibidores do *checkpoint* PD-1/PD-L1 são empregados como terapia-alvo antineoplásica, por estimular eficiente resposta imune para destruir neoplasias ricas em antigenicidade, como as triplo-negativas.

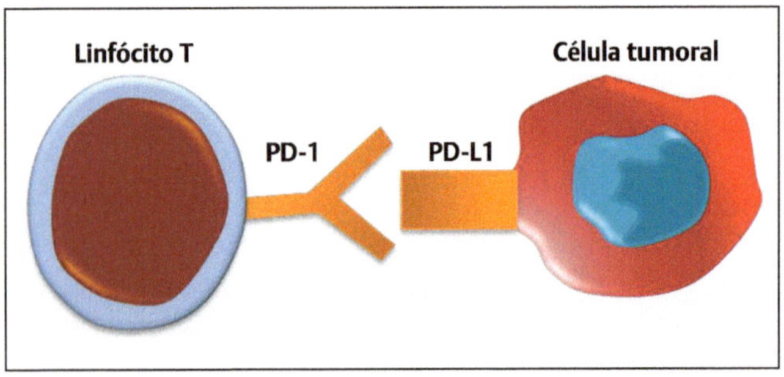

Fig. 2-6. Mecanismos para perda de imunogenicidade na etapa de evasão da imunoedição tumoral.

Interessante é referir que os TILs e plasmócitos podem existir no tumor e no estroma e representam marcadores imunobiológicos. A presença de TILs no CM está associada a melhor prognóstico, especialmente, nos tumores HER-2 positivos e nos triplo-negativos, sem impacto nos luminais. Parece que neoplasias com maiores taxas de proliferação são geneticamente instáveis, com alta heterogeneidade clonal. Quanto mais proliferação, mais morte celular, mais liberação de antígenos tumorais, passíveis de exposição a células apresentadoras de antígenos, que arregimentam e ativam linfócitos.

METASTATIZAÇÃO

Invasão é condição necessária à metastatização, porém, não é suficiente; a metastatização decorre de um desequilíbrio de forças entre agressividade tumoral, quantidade de células-tronco embolizadas e defesas do organismo.

A rota para a disseminação do CM é circulatória, principalmente pela via inicial do sistema linfático, que desemboca em veias centrais, daí para a circulação arterial pulmonar, bomba cardíaca e circulação arterial sistêmica. Outra possibilidade é o alcance direto dos êmbolos neoplásicos à microcirculação tecidual ou, ainda, ao *bypass* linfonodos-microcirculação.[35] As raras metástases nos ovários também podem se espalhar por implantes diretos, principalmente peritoneais.

A neoplasia mamária tem direcionamento para focos metastáticos em linfonodos, ossos, pulmões, fígado e cérebro. Embora este fenômeno do tropismo seja inquestionável, não se pode explicá-lo de maneira convincente. Existem duas teorias básicas, a do *solo-semente* e a da ancoragem mecânica. É provável que o tropismo decorra de diferentes assinaturas gênicas associadas a funções pró-metastáticas.

A teoria *solo-semente* proposta por Paget é antiga, remonta ao século XIX.[36] As células de câncer (semente) procuram ambiente orgânico específico para se fixar e crescer (solo). Foi considerado que o processo não é randômico, e que embora as *sementes* passem pela circulação primeiramente nos pulmões, o sítio preferencial de metastatização não é este, e, sim, o tecido ósseo, que deve oferecer vantagens para as células em navegação.

Para Ewings, o organotropismo é mecânico, depende da microanatomia vascular, e as células circulantes dependem de ancoragem determinada pela luz capilar.[37]

Estas duas teorias clássicas parecem, na prática, coexistir.[38] Modernamente se almeja explicá-las por meio da heterogeneidade genética e epigenética somática, determinando distintas assinaturas que determinam heterogeneidade fenotípica, com diferentes possibilidades de interação com os microambientes metastáticos. Um certo acervo de conhecimento a respeito já existe. Por exemplo, no tecido ósseo, as células da matriz expressam grande quantidade de *stromal – derived factor 1* (SDF-1) que atrai a migração de células do CM; o microambiente é rico no ligante OPN que recruta células-tronco de câncer por meio da interação com receptores celulares de superfície (CD44); os genes das proteínas *fibroblast growth factor-5*, IL-11, e *matriz metalloproteinase -1* induzem propriedades inatas para desenvolvimento celular no osso.[39,40]

É provável, também, que o tropismo dependa de características das células-tronco desencadeadoras da metastatização, cuja eficiência parece depender da capacidade de determinar um nicho pré-metastático, com preparação do microambiente hospedeiro para receber as células tumorais, com aumento de fibronectina no local, produzido por células fibroblásticas e citocinas. Células progenitoras hematopoiéticas vinda de medula óssea, recrutadas por quimiotaxia, e aderência à fibronectina por meio de integrinas, com subsequente incremento de metaloproteinases para favorecer a colonização metastática. Depois da formação do nicho surgem as primeiras células neoplásicas com receptor de quimiocinas tipo 4 (CXXR 4^+) e células endoteliais com fator de crescimento vascular endotelial 2 (VEGFR2^+).

Intravasão

No processo de disseminação neoplásica ocorre uma sequência de eventos denominada cascata de metastatização: intravasão, transporte, extravasão e colonização.

Para as células tumorais penetrarem nos capilares linfáticos ou venosos, existe uma pressão hidrostática causada pelo tumor em crescimento, entretanto, o processo é ativo e requer a ação de serinas e metaloproteinases, potencializadas por TGF-β. As células acabam atravessando a camada de células endoteliais dos capilares linfáticos e venosos (os linfáticos apresentam fenestras na parede). O diâmetro médio de uma célula do CM é de 20-30 μm, que, contudo, podem invadir e migrar por capilares com luz menor (6-7 μm). Isto requer habilidade da célula se deformar e circular em canalículo apertado.[41]

Transporte

As células tumorais circulares unem-se formando êmbolos revestidos por plaquetas entremeadas por leucócitos e fibrinas, que colaboram na sobrevivência, no turbilhão sanguíneo e na proteção contra o sistema imune, especialmente células NK e monócitos. Dependendo da elasticidade celular e organização do citoesqueleto, os êmbolos podem ou não ser implodidos na corrente circulatória.

No trânsito capilar, as células são submetidas à anoiquia (termo derivado do grego, que significa *sem casa*), uma forma de apoptose que ocorre por falta de ancoragem célula-MEC.[42] A resistência à anoiquia é fundamental para a progressão neoplásica. A sobrevivência depende da mudança na expressão de integrinas e da alteração fenotípica mesenquimal, que proporciona maior capacidade migratória.

Extravasão

As células neoplásicas sobreviventes podem-se estabelecer em sítios metastáticos; o primeiro passo é aderir e parar nas células endoteliais de microvasos, preferencialmente em área de junção das mesmas, onde existem células inflamatórias. Ulteriormente as células procuram ligação com a membrana basal subendotelial.

As células neoplásicas após a parada podem sofrer rápida apoptose, induzida por óxido nítrico sintetizado no endotélio, ou anoiquia. Se conseguirem sobreviver, o segundo passo é a extravasão, com a transposição das células tumorais para o parênquima do órgão-foco. Os mecanismos moleculares envolvidos nesta fase são semelhantes aos da intravasão, com importante papel de proteases e fatores estimulantes de motilidade.

Colonização

O sucesso na colonização celular no sítio metastático depende da presença de células-tronco modificadas, as células iniciadoras de câncer, com fértil propriedade de autorrenovação. Estas células expressam fatores de transcrição envolvidos na TEM, como Snail, Twist e Zebi, e são estimuladas por processos epigenéticos. A TEM modifica a metilação do DNA, associada à regulação transcripcional de genes com TINAGL1, ITGA 5 e FKBIO, silencia-se a E-caderina por metilação, miRNAs, como miR-10b, supressor de metástases, são reprimidos por hipermetilação das ilhas de CpG.[43]

A possibilidade de a colonização progredir relaciona-se muito com o microambiente. Exemplo é a ação da proteína relacionada com o hormônio da paratireoide (PTHrP) produzido no tumor nos receptores de osteoblastos, para liberação de RANKL (*receptor activator of nuclear factor – kB ligand*), da família dos TNF-α, que, por sua vez, interage com receptor de RANK nos osteoblastos, em processo sinérgico.

O processo todo, felizmente, é altamente ineficiente, sendo passível de bloqueio nos vários *steps* da cascata de metastatização. Estima-se que somente uma para cada 10.000 células tumorais circulantes acabe gerando um foco de colonização metastática.

As células tumorais disseminadas apresentam intervalo temporal entre a infiltração e a efetiva colonização, que é chamado de tempo de latência metastática. Para superar a morte no microambiente metastático, a célula tumoral pode entrar em estado de dormência, sendo que as células-tronco podem permanecer em fase G0 por muitos e muitos anos. A dormência pode ser secundária ao processo de imunoedição, quando a resposta imunitária não chega a eliminar o câncer, porém, impede sua progressão. Durante a dormência as células podem-se modificar biologicamente ou o microambiente ser alterado, favorecendo a progressão. A interrupção da dormência é impulsionada quando as células perdem imunogenicidade e escapam do sistema imune e quando existe suficiente neoangiogênese.

SELF-SEEDING

Células neoplásicas errantes podem-se realocar novamente no local do câncer primário, esta é a base da teoria de *self-seeding*, apresentada por Norton e Massagué.[44]

Células circulantes, liberadas inclusive a partir dos focos de colonização metastática, são atraídas por citoquinas tumorais (IL-6 e IL-8). As células podem-se infiltrar de novo na sua área de origem, em processo dependente de colagenases, metaloproteinases e actinas do citoesqueleto.[45]

Ao retornar ao seu leito original as células se enriquecem em agressividade e formam novos clones ainda mais nocivos em termos de metastatização. O *self-seeding* acelera o crescimento tumoral e a angiogênese e pode, inclusive, explicar uma recorrência local, a despeito de completa remoção tumoral prévia.

RITMO DE CRESCIMENTO TUMORAL

Inúmeros fatores influenciam no crescimento tumoral, como sua **virulência** genética intrínseca, estímulos promotores e mecanismos de defesa antitumoral. Tudo isso faz com que a dinâmica da multiplicação celular e da invasão tecidual seja individual, própria de cada tumor e de cada hospedeiro, praticamente impossível de ser prevista. No entanto, algumas experiências com acompanhamento clínico e por imagem, permitiram certa generalização. As estimativas de Gullino, em 1977, são clássicas, e foram baseadas em uma função matemática exponencial para o crescimento tumoral em relação ao tempo.[46] Admitindo-se que as células malignas se dividem em ritmo constante ao longo dos anos, entre a iniciação celular e a evolução natural para óbito, prevê-se um intervalo aproximado de 13 anos. O Quadro 2-1 ilustra previsão sobre o crescimento tumoral, calculada a partir de um tempo de duplicação tumoral médio de 100 dias. Até o diagnóstico mamográfico (lesão de 1 mm) decorrem cerca de 7 anos e, depois, em mais 3 anos, o tumor torna-se palpável (1 cm). Decorridos mais 3 anos, na ausência de qualquer tratamento, é possível se estimar uma enorme população de células neoplásicas pesando em torno de 1 kg, incompatível com a vida.

Hoje em dia estas estimativas são muito contestadas por serem inespecíficas e, provavelmente, por refletirem apenas tumores luminais na pós-menopausa. Sabe-se que os diversos subtipos intrínsecos crescem sob ritmo variado, e que as células tumorais não estão perenemente em ciclos de divisão, podendo existir longos períodos de dormência. Notável heterogeneidade para o tempo médio de duplicação tumoral foi observada por Fournier *et al.*, variando de 44 a 1.869 dias, com base em mamografias seriadas de pacientes não tratadas.[47]

Em realidade, a função matemática que expressa melhor a relação volume tumoral e tempo não é uma exponencial comum, e muito menos uma função linear; parece ser, isto sim, uma exponencial declinada, tipo de curva proposta pelo atuário inglês Gompertz, em 1925, para explicar contingência de mortalidade humana para firmas de seguro. Norton[48] acredita no modelo da curva gompertziana (semelhante à letra S), com infinitas inclinações próprias de cada caso, porém, sempre com uma fase de crescimento lento, uma outra de crescimento rápido e, finalmente, uma de diminuição do ritmo de progressão ao se atingir certo patamar de desenvolvimento tumoral (Fig. 2-7).

Quadro 2-1. Modelo Linear para Crescimento do Câncer de Mama, segundo Gullino[47]

Número de células	Duplicações celulares	Tamanho tumoral
1	-	1 µm
10^6	20	1 mm
10^9	30	1 cm
10^{12}	40	1 kg (peso das células)

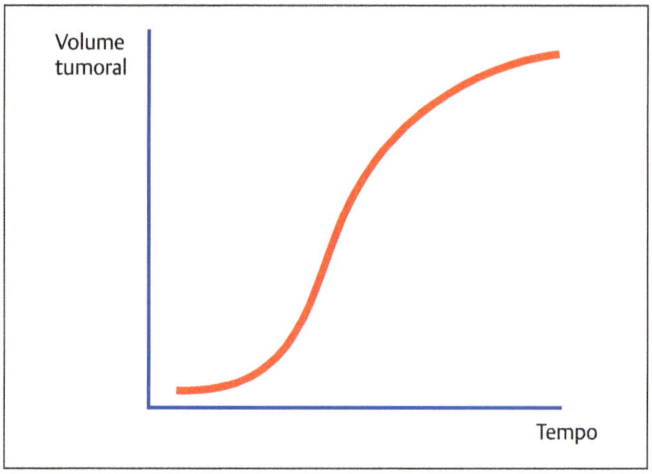

Fig. 2-7. Curva gompertziana de crescimento tumoral em função do tempo.

REFERÊNCIAS BIBLIOGRÁFICAS

1. Liu S, Ginestier C, Charafe-Jauffret E, et al. BRCA1 regulates human mammary stem/progenitor cell fate. Proc Natl Acad Sci USA. 2008;105:1680-5.
2. Boecker W, Buerger H. Evidence of progenitor cells of glandular and myoepithelial cell lineages in the human adult female breast epithelium: a new progenitor (adult stem) cell concept. Cell Prolif. 2003;36(1):73-84.
3. Al-Hajj M, Micha MS, Benito-Hernandez A, et al. Prospective identification of tumorigenic breast cancer cells. Proc Natl Acad Sci USA. 2003;100:3983-8.
4. Tot T. The theory of the sick breast lobe and the possible consequences. Int J Surg Pathol. 2007;15:369-75.
5. Wellings SR, Jensen HM, Marcum RG. An atlas of subgross pathology of the human breast with special reference to possible precancerous lesions. J Natl Cancer Inst. 1975;55:231-73.
6. Russo J, Russo I. Development of breast cancer. Maturitas 2004;49:2-15.
7. Barros ACSD, Muranaka E, Mori LJ, et al. Induction of experimental mammary carcinogenesis in rats with 7,12-dimethyilbenz(1)anthracene. Rev Hosp Clin Fac Med S Paulo. 2004;59:257-61.
8. Santucci-Pereira J, George C, Armiss D, et al. Mimicking pregnancy as a strategy for breast cancer prevention. Breast Cancer Manag. 2013;2:283-94.
9. Tavassoli FA, Norris J. A comparison of the results of long-term follow-up for atypical intraductal hyperplasia and intraductal hyperplasia of the breast. Cancer. 1990;65:518-29.
10. O'Connel P, Pekkel V, Fuqua SA, et al. Analysis of loss of heterogosity in 399 premalignant breast lesions at 15 genetic loci. J Natl Cancer Inst. 1998;90:697-703.
11. Goh AM, Cofiel CR, Lane DP. The role of mutant p53 in human cancer. J Pathol 2011;223:116-26.
12. Esteller M. Epigenetics in cancer. N Engl J Med. 2008;358:1148-59.
13. Volgenstein B, Papadopoulos N, Veiculescu V, et al. Cancer genome landscapes. Science. 2013;339:1546-58.
14. Knudson AG. Two genetic hits (more or less) to cancer. Nat Ver. 2001;1:157-62.

15. Stephens PJ, Tarpey PS, Davies H, et al. The landscape of cancer genes and mutational processes in breast cancer. Nature. 2012;486:399-404.
16. Gray JM, Rasanayagam S, Engel C, Rizzo J. State of the evidence 2017: an update on the connection between breast cancer and the environment. Environmental Health. 2017;16:94.
17. Vandenberg LN, Colborn T, Hayes TB, et al. Hormones and endocrine-disrupting chemicals: Low-dose effects and nonmonotonic dose responses. Endocr Ver. 2012;33:378-455.
18. Moral R, Wang R, Russo IH, et al. Effect of prenatal exposure to the endocrine disruptor bisphenol a on mammary gland morphology and gene expression signature. J Endocrinol. 2008;196:101-12.
19. Farber E, Cameron R. The sequential analysis of cancer development. Adv Cancer Res. 1980;31:125-226.
20. Sledge GW, Mamounas EP, Hortobagyi GN, et al. Past, present and future challenges in breast cancer treatment. J Clin Oncol. 2014;32:1789-86.
21. Hanahan D, Weinberg RA. Hallmarks of cancer: the next generation. Cell. 2011;144:646-74.
22. Fuentes N, Silveyra P. Estrogen receptor signaling mechanisms. Adv Protein Chem Struct Biol. 2019;116:135-70.
23. Rohilla M, Bal A, Singh G, Joshi K. Phenotypic and functional characterization of ductal carcinoma in situ-associated myoepithelial cells. Clin Breast Cancer. 2015;15:335-42.
24. Hugo H, Ackland ML, Blick T, et al. Epithelial-mesenchymal and mesenchymal--epithelial transitions in carcinoma progression. J Cell Physiol. 2007;213:374-83.
25. Rakha EA, Miligy IM, Gorringe KL, et al. Invasion in breast lesions: the role of the epithelial-stroma barrier. Histopathology. 2018;72:1075-83.
26. Ghajar CM, Correia AL, Bissell MJ. The role of microenvironment in tumor initiation, progression and metastasis. In: Mendelsohn J, Gray JW, Howley PM, Israel MA, Thompson CB. The molecular basis of cancer. Philadelphia: Elsevier; 2015.
27. Sflomos G, Brisken C. Breast cancer microenvironment and the metastatic process. In: Veronesi U, GoldHirsh A, Veronesi P, Gentilin OD, Leonardi MC. Breast cancer. Innovations in research and management. Chan: Springer; 2017.
28. Picon-Ruiz M, Pan C, Drews-Eger K, et al. Interactions between adipocytes and breast cancer cells stimulate cytokine production and drive Sic/Sox2/miR – 302b – mediated malignant progression. Cancer Res. 2016;76:491-504.
29. Dunn GP, Old LJ, Schreiber RD. The three Es of cancer imunoediting. Ann Rev Immunol. 2004;22:329-60.
30. Schreiber RD, Old LJ, Smyth MJ. Cancer immunoediting: integrating immunity's roles in cancer suppression and promotion. Science. 2011;331:1565-70.
31. Medrano RFV, Rodrigues EG. Imunologia de tumores. In: Saito RF, Lana MVG, Medrano RFV, Chammas R. Fundamentos de oncologia molecular., São Paulo: Atheneu; 2015.
32. Ramsdel F, Ziegler SF. $FOXP_3$ and scurfy: how it all began. Nat Ver Immunol. 2014;14:343-9.
33. Alsaab HO, Sau S, Alzhrani R, et al. PD-1 and PD-L1 Checkpoint signaling inhibition for cancer immunotherapy: mechanism, combinations, and clinical outcome. Front Pharmacol. 2017;8:561.
34. Gagliato DM, Cortes J, Curigliano G, et al. Tumor-infiltrating lymphocytes in breast cancer and implications for clinical practice. Biochim Biophys Acta Rev Cancer. 2017;1868:527-37.
35. Pereira ER, Kedrin D, Seano G, et al. Lymph node metastasis can invade local blood vessels, exit the node, and colonize distant organs in mice. Science. 2018;359:1403-7.
36. Paget S. The distribution of secondary growths in cancer of the breast. Cancer Metastasis Reviews. 1989;8:98-101.
37. Ewing J. A treatise on tumors. Philadelphia: WB Saunders; 1928.
38. Chu JE, Allan AL. The role of cancer stem cells in the organ tropismo of breast cancer metastatic: a mechanistic balance between the "Seed" and the "Soil"? Int J Breast Cancer. 2012;2012:209748.
39. Hunter KW, Amin R, Deasy S, et al. Genetic insights into the morass of metastatic heterogeneity. Nat Rev Cancer. 2018;18:211-23.
40. Croker AK, Goodale D, Chu J, et al. High aldehyde dehydrogenase and expression of cancer stem cell markers selects for breast cancer cells with enhanced malignant and metastatic ability. J Cell Mol Med. 2009;13:2236-52.
41. Gonzalez AP, Melo CM, Chammas R. Invasão tumoral e metástase. In: Saito RF, Lana MVG, Medrano RFV, Chammas R. Fundamentos de oncologia molecular. São Paulo: Atheneu; 2015.
42. Gilmore A. Anoikis. Cell Death Differ. 2005;12:1473-7.
43. Chatterjee A, Rodger EJ, Eccles MR. Epigenetic drivers of tumourigenesis and cancer metastasis. Semin Cancer Biol. 2018;51:149-59.
44. Norton L, Massagué J. Is cancer a disease of self seeding? Nat Med. 2006;12:875-8.
45. Kim MY, Oskarsson T, Acharyya S, et al. Tumor self-seeding by circulating cancer cells. Cell. 2009;139:1315-26.
46. Gullino PM. Natural history of breast cancer. Progression from hyperplasia to neoplasia as predicted by angiogenesis. Cancer. 1977;39:2697-703.
47. von Fournier D, Weber E, Hoeffken W, et al. Growth rate of 147 mammary carcinomas. Cancer. 1980;45: 2198-207.
48. Norton L. Cancer stem cells, self-seeding, and decremented exponential growth: theoretical and clinical implications. Breast Dis. 2008;29:27-36.

SEMIOLOGIA MAMÁRIA

Rubens Silveira de Lima ▪ Alessandra Amatuzzi Cordeiro Fornazari ▪ Leonardo Paese Nissen

INTRODUÇÃO

A semiologia mamária é um conjunto de procedimentos que tem por objetivo um diagnóstico do que é normal e do que é patológico, a partir de interpretações de sinais e sintoma obtidos por meio da anamnese e do exame físico. Apesar de ser grandemente dependente dos exames complementares de imagem, a semiologia mamária é fundamental na orientação e interpretação desses exames.

Apesar de a mama ser um órgão "externo", sua palpação nem sempre é fácil, exigindo do examinador conhecimento e experiência. As características e relação do tecido glandular e do tecido gorduroso sofrem modificações com a faixa etária e estado fisiológico da mulher, como a gestação, o ciclo menstrual e o uso de medicamentos, tornando mais difícil, desta forma, a realização de um exame adequado.

Semiologia mamária:

- Anamnese;
- Exame físico;
- Exames complementares (mamografia, ecografia etc.).

ANAMNESE

É de suma importância na avaliação de uma paciente com queixas mamárias. Deve ser feita de forma calma e ordenada, demostrando interesse do médico pelo caso para melhor relação médico-paciente desde o início.

Ao iniciar a anamnese, o médico já deve ter em mãos a identificação completa da paciente (nome, idade, estado civil, profissão, endereço, telefone e *e-mail*) para eventual comunicação futura.

São itens fundamentais na anamnese:

- A queixa principal, isto é, o motivo que levou a paciente a procurar o profissional. As queixas mamárias mais comuns são: dor, nódulo e fluxo papilar;
- A "história" atual da queixa, isto é, detalhar os sintomas iniciais. Perguntar quando e como começou, tempo de evolução, outros sinais e sintomas associados.

Nos casos de dor sempre avaliar início, localização, características, intensidade, lateralidade, periodicidade, irradiação para outros locais, relação com o período menstrual, necessidade do uso de analgésicos.

Nos casos de nódulo avaliar data do aparecimento, crescimento evidente ou não, outros sinais ou sintomas relacionados.

Nos casos de fluxo papilar avaliar início, intensidade, periodicidade, se uni ou bilateral, se espontâneo ou provocado, características do fluxo (seroso, leitoso, sanguinolento, purulento, fluido ou viscoso).

São:

- História pregressa: antecedentes parecidos ou relacionados com o quadro atual, cirurgias mamárias ou biópsias (por nódulos, mastites, cirurgia plástica), traumas, uso de medicações hormonais que possam estar relacionados com a queixa atual;
- História familiar: presença ou ocorrência de casos semelhantes em familiares próximos ou afastados, história familiar de câncer de mama;
- Queixas referentes a outros aparelhos, como os cardiovasculares (hipertensão, cardiopatias), endocrinológicos (diabetes, hipo/hipertireoidismo), ginecológicos (endometriose, ovários policísticos), doenças reumáticas ou autoimunes etc. Também é válido questionar sobre o uso de medicamentos contínuos;
- Condições e hábitos de vida; atividade física, sedentarismo, etilismo e tabagismo;
- Antecedentes ginecológicos e obstétricos: menarca, paridade, idade da primeira gestação, casos de aborto, tempo de amamentação, métodos contraceptivos hormonais, menopausa, uso de terapia hormonal de reposição (TH).

EXAME FÍSICO

Da mesma forma que a anamnese, deve ser feito de forma calma e ordenada, em ambiente apropriado, preferencialmente auxiliado por uma atendente. Apesar de o objetivo da consulta ser a queixa/alteração mamária, a paciente deve ser vista de forma global. Muitas vezes a forma como a paciente se apresenta, se movimenta ou sobe na mesa de exames pode ser indicativa de alguma enfermidade.

O exame físico geralmente é dividido em duas partes:

1. Estática:
   - Inspeção.
2. Dinâmica:
   - Exame físico propriamente dito.

Inspeção das Mamas

Para esse tempo, a paciente deve ter o tronco desnudo, apenas coberto por pequena "bata" ou avental, aberto na frente (Fig. 3-1).

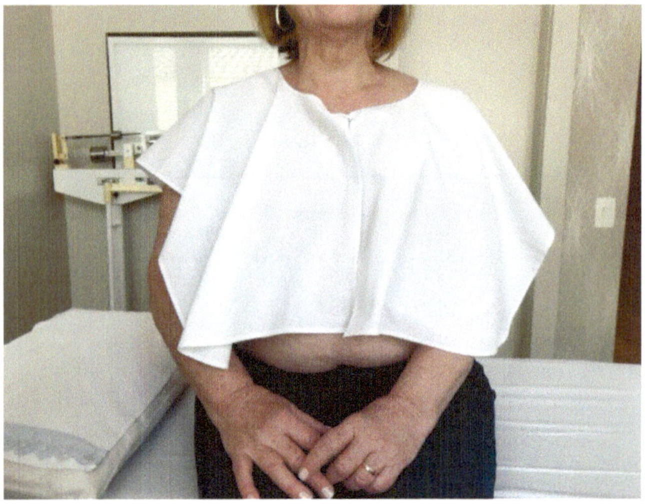

Fig. 3-1. Paciente com avental cobrindo o tronco desnudo.

Na inspeção estática, com a paciente sentada, o tronco é descoberto para observar eventuais deformidades torácicas congênitas ou adquiridas que podem interferir no posicionamento das mamas. Neste momento, avalia-se tamanho, forma, simetria, deformidades (abaulamentos, retrações), alterações na pele (cor, hiperemia, vascularização, espessamento, edema, nodulações ou ulcerações), presença de cicatrizes, complexo areolopapilar (CAP – retração, desvio, ulceração, secreção, forma), presença de mamilo/tecido mamário extranumerário (Fig. 3-2).

Na inspeção dinâmica, pede-se à paciente para fazer a abdução lenta dos braços até a posição vertical. As mamas e regiões axilares são cuidadosamente observadas durante essa manobra, à procura de abaulamentos, retrações e desvios do CAP.

É importante, também, observar as mamas "de baixo para cima" à procura de deformidades (geralmente retrações) nas porções inferiores junto ao sulco inframamário. Nas pacientes com mamas volumosas, essa manobra deve ser auxiliada pelo examinador, com o levantamento manual das mamas.

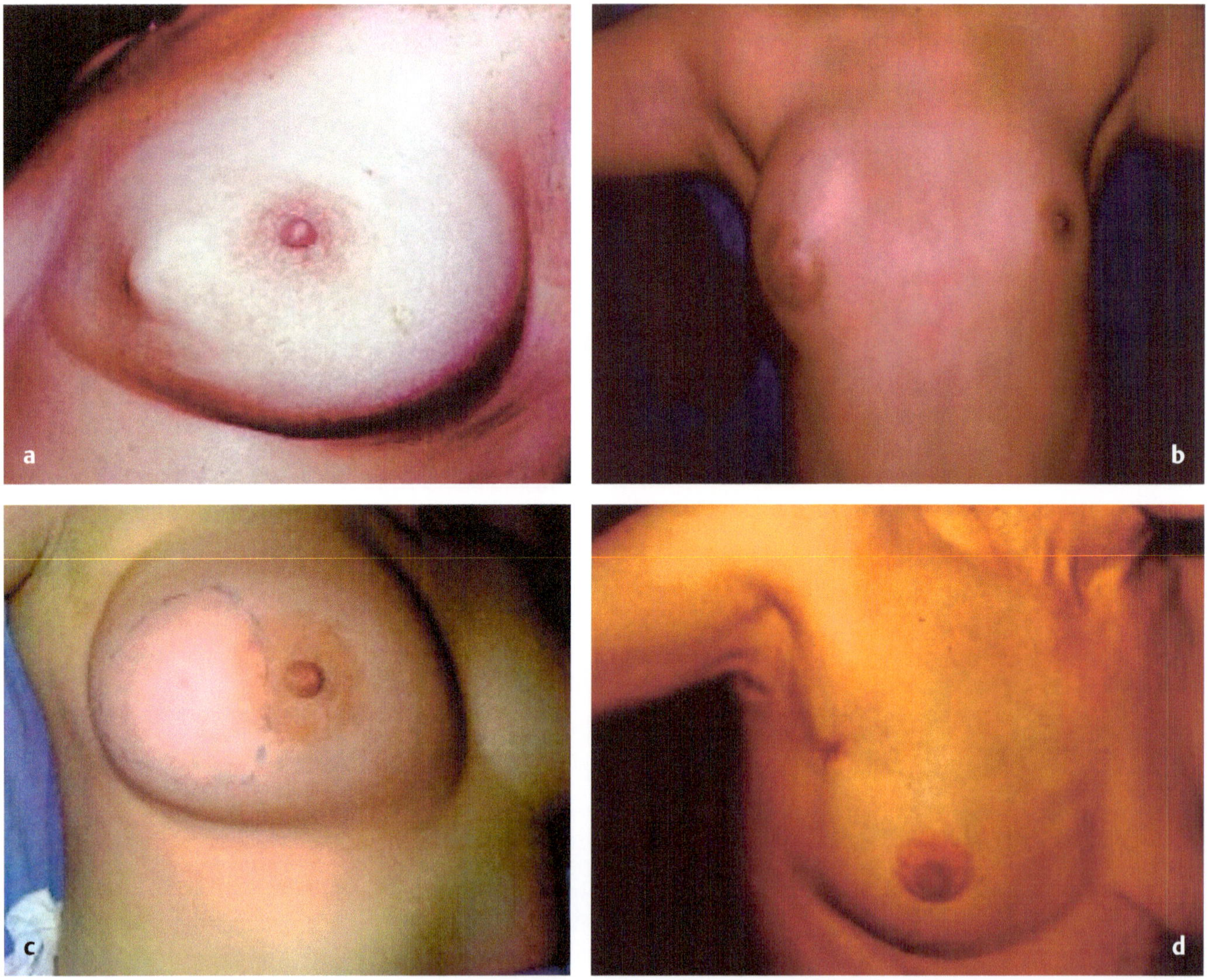

Fig. 3-2. (a) Alterações ao exame estático, abaulamento focal. (b) Assimetrias. (c) Abaulamento em região lateral de mama direita. (d) Retração em quadrante superolateral de mama direita.

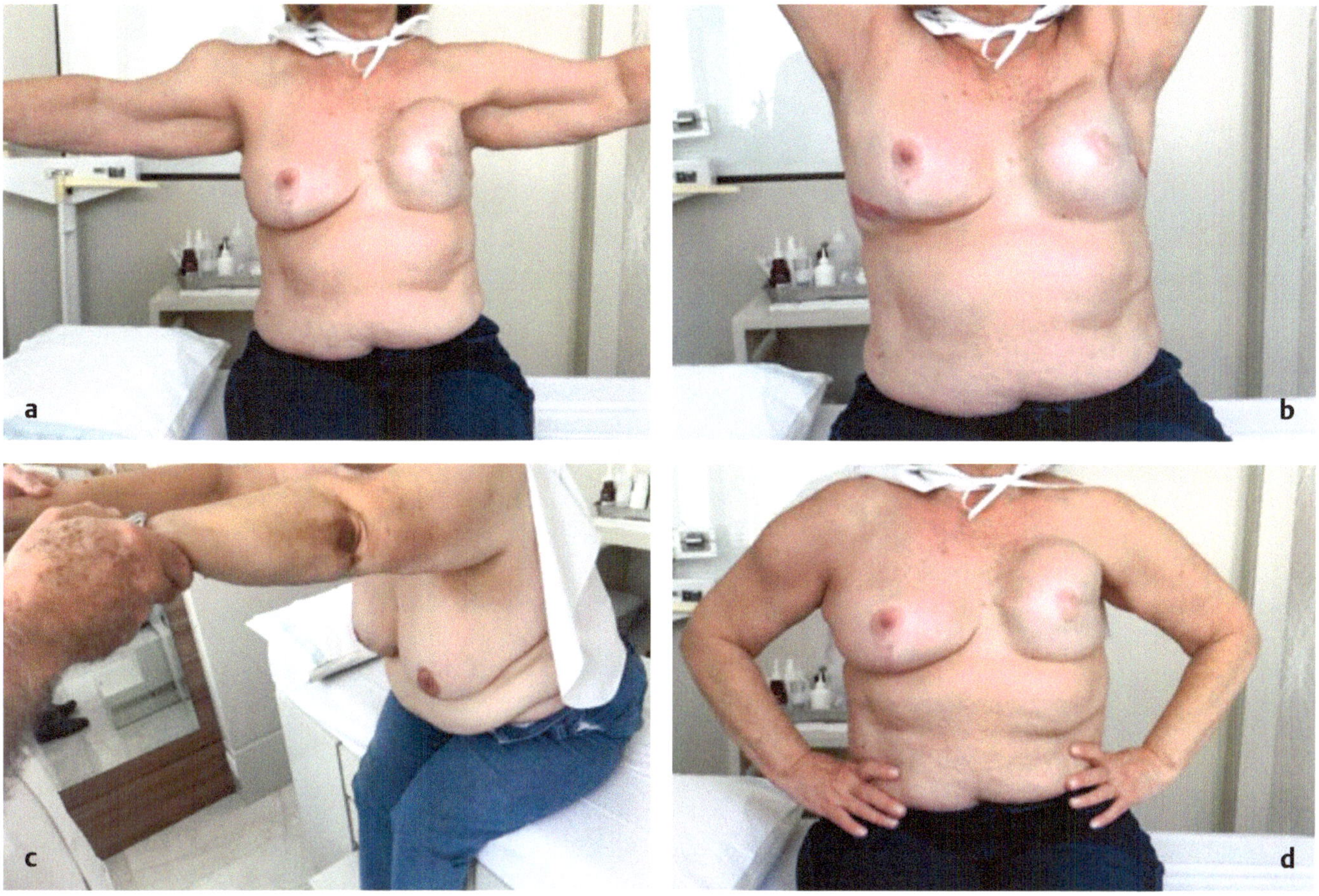

a b c d

Fig. 3-3. (a) Inspeção dinâmica, onde se pede à paciente para abduzir os membros em busca de retrações ou desvios de CAP. (b) Paciente com braços elevados durante inspeção dinâmica. (c) Manobra auxiliar onde a paciente tem o tronco curvado para frente. (d) Compressão em cintura para busca de retrações.

Na sequência, pede-se à paciente para curvar o tronco para frente, ainda com os braços esticados, e as mamas são observadas à procura de abaulamentos ou retrações provocados pela retração dos ligamentos de Cooper à lesão e/ou à pele. Pode-se, ainda, solicitar à paciente que coloque suas mãos lateralmente na cintura e faça compressão para verificar tais deformidades (Fig. 3-3).

Exame Físico Propriamente Dito

Consiste na palpação das mamas e cadeias de drenagem linfática.

Com a paciente sentada, inicia-se pela palpação delicada das cadeias linfáticas cervicais, principalmente as fossas supra e infraclaviculares. Deve-se observar a presença ou não de gânglios, a quantidade (único, múltiplos ou agregados de linfonodos), sua consistência (endurecidos, moles ou fibroelásticos), sensibilidade, lateralidade (unilateral ou bilateral), mobilidade, e aderência entre si ou a outras estruturas.

Geralmente a mão direita examina a região cervical e fossa à esquerda, e vice-versa. Em ambos os casos, a mão livre apoia e flete gentilmente a cabeça para o lado a ser examinado de forma a relaxar o músculo esternoclidomastóideo desse lado. Alternativamente, a palpação das fossas supra e infraclaviculares pode ser feita simultaneamente, a fim de comparação (Fig. 3-4).

Na sequência, passa-se ao exame das mamas. É feito com a paciente em posição sentada e depois em decúbito dorsal.

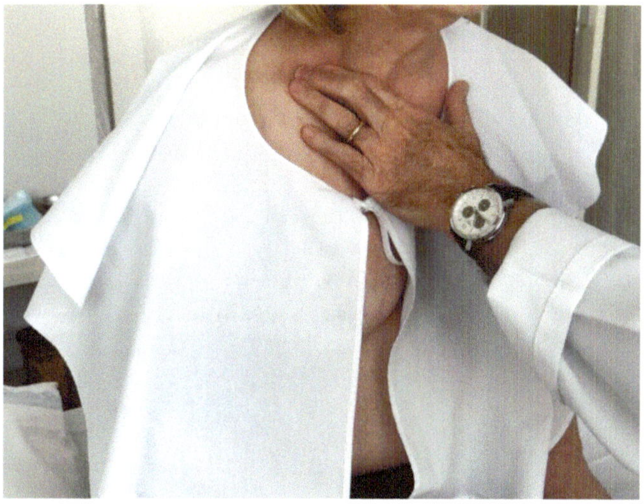

Fig. 3-4. Palpação de fossas supra e infraclavicular.

Deve ser sempre bimanual e feita de forma calma e delicada. Lembrar que o tecido mamário pode estender-se superiormente desde a clavícula, inferiormente, até abaixo do sulco inframamário, lateralmente, até a linha axilar média e, medialmente, até a região esternal. Consequentemente, toda essa extensão deve ser incluída no exame (Fig. 3-5).

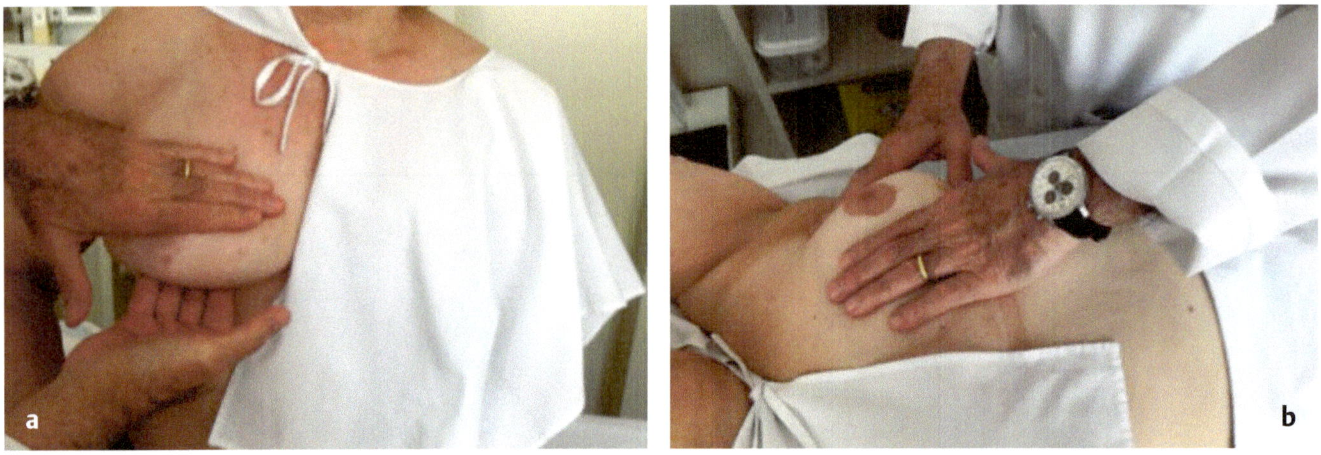

Fig. 3-5. (a) Inspeção dinâmica, com a paciente sentada, é realizada a palpação bimanual. (b) Posteriormente o exame é realizado com a paciente em decúbito dorsal.

Um dos aspectos mais difíceis da palpação mamária diz respeito à consistência da mama na pré-menopausa, que apresenta uma textura mais firme e irregular, em especial nos quadrantes superolaterais, onde há maior concentração de tecido mamário. Comparar o exame de ambas as mamas ajuda a identificar pontos com consistência diferente do restante, podendo indicar as áreas que necessitam de uma avaliação mais detalhada.

A palpação é feita com as polpas dos dedos. Pode-se usar um gel oleoso para que os dedos do examinador deslizem mais facilmente pela pele das mamas.

- Palpação:
  - Sentada.
  - Deitada:
    - Braços ao longo do corpo.
    - Mãos atrás da cabeça.

Na posição sentada, a palpação é feita por *dedilhamento* ou deslizamento dos dedos, geralmente em sentido radiado, de fora para dentro em direção ao mamilo, em todos os quadrantes da mama. De forma semelhante ao exame da região cervical, uma mão "dedilha" ou desliza pela glândula enquanto a outra apoia a mama por baixo de forma a ter o parênquima mamário do setor examinado, entre as duas mãos.

Após o exame das mamas, pode ser feita uma expressão suave dos mamilos em busca de eventuais secreções. No geral, quando existe a queixa e uma alteração ductal com produção de secreção, sua exteriorização pelo mamilo (fluxo papilar) já se torna evidente durante a palpação da mama, podendo, muitas vezes, identificar o ponto gatilho e a posição do ducto comprometido em relação à papila (Fig. 3-6).

Na sequência e ainda com a paciente sentada, é feita a palpação dos linfonodos axilares, iniciando-se pela cadeia ganglionar mais baixa e até alcançar os gânglios "mais altos" na axila. Como na região cervical, tenta-se avaliar quantidade, consistência, mobilidade, sensibilidade e aderência entre si ou a estruturas profundas da axila. Da mesma forma, esse exame é bimanual "invertido", sendo que a mão livre apoia o braço da paciente de forma que fique relaxado. Alternativamente, a paciente pode apoiar seu braço sobre o braço do examinador (Fig. 3-7).

Em seguida, passa-se ao exame com a paciente em decúbito dorsal. Da mesma forma, é um exame bimanual, feito com o braço do lado examinado sob a cabeça e depois ao longo do corpo. Quando o braço se estende sob a cabeça, a glândula mamária se espalha sobre o músculo peitoral e diminui sua espessura, facilitando o exame. Caso a paciente note alguma alteração no tecido mamário que não foi identificado no exame, podemos pedir que a mesma aponte o local.

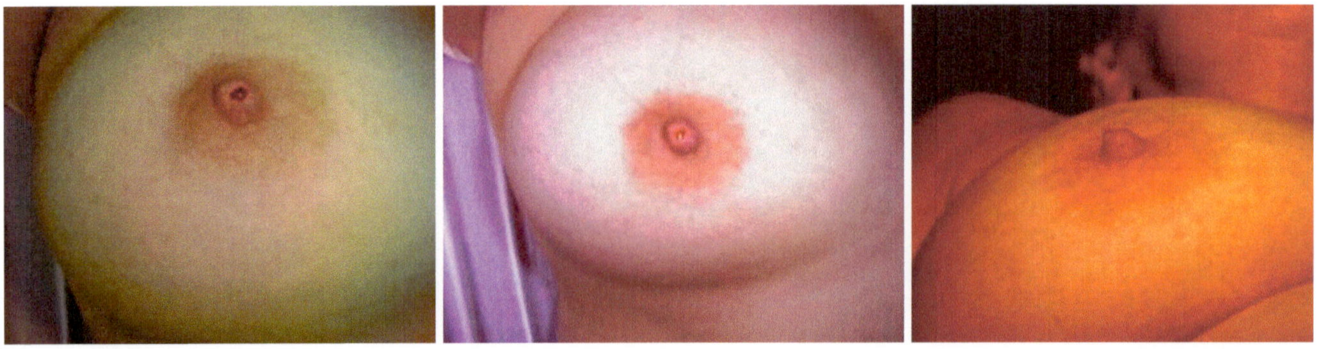

Fig. 3-6. Descarga ou fluxo papilar.

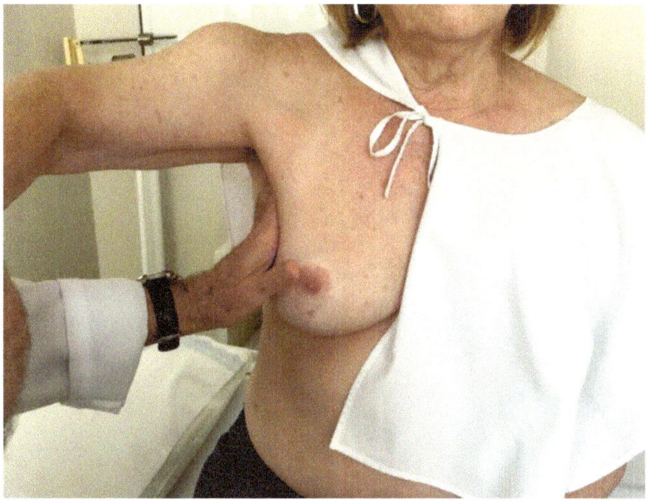

Fig. 3-7. Exame axilar, paciente com o braço em abdução se precede a palpação axilar com apoio ao braço da paciente.

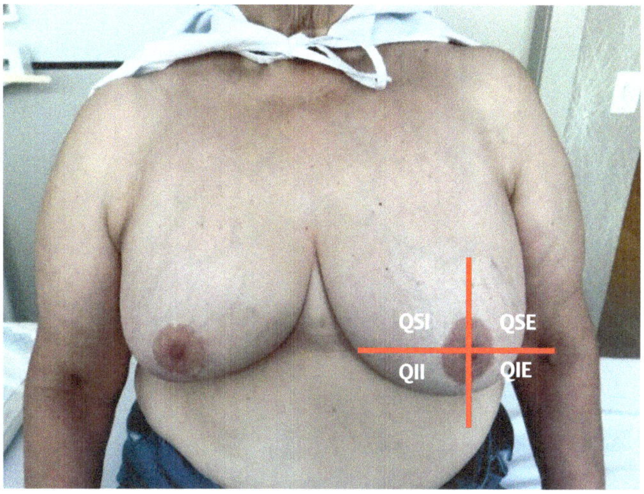

Fig. 3-8. Quadrantes da mama adotados para descrição de achados aos exames.

Aqui a palpação por "dedilhamento" pode ser feita em sentido radiado ou circular concêntrico ao redor do CAP. As eventuais anormalidades encontradas (nódulo, espessamento, retração, dor pontual) devem ser avaliadas quanto à medida aproximada, sua consistência (mole, fibroelástica, dura), delimitação, mobilidade, sensibilidade, localização na mama e sua distância do mamilo.

Para efeito didático, a mama é dividida em quatro quadrantes mais a porção central do CAP: quadrantes superoexterno (QSE), superointerno (QSI), inferoexterno (QIE) e inferointerno (QII). Assim, a localização das anormalidades encontradas no exame físico é anotada nesses quadrantes ou usando-se a posição horária do mostrador do relógio (p. ex., nódulo de aproximadamente 2 cm em QSE (ou posição de 2 horas) da mama direita a 5 cm do mamilo) (Fig. 3-8).

O exame mamário no homem é feito da mesma forma. Em virtude de uma quantidade muito menor de tecido glandular, a palpação de espessamentos ou nódulos geralmente é mais fácil.

Deve-se lembrar que uma história bem conduzida e um exame físico cuidadoso são fundamentais para o bom êxito do diagnóstico e tratamento. É importante que a paciente perceba o interesse e o comprometimento do médico pelo seu caso.

PAPEL DOS MÉTODOS DE IMAGEM NO RASTREAMENTO DO CÂNCER DE MAMA

Cristiane Grein Basso Spadoni ▪ Mariana Basso Spadoni

INTRODUÇÃO

Nas últimas 3 décadas houve aumento da mortalidade e da incidência do câncer de mama nas 5 macrorregiões brasileiras.[1] Este acréscimo tem sido associado, pelo menos em parte, ao envelhecimento da população e ao processo de urbanização, que é responsável pela maior exposição da população feminina aos fatores de risco associados à doença.[2,3] Neste contexto, o debate quanto à triagem do câncer de mama se torna tema de discussão pública, em que cabe ao médico contribuir para que a paciente possa realizar decisões informadas sobre sua saúde.

Triagem ou rastreamento para qualquer doença significa a implementação de um teste para uma população-alvo com o objetivo de diminuir a morbimortalidade dessa população pela detecção da afecção em indivíduos assintomáticos. Sendo assim, a triagem para o câncer de mama é recomendada para mulheres adultas, sem manifestações clínicas de doença nas mamas, que fazem parte do grupo etário cujos estudos mostraram benefícios do exame de imagem periódico de rastreamento.

Mamografia e ultrassonografia mamária são os principais métodos de imagem para estudo das mamas. A mamografia de duas incidências permanece o método de escolha para rastreamento do câncer de mama, uma vez que é o único método cuja efetividade como triagem foi demonstrada por estudos controlados e randomizados. A utilização de duas incidências também aumenta o número de tumores identificados e reduz o número de mulheres chamadas para reavaliação.

Uma vez que a doença é detectada cedo, em sua forma inicial, há menor probabilidade de ter se espalhado, o que, por si só, já aumenta a sobrevida da paciente. A redução da morbidade é vista na maior conservação de tecido mamário, em menos complicações cirúrgicas associadas como linfedema, menor necessidade de quimioterapia, entre outras.[4] Além disso, o custo do tratamento do câncer em seu estágio inicial é menor, beneficiando paciente e sistema de saúde.[5]

Sendo assim:

- Por que o debate que cerca a realização periódica da mamografia?
- Quais as vantagens e desvantagens de usar a mamografia para triagem do câncer de mama?
- Quais são as recomendações das sociedades brasileiras e internacionais?
- Que grupo de mulheres se beneficia da realização do exame e com qual periodicidade?
- Como está o cenário do rastreamento mamário no Brasil?

Nesse capítulo responderemos estas e outras perguntas cujas respostas são essenciais para a aplicação desta importante ferramenta de maneira informada e assertiva.

O DEBATE

O primeiro ensaio controlado e randomizado sobre triagem para o câncer de mama foi realizado na década de 1960, em Nova York. Desde então foram realizados outros 8 ensaios prospectivos e publicadas diversas metanálises dos dados obtidos. A grande maioria dos estudos mostrou redução de 20 a 30% na mortalidade por câncer de mama entre as mulheres convidadas a realizar a mamografia de modo periódico. Foi a partir desses estudos que países pelo mundo todo iniciaram programas populacionais de rastreamento. A partir desses programas, novos estudos foram realizados e os dados populacionais sedimentaram o benefício da triagem, mostrando que a redução da mortalidade real reportada foi entre 38 e 49%, ainda maior do que o que havia sido obtido nos ensaios clínicos randomizados.[6-8] A diferença pode ser atribuída a dois principais fatores:

1. Os estudos da população real avaliam o efeito do rastreamento sobre as mulheres que realmente realizaram a mamografia e não sobre todas as que foram convidadas a realizar o exame;
2. Os estudos foram realizados mais recentemente e assim se beneficiam de mamografia com tecnologia mais avançada, melhor posicionamento da mama e melhor interpretação das imagens.[4,9]

O benefício do rastreamento se observa mesmo considerando o avanço nos esquemas de tratamento quimioterápico, como mostra a pesquisa publicada por Tabar *et al.*, que acompanhou a incidência de câncer de mama e as taxas de mortalidade entre pacientes com até 10 anos de diagnóstico e entre 11 a 20 anos do diagnóstico. No estudo foram incluídas tanto mulheres que participaram do rastreamento quanto mulheres que escolheram não tomar parte. O estudo mostrou que as mulheres que participaram da triagem tinham risco 60% menor de morrer em até 10 anos após a descoberta da doença e 47% menor 11 a 20 anos após o diagnóstico. Isso demonstra que, embora as melhoras no tratamento nos últimos anos sejam significativas, as mulheres que participam do rastreamento se beneficiam dos avanços mais do que as mulheres que não participam.[10]

Apesar da copiosa evidência mencionada, os resultados de duas publicações semearam dúvida quanto ao benefício da triagem para o câncer de mama. Conhecido como a raiz de toda a controvérsia, o Canadian National Breast Screening Study – CNBSS (Estudo Nacional Canadense de Triagem Mamária) é o único ensaio controlado randomizado sobre o tema a encontrar nenhuma redução da mortalidade por câncer de mama no grupo de mulheres convidadas a realizar a mamografia. Além disso, os autores reportaram uma taxa de sobrediagnóstico de câncer de mama invasor de 22%.[11-13] Entretanto, desde que foi publicado em 1992, a metodologia deste ensaio tem sido questionada por pesquisadores nas áreas de radiologia mamária, triagem de neoplasias, clínica médica entre outros. Falhas foram identificadas no processo de randomização dos indivíduos, na validação externa dos dados obtidos, na significação estatística, na qualidade das imagens analisadas e na qualificação dos envolvidos em interpretar as imagens. Entre os erros apontados, destaca-se que mulheres com achados positivos no exame físico como nódulos palpáveis, retração da pele, inversão do mamilo e adenopatia axilar não foram excluídas deste estudo que deveria ser relativo ao rastreamento, procedimento caracterizado justamente pela realização de exames em pessoas na ausência de achados clínicos relacionados com a doença.[8,14-16]

A discussão voltou a ser inflamada pela publicação da metanálise realizada pelo Centro Nórdico Cochrane sob direção de Gotzsche e Olsen, no The Lancet, no ano 2000. O estudo concluiu que não havia benefício quanto a redução de mortalidade na realização de triagem para o câncer de mama e que, portanto, a prática deveria ser abandonada. Apenas 2 entre os 8 ensaios clínicos randomizados existentes foram incluídos, sendo um deles o estudo canadense previamente mencionado, em que os autores da metanálise caracterizaram a randomização dos outros 6 estudos não incluídos como inadequada.[17] Entretanto, novamente a metodologia do estudo foi amplamente criticada por médicos e cientistas de diversas áreas. Primeiramente, críticos relataram que o estudo havia exagerado as limitações dos ensaios excluídos, pois grande parte do que foi chamado de falha de randomização apenas refletia a aplicação contextualizada das diretrizes na realidade dos serviços de saúde. Os autores também foram acusados de ignorar as falhas previamente apontadas do estudo canadense, lhe dando importância desproporcional nas evidências disponíveis sobre o assunto. Além disso, é importante ressaltar que a redução na mortalidade não é o único benefício de um exame de triagem que deve ser acessado ao se estudar sua aplicabilidade. A triagem também pode reduzir a morbidade e o custo do tratamento, uma vez que a doença descoberta em seu estágio inicial pode ser tratada de maneira menos agressiva e dispendiosa tanto para o paciente quanto para o sistema de saúde.[8,18-22]

Com base nas duas publicações citadas anteriormente, outros já questionaram a validade da triagem do câncer de mama. Notoriamente, em 2014, o Conselho Médico da Suíça fez uma tentativa de acabar com a triagem populacional no país. Os principais argumentos baseiam-se na metanálise de Gotzsche e Olsen, afirmando que a redução na mortalidade geral é pequena e os malefícios como sobrediagnóstico, sobretratamento e alto custo dos exames e procedimentos que seguem são substanciais. A decisão foi criticada por sociedades do mundo inteiro, incluindo instituições e *experts* de dentro da Suíça. A recomendação foi descrita como tendenciosa, uma vez que ignora extensa evidência a favor do rastreamento e fundamenta-se em dados previamente questionados, bem como exclui a decisão individual de cada mulher ao recomendar a parada da realização dos exames sem informar ou considerar a opinião das atuais e futuras participantes.[8,23,24]

As ocorrências descritas acima ainda levantam dúvidas não apenas no público em geral bem como em muitos profissionais de saúde, os quais são diretamente responsáveis por recomendar ou mesmo realizar a triagem para câncer de mama. É imprescindível que a informação seja difundida não só pelas entidades responsáveis, mas também pelos profissionais diretamente envolvidos na área em encontros multiprofissionais, congressos e palestras e até mesmo no dia a dia dos serviços de saúde.

QUAIS AS VANTAGENS E DESVANTAGENS DE USAR A MAMOGRAFIA PARA TRIAGEM DO CÂNCER DE MAMA?

Como já foi explicado previamente, neste capítulo, as vantagens da triagem utilizando a mamografia em muito sobrepõe as desvantagens. Entretanto, é de suma importância que o profissional conheça ambas as vantagens e desvantagens do procedimento. Dessa forma, estará habilitado a tomar atitudes para reduzir riscos previsíveis, lidar com possíveis problemas que possam surgir do processo e informar a paciente, sempre contextualizando a magnitude dos riscos e benefícios, para que ela possa tomar uma decisão informada sobre a sua saúde.

Vantagens

Redução da Mortalidade

A triagem populacional contra o câncer de mama nos EUA teve início nos anos 1980. Previamente a isso, a taxa de mortalidade pela doença esteve estagnada por 40 anos. De 1989 a 2012, a mortalidade pela doença reduziu 36%. Estudos que seguiram populações antes e depois da implementação do rastreamento em longo prazo atribuíram ao processo a redução de mortalidade observada.[25,26]

Ensaios clínicos controlados e randomizados já citados nesse capítulo mostraram uma redução na mortalidade específica por câncer de mama. A magnitude do efeito demonstrado depende da idade das mulheres convidadas a realizar o rastreamento. Para mulheres entre 39 e 49 anos é necessário convidar 1904 mulheres para prevenir uma morte por câncer de mama (intervalo de confiança 95% [IC 95]: 929-6.378). Entre 50 e 59 anos é necessário convidar 1.339 mulheres (IC 95: 322-7.455) e entre 60 e 69 anos apenas 377 mulheres (IC 95: 230-1.050).[27,28]

A redução da mortalidade pode ser atribuída à detecção precoce dos casos de câncer de mama, uma vez que a progressão do câncer e a presença de metástases são os principais eventos relacionados com a mortalidade entre pacientes portadoras da doença. Ambos os fatores estão diretamente associados à agressividade e ao tempo de desenvolvimento do tumor.[29]

Redução da Morbidade

Além da redução da mortalidade, as evidências quanto à morbidade também são claras. A detecção de cânceres menores e em estágios mais iniciais está diretamente associada a melhores resultados para os pacientes. Cirurgias menos extensas levam a maior conservação de tecido mamário e menor número de complicações do tratamento cirúrgico como linfedema. Menos sessões de quimioterapia levam a menos efeitos colaterais da medicação e, portanto, menos episódios de neutropenia febril, nefrotoxicidade, entre outros.[7,9,18,30] Além disso, a agressividade do tratamento de cânceres avançados afeta a qualidade de vida da paciente, tomando papel central em sua saúde mental, financeira e na espiritualidade.[31,32]

Redução de Custos

Os sistemas de saúde tanto públicos quanto privados devem levar em consideração a redução dos custos com tratamento. O custo de tratar um câncer de mama metastático nos EUA excede 250.000 dólares por paciente e o custo do tratamento de pacientes com tumores avançados no primeiro ano após o diagnóstico é mais do que o dobro do custo do tratamento de cânceres iniciais no mesmo período.[8,33]

Além disso, há benefício para empregadores e instituições governamentais. Somando o custo da perda de produtividade ao custo do tratamento, o valor em muito sobrepõe o custo da triagem anual, sem nem mesmo incluir o valor produtivo das vidas perdidas para o câncer.[4]

Desvantagens

Mamografias Falso-Positivas

Nos EUA, aproximadamente 10% das mulheres são chamadas para exames adicionais após realização da triagem. Entretanto, apenas 0,5% das mulheres realmente tem câncer. Isso significa que 9,5% das mulheres que fazem mamografias obtêm um falso-positivo.[34,35] Em 10 anos, 50% das mulheres que realizaram os testes periodicamente obtiveram um falso-positivo. Destas 7 a 17% realizarão uma biopsia. Esses números são longe de ideais, mas existem maneiras pelas quais podem ser melhorados. A necessidade de exames adicionais é reduzida quando se tem exames anteriores para comparação. Assim, é importante informar as participantes para que levem seus exames anteriores para o radiologista na realização do exame (Fig. 4-1). Com o avanço tecnológico, a possibilidade de armazenamento das imagens e laudos em muito contribuirá para a acurácia diagnóstica.[27,36,37]

Ansiedade

Um resultado positivo em exame de rastreamento pode gerar estresse significativo na paciente. Assim, uma preocupação relativa à triagem tem sido os malefícios da ansiedade gerada por testes falso-positivos, uma vez que a paciente estaria passando por um sofrimento infligido pelo procedimento médico. Entretanto, estudos sobre o tema revelaram que embora os resultados falso-positivos estejam relacionados com aumento na ansiedade em curto prazo, não houve consequências na saúde física e mental das pacientes em longo prazo. Também não foi encontrada relação entre receber um teste falso-positivo e redução da intenção de continuar o programa de rastreamento.[27,36,38] Cerca de 96% das mulheres que receberam resultados deste tipo relataram satisfação em ter realizado o exame e continuaram a favor da prática da triagem.[39]

Sobrediagnóstico e Sobretratamento

Sobrediagnóstico é a detecção de cânceres por meio do rastreamento que nunca se manifestariam clinicamente. Como no momento não temos mecanismos para predizer o comportamento individual de cada lesão, estimamos a taxa de sobrediagnóstico por estudos populacionais. A estatística mais

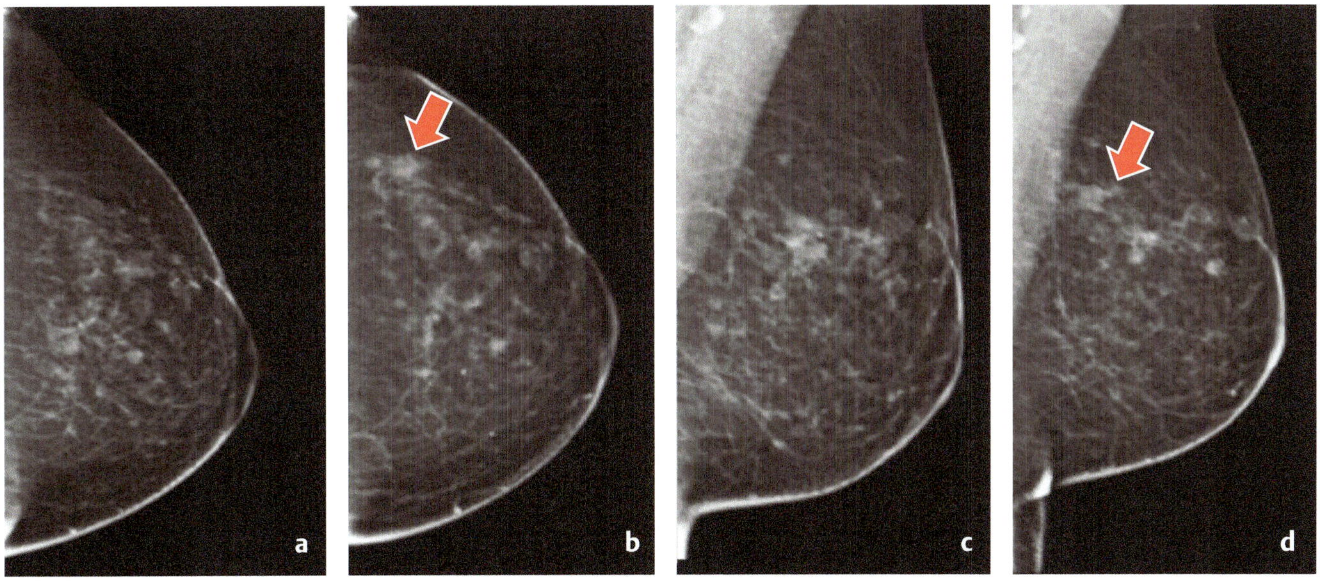

Fig. 4-1. Importância da comparação com exames anteriores: (a, c) História pregressa de biópsia cirúrgica no quadrante superolateral da mama esquerda com resultado benigno. (b, d) Exame de rastreamento com intervalo de 1 ano e 8 meses demonstra assimetria em desenvolvimento no quadrante superolateral da mama esquerda, correspondendo a nódulo hipoecoico e irregular à ultrassonografia. Histologia – carcinoma ductal invasor.

comumente utilizada é a comparação do número de tumores diagnosticados na população que passou pelo rastreamento em relação ao número de diagnósticos na população que não passou pelo rastreamento. Por meio destes estudos, a taxa de sobrediagnóstico estimada varia de 5 até 50% dependendo da idade da paciente, do tipo de tumor, da expectativa de vida e do método utilizado pelo estudo.[27,34,40] Entre os ensaios controlados e randomizados, apenas um deles coletou dados individuais dos pacientes em longo prazo. O ensaio de triagem mamográfica Malmö acompanhou mulheres que realizaram mamografias de rastreamento entre seus 50 e 69 anos. Foram coletados dados por 15 anos após o fim do ensaio e a partir destes foi relatada uma taxa de sobrediagnóstico de 10%.[41]

Algumas informações adicionais merecem ser destacadas. Primeiramente, estudos populacionais são metodologias imperfeitas para gerar tais estatísticas. Os grupos comparados podem apresentar diferenças cruciais como hábitos de vida, predisposição genética, comorbidades entre outros.[27] Além disso, grande parte dos cânceres considerados como sobrediagnóstico são *carcinomas ductais in situ* (CDIS). Não há consenso sobre o destino dessas neoplasias. Alguns imaginam que não progrediriam ou até mesmo regrediriam independentemente de tratamento. Entretanto, estudos recentes têm corroborado com a ideia de que tratar estes casos valeria a pena, mostrando até mesmo correspondência entre o número de CDIS encontrados no grupo do rastreamento e quantos cânceres invasivos a menos foram encontrados em relação ao grupo-controle.[42,43] Um estudo britânico de 2016 relatou que a cada 1,5-3 CDIS detectados pela triagem, um câncer invasivo a menos foi diagnosticado na população do estudo nos próximos 3 anos.[44]

As novas perspectivas de melhora no rastreamento consideram a identificação do comportamento do tumor e poderão ajudar a reduzir as taxas de sobretratamento. A oitava edição do Manual de Estadiamento do Câncer do Comitê Americano do Câncer formalizou grupos prognósticos que incluem *status* e grau de receptores microbiológicos, bem como alguns elementos de ensaios genômicos como Oncotype DX and MammaPrint. Dessa forma, serão levados em consideração os efeitos da expressão dos receptores microbiológicos e das variantes genéticas conhecidas no comportamento do tumor, seja na sua velocidade de crescimento ou risco de formação de metástases.[45] Além disso, já existem hoje modelos computacionais de simulação capazes de calcular a velocidade aproximada de crescimento de um tumor com base no aspecto e tamanho do tumor em exames de imagem subsequentes.[29]

Falso-Negativos

Em alguns casos, neoplasias de mama invasivas estarão presentes, mas não serão vistas no exame de triagem. Taxas de falso-negativo em exames mamográficos de rastreamento foram reportadas variando de 6 a 46%. Falso-negativos são mais comuns em três cenários:

1. Carcinomas mucinosos e lobulares;
2. Carcinomas de crescimento rápido que podem-se tornar visíveis no intervalo de rastreamento;
3. Mamas densas.[27]

Em mulheres com mamas densas e risco aumentado para câncer de mama, a sensibilidade da mamografia pode ser tão baixa quanto 50%. Nesses casos, pode haver indicação de associar outros métodos de imagem à mamografia na realização do rastreamento.[24] As indicações quanto aos métodos adicionais são comentadas na sessão *E os outros métodos de imagem da mama?*

Irradiação

Para que ocorram alterações no DNA causadas por irradiação, são necessárias doses substancialmente maiores do que aquelas empregadas em um simples exame de mamografia com duas incidências. Assim, é extremamente improvável que esta exposição cause câncer. Teoricamente, o número seria de 1 em cada 1.000 mulheres que realizassem rastreamento anual dos 40 aos 80 anos.[27] De acordo com estudos populacionais da Força Tarefa Canadense de Cuidados à Saúde Preventivos, o número seria ainda menor, entre 20 a 25 em cada 100 mil mulheres.[28,46] A diferença observada entre os estudos populacionais e teóricos pode ser causada pelo comportamento da biologia molecular em resposta à irradiação em diferentes doses. Estudos conduzidos após desastres nucleares, como as bombas em Hiroshima e Nagasaki, reportaram uma relação linear entre a dose de radiação a que a pessoa foi exposta e o dano celular ocorrido. Entretanto, especialistas na área acreditam que baixas doses de radiação, como a utilizada num exame de mamografia, não se relacionariam linearmente com o dano celular. Ou seja, até certo nível de irradiação o dano celular seria mínimo independente da dose.[47]

QUAIS SÃO AS RECOMENDAÇÕES DAS SOCIEDADES BRASILEIRAS E INTERNACIONAIS?

Com base nos dados apresentados previamente, as mais diversas instituições mundiais recomendam a mamografia periódica para o rastreamento do câncer de mama. Entretanto, há três tópicos em que as recomendações divergem:

1. A periodicidade da realização do exame;
2. A idade de início do rastreamento;
3. A idade em que se pode parar o rastreamento (Quadro 4-1).

Periodicidade

Para que haja benefício no emprego de um exame de rastreamento, é necessário que haja um tempo entre o surgimento da doença e o aparecimento de manifestações clínicas, intervalo conhecido como tempo de Sojourn ou tempo médio de permanência (Fig. 4-2). A magnitude deste intervalo impacta de quanto em quanto tempo o teste deve ser realizado. Em resumo, a frequência da realização da mamografia depende da velocidade do desenvolvimento do câncer de mama.[4] Assim, um intervalo curto entre um exame e outro seria capaz de detectar uma maior porcentagem dos tumores na sua fase pré-clínica. Entretanto, também significaria submeter pacientes sem tumores à maior quantidade de exames desnecessários.[4,9]

Portanto, é necessário encontrar um equilíbrio na periodicidade do rastreamento que potencialize os benefícios e minimize os danos. Neste tópico não há consenso entre as entidades internacionais. Mais comumente, sugere-se a realização

Quadro 4-1. Recomendações das Organizações Internacionais Quanto ao Rastreamento do Câncer de Mama Idade de Início do Rastreamento contra o Câncer de Mama, Idade para Cessar o Rastreamento e Periodicidade de Realização do Exame[48-53]

Organização	Idade para iniciar rastreamento	Idade para cessar rastreamento	Periodicidade
United States Preventive Services Task Force	50	74	Bienal
American College of Radiology	40	Avaliar de acordo com a expectativa de vida	Anual
National Health Institute	50	70	Trianual
European Commission Initiative on Breast Cancer	50	70	Bianual
Ministério da Saúde	50	75	Bianual
Colégio Brasileiro de Radiologia/Sociedade Brasileira de Mastologia/Febrasgo	40	Avaliar de acordo com a expectativa de vida	Anual

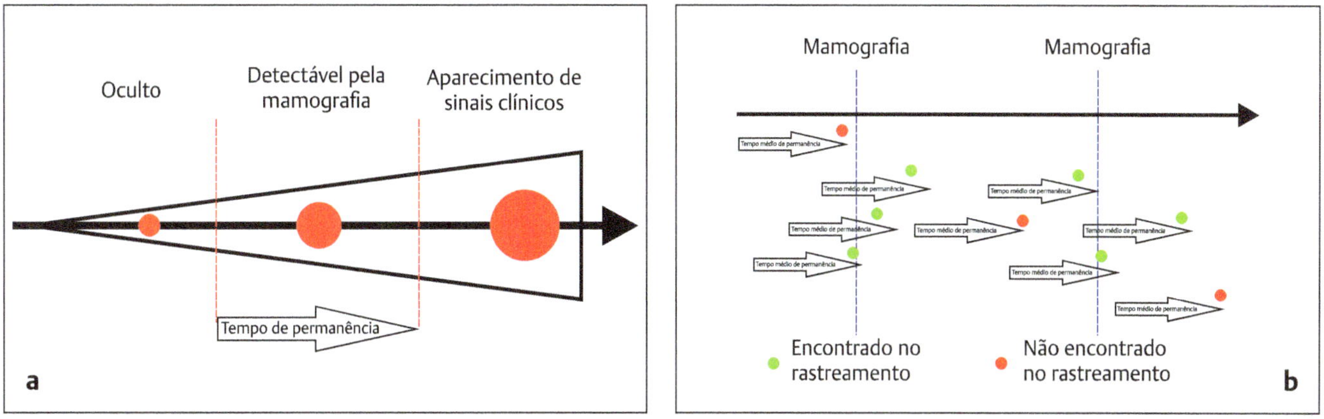

Fig. 4-2. (a,b) Influência do tempo médio de permanência na escolha da periodicidade da realização da mamografia de rastreamento: tempo médio de permanência é o tempo médio entre o surgimento do tumor e o aparecimento de sinais clínicos que permitam realizar o diagnóstico de câncer de mama. Esse intervalo define a periodicidade do exame de rastreamento, uma vez que se deseja diagnosticar o tumor antes de sua apresentação clínica.

do exame a cada 2 anos. Entretanto, algumas instituições recomendam mamografias anuais. Apenas o National Health Service (NHS), instituição inglesa de serviços de saúde, recomenda o rastreamento apenas a cada 3 anos.[48] Mas o que dizem as evidências?

Estima-se que a média de tempo em que a mamografia antecipa o diagnóstico é de 18 meses. Embora esse tempo não se traduza diretamente em aumento da sobrevida, ele nos traz uma indicação do tempo médio de permanência. Pode-se inferir que no rastreamento a cada 2 anos uma parte significativa das pacientes será diagnosticada por meio de sinais ou sintomas clínicos entre os exames de rastreamento em vez de se beneficiar da realização da mamografia (Fig. 4-3).[4,49] Evidências mostram também que mulheres que ao diagnóstico haviam feito seu último exame de mamografia de rastreamento há mais de 12 meses, apresentaram tumores de estágios significativamente mais avançados do que aquelas que haviam realizado mamografia no último ano. Além disso, um estudo retrospectivo das mamografias realizadas na Califórnia durante 12 anos comparou os resultados para mulheres que escolheram realizar o exame anual ou bianualmente. As mulheres que escolheram o exame anual apresentaram tumores menores, menos linfonodos positivos e em estágios mais iniciais do que aquelas que realizaram o rastreamento bianualmente.[50]

A United States Preventive Services Task Force (USPSTF), instituição americana dedicada exclusivamente à identificação de maneiras de prevenção de doenças, utilizou modelos computacionais de simulação da Cancer Intervention Surveillance Modeling Network (CISNET) para estimar os efeitos do rastreamento mamográfico. Foram considerados modelos variando em periodicidade do rastreamento, idade de início e idade de parada dos exames. O relatório da aplicação destes modelos publicado em 2016 mostrou redução da mortalidade associada ao rastreamento anual de 32,5 a 43,6% em relação ao exame bianual.[4,51] Com base nessas projeções, também foi possível inferir que o custo do rastreamento anual em muito é superado pelo custo do tratamento somado à redução da produtividade das mulheres afetadas.[52]

Na contramão dessas evidências, quanto maior a quantidade de exames realizados, maior o risco de falso-positivos. Cerca de 7 a 9% das mulheres que realizarem rastreamento anual farão uma biópsia contra 5 a 6% no rastreamento bianual.[4,50,53] O aumento na exposição à radiação também seria uma desvantagem. Entretanto, estudos por meio de simulações mostram que a cada 100.000 mulheres o rastreamento anual salvaria 236 em relação ao bianual, com a possibilidade de causar apenas 4 cânceres a mais pelo acúmulo de radiação.[54,55]

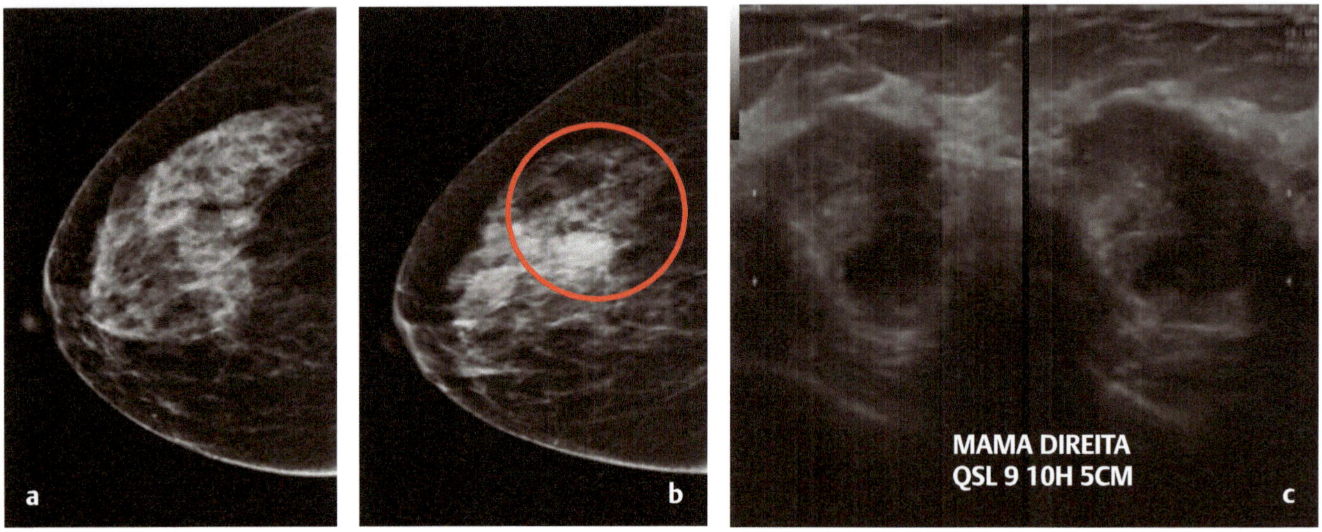

Fig. 4-3. (a) Câncer de mama de crescimento rápido. Paciente de 55 anos. Mamografias realizadas com diferença de 9 meses sendo identificado nódulo denso no quadrante superolateral da mama direita (b). Irregular, heterogêneo, não circunscrito à ultrassonografia. (c) Histologia – carcinoma ductal invasivo.

Dessa forma, não há ausência de evidências para suportar o rastreamento anual. Na ausência de um consenso entre as sociedades internacionais, cabe ao médico e à paciente decidirem em conjunto se os riscos de um rastreamento mais frequente superam a magnitude dos benefícios.

Idade de Início do Rastreamento

Em se tratando de rastreamento, é necessário escolher uma população-alvo para aplicar os exames. Essa população deve ser a população de maior risco para a doença e os estudos devem mostrar benefício na prática do exame em indivíduos assintomáticos dessa população. Para o câncer de mama, o grupo de risco são mulheres de meia-idade. Há concordância entre as organizações internacionais sobre o benefício do rastreamento entre as mulheres de 50 a 69 anos.[48,56-58] Entretanto, alguns grupos questionam sobre aplicar os exames também em mulheres de 40 a 49 anos.[54,59]

Aqueles que são contrários ao início precoce do rastreamento dizem que nesta população, como a incidência do câncer de mama é menor, os riscos superariam os benefícios. No grupo de 40-49 anos, a incidência do câncer de mama varia entre 1,2 e 1,9 a cada 1.000 mulheres, enquanto no grupo de 50-59 anos varia entre 2,2 e 2,6.[60] O principal risco apontado é o de alta taxa de sobrediagnóstico (ver discussão anterior, na sessão Desvantagens – Sobrediagnóstico e sobretratamento). Algumas estimativas apontam para 19%.[58] Outros pesquisadores questionam a metodologia dessas estimativas por não se ajustarem a fatores de risco e tendências temporais. Regulados com estes fatores a taxa de sobrediagnóstico cai significativamente, ficando na faixa de 1 a 10%.[61]

Entretanto, estudos controlados e randomizados e estudos observacionais demostraram benefícios do rastreamento em mulheres de 40 a 49 anos, principalmente na forma de redução de mortalidade pela doença. Nos estudos randomizados, a redução na taxa de mortalidade variou entre 15 e 45%, enquanto nos estudos observacionais a redução foi de 29 a 48%. Assim, a redução da mortalidade neste grupo de mulheres se equipara à redução no grupo de 50 anos ou mais.[5] Além disso, o aumento no custo do rastreamento ao adicionar esse grupo extra de mulheres é compensado pelo aumento do ganho na sobrevida. Mulheres entre 40-49 anos representam um ganho em produtividade 26.000 dólares por ano de sobrevida em comparação a 20.000 dólares em mulheres com mais de 60 anos.[62] Além disso, o custo do tratamento de cânceres estágio 3 é 58% maior do que o custo de tratamento de cânceres de estágios 1 e 2.[63] Levados em consideração todos esses fatores, o custo do rastreamento entre 40 e 49 anos cai bem abaixo do limite de 100.000 dólares por ano de vida considerado padrão para implementação de tratamento (Fig. 4-4).[64]

Com base nestes fatores, vários especialistas na área indicam o rastreamento a partir dos 40 anos. Kopans, radiologista especializado em mamografia e autor do livro *Breast Imaging,* argumenta que a evidência a favor do rastreamento iniciando aos 40 anos é cientificamente consistente e passou por processos detalhados de revisão, enquanto os estudos que mostram taxas altas de sobrediagnóstico têm falhas de metodologia que precisam ser levadas em consideração na análise de seus dados.[65]

Idade para Parar o Rastreamento

As vantagens e desvantagens do rastreamento após os 74 anos não estão muito claramente estabelecidas, uma vez que os estudos controlados e randomizados não incluíram mulheres a partir desta idade. Assim, não há consenso sobre a realização do exame nesse grupo de mulheres.[59,66]
Críticos da prática acreditam que o benefício seja limitado uma vez que a taxa de mortalidade deste grupo é afetada por outras causas concorrentes. Ademais, as taxas de sobrediagnóstico são incertas. Estudos baseados em modelos computacionais demonstram aumento progressivo de acordo com a idade da paciente, variando de 22% aos 74 anos até 48% aos 90 anos.[55]

Do outro lado da discussão, argumenta-se que a incidência do câncer de mama aumenta com a idade e a sensibilidade da mamografia melhora com a substituição do tecido

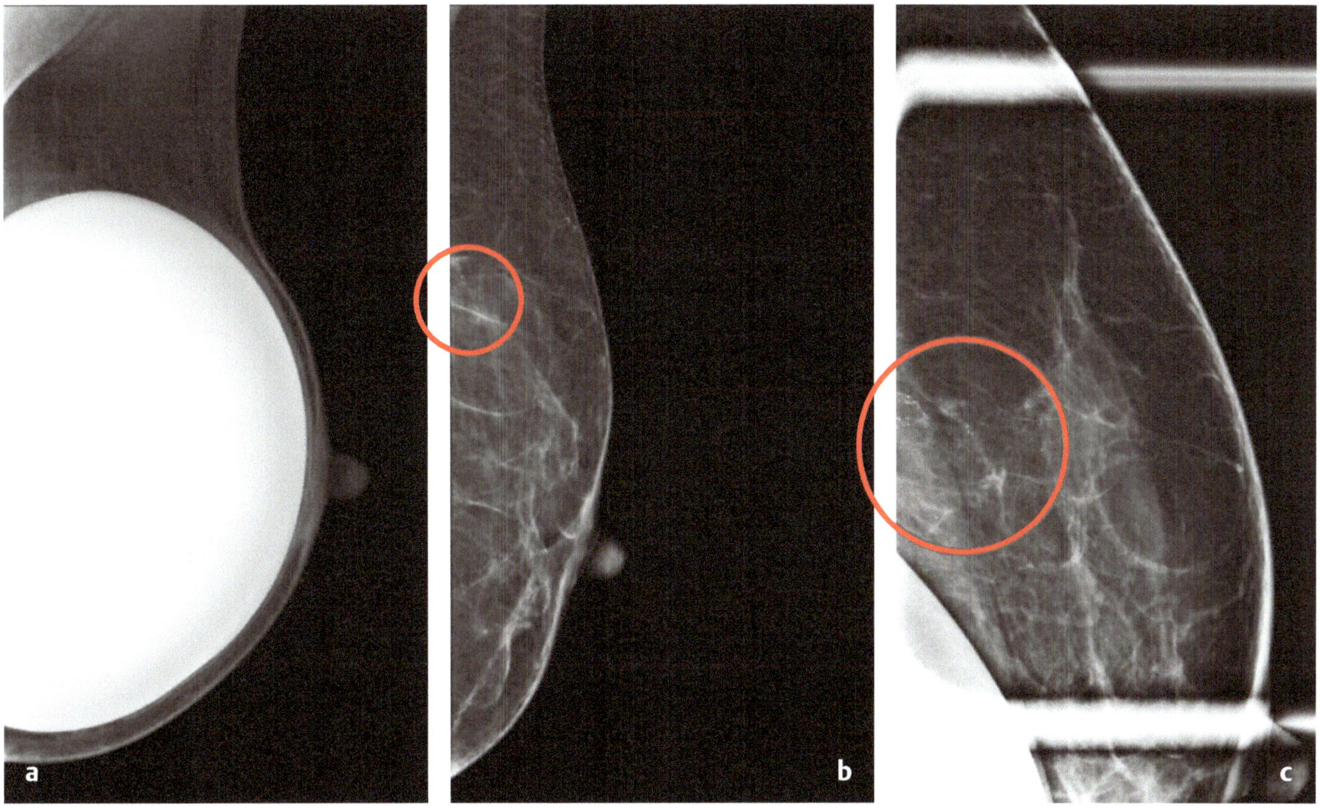

Fig. 4-4. Achado de rastreamento em mulher de 40 anos: microcalcificações segmentares associadas à área de distorção arquitetural de aspecto suspeito em paciente de 40 anos portadora de implante de silicone. (**a**) As microcalcificações não são identificadas na incidência médio-lateral oblíqua (MLO). (**b**) Somente na incidência MLO com afastamento do implante. (**c**) A lesão é mais bem avaliada na incidência complementar localizada e ampliada da região.

mamário por gordura relacionada com o envelhecimento. Além disso, a expectativa de vida tem aumentado e cerca de 26% das mortes por câncer de mama ocorrem após os 74 anos. Por conseguinte, alguns grupos de especialistas indicam a realização da mamografia se a expectativa de vida da paciente ultrapassar de 8 a 10 anos.[59,67,68]

Assim, num grupo etário tão diverso quanto a funcionalidade, qualidade e expectativa de vida, as indicações provavelmente precisam ser diversificadas. Cabe à equipe de saúde aplicar as recomendações das organizações mundiais com bom senso, sempre informando as pacientes sobre os possíveis riscos e benefícios.

E OS OUTROS MÉTODOS DE IMAGEM DA MAMA?

Nesta sessão revisaremos algumas situações especiais em que outros métodos de imagem mamária podem complementar o rastreamento.

Mamas Densas

O BI-RADS® (*Breast Imaging Reporting and Data System*), sistema de relatório de imagens de dados do Colégio Americano de Radiologia, classifica as mamas quanto à densidade em categorias:

A) Predominantemente adiposa;
B) Áreas de tecido fibroglandular esparsas;
C) Heterogeneamente densas;
D) Extremamente densas.

As classificadas como categoria C e D correspondem às mamas densas e a 40% das pacientes. A maior densidade mamária está associada a baixo índice de massa corporal, pacientes mais jovens e terapia de reposição hormonal.[54,69]

Uma análise do Consórcio de Monitoramento do Câncer de Mama (Breast Cancer Surveillance Consortium) de mulheres das categorias C e D mostrou risco relativo de câncer de mama que variava de 1,5 (mulheres de 65 a 74 anos) até 1,83 (mulheres de 40 a 49 anos). Além disso, ***pesquisas mostram que, em mulheres com mamas densas e alto risco de câncer de mama, a mamografia pode apresentar uma sensibilidade de apenas 50%.***[70]

Por isso, existe a dúvida sobre o benefício da utilização de um método complementar de imagem nestas pacientes. Entre as possibilidades estariam a ultrassonografia mamária, a ressonância magnética e a tomossíntese.

Estudos comparando a ultrassonografia a ressonância magnética mostraram especificidade similar entre os dois métodos e valor preditivo positivo baixo para ambos.[71] Não há estudos analisando os efeitos na morbimortalidade. As evidências mostram que a imagem 3D tem maior acurácia tanto em mamas densas quanto não densas, mas, mesmo assim, a sensibilidade em pacientes com mamas densas é menor do que naquelas de mamas de conteúdo predominantemente adiposo.[72]

Assim, em mulheres de alto risco de câncer de mama com mamas densas, há possibilidade de que a complementação do rastreamento com a realização do ultrassom seja recomendável. Nestes casos, o risco de falso-positivos é suplantado pela maior incidência da doença. Além disso, o preço do exame, a rapidez na sua realização e o menor desconforto do procedimento o destacam dos outros métodos aqui discutidos.[54,70,71]

Alto Risco para Câncer de Mama

Algumas mulheres apresentam risco maior para desenvolvimento do câncer de mama do que a população geral.

Os principais fatores que indicam alto risco de câncer de mama são:

A) História familiar ou alterações genéticas;
B) História de irradiação torácica;
C) Risco calculado superior a 20%.

Nestes casos, alguns grupos de especialistas recomendam mamografia e ressonância magnética da mama anuais começando entre os 30 e os 50 anos, uma vez que o benefício nestes casos em particular justifica os possíveis riscos de um rastreamento mais agressivo.[54,59,73]

História Familiar e Alterações Genéticas

Em vista da recomendação de que o rastreamento de mulheres com história familiar significativa para câncer de mama seja diferenciado, é importante que o médico entenda quais as principais alterações genéticas que aumentam o risco para o câncer de mama.

A contribuição da genética para o desenvolvimento do câncer de mama se torna aparente quando analisamos a incidência aumentada da doença em mulheres com história familiar. Estudos de famílias em que este é o caso encontraram diversos genes altamente penetrantes (que se manifestam na maior parte dos indivíduos portadores). Mutações nos genes mais relevantes representam 5 a 10% de todos os casos de câncer de mama.[74] Além disso, diversos outros estudos relatam a existência de fatores genéticos menores que também predispõem à doença.[75]

Dentre os genes de alta penetrância, sem dúvida *BRCA1* e *BRCA2* são os mais estudados. O gene *BRCA1* tem sido identificado em cerca de 15 a 20% das mulheres com história familiar de câncer de mama. Mulheres portadoras de mutações nesse gene apresentam risco de câncer de mama de 60 a 80% durante a vida e a idade média de diagnóstico daquelas que desenvolvem o câncer é de 42 anos, cerca de 20 anos a menos do que na população geral.[75,76] Além do risco de câncer de mama, mulheres portadoras desse gene também apresentam maior risco de câncer de ovário (20-40% durante a vida) e câncer de cólon (risco relativo de 4,1).[75-78] Em homens, a mutação aumenta o risco de câncer de próstata (risco relativo de 3,3).[78]

Para as portadoras de mutações no gene *BRCA2*, o risco de desenvolver câncer de mama durante a vida é similar ao das portadoras de mutações no *BRCA1*, entre 60 a 85%. Entretanto, nos homens portadores de mutações nesse gene, há um risco de 6% de desenvolver câncer de mama durante a vida, o que representa um risco 100 vezes maior do que o da população masculina em geral. Alterações nesse gene também predispõem a câncer de ovário (20 a 25% de risco durante a vida), cólon, próstata, vesícula biliar, ducto biliar, estômago e melanoma.[75,79]

Além destes dois genes mais conhecidos, vale a pena destacar ainda três situações:

1. Pacientes com síndrome de Peutz-Jager apresentam risco relativo de câncer de mama de 20,3. Essa síndrome é caracterizada por mutações no gene *STK11/LKB1* e o quadro clínico mais comum envolve pólipos hamartosos no intestino delgado bem como máculas pigmentadas em pele e mucosas;[75,80]
2. Mutações no gene *PTEN* causam síndrome de Cowden, que se manifesta com tumores em tireoide, trato gastrointestinal e ovários. Pacientes portadores apresentam risco de 20 a 30% de desenvolver câncer de mama durante a vida;[75,81]
3. A síndrome de Li-Fraumeni, causada por mutações no gene *P53*, foi inicialmente associada a leucemias da infância, tumores cerebrais, carcinomas da suprarrenal e sarcomas. Entretanto, a penetrância do câncer de mama nos portadores da síndrome que vivem além da idade infantil chega próximo aos 100%.[75,82]

Em vista dos altos riscos associados a essas alterações, pacientes diagnosticadas com essas mutações ou parentes suas de primeiro grau não testadas para a mutação devem iniciar o rastreamento aos 30 anos, com mamografia e ressonância mamária anuais.[54,59,73]

História de Irradiação Torácica

São consideradas populações expostas a doses altas de radiação por procedimentos médicos pacientes com escoliose ou tuberculose monitorados com radiografias ou exame fluoroscópico, pacientes submetidos à radioterapia por condições benignas na infância, mulheres em idade reprodutiva tratadas com radioterapia para mastite pós-parto, sobreviventes de cânceres infantis tratados com radioterapia e sobreviventes de câncer na idade adulta tratados com radioterapia. Estes indivíduos têm risco alto para câncer de mama e os dados existentes mostram que o risco aumenta linearmente de acordo com a dose de exposição. Além disso, mulheres jovens estão em maior risco de câncer associado à exposição à radiação se comparadas a mulheres com mais de 50 anos também expostas, que não têm nenhum aumento no risco calculado.[83]

Assim, há recomendação para que mulheres que receberam irradiação entre os 10 e 30 anos iniciem o rastreamento com mamografia e ressonância anuais 8 anos após o término do tratamento, não antes dos 30 anos.[54,59,73]

Risco Calculado Superior a 20%

Existem alguns algoritmos que podem ser utilizados para calcular o risco individual de a paciente ter câncer de mama ao longo da vida. No geral, estas calculadoras de risco, como os modelos de Tyrer-Cuzyk ou Gail, levam em consideração história prévia de doença na mama, alterações genéticas conhecidas, idade, raça, idade da primeira menstruação, idade com que teve o primeiro filho, quantos parentes de primeiro grau já apresentaram câncer de mama.[84] Assim, são úteis quando há dúvida se a paciente se encaixa em algum grupo de risco aumentado. Caso o resultado mostre um risco de desenvolver câncer de mama durante a vida superior a 20%, recomenda-se que a paciente inicie o rastreamento 10 anos antes do diagnóstico de câncer de mama de um parente de primeiro grau ou com no mínimo 30 anos.[54,59,73]

Risco Intermediário para Câncer de Mama

Pacientes com risco calculado entre 15 e 20% ou com história prévia de carcinoma intraductal, câncer de mama ou hiperplasia ductal atípica são classificadas em pacientes de risco intermediário. Especialistas indicam iniciar mamografias anuais a partir do diagnóstico, não antes dos 30 anos. Não há, no momento, evidências para recomendar a utilização de outros métodos de imagem complementares neste grupo.[54] Neste caso, como em todos os outros, deve ser exercida a decisão compartilhada, repassando as informações de forma clara e permitindo que a paciente escolha de acordo com seus valores.

PAPEL DA TOMOSSÍNTESE

Tomossíntese é um método de imagem que permite a representação tridimensional da mama a partir de projeções bidimensionais. A mama é comprimida similarmente à mamografia. O tubo de raios X, então, move-se em arco acima da mama, realizando uma série de projeções de raios X de baixa dose de ângulos diferentes. A partir disso são reconstruídas "fatias" de 1 mm, paralelas ao detector (Fig. 4-5). Para o rastreamento o exame é realizado nas duas incidências de rotina (craniocaudal e médio-lateral oblíqua). Esse método foi desenvolvido para resolver um dos grandes problemas da mamografia, a sobreposição de tecido mamário.[85]

A principal desvantagem de adicionar este método à mamografia digital tradicional é o aumento da dose de radiação. Os estudos estimam que a dose recebida pelas mulheres que realizam a tomossíntese somada à mamografia no rastreamento é o dobro da correspondente a realização apenas da mamografia. No entanto, mesmo assim, a dose recebida estaria abaixo da dose considerada aceitável por agências de regulamentação europeia e americanas.

Não obstante, foram propostas duas opções para reduzir a exposição:[86]

1. No lugar da mamografia digital utilizar a imagem 2D sintetizada a partir das imagens da tomossíntese em conjunto com as imagens 3D. Assim, os resultados seriam similares sem aumentar a dose de radiação;[87]
2. Realizar apenas uma das incidências da tomossíntese em adição à mamografia tradicional. Entretanto, essa opção pode reduzir a especificidade e sensibilidade do exame.[88]

A vantagem mais comentada deste exame é a redução do número de pacientes chamadas para realização de imagens adicionais. Estudos estimam uma redução entre 13 e 17% em relação à mamografia tradicional.[89] Entretanto, há outras vantagens já relatadas que valem a pena destacar. A tomossíntese tem maior acurácia em relação à mamografia tradicional. Em todas as densidades mamárias, o exame permite

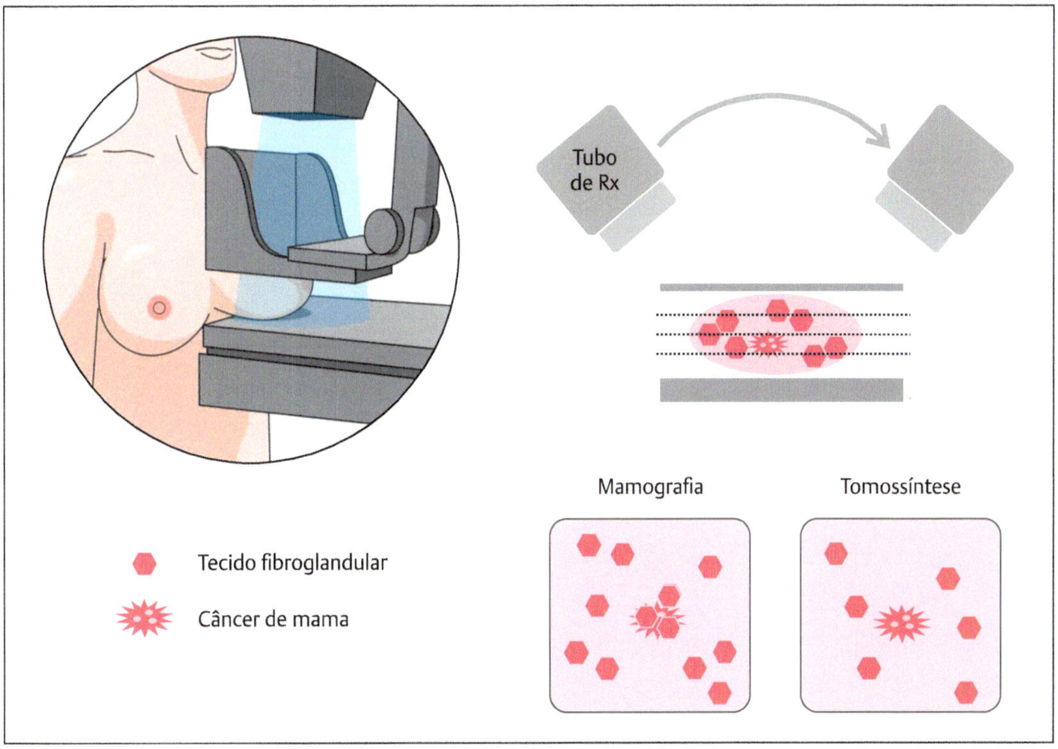

Fig. 4-5. Modo de funcionamento da tomossíntese. Para realizar o exame de tomossíntese, a mama é comprimida contra o detector de raios X. O tubo que emite os raios, então, se movimenta em arco sobre a mama, realizando emissões de baixa dose em várias posições diferentes. As imagens resultantes dessas emissões são reconstruídas em fatias (*slices*) utilizadas para formar imagens 3D. Cada imagem vista pelo radiologista representa 1 mm de espessura da mama. Assim, em relação à mamografia, a tomossíntese possui menor sobreposição de tecido mamário, tornando a visualização do tumor mais clara.

a detecção de maior quantidade de cânceres, especialmente aqueles classificados como massas espiculadas e distorções arquiteturais, com aumentos relativos na faixa de 27 a 53% dependendo do estudo (Figs. 4-6 e 4-7).[89] Além disso, reduz a probabilidade de classificar a lesão como BI-RADS 3, que exige acompanhamento com exames adicionais. Um dos fatores que contribuem para isso é a melhor visualização das margens da lesão nos cortes milimetrados. Também deve-se ressaltar que a tomossíntese auxilia na identificação e diferenciação de lesões cutâneas bem como lesões vistas em apenas uma incidência da mamografia, principalmente assimetrias do tecido fibroglandula.[85,89]

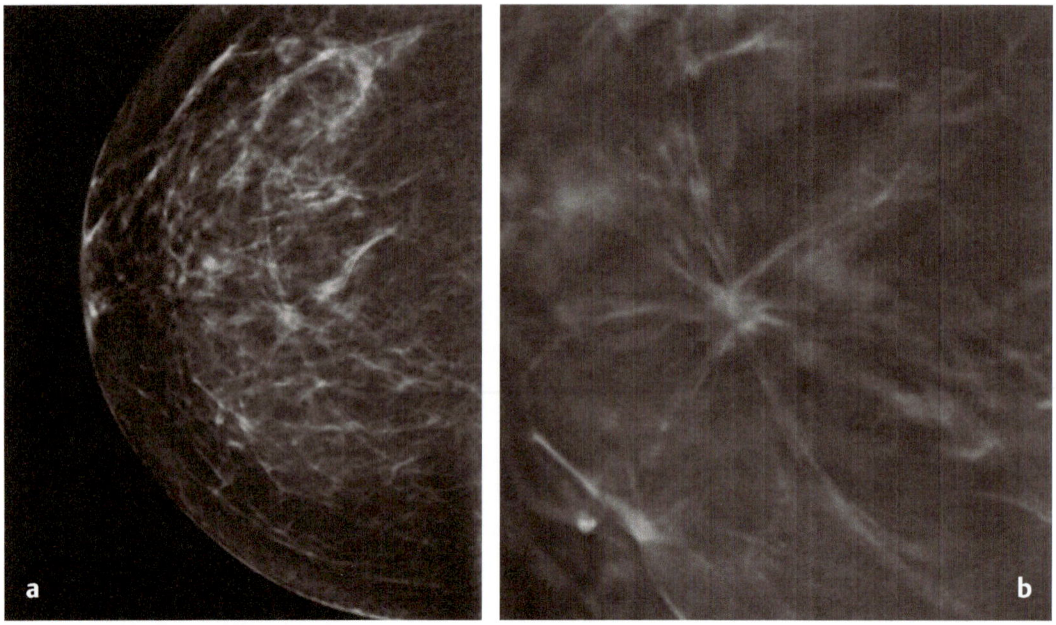

Fig. 4-6. Vantagens da tomossíntese – melhor avaliação das margens da lesão. (**a**) Mamografia digital convencional (2D), mostra nódulo de margens obscurecidas identificado no quadrante superomedial da mama direita. (**b**) *Slice* da tomossíntese de 1 mm de espessura evidenciando nódulo espiculado altamente suspeito. Histologia – carcinoma ductal infiltrante moderadamente diferenciado.

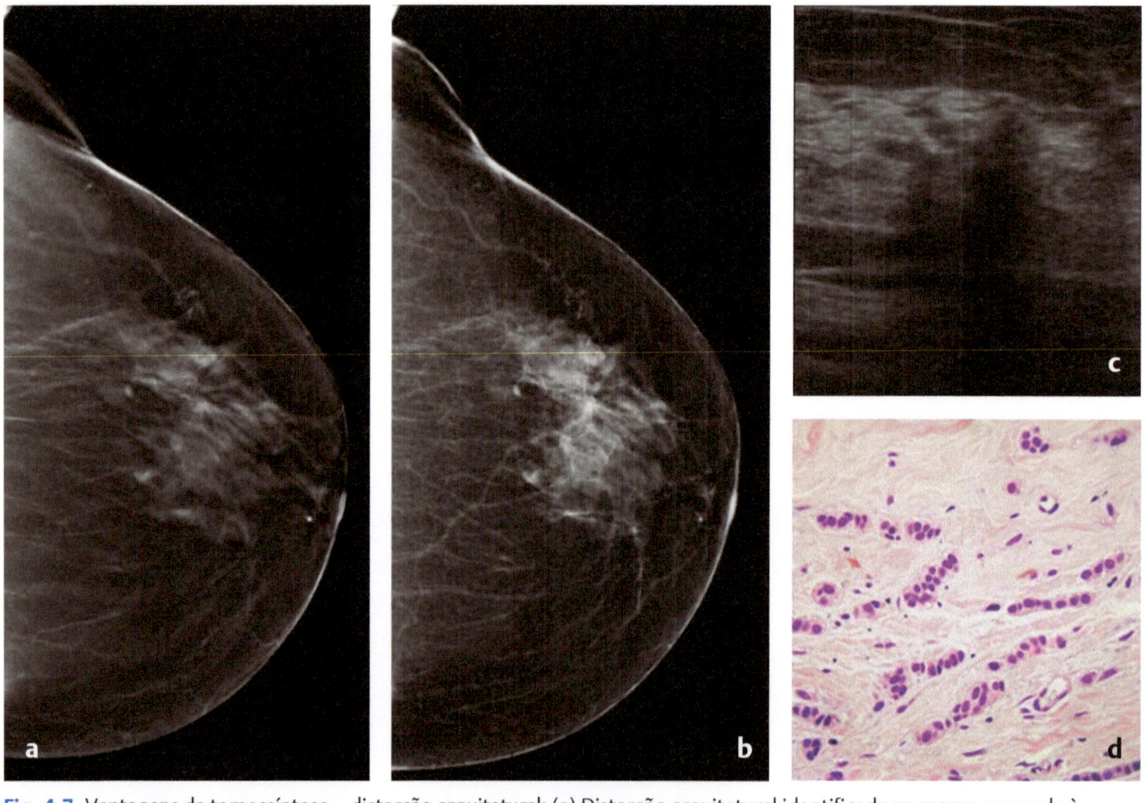

Fig. 4-7. Vantagens da tomossíntese – distorção arquitetural: (**a**) Distorção arquitetural identificada na mama esquerda à tomossíntese. (**b**) Melhor definição em comparação com a mamografia digital convencional. (**c**) A lesão corresponde a nódulo irregular à ultrassonografia. (**d**) Histologia – carcinoma lobular invasor.

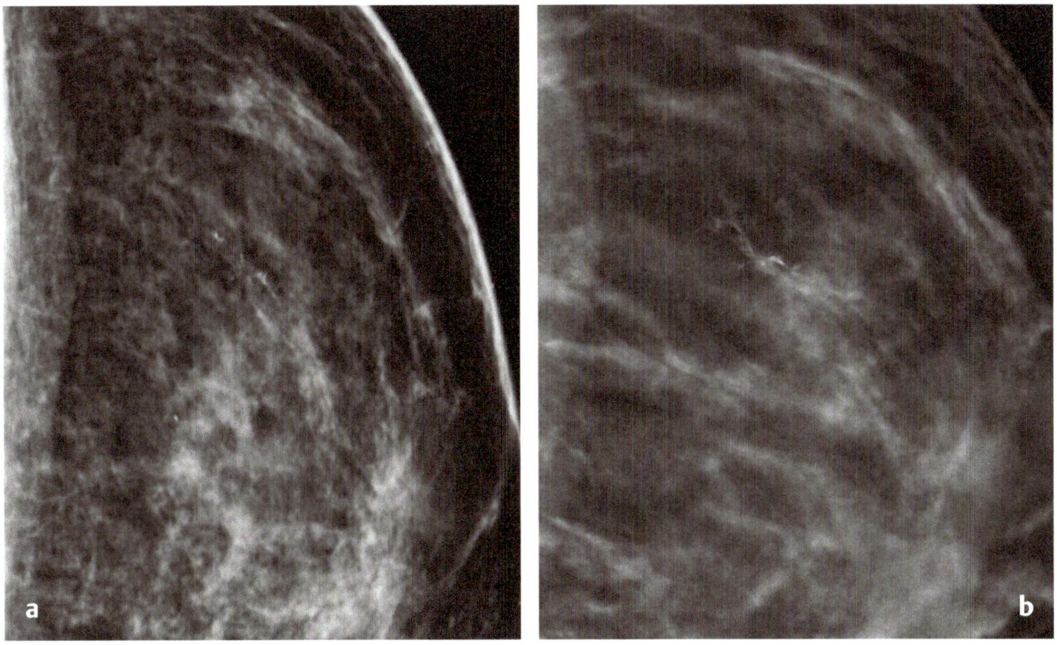

Fig. 4-8. Visualização de microcalcificações na tomossíntese. (a) Microcalcificações lineares identificadas na mamografia digital convencional. (b) Microcalcificações identificadas à tomossíntese.

Uma questão de discussão merece menção deste método no rastreamento. Uma vez que a dose de radiação utilizada para cada projeção é menor, havia dúvidas sobre a detecção de microcalcificações (Fig. 4-8). Outro fator complicador é que as microcalcificações suspeitas se posicionam de forma radial na mama, enquanto os cortes são paralelos ao receptor. Isso poderia complicar a visualização do padrão de disposição. Entretanto, estudos mostraram que não houve diferença na identificação das microcalcificações na tomossíntese em relação à mamografia 2D. A imagem sintetizada também contribui para identificação uma vez que resolve o problema da visualização da posição e aumenta o brilho como resultado da junção dos cortes.[90]

Como é um método de desenvolvimento recente, alguns grupos como o USPSTF afirmam que não há evidência suficiente para recomendar o uso da tomossíntese a nível populacional USPSTF. Entretanto, grupos de especialistas indicam a utilização da tomossíntese juntamente à imagem 2D sintetizada no lugar da mamografia, se houver disponibilidade.[54,59,91]

O QUE FAZER COM ESTAS INFORMAÇÕES?

Com o grande número de informações disponíveis, é difícil saber o que fazer. Na tentativa de auxiliar o médico a saber quando indicar o rastreamento, a organização DenseBreast-info.org reuniu as indicações no fluxograma mostrado na Figura 4-9. Assim, a partir da idade da paciente e seu nível de risco, é possível identificar um caminho a seguir. As recomendações dispostas neste fluxograma são as que maximizam a detecção do câncer de mama, assim, é importante que o médico se lembre das vantagens e desvantagens do rastreamento mais agressivo, informe à paciente e pratique a decisão compartilhada.

CENÁRIO DO RASTREAMENTO NO BRASIL

A incidência e a taxa de mortalidade por câncer de mama no Brasil vêm aumentando desde 1980. Em 2016 foram registrados 15,4 óbitos pela doença a cada 100 mil mulheres.[1] O crescimento pode ser em parte explicado pelo processo de urbanização, responsável por mudanças de estilo de vida entre as mulheres brasileiras e pelo envelhecimento da população, cuja expectativa de vida ao nascer feminina é de 80.[57] Outro fator a considerar é o crescente acesso da população ao sistema de saúde, levando a mais diagnósticos e notificações. Ambos os argumentos podem ser suportados pela estatística de 2016 que mostra que a incidência da doença é maior nas regiões Sul e Sudeste, onde a cobertura do sistema de saúde é mais extensa e maior parte da população vive em centros urbanos.[57]

Embora alguns fatores de risco, como o uso de bebida alcoólica, o excesso de peso e a inatividade física após a menopausa já estejam sendo abordados por políticas públicas, muitos são não modificáveis, como predisposição genética, idade da primeira menstruação, idade com que teve o primeiro filho. Isso reforça a importância do rastreamento mamográfico para reduzir a morbimortalidade pela doença.[57]

Assim, o Ministério da Saúde preconiza o rastreamento mamográfico nas mulheres entre 50 e 69 anos com periodicidade bienal. De acordo com censo de 2010, existem 15.764.114 mulheres nessa faixa etária.[92] Entretanto, foram registradas apenas 4.051.876 mamografias de rastreamento no SIA/SUS e 2.612.742 no SISCAN. A razão entre as mulheres na idade-alvo e as rastreadas foi de 0,16 na região sul, a de maior cobertura. Outro indicador a levar em consideração: 35% das mamografias registradas no SISCAN foram realizadas com objetivo diagnóstico e não como rastreamento. Assim, apesar de a oferta da triagem ter aumentado em 19% entre 2012 e 2017, ainda há muito espaço para ampliação.[93]

A qualidade do serviço oferecido também pode melhorar. O percentual de mamografias positivas, ou seja, aquelas que demandam continuidade à investigação ou imagens adicionais foi de 11,1%. Destas, 10,4% foram BI-RADS categoria 0. Embora este valor não esteja longe dos padrões internacionais

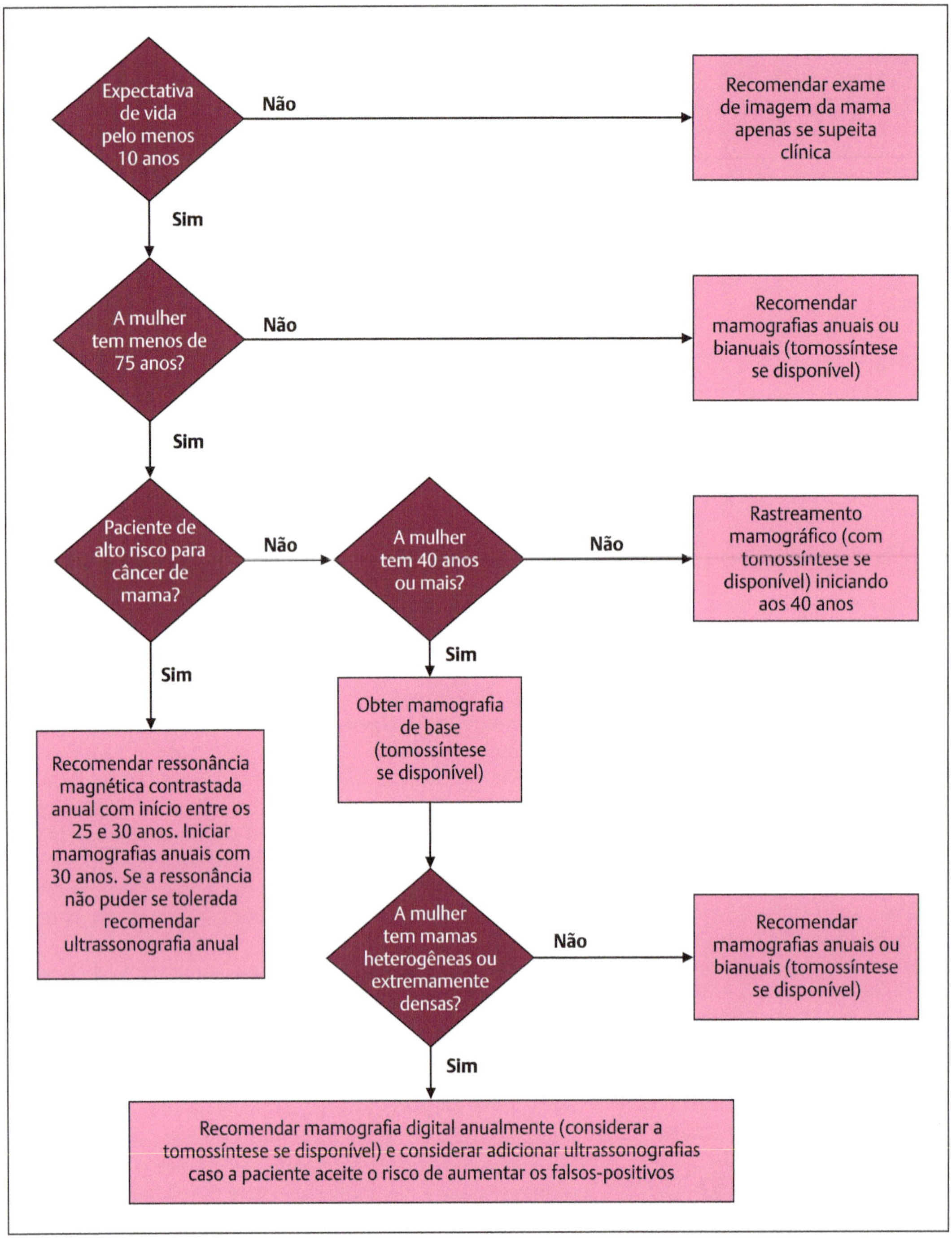

Fig. 4-9. Esquema de rastreamento de câncer de mama resumindo as indicações para facilitar aplicação. (Adaptada de https://densebreast-info.org/who-needs-more-breast-screening.aspx.)

aceitáveis (10%), esse índice é bastante desigual entre as regiões do país. Em alguns estados como Acre, Roraima e Tocantins, o valor supera 15%.[93]

Quanto à utilização da tomossíntese no Brasil, há poucos estudos publicados, o que dificulta a análise. Os dados de duas clínicas particulares no estado de São Paulo mostraram aumentos relativos de 33 e 54% na detecção de cânceres em exames de rastreamento por meio da utilização da tomossíntese isoladamente (substituição da mamografia pela imagem 2D sintetizada) ou juntamente à mamografia.[85]

Observados os dados, estamos bastante longe do preconizado pelo Ministério da Saúde e ainda mais longe das indicações do Colégio Brasileiro de Radiologia, que recomenda iniciar o rastreamento aos 40 anos, parar apenas quando a expectativa de vida é inferior a 8 anos, utilizar a tomossíntese quando disponível e adicionar a ressonância magnética ao rastreamento de mulheres de alto risco.[59]

RESUMINDO

A mamografia de duas incidências permanece o método de escolha para rastreamento do câncer de mama, uma vez que é o único método cuja efetividade como triagem foi demonstrada por estudos controlados e randomizados.
A redução da mortalidade nas mulheres que participam do rastreamento é estimada entre 38 e 49%.
Os maiores méritos do rastreamento do câncer de mama são: diagnóstico precoce; identificação e prevenção de fatores de risco; tratamento em fases iniciais, diminuindo a morbimortalidade.
As desvantagens do rastreamento são o sobrediagnóstico, o custo e a exposição à radiação.
Quando examinamos os temas comuns entre as diretrizes disponíveis, a literatura e as análises de especialistas em todo o mundo, a tendência global é fornecer às mulheres uma escolha informada.
A evidência a favor do rastreamento mamográfico iniciando aos 40 anos é cientificamente consistente e passou por processos detalhados de revisão, enquanto os estudos que mostram taxas altas de sobrediagnóstico têm falhas de metodologia que precisam ser levadas em consideração na análise de seus dados.
Mulheres com risco aumentado por alterações genéticas, risco calculado durante a vida acima de 20%, história de irradiação torácica, o rastreamento deve ser anual, começando aos 30 anos, utilizando-se mamografia e ressonância magnética das mamas.
Pacientes com risco calculado entre 15 e 20% ou com história prévia de carcinoma ductal intraepitelial, câncer de mama ou hiperplasia ductal atípica devem realizar rastreamento anual, começando aos 30 anos, utilizando a mamografia.
Há grandes melhorias a serem realizadas no Brasil para que o rastreamento contra o câncer de mama seja adequado e seu benefício seja observado em toda sua potencialidade.

REFERÊNCIAS BIBLIOGRÁFICAS

1. Silva GA, Gamarra CJ, et al. Tendência da mortalidade por câncer nas capitais e interior do Brasil entre 1980 e 2006. Rev Saúde Púb. 2011;45(6):1009-18.
2. Porter P. "Westernizing" Women's Risks? Breast Cancer in Lower-Income Countries. N Eng J Med. 2008;358(3):213-6.
3. Victora CG, Barreto ML, et al. Health conditions and health-policy innovations in Brazil: the way forward. Lancet. 2011;377(9782):2042-53.
4. Eby PR. Evidence to support screening women annually. Radiol Clin North Am. 2017;55(3):441-56.
5. Ray KM, Price ER, et al. Evidence to support screening women in their 40s. Radiol Clin North Am. 2017;55(3):429-39.
6. Freer P, Moy L, et al. Breast Cancer Screening: Understanding the Randomized Controlled Trials; 2005.
7. Duffy SW, Hsiu-Hsi Chen T, et al. Real and artificial controversies in breast cancer screening Management Perspective. Breast Cancer Manage. 2013;2(6):519-28.
8. Sitt JCM, Lui CY, et al. Understanding breast cancer screening—past, present, and future. Hong Kong Med J. 2018;24(2):166-74.
9. Newell M, Eby PR. Benefits of screening mammography: data from population service screening; 2016.
10. Tabár L, Dean PB, et al. The incidence of fatal breast cancer measures the increased effectiveness of therapy in women participating in mammography screening. Cancer. 2019;125(4):515-23.
11. Miller AB, Baines CJ, et al. Canadian National Breast Screening Study: 2. Breast cancer detection and death rates among women aged 50 to 59 years. CMAJ: Canadian Med Associat J. 1992;147(10):1477-88.
12. Miller AB, To T, et al. Canadian National Breast Screening Study-2: 13-Year Results of a Randomized Trial in Women Aged 50-59 Years. J Natl Cancer Inst. 2000;92(18):1490-9.
13. Miller AB. Is Mammography screening for breast cancer really not justifiable? Springer-Verlag; 2003. p. 115-28.
14. Kopans DB, Feig SA. The Canadian National Breast Screening Study: a critical review. Am J Roentgenol. 1993;161(4):755-60.
15. Baker J, Smethermen D, et al. Limitations of the Canadian National Breast Screening Studies;1988.
16. Baines C J, Miller AB, et al. Canadian National Breast Screening Study: assessment of technical quality by external review. Am J Roentgenol. 1990;155(4):743-7.
17. Gøtzsche PC, Olsen O. Is screening for breast cancer with mammography justifiable? Lancet. 2000;355(9198):129-34.
18. Tabár L, Dean PB, et al. The impact of mammography screening on the diagnosis and management of early-phase breast cancer. In: Breast Cancer. New York, NY: Springer New York; 2014. p. 31-78.
19. Cuzick J. Breast cancer screening — Time to move forward. Lancet. 2012;379(9823):1289-90.
20. Bock K, Borisch B, et al. Effect of population-based screening on breast cancer mortality. Lancet (London, England). 2011;378(9805):1775-6.
21. Martínez-Alonso M, Carles-Lavila M, et al. Assessment of the effects of decision aids about breast cancer screening: A systematic review and meta-analysis. BMJ Open. 2017;7(10).
22. Patnick J, Perry N, et al. Effect of population-based screening on breast cancer mortality – Authors' reply. Lancet. 2012;379(9823):1298.
23. Biller-Andorno N, Jüni P. Abolishing mammography screening programs? A view from the Swiss Medical Board. N Engl J Med. 2014;370(21):1965-7.
24. Lessons From the Swiss Medical Board Recommendation Against Mammography Screening Programs; 2014.
25. Monticciolo DL, Newell MS, et al. Breast cancer screening in women at higher-than-average risk: recommendations from the ACR. J Am Coll Radiol. 2018;15(3):408-14.
26. Swedish Organized Service Screening Evaluation Group Reduction in Breast Cancer Mortality from Organized Service Screening with Mammography: 1. Further Confirmation with Extended Data. Cancer Epidemiology Biomarkers & Prevention. 2006;15(1):45-51.
27. Vanderburgh D. Breast cancer screening. Politics and the Life Sciences. 2018;37(1):135-40.
28. Nelson HD, Tyne K, et al. Screening for Breast Cancer: An Update for the U.S. Preventive Services Task Force. Ann Int Med. 2009;151(10):727.
29. Scimeca M, Urbano N, et al. Novel insights into breast cancer progression and metastasis: A multidisciplinary opportunity to transition from biology to clinical oncology. Biochimica et Biophysica Acta (BBA) - Reviews on Cancer. 2019;1872(1):138-48.
30. Beatriz M, Dias K, et al. Diretrizes para detecção precoce do câncer de mama no Brasil. II – Novas recomendações nacionais , principais evidências e controvérsias Guidelines for early detection of breast cancer in Brazil. II – New national recommendations, main evidence, and c. 2018;34(6):1-16.
31. Yan AF, Stevens P, et al. Culture, identity, strength and spirituality: A qualitative study to understand experiences

of African American women breast cancer survivors and recommendations for intervention development. E J Cancer Care. 2019;28(3):e13013.
32. Payne DK, Hoffman RG, et al. Screening for anxiety and depression in women with breast cancer: psychiatry and medical oncology gear up for managed care. Psychosomatics. 1999;40(1):64-9.
33. Montero AJ, Eapen S, et al. The economic burden of metastatic breast cancer: a U.S. managed care perspective. Breast Cancer Res Treat. 2012;134(2):815-22.
34. Jorgensen KJ, Gotzsche PC. Overdiagnosis in publicly organised mammography screening programmes: systematic review of incidence trends. BMJ. 2009;339(1):b2587-b2587.
35. Rosenberg RD, Yankaskas BC, et al. Performance benchmarks for screening mammography. Radiology. 2006;241(1):55-66.
36. Elmore JG, Barton MB, et al. Ten-year risk of false positive screening mammograms and clinical breast examinations. N Eng J Med. 1998;338(16):1089-96.
37. Hubbard RA, Kerlikowske K, et al. Cumulative probability of false-positive recall or biopsy recommendation after 10 years of screening mammography. Ann Int Med. 2011;155(8):481.
38. Tosteson ANA, Fryback DG, et al. Consequences of false-positive screening mammograms. JAMA. 2014;174(6):954.
39. Schwartz LM, Woloshin S, et al. US women's attitudes to false positive mammography results and detection of ductal carcinoma in situ: cross sectional survey. BMJ (Clinical research ed.). 2000;320(7250):1635-40.
40. Welch HG, Black WC. Overdiagnosis in Cancer. J Nat Cancer Institute. 2010;102(9):605-13.
41. Zackrisson S, Andersson I, et al. Rate of over-diagnosis of breast cancer 15 years after end of Malmö mammographic screening trial: follow-up study. BMJ (Clinical research ed.). 2006;332(7543):689-92.
42. Duffy SW, Agbaje O, et al. Overdiagnosis and overtreatment of breast cancer: estimates of overdiagnosis from two trials of mammographic screening for breast cancer. Breast Cancer Res. 2005;7(6):258-65.
43. Théberge I, Vandal N, et al. The mammography screening detection of ductal carcinoma in situ and invasive breast cancer according to women's characteristics: is it the same? Breast Cancer Res Trat. 2019;174(2):525-35.
44. Duffy S W, Dibden A, et al. Screen detection of ductal carcinoma in situ and subsequent incidence of invasive interval breast cancers: a retrospective population-based study. Lancet. 2016;17(1):109-14.
45. Lannin DR, Wang S. Are small breast cancers good because they are small or small because they are good? N Eng J Med. 2017;376(23):2286-91.
46. Baranzini SE, Mudge J, et al. Genome, epigenome and RNA sequences of monozygotic twins discordant for multiple sclerosis. Nature. 2010;464(7293):1351-6.
47. Tubiana M, Aurengo A, et al. Recent reports on the effect of low doses of ionizing radiation and its dose-effect relationship. Radiation and Environmental Biophysics. 2006;44(4):245-51.
48. UK National Health Service Breast Screening Web site. NHS breast screening programme.
49. Moskowitz, M. Mammography Cancer: Rates Age-Specific Strategies.
50. Hunt KA, Rosen EL, et al. Outcome analysis for women undergoing annual versus biennial screening mammography: a review of 24,211 examinations. Am J Roentgenol. 1999;173(2):285-9.
51. Mandelblatt JS, Stout NK, et al. Collaborative Modeling of the Benefits and Harms Associated With Different U.S. Breast Cancer Screening Strategies. Ann Int Med. 2016;164(4):215.
52. O'Donoghue C, Eklund M, et al. Aggregate Cost of Mammography Screening in the United States: Comparison of Current Practice and Advocated Guidelines. Ann Int Med. 2014;160(3):145.
53. Hendrick RE, Helvie MA. United States Preventive Services Task Force Screening Mammography Recommendations: Science Ignored. Am J Roentgenol. 2011;196(2):W112-W116.
54. Mainiero MB, Moy L, et al. ACR Appropriateness Criteria® Breast Cancer Screening. J Am Coll Radiol. 2017;14(11):S383-S390.
55. Miglioretti D L, Lange J, et al. Radiation-Induced Breast Cancer Incidence and Mortality From Digital Mammography Screening. Ann Int Med. 2016;164(4):205.
56. European Commission Initiative on Breast Cancer. Eur Comm Initiat Breast Cancer. 2017:1-41.
57. INCA. A situação do câncer de mama no Brasil: Síntese de dados dos sistemas; 2019.
58. Siu AL, U.S. Preventive Services Task Force. Screening for Breast Cancer: U.S. Preventive Services Task Force Recommendation Statement. Ann Int Med. 2016;164(4):279-96.
59. Urban LABD, Chala LF, et al. Recomendações do colégio Brasileiro de radiologia e diagnóstico por imagem, da sociedade Brasileira de mastologia e da federação Brasileira das associações de ginecologia e obstetrícia para o rastreamento do câncer de mama. Radiol Bras. 2017;50(4):244-9.
60. Howlader N, Noone AM, Krapcho M, et al. Cancer Statistics Review, 1975-2014 National Cancer Institute. SEER website; 2017.
61. Puliti D, Duffy SW, et al. Overdiagnosis in Mammographic Screening for Breast Cancer in Europe: A Literature Review. J Med Screening. 2012;19(1):42-56.
62. Rosenquist CJ, Lindfors KK. Screening mammography in women aged 40-49 years: analysis of cost-effectiveness. Radiology. 1994;191(3):647-50.
63. Blumen H, Fitch K, et al. Comparison of treatment costs for breast cancer, by tumor stage and type of service. American Health & Drug Benefits. 2016;9(1):23-32.
64. Gold MR. Cost-effectiveness in health and medicine. Oxford University Press; 1996.
65. Kopans DB. An open letter to panels that are deciding guidelines for breast cancer screening. Breast Cancer Res Trat. 2015;151:19-25.
66. Ravesteyn NT van, Stout NK, et al. Benefits and harms of mammography screening after age 74 years: model estimates of overdiagnosis. J Nat Cancer Institut. 2015;107(7).
67. Walter LC, Schonberg MA. Screening Mammography in Older Women. JAMA. 2014;311(13):1336.
68. Hartman M, Drotman M, et al. Annual screening mammography for breast cancer in women 75 years old or older: to screen or not to screen. Am J Roentgenol. 2015;204(5):1132-6.
69. Berg WA, Blume JD, et al. Combined screening with ultrasound and mammography vs mammography alone in women at elevated risk of breast cancer. JAMA. 2008;299(18):2151.
70. Melnikow J, Fenton JJ, et al. Supplemental screening for breast cancer in women with dense breasts: a systematic review for the U.S. Preventive Services Task Force. Ann Int Med. 2016;164(4):268.
71. American College of Radiology ACR Statement on Reporting Breast Density in Mammography Reports and Patient Summaries – American College of Radiology; 2017.
72. Rose SL, Tidwell AL, et al. Implementation of breast tomosynthesis in a routine screening practice: an observational study. Am J Roentgenol. 2013;200(6):1401-8.
73. Cicilovo C. Breast cancer screening and diagnosis. Surgery of the Breast: Principles and Art. 2012;1:109-27.
74. PDQ Cancer Genetics Editorial Board, P.C.G.E. Genetics of Breast and Gynecologic Cancers (PDQ®): Health Professional Version. National Cancer Institute (US); 2002.

75. Nathanson KN, Wooster R, et al. Breast cancer genetics: What we know and what we need. Nat Med. 2001;7(5):552-6.
76. Struewing JP, Tarone RE, et al. BRCA1 mutations in young women with breast cancer. Lancet (London, England). 1996;347(9013):1493.
77. Easton DF, Bishop DT, et al. Genetic linkage analysis in familial breast and ovarian cancer: results from 214 families. The Breast Cancer Linkage Consortium. Am J Human Genet. 1993;52(4):678-701.
78. Ford D, Easton DF, et al. Risks of cancer in BRCA1-mutation carriers. Breast Cancer Linkage Consortium. Lancet (London, England). 1994;343(8899):692-5.
79. Wooster R, Bignell G, et al. Identification of the breast cancer susceptibility gene BRCA2. Nature. 1995;378(6559):789-92.
80. Boardman LA, Thibodeau SN, et al. Increased Risk for Cancer in Patients with the Peutz-Jeghers Syndrome. Ann Int Med. 1998;128(11):896.
81. Liaw D, Marsh DJ, et al. Germline mutations of the PTEN gene in Cowden disease, an inherited breast and thyroid cancer syndrome. Nature Genetics. 1997;16(1):64-7.
82. Malkin D, Li F, et al. Germ line p53 mutations in a familial syndrome of breast cancer, sarcomas, and other neoplasms. Science. 1990;250(4985):1233-8.
83. Ronckers CM, Erdmann CA, et al. Radiation and breast cancer: a review of current evidence. Breast Cancer Res. 2004;7(1):21.
84. DenseBreast-info Tyrer Cuzick, Breast Density Risk Calculator for Breast Cancer | DenseBreast-Info; 2017.
85. Aguillar VLN, Bauab S di P, et al. Breast tomosynthesis: a better mammography. Mastology. 2018;28(1):51-66.
86. Svahn TM, Houssami N, et al. Review of radiation dose estimates in digital breast tomosynthesis relative to those in two-view full-field digital mammography. Breast. 2015;24(2):93-9.
87. Skaane P, Bandos AI, et al. Two-view digital breast tomosynthesis screening with synthetically reconstructed projection images: comparison with digital breast tomosynthesis with full-field digital mammographic images. Radiology. 2014;271(3):655-63.
88. Wallis MG, Moa E, et al. Two-View and Single-View Tomosynthesis versus Full-Field Digital Mammography: High-Resolution X-Ray Imaging Observer Study. Radiology. 2012;262(3):788-96.
89. Rafferty EA, Durand MA, et al. Breast cancer screening using tomosynthesis and digital mammography in dense and nondense breasts. JAMA. 2016;315(16):1784.
90. Kopans DB. Digital breast tomosynthesis from concept to clinical care. Am J Roentgenol. 2014;202(2):299-308.
91. DenseBreast-info 3D Mammography, Tomosynthesis, Diagnostic Mammogram – DenseBreast-info; 2012.
92. Instituto Brasileiro de Geografia e Estatística. Censo Demográfico – IBGE. Censo; 2010.
93. Gomes A. Monitoramento das Ações de Controle do Câncer de Mama Implementação do Siscan como a mamografia Diagnóstica Informada no Siscan. n. Tabela 1. 2019:1-8.

ALTERAÇÕES BENIGNAS DAS MAMAS – ACHADOS DE IMAGEM

Maria Helena Louveira ▪ Gabrielle Fernandes de Paula Castanho ▪ Angela Bescorovaine
Letícia Kroth

INTRODUÇÃO

As mamas podem ser acometidas por inúmeras alterações benignas, de origens diversas e que devem ser conhecidas tanto quanto as suas características clínicas quanto as de imagem, de forma a evitar falsas suspeitas de câncer, e ainda para possibilitar o tratamento adequado, quando necessário.

Estas alterações podem ter natureza inflamatória/infecciosa, decorrer de cirurgias ou de traumatismos prévios, estar relacionadas com distúrbios do desenvolvimento, variações hormonais cíclicas ou associadas à lactação, podendo ainda representar neoplasias benignas de origem fibroepitelial ou dos tecidos que compõem o estroma mamário (conjuntivo, muscular, neural, adiposo, vascular, ósseo).

Os três principais métodos de imagem (mamografia, ultrassonografia e ressonância magnética) podem oferecer informações distintas acerca das lesões benignas, que muitas vezes precisam ser somadas para estabelecer um diagnóstico mais preciso, sendo ainda de fundamental importância a correlação com os dados clínicos do paciente.

Abaixo a descrição dos principais distúrbios benignos que podem ocorrer nas mamas, com ênfase para os protocolos de investigação impostos a cada situação, ressaltando a importância da utilização criteriosa e adequada de cada exame de imagem.

ALTERAÇÕES FUNCIONAIS BENIGNAS DAS MAMAS

Trata-se de uma condição clínica muito comum entre as mulheres na menacme e que decorre de uma resposta "exagerada" do tecido mamário às variações do ciclo hormonal e à ação da estimulação estrogênica. Há uma acentuada proliferação do tecido conjuntivo e obstrução dos ductos e ácinos dos lóbulos, o que evolui com áreas de dilatação em graus variados e com a formação de cistos.[1]

Portanto, a mama acometida pode apresentar áreas de fibrose e áreas císticas de tamanhos variados, sendo essa condição também denominada "alterações fibrocísticas da mama".

Ocorre mais frequentemente nas mulheres na pré-menopausa, com prevalência de 47% conforme dados do ACRIN 6666, podendo manifestar-se por um espectro variável de apresentações clínicas e nos exames de imagem.

A mastalgia bilateral representa a principal queixa clínica, e se acentua na segunda fase do ciclo menstrual. Além da mastalgia, outros sinais como nódulos palpáveis, áreas de espessamento do parênquima (adensamentos), edema e, eventualmente, fluxo papilar, podem estar presentes.

A investigação de lesões associadas à doença fibrocística é realizada quando há sinais ou sintomas como nódulos palpáveis ou fluxo papilar inespecífico.

Apresentação nos Métodos de Imagem

A forma de apresentação das alterações fibrocísticas na imagem vai depender da relação entre a quantidade de fibrose e a de cistos mamários, e se representa como alteração focal ou difusa.

Os cistos mamários são mais bem identificados e avaliados na ultrassonografia (US). Por este método, são avaliados o seu conteúdo e a regularidade das suas paredes, o que possibilita a classificação dos cistos em três subtipos, segundo o Sistema de Padronização BI-RADS™:

1. Cisto simples;
2. Cisto complicado (ou espesso);
3. Complexo sólido-cístico.[1-3]

Os **cistos simples** são formações nodulares formadas no lóbulo mamário das unidades ductolobulares terminais e provêm da dilatação de ácinos lobulares, que ficam preenchidos por líquido.

Suas características na mamografia (MMG) não são específicas. Demonstram-se como nódulos ovalados ou arredondados, iso ou hipodensos em relação ao parênquima adjacente, com dimensões variadas e contornos circunscritos ou parcialmente encobertos. Na US mostram-se como nódulos arredondados ou ovalados, regulares e com conteúdo anecoico e homogêneo, margens circunscritas e reforço acústico posterior, sendo este o método mais sensível e específico.

Também a ressonância magnética (RM) tem alta especificidade na avaliação dos cistos, podendo avaliar sua morfologia, contornos e conteúdo, além de oferecer informações quanto à presença ou não de áreas alteração de sinal ou de realce pelo contraste nas suas adjacências, que inferem edema relacionado com o processo inflamatório. Ressalta-se, porém, que exceto em situações em que haja suspeita para malignidade em cistos irregulares identificados na MMG ou na US, a RM não é realizada com o intuito único de avaliação de cistos. Por serem altamente prevalentes entre as mulheres, os cistos são identificados no estudo de RM como achados incidentais em pacientes que realizam esse exame por outra indicação (Fig. 5-1).[2]

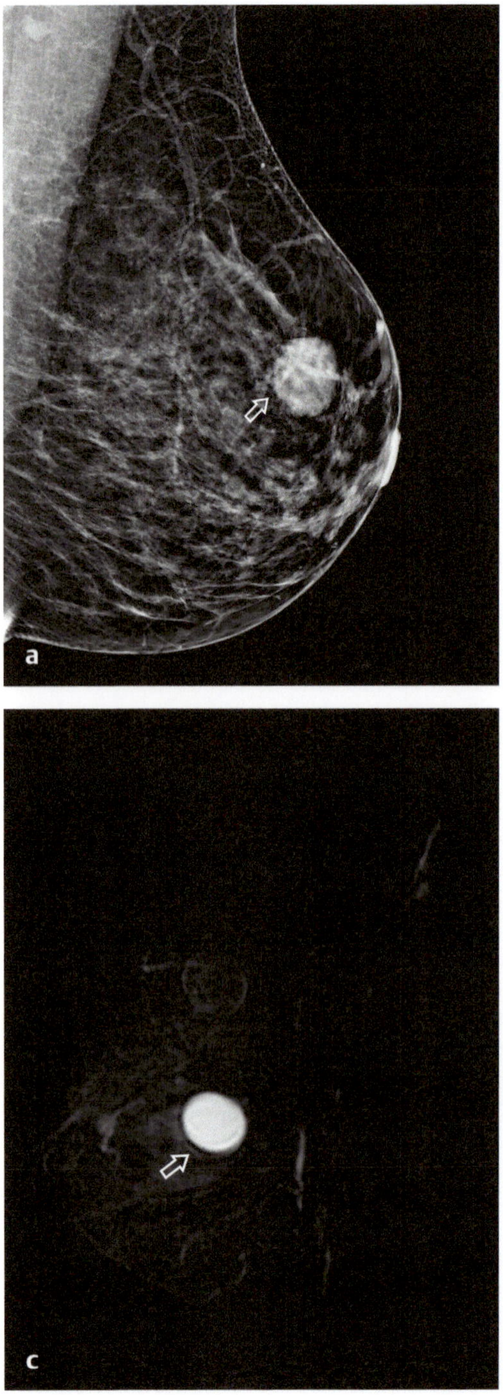

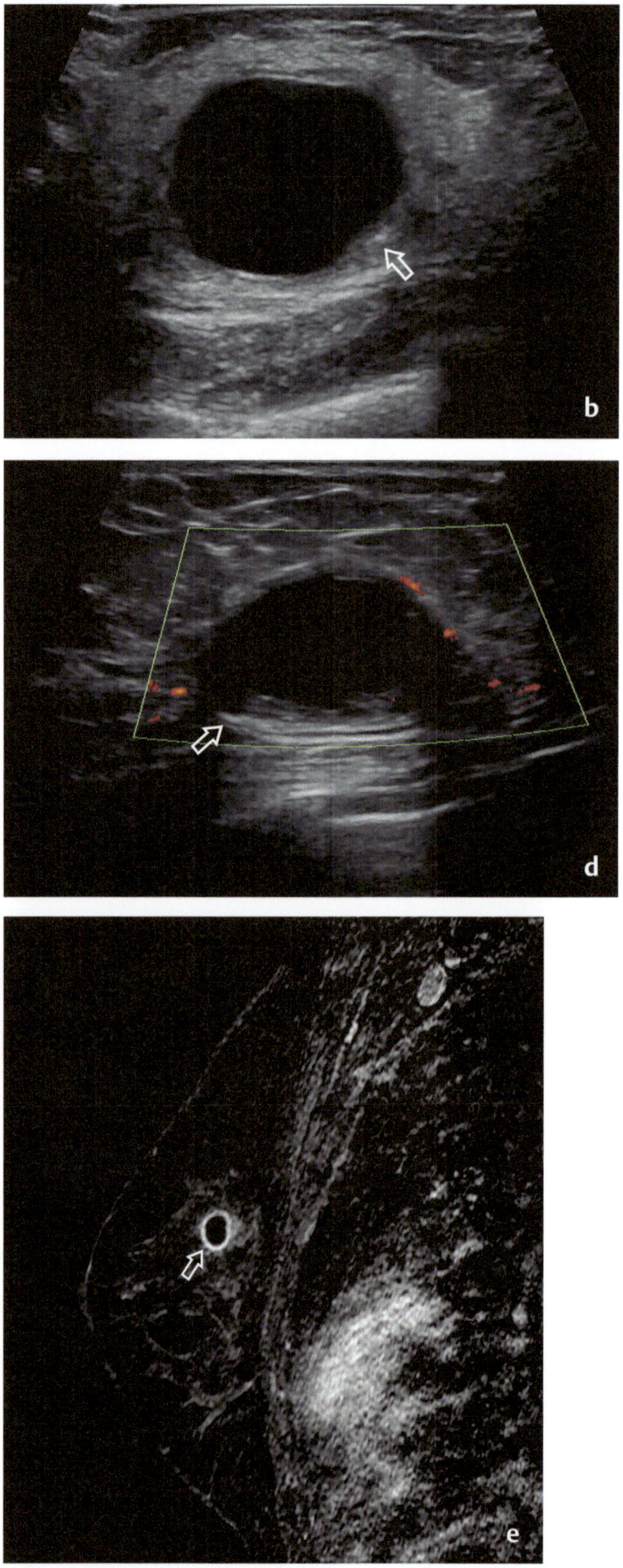

Fig. 5-1. (a) MMG, incidência MLO, demonstrando nódulo (seta) isodenso ao parênquima, ovalado e circunscrito, com aspecto inespecífico ao método e que é classificado na Categoria 0 do Sistema BI-RADSTM; (b) Esse nódulo pode representar **cisto simples** na US, demonstrado como imagem ovalada (seta), anecoica e regular, com reforço acústico posterior e na RM (c), na sequencia Sagital STIR, como imagem ovalada (seta) com alto sinal e de contornos regulares; ou como **cisto inflamado** definido na US (d) como Imagem anecóica ovalada (seta), com paredes espessadas e aumento de fluxo adjacente ao modo Doppler e na RM (e) na sequencia Sagital T1 pós-contraste (subtração), como imagem ovalada (seta) sem realce interno e com realce parietal/periférico pelo contraste.

Como os cistos representam alterações benignas, estes estão incluídos na Categoria 2 do Sistema BI-RADS™-US (achados ultrassonográficos benignos), não havendo a necessidade de controle. A punção por agulha fina de alívio está indicada em casos sintomáticos, em lesões maiores e dolorosas.

Por vezes múltiplos pequenos cistos, frequentemente menores que 3 mm, apresentam-se agrupados em uma área da mama, separados por finos septos, sendo denominados agrupamento de cistos. Podem ter pequenas dimensões ou ocupar grandes extensões da mama, tornando-se palpáveis. Representam áreas de acometimento focal por alterações fibrocísticas e, embora sejam benignas na grande maioria das vezes, seu controle em seis meses é recomendado, principalmente para avaliação evolutiva do componente sólido que permeia os cistos e que pode conter lesão proliferativa e atipias. E, dada a essa possibilidade, os agrupamentos de cistos são classificados na Categoria 3 do Sistema BI-RADS™ (achados ultrassonográficos provavelmente benignos) e são acompanhados por US por 2 a 3 anos (Fig. 5-2).

Calcificações benignas podem ser identificadas no interior dos pequenos cistos na US e na MMG. Quando no interior de microcistos, na MMG são identificadas como calcificações que alteram sua morfologia nas diferentes incidências mamográficas e são descritas como "leite de cálcio", podendo ser identificadas isoladas, agrupadas ou difusas. Estas calcificações relacionadas com doença fibrocística são encontradas mais frequentemente em exames de rastreamento, mas devem ser reconhecidas como benignas, principalmente quando dispostas em agrupamento, a fim de evitar indicações de biópsias desnecessárias (Fig. 5-3).

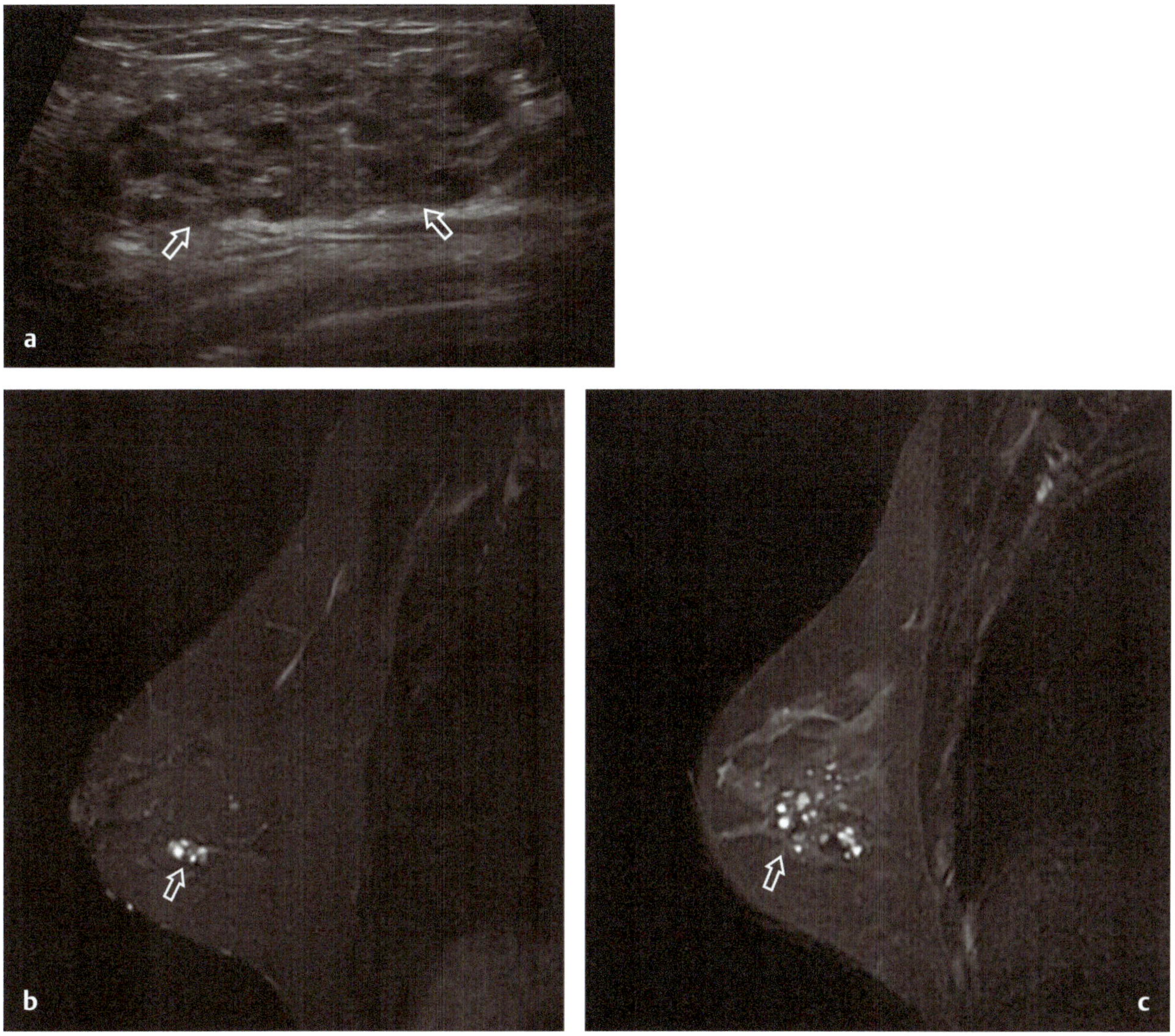

Fig. 5-2. Áreas de agrupamento de cistos, relacionadas com alterações fibrocísticas focais. (**a**) US demonstrando área heterogênea (setas), hipoecoica, com contornos parcialmente definidos, entremeada por pequenas imagens císticas anecoicas, e na RM (**b, c**) sagital STIR demonstrando pequena área heterogênea (seta) com imagens císticas com alto sinal no interior e outra área (seta) semelhante ocupando área de maiores dimensões na mama.

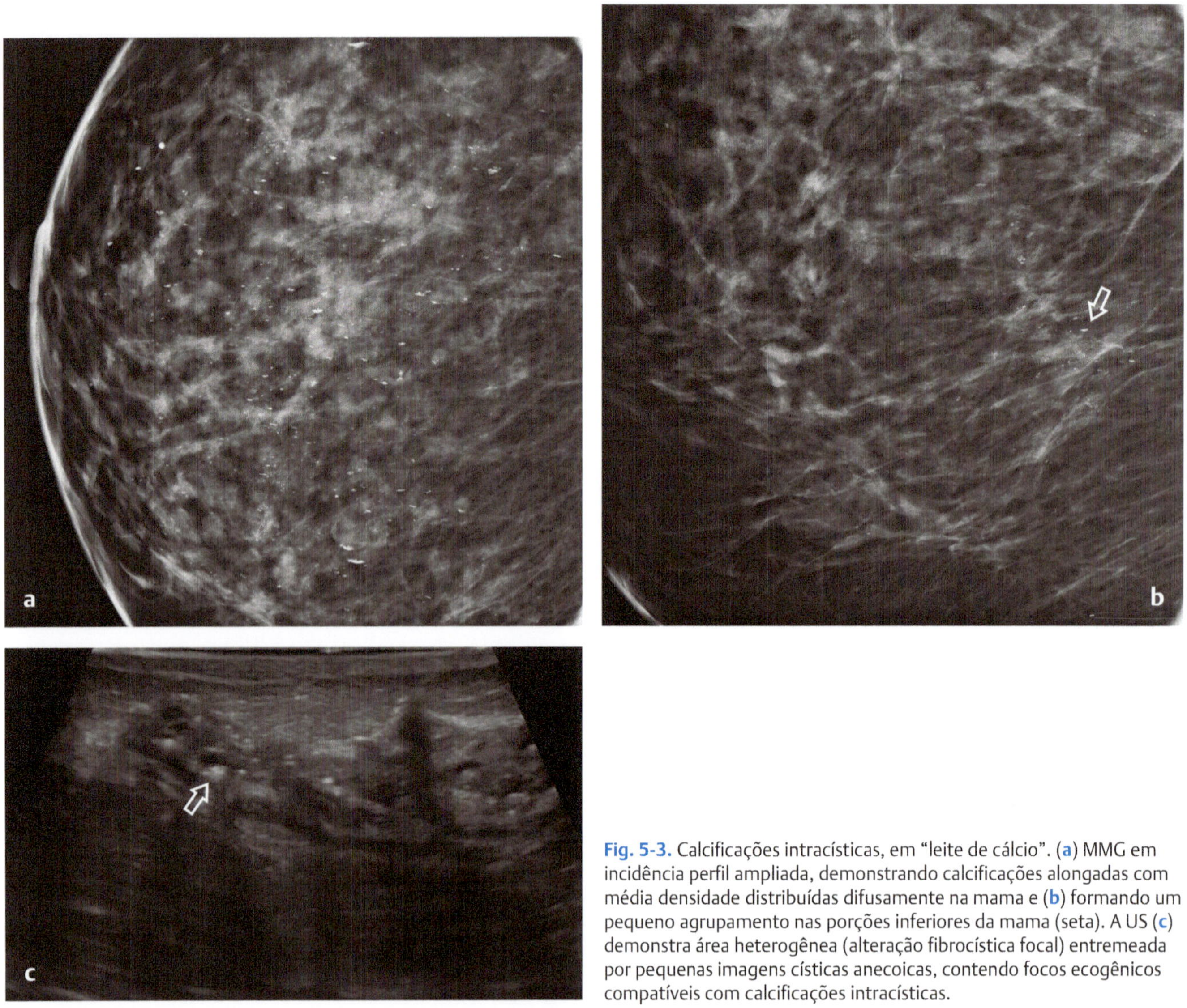

Fig. 5-3. Calcificações intracísticas, em "leite de cálcio". (**a**) MMG em incidência perfil ampliada, demonstrando calcificações alongadas com média densidade distribuídas difusamente na mama e (**b**) formando um pequeno agrupamento nas porções inferiores da mama (seta). A US (**c**) demonstra área heterogênea (alteração fibrocística focal) entremeada por pequenas imagens císticas anecoicas, contendo focos ecogênicos compatíveis com calcificações intracísticas.

Os **cistos complicados** são representados por lesões císticas, cujo conteúdo líquido é heterogêneo pela presença de *debris*, que é constituído, principalmente, por restos do metabolismo das células de revestimento, cristais de colesterol, cálcio, hemoglobina etc. Esse material é responsável pelo aumento da ecogenicidade e heterogeneidade do conteúdo do cisto ou pela formação de eventual nível líquido no seu interior, que ocorre quando da presença de material com diferentes densidades. Assim como nos cistos simples, podem ser palpáveis se de grandes dimensões e podem associar-se a processo inflamatório adjacente, o que é causa de dor. Desta forma, a punção aspirativa com esvaziamento do conteúdo do cisto pode ser indicada para alívio (Fig. 5-4).

São considerados benignos e, embora sejam frequentemente descritos como cistos densos ou cistos espessos, essa nomenclatura deve ser evitada. Pode ser classificado na Categoria 3 do Sistema BI-RADS™ (lesão provavelmente benigna) quando for único e seu conteúdo apresentar-se como hipoecogênico, de difícil diferenciação com nódulo sólido. Nessas situações o controle em seis meses é recomendado. Quando múltiplos e semelhantes, pode ser classificado na Categoria 2, não necessitando de controle.

O **nódulo complexo sólido-cístico** pode ou não estar relacionado com alterações fibrocísticas das mamas, mas sua presença, se criteriosamente avaliada na US, representa um alerta para suspeita de malignidade, uma vez que o valor preditivo positivo para malignidade dessa lesão varia de 18 a 31%, sendo a biópsia sempre recomendada para afastar essa possibilidade.

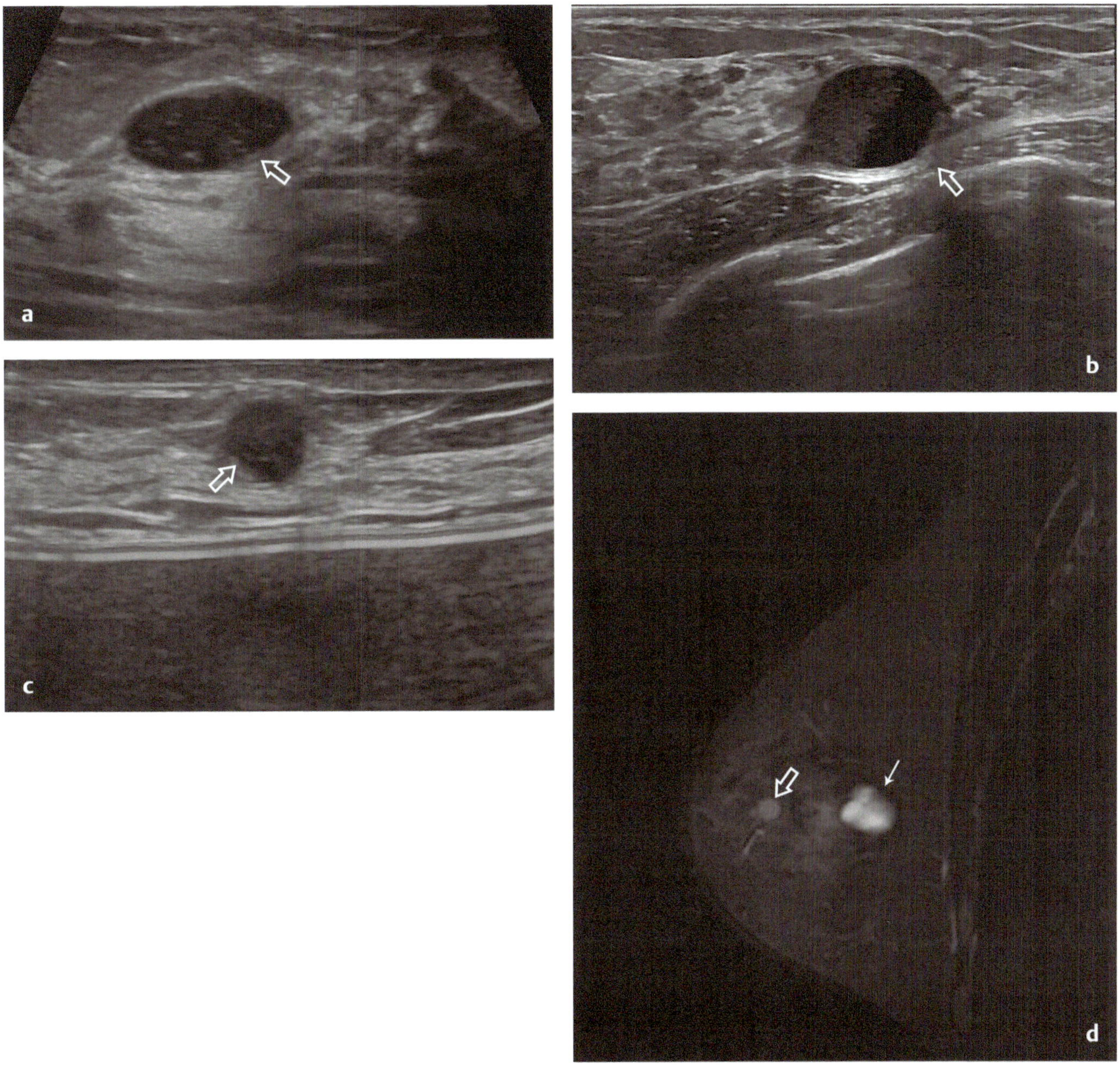

Fig. 5-4. Múltiplos cistos complicados observados à US demonstrados por (a) imagem cística (seta) com *debris*. (b) Imagem cística (seta) com nível líquido. (c) Imagem cística (seta) com conteúdo hipoecoico, esse último faz diagnóstico diferencial com nódulo sólido. (d) Na RM, sagital STIR, observa-se imagem ovalada com sinal intermediário, compatível com cisto complicado (seta aberta) e outra imagem cística com alto sinal (seta fina) compatível com cisto simples. *(Continua.)*

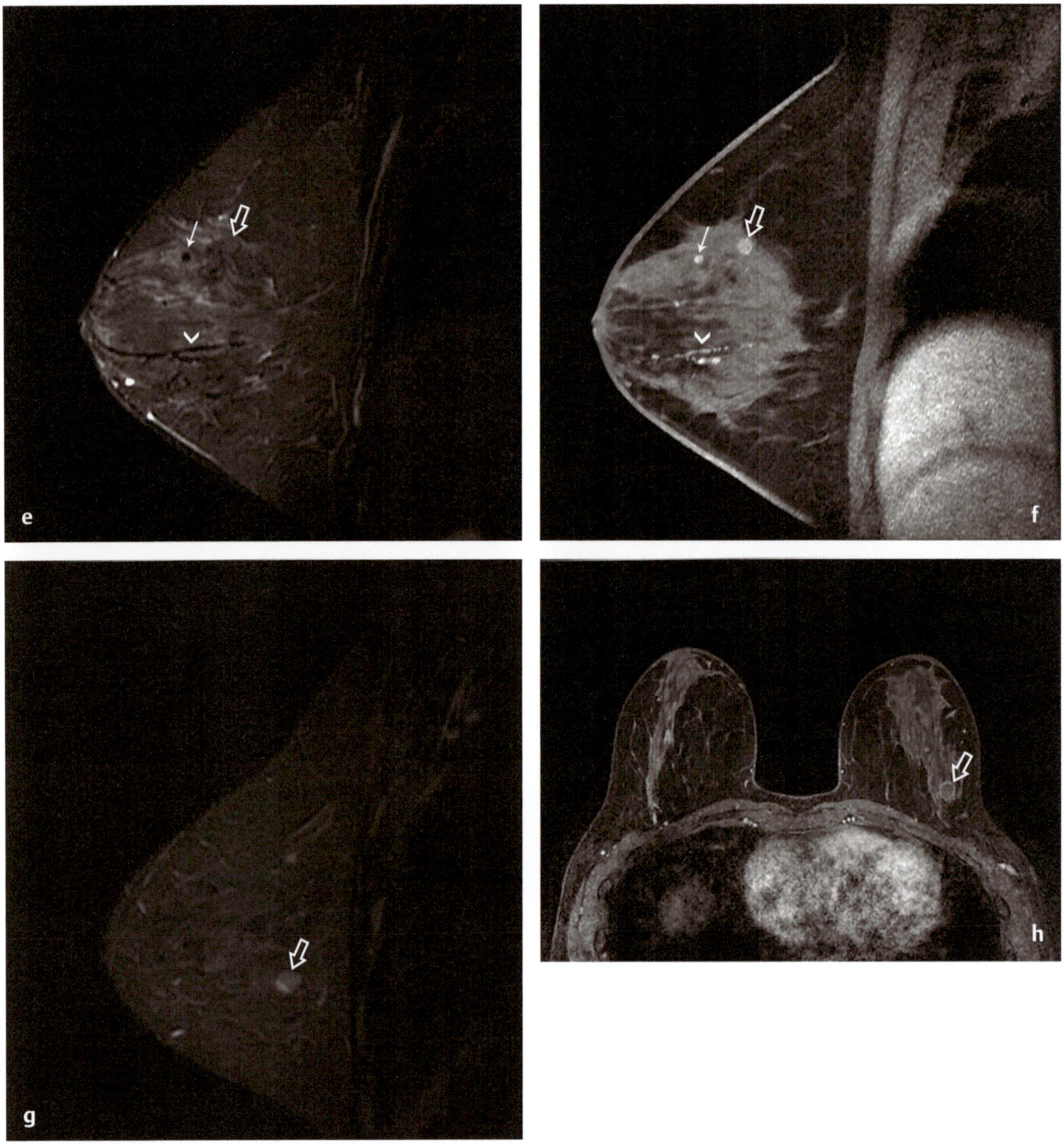

Fig. 5-4. *(Cont.)* (**e**) Duas imagens de cistos complicados (conteúdo espesso) na RM (sequencia sagital STIR). A primeira uma com baixo sinal (seta fina) e segunda com sinal intermediário (seta aberta), e ambas (seta fina e seta aberta) com alto sinal em T1 pré-contraste. (**f**) A RM demonstrou ainda ducto com conteúdo espesso (ponta de seta) com baixo sinal em STIR e (**g, h**) cisto complicado formando nível líquido (seta) e que apresentou realce parietal/periférico pelo contraste.

Esse termo engloba tanto lesões císticas com paredes espessas ou com septos espessos, quanto aquelas lesões císticas que se associam a áreas sólidas vegetantes ou lesões predominantemente sólidas, com áreas císticas no interior.

O uso do Doppler pode auxiliar no diagnóstico e aumentar a suspeita para lesão maligna quando da identificação de fluxo no interior da área sólida em lesão predominantemente cística, ou na projeção das septações de um cisto septado (Fig. 5-5).

Tanto os cistos complicados como os cistos complexos têm quatro diagnósticos diferenciais importantes:

1. O carcinoma de alto grau, que pode ter formato redondo e margens circunscritas quando em estágio inicial, podendo ser confundido com pequeno cisto com conteúdo espesso;
2. O carcinoma papilífero;
3. O carcinoma mucinoso, que em razão de seu componente rico em mucina pode mostrar-se como cisto espesso tanto na US quanto na RM;
4. O carcinoma com extensa necrose central, como ocorre nas lesões triplo-negativas.

A **fibrose estromal** também pode ser considerada uma variação da alteração fibrocística, quando há predomínio do componente fibroso em detrimento do componente cístico. Pode-se manifestar de forma difusa ou focal, sendo a forma difusa assintomática comumente um achado incidental nos produtos de biópsia. Já a forma focal, pode ser clinicamente palpável, e na US mostrar-se como um nódulo hipoecogênico e irregular e, menos frequentemente, como nódulo heterogêneo, com artefato de sombra acústica posterior. Diante dessas características ultrassonográficas, o diagnóstico definitivo somente deve ser feito por meio de biópsia.

Uma vez que haja predomínio do componente fibrótico nas alterações fibrocísticas focais, pode haver também distorção do tecido mamário adjacente, associada ou não a pequenos cistos. Esse tipo de alteração tem características que podem se assemelhar a lesões malignas nos métodos de imagem e, frequentemente necessita de biópsia para excluir malignidade.

Na RM, essas alterações se mostram como áreas heterogêneas sólidas, hipointensas em STIR, em razão do componente fibrótico, com ou sem microcistos e com discreto realce heterogêneo pelo contraste, por vezes com distribuição regional ou segmentar. O padrão de curva dinâmica é lento e do tipo 1, e distorção do tecido adjacente pode ser observada principalmente nas sequências ponderadas em T1 (Figs. 5-6 e 5-7).

As formas de apresentação das lesões relacionadas com alterações fibrocísticas estão demonstradas no Quadro 5-1.

ALTERAÇÕES BENIGNAS RELACIONADAS COM A LACTAÇÃO

Durante os períodos gestacional e lactacional, por conta da estimulação hormonal fisiológica, ocorrem importantes modificações nas mamas, que tem o intuito principal de proporcionar a produção de leite. Há hipertrofia do tecido alveolar, proliferação dos ductos lactíferos, além de aumento da vascularização sanguínea mamária, acúmulo de líquido, e maior deposição de gordura nas mamas. Essas mudanças determinam alterações que podem ser identificadas clinicamente (aumento de volume, hipersensibilidade e intumescimento) e nos exames de imagem.[4]

Em virtude do aumento e enrijecimento das mamas, o exame clínico fica prejudicado. No entanto, o diagnóstico de uma lesão palpável percebida durante este período acaba por se tornar uma preocupação à gestante e um desafio ao médico.

As mamas, nesta fase, podem desenvolver lesões semelhantes àquelas que podem aparecer em outras fases da vida da mulher, inclusive o carcinoma, além de outras lesões benignas únicas, relacionadas com a lactação.

Embora o capítulo seja voltado à descrição das principais lesões benignas que podem acometer as mamas, o câncer de mama gestacional merece um espaço, por representar uma situação clínica difícil em um momento delicado da vida da paciente.

O **câncer mamário gestacional** é definido como qualquer carcinoma que é diagnosticado no decorrer da gestação ou no período de até 1 ano após o parto. Sua ocorrência é considerada uma situação rara (incidência de 0,24 0,33/1.000 gestações) e dois terços dos casos são diagnosticados no período pós-parto, já em fase tardia, quando a lesão é extensa e palpável. Tem pior prognóstico quando comparado com câncer

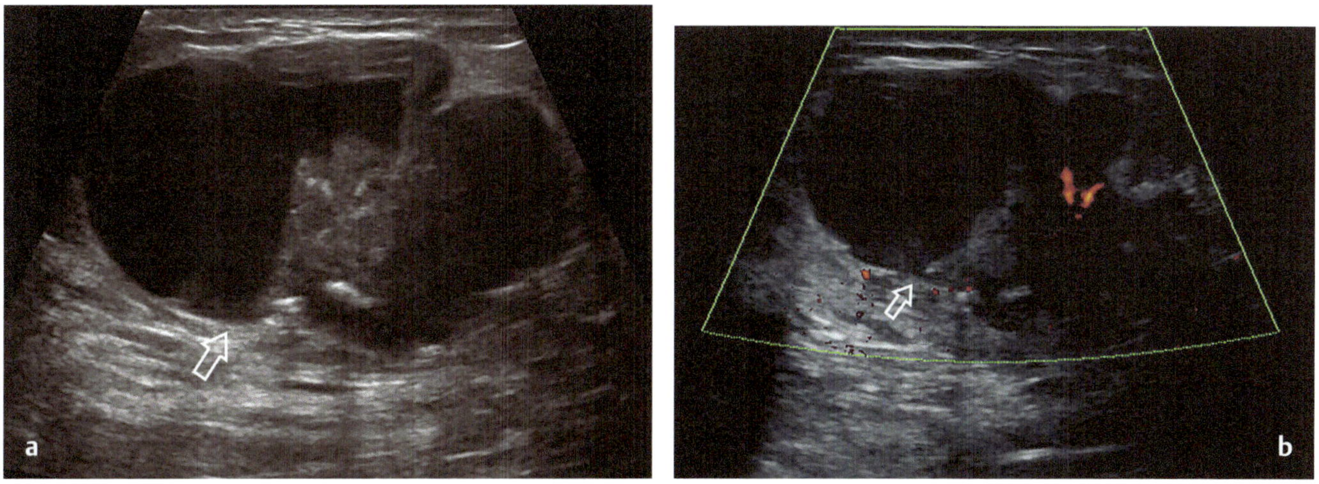

Fig. 5-5. Nódulo complexo sólido-cístico à US. (a, b) US demonstra por imagem cística (seta) com área sólida heterogênea interna, que apresenta fluxo ao modo Doppler. Diagnóstico histológico: carcinoma papilífero.

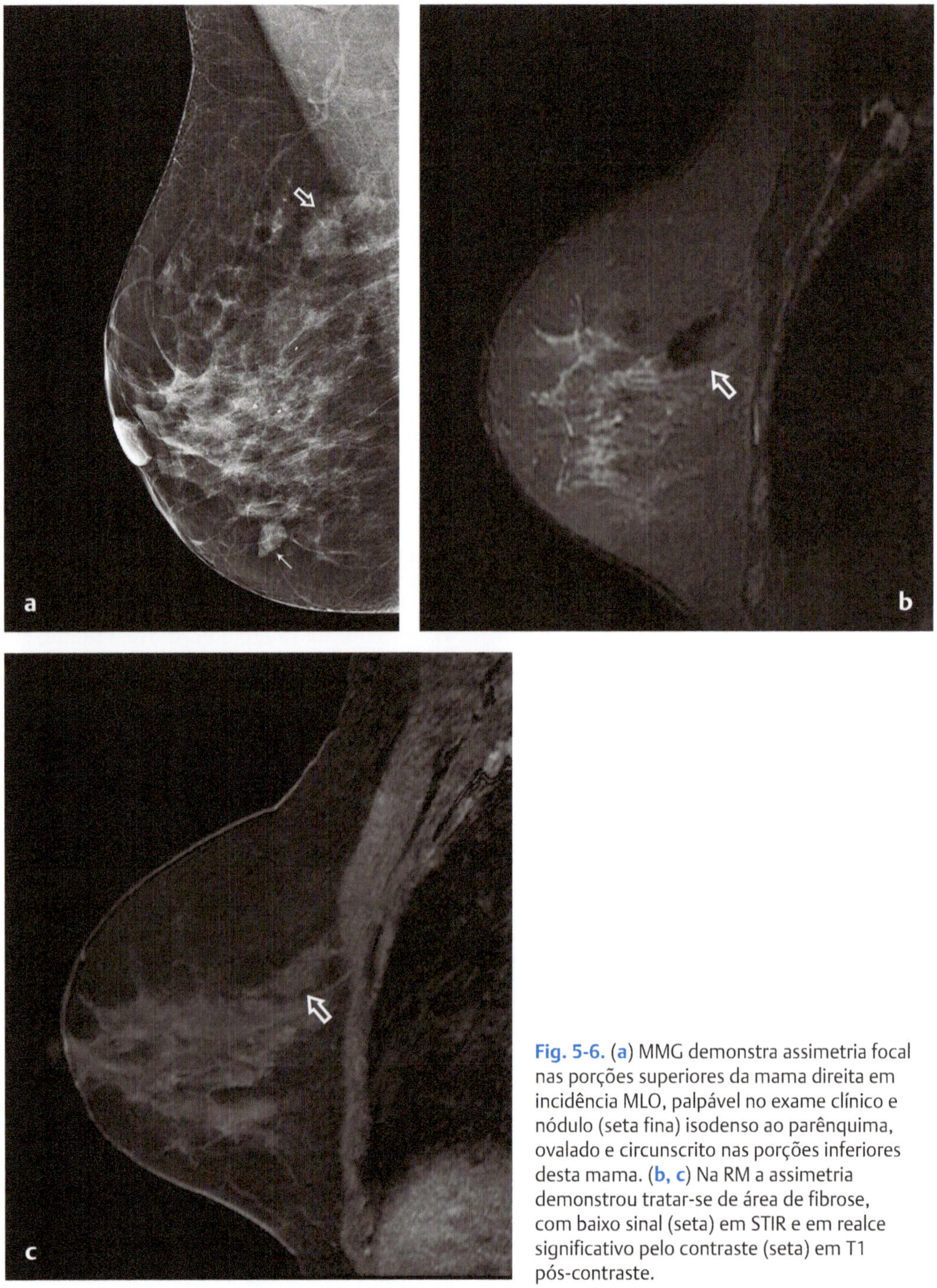

Fig. 5-6. (**a**) MMG demonstra assimetria focal nas porções superiores da mama direita em incidência MLO, palpável no exame clínico e nódulo (seta fina) isodenso ao parênquima, ovalado e circunscrito nas porções inferiores desta mama. (**b, c**) Na RM a assimetria demonstrou tratar-se de área de fibrose, com baixo sinal (seta) em STIR e em realce significativo pelo contraste (seta) em T1 pós-contraste.

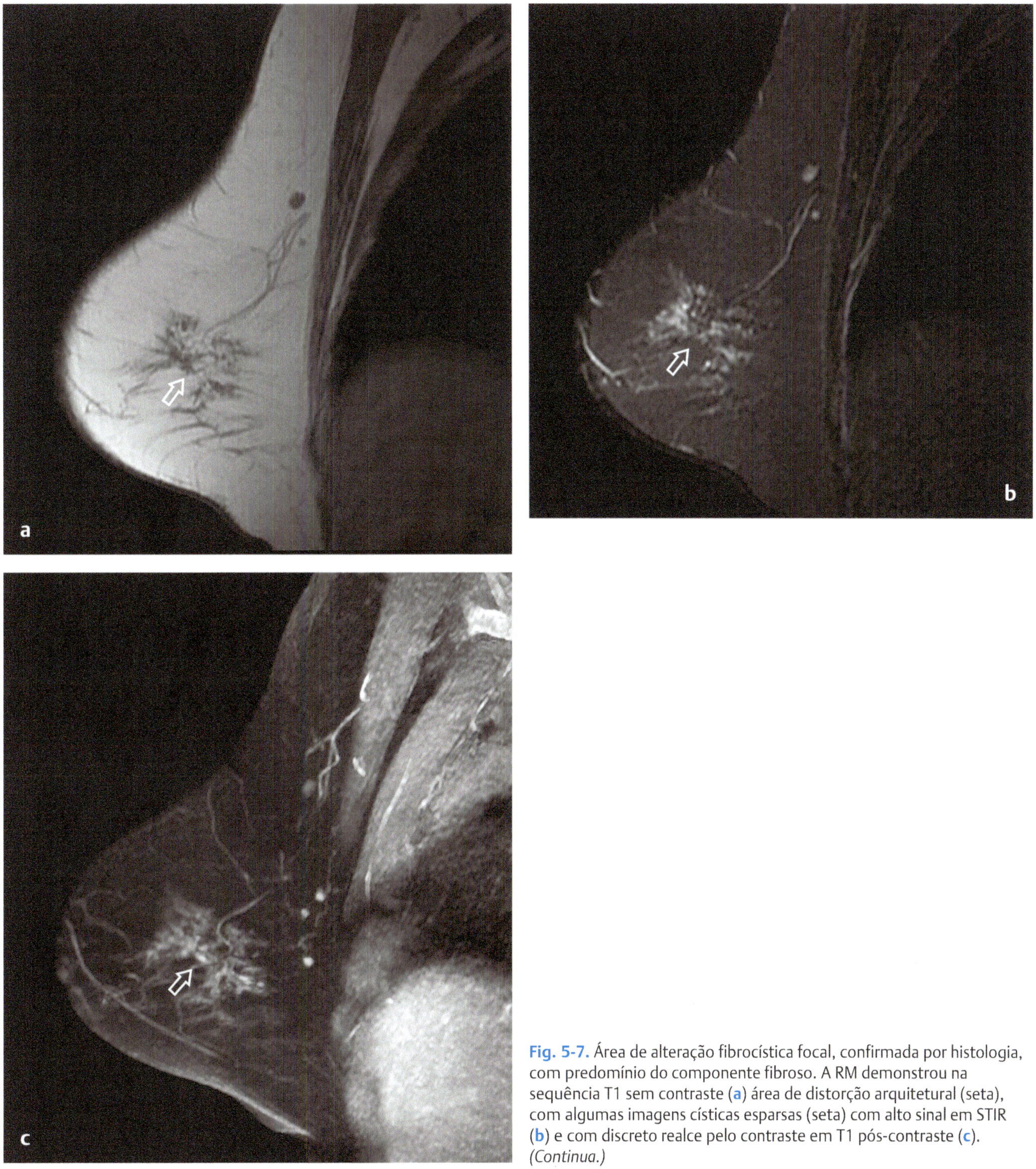

Fig. 5-7. Área de alteração fibrocística focal, confirmada por histologia, com predomínio do componente fibroso. A RM demonstrou na sequência T1 sem contraste (**a**) área de distorção arquitetural (seta), com algumas imagens císticas esparsas (seta) com alto sinal em STIR (**b**) e com discreto realce pelo contraste em T1 pós-contraste (**c**). *(Continua.)*

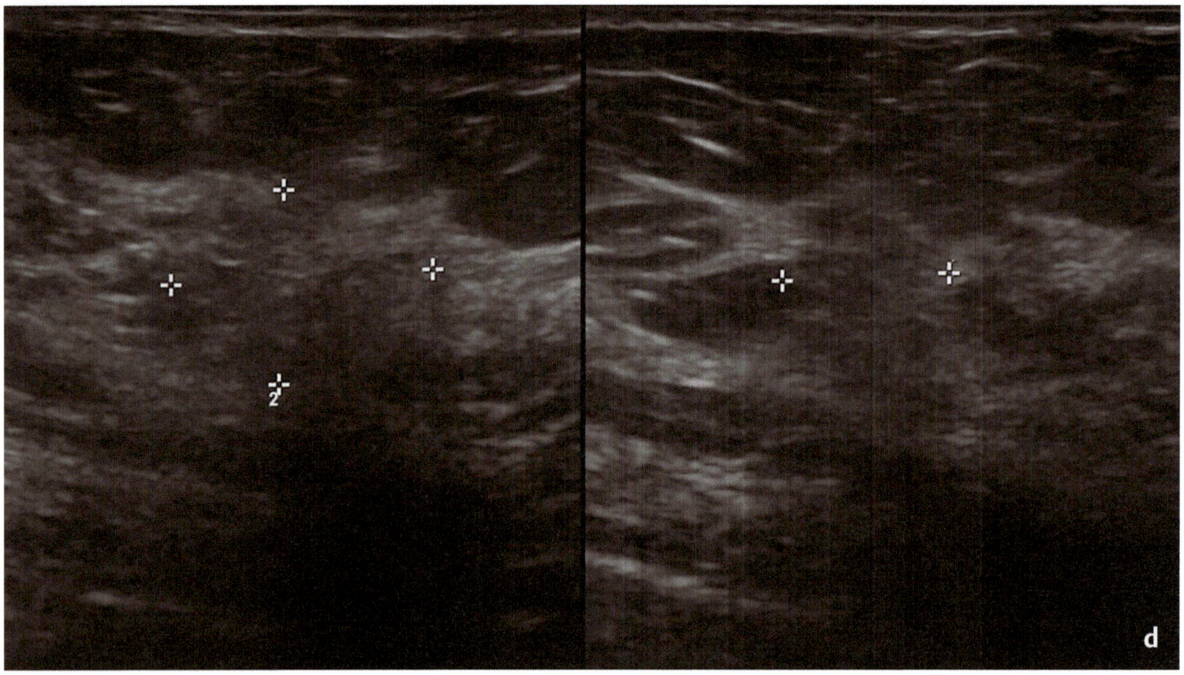

Fig. 5-7. *(Cont.)* Na US do tipo *second-look* (**d**), ara guiar biópsia observou-se área heterogênea, com discreta sombra acústica posterior, palpável clinicamente.

Quadro 5-1. Formas de Apresentação das Principais Lesões Relacionadas com as Alterações Fibrocísticas das Mamas nos Métodos de Imagem

	Mamografia	Ultrassonografia	Ressonância magnética
Cisto simples	Nódulo oval ou redondo, isodenso e com contornos circunscritos ou parcialmente encobertos	Nódulo oval ou redondo, com contornos regulares e conteúdo anecogênico e homogêneo	Nódulo oval ou redondo, regular, com alto sinal em T2 e STIR e sem realce pelo contraste
Cisto complicado	Nódulo oval ou redondo, isodenso e com contornos circunscritos ou parcialmente encobertos	Nódulo oval ou redondo, com contornos regulares, com finos *debris* em suspensão ou com material ecogênico espesso no seu interior	Nódulo oval ou redondo com sinal moderado em T2 e STIR e alto sinal em T1, podendo ter realce periférico pelo contraste
Nódulo complexo sólido-cístico (pode representar lesão maligna – Categoria 4 do Sistema BI-RADS™	Pode variar. Mais frequentemente, nódulo ovalado, iso ou hiperdenso em relação ao tecido mamário adjacente, com contornos indefinidos ou parcialmente encobertos	Nódulo cístico com paredes irregulares e septos espessos; nódulo cístico com área sólida vegetante no interior; nódulo predominantemente sólido com áreas císticas associadas	Nódulo com sinal heterogêneo em T2 e STIR, com áreas de iso e hipersinal e com realce heterogêneo pelo contraste, que pode ocorrer nos septos ou nas áreas sólidas vegetantes na lesão. A curva nas áreas sólidas varia, podendo ocorrer curva do tipo 3
Agrupamento de cistos	Pode variar. Mais frequentemente, nódulo oval ou redondo, isodenso e com contornos circunscritos ou parcialmente encobertos	Área heterogênea sólida, contendo microcistos, menores que 5 mm no interior	Área com sinal heterogêneo em T2 e STIR, com pequenos cistos com alto sinal em STIR e discreto realce heterogêneo pelo contraste, com curva do tipo 1
Lesão com predomínio do componente fibrótico	Área densa, podendo associar-se à distorção da arquitetural focal	Áreas nodulares sólidas, com contornos irregulares e limites imprecisos, hipoecogênicas, podendo ter sombra acústica posterior	Área com baixo sinal em T1 e em STIR, com limites imprecisos, sem realce significativo pelo contraste
Microcalcificações	Calcificações com média e baixa densidade que alteram sua morfologia com a mudança do posicionamento da mama – calcificações tipo "leite de cálcio"	Pontos ecogênicos (calcificações) no interior de microcistos ou em cistos maiores	Não identificáveis na RM

Obs.: O nódulo complexo sólido-cístico, embora também possa estar associado à alteração fibrocística, suas características impõem a necessidade de investigação para exclusão de malignidade, sendo classificado como Categoria 4 ou 5, conforme o Sistema de Padronização BI-RADS™.

não gestacional, sendo o tipo histológico mais prevalente o carcinoma ductal infiltrante, presente em 75 a 90% dos casos. Costumam mostrar-se com perfil de maior agressividade, tendendo a ser tumores de alto grau de diferenciação e com receptores hormonais negativos (60 a 80% dos casos).[5-7]

O retardo no diagnóstico decorre da dificuldade do exame físico nessas pacientes e pela frequente atribuição a doenças benignas, como mastites, quando da identificação de nódulos em pacientes gestantes ou lactantes, sem que a possibilidade de câncer seja totalmente excluída pela realização de exames adequados, em especial pela US.[4]

A US é o método de escolha na avaliação inicial de pacientes gestantes ou lactantes com queixa de nódulo palpável.

As alterações relacionadas com a lactação podem ser facilmente identificadas na US, e não representam empecilho à identificação de lesão suspeita, que se mostra de forma semelhante ao encontrado nas mulheres em geral:

- Nódulo sólido;
- Nódulo com forma irregular (ou redondo);
- Nódulo com contornos microlobulados e sombra acústica posterior.

Por vezes, é identificada associação a microcalcificações no interior da lesão (Fig. 5-8).

A MMG não é utilizada com método inicial de investigação, uma vez que a alta densidade do tecido mamário própria do período lactacional reduz significativamente a sensibilidade para a identificação de lesões suspeitas (taxa de falso-negativo de até 35%). No entanto, a MMG tem grande contribuição na demonstração de microcalcificações, e deve ser realizada quando há suspeitas de calcificações. Nestes casos, não há restrição ao uso da MMG, apenas recomendam-se medidas de proteção abdominal, quando durante a gestação.[7]

A RM não é recomendada na fase gestacional e, durante a lactação, também é limitada para identificar lesões causadas por acentuado realce de fundo que dificulta a visualização de lesões hipercaptantes de contraste (suspeitas). Pode ser realizada após o diagnóstico de lesão maligna na tentativa de demonstrar extensão local da lesão ou na busca de lesão na mama contralateral.

No entanto, na fase investigativa, a biópsia percutânea é considerada o padrão ouro no diagnóstico histopatológico dos nódulos mamários considerados suspeitos na gestação ou na lactação. A biópsia por agulha grossa (*core biopsy*) por ser método de fácil execução é o recomendado. A formação de fístula láctea é a complicação mais frequente em decorrência desse procedimento, por vezes formando, também, coleções de conteúdo lácteo (galactoceles).

Principais Alterações Benignas na Gestação e Lactação e sua Tradução na Imagem

Dentre as alterações benignas mais frequentes encontradas neste período citam-se aquelas relacionadas com o processo inflamatório/infeccioso (mastites puerperais e abscessos) e os nódulos. Dentre as lesões nodulares, o fibroadenoma com hiperplasia secretória ou que apresenta mudanças provocadas

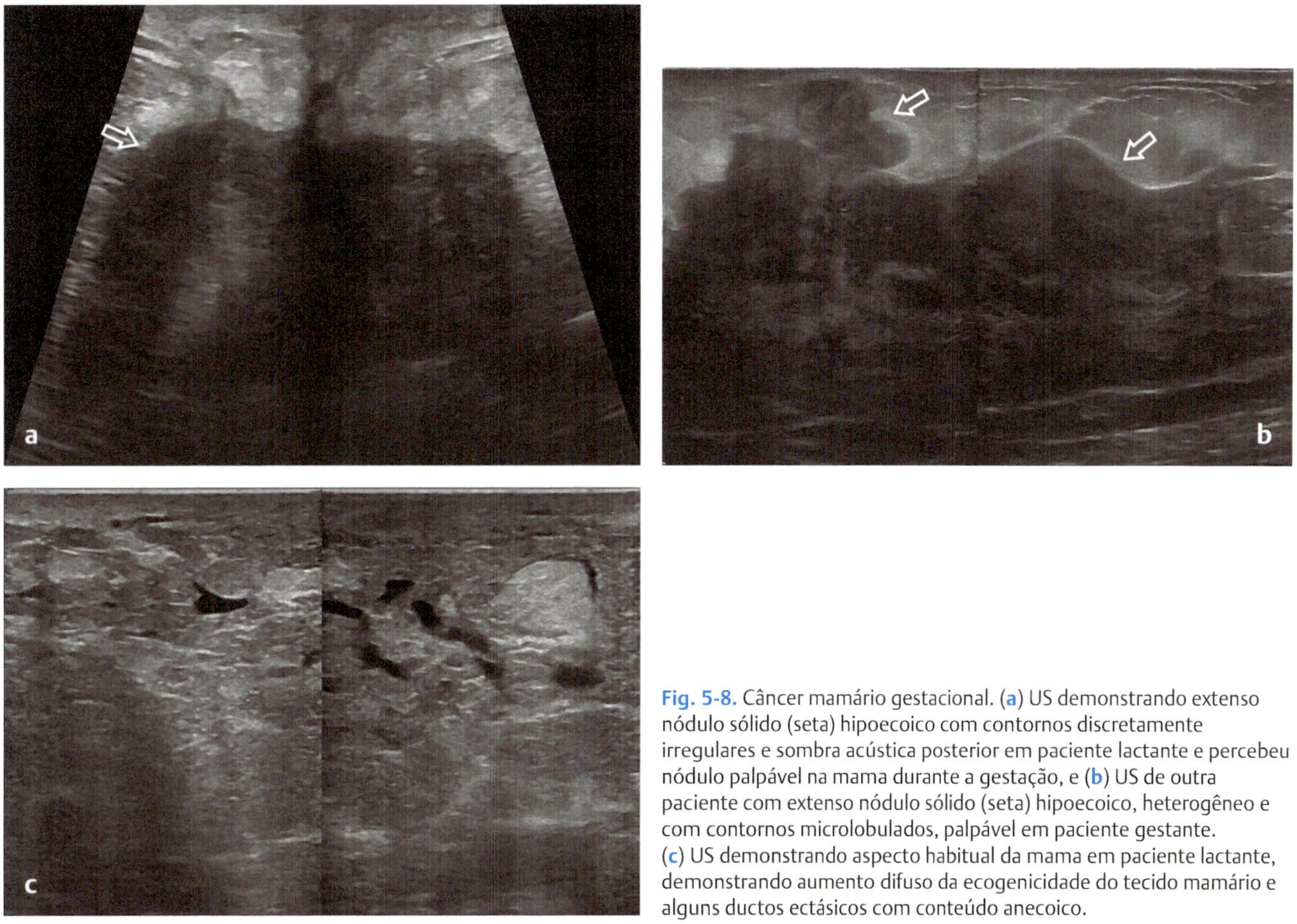

Fig. 5-8. Câncer mamário gestacional. (**a**) US demonstrando extenso nódulo sólido (seta) hipoecoico com contornos discretamente irregulares e sombra acústica posterior em paciente lactante e percebeu nódulo palpável na mama durante a gestação, e (**b**) US de outra paciente com extenso nódulo sólido (seta) hipoecoico, heterogêneo e com contornos microlobulados, palpável em paciente gestante. (**c**) US demonstrando aspecto habitual da mama em paciente lactante, demonstrando aumento difuso da ecogenicidade do tecido mamário e alguns ductos ectásicos com conteúdo anecoico.

por lactação, a galactocele e o adenoma lactante são as mais frequentes.

A **mastite puerperal** será discutida neste capítulo, na seção que trata das alterações inflamatórias da mama.

As **galactoceles** são nódulos císticos formados a partir de ductos dilatados preenchidos por leite, que podem ocorrer a partir do terceiro trimestre de gestação até após a interrupção do aleitamento. Histologicamente representam cistos com revestimento epitelial, preenchidos por material composto por quantidades variadas de proteínas, lactose e gordura. Dada a essa constituição heterogênea, pode mostrar-se de diferentes formas nos métodos de imagem.[4]

Assim como outras lesões que contenham material adiposo, são facilmente identificadas na MMG, tendo uma apresentação variável, na dependência da quantidade de gordura em relação ao material proteináceo (leite). No entanto, pacientes gestantes e lactantes não são avaliadas rotineiramente por MMG, e a identificação de uma galactocele pode ocorrer de forma incidental após a amamentação ou por se mostrar palpável durante ou após a lactação, quando a MMG fizer parte do plano de investigação.

Em pacientes gestantes ou lactantes com nódulo palpável, a US coloca-se como método de escolha, sendo que a galactocele pode ser facilmente reconhecida neste estudo, apesar de ter inúmeras formas de apresentação ultrassonográfica.

Pode apresentar-se como:

A) Um cisto arredondado, com conteúdo espesso (ou com debris em suspensão) ou calcificações;
B) Nódulo arredondado e heterogêneo, com áreas hipo e hiperecogênicas e com reforço acústico posterior em decorrência de composição líquida predominante, às vezes formando nível por conta das diferenças de densidade no material constante no cisto;
C) Cisto arredondado com área sólida ecogênica e irregular no interior, podendo associar-se à sombra acústica (Fig. 5-9).

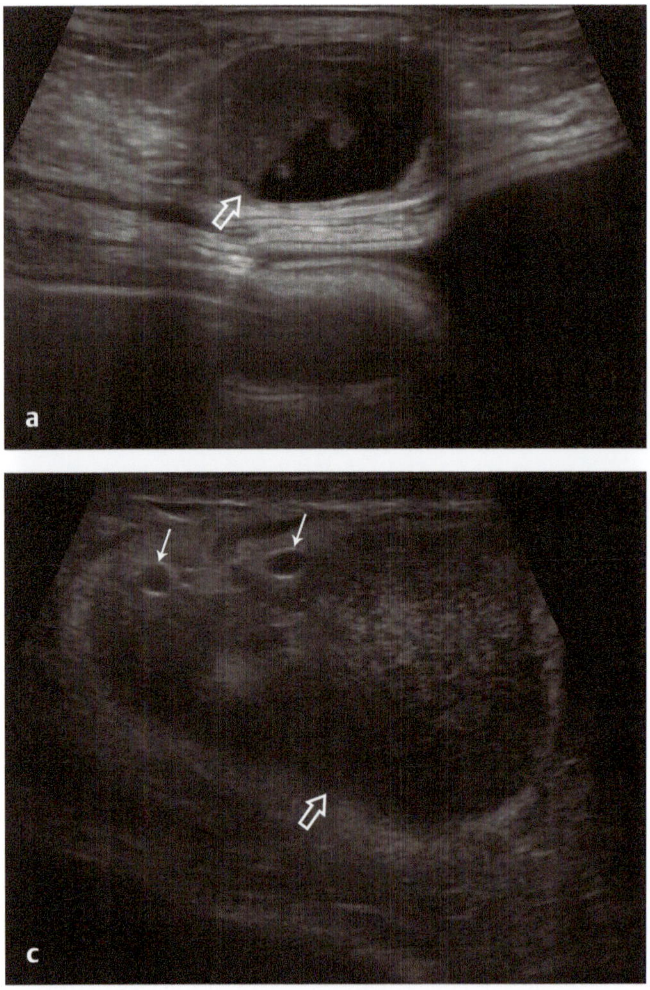

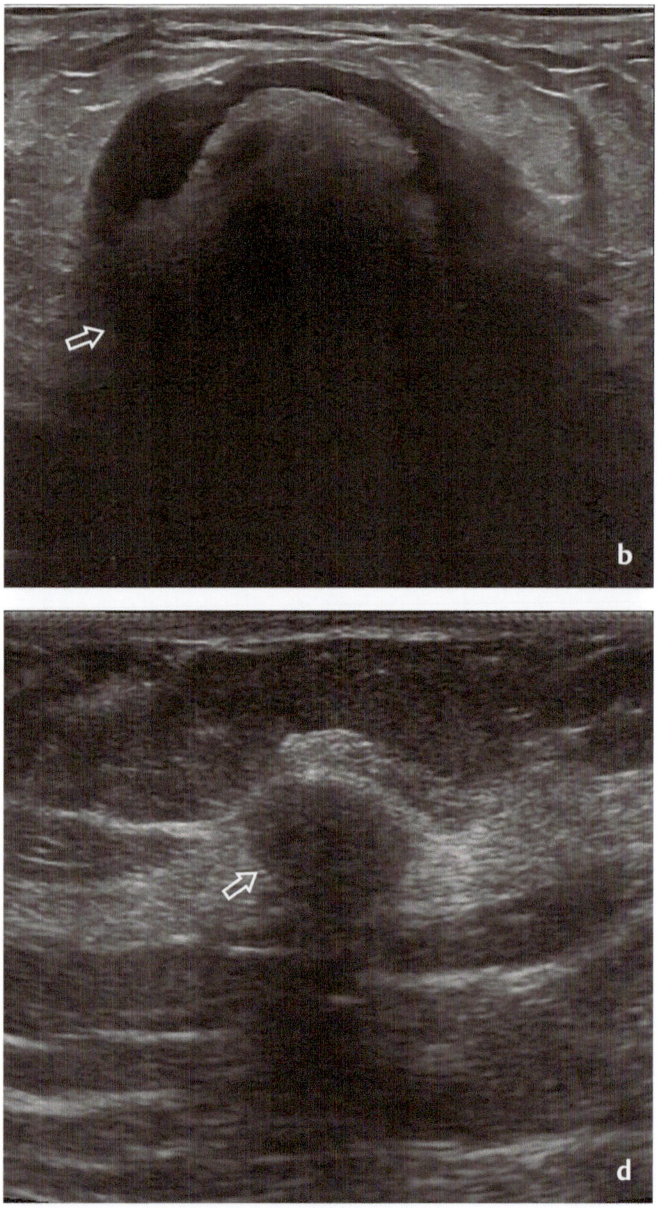

Fig. 5-9. Formas de apresentação das galactoceles à US. (a) Imagem cística (seta) com conteúdo espesso em suspensão formando nível líquido. (b) Imagem cística (seta) com área hiperecogênica interna que provoca sombra acústica posterior. (c) Imagem cística (seta vazada) com conteúdo heterogêneo contendo imagens anecoicas periféricas (setas finas). (d) Imagem cística com conteúdo homogêneo hipoecoico com sombra acústica posterior. *(Continua.)*

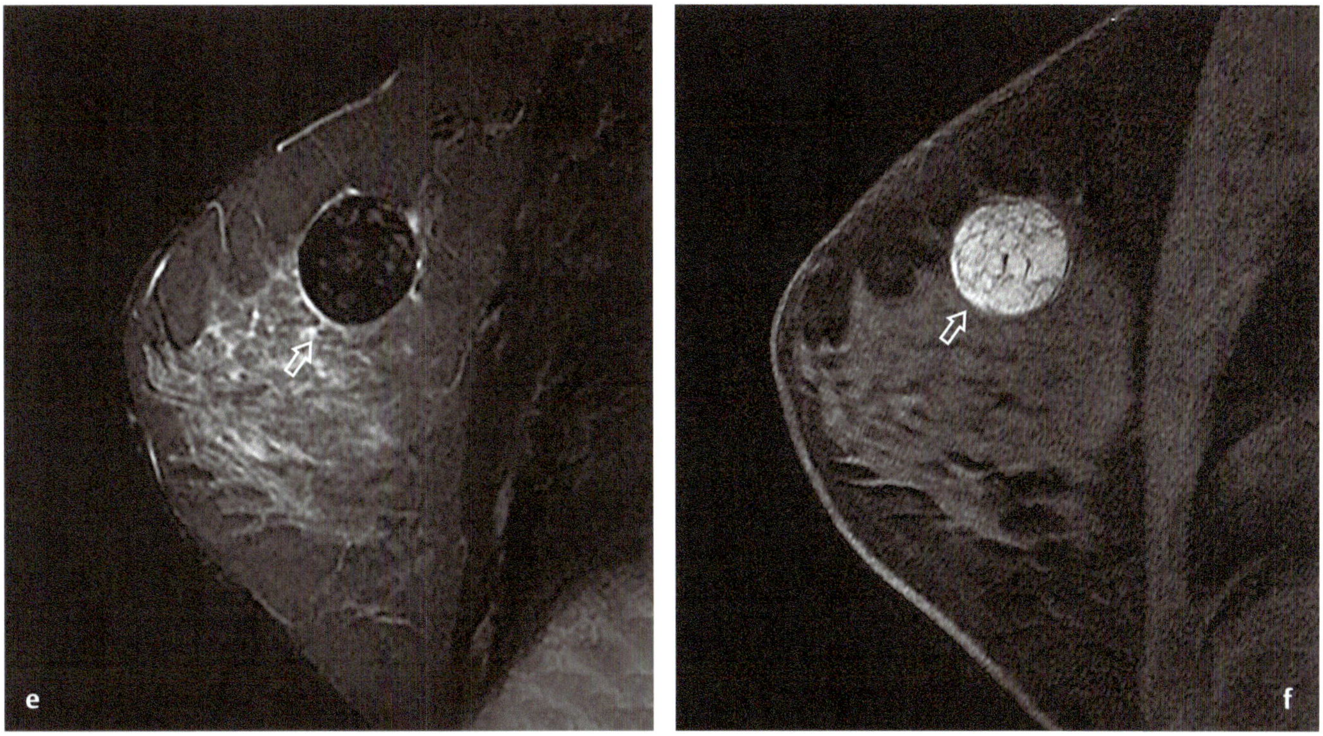

Fig. 5-9. *(Cont.)* (**e**) Na RM, observa-se imagem cística arredondada, heterogênea e regular, com baixo sinal em STIR, e com alto sinal em T1 (**f**), devido ao seu conteúdo com alto teor proteico e de gordura.

Essa última descrição de uma galactocele pode facilmente ser confundida com uma lesão maligna, principalmente com lesão papilífera. No entanto, o questionamento quanto a gestação ou amamentação recentes pode desfazer a dúvida. E, quando a MMG e a US não forem definitivas, a opção de aspiração guiada por US é diagnóstica e geralmente curativa (Fig. 5-10).

Os **fibroadenomas**, lesões benignas de origem fibroepitelial muito frequentes entre as mulheres, podem apresentar mudança nas suas dimensões e morfologia e na sua constituição interna como resposta a alterações hormonais fisiológicas que ocorrem na gestação. Muitos dos fibroadenomas já identificados antes da gestação podem desaparecer em meio às alterações que ocorrem no tecido mamário que se prepara para a amamentação, enquanto outros podem apresentar crescimento, podendo tornar-se palpáveis.

Ultrassonograficamente, o fibroadenoma que ocorre nesse período é semelhante ao identificado em outras fases, ou seja: nódulo sólido, ovalado ou macrolobulado, horizontalizado e com contornos circunscritos. Quando apresenta crescimento rápido, pode associar-se a áreas císticas no seu interior (Fig. 5-11).

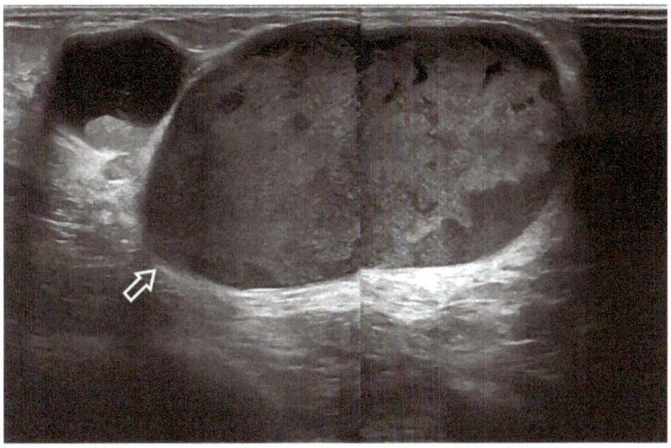

Fig. 5-10. Lesão papilífera na US demonstrada como nódulo complexo sólido-cístico, bem delimitado, com duas loculações, uma delas com conteúdo heterogêneo isoecoico (seta) e a outra apresentando conteúdo anecoico com área hiperecogênica parietal.

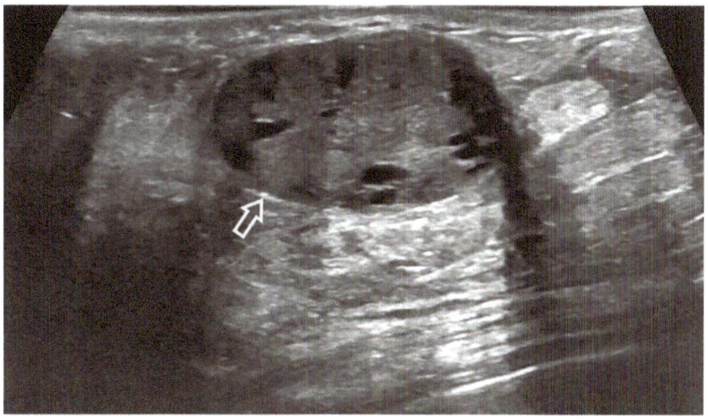

Fig. 5-11. Fibroadenoma demonstrado na US como nódulo sólido (seta) ovalado, hipoecoico, circunscrito, com o maior eixo paralelo à pele, com áreas císticas internas.

O **adenoma lactante** é um nódulo benigno, próprio da fase lactacional, que ocorre em virtude da influência hormonal nesse período, tendo ainda sua origem não esclarecida, podendo ser considerado uma variante do fibroadenoma ou do adenoma tubular. O nódulo manifesta-se clinicamente como nódulo palpável, geralmente grande (podendo ter até 4 cm), e tende a regredir após o fim da amamentação, não tendo potencial de malignidade.

Na US apresenta-se como nódulo sólido, ovalado, horizontalizado e com contornos regulares, podendo haver intensa vascularização interna no estudo com Doppler. Em caso de crescimento acentuado, a biópsia pode ser realizada para o diagnóstico definitivo (Fig. 5-12).

NEOPLASIAS BENIGNAS DE ORIGEM FIBROEPITELIAL (FIBROADENOMAS)

Os fibroadenomas representam um espectro de tumores benignos, que se formam na unidade ductolobular terminal (UDLT), tendo características patológicas consideradas bifásicas, por serem compostos por células de origem estromal e ductal, em proporções variadas. A estimulação estrogênica é sua principal causa e reflete tanto na sua formação quanto no seu crescimento. São mais comuns no período anterior à menopausa, tendo seu ápice na terceira década de vida, com o segundo pico na quinta década.[8]

Ao exame físico, os fibroadenomas, quando palpáveis, são móveis, com consistência elástica e têm a formato ovalado. Têm crescimento lento, atingindo entre 2 a 3 cm em sua maioria. No entanto, alguns tipos de fibroadenomas podem ter crescimento rápido, podendo atingir entre 6 a 10 cm, sendo então denominados fibroadenomas gigantes e, se surgirem na adolescência, são denominados fibroadenomas juvenis.

Na US, os fibroadenomas se mostram como nódulos ovalados ou macrolobulados, com contornos circunscritos. O desafio maior é a identificação de características que possam indicar suspeição para malignidade (alguns tipos de carcinomas circunscritos), ou diferenciá-los de um tumor filoide, outro tipo de neoplasia de origem fibroepitelial, mas que pode ter evolução diferente e necessita de conduta adequada para seu tratamento.[9]

A diferenciação histológica entre fibroadenoma e **tumor filoide** é baseada em critérios anatomopatológicos muito específicos, com base na celularidade da lesão e no pleomorfismo celular, assim como na expressão do Ki-67, dentre outros (Figs. 5-13 e 5-14).

A literatura é vasta na descrição de critérios para definir de forma segura as características de imagem do fibroadenoma na US, de forma a diferenciá-lo de um carcinoma.

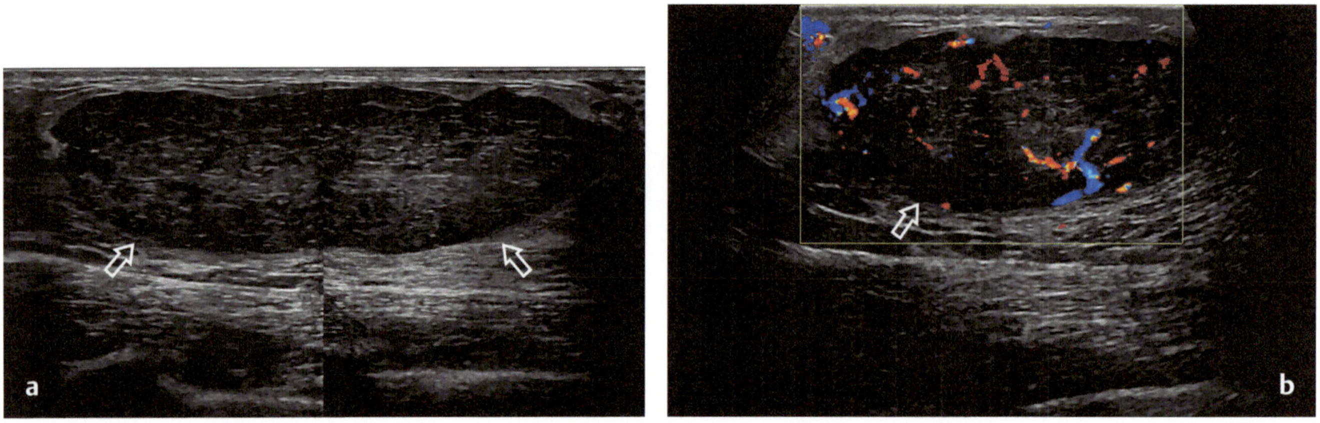

Fig. 5-12. Adenoma lactante à US demonstrado por: nódulo sólido (setas), ovalado, circunscrito e heterogêneo (**a**), com intensa vascularização interna (seta) ao modo Doppler colorido (**b**).

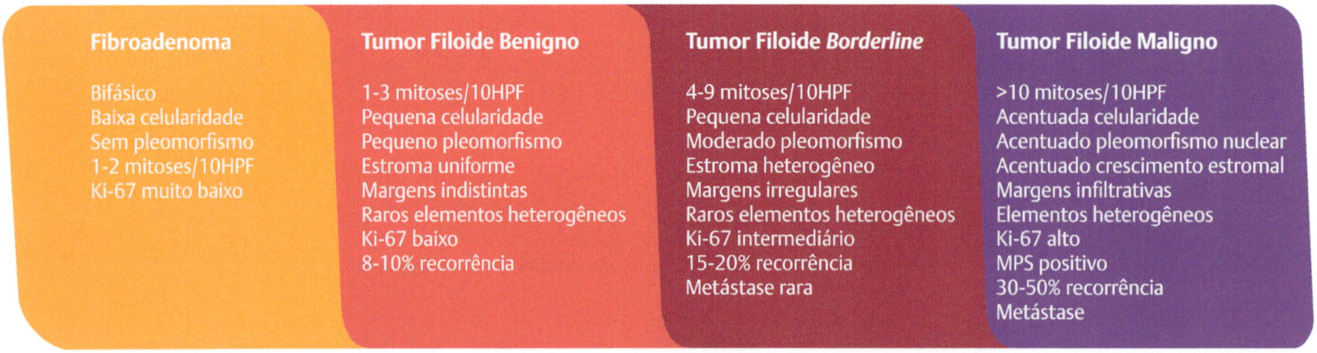
Fibroadenoma
Bifásico
Baixa celularidade
Sem pleomorfismo
1-2 mitoses/10HPF
Ki-67 muito baixo
Tumor Filoide Benigno
1-3 mitoses/10HPF
Pequena celularidade
Pequeno pleomorfismo
Estroma uniforme
Margens indistintas
Raros elementos heterogêneos
Ki-67 baixo
8-10% recorrência
Tumor Filoide *Borderline*
4-9 mitoses/10HPF
Pequena celularidade
Moderado pleomorfismo
Estroma heterogêneo
Margens irregulares
Raros elementos heterogêneos
Ki-67 intermediário
15-20% recorrência
Metástase rara
Tumor Filoide Maligno
>10 mitoses/10HPF
Acentuada celularidade
Acentuado pleomorfismo nuclear
Acentuado crescimento estromal
Margens infiltrativas
Elementos heterogêneos
Ki-67 alto
MPS positivo
30-50% recorrência
Metástase

Fig. 5-13. Esquema demonstrando a classificação das neoplasias de origem fibroepitelial.

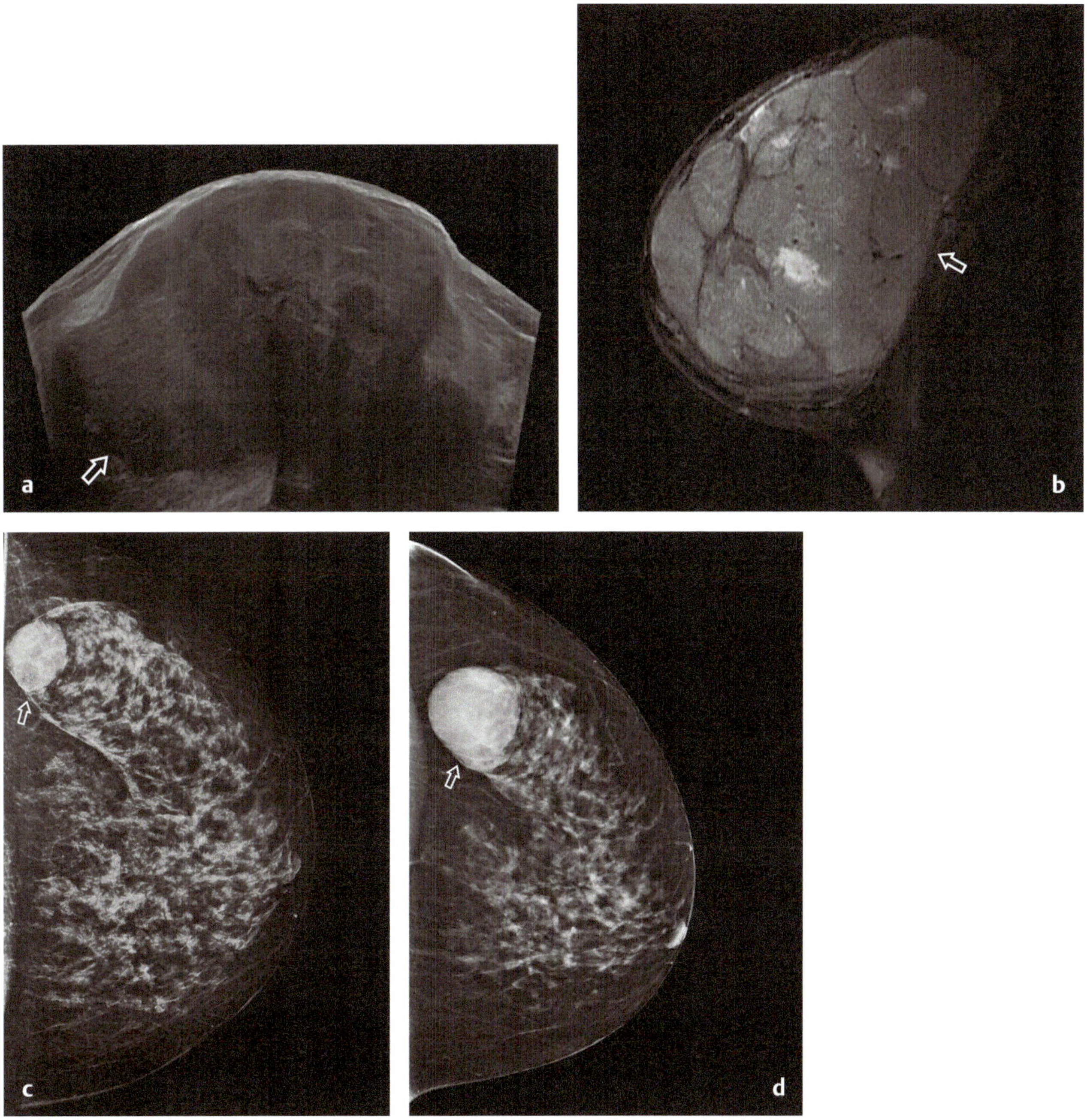

Fig. 5-14. Tumor filoide confirmado por histologia. (a) US com imagem estendida (reconstrução) demonstrando extenso nódulo sólido (seta) hipoecoico, heterogêneo e circunscrito que apresentou crescimento no controle evolutivo, e (b) na RM, sequência STIR, mostrando extenso nódulo sólido (seta), circunscrito, com sinal intermediário, ocupando quase todo o corpo mamário, e com algumas áreas esparsas de hipersinal (líquidas) no interior. Outra paciente apresentando à MMG (c) nódulo ovalado e circunscrito nas porções laterais da mama esquerda e que apresentou crescimento na MMG de controle (d). *(Continua.)*

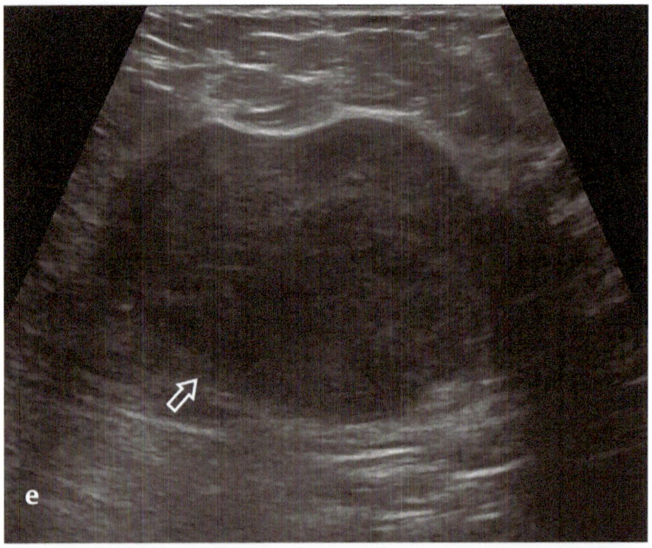

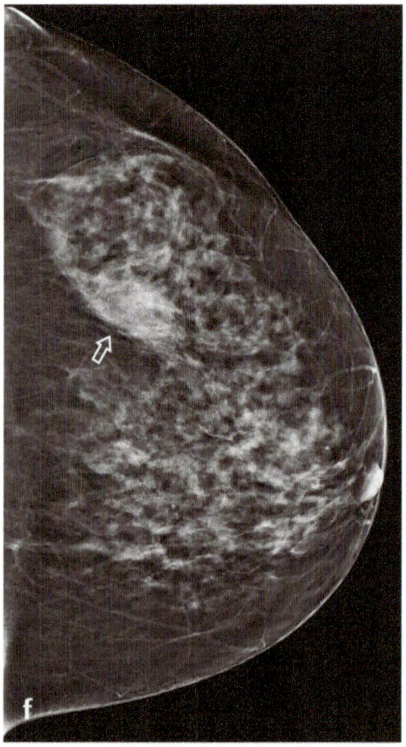

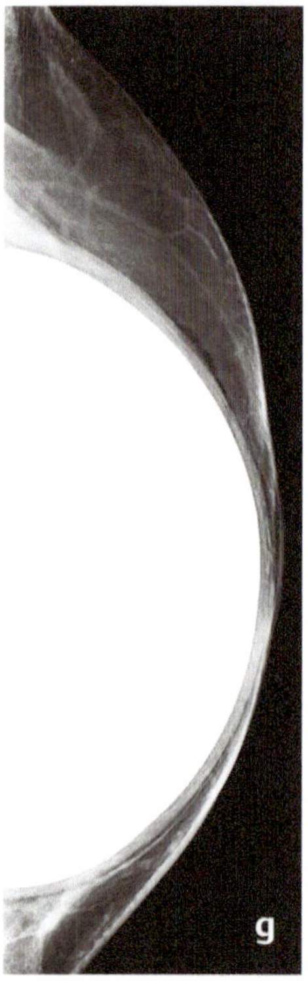

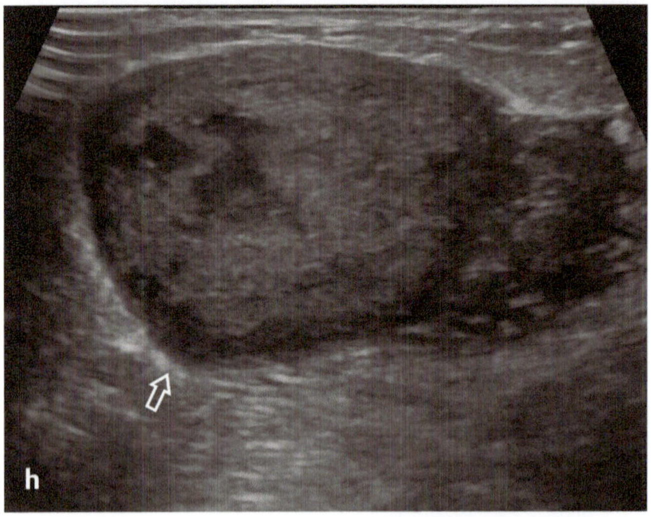

Fig. 5-14. *(Cont.)* Foi submetida à biópsia percutânea orientada por US (**e**) que identificou nódulo sólido (seta) hipoecoico, ovalado e circunscrito, com maior eixo paralelo à pele, com resultado histopatológico demonstrando lesão fibroepitelial, e biópsia cirúrgica confirmando o diagnóstico de tumor filoide. (**f**) MMG realizada após resseção da lesão, com alterações pós-cirúrgicas (seta). Posteriormente a paciente foi submetida à mastectomia com reconstrução da mama com prótese de silicone (**g**). Oito meses após a cirurgia apresentou recidiva da lesão acima da reconstrução, palpável adjacente ao esterno, demonstrada na US (**h**) como nódulo sólido, ovalado e heterogêneo. A biópsia confirmou o resultado de tumor filoide maligno.

Os principais critérios já foram bem estabelecidos na literatura desde 1995, quando Stavros *et al.* avaliaram 750 nódulos e descreveram as três características principais encontradas em 98% dos nódulos benignos: formato ovalado, orientação paralela à pele e contornos circunscritos, com fina cápsula ecogênica adjacente. Diante dessas características o valor preditivo negativo das lesões foi de 99,5%, o que assegurou, à época, a indicação de controle por ultrassonografia, tornando desnecessária a avaliação histológica.[10]

Esses critérios foram reestudados e foram aproveitados para compor os critérios de diferenciação entre lesões benignas de malignas utilizados no Sistema BI-RADS™, atualmente na sua quinta edição.

Os fibroadenomas não hialinizados, segundo esse sistema de padronização, podem ter apenas uma forma de apresentação na US: o de nódulo sólido ovalado (ou macrolobulado – com até três lobulações), iso ou hipoecogênico, eixo paralelo à pele e contornos circunscritos. Se houver algum sinal de malignidade, a lesão deve ser avaliada por biópsia (Fig. 5-15).

Esses nódulos são considerados, portanto, provavelmente benignos (BI-RADS US: categoria 3), sendo que o acompanhamento deles se dá por ultrassonografia em 6 meses, por 1 ano e, depois, controle anual até completar 3 anos. Se durante a realização do controle ocorrer aumento em suas dimensões (de 20% ou mais nos primeiros seis meses) ou se for observada alteração de sua forma ou contornos que indiquem suspeição para malignidade, devem ser submetidos à avaliação tissular por biópsia. Ao contrário, se constatada sua estabilidade por 3 anos, passa a ser considerado benigno e classificado como categoria 2 pelo Sistema BI-RADS™ (3).

O Sistema BI-RADS™ também recomenda a classificação em categoria 2 a identificação de múltiplos nódulos sugestivos de fibroadenomas e que tenham características semelhantes entre si e que acometam as duas mamas. Nesta situação, não é necessário controle semestral por US ou por MMG.

Os fibroadenomas podem sofrer processo de hialinização, desenvolvendo calcificações grosseiras no seu interior, denominadas **calcificações em pipoca**, sendo esses fibroadenomas, quando francamente calcificados, facilmente caracterizados na MMG e na US como lesões benignas (Fig. 5-16).

No entanto, pequenos fibroadenomas podem apresentar microcalcificações no seu interior, também como parte do processo inicial de hialinização, mas cujas características são de difícil diferenciação com carcinoma intraductal, principalmente por conta da não caracterização do componente

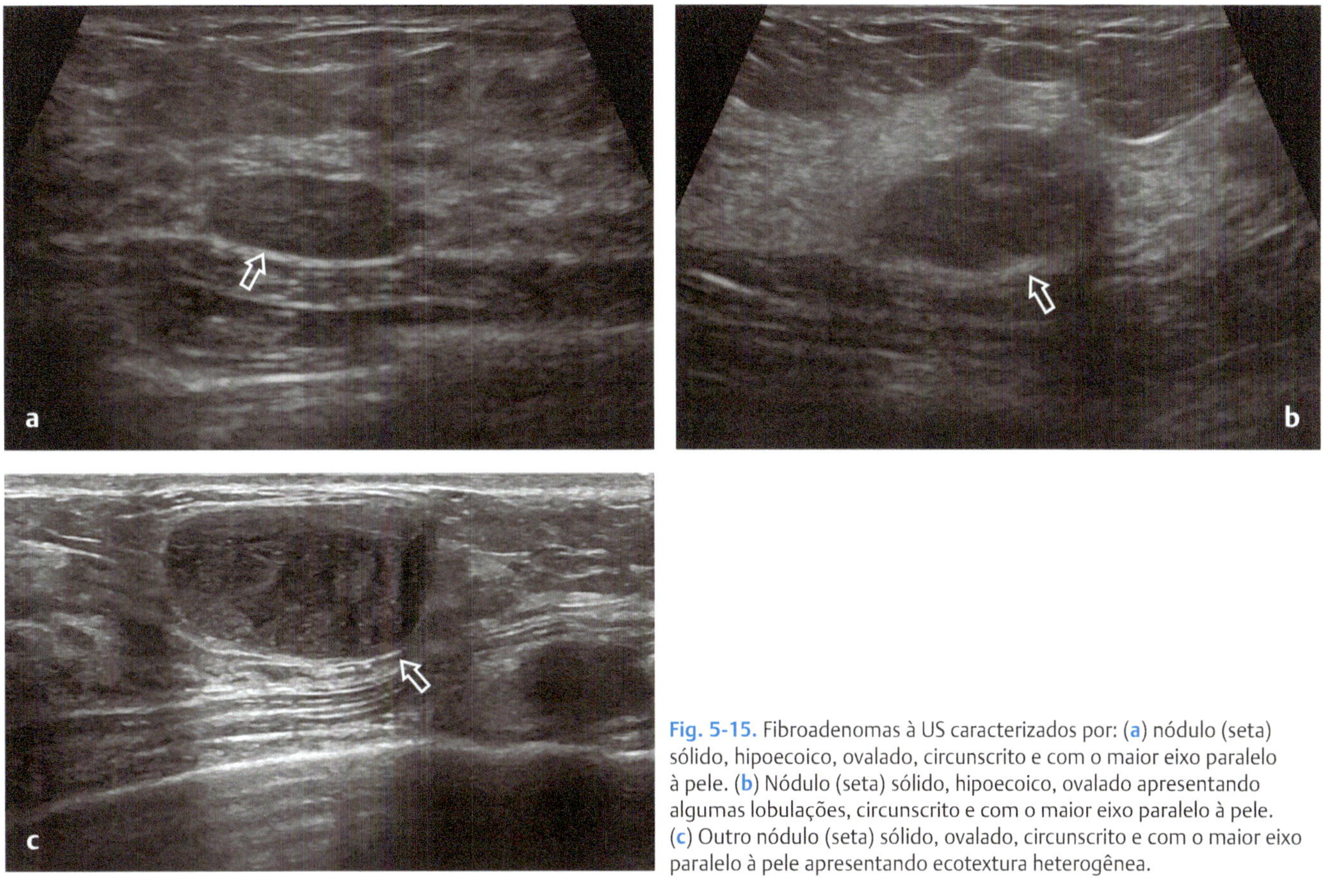

Fig. 5-15. Fibroadenomas à US caracterizados por: (a) nódulo (seta) sólido, hipoecoico, ovalado, circunscrito e com o maior eixo paralelo à pele. (b) Nódulo (seta) sólido, hipoecoico, ovalado apresentando algumas lobulações, circunscrito e com o maior eixo paralelo à pele. (c) Outro nódulo (seta) sólido, ovalado, circunscrito e com o maior eixo paralelo à pele apresentando ecotextura heterogênea.

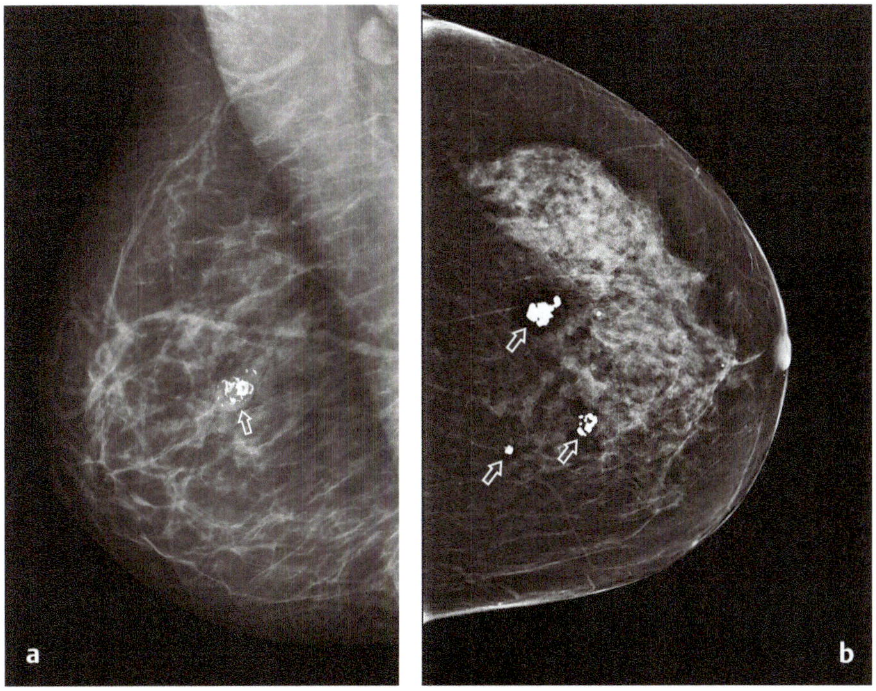

Fig. 5-16. (a) Fibroadenomas hialinizados (setas) demonstrados por "calcificações em pipoca" na incidência MLO da MMG. (b) E em outra paciente na incidência CC da MMG.

nodular da lesão na mamografia. Essas microcalcificações, descritas como heterogêneas grosseiras e agrupadas, apesar de terem baixa probabilidade de estarem relacionadas com o carcinoma intraductal (até 10%) têm indicação de avaliação histológica para confirmação (Fig. 5-17).

A RM não está indicada para diferenciar nódulos benignos de malignos, uma vez que a US representa a principal ferramenta com esse intuito por já ter critérios muito bem estabelecidos. No entanto, o conhecimento das formas de apresentação dos fibroadenomas nesse método faz-se necessário na medida em que representam um grupo de lesões muito comuns e que podem ser identificadas incidentalmente em exames de rastreamento em pacientes de alto risco ou em pacientes que se submeteram a RM por alguma outra indicação.

A apresentação do fibroadenoma na RM depende da sua composição principal, se mais ou menos hipercelular, o que determina dois tipos histológicos diferentes:

1. Mixoide;
2. Fibroesclerótico.[11]

O **fibroadenoma mixoide** apresenta alta celularidade, com predomínio epitelial e ocorre mais frequentemente entre pacientes jovens, podendo apresentar crescimento lento no controle evolutivo. Ultrassonograficamente, apresenta-se como nódulo ovalado, horizontalizado e com contornos circunscritos, podendo associar-se a reforço acústico posterior e ter finas linhas ecogênicas no seu interior. Na RM, a lesão apresenta-se como nódulo sólido, ovalado e regular, com iso ou hipersinal em STIR, com realce homogêneo pelo contraste, e curva dinâmica que pode ser variada, inclusive com curva rápida e do tipo 3. Também pode apresentar o clássico sinal de linhas hipocaptantes de contraste no interior da lesão, que é altamente específico para esse tipo de lesão (Fig. 5-18).

O **fibroadenoma fibroesclerótico** é aquele em que há predomínio do componente estromal, determinando fibrose. A lesão pode apresentar-se na US como nódulo sólido, hipo ou isoecogênico à gordura, com formato macrolobulado, horizontalizado, podendo haver sombra acústica posterior, na dependência da quantidade de tecido fibrótico, o que determina atenuação do feixe sonoro. E, por vezes, mostra-se como nódulo macrolobulado, com finas traves ecogênicas no seu interior, que representam áreas de fibrose, configurando aspecto de múltiplos pequenos nódulos (Fig. 5-19).

Na RM, o nódulo pode ser ovalado ou lobulado, com contornos regulares, iso ou hipointenso em STIR e com discreto realce heterogêneo pelo contraste e curva do tipo 1. Quando já hialinizado, a lesão pode não apresentar impregnação pelo contraste (Fig. 5-20).

LESÕES BENIGNAS DE ORIGEM MESENQUIMAL (ESTROMAL)

Existem uma série de outros tipos de lesões benignas que podem acometer a mama, porém raros, e que têm origem no tecido mesenquimal, conforme descritos no Quadro 5-2, que mostra a classificação destas lesões segundo a World Health Organization (WHO) 2012. A seguir discorreremos sobre as lesões benignas mais comuns e que têm origem no tecido estromal mamário.

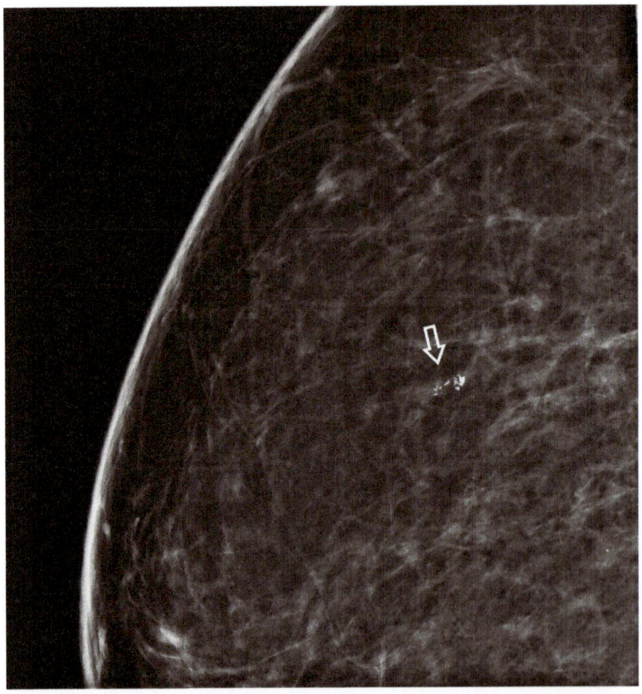

Fig. 5-17. Fibroadenoma histologicamente confirmado em processo inicial de hialinização na MMG, compressão focal, caracterizado por agrupamento de microcalcificações (seta) heterogêneas grosseiras.

Quadro 5-2. Classificação dos Tumores de Origem Mesenquimal[12]

Benignos
▪ Fascite nodular ▪ Miofibroblastomia ▪ Fibromatose ▪ Tumor miofibroblástico inflamatório ▪ Tumores vasculares benignos ▪ Lipoma ▪ Leiomioma ▪ Tumor de células granulares ▪ Neurofibroma e Schwannoma
Lesões mesenquimais *Tumor-like*
Tumores mesenquimais malignos
▪ Angiossarcoma ▪ Lipossarcoma ▪ Osteossarcoma ▪ Condrossarcoma ▪ Leiomiossarcoma ▪ Rabdomiossarcoma ▪ Fibrossarcoma

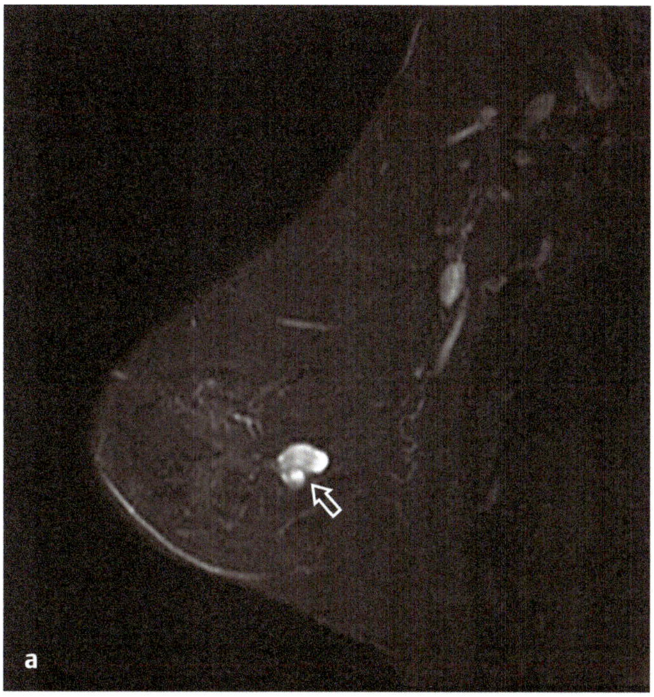

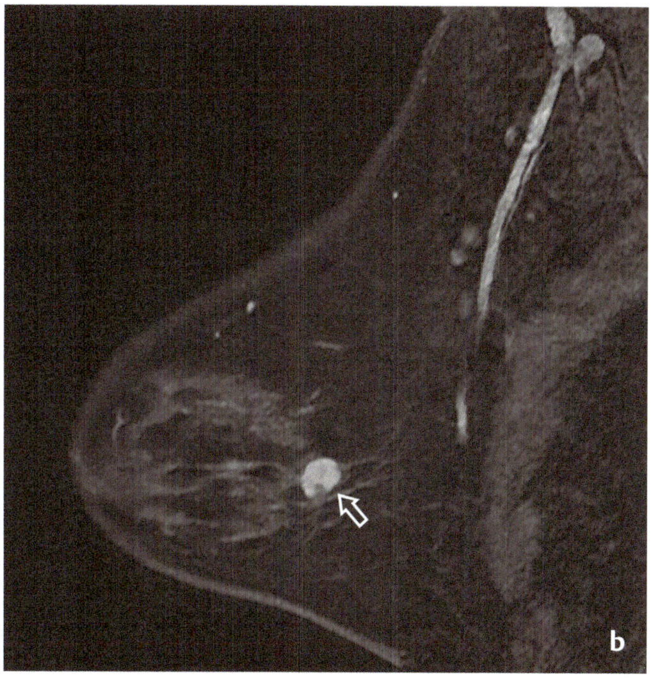

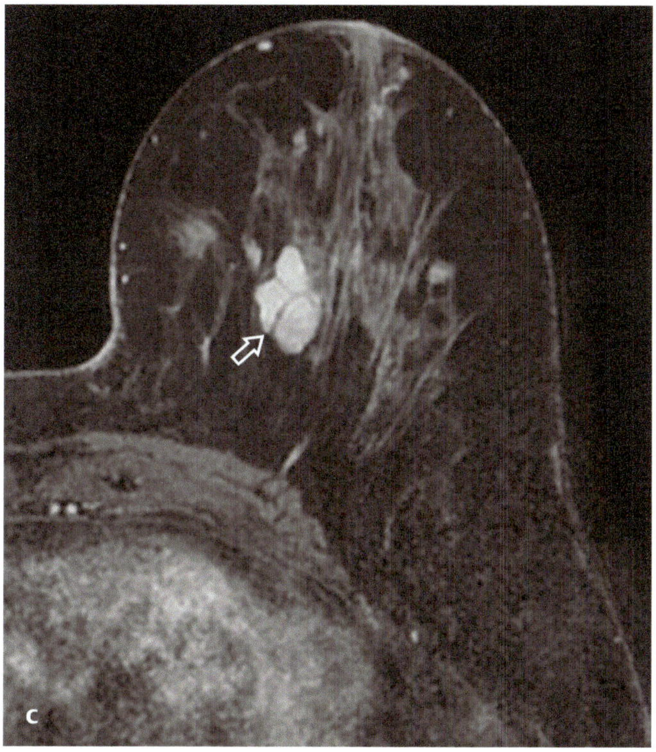

Fig. 5-18. Fibroadenoma mixoide na RM, STIR: (**a**) caracterizado por nódulo (seta) heterogêneo com predomínio de alto sinal. (**b**) Com intenso realce heterogêneo (seta) no T1 pós-contraste. (**c**) Outro nódulo com intenso realce pelo contraste contendo imagens lineares hipocaptantes de contraste no T1 pós-contraste axial.

Os **fibroadenolipomas ou hamartomas** são nódulos de composição mista, com elementos fibrosos, epiteliais e gordurosos, encapsulados, geralmente circunscritos, com consistência variável, de acordo com a predominância de seus componentes. São lesões facilmente identificadas na MMG, em virtude da presença do tecido adiposo, apresentando-se como nódulos de densidade mista (tecido adiposo e tecido fibroglandular) com fina cápsula periférica, sendo classificadas como BI-RADS MG: categoria 2. Na US são nódulos sólidos, ovalados, hiperecogênicos ou com ecogenicidade mista, semelhante ao tecido mamário normal, também delimitados por fina cápsula (Fig. 5-21).

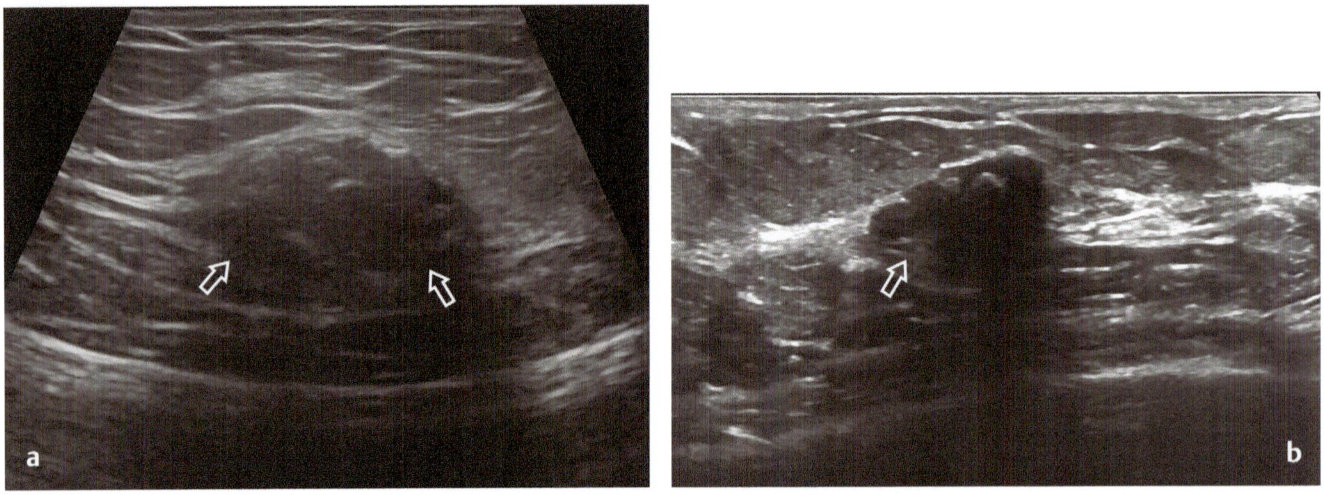

Fig. 5-19. Fibroadenoma fibroesclerótico na US caracterizados por: (**a**) nódulo sólido (setas) heterogêneo com áreas hiperecoicas compatíveis com calcificações e discreta sombra acústica posterior. (**b**) Nódulo sólido (seta) com áreas de calcificação e intensa sombra acústica posterior.

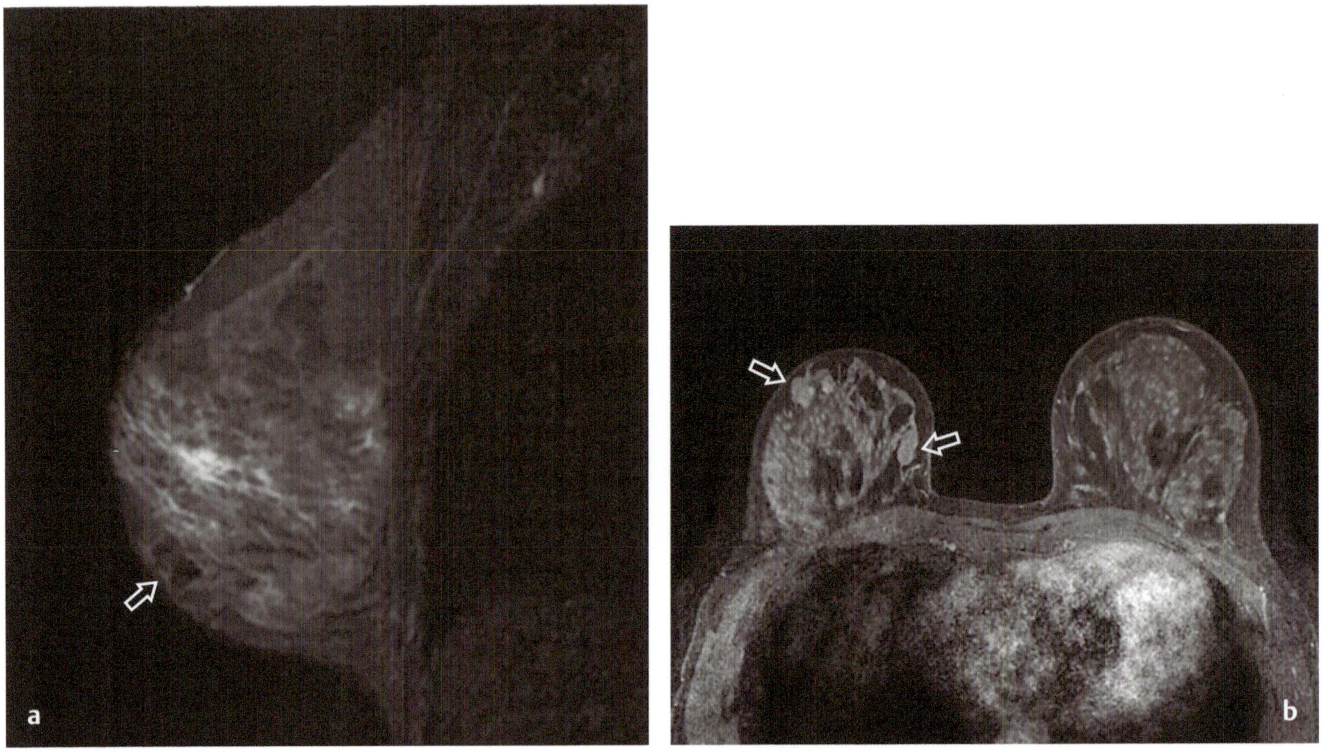

Fig. 5-20. Fibroadenoma fibroesclerótico na RM caracterizado por: (**a**) nódulo (seta) hipointenso em STIR, (**b**) com discreto realce em T1 pós-contraste (setas). *(Continua.)*

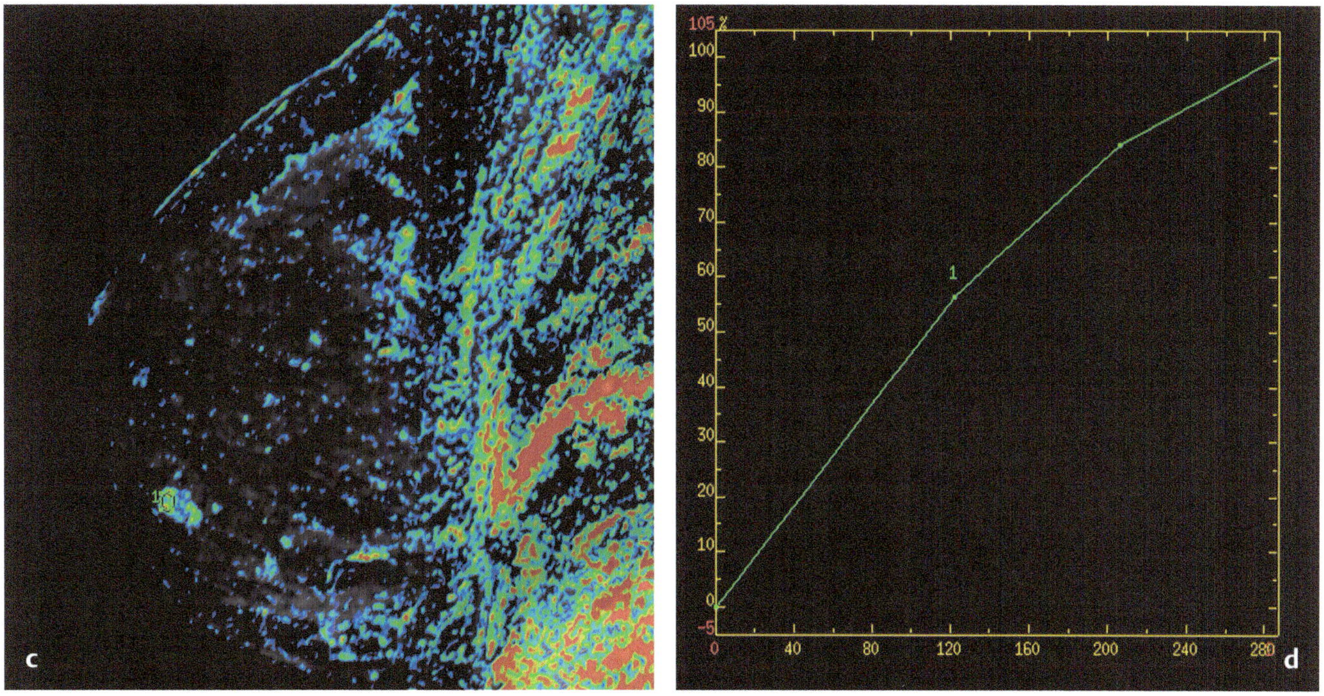

Fig. 5-20. *(Cont.)* (**c**) com discreto realce pelo contraste no mapa de cores; (**d**) apresentando curva dinâmica inicial lenta e progressiva (tipo 1).

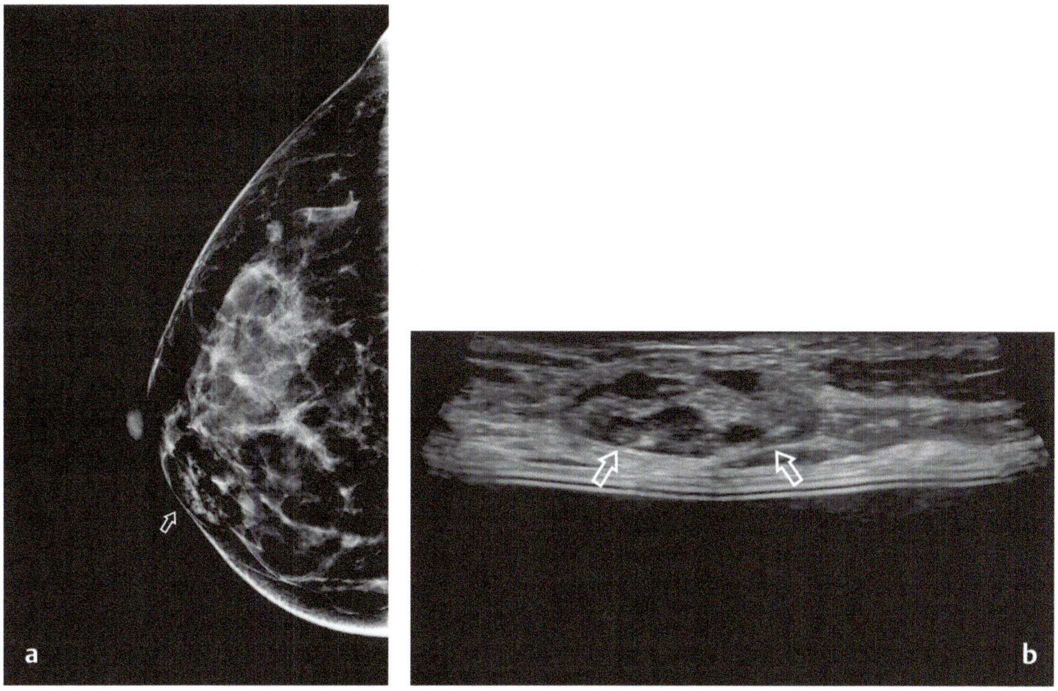

Fig. 5-21. Fibroadenolipomas são caracterizados por: (**a**) nódulos com densidade heterogênea na MMG (seta) com áreas de densidade de gordura no interior. (**b**) Na US, como nódulo sólido (seta) bem delimitado, heterogêneo com áreas hipo e hiperecogênicas. *(Continua.)*

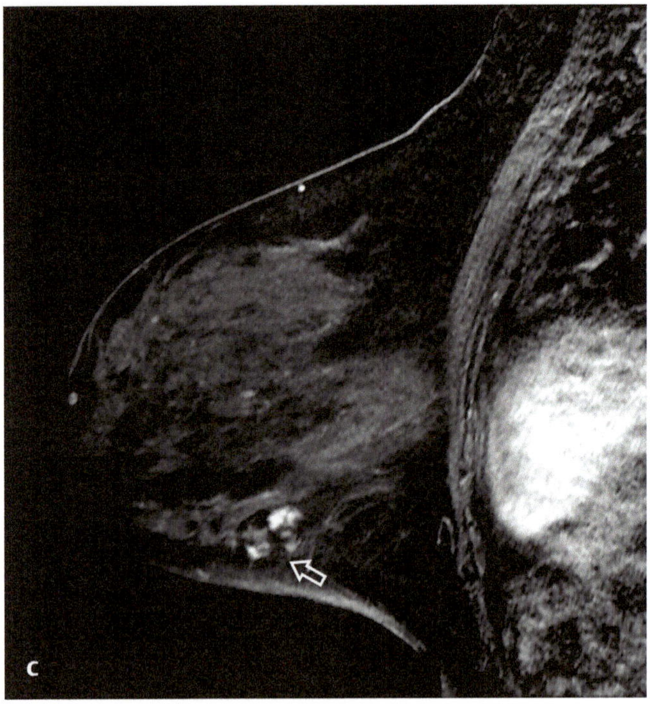

Fig. 5-21. *(Cont.)* (c) Na RM, T1 pós-contraste como nódulo (seta) heterogêneo contendo áreas de sinal de gordura, sem realce pelo contraste e áreas com realce pelo contraste.

Os **lipomas** são nódulos benignos de tecido adiposo que podem ser encontrados em qualquer parte do corpo, assim como na mama, e são delimitados por uma fina cápsula fibrosa. São facilmente identificados na MMG quando apresentam grandes dimensões, mostrando-se como extenso nódulo hipertransparente, com fina cápsula densa ao redor. Na US podem ser nódulos bem delimitados, regulares e homogêneos, podendo ter ecogenicidade variável (hipo, iso ou hiperecogênico) e não necessitam de controle (Fig. 5-22).

A **fibromatose**, ou tumor desmoide, é uma alteração benigna rara, representando cerca de 0,2% de todas as neoplasias da mama. É mais frequente na parede abdominal e corresponde a um fibrossarcoma de baixo grau, podendo ter associação a trauma ou cirurgia, embora essa associação nem sempre seja identificada.[12]

A lesão costuma ter origem na profundidade da mama, envolvendo a musculatura da parede torácica e é recidivante. Em razão do componente fibrótico predominante e de suas características clínicas, nos métodos de imagem podem sugerir malignidade, sendo a biópsia necessária para o esclarecimento final.

Na MMG apresenta-se como massa densa e espiculada, com distorção do tecido adjacente, retração e infiltração da parede torácica, e na US a lesão é sólida, hipoecogênica, com intensa sombra acústica posterior. A RM pode auxiliar na diferenciação com lesão maligna mamária e apontar sua verdadeira origem anatômica, muitas vezes na musculatura da parede torácica. Além disso, a lesão causada por seu componente fibrótico predominante tem iso ou hipossinal em STIR, com realce discreto e progressivo pelo contraste (Fig. 5-23).[12]

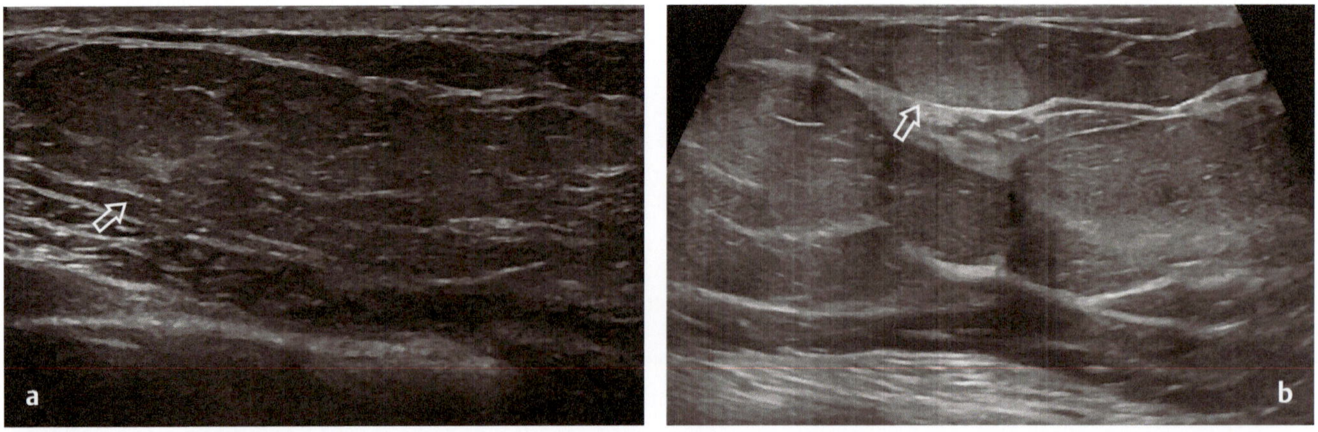

Fig. 5-22. Lipomas à US. (a) Nódulo (seta) isoecoico, ovalado, circunscrito e palpável. (b) Nódulo (seta) hiperecogênico, ovalado, circunscrito e palpável.

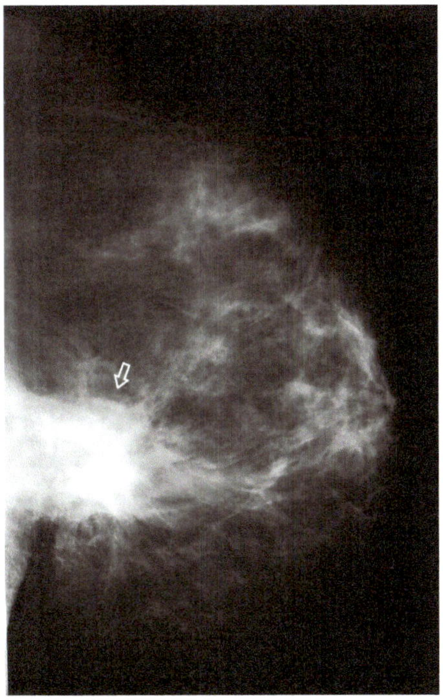

Fig. 5-23. Tumor desmoide demonstrado na MMG, CC por nódulo (seta) com alta densidade, formato irregular e contornos espiculados, localizado nos planos profundos em continuidade com o músculo peitoral maior.

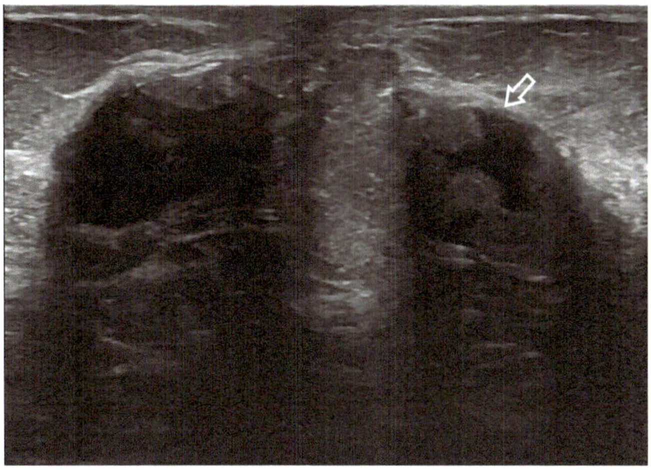

Fig. 5-24. Área de esteatonecrose na US, demonstrada por extensa área (seta) retroareolar contendo imagens císticas com conteúdo heterogêneo e ecogênicas parietais.

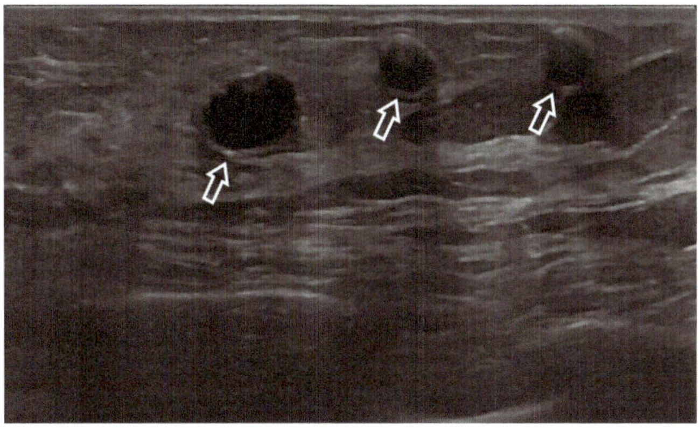

Fig. 5-25. Cistos oleosos à US caracterizados por imagens císticas (setas), anecoicas e regulares, com paredes ecogênicas e discreta sombra acústica posterior, localizadas na tela subcutânea.

ALTERAÇÕES PÓS-CIRÚRGICAS E PÓS-TRAUMÁTICAS

Necrose Gordurosa

É uma alteração benigna resultante de lesão da gordura da mama, frequentemente relacionada com traumatismo local. Também pode ocorrer como consequência de isquemia (interrupção cirúrgica do suprimento sanguíneo ou por obliteração de pequenos vasos induzida por radioterapia) ou por irritação química (em decorrência de produtos de degradação do sangue nos leitos cirúrgicos). Em algumas situações, várias causas podem estar associadas.

Na fase inicial da sua instalação, o diagnóstico é presumido pela US, método de escolha em pacientes submetidos à cirurgia recente ou que tenham algum tipo de trauma local. O edema de um ou mais lobos gordurosos é a primeira manifestação, que pode ser observada na US como uma área focal de maior ecogenicidade da gordura. Com a evolução, ocorre a formação de áreas císticas com conteúdo lipídico (cistos oleosos), cuja aparência ultrassonográfica pode variar (Fig. 5-24).

Se oriundas de hematomas preexistentes, os cistos oleosos podem apresentar paredes espessas, septações e nódulos murais e, se provenientes de seromas, geralmente são anecoicos, raramente apresentam nódulos murais ou septações espessas (Fig. 5-25).

Portanto, os achados ultrassonográficos podem não ser conclusivos, pois o aspecto de cisto complexo pode ser semelhante ao de uma lesão de outra etiologia, como de uma lesão papilífera.

A US pode ser útil na diferenciação de necrose gordurosa de recidivas em leitos de nodulectomias ou de áreas de ressecção segmentar, devido a sua capacidade em demonstrar nódulos sólidos que podem não ser facilmente identificados na mamografia, onde a densidade aumentada e a distorção pós-cirúrgica do tecido mamário impõem alguma dificuldade.

As alterações decorrentes de necrose gordurosa são avasculares, não apresentando fluxo sanguíneo no estudo ultrassonográfico, principalmente depois de 6 meses de evolução, quando não há mais inflamação associada. Com a evolução, ocorre o aparecimento de cistos oleosos e a deposição de ácidos graxos calcificados nas suas paredes, promovendo sombra acústica posterior. Este achado pode provocar alguma dificuldade diagnóstica quando a US é realizada sem correlação com a MMG.

O estudo mamográfico pode auxiliar e confirmar a origem benigna da necrose gordurosa, dependendo da fase de desenvolvimento da lesão. Quando a presença de imagem com densidade de gordura é identificada na MMG, pode-se assegurar a natureza benigna desta alteração (Fig. 5-26).

Nas fases iniciais da esteatonecrose, a MMG pode ser inespecífica ou não demonstrar alterações e, nas fases mais tardias, pode demonstrar graus variados de fibrose, por vezes definindo massas espiculadas, com distorção da arquitetura mamária, o que dificulta a diferenciação com lesão tumoral.[13]

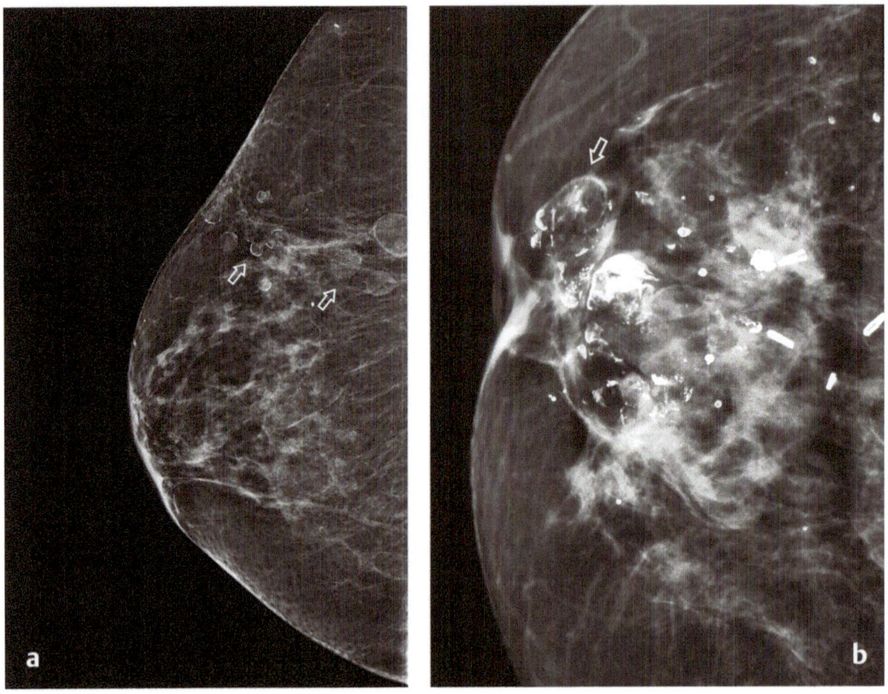

Fig. 5-26. Áreas de esteatonecrose na MMG. (a) Incidência CC demonstrando imagens (setas) ovaladas/arredondadas com densidade de gordura e discretas calcificações periféricas, compatíveis com cistos oleosos pós-trauma (mesma paciente da Figura 5-25). (b) Ampliação CC demonstrando extensa área heterogênea (seta) na região retroareolar com imagens ovaladas/arredondadas com densidade de gordura e calcificações distróficas periféricas e no tecido adjacente, compatível com área de esteatonecrose secundária à manipulação cirúrgica – ressecção segmentar (mesma paciente da Figura 5-24).

Seromas e Hematomas

Os seromas são coleções de líquido seroso dentro da mama e os hematomas se formam pelo acúmulo de sangue extravasado dentro da mama, resultantes de procedimentos intervencionistas ou procedimentos cirúrgicos.

Inicialmente, os seromas e os hematomas agudos apresentam as mesmas características ultrassonográficas, com aspecto anecoico, sendo difícil a sua diferenciação. Já nas fases mais tardias, os hematomas passam para hipoecoicos, tornando-se heterogêneos, com ecos internos. À medida que o processo de coagulação evolui, tornam-se difusamente heterogêneos, com o surgimento de traves e linhas ecogênicas no interior do líquido.

Na MMG, os hematomas apresentam-se de forma variada, frequentemente, com densidade mista de gordura e água. Já os seromas apresentam densidade de água.

Granuloma de Carvão

A suspensão de carvão vegetal tem sido uma opção cada vez mais utilizada como marcador pré-cirúrgico de lesões mamárias não palpáveis. O método tem algumas vantagens em relação ao agulhamento pré-cirúrgico, sendo as principais o seu baixo custo, a possibilidade de realização do procedimento dias ou até semanas antes da cirurgia e a segurança quanto a possibilidade de deslocamento ou migração no período pré-operatório, o que representa uma das grandes desvantagens do agulhamento.

A técnica cirúrgica com marcação de carvão tem sido amplamente difundida e tem sido utilizada no Hospital de Clínicas da UFPR há pelo menos quinze anos, com resultados bastante satisfatórios.

A suspensão de carvão pode ser injetada adjacente lesão mamária orientada por um método de imagem (MMG, US ou RM) e com base em orientações quanto à sua profundidade identificada na imagem e repassada ao cirurgião, a lesão é alcançada com facilidade. Uma vez identificada cirurgicamente, a lesão é removida, juntamente como carvão utilizado como marcador.[14]

No entanto, em situações raras, pequena quantidade do carvão injetado pode permanecer no tecido mamário, o que determina a formação de uma reação de corpo estranho, e de um pequeno granuloma.

Nos métodos de imagem, o granuloma de carvão pode apresentar características que simulam malignidade.

Na MMG, mostra-se como nódulo irregular, denso e com contornos espiculados e na US, como nódulo sólido hiperecogênico, com limites imprecisos e intensa sombra acústica posterior, sendo este o método mais específico. E, se a imagem ultrassonográfica for observada com atenção e tendo o conhecimento do procedimento a que a paciente foi submetida (marcação pré-cirúrgica com carvão), o diagnóstico pode ser feito com segurança, dispensando a realização de biópsia (Fig. 5-27).[15]

ALTERAÇÕES INFLAMATÓRIAS DAS MAMAS

O envolvimento inflamatório da mama é considerado relativamente comum quando consideradas as mastites puerperais, que têm origem infecciosa e acometem até 24% das mulheres lactantes. No entanto, o processo inflamatório mamário não puerperal (mastite não puerperal), embora ainda considerada entidade rara, tem sido diagnosticado com frequência cada vez maior e representa um desafio ao médico radiologista, por apresentar características clínicas e de imagem que se assemelham ao do carcinoma inflamatório de mama.[16-19]

A **mastite puerperal** tem como principal agente patogênico o *Staphylococcus aureus*, podendo decorrer de outros agentes patológicos, tendo a pele (lacerada ou ulcerada) como porta de entrada. Necessita de tratamento clínico, utilizando

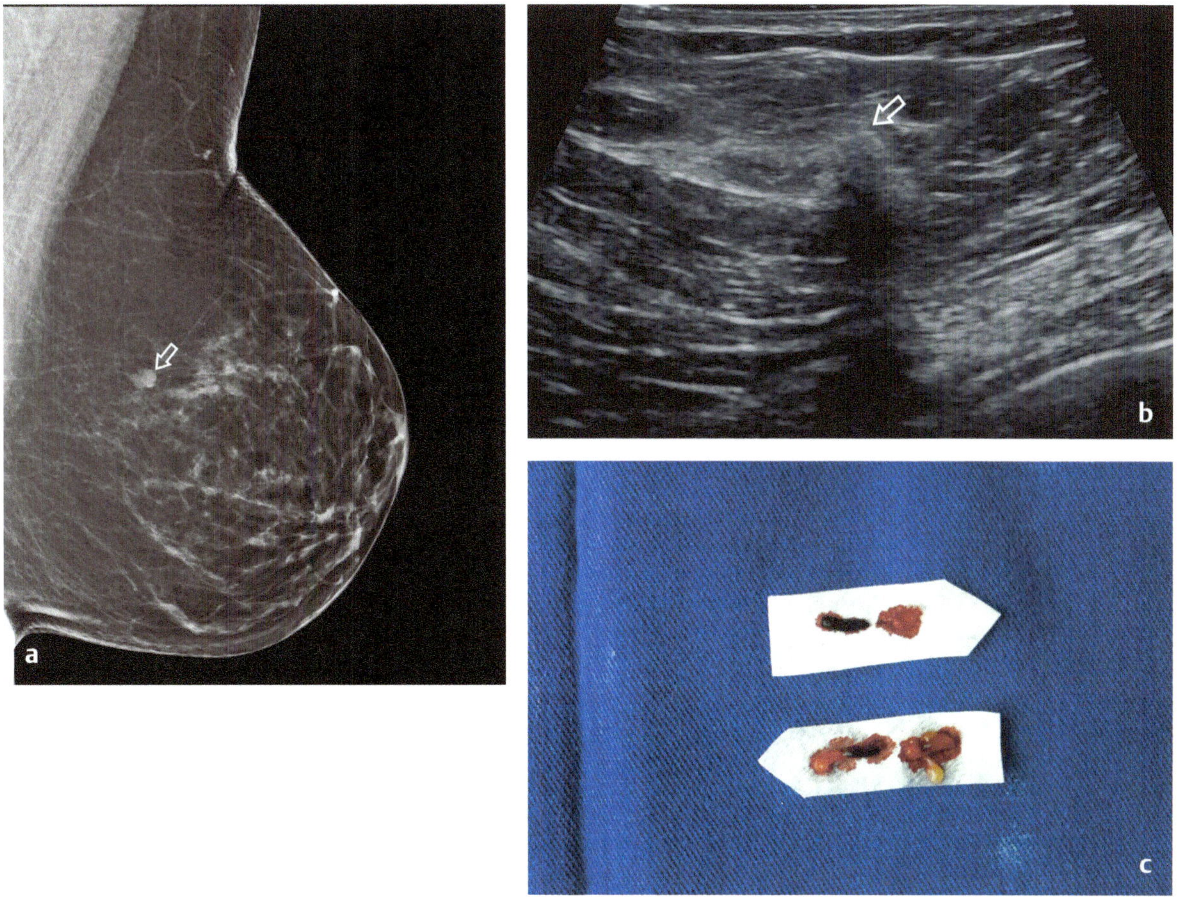

Fig. 5-27. (a) MMG, incidência MLO demonstrando nódulo (seta) isodenso ao parênquima, com formato irregular e contornos microlobulados. (b) À US, na projeção do nódulo observa-se nódulo (seta) ecogênico de limites imprecisos, formando sombra acústica posterior, na topografia de lesão previamente submetida à marcação pré-cirúrgica, compatível com granuloma de carvão. (c) Fragmentos da lesão demonstrando coloração preta compatível com granuloma de carvão.

antibióticos específicos e entre 5 a 11% evoluem com a formação de abscessos, necessitando drenagem cirúrgica.

O quadro clínico da mastite puerperal não impõe dificuldade diagnóstica e, dentre os métodos de imagem, a US mamária é o método que pode auxiliar em situações de complicação. Está indicada principalmente nos casos não responsivos ao tratamento, na busca de abscessos que possam ser puncionados, tanto com finalidade terapêutica (drenagem por punção), quanto para coleta de material para a realização de cultura e antibiograma (Fig. 5-28).

Os **abscessos mamários** são complicações que podem ocorrer em mastites de qualquer etiologia e se caracterizam por coleções contendo material purulento, que podem ter dimensões variadas e comprometer uma ou várias partes da mama.

A US para melhor avaliação dos abscessos e torna-se necessária quando há falha na resposta ao tratamento. Por este método é possível definir se a coleção (abscesso) é uni ou multiloculada, uma vez que a existência de várias lojas implica em menor resposta ao tratamento quando da punção orientada por US, e a intervenção cirúrgica com drenagem das coleções pode ser necessária.

A **mastites não puerperais**, não relacionadas com a fase lactacional, são incomuns, tendo manifestação clínica variável, com sinais que podem simular malignidade, muitas vezes necessitando de avaliação tissular para afastar a presença de câncer.

Sua origem ainda não está plenamente estabelecida, podendo ser imunológica, idiopática ou estar associada ao processo infeccioso específico, como a infecção por *M tuberculosis* (mastite tuberculosa). O Quadro 5-3 enumera alguns tipos de processos inflamatórios incomuns da mama (não relacionados com a lactação), utilizando uma classificação baseada na sua provável origem.

Quadro 5-3. Relação das Principais Doenças Inflamatórias ou Reacionais Incomuns da Mdiaama

- Doenças de origem imunológica
- Síndrome de Churg-Strauss
- Amiloidose
- Granulomatose de Wegener
- Sarcoidose
- Mastopatia diabética
- Doenças inflamatórias de origem desconhecida
- Mastite xantogranulomatosa necrobiótica
- Mastite granulomatosa idiopática
- Origem infecciosa específica
- Tuberculosa (*Mycobacterium tuberculosis*)
- Origem vascular
- Doença de Mondor

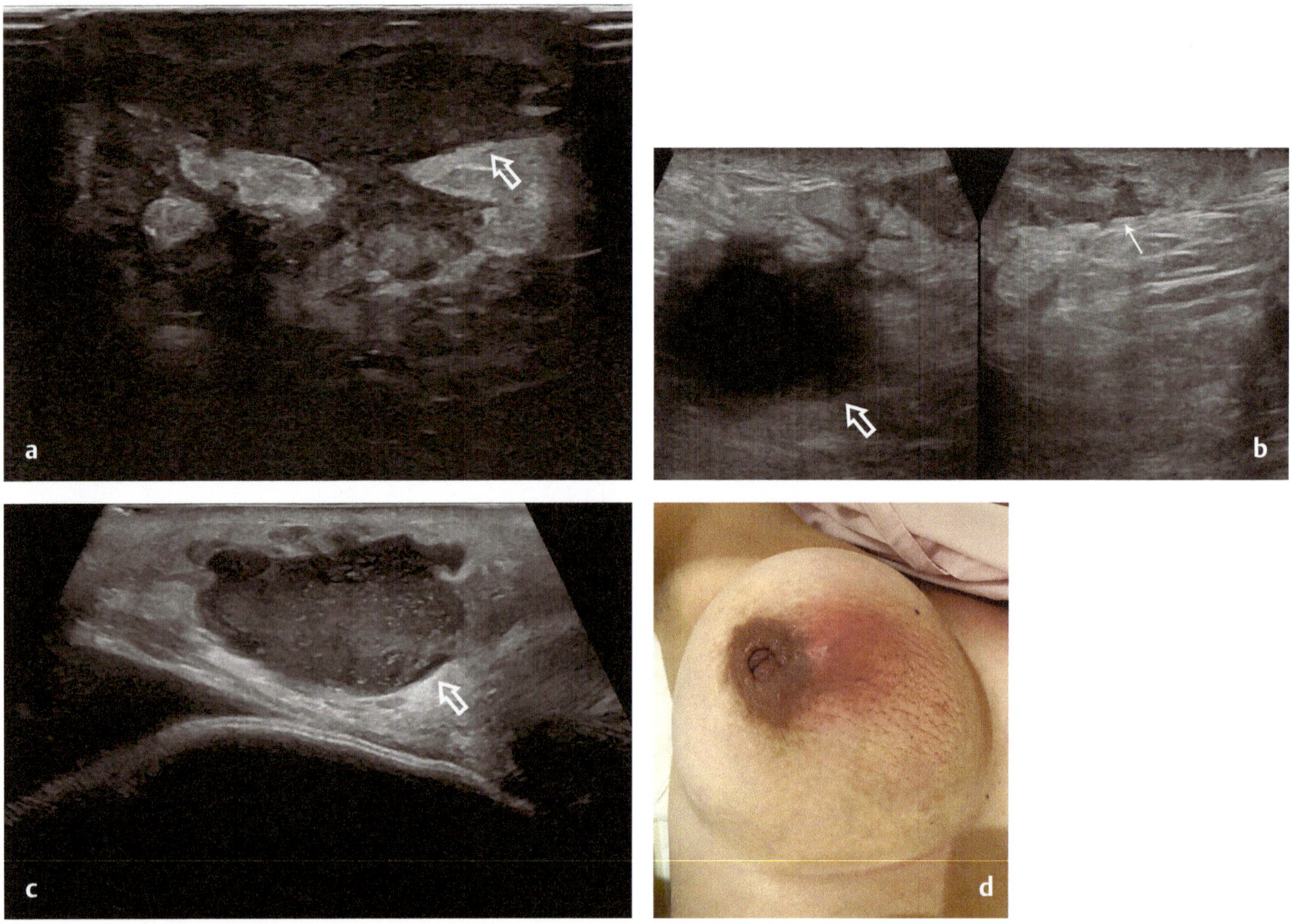

Fig. 5-28. (a) US demonstrando coleção heterogênea (seta) com limites mal delimitados, e tecido adjacente ecogênico em paciente lactante, compatível com mastite puerperal. (b) US de outra paciente demonstrando coleção hipoecoica (seta aberta), com limites parcialmente delimitados, compatível com abscesso, localizado superficialmente, com tendência a fistulização e com espessamento (seta fina) cutâneo e do complexo areolopapilar, compatível com mastite granulomatosa, confirmada por histologia. (c) US demonstrando coleção líquida heterogênea (seta), contendo debris com limites bem, delimitados, correspondente a abscesso organizado em paciente com implante de silicone. (d) Aspecto cutâneo da paciente com mastite granulomatosa (mesma paciente da figura b).

Outra forma de subdividir as mastites não puerperais baseia-se na sua localização mais prevalente na mama: mastite não puerperal central e mastite não puerperal periférica.

A mastite não puerperal central, também denominada **mastite periareolar recidivante**, afeta principalmente mulheres fumantes e evolui como doença crônica e recorrente, com a formação de abscessos e posteriormente com fístulas cutâneas que se formam como via de drenagem do material inflamatório. É recorrente em 25 a 40% dos casos. Após o tratamento, a doença involui, havendo regressão das áreas de inflamação e dos abscessos, que determinam a formação de áreas de fibrose cicatriciais e retração da pele.

Embora sua fisiopatogenia não seja conhecida, acredita-se que o uso do tabaco tenha efeito tóxico direto nos ductos retroareolares, iniciando o processo inflamatório, inicialmente sem envolvimento infeccioso. Porém, com a evolução, pode haver infecção secundária e a avaliação bacteriológica da mama envolvida pode identificar flora mista, com anaeróbios, *Staphylococcus* e *Streptococcus*.

Na **mastite granulomatosa idiopática**, a inflamação ocorre em regiões mais periféricas na mama, acometendo pacientes jovens ou na pré-menopausa, havendo reconhecida relação com gestação, lactação e hiperprolactinemia. Apesar de haver possíveis outros fatores envolvidos, como o uso de contraceptivo, trauma e diabetes, a relação com gestação e lactação é a que se mostra mais provável, uma vez que a doença afeta mulheres jovens, com história de gestação antecedendo em aproximadamente seis anos do aparecimento dos primeiros sintomas.

Tem características clínicas que podem simular câncer de mama, principalmente em razão do aspecto palpável da lesão. E dentre os diagnósticos diferenciais, além do carcinoma inflamatório, cita-se a mastite infecciosa, ectasia ductal e a mastopatia diabética.

Embora ainda considerada entidade rara na literatura, a mastite granulomatosa tem sido diagnosticada com frequência cada vez maior e seu diagnóstico específico é de grande importância, tanto para descartar carcinoma inflamatório, quando para oferecer à paciente tratamento específico, com o uso de corticosteroides, uma vez que o atraso no diagnóstico e no início do tratamento pode levar a deformidades na mama em decorrência de áreas de fibrose. O diagnóstico é feito por biópsia percutânea, e os métodos de imagem podem auxiliar na demonstração da extensão das lesões, na caracterização de abscessos e na evolução quanto à resposta ao tratamento (Fig. 5-29).

A biópsia faz-necessária ainda para afastar outras doenças inflamatórias granulomatosas, como a granulomatose de Wegener, sarcoidose e tuberculose, neste último por pesquisa de BAAR. A acurácia da biópsia para o diagnóstico dessa doença varia entre 94 e 100%

Quanto à sua fisiopatogenia, percebe-se uma associação da doença à ectasia ductal ou à mastite periductal e acredita-se que o processo inflamatório tenha origem após algum insulto ductal que promove o extravasamento do seu conteúdo para o estroma adjacente, provocando a migração de células inflamatórias, com a formação de granulomas (granulomas lobulocêntricos).

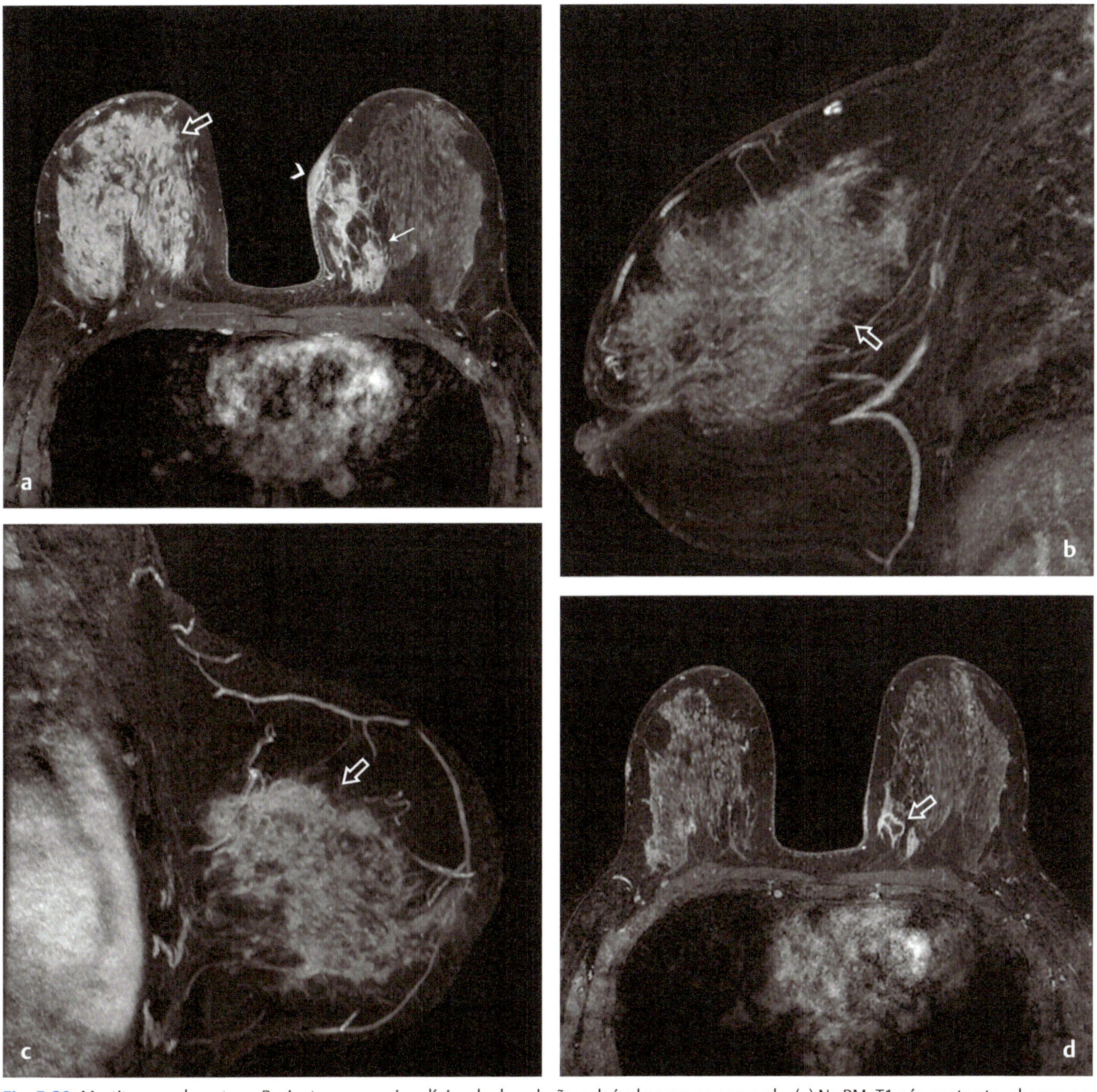

Fig. 5-29. Mastite granulomatosa. Paciente com queixa clínica de dor e lesão palpável na mama esquerda. (a) Na RM, T1 pós-contraste, observa-se acentuado espessamento da pele (ponta de seta) e área de realce não nodular pelo contraste (seta fina) com distribuição segmentar na junção dos quadrantes mediais da mama esquerda conforme observado em b. Na mama contralateral observou-se outra área de realce não nodular pelo contraste (seta vazada em a) acometendo os dois quadrantes superiores com distribuição segmentar conforme observado em c. (d) Após um ano de tratamento com corticoides observa-se redução das áreas de realce não nodular pelo contraste, com aparecimento de abscessos (seta) no quadrante superomedial da mama esquerda. *(Continua.)*

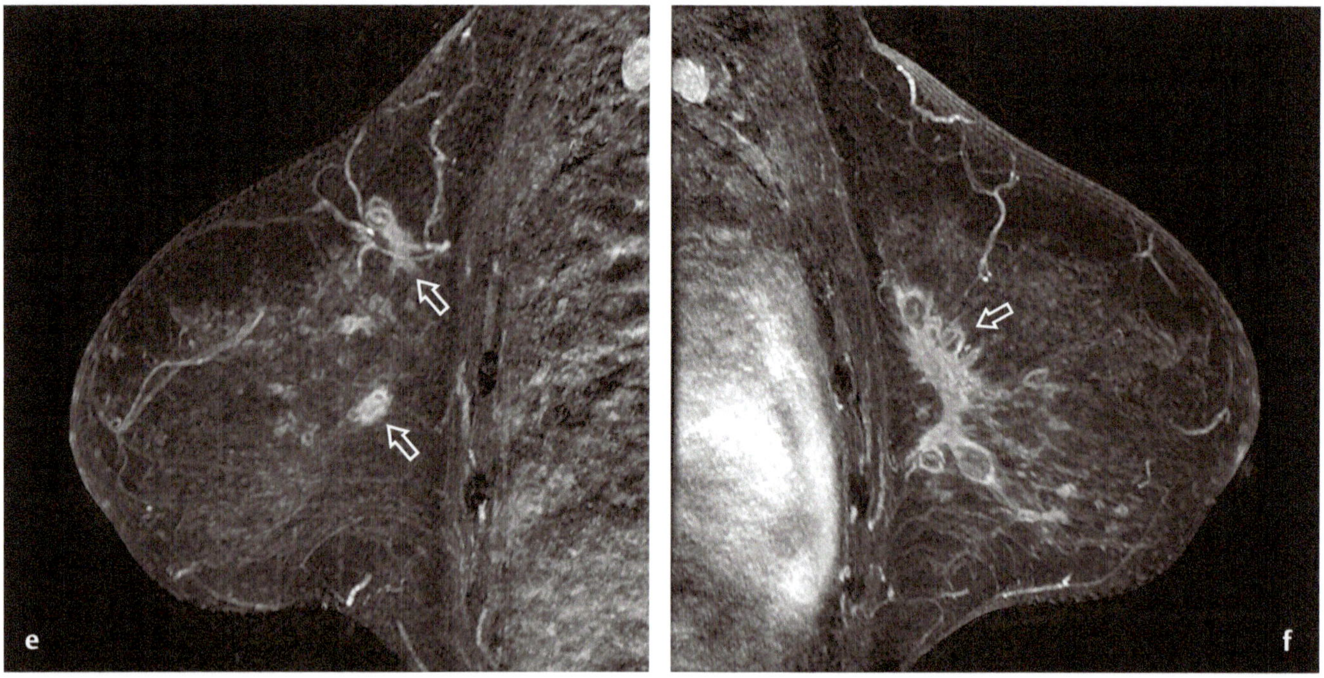

Fig. 5-29. *(Cont.)* (e) Observam-se outros pequenos abcessos (seta) na mama direita. (f) Na mama esquerda, além dos abscessos, nota-se área de intensa distorção arquitetural (seta) associada à fibrose.

A doença é recorrente e evolui com a formação de abscessos (por vezes com fistulização), áreas de necrose gordurosa e com fibrose. Pode ser bilateral e sincrônica em até 18% das pacientes. Linfonodopatias axilares reacionais aparecem em 15 a 28% dos casos. Porém, a evidência de linfonodomegalias favorece o diagnóstico de carcinoma inflamatório, o que reafirma a necessidade de biópsia.

A MMG pode ser utilizada nestas pacientes, na tentativa de demonstrar a extensão da lesão. No entanto, os achados são inespecíficos e, na maioria das vezes, mostra nódulos ou assimetrias focais, com limites imprecisos, na correspondência da área palpável. Com a resolução do processo, evolui com distorção da arquitetura mamária por conta de fibrose (Fig. 5-30).

A mastite granulomatosa, eventualmente, ainda pode ser identificada em exame de rastreamento, como achado incidental, antes de demonstrar sintomas. Nesses casos, sua forma de apresentação pode ser a de nódulo ou assimetria, frequentemente não identificado no exame anterior, o que leva à indicação de biópsia.

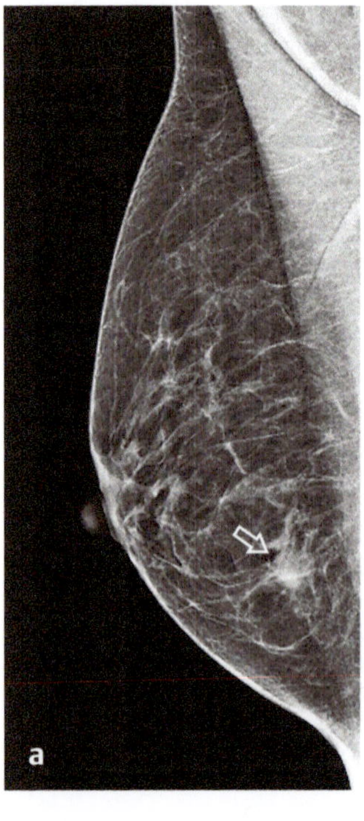

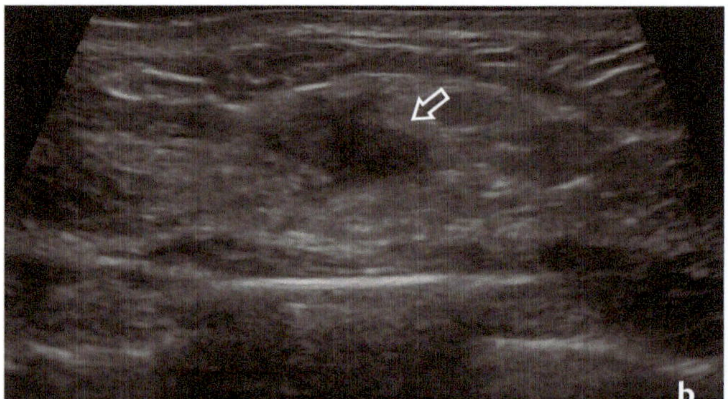

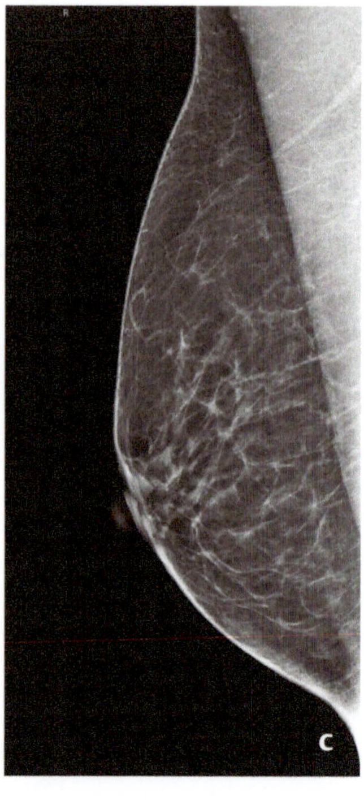

Fig. 5-30. (a) MMG, Incidência MLO, demonstrando assimetria focal (seta) na projeção dos quadrantes inferiores e que não era identificada na MMG prévia, realizada no intervalo de um ano, sendo considerada suspeita. (b) Na projeção da assimetria, à US, observa-se área (seta) nodular, hipoecoica, com formato irregular, contornos não circunscritos, com diagnóstico histopatológico de mastite granulomatosa. (c) MMG, incidência MLO após tratamento demonstrando resolução da assimetria.

A US é o método recomendado para a avaliação inicial das pacientes com sinais inflamatórios na mama, sem relação com a lactação. O objetivo é avaliar o parênquima mamário, na busca de nódulos sólidos que possam relacionar-se com carcinoma inflamatório ou de coleções líquidas, indicativas de processo inflamatório de outra origem.

No carcinoma inflamatório, além dos sinais de espessamento cutâneo difuso, com aumento da ecogenicidade do subcutâneo, a US pode demonstrar nódulo/massa irregular, espiculada ou com contornos microlobulados, que passa a ser o alvo da biópsia percutânea para o diagnóstico definitivo (Fig. 5-31).

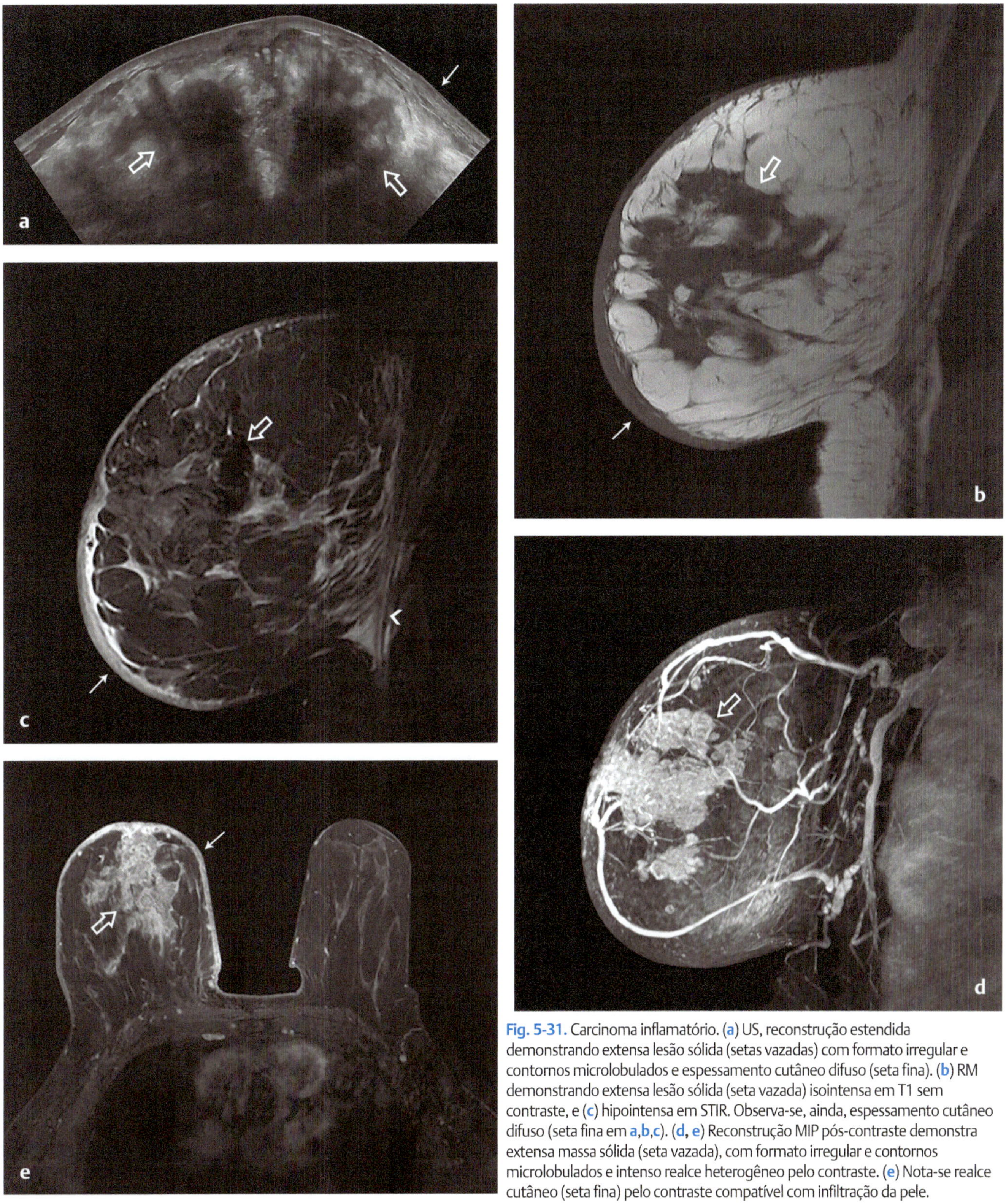

Fig. 5-31. Carcinoma inflamatório. (a) US, reconstrução estendida demonstrando extensa lesão sólida (setas vazadas) com formato irregular e contornos microlobulados e espessamento cutâneo difuso (seta fina). (b) RM demonstrando extensa lesão sólida (seta vazada) isointensa em T1 sem contraste, e (c) hipointensa em STIR. Observa-se, ainda, espessamento cutâneo difuso (seta fina em a,b,c). (d, e) Reconstrução MIP pós-contraste demonstra extensa massa sólida (seta vazada), com formato irregular e contornos microlobulados e intenso realce heterogêneo pelo contraste. (e) Nota-se realce cutâneo (seta fina) pelo contraste compatível com infiltração da pele.

Já nas mastites não puerperais, além dos sinais inflamatórios na pele e no subcutâneo, a US demonstra coleções líquidas coalescentes permeando o tecido mamário, que podem ser alongadas ou ovaladas e que representam líquido inflamatório ao redor dos lóbulos mamários, que evoluem para abscessos, de tamanhos variados, tendendo a se direcionar para a pele, onde formam fístulas.

Por vezes, na fase inicial (antes da fase de abscesso), o processo inflamatório pode ter aspecto nodular, hipoecogênico e heterogêneo na US, sem delimitação de líquido, além de ser palpável clinicamente. Essa forma de apresentação é a que mais promove dúvida diagnóstica, em razão da dificuldade em se afastar lesão maligna.

Os sinais associados às mastites não puerperais na RM ainda são pouco descritos. Na prática, a RM tem grande aplicação na identificação de massas sólidas, por vezes não identificadas nos métodos convencionais, e relacionadas com carcinoma inflamatório.

Nas mastites, antes da fase de abscessos, o método pode demonstrar áreas de realce não nodular pelo contraste, extensas, com distribuição segmentar, muitas vezes envolvendo todo um quadrante, com características que se sobrepõem às do carcinoma *in situ* extenso e a papilomatose (Fig. 5-32).

Após essa fase, passa a demonstrar massas sólidas, heterogêneas, com realce heterogêneo pelo contraste, podendo ou não estar associadas a áreas de hipersinal em STIR, representando pequenos abscessos. Com a evolução, aparecem múltiplas áreas coalescentes de hipersinal ou sinal moderado em STIR (coleções líquidas ou com líquido espesso) com realce periférico pelo contraste, que representam os abscessos. O padrão dinâmico de realce pelo contraste demonstra, em sua maioria, padrão 1 ou 2 (curva ascendente ou com platô), mas a curva tipo 3 pode estar presente em casos raros. Pode haver comprometimento linfonodal axilar, retração do complexo aréolo-papilar e distorção da arquitetural mamária, facilmente identificáveis na RM (Fig. 5-33).

Outras três causas menos comuns de processo inflamatório merecem ser apresentadas nesse capítulo: a mastite tuberculosa, a mastopatia diabética e a doença de Mondor.

A **mastite tuberculosa,** causada pelo *M. tuberculosis,* é considerada rara e restrita a regiões subdesenvolvidas. Na maioria das vezes, representa doença secundária, embora nem sempre a doença primária esteja evidente. Pode comprometer a mama por extensão direta de lesão comprometendo o tórax ou pela disseminação retrógrada dos linfonodos cervicais e da cadeia mamária interna. Disseminação por via hematogênica é rara e acomete principalmente pacientes imunocomprometidos (Fig. 5-34).

O quadro clínico se assemelha a do carcinoma inflamatório, com edema difuso, endurecimento e aumento do volume da mama, dor e hiperemia. A US pode identificar coleções líquidas que representam abscessos, passíveis de serem puncionados para avaliação bacteriológica. Após o tratamento, as lesões evoluem com fibrose e distorção arquitetural, que pode ser identificada na MMG e na US de controle.

A **mastopatia diabética** é uma doença que acomete cerca de 13% dos pacientes com diabetes tipo 1 (insulino-dependentes) e, patologicamente, é representada por um processo

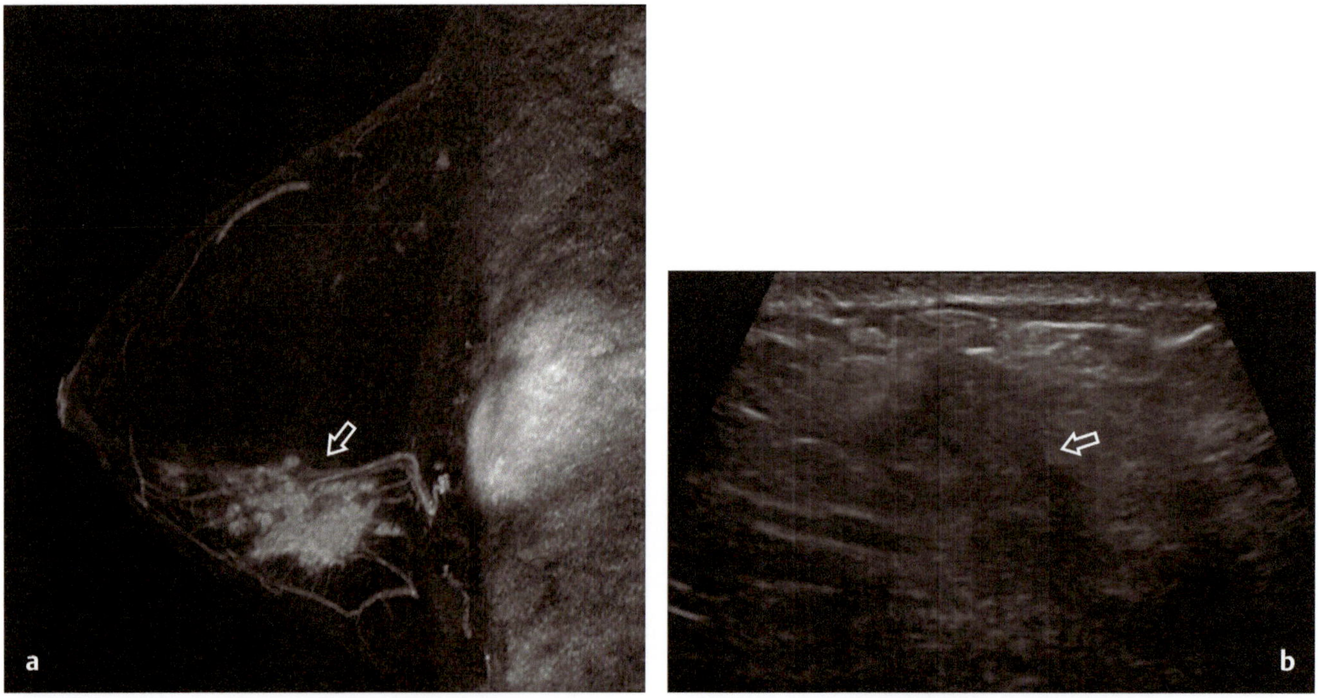

Fig. 5-32. (a) RM, reconstrução MIP pós-contraste demonstrando área de realce (seta) não nodular pelo contraste, com distribuição segmentar. (b) US; na correspondência da alteração observa-se área nodular (seta), hipoecoica, com formato irregular, contornos não circunscritos, com diagnóstico histopatológico de mastite granulomatosa.

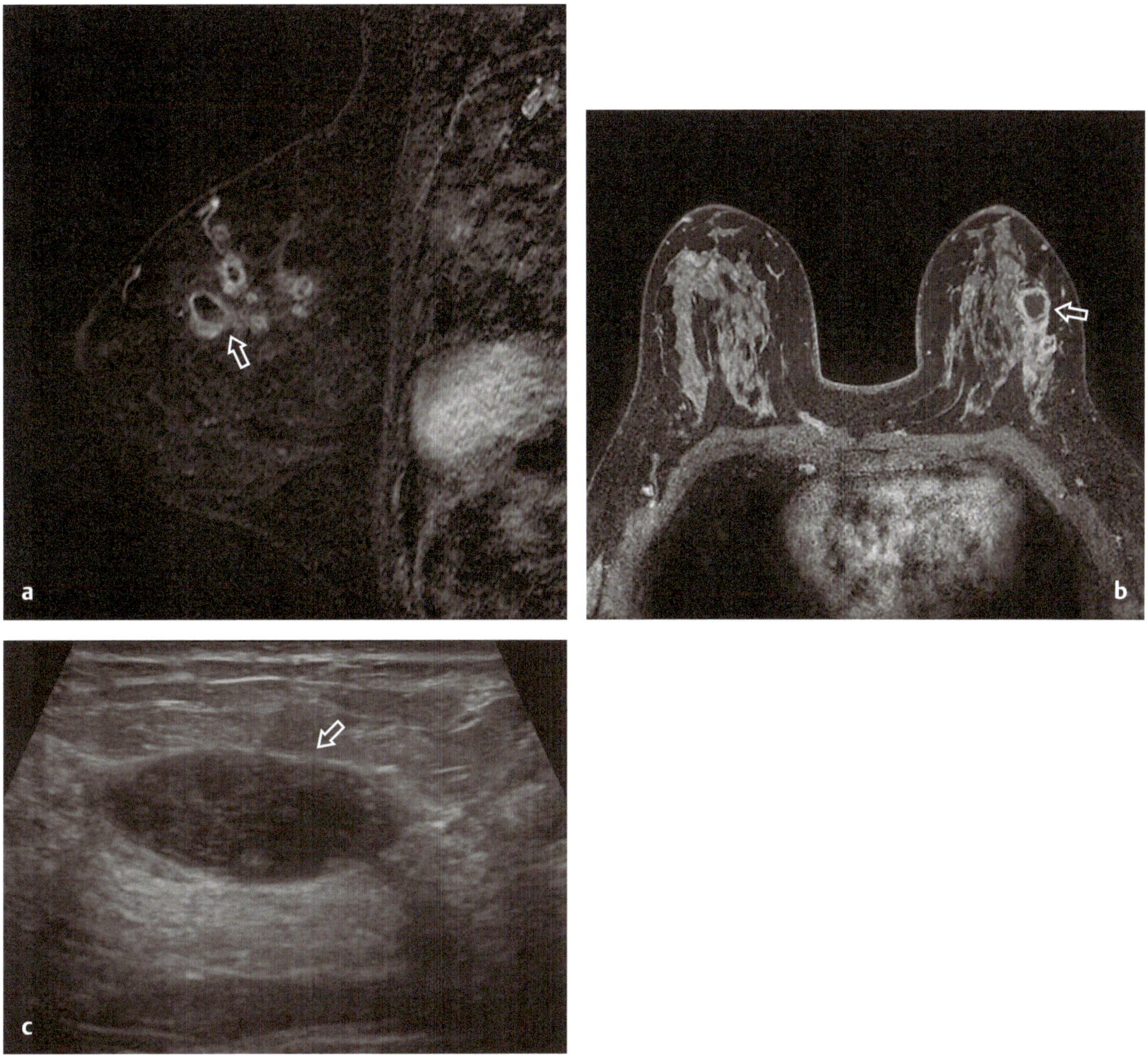

Fig. 5-33. (a, b) RM, pós-contraste demonstrando imagens (seta) predominantemente císticas apresentando paredes espessadas e irregulares com realce parietal pelo contraste. Nota-se discreto realce do tecido adjacente às lesões. (c) US demonstrando imagem cística (seta) com conteúdo heterogêneo na projeção das alterações da RM, com diagnóstico histopatológico de mastite granulomatosa.

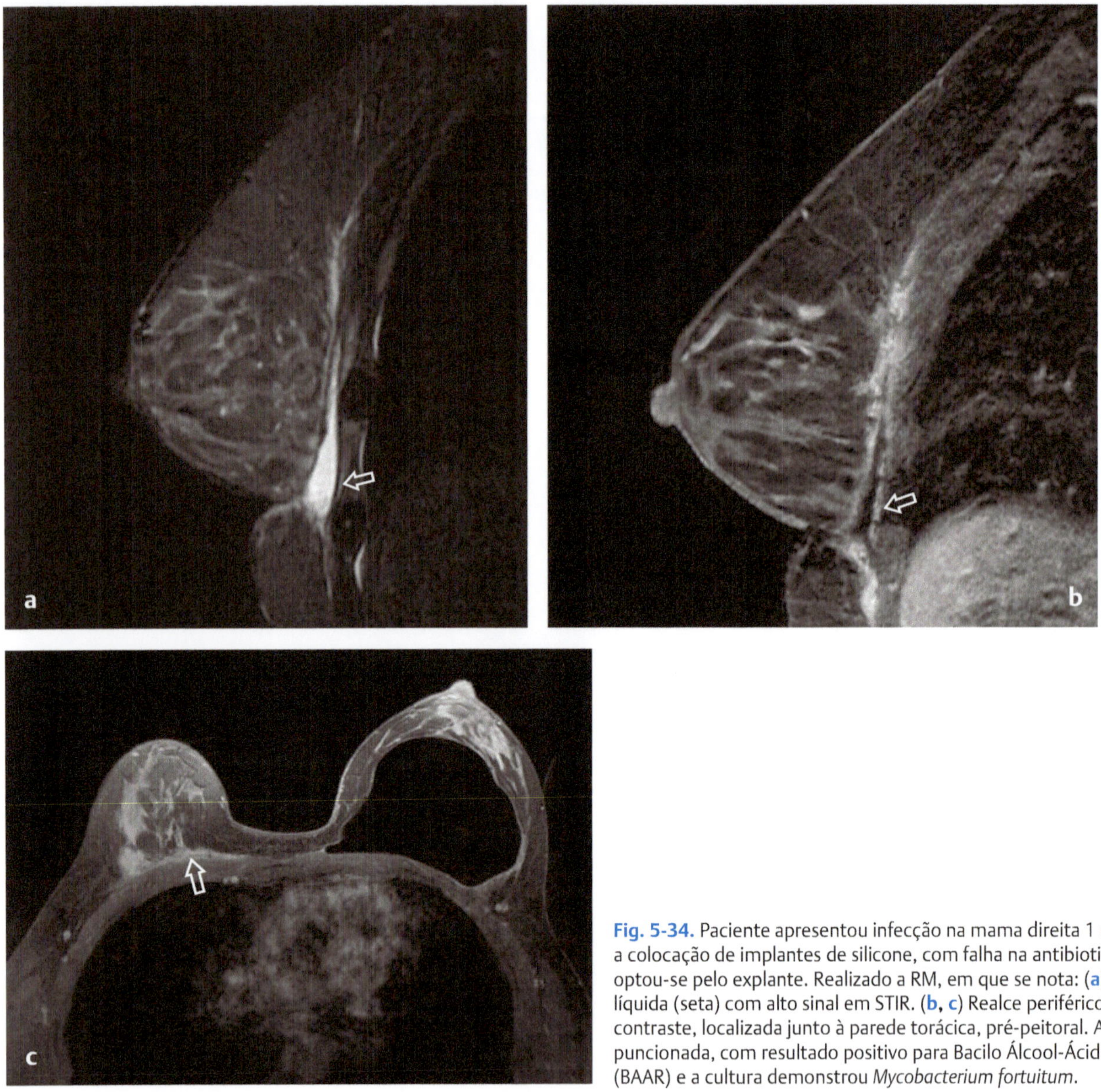

Fig. 5-34. Paciente apresentou infecção na mama direita 1 mês após a colocação de implantes de silicone, com falha na antibioticoterapia, optou-se pelo explante. Realizado a RM, em que se nota: (**a**) coleção líquida (seta) com alto sinal em STIR. (**b, c**) Realce periférico (setas) pelo contraste, localizada junto à parede torácica, pré-peitoral. A coleção foi puncionada, com resultado positivo para Bacilo Álcool-Ácido Resistente (BAAR) e a cultura demonstrou *Mycobacterium fortuitum*.

inflamatório lobar e perivascular que evolui com intensa fibrose estromal. Clinicamente, pode determinar a formação de áreas palpáveis endurecidas, fixas, muitas vezes confundidas com malignidade. Também a MMG e a US são inespecíficas e dificilmente conseguem dar o diagnóstico definitivo, uma vez que tanto a MMG quanto a US demonstram nódulos ou assimetrias, com características suspeitas: densas e mal delimitadas na MMG e massas sólidas, heterogêneas, hipoecogênicas e com intensa sombra acústica posterior na US, em virtude do componente fibroso predominante. Já a RM de mama pode ser muito específica, uma vez que, em razão da fibrose, as lesões se mostram com baixo sinal em T1 e em STIR, sem realce pelo contraste, o que as diferencia de nódulos malignos (Fig. 5-35).

E, por fim, a **doença de Mondor**, que consiste em processo inflamatório, autolimitado, que ocorre em decorrência de tromboflebite envolvendo vasos superficiais da mama. Ocorre com maior frequência no quadrante superolateral e, clinicamente manifesta-se pela presença de estrutura palpável tubular e dolorosa. Pode estar relacionada com trauma local ou a cirurgia, e se associa a carcinoma em aproximadamente 12% dos casos. A MMG é inespecífica, enquanto a US pode demonstrar estrutura tubular com ecos internos, correspondente ao vaso trombosado, e cuja ausência de fluxo pode ser confirmada com o uso do Doppler (Fig. 5-36).

O carcinoma inflamatório é o principal diagnóstico diferencial das mastites. Diante de paciente não puérpera, e em idade mais avançada, a identificação clínica de sinais inflamatórios, como edema, eritema e dor na mama, sem evidências de coleções liquidas (abscesso) na US, o diagnóstico de carcinoma deve ser considerado. Nesses casos, os fatores de risco devem ser avaliados, juntamente com a MMG e, eventualmente, a biópsia da mama.

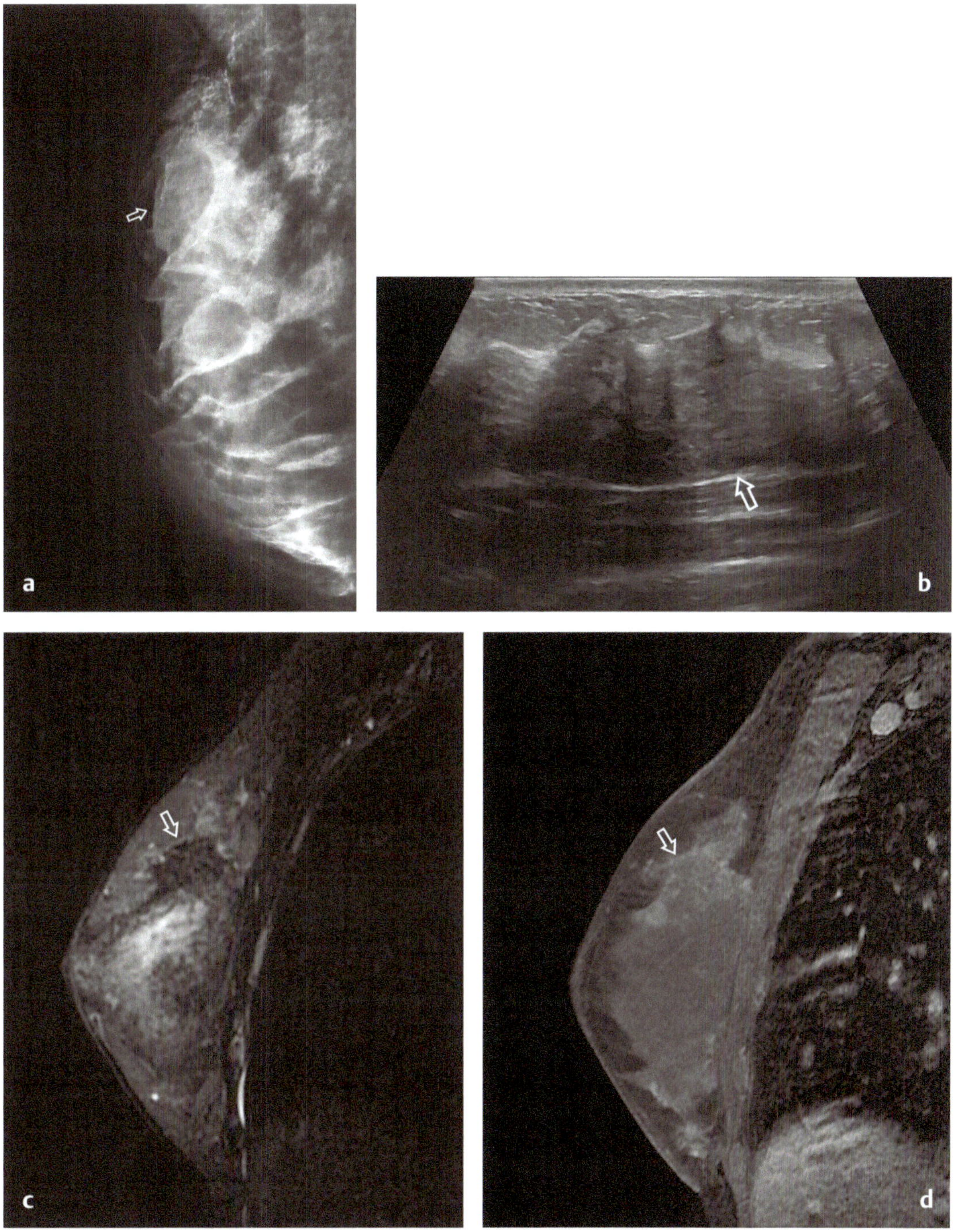

Fig. 5-35. Mastopatia diabética. Paciente com diabetes tipo I há 20 anos apresentou massa palpável na mama direita. (a) Na MMG, MLO, observa-se discreta assimetria focal (seta) do parênquima. (b) US mostra extensa área sólida (seta) hipoecoica, com contornos mal definidos, sombra acústica posterior e palpável. (c) Na RM em STIR observa-se área hipointensa (seta). (d) E em T1 pós-contraste não há realce significativo pelo contraste (seta).

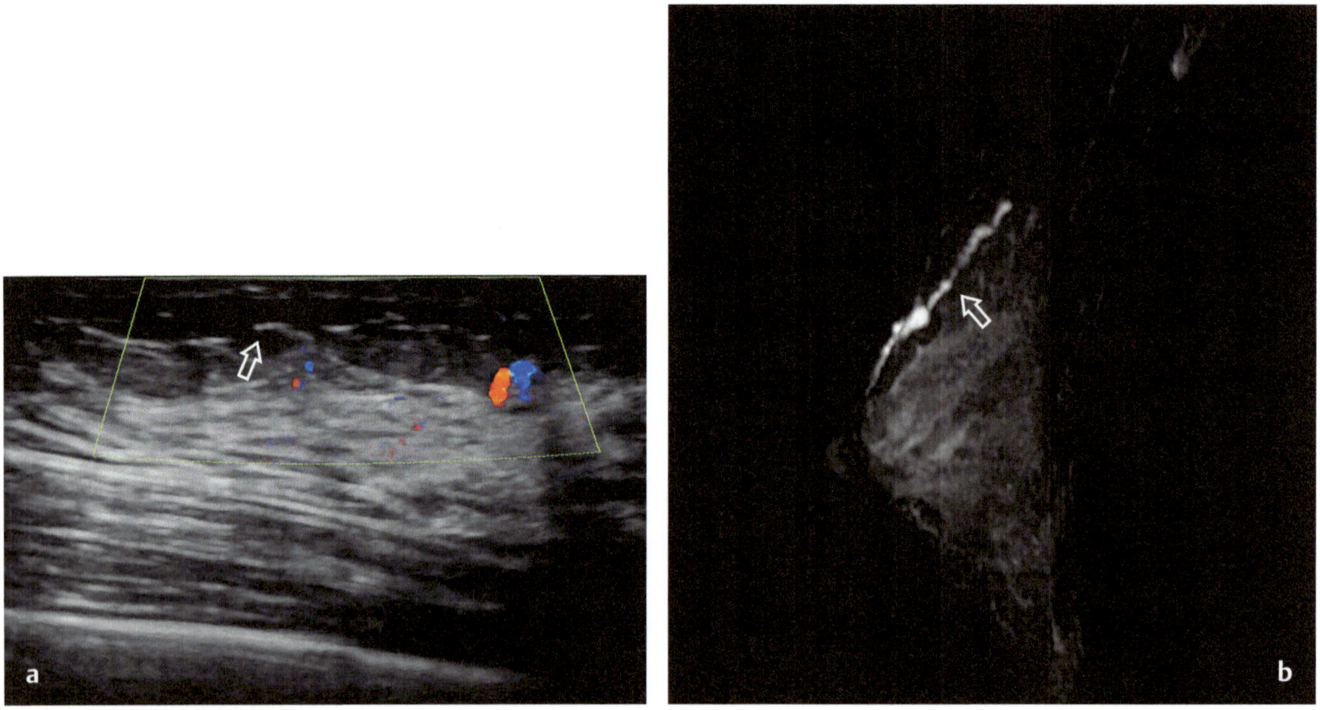

Fig. 5-36. Doença de Mondor. Paciente com queixa clínica de lesão palpável, tubular e dolorosa. (a) Nessa topografia à US observa-se imagem tubular (seta) e anecoica localizada superficialmente, sem fluxo ao modo Doppler. (b) Na RM, STIR, observa-se imagem tubular (seta) com paredes irregulares e alto sinal.

A MMG demonstra espessamento cutâneo difuso, com aumento da densidade do trabeculado mamário, podendo ou não demonstrar nódulo/massa ou microcalcificações. Porém, o exame é inespecífico em grande número de pacientes. O fluxograma traz proposta de algoritmo de investigação proposta para o manejo das pacientes com sinais inflamatórios da mama (Fig. 5-37).

O reconhecimento e o diagnóstico correto das mastites também se fazem necessários, a fim de que o tratamento seja o mais apropriado, evitando iatrogenias e o uso desnecessário de antibióticos em processos inflamatórios não infecciosos. Para tanto, torna-se imprescindível a correlação com os dados clínicos e fatores que sejam de risco para cada tipo de doença, embora, muitas vezes, o diagnóstico definitivo seja feito apenas por meio da avaliação tissular em decorrência da sobreposição dos achados clínicos e de imagem.

CONCLUSÃO

Embora o objetivo principal dos exames de imagem seja identificar lesões suspeitas de carcinoma no parênquima mamário, lesões mamárias benignas podem ser identificadas tanto incidentalmente, em exames de rastreamento, quanto por se tornarem sintomáticas, e o reconhecimento destas lesões na imagem torna-se necessário, evitando falso-positivos e biópsias desnecessárias.

Como as alterações benignas podem ter origem diversas, a correlação com dados clínicos e de exame físico é de extrema importância, particularmente nas lesões inflamatórias e pós-cirúrgicas. No que diz respeito às lesões nodulares, o uso de protocolos de acompanhamento proporciona segurança quando critérios adequados são utilizados para a classificação correta dos nódulos, principalmente na US, método mais importante na avaliação de nódulos sólidos.

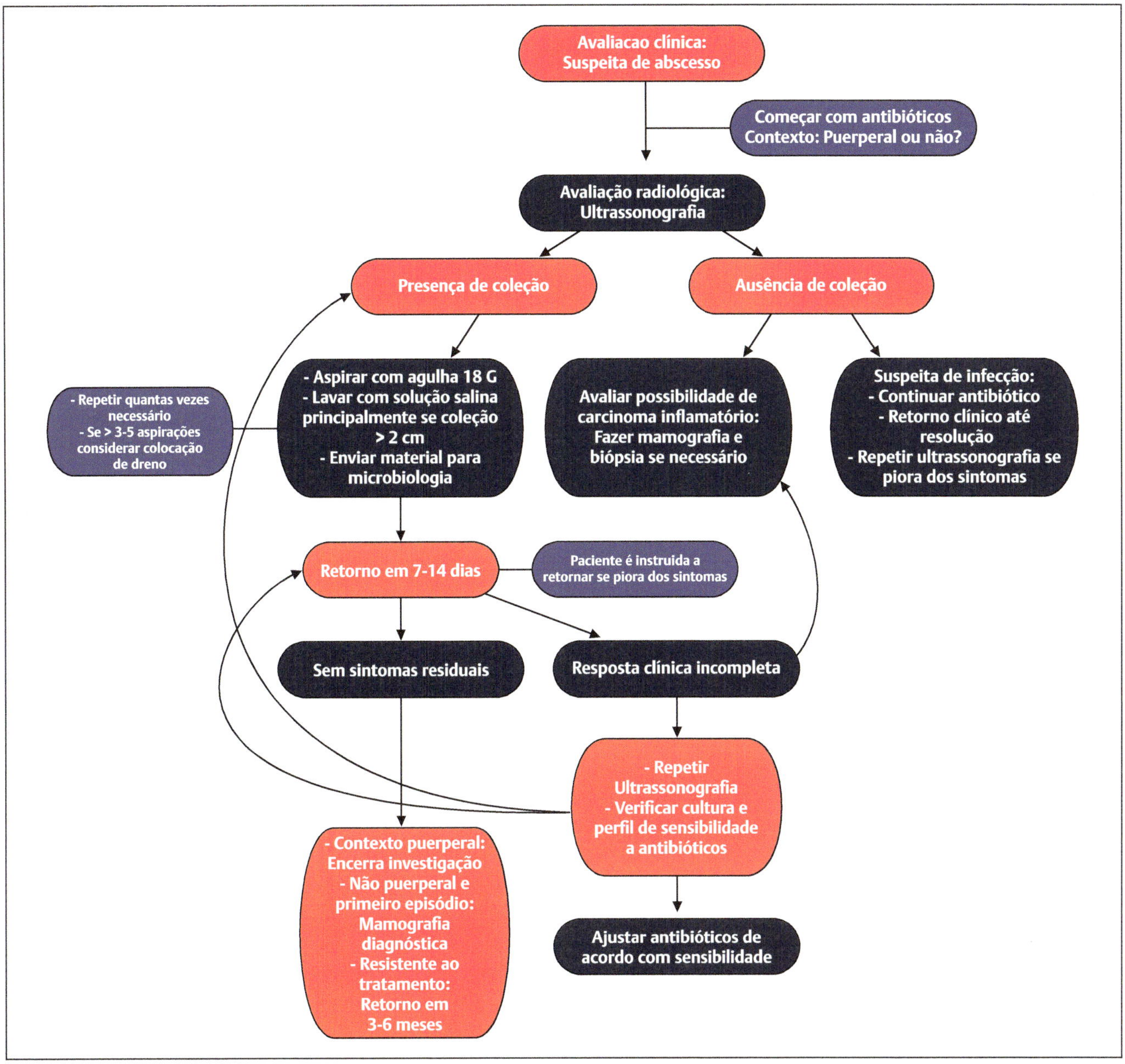

Fig. 5-37. Fluxograma de investigação de pacientes com sinais inflamatórios na mama. Caso haja suspeita de abscesso, recomenda-se começar antibioticoterapia e realizar ultrassonografia. Na ausência de coleção avaliar a possibilidade de carcinoma inflamatório com mamografia e biópsia (se necessário) e, na suspeita de infecção, continuar antibiótico; retorno clínico até resolução e repetir ultrassonografia se houver piora dos sintomas. Na presença de coleção deve-se aspirar com agulha 18 G; lavar com solução salina, principalmente se coleção maior que 2 cm e enviar o material para microbiologia. Marcar retorno em 7-14 dias e instruir a paciente retornar precocemente se houver piora dos sintomas. No retorno, se apresentar resposta clínica completa no contexto puerperal, não há necessidade de prosseguir a investigação, e se for o primeiro episódio de mastite não puerperal, prosseguir com mamografia diagnóstica. Se a resposta for incompleta, avaliar possibilidade de carcinoma inflamatório e, em caso negativo, sugere-se repetir a ultrassonografia, verificar cultura e perfil de sensibilidade a antibióticos e ajustar medicação de acordo. Caso a coleção persista, o procedimento de aspiração pode ser repetido quantas vezes necessário, mas em caso de mais de 3-5 aspirações, sugere-se considerar colocação de dreno. Marcar retorno de 7-14 dias até resolução do quadro e, quando não houver mais sintomas residuais, retorno em 3-6 meses.

REFERÊNCIAS BIBLIOGRÁFICAS

1. Castro TA, Urban LABD. Alterações funcionais benignas. In: Urban LABD, Challa LF, Mello GGN. Mama. Série Colégio Brasileiro de Radiologia e Diagnóstico por Imagem. Rio de Janeiro: Revinter; 2019. p. 353-70.
2. Stavros AT. Avaliação ultrassonográfica dos cistos de mama. In: Ultrassonografia da mama. Rio de Janeiro: Guanabara Koogan, 2005. p. 257-328.
3. American College of Radiology (ACR) Breast Imaging Reporting and Data-System Atlas (BI-RADS Atlas). 5th Ed. Reston, VA: American College of Radiology; 2013.
4. Kefalas A, Urban LABD. Doenças da mama na gestação e lactação. In: Urban LABD, Challa LF, Mello GGN. Mama. Série Colégio Brasileiro de Radiologia e Diagnóstico por Imagem. Rio de Janeiro: Revinter; 2019. p. 653-80.

5. Sabate JM, Clotet M, Terubia S, et al. Radiologic evaluation of breast disorders related to pregnancy and lactation. Radiographics. 2007;27:S101-S124.
6. Boker LK, Geva LL, Kaufman B, Meirow D. Pregnancy-Associated Breast Cancer. IMAJ. 2008;10:722-7.
7. Souza e Silva MQ, Juaçada SF, Furtado JXA. Câncer de mama associado à gravidez. In: Figueiredo E, Monteiro M, Ferreira A. Tratado de oncologia. Rio de Janeiro: Revinter; 2013. p. 1163-5.
8. Roveda Jr. D, Fleury EFC, Bianchini APAP. Neoplasias fibroepiteliais benignas. In: Urban LABD, Challa LF, Mello GGN. Mama. Série Colégio Brasileiro de Radiologia e Diagnóstico por Imagem. Rio de Janeiro: Revinter; 2019. p. 371-84.
9. Stavros AT, Stavros AF, Mello GGN. Ultrassonografia. In: Urban LABD, Challa LF, Mello GGN. Mama. Série Colégio Brasileiro de Radiologia e Diagnóstico por Imagem. Rio de Janeiro: Revinter; 2019. p. 139-96.
10. Stavros AT. Avaliação ultrassonográfica dos cistos de mama. In: Ultrassonografia da mama. Rio de Janeiro: Guanabara Koogan; 2005. p. 257-328.
11. Brandão A, Leão RC. Lesões benignas. In: Brandão A. Ressonância magnética da mama. Rio de Janeiro: Revinter; 2010. p. 185-239.
12. Conti CC, Stanzani D, Campos MSDA. Neoplasias mesenquimais benignas. In: Urban LABD, Challa LF, Mello GGN. Mama. Série Colégio Brasileiro de Radiologia e Diagnóstico por Imagem. Rio de Janeiro: Revinter; 2019. p. 385-400.
13. Aguillar VLN. Mama operada. In: Aguillar VLN, Baauab SP, Maranhão NM. Mama – Diagnóstico por imagem: mamografia, ultrassonografia e ressonância magnética. Rio de Janeiro: Revinter; 2009. p. 323-62.
14. Louveira MH. Marcação pré-cirúrgica. In Urban LABD, Challa LF, Mello GGN. Mama. Série Colégio Brasileiro de Radiologia e Diagnóstico por Imagem. Rio de Janeiro: Revinter; 2019. p. 301-15.
15. Salvador GLO, Barbieri PP, Maschke L, et al. Charcoal granuloma mimicking breast cancer: an emerging diagnosis. Acta Radiologica Open. 2018.
16. Sabaté JM, Clotet M, Gomez A, et al. Radiologic evaluation of uncommon inflammatory and reactive breast disorders. Radiographics. 2005;25:411-24.
17. Cedric W, Nanyes JE, Quintero CJ, et al. Idiophatic granulomatous mastites: manisfestations at muldimodality imagin ant pitfalls. Radiographics. 2018:330-56.
18. Trop I, Dugas A, David J, et al. Breast abscesses: evidence-based algorithms for diagnosis, management, and follow-up. Radiographics. 2011;31:1683-99.
19. Di Ninno AA, Yamashita LA, Sato LT. Alterações infecciosas e inflamatórias. In: Urban LABD, Challa LF, Mello GGN. Mama. Série Colégio Brasileiro de Radiologia e Diagnóstico por Imagem. Rio de Janeiro: Revinter; 2019. p. 319-51.

APRESENTAÇÃO DO CÂNCER DE MAMA NOS DIFERENTES MÉTODOS DE IMAGEM

Maria Helena Louveira ▪ Gabrielle Fernandes de Paula Castanho ▪ Juliana Louveira da Cruz

INTRODUÇÃO

As principais aplicações dos métodos de imagem na avaliação das mamas já se encontram estabelecidas e amplamente difundidas na literatura médica e nos principais *guidelines* internacionais, embora, com o desenvolvimento de novas tecnologias e aprimoramento daquelas já existentes, frequentemente surjam novas aplicações a serem aprovadas e inseridas no cotidiano do médico mastologista.

A mamografia (MMG) continua sendo o método de escolha para o rastreamento populacional do câncer de mama, enquanto a ressonância magnética (RM) tem sido utilizada com este intuito, e de forma muito eficaz, em pacientes de alto risco.[1-4]

A MMG tem sensibilidade que varia entre 88 e 93,1% e especificidade entre 85 e 94%, e sua contribuição para a redução da mortalidade tem sido observada na maioria dos países onde existem programas oficiais de rastreamento populacional, e a maioria dos estudos que avaliaram a população rastreada por MMG demonstrou uma redução da mortalidade pela doença que variou entre 25 e 35%.[1]

Já na avaliação diagnóstica das mamas (quando existe sinal ou sintoma mamário que possa estar associada a câncer), os três métodos de imagem, a MMG, a ultrassonografia (US) e a RM, tem atuações individualizadas, com sensibilidades e especificidades diferentes e, muito frequentemente, são utilizados em conjunto a fim de tornar o diagnóstico das lesões mamárias mais preciso.

A queixa clínica de nódulo palpável representa uma das principais queixas em ambulatórios de mastologia, sendo ultrapassada apenas pela mastalgia. E atenção especial deve ser direcionada para o nódulo palpável, tanto se identificado pela paciente no autoexame quanto se detectado no exame físico de rotina pelo médico.

Embora nem todos os nódulos palpáveis estejam associados a câncer, todos precisam ser investigados a fim de afastar o acometimento mamário por essa doença.

A investigação inclui a avaliação clínica (palpação e inspeção da mama), e considera, ainda, os fatores de risco da paciente, a faixa etária, o *status* hormonal e, por fim, os exames de imagem. Todas essas informações são importantes e devem ser analisadas em conjunto, a fim de tornar o diagnóstico mais preciso.

Grande parte das queixas relativas a palpação da mama se relaciona às alterações do ciclo menstrual, com o aparecimento de áreas de adensamento do parênquima mamário, que ocupam principalmente nos quadrantes superolaterais.

Porém, diante de queixa de nódulo palpável na mama em pacientes no menacme, além de exame clínico criterioso, os exames de imagem, principalmente a US, são fundamentais na investigação quando a alteração palpável persiste por período que ultrapasse quinze dias, tempo em que as alterações relacionadas com o ciclo hormonal se tornam mais tênues ou desaparecem.[5]

Essa observação é particularmente importante no manejo de pacientes jovens (abaixo dos 40 anos) com nódulo palpável, que somente pode ser atribuído a alteração hormonal se desaparecer após a mudança de fase do ciclo menstrual ou se os exames de imagem estiverem negativos, uma vez que o diagnóstico de câncer de mama em pacientes jovens, embora seja menos prevalente (representa cerca de 7% dos cânceres de mama), deve ser afastado.[6,7]

Reconhece-se que o câncer de mama em pacientes jovens está associado a um prognóstico desfavorável. Os fatores relacionados com a piora na evolução não estão plenamente estabelecidos, embora fatores raciais, lesões maiores quando do diagnóstico e características imuno-histoquímicas como receptores hormonais negativos possam contribuir para este panorama. Portanto, o câncer de mama em jovens é uma condição clínica que exige um diagnóstico rápido para que estudo subsequentes relacionados com o estadiamento local e com distância e avaliação imuno-histoquímica possam ser realizados rapidamente de forma a se oferecer a pacientes um tratamento com maiores chances de sucesso (Fig. 6-1).[8,9]

As três modalidades de imagem podem demonstrar de forma distinta o câncer de mama, tanto na fase intraductal (pré-invasiva) quanto na fase invasiva, embora haja grande variação na sensibilidade e especificidade entre os métodos.

Dada essas diferenças, também a aplicação (ou aplicações) dos métodos é diferente.

Sendo assim, os exames devem ser utilizados de forma criteriosa e seguindo protocolos já estabelecidos, seja com o intuito de se detectar o câncer em pacientes assintomáticas (exame de rastreamento), seja para esclarecer uma queixa clínica ou sinal identificado no exame físico (exame diagnóstico).

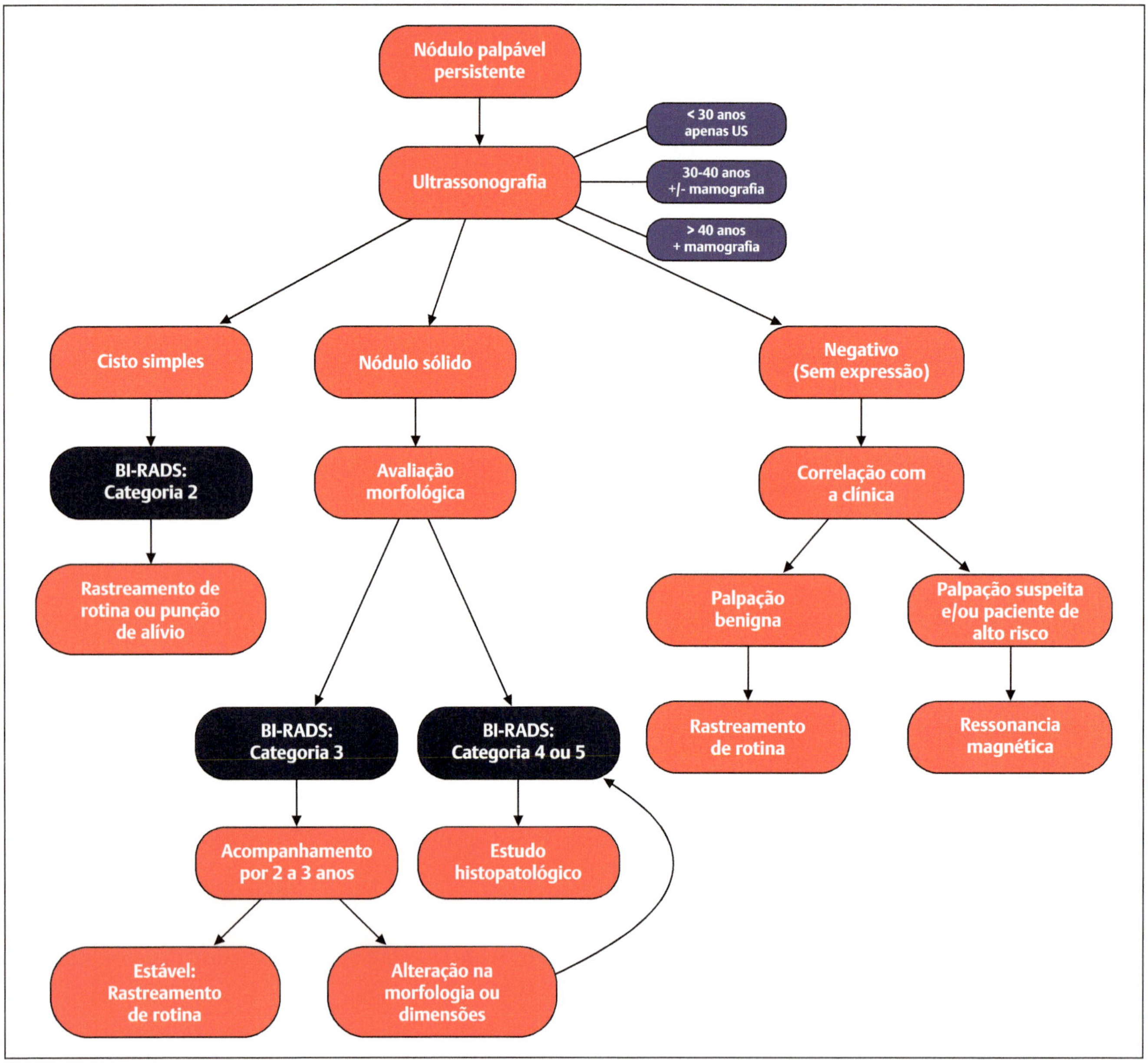

Fig. 6-1. Fluxograma de avaliação de nódulo palpável persistente na mama – O método de imagem de escolha para avaliação de nódulo palpável que persiste independente da fase do ciclo menstrual, por período superior a 15 dias, é a US, que pode ou não ser associada à mamografia dependendo, da idade da paciente e de critérios clínicos. A alteração palpável pode representar apenas um cisto simples na US, que é uma alteração benigna, não havendo necessidade de prosseguir a investigação ou de realizar acompanhamento. A punção aspirativa para alívio pode ser realizada em situação de queixa de dor local. Caso a US direcionada para a área palpável identifique nódulo sólido, este deve ser avaliado e classificado conforme os critérios descritos no Sistema BI-RADS™. Se classificado na categoria 3 (achados provavelmente benignos), seu acompanhamento por US deve ser realizado com intervalos de 6 meses, 6 meses, 12 meses e 12 meses), até que se seja estabelecida sua estabilidade por 2 a 3 anos, quando então o nódulo é reclassificado para a categoria 2 (achados benignos) e a paciente é referida para rastreamento de rotina. Se o nódulo demonstrar características suspeitas (BI-RADS™ 4 ou 5) ou alteração morfológica e/ou nas dimensões no acompanhamento de lesões BI-RADS™ 3, é necessário realizar o estudo histopatológico, que pode ser guiado por ultrassonografia. E, na hipótese de a lesão não ter expressão nos estudos de imagem convencionais (MMG e US), deve-se correlacionar com a clínica. Sendo a palpação benigna, a paciente é referida para rastreamento de rotina e controle clínico. Caso a palpação seja suspeita ou a paciente seja de alto risco para câncer de mama, a complementação com RM das mamas está indicada para esclarecer a alteração palpável.

E, como em todas as áreas da medicina, considerar sempre os conceitos básicos de investigação diagnóstica, que inclui a anamnese, o exame físico e exames complementares, atentando-se para o uso racional dos exames, escolhendo aquele que mais puder contribuir para diagnóstico, evitando exageros que possam refletir tanto no atraso no atendimento em pacientes com câncer, quanto no aumento da ansiedade da paciente com falsas lesões.

O Quadro 6-1 mostra as principais aplicações das modalidades de imagem na avaliação das mamas.

Quadro 6-1. Principais Aplicações das Modalidades de Imagem

Mamografia

- Rastreamento do câncer de mama em pacientes com idade superior a 40 anos
- Avaliação de nódulo palpável em pacientes acima de 40 anos, ou com queixa de descarga papilar suspeita, e em associação com a ultrassonografia mamária

Ultrassonografia mamária

- Avaliação de nódulos circunscritos ou parcialmente encobertos identificados na mamografia de rastreamento
- Avaliação inicial de nódulo palpável em pacientes com menos de 40 anos, gestantes ou lactantes
- Avaliação de pacientes com implantes de silicone como complemento da mamografia
- Direcionamento de procedimentos diagnósticos (biópsias, punções, marcações pré-cirúrgicas)
- Complementação da mamografia de rastreamento em pacientes com mamas densas, acima dos 40 anos
- Busca de lesões suspeitas identificadas na RM para direcionar procedimento diagnóstico (exame tipo *second-look*)

Ressonância magnética das mamas

- Rastreamento do câncer mamário em pacientes de alto risco
  - Busca de lesão oculta de mama, quando linfonodo axilar positivo e exames convencionais negativos (MMG e US)
  - Solução de problemas: lesão palpável suspeita não identificada na MMG ou na US; discordância entre o aspecto da lesão na MMG ou na US e o resultado anatomopatológico (possibilidade de falso-negativo); diferenciação de fibrose/cicatriz cirúrgica e recidiva tumoral em pacientes tratadas por câncer
  - Avaliação da extensão local do câncer de mama recém-diagnosticado (avaliação pré-operatória)
  - Avaliação de resposta ao tratamento com QT-neoadjuvante
  - Avaliação da mama após excisão de câncer mamário em cirurgia conservadora, mas com margens comprometidas
  - Avaliação de pacientes com implantes de silicone

FORMAS DE APRESENTAÇÃO DO CÂNCER MAMÁRIO NA IMAGEM

A fim de demonstrar as formas de apresentação do câncer de mama nas diferentes modalidades de imagem, alguns apontamentos tornam-se necessários:

A) O câncer de mama é heterogêneo, tanto na sua composição molecular, quanto na histologia, grau de diferenciação e na sua evolução. E essas diferenças se refletem na forma de apresentação na imagem, ou seja, o carcinoma mamário pode-se mostrar de formas diferentes mesmo quando analisado em um mesmo método;

B) O câncer de mama, dependendo da sua fase evolutiva, pode ser subdividido em *in situ* (intraductal) ou invasivo, tendo formas de apresentação diferentes na imagem;

C) Os métodos de imagem, em razão de suas características físicas para a aquisição das imagens, também diferem na forma de demonstrar as lesões mamárias que se baseia principalmente na sua constituição celular interna. Embora a morfologia das lesões malignas (quase sempre irregular) possa ser semelhante nos três métodos, existem alguns sinais relacionados com a malignidade que somente podem ser identificados em um determinado método. Por exemplo, as microcalcificações associadas à lesão *in situ* são definidas quase que exclusivamente na MMG. A sombra acústica posterior em um nódulo maligno infere que a lesão se associa a intenso componente fibrótico reacional (reação desmoplásica) e somente pode ser identificada na US. E a RM pode demonstrar sinais de edema adjacente a lesão, não evidente nos demais métodos, em decorrência de sua capacidade em demonstrar componente líquido;

D) A RM, por conta do uso de contraste endovenoso, além de permitir a avaliação de uma lesão maligna quanto à sua morfologia, permite ainda sua avaliação quanto ao aspecto funcional, pelo estudo da vascularização interna e adjacente à lesão, o que não é possível na MMG e US;

E) A sensibilidade da MMG pode variar segundo o padrão de composição do tecido mamário (relação tecido fibroglandular/tecido adiposo). Quanto maior a quantidade de tecido fibroglandular na mama (mama densa), menor sua capacidade em demonstrar uma lesão nodular, seja parcial ou em toda sua extensão em razão da sobreposição de densidades. Já na RM e na US o padrão de composição mamária não influencia na sensibilidade dos exames.

E, diante dessas observações, para compreender a imagem associada a uma lesão mamária, é importante, ainda, conhecer um pouco de anatomia, de fisiologia e da patologia mamárias. E, mais do que isso, reconhecer a anatomia mamária vista pelos métodos de imagem e em diferentes planos de corte (Fig. 6-2).

Nenhum dos métodos de imagem (MMG, US ou RM) ou mesmo mais de um método atuando em conjunto, tem a capacidade de definir de forma inequívoca, o tipo do câncer mamário, seja quanto ao seu tipo histológico, o grau de diferenciação ou ao seu subtipo molecular.

No entanto, a literatura aponta, em diversos estudos, algumas características de imagem que podem ser mais prevalentes em um ou em outro subtipo histológico, embora haja alguma sobreposição dos achados. Mas somente exames específicos (avaliação histopatológica e imuno-histoquímica) podem determinar com exatidão as características biológicas do tumor e predizer seu grau de agressividade.

Sabe-se, por exemplo, que lesões malignas de crescimento lento (de baixo grau) tendem a desenvolver mais reação desmoplásica (fibrose estromal perilesional) e, por isso, demonstra associação a espiculações periféricas na MMG e na RM, com distorção arquitetural e pouco realce pelo contraste na RM, enquanto, também em razão de fibrose, ocorre a formação de sombra acústica posterior na US (Fig. 6-3).[10]

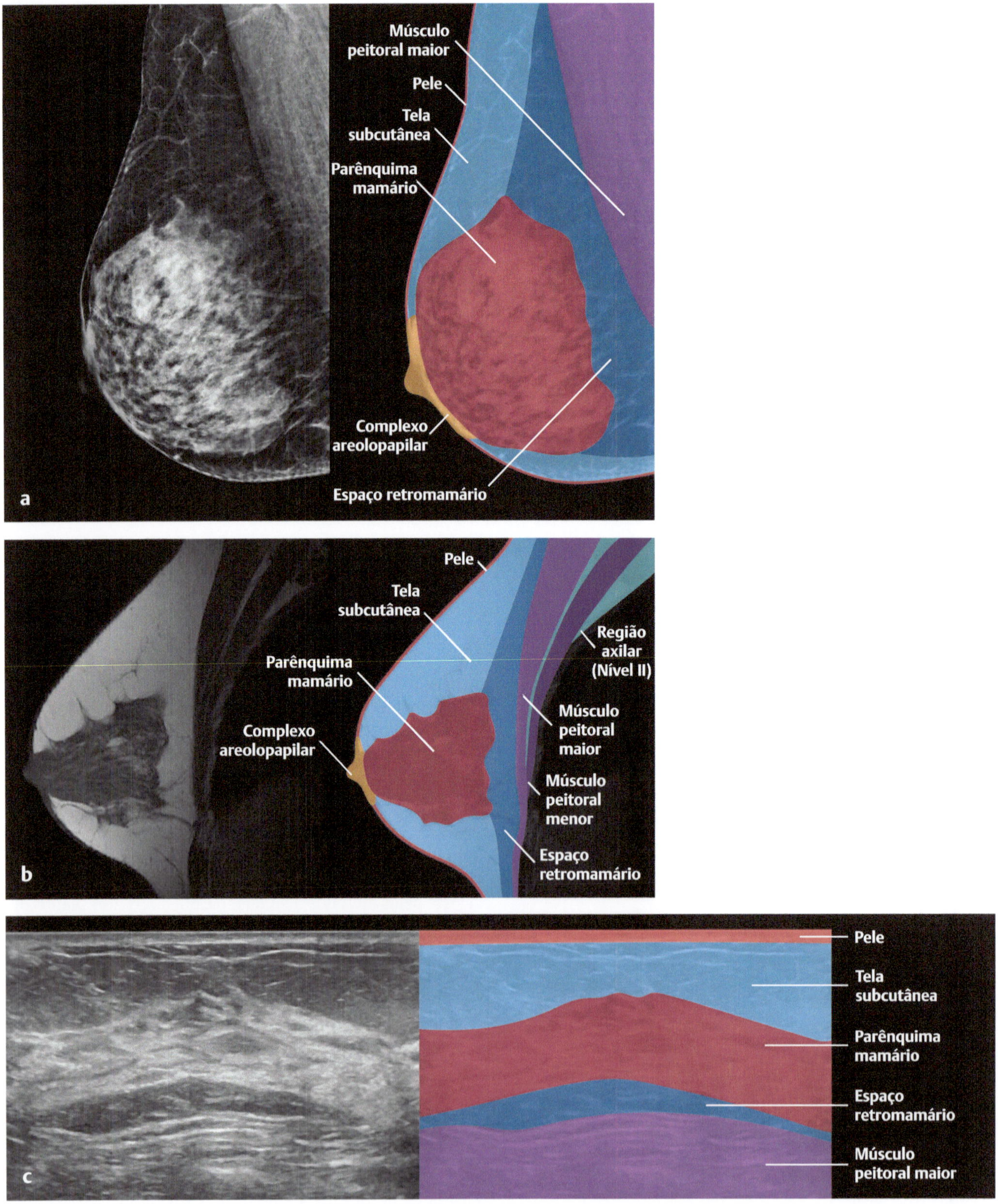

Fig. 6-2. Anatomia mamária. Esquemas demonstrando as estruturas da mama vista nos diferentes métodos de imagem. (a) Incidência mamográfica mediolateral oblíqua, (b) RM em T1 Sagital. (c) Mama vista no eixo anteroposterior em corte ultrassonográfico. *(Continua.)*

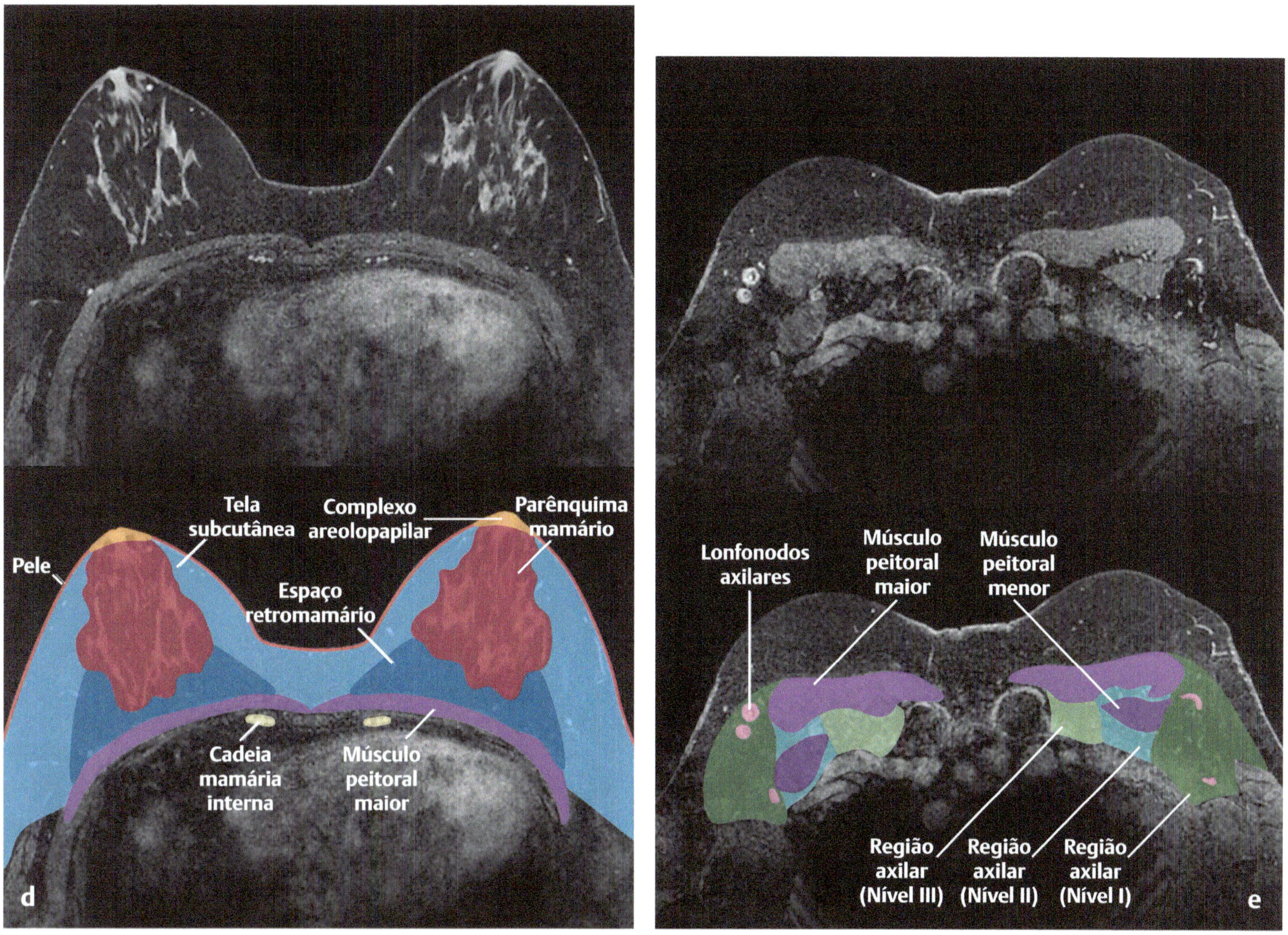

Fig. 6-2. *(Cont.)* (**d**) RM axial T1. Nível do complexo areolopapilar. (**e**) RM em corte axial T1, ao nível das axilas, observam-se os níveis axilares, que são definidos pelo músculo peitoral menor, lateralmente a este está o nível I, posterior ao mesmo está o nível II e medialmente o nível III.

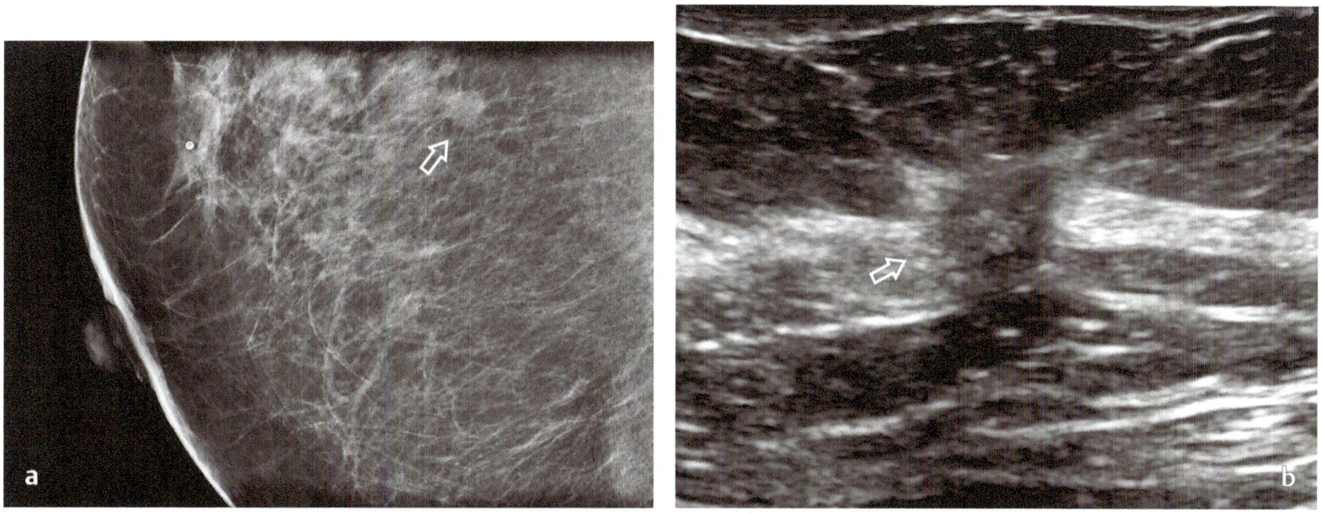

Fig. 6-3. Carcinoma ductal invasor de baixo grau (grau I de Nottingham). (**a**) MMG, incidência mediolateral oblíqua (MLO) com compressão focal, demonstrando pequeno nódulo sólido (seta) isodenso ao parênquima, com formato irregular e contornos espiculados localizado no terço posterior. (**b**) US mostrando nódulo sólido (seta) com formato irregular, eixo verticalizado e contornos espiculados. *(Continua.)*

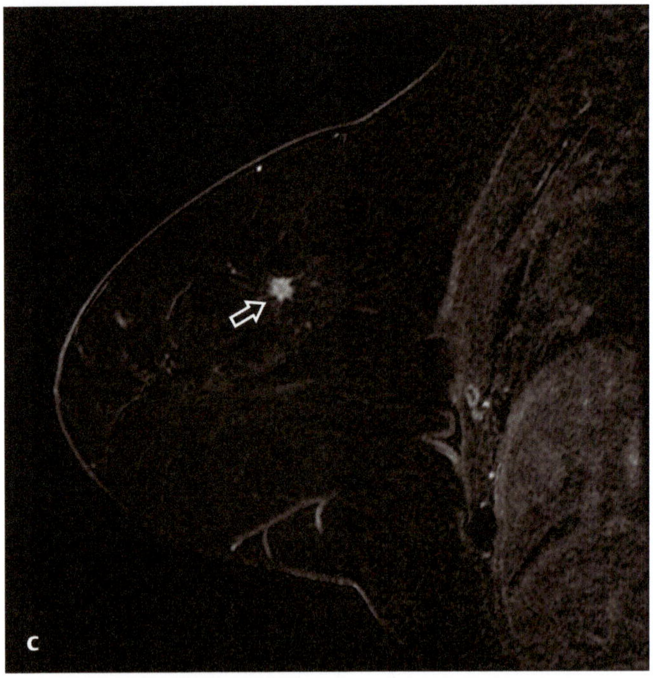

Fig. 6-3. *(Cont.)* (c) RM, sequência T1 pós-contraste demonstrando imagem de subtração obtida no pós-processamento,após a injeção de contraste no plano sagital, mostrando pequeno nódulo sólido (seta), com formato irregular e contornos espiculados, que apresentou realce heterogêneo pelo contraste.

Já as lesões de alto grau, mais agressivas e de crescimento rápido, podem ter formato ovalado ou arredondado, e contornos circunscritos em todos os métodos, havendo tendência a necrose interna que pode ser identificada tanto na US como na RM. Captam contraste fortemente na RM, muitas vezes com predomínio periférico e com curva dinâmica do tipo 3 (Fig. 6-4).[10]

Nos últimos anos, com a identificação de marcadores biológicos que se expressam nos tumores, passou-se a utilizar uma nova classificação patológica para os tumores de mama (classificação molecular), o que proporcionou a inclusão de novas possibilidades terapêuticas baseadas nesses marcadores.[11,12]

A classificação molecular do câncer de mama inclui os seguintes subtipos: luminal A, luminal B, HER2 hiperexpresso e triplo-negativo, cujas características apresentam-se demonstradas no Quadro 6-2.[11]

Embora pouco descritas na literatura, existem algumas características de imagem que também podem estar mais vinculadas a certos subtipos moleculares do câncer de mama. Como exemplo, cita-se a tendência dos carcinomas triplo-negativos de se apresentarem nos métodos de imagem como lesões únicas, ovaladas ou redondas, heterogêneas e com necrose central, em decorrência de seu rápido crescimento (Fig. 6-5).[11,13]

Até cerca de duas décadas atrás, a escolha do tratamento do câncer de mama esteve baseada na classificação tradicional das lesões, que considerava o subtipo histológico e o grau nuclear, juntamente com a classificação TNM de estadiamento proposta pela American Joint Comittee on Cancer (AJCC). A classificação TNM *(tumor, node and metastasis)* baseia-se no tamanho do tumor, na sua extensão local, no comprometimento linfonodal da axila e na presença/ausência de metástases à distância.

Quadro 6-2. Quatro Principais Subtipos de Câncer de Mama Invasivo Usados Clinicamente[11]

Subtipo	Resultados imuno-histoquímicos e grau do câncer	Taxa de sobrevivência em 5 anos (%)	Frequência (%)	Comentários
Luminal A	RE +, RP +, HER2 -, geralmente baixo grau	90%	50-55%	Melhor prognóstico, baixos níveis de Ki-67
Luminal B	RE +, RP +, HER2 -, geralmente intermediário/alto grau	40%	15%	Geralmente mais proliferativo (altos níveis de Ki-67), com menos expressão de receptores hormonais que tumor luminal A. Aproximadamente 30% são HER2 +
HER2 superexpresso	RE -, RP -, HER2 +, geralmente intermediário/alto grau	31%	15%	Prognóstico melhorou muito após a introdução do Trastuzumabe, 30-40% dos tumores expressam RE e RP
Basal-like	RE-, RP-, HER2-, alto grau	0%	10-20%	Frequentemente sinônimo de triplo negativo

RE + = tumor que expressa receptor de estrogênio; RE – = tumor que não expressa receptor de estrogênio; RP + = tumor que expressa receptor de progesterona; RP – = tumor que não expressa receptor de progesterona; HER2 + = tumor que superexpressa o receptor de fator de crescimento epidérmico humano (HER2/neu); HER2 – = tumor que não superexpressa o receptor de fator de crescimento epidérmico humano (HER2/neu).

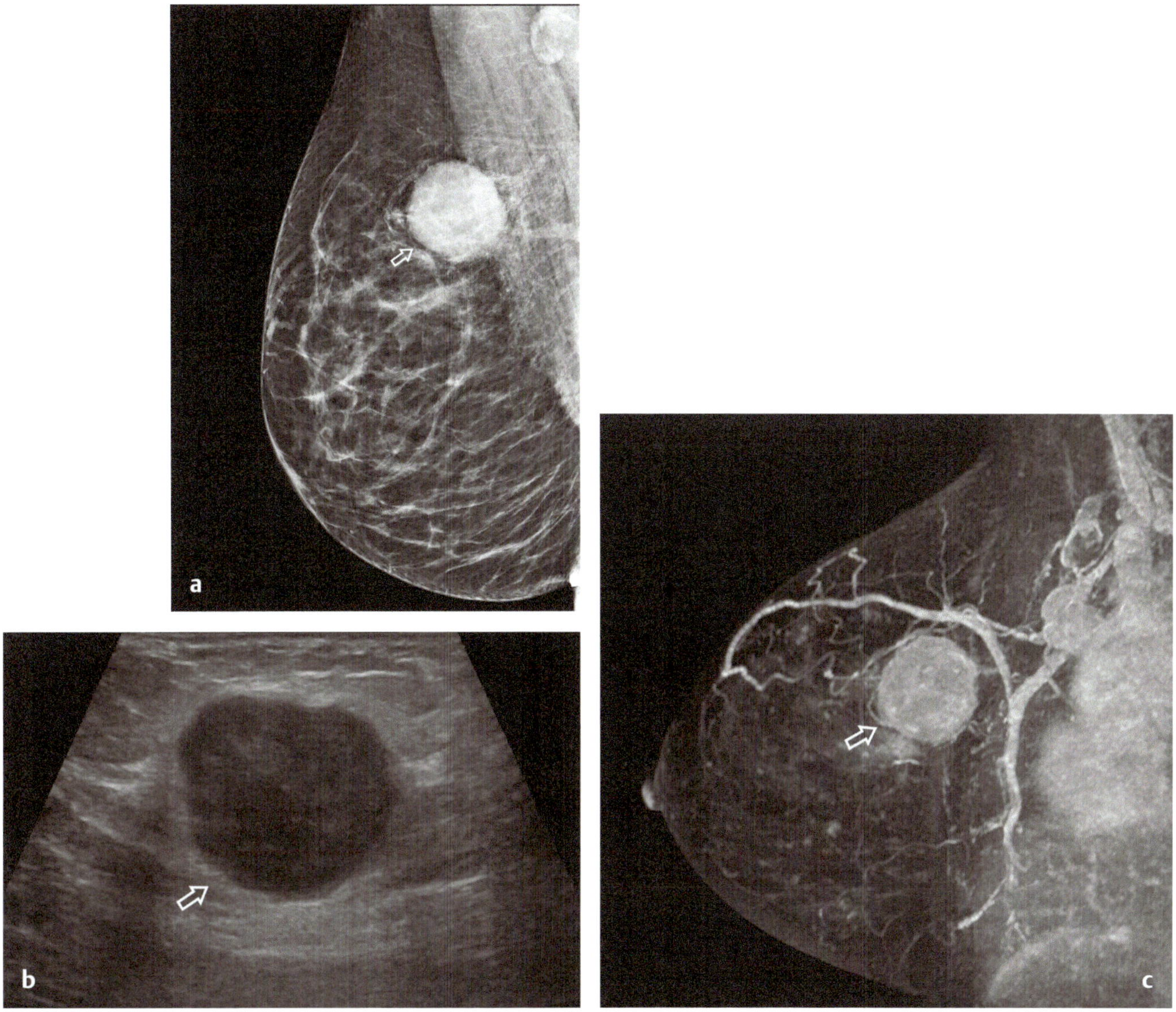

Fig. 6-4. Carcinoma ductal invasor de alto grau (Grau III de Nottingham). (a) MMG, incidência MLO demonstrando nódulo (seta) arredondado, circunscrito, com alta densidade localizado no terço posterior da mama. (b) US mostrando nódulo sólido (seta), hipoecoico, arredondado, circunscrito, verticalizado com reforço acústico posterior. (c) RM, reconstrução MIP de subtração pós-contraste, demonstrando nódulo sólido (seta), arredondado, circunscrito, com intenso realce pelo contraste. Observam-se, ainda, linfonodomegalias axilares com comprometimento secundário.

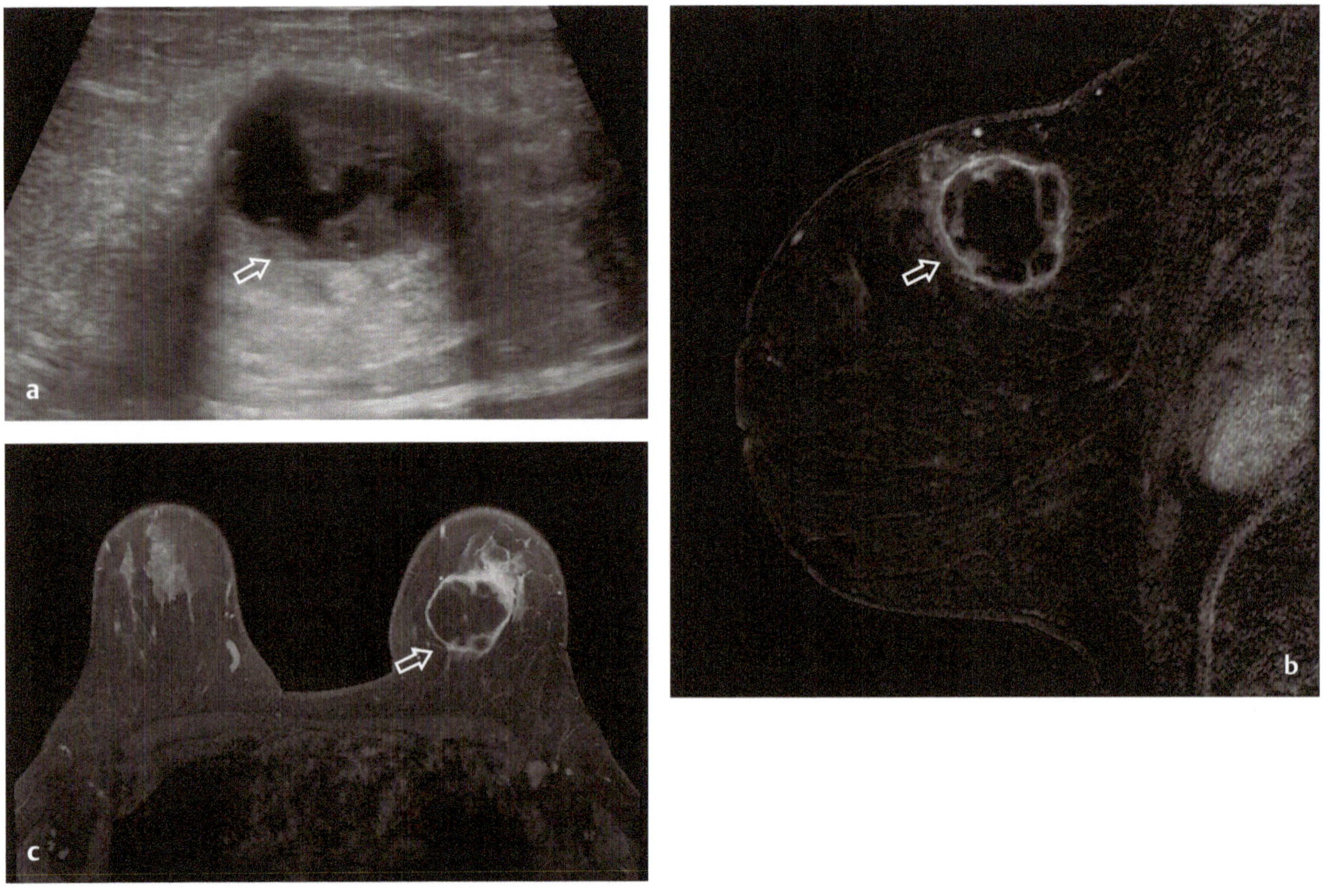

Fig. 6-5. Carcinoma ductal invasivo triplo negativo: (a) US demonstrando nódulo sólido-cístico (seta), circunscrito com reforço acústico posterior. (b) RM, sequência T1 pós-contraste, subtração, sagital. (c) Sequência T1 pós-contraste, axial, mostrando nódulo sólido-cístico (seta), circunscrito, com realce heterogêneo pelo contraste, predominantemente periférico e com realce irregular de septos internos.

No entanto, nos últimos anos, houve importante evolução na classificação das lesões mamárias malignas, com a definição de novos fatores prognósticos além daqueles já conhecidos, e que também passaram influenciar a decisão terapêutica.

E, considerando-se que o conhecimento do tamanho tumoral e da sua extensão local na mama é determinante para a escolha do tratamento, a participação dos métodos de imagem torna-se imprescindível, uma vez que o exame clínico pela palpação da mama não é suficiente para estabelecer o real acometimento pela doença.[14,15]

A RM, pela sua capacidade em demonstrar o câncer mamário em diferentes planos, com apresentação de medidas tumorais que mais se aproximam do tamanho histológico, e por mostrar a relação da lesão com estruturas anatômicas importantes, como pele, complexo areolopapilar e parede torácica, é o método que mais contribui para a escolha do tratamento cirúrgico.[14]

Além disso, a RM, por não sofrer interferência do padrão de composição mamária, pode identificar lesões malignas adicionais na mesma mama, caracterizando multifocalidade e/ou multicentricidade (ocorre em 25% dos casos) ou na mama contralateral (10% dos casos), o que implica diretamente na decisão terapêutica (Fig. 6-6).[14,15]

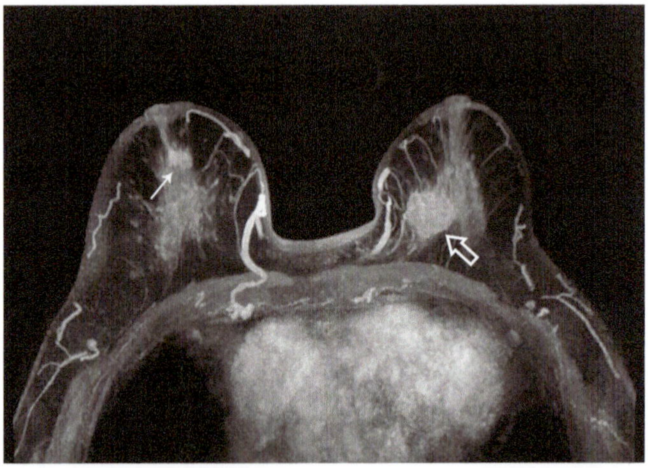

Fig. 6-6. Paciente com diagnóstico de carcinoma ductal invasor (CDI) grau III de Nottingham (triplo negativo) na mama esquerda, realizou exame de RM para estadiamento local. Na RM, reconstrução MIP axial pós-contraste, observa-se nódulo sólido (seta vazada), com formato arredondado e contornos microlobulados, com intenso realce pelo contraste na junção dos quadrantes mediais da mama esquerda (com histologia conhecida). Foi identificado outro nódulo (seta fina) contralateral, não identificado nos métodos convencionais (MMG e US) na região central da mama direita, com formato irregular e contornos espiculados, também com intenso realce pelo contraste, de aspecto suspeito que foi submetido a estudo histopatológico guiado por ultrassonografia *second-look* com diagnóstico de carcinoma ductal invasor, grau II de Nottingham (luminal B).

APLICAÇÕES DAS MODALIDADES DE IMAGEM NA AVALIAÇÃO DAS MAMAS

Mamografia

Na MMG, o câncer de mama manifesta-se de quatro formas principais, e que são incessantemente buscadas e avaliadas tanto nos exames de rastreamento quanto em pacientes sintomáticas.

Essas formas de apresentação são: nódulo, microcalcificações, assimetrias ou distorção arquitetural (Fig. 6-7).

Exceção a esta regra, estão o carcinoma inflamatório e a doença de Paget, que tem apresentações clínicas específicas.

Os critérios para classificação e suspeição de malignidade de uma imagem mamográfica já se encontram estabelecidos na literatura científica e foram organizados no Sistema de Padronização BI-RADS® (Breast Imaging Reporting and Data-System), que foi publicado em sua primeira edição em 1992, e atualmente encontra-se na sua 5ª edição.[16]

Este sistema de padronização foi amplamente difundido e sua aplicação também se estende para a US e para a RM de mamas, tendo como objetivos principais, tornar homogênea a descrição dos achados nos métodos de imagem, com descritores estabelecidos, assim como orientar a conduta de investigação das diferentes lesões mamárias.

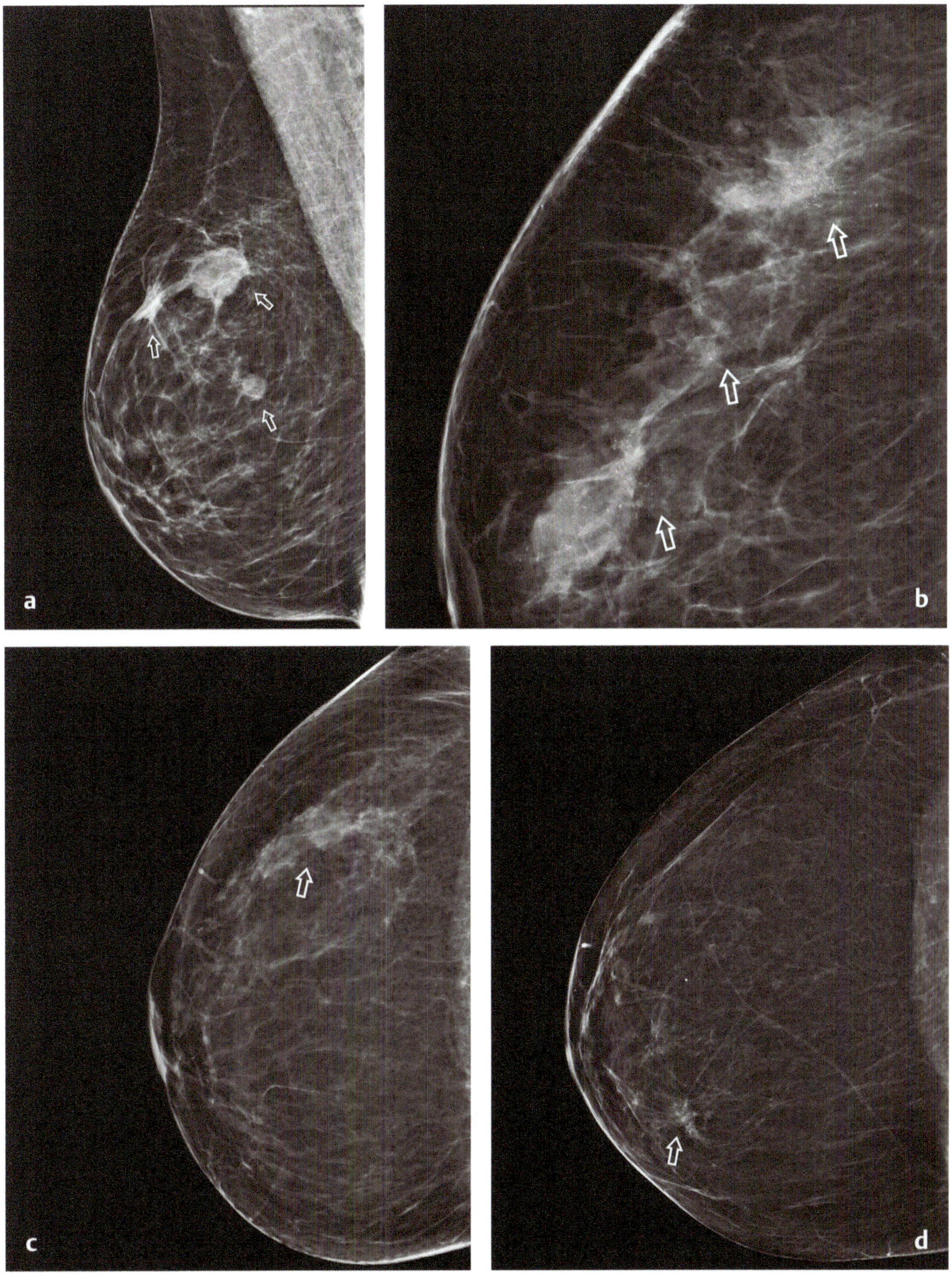

Fig. 6-7. Formas de apresentação do câncer de mama na MMG. (**a**) Incidência MLO demonstrando nódulos (setas) com alta densidade, formato irregular e contornos não circunscritos, associados à distorção arquitetural do parênquima. (**b**) Incidência ampliada em perfil mostrando microcalcificações (setas) pleomórficas com distribuição segmentar. (**c**) Incidência CC demonstrando assimetria focal (seta) do parênquima. (**d**) Incidência CC demonstrando área de distorção arquitetural do parênquima.

Com a aplicação dos critérios propostos no Sistema BI-RADS®, as lesões com características suspeitas são imediatamente direcionadas para avaliação histopatológica, com ganho de tempo para o diagnóstico final e início de tratamento, enquanto lesões com características que indiquem benignidade podem ser somente acompanhadas em sua evolução, evitando biópsias desnecessárias.

A classificação final de uma lesão pelo Sistema BI-RADS® está vinculada a um valor preditivo positivo (VPP), que é o risco daquela lesão representar um câncer. Essa classificação foi baseada em diversos estudos e, diante de cada classificação, existe uma recomendação de conduta, de forma a evitar atrasos no diagnóstico do câncer ou ainda, a evitar biópsias em lesões benignas.

O Quadro 6-3 relaciona a classificação final do Sistema BI-RADS®, com o VPP das lesões e a conduta preconizada que deve ser aplicada na MMG, US e na RM.

Quadro 6-3. Classificação Final das Lesões Mamárias, com Valor Preditivo Positivo e Recomendação de Conduta, com base no Sistema BI-RADS®

Classificação final	Risco de câncer (VPP)	Conduta recomendada
Categoria 1	0	Exame de rotina
Categoria 2	0	Exame de rotina
Categoria 3	≤ 2%	Controle em 6 meses
Categoria 4 ▪ 4-A ▪ 4-B ▪ 4-C	> 2 < 95% > 2 ≤ 10% > 10 ≤ 75% > 75 < 95%	Avaliação histopatológica
Categoria 5	≥ 95%	Avaliação histopatológica
Categoria 6		Câncer já diagnosticado
Categoria 0		Complementação com exame específico

Fonte: Sistema BI-RADS® (Breast Imaging Reporting and Data-System).

A MMG pode demonstrar sinais de câncer tanto na fase *in situ*, quanto na fase invasiva, sendo as microcalcificações a principal forma de apresentação do câncer intraductal, ocorrendo em 50 a 75% dos casos, e o nódulo ou distorção arquitetural, as principais alterações relacionadas com o câncer invasivo.[17]

As microcalcificações relacionadas com carcinoma *in situ* são produtos de necrose decorrente de hipóxia das células tumorais intraductais e sua presença torna possível a detecção desta lesão na MMG, apesar de haver um grupo de lesões intraductais que não se associa a calcificações, que não podem ser identificadas por mamografia.

As características mamográficas das microcalcificações suspeitas se relacionam, principalmente, com seu pleomorfismo (variação da morfologia) e sua distribuição na mama, sendo a distribuição ductal ou segmentar as que têm maior VPP.[16]

A análise das microcalcificações mamárias representa um dos principais desafios na MMG e, embora sua relação com o câncer mamário já tenha sido estabelecida desde o início da história da MMG por Leborgne, em 1951, inúmeros estudos foram publicados tentando definir critérios mais assertivos para sua avaliação.[16-19]

O Sistema BI-RADS® na sua 5ª. Edição avançou na classificação e na orientação de conduta de investigação das microcalcificações, e baseou-se em diversos estudos que analisaram o VPP de cada característica morfológica e da sua distribuição na mama. Esses estudos encontram-se nos Quadros 6-3 e 6-4 e demonstram que as características morfológicas com maior VPP são o pleomorfismo e as microcalcificações lineares finas ou ramificadas, enquanto em relação à distribuição, o trajeto linear ou ductal e a distribuição segmentar têm o maior VPP (Quadro 6-4).[16]

Já as principais características que diferenciam um nódulo maligno de um benigno na MMG estão relacionadas com sua densidade, forma e contornos.[19]

São consideradas características suspeitas para malignidade a alta densidade do nódulo (maior que do tecido mamário adjacente), seu formato irregular, e os contornos espiculados, microlobulados ou indefinidos, sendo que estas

Quadro 6-4. Correlação do Valor Preditivo Positivo (VPP) das Calcificações Mamárias[16]

Quanto à sua morfologia – BI-RADS®					
Morfologia	**Lieberman *et al.***	**Berg *et al.***	**Burnside *et al.***	**Bent *et al.***	**Total**
Amorfas	9/35 (26)	30/150 (20)	4/30(13)	10/51(20)	53/266(21)
Heterogêneas grosseiras	N/A	N/S	1/14(7)	2/10 (20)	3/24 (13)
Pleomórficas finas	N/A	N/S	10/34 (29)	14/50 (28)	24/84 (29)
Lineares finas ou lineares ramificadas	26/32(81)	N/S	10/19 (53)	16/53 (70)	52/74 (70)

Quanto à sua distribuição – BI-RADS®				
Distribuição	**Lieberman *et al.***	**Burnside *et al.***	**Bent *et al.***	**Total**
Difusa	0/1 (0)	0/1 (0)	0/0 (0)	0/2 (0)
Regional	6/13 (46)	0/1 (0)	0/9 (0)	6/23 (26)
Agrupada	93/254 (37)	14/76 (18)	19/81 (23)	126/411 (31)
Linear	13/19 (68)	8/11 (73)	14/28 (50)	35/58 (60)
Segmentar	17/23 (74)	3/8 (38)	9/16 (56)	29/47 (62)

Fonte: Sistema BI-RADS® (Breast Imaging Reporting and Data-System).

características podem ser encontradas isoladas ou em conjunto. Quanto mais critérios de malignidade a lesão apresentar, maior o VPP (Quadro 6-5 e Fig. 6-8).[16,19,20]

É descrito que um nódulo com alta densidade mamográfica, com formato irregular e contornos espiculados tem VPP de 95%, o que torna desnecessária a complementação com US. Nessa situação, a confirmação histopatológica por biópsia é indicada para definir a melhor conduta de tratamento, baseado em critérios anatomopatológicos e imuno-histoquímicos.

Outro critério utilizado para suspeição de malignidade é a associação da lesão a alterações consideradas secundárias, como distorção arquitetural adjacente, microcalcificações, retração da pele e do complexo areolopapilar, que também podem ser identificadas na MMG.

A MMG é limitada, no entanto, para a definição diagnóstica de um nódulo isodenso ao parênquima e que tenha seus contornos circunscritos (bem delimitados em até 75%) ou que esteja parcialmente sobreposto pelo tecido mamário adjacente. Nesses casos, pelos critérios do Sistema BI-RADS®, a lesão deve ser classificada como categoria 0, sendo necessária a complementação com a US. Diante de um nódulo com essas características, são várias as possibilidades diagnósticas que podem ser demonstradas na US (que pode representar desde um cisto simples até um carcinoma mais agressivo) (Fig. 6-9).[16,20]

Outra forma de apresentação de malignidade na mamografia é a distorção arquitetural, que pode representar o principal sinal de malignidade em 9% dos casos de câncer.[19]

A distorção arquitetural primária é identificada como linhas hiperdensas que se distribuem de forma convergente em uma região mamária para uma área central onde não há nódulo evidente. Essa alteração é de difícil identificação nas incidências mamográficas habituais, principalmente em mamas densas.[21]

Porém, com o desenvolvimento da mamografia digital por cortes (tomossíntese ou mamografia 3D) a distorção arquitetural passou a ser detectada com maior precisão, o que ampliou a sensibilidade da mamografia quando acoplada à tomossíntese em até 27%, com melhora mais importante na detecção de lesões invasivas. O método também demonstrou melhora na especificidade, reduzindo os falso-positivos e as reconvocações.[22,23]

Uma vez identificada na mamografia, sem que haja histórico conhecido de manipulação cirúrgica, de trauma ou de processo inflamatório mamário, que produziria distorção arquitetural secundária, dois diagnósticos diferenciais se impõem: a cicatriz radiada (lesão esclerosante complexa) e o carcinoma (Fig. 6-10). E dentre os tipos histológicos de câncer mais frequentemente associados à distorção arquitetural estão o carcinoma lobular e o carcinoma tubular.

Quadro 6-5. Critérios Utilizados na Avaliação dos Nódulos Mamários na Mamografia, segundo o BI-RADS®

Forma	Margens	Densidade
Ovalada	Circunscritas	Hipodensa (baixa densidade)
Redonda	Parcialmente encobertas	Isodensa
Irregular	Indistintas	Hiperdensa (alta densidade)
	Microlobuladas	
	Espiculadas	

Fonte: Sistema BI-RADS® (Breast Imaging Reporting and Data-System).

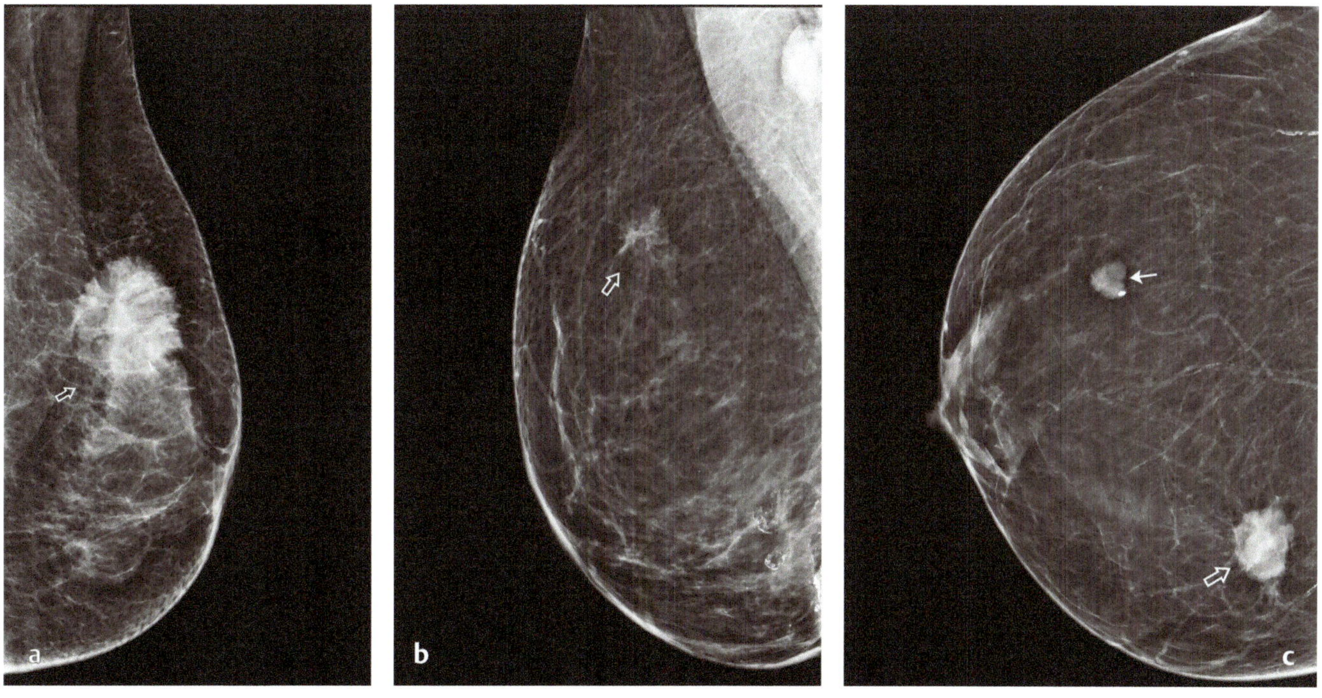

Fig. 6-8. Nódulos malignos na MMG. (**a**) Incidência MLO demonstrando nódulo sólido (seta) com alta densidade, formato irregular e contornos espiculados, retraindo o músculo peitoral maior. (**b**) Incidência MLO mostrando nódulo sólido (seta) com formato irregular e contornos espiculados. (**c**) Incidência CC demonstrando nódulo sólido (seta vazada) com alta densidade, formato ovalado, contornos microlobulados e microcalcificações internas. Observa-se ainda (em **c**) outro nódulo (seta fina) com características sugestivas de benignidade (fibroadenoma), baixa densidade, formato ovalado (macrolobulado) e contornos circunscritos, apresentando calcificação grosseira.

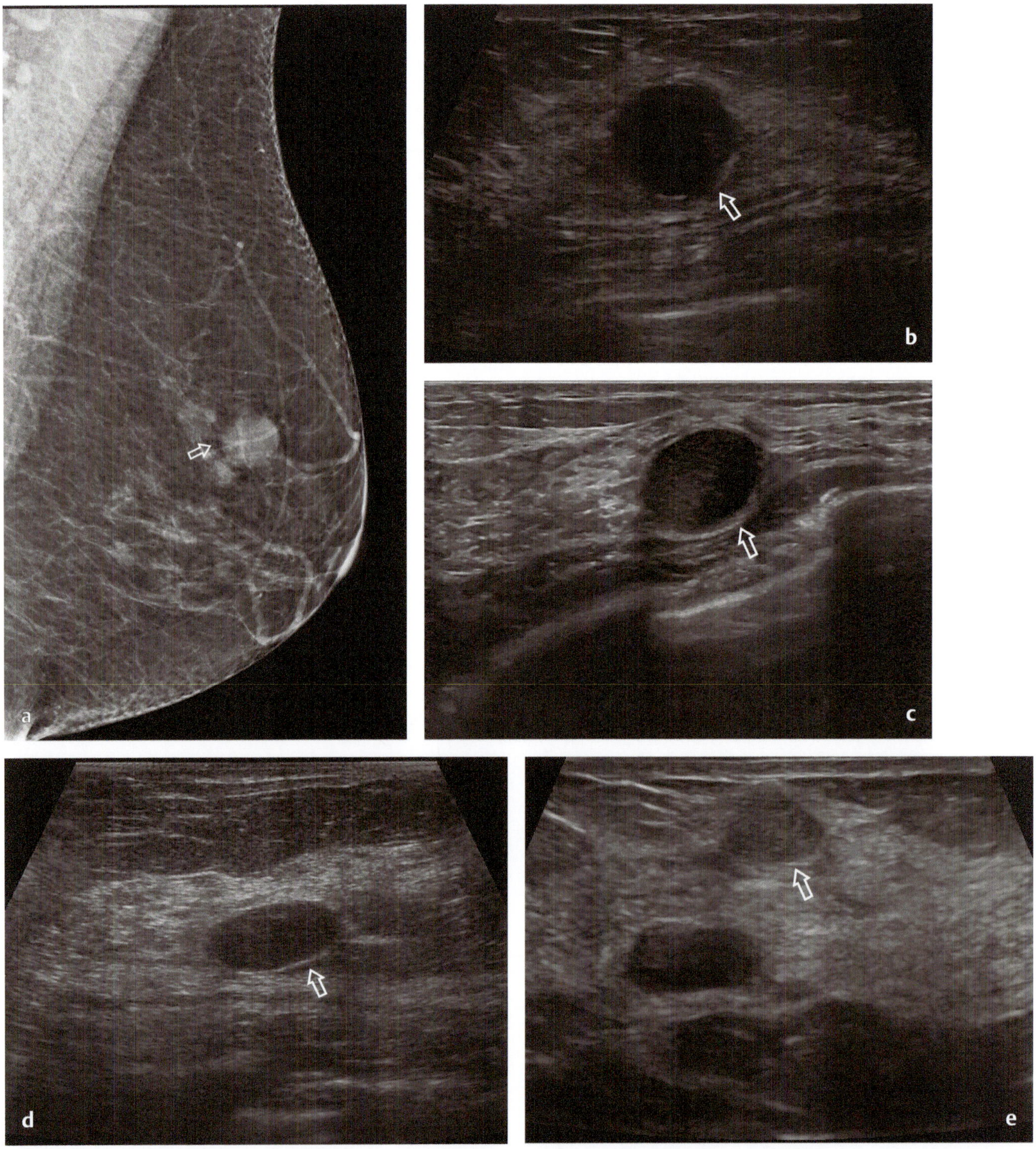

Fig. 6-9. MMG. (a) Incidência MLO demonstrando nódulo (seta) isodenso ao parênquima, ovalado e circunscrito, que deve ser classificado na categoria 0 no Sistema BI-RADS® na ausência de ultrassonografia complementar. Para esse nódulo existem as seguintes possibilidades diagnósticas na US. (b) Cisto simples, imagem cística (seta) arredondada anecoica e circunscrita. (c) Cisto complicado, imagem cística (seta) ovalada, circunscrita, com conteúdo ecogênico formando nível líquido, ambos classificados na categoria 2 no Sistema BI-RADS®. (d) Fibroadenoma, nódulo sólido (seta), hipoecoico, ovalado, circunscrito e com o maior eixo paralelo à pele classificado na categoria 3 no Sistema BI-RADS®. (e) Câncer circunscrito, nódulo sólido (seta), isoecoico, circunscrito, e com o maior eixo paralelo a pele, de aparecimento recente em paciente de alto risco, classificado na categoria 4 no Sistema BI-RADS®.

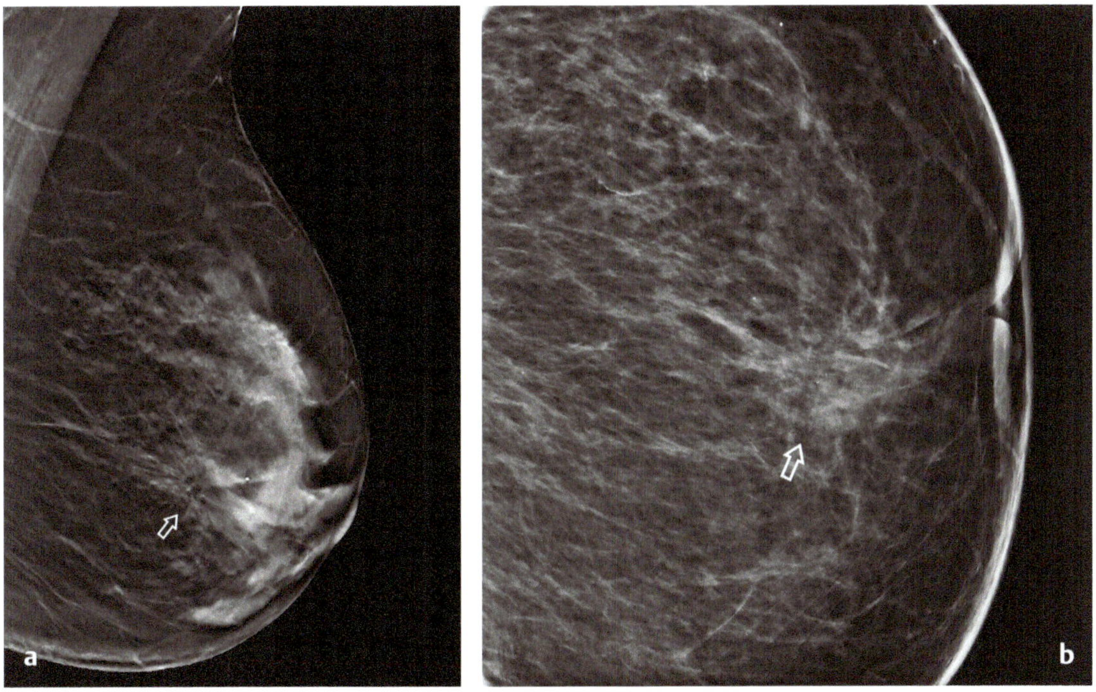

Fig. 6-10. MMG. (a) Incidência MLO, demonstrando área de distorção arquitetural (seta) com centro radiolucente com diagnóstico histológico de cicatriz radiada e MMG. (b) Incidência CC demonstrando assimetria focal (seta) associada à distorção arquitetural do parênquima e discreta retração do complexo areolopapilar, que teve diagnóstico histológico confirmado para carcinoma.

As assimetrias, outra forma de expressão mamográfica do câncer, são muito frequentes nas MMGs (ocorrem em até 30% dos exames mamográficos) e são definidas como diferenças na distribuição do tecido fibroglandular entre as duas mamas, quando essas são observadas lado a lado ("em espelho"). Estão, na grande maioria das vezes, relacionadas com a distribuição assimétrica do tecido fibroglandular, como uma variação da normalidade.[19,24]

Diferente dos nódulos, as assimetrias costumam ter bordos côncavos e, com base em suas características, podem ser classificadas em:

A) Assimetria;
B) Assimetria focal;
C) Assimetria difusa;
D) Assimetria em desenvolvimento.[24]

A assimetria (identificada em apenas uma incidência mamográfica) e a assimetria difusa (vista nas duas incidências, mas ocupando uma grande área ou um quadrante todo da mama), se não palpáveis, têm baixo VPP (> 2%). Mais frequentemente, representam apenas sobreposição de tecido ou a áreas de acúmulo assimétrico de tecido fibroglandular residual.

Já a assimetria focal (visualizada nas duas incidências e que ocupa uma área menor que um quadrante na mama e que não tem formato de nódulo) ou a assimetria em desenvolvimento (aquela que surge ou que aumenta entre dois exames mamográficos consecutivos) podem estar associadas a carcinoma, tanto do tipo histológico ductal ou quanto lobular, sendo o tipo lobular o mais frequente. O VPP de uma assimetria em desenvolvimento é de 13 a 27%, o que torna necessária sua investigação.[24,25]

No caso específico do tipo histológico lobular, as células neoplásicas se dispõem em "fila indiana" e tem baixa coesão, não produzindo reação desmoplásica significativa. Essas características proporcionam a infiltração do parênquima pela lesão, com a formação de nódulo somente em fase mais tardia, o que determina maior dificuldade no seu diagnóstico tanto na palpação quanto na MMG, onde se mostra por sinais indiretos, como assimetrias ou distorções arquiteturais (Fig. 6-11).

Ressalta-se aqui a importância da correlação com os dados clínicos, uma vez que se a assimetria focal ou difusa for palpável, esta passa a ser suspeita para malignidade, sendo necessário seu esclarecimento por outros exames, como a US ou a RM, ou, ainda, com biópsia.

Ultrassonografia Mamária

A US mamária, principal método auxiliar da MMG, tem importante atuação na diferenciação entre nódulos benignos de malignos, sendo também mais resolutivo que a MMG na avaliação de nódulos palpáveis, por não sofrer interferência significativa da composição mamária, diferente do que ocorre na MMG.[10,26]

Os critérios ultrassonográficos utilizados com o intuito de diferenciar nódulos benignos de malignos têm sido estudados por décadas e foram descritos com maior detalhamento por Stavros *et al.*, em 1995. Seus critérios foram, em parte, utilizados no Sistema de Padronização BI-RADS® de US e, se adequadamente aplicados, assim como no trabalho original, podem resultar em uma sensibilidade de até 98% na identificação de lesões malignas, com valor preditivo negativo (VPN) de mais de 99%. Dado a esses resultados, a US é considerada o método de imagem mais eficaz para diferenciar nódulo benigno de maligno.[26]

Os critérios utilizados no Sistema BI-RADS® para classificar os nódulos sólidos encontram-se no Quadro 6-6.

Pelos critérios do Sistema BI-RADS®, um nódulo sólido só pode ser classificado como provavelmente benigno (VPP < 2%) quando apresentar as seguintes características: formato ovalado (ou macrolobulado), orientação paralela a pele

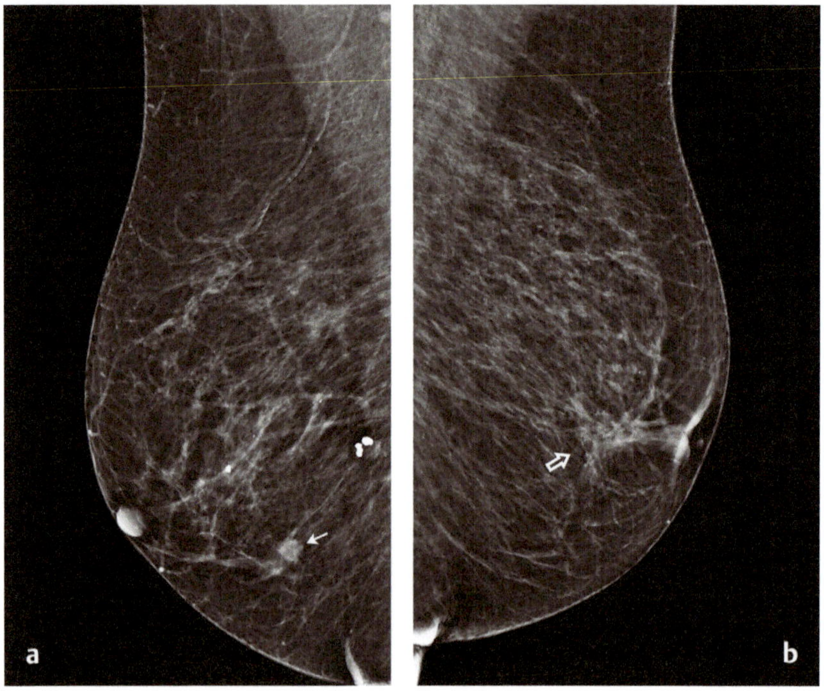

Fig. 6-11. Carcinoma lobular invasivo bilateral, visualizado na MMG. (**a**) Incidências MLO, como nódulo sólido (seta fina) na mama direita com formato irregular e contornos microlobulados. (**b**) Na mama esquerda como área de assimetria focal (seta vazada) com distorção arquitetural e microcalcificações.

Quadro 6-6. Critérios de Benignidade e de Malignidade dos Nódulos no Exame Ultrassonográfico, segundo o Sistema BI-RADS®

Características benignas	Características suspeitas de malignidade
Forma oval (macrolobulada)	Forma irregular ou arredondada
Orientação paralela	Orientação não paralela
Margens circunscritas	Margens não circunscritas – indistintas, espiculadas, microlobuladas ou anguladas
Reforço acústico	Sombra acústica posterior
Hiperecogênico, anecoico ou isoecogênico	Complexo, hipoecogênico

Fonte: Sistema BI-RADS® (Breast Imaging Reporting and Data-System).

e margens circunscritas, sendo iso ou hipoecogênico a gordura adjacente (Fig. 6-12), enquanto passa a ser considerado suspeito quando houver pelo menos um sinal de malignidade, sendo então indicada avaliação histopatológica por biópsia.[16]

Na prática, os nódulos malignos costumam ter uma associação de vários sinais suspeitos, como forma irregular, contornos não circunscritos (microlobulados ou espiculados), eixo verticalizado e sombra acústica posterior (Fig. 6-13).

Embora a recomendação de conduta preconizada para um nódulo com características que se encaixem na categoria 3 do Sistema BI-RADS® (achados provavelmente benignos) seja a de acompanhamento a cada seis meses por um período de três anos, existem situações específicas onde a biópsia pode ou deve ser considerada, como demonstrado na Figura 6-14.

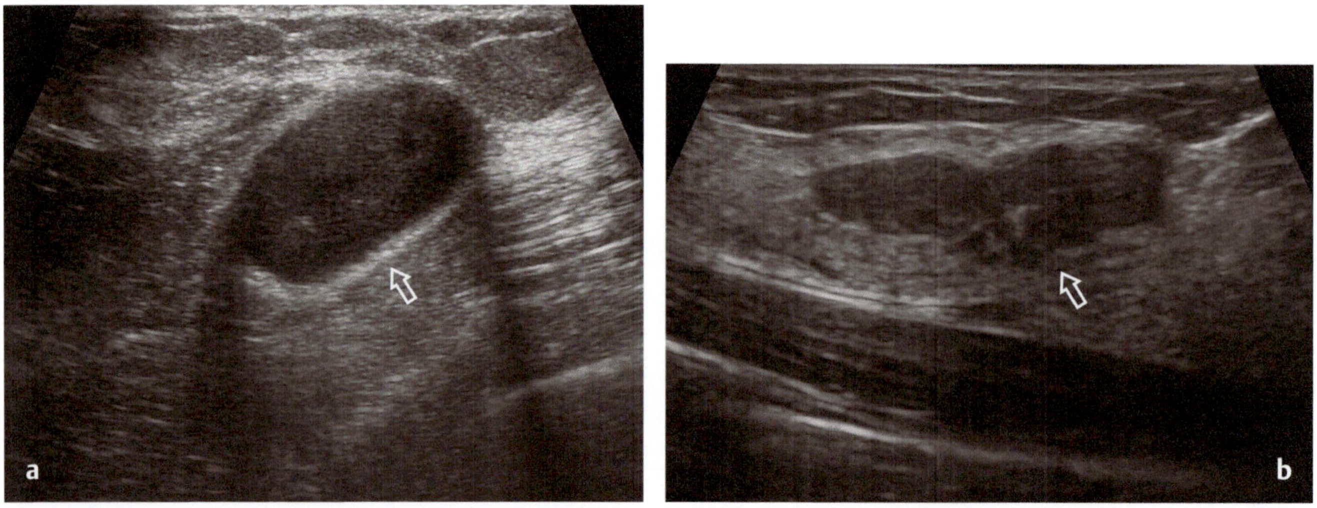

Fig. 6-12. Nódulos categoria 3 no Sistema BI-RADS-US®: (**a**) US demonstrando nódulo sólido (seta), ovalado, circunscrito com o maior eixo paralelo à pele. (**b**) Nódulo sólido (seta), ovalado com até três lobulações (anteriormente descrito como macrolobulado), circunscrito, com o maior eixo paralelo a pele. Ambos com diagnóstico histológico de fibroadenoma.

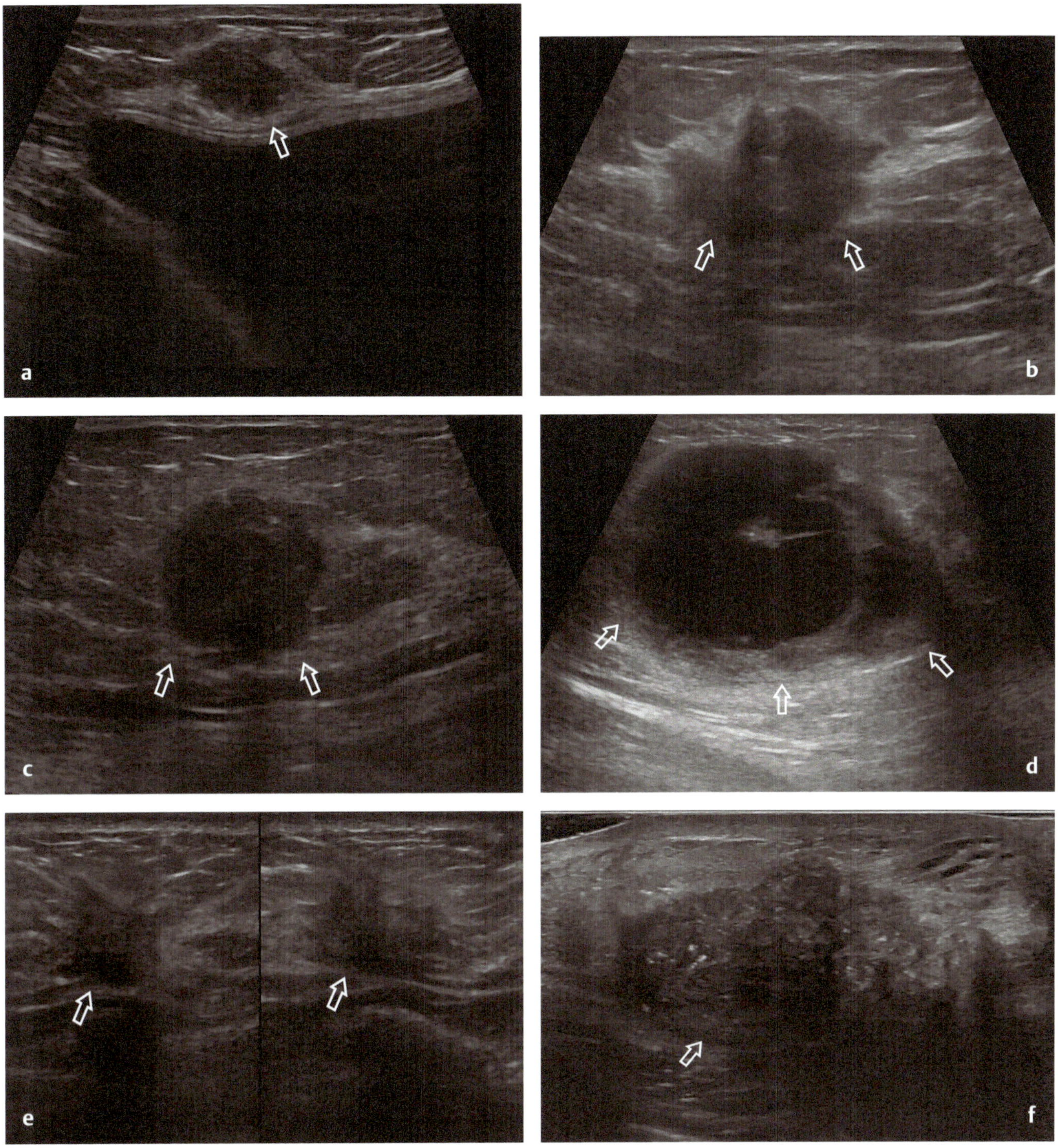

Fig. 6-13. Nódulos com características suspeitas na US. (**a**) Nódulo sólido (seta) com formato irregular, contornos microlobulados, heterogêneo, contendo microcalcificações internas. (**b**) Nódulo sólido (setas) com formato irregular, contornos espiculados, com áreas de sombra acústica e reforço acústico posterior. (**c**) Nódulo sólido (setas) com formato ovalado, verticalizado, contornos microlobulados, heterogêneo, contendo microcalcificações. (**d**) Nódulo complexo sólido-cístico (setas) com septações grosseiras. (**e**) Nódulo sólido (setas) com formato irregular e contornos espiculados. (**f**) Nódulo sólido (seta) com contornos microlobulados, heterogêneo, contendo microcalcificações e formando sombra acústica posterior. *(Continua.)*

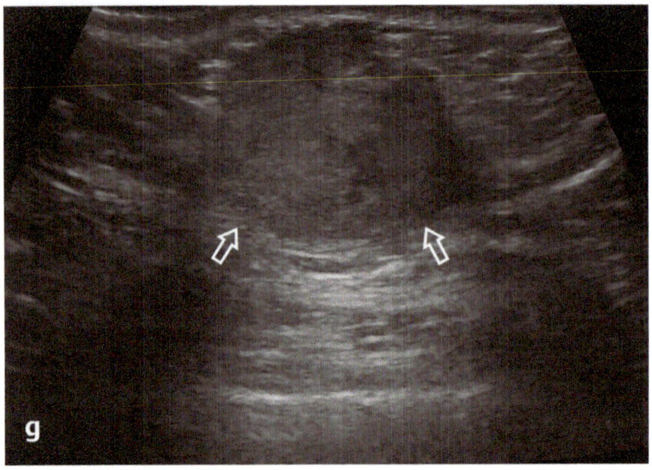

Fig. 6-13. *(Cont.)* (g) Nódulo sólido (seta) isoecoico, arredondado e circunscrito (diagnóstico histológico de carcinoma mucinoso).

Apesar de ser altamente eficiente na avaliação de nódulos sólidos, a US não tem essa mesma eficácia para diagnosticar lesões *in situ*, pela sua dificuldade em identificar e avaliar microcalcificações.

O método é capaz de demonstrar lesões *in situ*apenas quando essas ocupam grandes extensões na mama, em razão da neoductogênese, ou quando a US é realizada como complemento da MMG ou da RM (exame tipo *second-look*) que já identificou imagem suspeita de lesão intraductal (Fig. 6-15).

Estudos mais recentes já demonstraram lesões não nodulares identificadas à US e que mais frequentemente estão associadas a carcinoma *in situ*. Essas lesões podem ser identificadas mesmo em US realizadas independentes da MMG e da RM, em pacientes sintomáticas, por nódulo palpável, ou em pacientes assintomáticas com mamas densas e que realizam US como complemento da MMG.

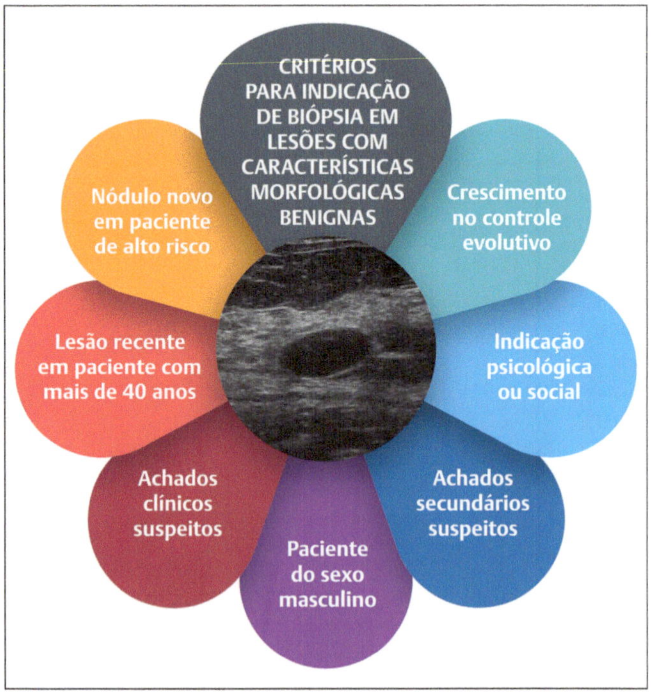

Fig. 6-14. Apesar da recomendação de lesões com características que se encaixem na categoria 3 no Sistema BI-RADS-US® e US seja controle ultrassonográfico em 6 meses, existem critérios para indicação de biópsia, mesmo diante de características morfológicas que indiquem benignidade. Dentre as indicações citam-se: o crescimento da lesão no controle evolutivo, indicação psicológica ou social (paciente ansiosa ou que tenha dificuldade de retornar para controle), nódulo de aparecimento recente em pacientes de alto risco ou com idade superior a 40 anos, nódulo de aspecto benigno, mas com achados clínicos suspeitos e nódulo sólido em paciente do sexo masculino.

Neste grupo de lesões nodulares estão incluídos: áreas heterogêneas, com ductos paralelos, com ou sem microcalcificações no interior dos ductos, áreas hipoecogênicas com

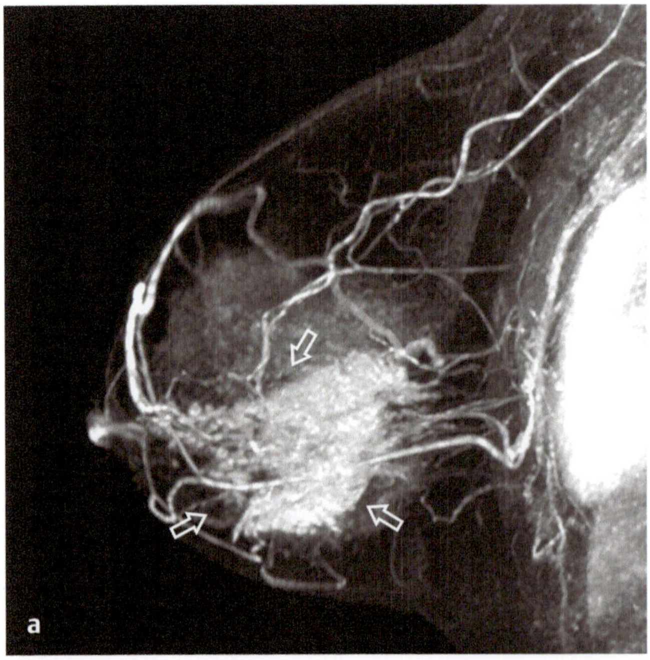

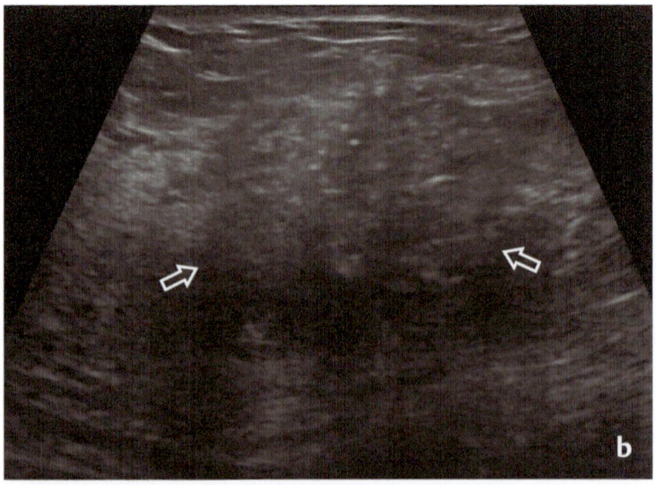

Fig. 6-15. (a) RM, reconstrução MIP, sagital, pós-contraste, demonstrando extensa área (setas) de realce não nodular pelo contraste, com distribuição segmentar de aspecto suspeito. (b) Na ultrassonografia do tipo *second-look* para guiar biópsia observou-se área sólida (setas), palpável, heterogênea, contendo microcalcificações, com diagnóstico de carcinoma ductal *in situ*.

limites imprecisos, com sombra acústica posterior ou distorção arquitetural. Como não existem descritores para este tipo de lesão no Sistema BI-RADS®, a literatura recomenda sua classificação em categoria 4, com recomendação de biópsia. O VPP destas lesões aumenta quando há associação à palpação clinicamente suspeita e quando tem sua tradução nos outros métodos de imagem (MMG e RM).

Outra aplicação importante da US é a avaliação dos ductos mamários retroareolares em pacientes com descarga papilar suspeita.

O método tem alta eficácia na identificação de lesões sólidas intraductais retroareolares e, com o uso do Doppler, pode demonstrar a presença de pedículo vascular adjacente ao ducto, que pode decorrer da presença de papiloma ou carcinoma intraductal. Nessas situações, a biópsia percutânea por agulha grossa ou a biópsia a vácuo (mamotomia) estão indicadas e podem ser direcionadas pela US.[27]

Ressonância Magnética

A RM tem sido utilizada para avaliação das mamas desde o início da década de 1990, inicialmente com o objetivo apenas de avaliar os implantes mamários.

E a partir dessa década, novas técnicas foram desenvolvidas para avaliar os parênquimas mamários, com o objetivo principal de identificar lesões suspeitas de malignidade. A aplicabilidade do método com esse intuito foi baseada nas diferenças entre as formas de vascularização das lesões malignas e das benignas, a partir do melhor conhecimento acerca da angiogênese tumoral.[14]

Durante a **neoangiogênese**, o carcinoma mamário sofre influência de fatores angiogênicos e desenvolve uma rede de vascularização irregular e com *shunts* arteriovenosos no seu interior, de forma a ter seu suprimento sanguíneo garantido, o qual mantém o seu crescimento.

E por conta desta vascularização anômala, o contraste utilizado na RM chega mais rapidamente ao espaço extracelular nas lesões malignas que no parênquima mamário normal ou nas lesões benignas. A essa característica relacionada com maior "avidez" das lesões mamárias malignas pelo contraste, que realçam mais rapidamente que o tecido normal, dá-se o nome de *Wash-in*.

Outra característica identificada na RM nas lesões malignas é o *Wash-out*. Ou seja, também em virtude de vascularização irregular, o tumor tende a perder a intensidade do realce pelo contraste mais rapidamente que o tecido normal, ou seja, ocorre uma "lavagem" do contraste, que, em vez disso, aumenta sua impregnação pelo contraste com o tempo.

Estas duas características (*Wash-in e Wash-out*) são avaliadas por estudo dinâmico do contraste na RM, que mede a intensidade de realce pelo contraste na lesão logo após a sua injeção endovenosa e mostra o comportamento desse contraste na lesão no decorrer do tempo, o que é apresentado na forma de um gráfico que mostra a relação do tempo e da intensidade de impregnação pelo contraste no decorrer do tempo (curva dinâmica do contraste – curva da relação intensidade de contraste/tempo).

Existem três tipos de curvas dinâmicas do contraste na RM: progressiva ou ascendente (tipo 1), platô (tipo 2) e *Wash-out* (tipo 3). Embora possa haver sobreposição nos achados de curva dinâmica nas lesões benignas e malignas, a curva do tipo 1 está mais frequentemente relacionada com benignidade, enquanto a curva do tipo 3 está mais associada à malignidade, ocorrendo em 74 a 87% dos carcinomas (Fig. 6-16).

E, além do comportamento dinâmico das lesões em relação ao contraste, a RM, em decorrência de sua alta resolução espacial, proporciona a avaliação da morfologia e dos contornos das lesões, assim como permite a visualização da forma distribuição do contraste no seu interior.

Os critérios morfológicos que indicam malignidade em uma lesão vista na RM são semelhantes àqueles descritos na MMG, ou seja, nódulo de formato irregular, com margens espiculadas ou limites imprecisos. Um nódulo com estas características na RM tem VPP de 84 a 91%, enquanto uma lesão irregular com realce heterogêneo e predominantemente periférico pelo contraste tem VPP de 84% (Fig. 6-17).

Atualmente os protocolos que orientam a classificação das lesões pela RM recomendam o uso associado dos critérios dinâmicos do contraste e morfológicos das lesões.

A RM pode ainda demonstrar áreas de impregnação pelo contraste, não relacionadas com nódulos. São denominadas áreas de realce não nodular, que podem estar associadas à lesão intraductal (Quadro 6-7).[14,16]

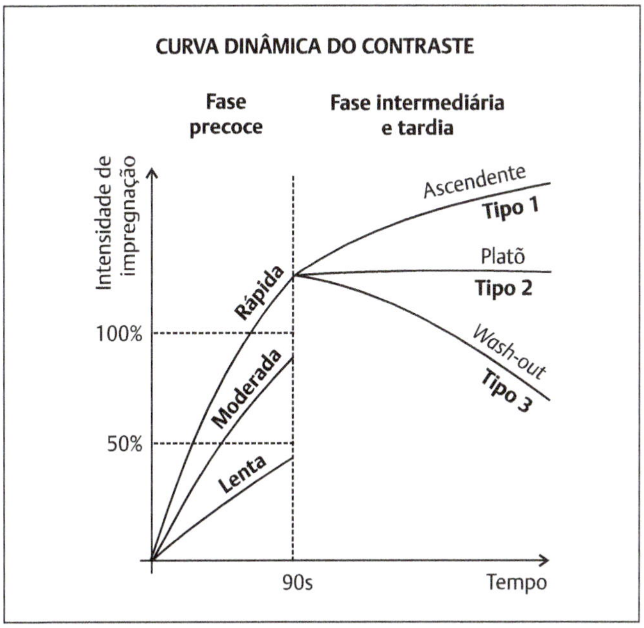

Fig. 6-16. As lesões nodulares devem também ser avaliadas quanto ao seu comportamento após a injeção de contraste, pelo estudo dinâmico, que avalia a intensidade de realce no decorrer do tempo através da curva dinâmica. O *Wash-in* é avaliado na fase precoce, aos 90 segundos. Se a intensidade de impregnação for menor que 50% é considerada uma impregnação lenta, entre 50 e 100% é considerada uma impregnação moderada, e acima de 100% uma impregnação rápida. As lesões malignas em geral apresentam *Wash-in* rápido, porém, esse tipo de impregnação também pode ser identificado em lesões benignas. A segunda avaliação ocorre na fase intermediária/tardia, em que se observa se a curva contínua é ascendente (tipo 1), apresenta platô (tipo 2), podendo variar 10% para mais ou para menos ou faz *Wash-out (tipo 3). O Wash-out* ocorre em 74 a 87% dos carcinomas.

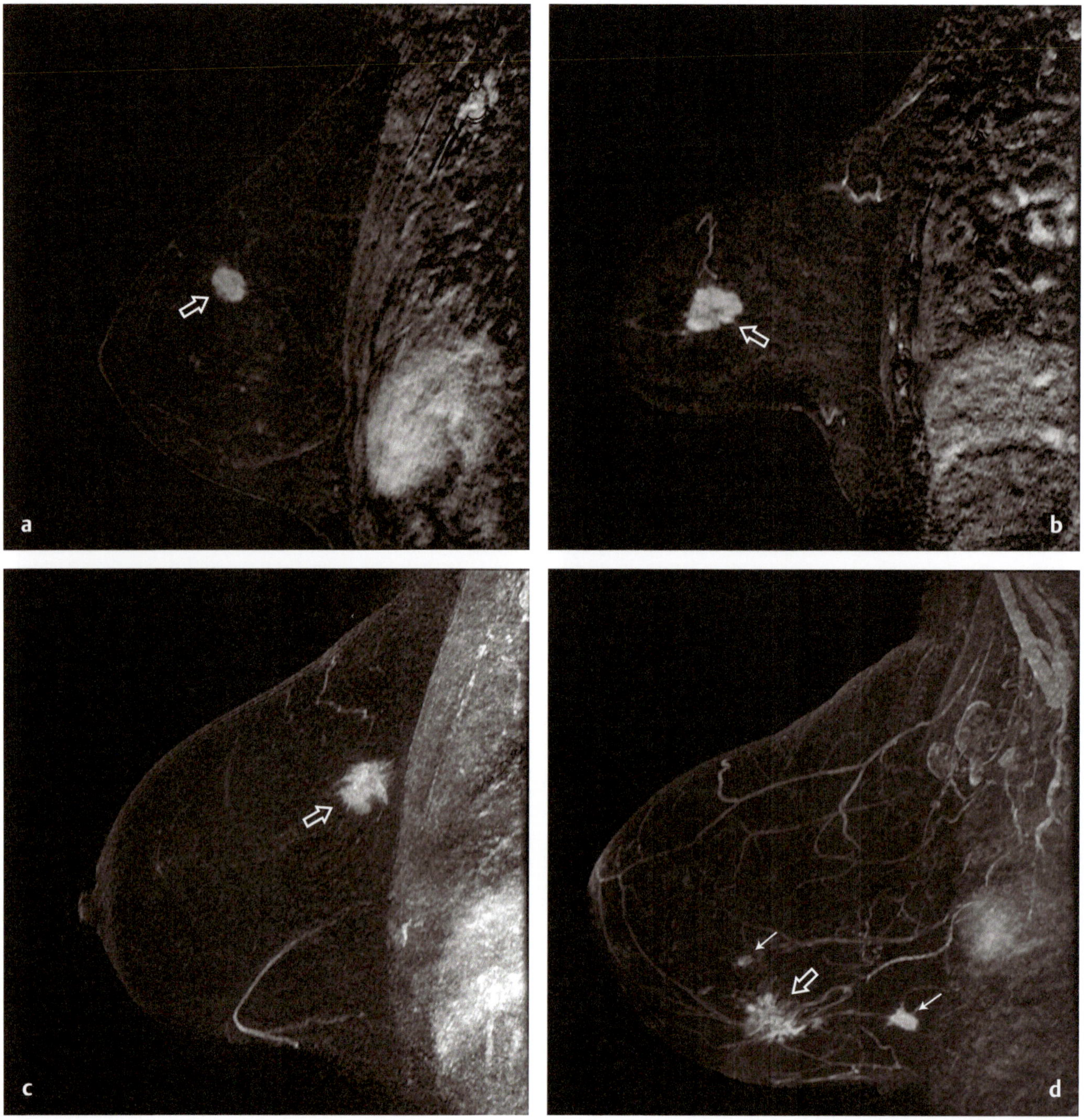

Fig. 6-17. Nódulo com características suspeitas na RM. (a) Reconstruções MIP pós-contraste, nódulo sólido (seta) com formato ovalado, contornos microlobulados e realce intenso e heterogêneo. (b) Nódulo sólido (seta) com formato irregular e contornos microlobulados, com realce intenso e heterogêneo pelo contraste, com predomínio periférico. (c) Nódulo sólido (seta) com formato irregular e contornos espiculados com realce intenso pelo contraste. (d) Nódulo sólido (seta vazada) irregular, com contornos espiculados e distorção arquitetural do parênquima e outros pequenos nódulos sólidos (setas finas) irregulares e espiculados no mesmo quadrante, caracterizando doença multifocal (carcinoma lobular invasivo).

Quadro 6-7. Critérios de Avaliação dos Nódulos e das Áreas de Realce Não Nodulares Identificadas na Ressonância Magnética

Tipo de lesão	Critérios	Achados
Nódulo/massa	Forma	Redondo
		Ovalado
		Lobulado
		Irregular
	Contorno	Liso
		Irregular
		Espiculado
	Realce	Homogêneo/heterogêneo
		Halo (periférico)
	Curva de realce inicial	Lento
		Moderado
		Rápido
	Curva de realce tardio	Persistente (progressivo)
		Platô
		Wash-out (decaimento)
Realce não nodular	Distribuição	Ductal
		Segmentar
		Regional
		Difuso

Fonte: Sistema BI-RADS® (Breast Imaging Reporting and Data-System).

Apesar de as lesões *in situ* não terem ainda neoangiogênese tumoral estabelecida, é descrito aumento da vascularização adjacente ao ducto mamário acometido por células tumorais (adjacente à membrana basal ou no estroma entre os ductos), e que pode ser identificada na RM pelo realce ao contraste. Essa característica é mais frequentemente identificada nas lesões *in situ* de alto grau nuclear e que tem maior potencial para evoluir para lesão invasiva. E, dada a capacidade da RM em demonstrar lesões *in situ* de alto grau, além das lesões invasivas, a RM tem sido recomendada como método de rastreamento em paciente de alto risco).[27-31]

A superioridade deste método na identificação de lesões malignas no grupo de pacientes de alto risco foi identificada em diversos estudos como apresentados na literatura (Quadro 6-8). A RM se mostrou mais sensível tanto em relação a MMG quanto em relação a MMG associada à US.[31]

As áreas de realce não nodular pelo contraste devem ser criteriosamente avaliadas a fim de demonstrar seu grau de suspeição para malignidade, sendo a sua distribuição na mama um dos critérios mais importantes.

Assim como para as microcalcificações identificadas na MMG, a distribuição dessas áreas de realce não nodular pelo contraste na mama, seja em trajeto ductal ou segmentar, estão relacionadas com maior suspeição para carcinoma *in situ* (Fig. 6-18).

Uma importante aplicação da RM, e já incluída como aplicação indiscutível nos principais protocolos internacionais, e a investigação de câncer oculto de mama. A apresentação inicial do câncer mamário pela presença de linfonodomegalia axilar palpável não é frequente, ocorrendo em menos de 1% dos cânceres de mama.[32]

Conceitualmente, o câncer oculto de mama é aquele detectado como metastático em linfonodo axilar, sem que a lesão primária tenha sido identificada nos métodos de imagem convencionais (MMG e US).O acesso precoce das células tumorais de uma pequena lesão invasiva aos vasos sanguíneos ou linfáticos adjacentes, com o desenvolvimento de metástases, antes ainda de se tornarem evidentes nos métodos de imagem, é a tese mais aceita, embora sua origem ainda não seja conhecida.

Quadro 6-8. Comparação do Rastreamento por MMG e por RM em Pacientes de Alto Risco para Desenvolvimento de Câncer de Mama[31]

Estudo/ano	Sensibilidade (%)/ especificidade (%) da mamografia	Sensibilidade (%)/ especificidade (%) da RM	% de cânceres detectados (cânceres detectados/ total de pacientes rastreados	Câncer detectado somente pela RM (%)	VPP das biópsias com indicação baseada nos achados da RM
Kriege *et al.* (2004)	40/95	71/90	2 (45/1.909)	1 (22/1.909)	57
Warner *et al.* (2004)	36/100	77,95	9 (22/236)	3 (7/236)	46
Kuhl *et al.* (2005)	33/97	91/97	8 (43/529)	4 (19/529)	50
Lehman *et al.* (2005)	25/NR	100/NR	1 (4/367)	1 (3/367)	17
Leach *et al.* (2005)	40/93	77/81	5 (33/649)	3 (19/649)	25
Trecate *et al.* (2006)	33/100	100/97	10 (12/116)	5 (6/116)	NR
Lehman *et al.* (2007)	33/91	100/79	4 (6/171)	2 (4/171)	43
Sardanelli *et al.* (2007)	59/NR	94/NR	7 (18/278)	2 (6/278)	60

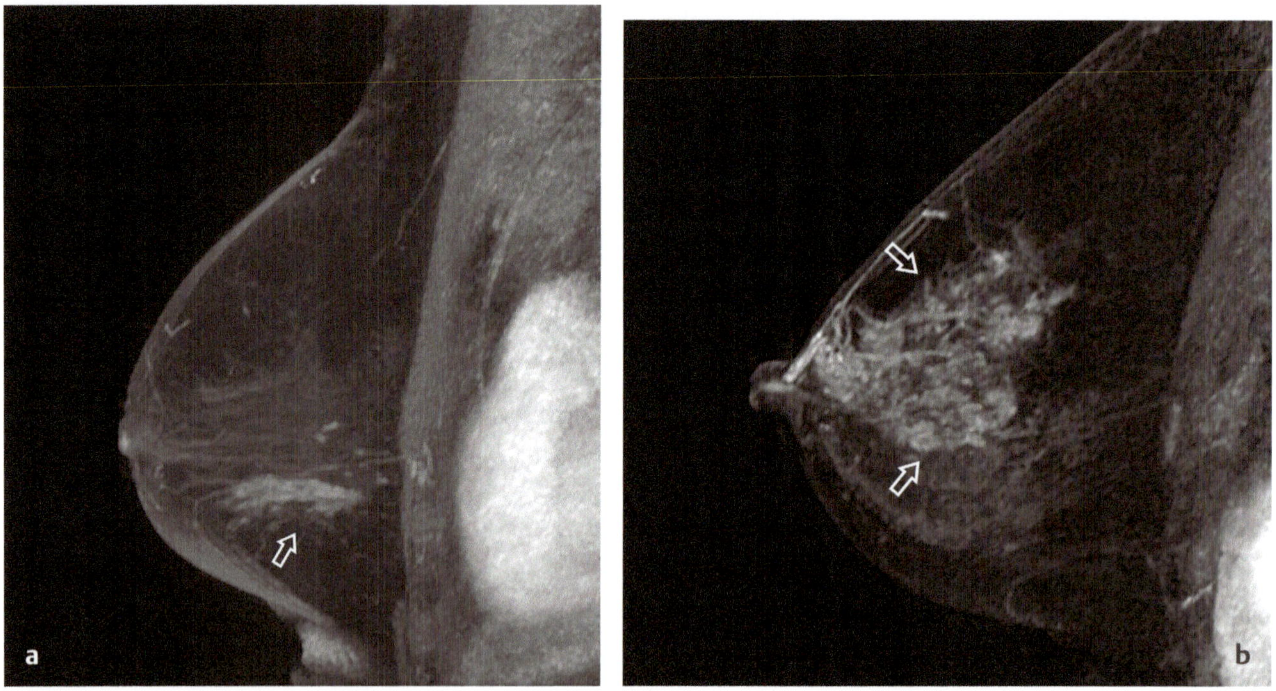

Fig. 6-18. Carcinoma ductal *in situ* – RM, reconstrução MIP pós-contraste: (a) área (seta) de realce não nodular pelo contraste com distribuição ductal. (b) Extensa área (setas) de realce não nodular pelo contraste com distribuição segmentar.

A RM é o método de escolha para avaliação das pacientes com suspeita de câncer oculto, podendo identificar a lesão mamária não visualizada na MMG e na US em até 85% dos casos. Por outro lado, tem alto valor preditivo negativo (VPN) e, uma vez confirmada origem mamária no linfonodo metastático, a RM negativa caracteriza a doença como oculta, possibilitando seu adequado tratamento (Fig. 6-19).

APRESENTAÇÃO NA IMAGEM

Carcinoma Ductal *In Situ*

O carcinoma ductal in situ (CDIS) é considerado a lesão precursora do carcinoma invasivo, quando considerado o modelo clássico de progressão do câncer de mama, e engloba um grupo heterogêneo de lesões com variações quanto à morfologia e quanto à evolução (Fig. 6-20).

Conceitualmente é descrito como lesão contendo células malignas no interior de um ducto mamário, na unidade ductolobular terminal, podendo obstruir totalmente sua luz, mas sem ultrapassar os limites da membrana basal para o estroma adjacente. Desta forma, como não há extensão da lesão para os vasos linfáticos ou para os vasos sanguíneos, não há possibilidade de metástases à distância.

Não se trata de uma doença única, mas um grupo heterogêneo de tumores, que pode ter diferentes comportamentos, com variadas taxas de recorrência pós-tratamento.

Sua classificação histológica se baseia em critérios arquiteturais é em subdivido em: cribriforme, sólido, micropapilar e nos subtipos comedo.

Para a orientação de tratamento, a classificação de Van Nuys é a que tem se mostrado mais reprodutível e com melhor valor prognóstico. Essa classificação considera não o padrão histológico, mas o grau nuclear e a presença ou ausência de necrose, subdividindo CDIS em três tipos: alto grau (ou comedo), grau intermediário e baixo grau (Quadro 6-9).[28,29,31]

O CDIS pode progredir de forma contínua dentro do ducto mamário, que fica preenchido por células e se dilata, formando um nódulo ou evoluir de forma descontínua no ducto, ocupando vários pontos em um ou mais ductos de um segmento ou sistema ductal, e produzir uma doença multifocal. Menos frequentemente também pode acometer ductos de diferentes lobos mamários, o que caracteriza multicentricidade.

Nem todas as lesões *in situ* evoluem para o estágio invasivo.

Reconhece-se que as lesões *in situ* de grau intermediário ou alto grau têm maior potencial de evoluir para carcinoma invasivo, o que ocorre em 30 a 50% dos casos, enquanto as lesões de baixo grau podem permanecer estáveis por toda a vida. E, como não se conhece quais lesões podem progredir

Quadro 6-9. Índice Prognóstico de Van Nuys – Carcinoma Ductal *in situ*

Escore	1	2	3
Tamanho (mm)	≤ 15	16 a 40	> 40
Margem (mm)	≥ 10	1 a 9	< 1
Classificação patológica	Não alto grau Sem necrose	Não alto grau Com necrose	Alto grau Com ou sem necrose
Idade	> 60 anos	40 a 60 anos	< 40 anos
Baixo risco	4 – 5 – 6		
Risco intermediário	7 – 8 – 9		
Alto risco	10 – 11 – 12		

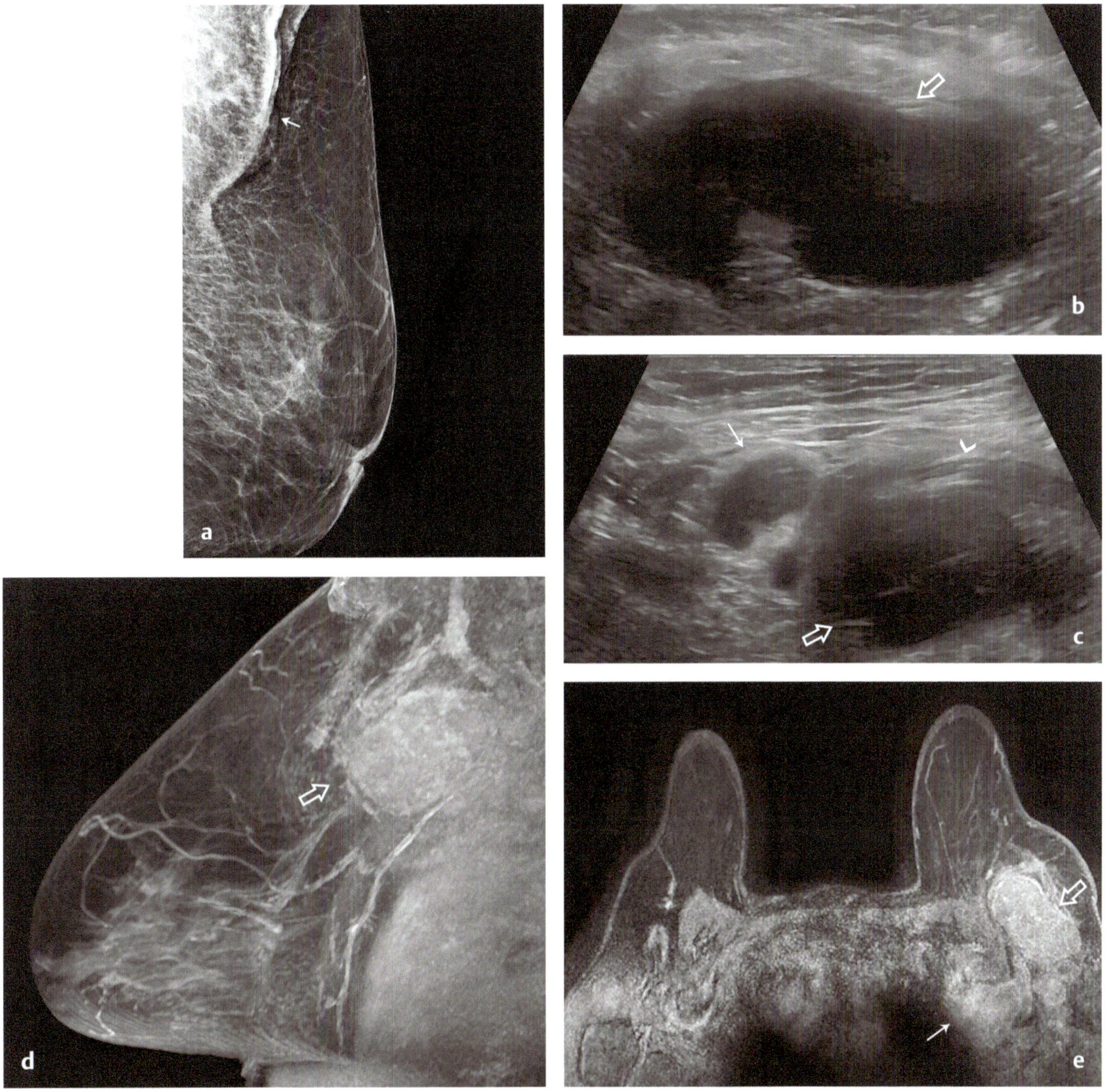

Fig. 6-19. Câncer oculto à esquerda. Paciente apresentou linfonodomegalia axilar à esquerda, clinicamente, que foi retirada cirurgicamente e demonstrou metástase de câncer mamário, então a paciente realizou MMG. (**a**) Incidência MLO, que não demonstrou alterações na mama, apresentando edema (seta) na região axilar, pós-cirúrgico. (**b**) US demonstrando linfonodomegalia (seta) axilar no nível I. (**c**) No nível II (seta vazada), posteriormente ao músculo peitoral maior (ponta de seta), e no nível III (seta fina) medialmente ao músculo peitoral maior. Não se observaram alterações na mama na ultrassonografia. (**d**) Na RM, reconstrução MIP sagital, demonstrando linfonodomegalia (seta) no nível I. (**e**) Axial com linfonodomegalia no nível I (seta vazada) e no nível II (seta fina). Observa-se também edema na tela subcutânea da região axilar pós-cirúrgica. Não foram observadas alterações nas mamas na RM, confirmando câncer oculto.

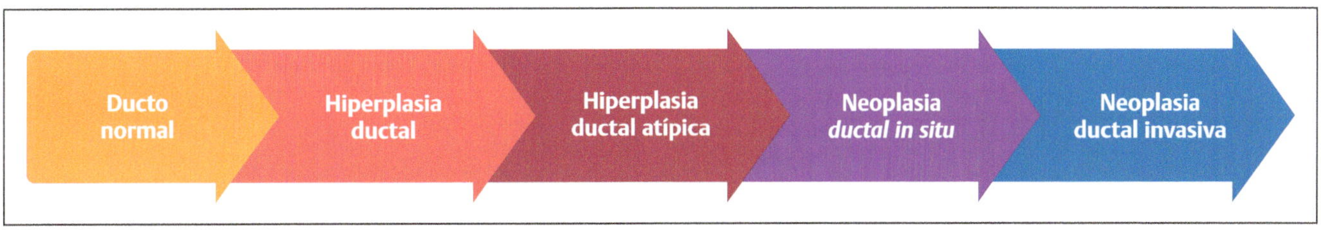

Fig. 6-20. Modelo clássico de progressão do câncer de mama, que considera que existe uma progressão das alterações histológicas que se inicia em um ducto normal passando por hiperplasia ductal, hiperplasia ductal atípica, neoplasia ductal *in situ* até chegar à neoplasia ductal invasiva.

para carcinoma invasivo, atualmente todas os CDIS são tratados como potencialmente progressivos, sendo removidos cirurgicamente.

O CDIS tem excelente prognóstico quando detectado em fase inicial, com potencial de cura de até 98% e a MMG é o método mais eficaz para sua detecção, pela sua capacidade em identificar microcalcificações que são produzidas no interior do ducto mamário onde está ocorrendo a proliferação anômala das células malignas. A sensibilidade mamográfica estimada para o diagnóstico de CDIS varia entre 87 a 95%.[28]

As microcalcificações são a principal forma de apresentação do CDIS, sendo identificadas em até 85% dos casos. No entanto, a avaliação das microcalcificações mamárias é um dos grandes desafios na MMG (Fig. 6-21).

Alguns critérios foram propostos na literatura desde a década de 1980, mas atualmente os mais utilizados são aqueles descritos no Sistema de padronização BI-RADS® que considera a morfologia e a distribuição das calcificações os critérios mais importantes.

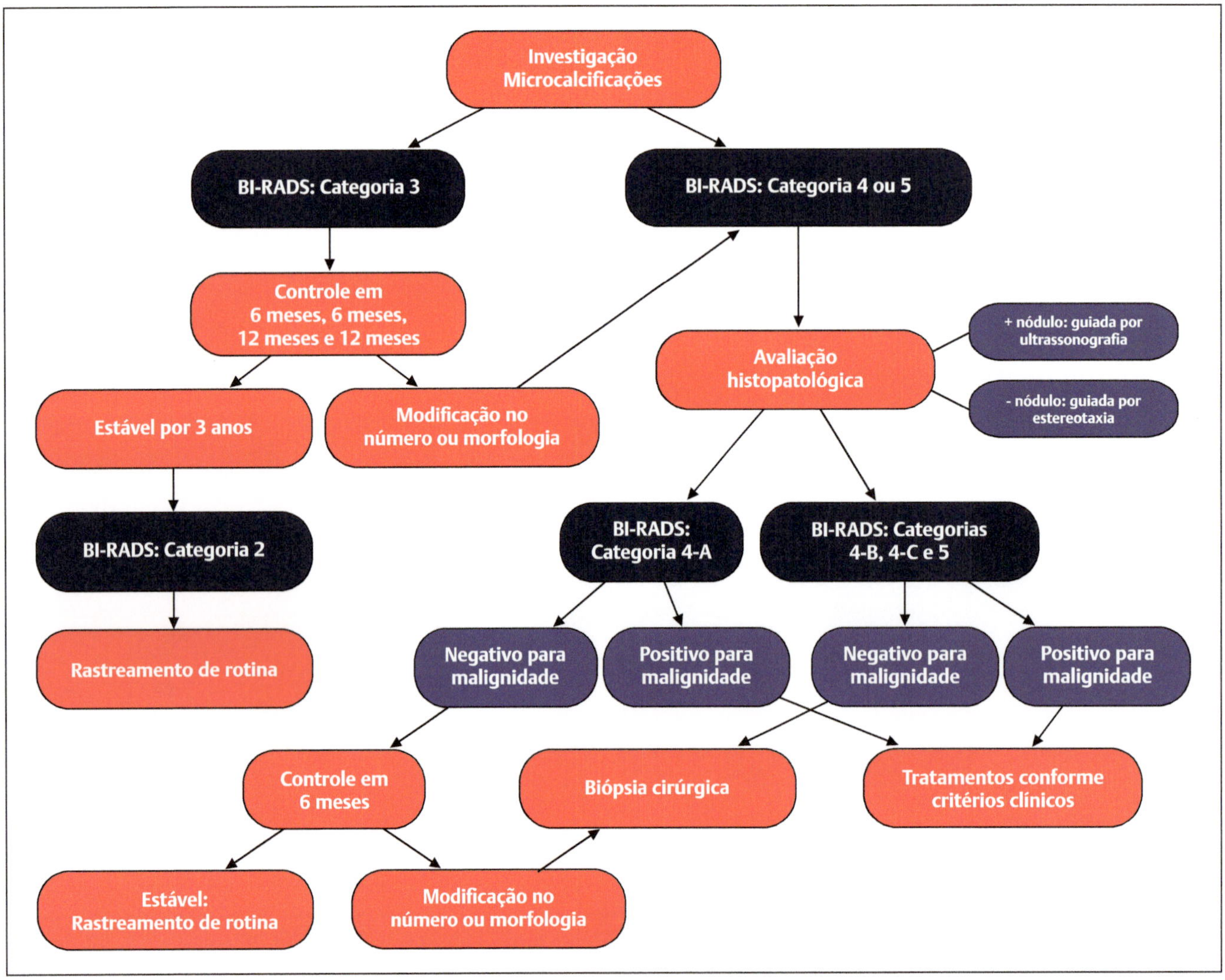

Fig. 6-21. Fluxograma da investigação das microcalcificações – As microcalcificações são classificadas no sistema BI-RADS® considerando sua morfologia e distribuição. Aquelas classificadas na Categoria 3 (achado provavelmente benigno) devem ser acompanhadas por MMG com intervalos de 6 meses, 6 meses, 12 meses e 12 meses, até que se seja estabelecida sua estabilidade por 2 a 3 anos, quando então são reclassificadas para a Categoria 2 (achado benigno) e a paciente é referida para rastreamento de rotina. Caso haja alteração na morfologia ou número durante os estudos de controle, devem ser reclassificadas como Categoria 4 ou até 5, dependendo do caso. Microcalcificações classificadas nas Categorias 4 ou 5 (suspeitas ou altamente suspeitas para malignidade) devem ser avaliadas histologicamente, por estereotaxia ou por ultrassonografia (caso tenha associação ao nódulo). Após a realização da biópsia é de extrema importância a avaliação da concordância dos achados histopatológicos com radiológicos, para que não haja subestimação. Caso a lesão tenha sido classificada como Categorias 4-A, 4-B, 4-C ou 5 e o resultado seja positivo para malignidade, há concordância dos achados e a paciente é encaminhada para tratamento. Se o resultado vier negativo para malignidade, só é concordante quando a alteração tem baixo grau de suspeição (Categoria 4-A), então é realizado controle em 6 meses e se houver estabilidade a paciente é reclassificada como Categoria 2 e é referida para rastreamento de rotina. Nas demais classificações (Categorias 4-B, 4-C ou 5), o resultado negativo para malignidade não deve ser aceito e recomenda-se realização de biópsia cirúrgica. A mesma recomendação existe para microcalcificações previamente biopsiadas (Categoria 4-A) com resultado negativo para malignidade que apresentaram alteração no número ou morfologia no controle em 6 meses.

Conforme já descrito no Quadro 6-4, as microcalcificações com maiores chances de estarem associadas ao câncer são as pleomórficas finas e as lineares finas e ramificadas quando consideramos sua morfologia, e as que se apresentam com distribuição em trajeto ductal ou segmentar (Fig. 6-22).

Diversos estudos foram realizados na tentativa de correlacionar as características morfológicas das calcificações, com o tipo ou grau histológico, mas não conseguiram estabelecer uma relação definitiva, por haver sobreposição dos achados de imagem com os diferentes subtipos histológicos.

Esses estudos mostraram, no entanto, maior associação das lesões de alto grau, tipo comedo, com microcalcificações pleomórficas finas ou lineares finas e ramificadas. E, no CDIS de alto grau a RM pode demonstrar uma extensão local muito maior do que a identificada na mamografia, o que infere que nessas lesões, a doença progride sem associar-se a calcificações (Fig. 6-23).

Uma vez que sejam consideradas suspeitas (classificadas nas categorias 4 ou 5), as microcalcificações devem ser avaliadas por biópsia para diagnóstico histológico definitivo.

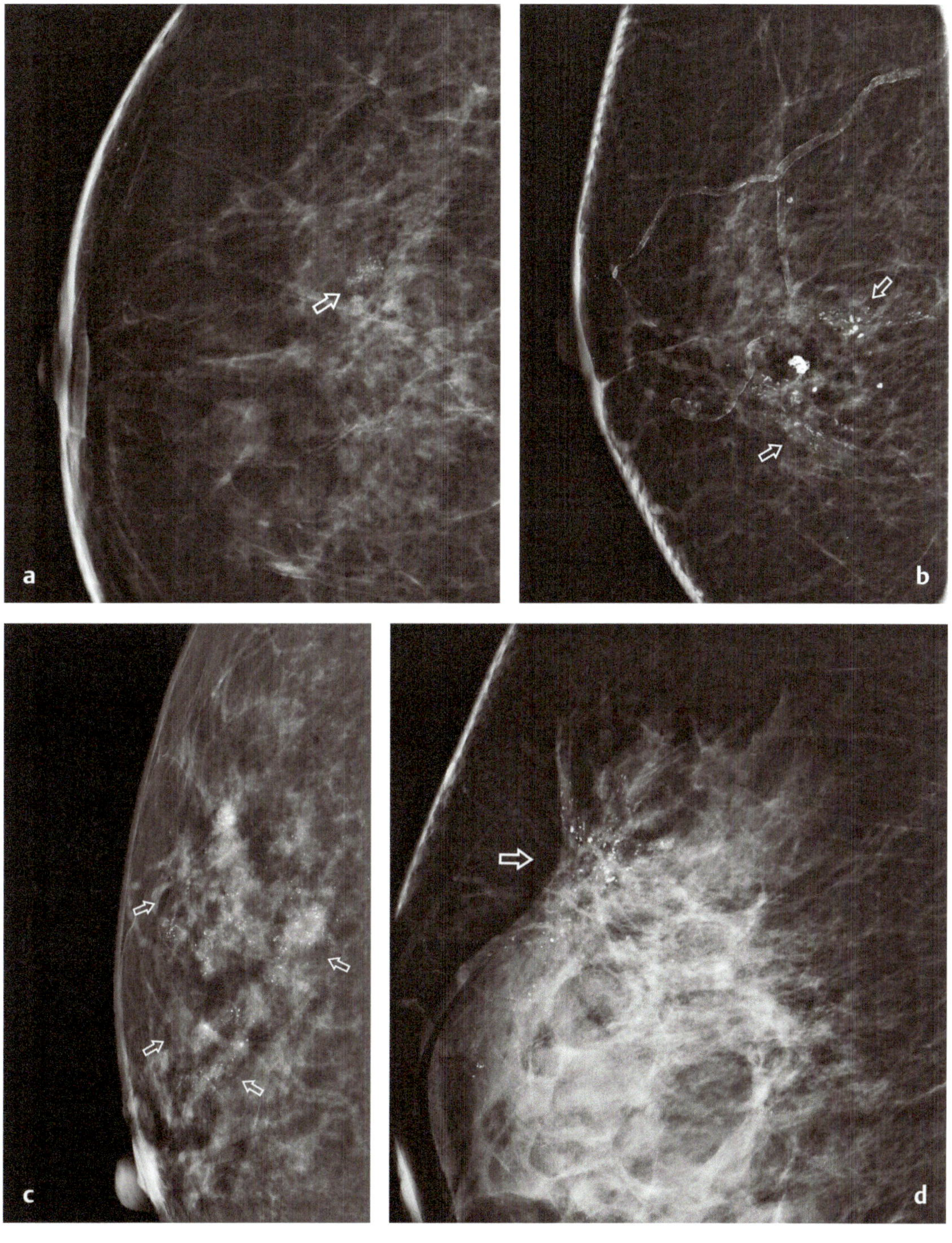

Fig. 6-22. Microcalcificações suspeitas na MMG, incidências ampliadas. (**a**) Microcalcificações (seta) pleomórficas finas agrupadas. (**b**) Microcalcificações (setas) lineares finas e pleomórficas finas com distribuição linear. (**c**) Microcalcificações (setas) pleomórficas finas com distribuição segmentar. (**d**) Microcalcificações (seta) pleomórficas finas e lineares finas associadas à distorção arquitetural.

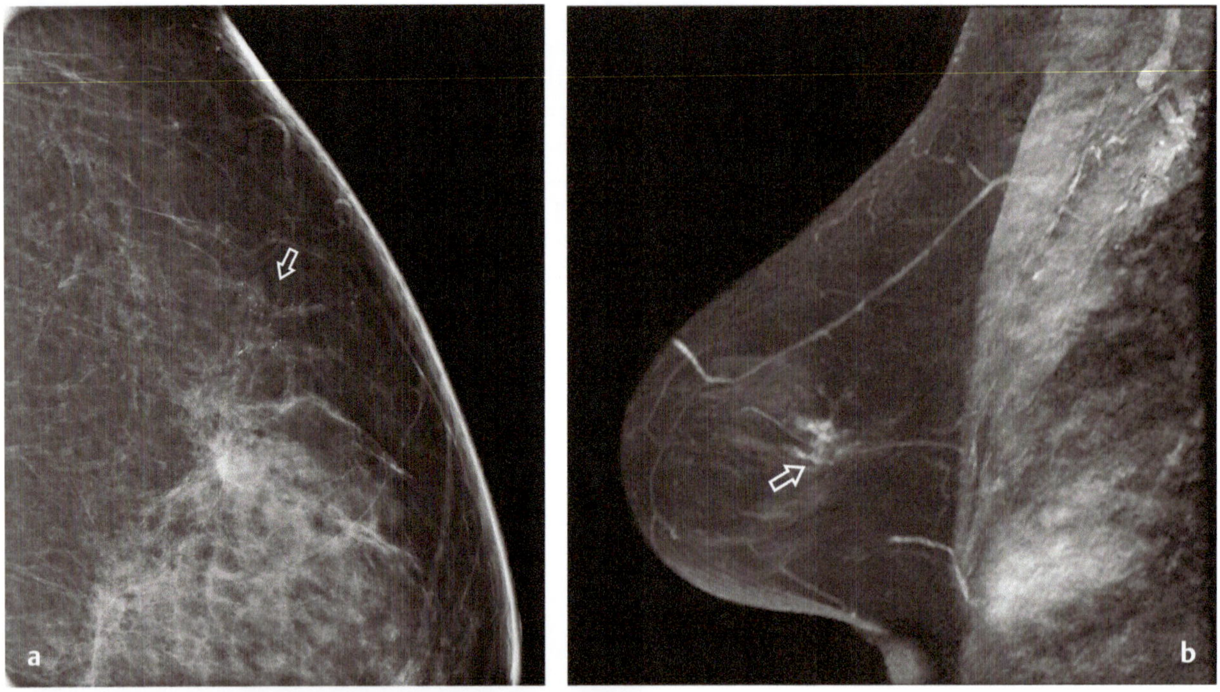

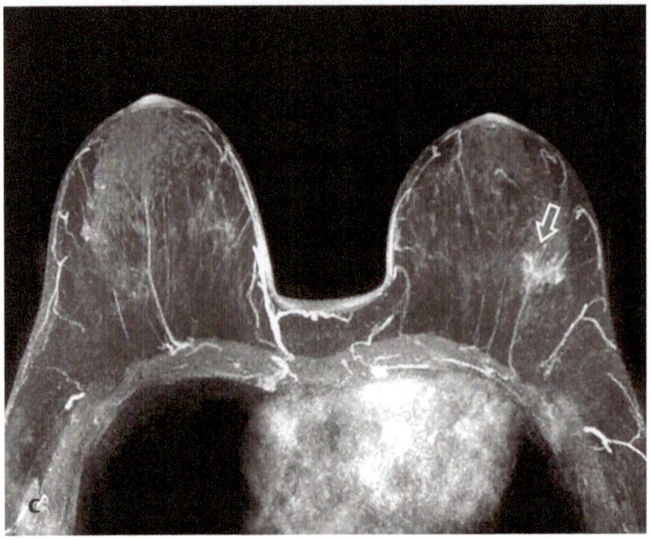

Fig. 6-23. (a) MMG, MLO ampliada demonstrando microcalcificações (seta) pleomórficas finas agrupadas, estendendo por menos de 1 cm. (b) RM, reconstrução MIP, sagital. (c) Axial pós-contraste, demonstrando área de realce não nodular pelo contraste, na correspondência das microcalcificações, se estendendo por mais de 2 cm (extensão maior que na MMG).

O material a ser analisado histologicamente pode ser adquirido por biópsia percutânea por agulha grossa (*core biopsy*), por biópsia a vácuo (mamotomia) ou ainda por biópsia cirúrgica precedida por marcação ou agulhamento, que devem ser orientadas por estereotaxia (equipamento que é acoplado ou mamógrafo, que permite a localização das calcificações nas mamas, tornando-as acessíveis para diagnóstico).

Em nossa instituição, a biópsia percutânea por agulha grossa orientada por estereotaxia, seguida de marcação com suspensão de carvão vegetal tem sido a conduta de escolha para a investigação de microcalcificações suspeitas. O método tem sido utilizado há mais de 20 anos, com resultados satisfatórios e sua técnica já foi amplamente difundida entre os profissionais.

A grande vantagem da marcação com carvão, além do baixo custo, é a não necessidade do retorno da paciente para marcação com carvão em caso de confirmação de malignidade, reduzindo o tempo para o início do tratamento.[32,33]

O CDIS também pode ser identificado na US em casos especiais, principalmente quando esse método é utilizado como complemento da MMG em estudo direcionado. Nesses casos, a US busca identificar sinais da lesão intraductal, além de buscar sinais de componente invasivo que possa se mostrar como nódulo sólido não visível na MMG (Fig. 6-24).

Na US o CDIS pode ser identificado pela presença de microcalcificações no interior de ductos mamários dilatados ou no interior de nódulo sólido suspeito. Atualmente, com o uso da US como complemento da RM (exame tipo *second-look*) tem sido possível observar com maior frequência a presença de lesões de aspecto não nodular, (termo ainda pouco utilizado) que se associa a presença de ductos conglomerados, levemente dilatados ou "empilhados", com ou sem

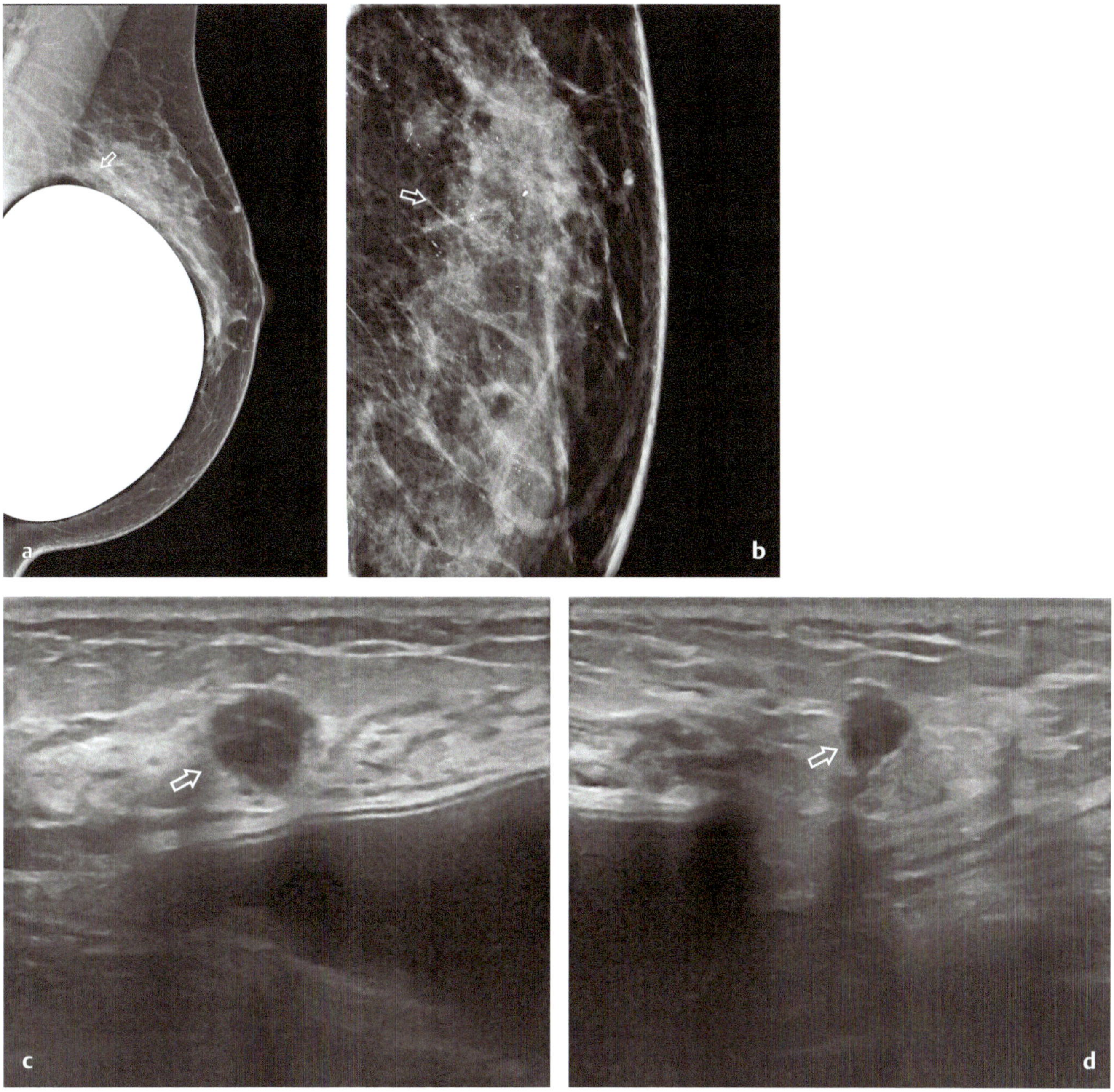

Fig. 6-24. MMG. (a) Incidência MLO. (b) Ampliada em perfil, demonstrando microcalcificações (seta) lineares finas, com distribuição segmentar. (c, d) Na US observam-se nódulos sólidos (setas) hipoecoicos, com formato irregular, e contornos microlobulados (não visíveis na MMG, possivelmente pela presença dos implantes de silicone). *(Continua.)*

microcalcificações em área onde há realce não nodular pelo contraste na RM, que pode correlacionar-se com CDIS. Havendo essa correlação da US com a RM, a US pode ser utilizada como método para direcionar uma biópsia (Fig. 6-25).

Embora a RM tenha alta sensibilidade para a detecção de CDIS, principalmente de grau moderado e de alto grau, sua aplicação para a avaliação de calcificações mamárias complementar à MMG não é recomendada. A classificação das calcificações deve ser feita segundo critérios mamográficos e, a RM negativa não exclui a possibilidade de lesão *in situ*, uma vez que a sensibilidade da RM para a detecção de CDIS é de 77 a 96%, menor que a do CDI, que é de 97 a 100%.[28]

A RM pode, no entanto, ser utilizada quando já há o diagnóstico de CDIS com o objetivo de demonstrar a extensão da lesão. A MMG, embora possa demonstrar com facilidade as lesões intraductais calcificadas, não detecta as porções não calcificadas dessa mesma lesão, subestimando seu tamanho. Já a RM pode demonstrar tanto as áreas calcificadas quanto as não calcificadas do CDIS, tendo melhor correlação com seu tamanho histológico.

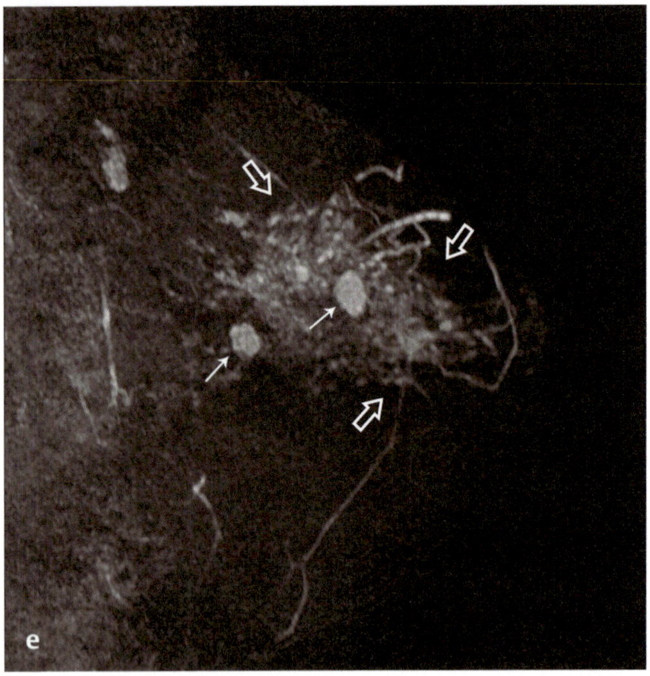

Fig. 6-24. *(Cont.)* (e) RM, reconstrução MIP, pós-contraste, sagital, demonstrando extensa área (setas vazadas) de realce não nodular pelo contraste, com distribuição segmentar (maior extensão do que a visualizada na MMG), que representa o componente *in situ* da lesão e dois nódulos sólidos (setas finas) irregulares com contornos microlobulados e intenso realce pelo contraste (já identificados no estudo ultrassonográfico), que representam o componente invasivo do carcinoma. Observa-se ainda linfonodo axilar de aspecto atípico.

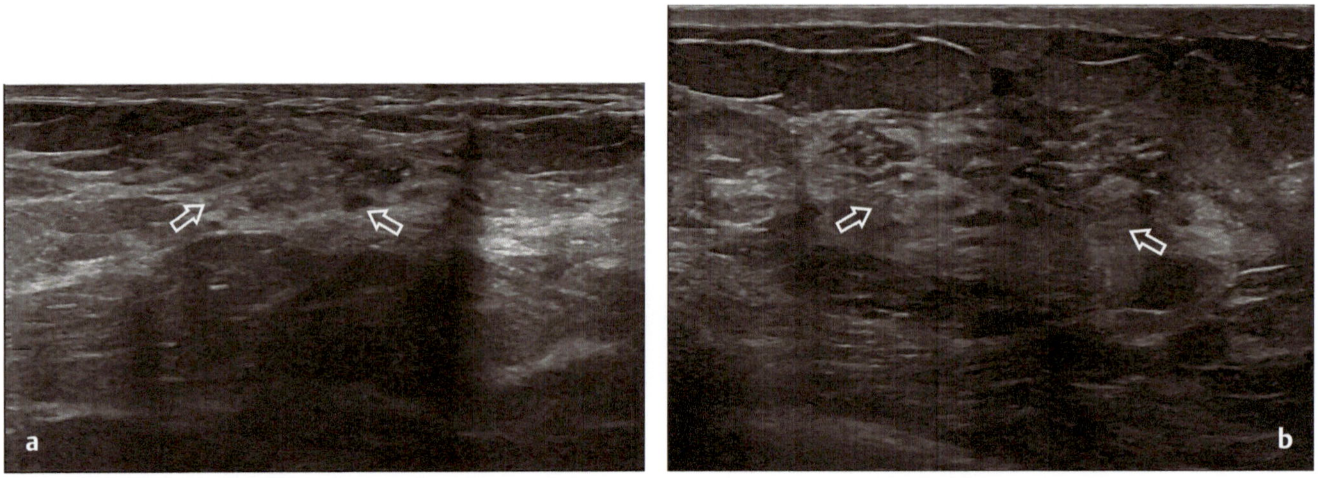

Fig. 6-25. (a, b) Ultrassonografia tipo *second-look* para guiar biópsia de pacientes diferentes; com áreas de realce não nodular pelo contraste na RM, demonstrando na US como lesão não nodular (setas) com ductos empilhados e microcalcificações no interior de alguns deles. Ambas com diagnóstico histológico de carcinoma ductal *in situ* (CDIS).

Pode ainda, detectar lesões intraductais adicionais na mesma mama ou na mama contralateral, além de áreas de realce nodular pelo contraste que possam indicar componente invasivo ou de microinvasão, também não visíveis na MMG (Fig. 6-24).

A imagem do CDIS na RM pode variar e, mais frequentemente, se traduz na forma de realce não nodular pelo contraste (identificado em 60 a 80% dos casos), que pode ter trajeto ductal, segmentar ou distribuição difusa, com padrão dinâmico variado, na maior parte das vezes demonstrando realce inicial rápido (*Wash-in*) com estabilização ou decaimento tardio (*Wash-out*), com curvas dos tipos 2 ou 3. Também pode apresentar-se na forma de impregnação nodular (principalmente os CDIS de alto grau) ou estar associado a nódulos irregulares que podem representar áreas de carcinoma invasivo (Figs. 6-26 e 6-27).

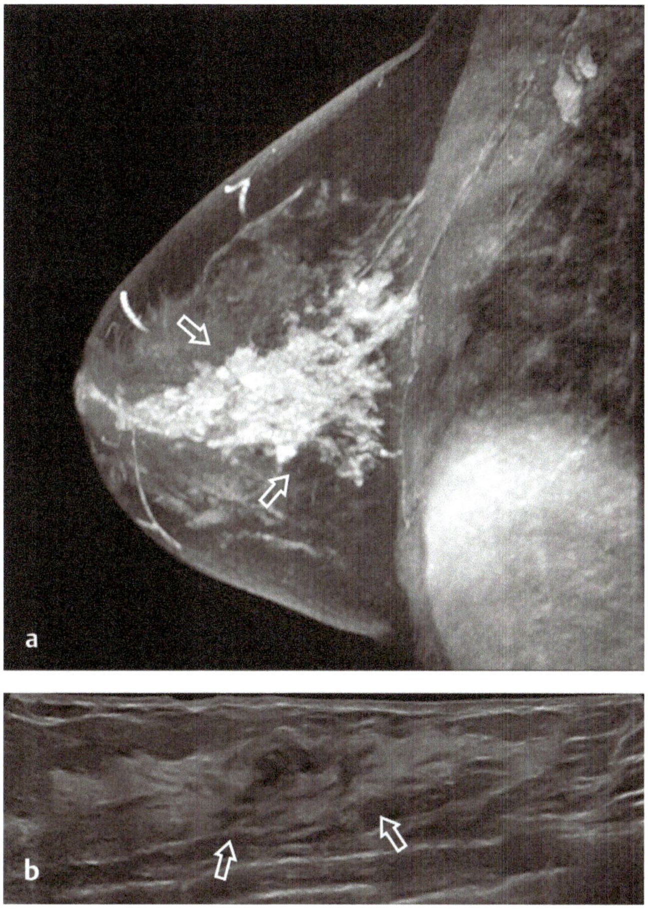

Fig. 6-26. Carcinoma ductal *in Situ*. (a) Demonstrado na RM, reconstrução MIP, pós-contraste, sagital, por extensa área (setas) de realce não nodular pelo contraste, com distribuição segmentar. (b) Na ultrassonografia do tipo *second-look* demonstrou área de espessamento focal do parênquima (setas), palpável, com ductos empilhados e desorganizados.

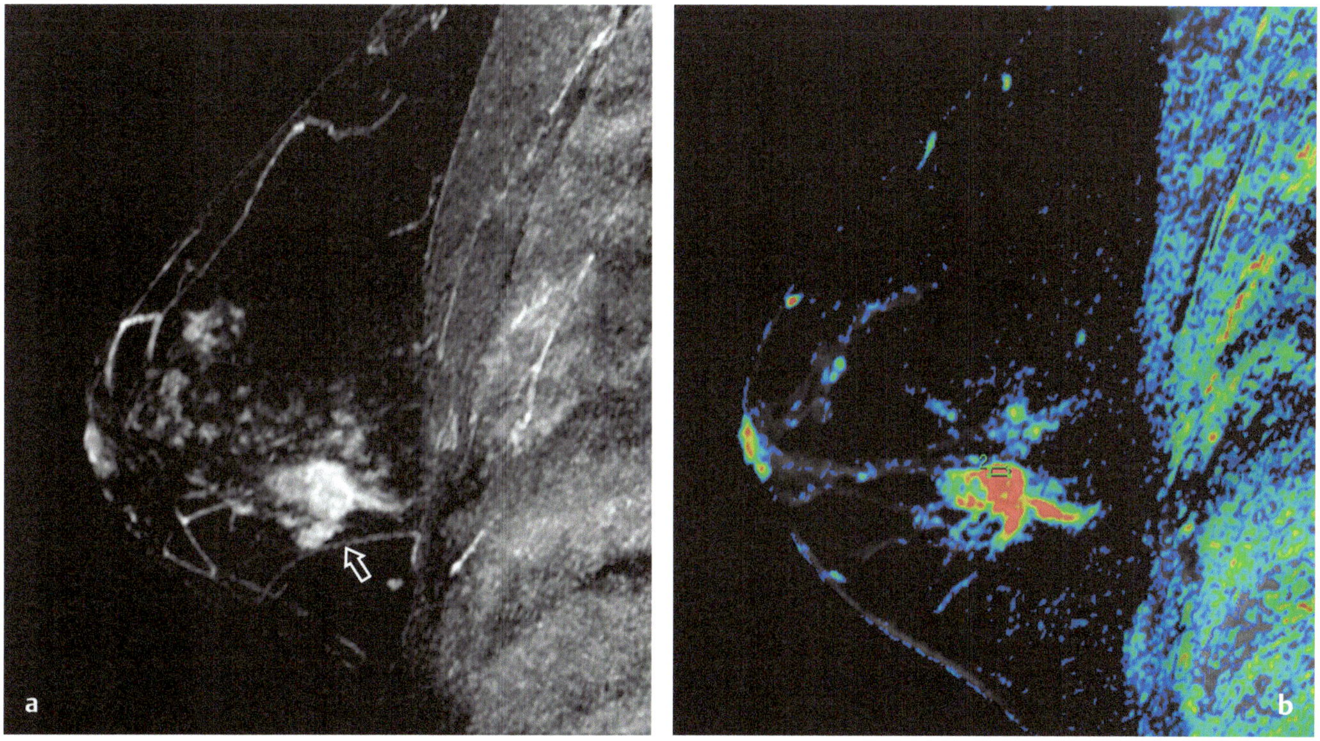

Fig. 6-27. Carcinoma ductal *in situ*. (a) Demonstrado na RM, reconstrução MIP, pós-contraste, sagital, por nódulo (seta) com formato irregular. (b) Contornos não circunscritos e intenso realce pelo contraste, que pode ser visualizado no mapa de cores. *(Continua.)*

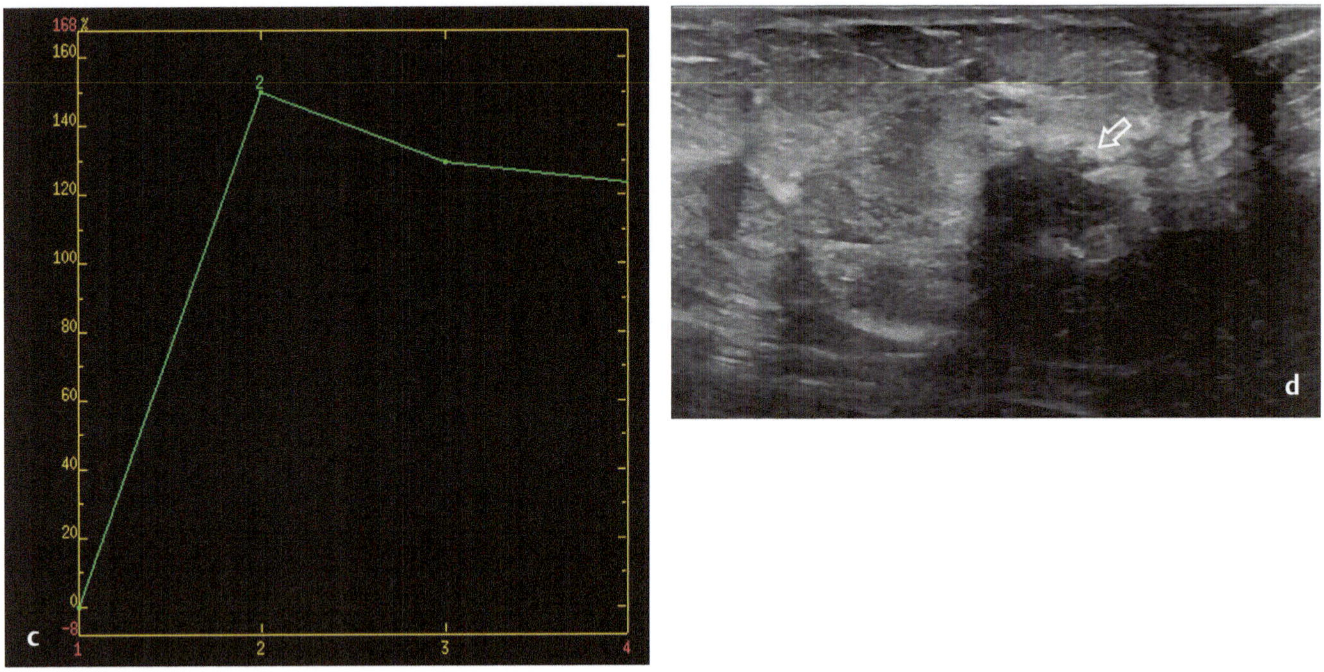

Fig. 6-27. *(Cont.)* (c) Apresentou curva dinâmica rápida com decaimento tardio (*wash-out*), do tipo 3. (d) Na US do tipo *second-look* observa-se nódulo irregular (seta) com contornos não circunscritos.

O realce não nodular com distribuição segmentar é a mais frequente forma de expressão do CDIS, sendo identificada em 33 a 77% dos casos. No entanto, algumas condições benignas podem também apresentar essa imagem na RM, e devem ser lembradas no diagnóstico diferencial, quais sejam: a papilomatose, as alterações fibrocísticas e a mastite focal (Fig. 6-28).[28]

Carcinoma Invasivo

O carcinoma invasivo da mama é representado por um grupo de lesões que histologicamente se caracteriza pela presença de células neoplásicas no estroma mamário, que ultrapassaram a membrana basal da unidade ductolobular terminal, tendo potencial para produzir metástases, por já terem acesso aos vasos sanguíneos e ao sistema linfático.[34,35]

São classificados em três subtipos histológicos: os ductais, os lobulares e os tipos especiais de carcinomas ductais. Essa classificação se baseia nas diferentes morfologias das células neoplásicas, na forma como se arranjam para desenvolver o tumor e na reação que provocam no estroma adjacente.

Carcinoma Ductal Invasor (CDI)

Também denominado carcinoma mamário invasivo sem outras especificações (SOE) ou carcinoma invasivo tipo não especial é o mais prevalente, representando entre 57 e 75% de todos os cânceres de mama. Trata-se de um grupo heterogêneo de lesões, com variação epidemiológica, com diferenças na sua evolução e na forma de apresentação clínica e de imagem, e cujas características não se enquadram em subtipos específicos ou especiais de CDI.[36]

Os subtipos especiais de CDI são representados por 21 tumores distintos, sendo os mais comuns, o carcinoma tubular, medular, cribriforme, mucinoso, papilífero, metaplásico e micropapilar.[37]

Carcinoma Lobular Invasivo (CLI)

É o segundo mais frequente, representando entre 10 e 15% dos casos. Tem algumas características próprias, como maior incidência de bilateralidade, multifocalidade e multicentricidade. Também em razão da forma de organização das células neoplásicas no tecido mamário e sua incapacidade em promover reação desmoplásica, sua caracterização nos métodos de imagem é mais difícil, sendo este tipo histológico o responsável pelo maior número de falso-negativos.

A principal forma de apresentação do câncer invasivo nos métodos de imagem é o nódulo, podendo também se manifestar na forma de distorção arquitetural ou de assimetrias e ainda por microcalcificações (estas mais comuns no CDIS, mas podendo representar associação do CDI ao CDIS).[38]

Os fatores que determinam a aparência do câncer de mama nos métodos de imagem (US, MMG e RM) estão relacionados tanto com os componentes biológicos do tumor quanto com a reação que a lesão promove no tecido mamário adjacente.

Alguns subtipos histológicos de câncer mamário podem ter apresentação mais frequentemente associadas a algumas características específicas na imagem. Por exemplo, o carcinoma medular tende a se apresentar como nódulo regular circunscrito, enquanto o carcinoma tubular está mais relacionado com a distorção arquitetural intensa e a espiculações periféricas acentuadas (Fig. 6-29).

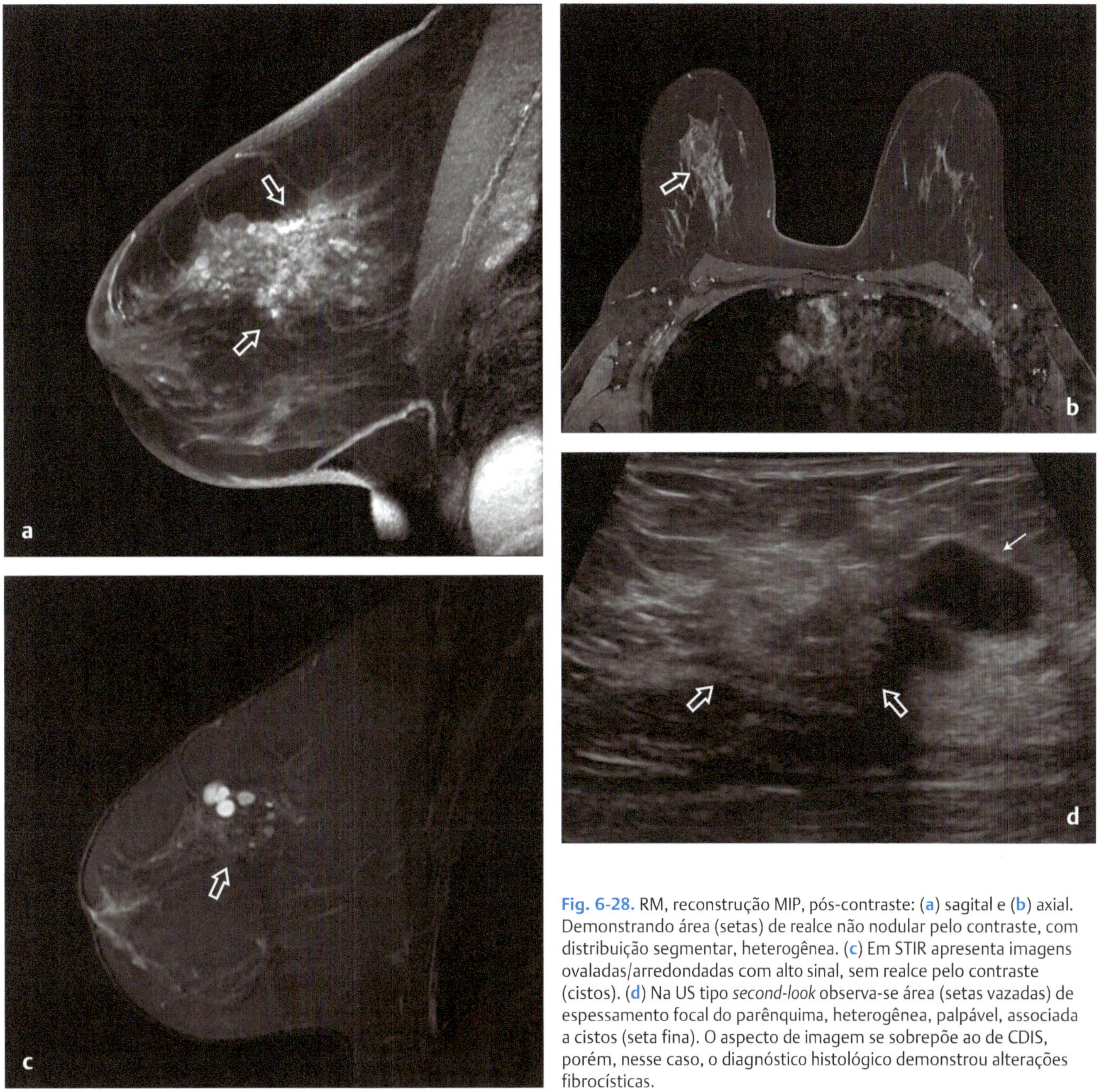

Fig. 6-28. RM, reconstrução MIP, pós-contraste: (a) sagital e (b) axial. Demonstrando área (setas) de realce não nodular pelo contraste, com distribuição segmentar, heterogênea. (c) Em STIR apresenta imagens ovaladas/arredondadas com alto sinal, sem realce pelo contraste (cistos). (d) Na US tipo *second-look* observa-se área (setas vazadas) de espessamento focal do parênquima, heterogênea, palpável, associada a cistos (seta fina). O aspecto de imagem se sobrepõe ao de CDIS, porém, nesse caso, o diagnóstico histológico demonstrou alterações fibrocísticas.

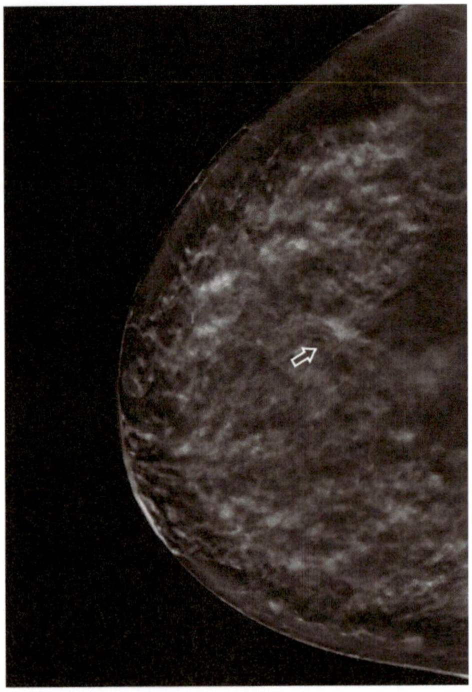

Fig. 6-29. Corte de tomossíntese, incidência CC, demonstrando área de intensa distorção arquitetural (seta) com espiculações periféricas acentuadas. Diagnóstico histológico demonstrou carcinoma tubular.

Já as lesões papilíferas, quando de grandes dimensões, tendem a se apresentar como grandes lesões císticas, com áreas sólidas e irregulares no seu interior (Fig. 6-30).

No entanto, não é possível predizer o tipo histológico de uma lesão com base apenas no aspecto de imagem, em razão da sobreposição dos achados nos diferentes tipos.

Além da classificação histológica do carcinoma mamário, existe a graduação histológica (o mais utilizado é a classificação histológica de Nottingham), sendo esse um importante parâmetro que avalia o grau de agressividade do tumor. Para essa classificação são considerados os seguintes critérios: a formação de túbulos, o pleomorfismo nuclear e o índice mitótico. E a partir desses, as lesões são subdivididas em: baixo grau, grau moderado e alto grau.

E, mais do que na classificação histológica, a aparência da lesão tumoral varia nas modalidades de imagem, acompanhando essa graduação, se de baixo, médio ou alto grau.

Reconhece-se que lesões malignas de crescimento lento (mais frequentemente lesões de baixo grau histológico) tendem a promover maior reação desmoplásica, com intensa fibrose no estroma, o que determina a formação de um nódulo irregular e espiculado, com sombra acústica na US e pouco captante de contraste na RM, e com distorção da arquitetura adjacente.

Já as lesões de alto grau, mais agressivas, tendem a formar nódulos mais circunscritos e heterogêneos, que captam intensamente o contraste e de forma heterogênea na RM, e se associam a áreas de necrose em virtude de seu rápido crescimento. As lesões de grau moderado podem apresentar características mistas, com grande variação na sua aparência na imagem (Quadro 6-10).

ALÉM DO DIAGNÓSTICO DO CÂNCER MAMÁRIO

Anteriormente foram descritas as principais formas de apresentação do câncer de mama nos três métodos e os principais critérios utilizados na avaliação dos achados de imagem que tornam possível sua identificação e diagnóstico. No entanto, atualmente, a participação das modalidades de imagem transcende a fase de diagnóstico e avança para contribuir na

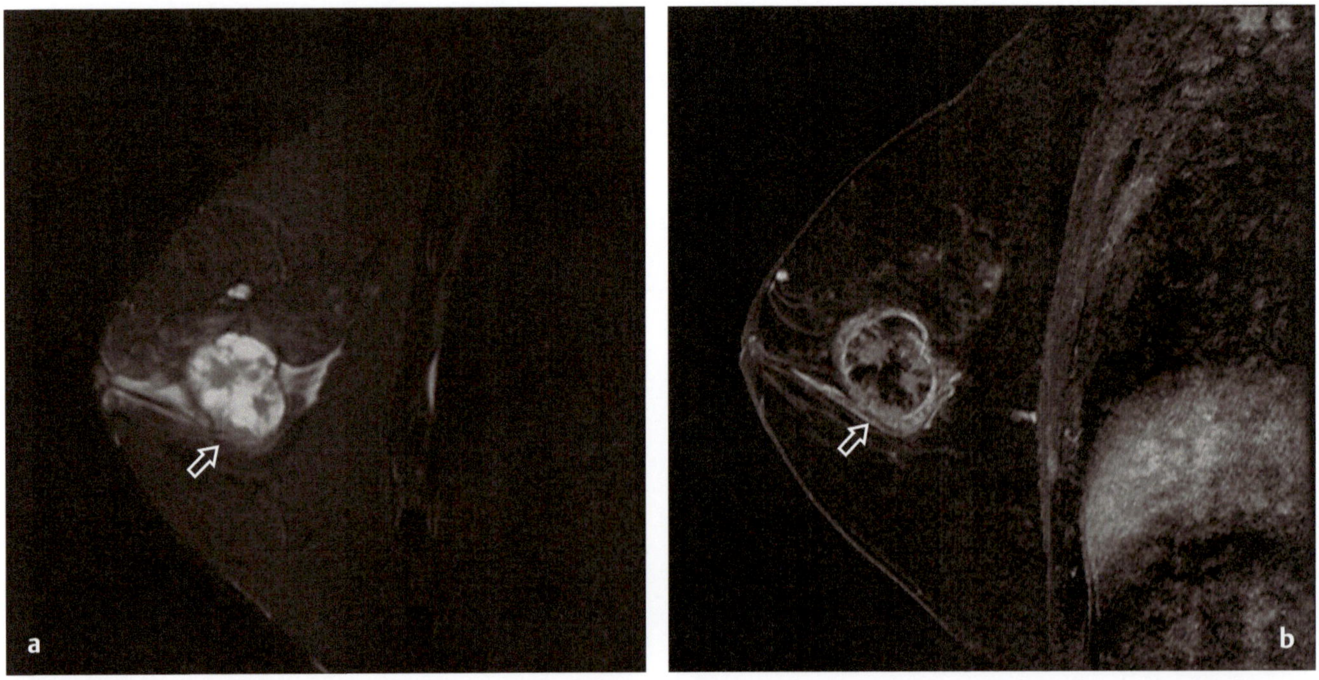

Fig. 6-30. Carcinoma papilífero na RM. (a) Sagital STIR, demonstrando grande lesão cística (seta) com áreas sólidas e septos internos. Nota-se edema adjacente à lesão. (b) Sequência pós-contraste sagital. *(Continua.)*

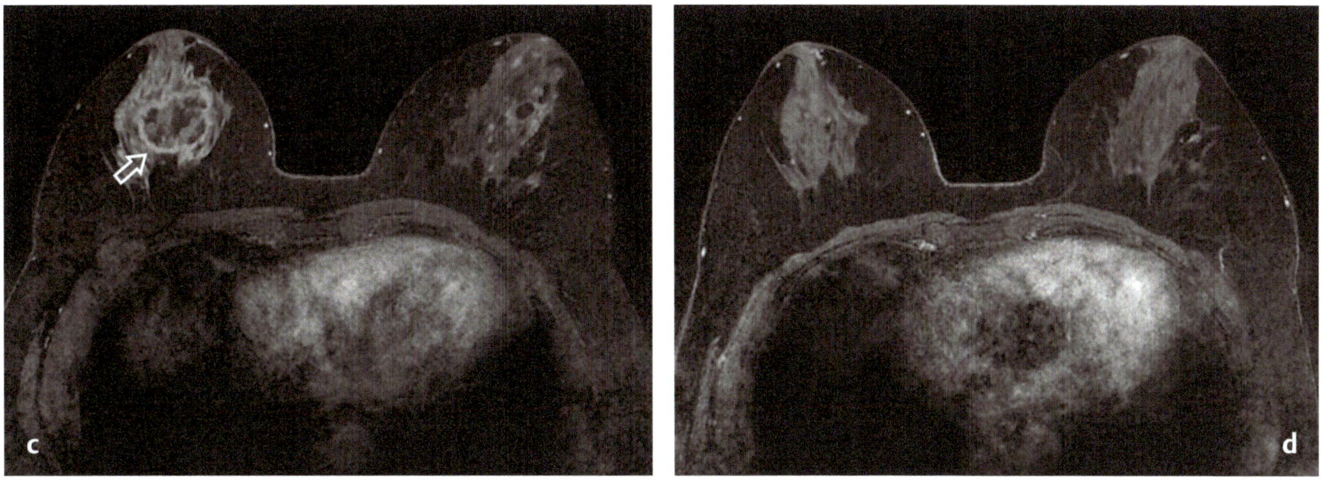

Fig. 6-30. *(Cont.)* (c) Sequência pós-contrate axial, observa-se realce das áreas sólidas internas assim como realce parietal. (d) Após o tratamento neoadjuvante observou-se resposta completa.

Quadro 6-10. Correlação entre o Grau Histológico das Lesões e as Características Mais Frequentes nos Diferentes Métodos de Imagem

Grau histológico do tumor	Mamografia	Ultrassonografia	Ressonância magnética
Baixo Grau	▪ Formato irregular e contornos espiculados ▪ Alta densidade ▪ Distorção arquitetural	▪ Nódulo com formato irregular, hipoecogênico, sombra acústica posterior ▪ Contornos microlobulados ou espiculados	▪ Nódulo sólido com baixo ou isossinal em STIR ▪ Contornos espiculados ▪ Distorção arquitetural ▪ Pouco captante de contraste ▪ Curva tipo 1
Grau Moderado	▪ Formato irregular ▪ Média densidade ▪ Contornos indistintos ou espiculados	▪ Nódulo sólido, ovalado ou irregular, com contornos não circunscritos (microlobulados, angulados ou indistintos) ▪ Sem sombra ou reforço acústico posterior	▪ Nódulo sólido, com isossinal em STIR e com realce heterogêneo pelo contraste ▪ Curva variável
Alto grau	▪ Nódulo arredondado ou irregular ▪ Média densidade ▪ Contornos circunscritos, microlobulados ou indefinidos	▪ Nódulo ovalado ou arredondado, heterogêneo, com áreas císticas internas (necrose) ▪ Contornos circunscritos ▪ Reforço acústico posterior	▪ Nódulo sólido heterogêneo, isointenso ou com áreas hiperintensas em STIR (líquido) ▪ Contornos circunscritos ou microlobulados ▪ Realce heterogêneo pelo contraste (periférico) ▪ Curvas tipo 3

escolha do tratamento, na avaliação da resposta ao tratamento quando da utilização de QT-neoadjuvante e no controle de recorrências pós-tratamento.

A demonstração da extensão local do câncer mamário e a identificação de lesões tumorais adicionais que possam caracterizar multifocalidade, multicentricidade ou bilateralidade, contribuem de forma significativa para a escolha do tratamento cirúrgico, sendo a RM o método de escolha para esta função.

A RM tem sido utilizada na fase pré-operatória principalmente em pacientes com cânceres de pequenas dimensões, candidatas à realização de cirurgia conservadora, com o objetivo de afastar a presença de outras lesões que possam exigir um tratamento cirúrgico mais amplo, assim como para avaliação sinais de infiltração da parede torácica em lesões que se encontrem no terço posterior da mama, cuja avaliação pela MMG é dificultada (Figs. 6-31 e 6-32).[14]

No entanto, existe muita discussão na literatura quanto à real contribuição da RM pré-cirúrgica. As publicações mais atualizadas demonstraram que a RM realizada no período pré-operatório pode levar à mudança na conduta terapêutica em até 25% dos casos por demonstrar lesões de relevância, seja na mesma mama, com potencial para proporcionar recorrência do câncer, ou na mama contralateral, que poderia permanecer sem tratamento.[39,40,41]

Alguns autores, porém, creditam a RM um significativo aumento na conversão de cirurgias conservadoras em mastectomias, pela identificação de lesões adicionais, que poderiam ser biologicamente irrelevantes e passíveis de serem tratadas com RT. Porém, não se discute a contribuição da RM na busca de lesões na mama contralateral, uma vez que o câncer pode ser bilateral (sincrônico) em 3-6% dos casos e podem não ser detectadas na MMG, principalmente em mamas densas.[42]

Enquanto não há consenso, a RM em pacientes com câncer recém-diagnosticado pode ter maior contribuição em situações específicas: **pacientes com alto risco familiar ou pacientes jovens (abaixo dos 40 anos), no carcinoma lobular invasivo ou quando a lesão demonstrar associação ao câncer intraductal no estudo histopatológico.** Essas são condições que se

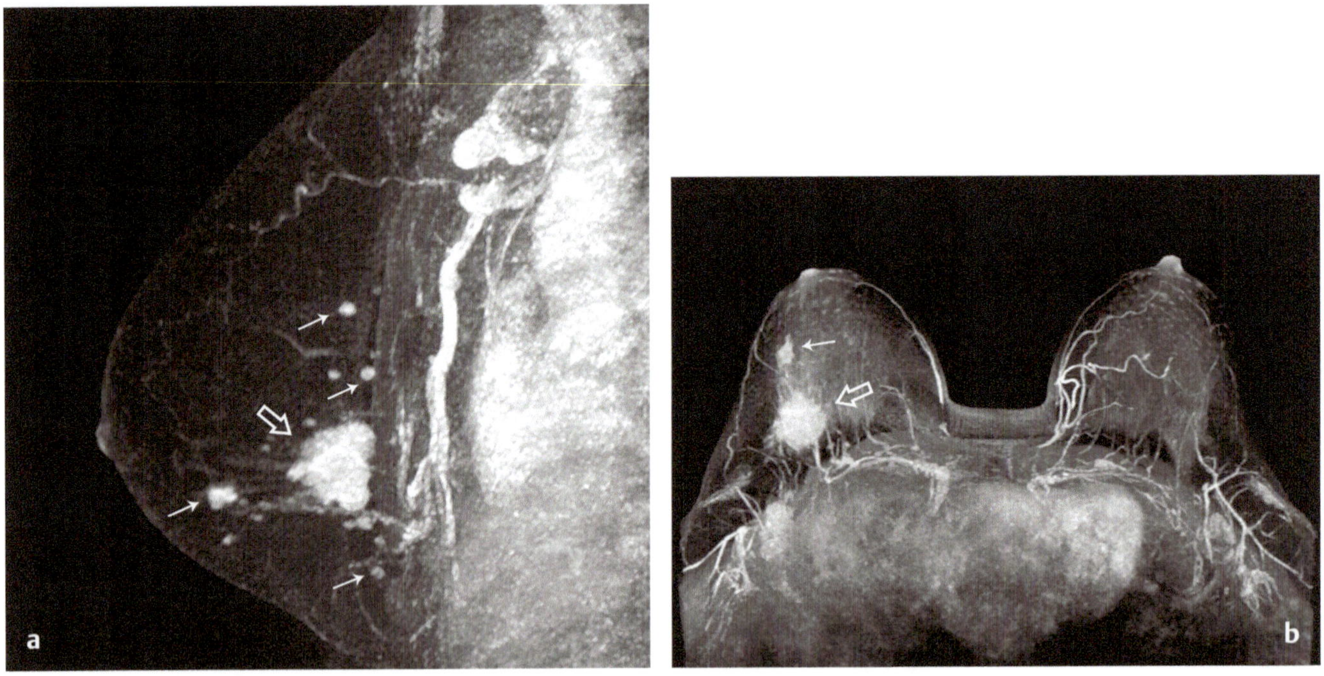

Fig. 6-31. RM para estadiamento local, demonstrado na reconstrução MIP, pós-contraste: (a) sagital e (b) axial, por nódulo sólido (seta vazada) com formato irregular, contornos espiculados e intenso realce pelo contraste (com histologia conhecida) demonstrando outros pequenos nódulos (setas finas) com características semelhantes nos quadrantes superolateral e inferolateral, caracterizando lesão multicêntrica. Notam-se ainda linfonodos axilares atípicos.

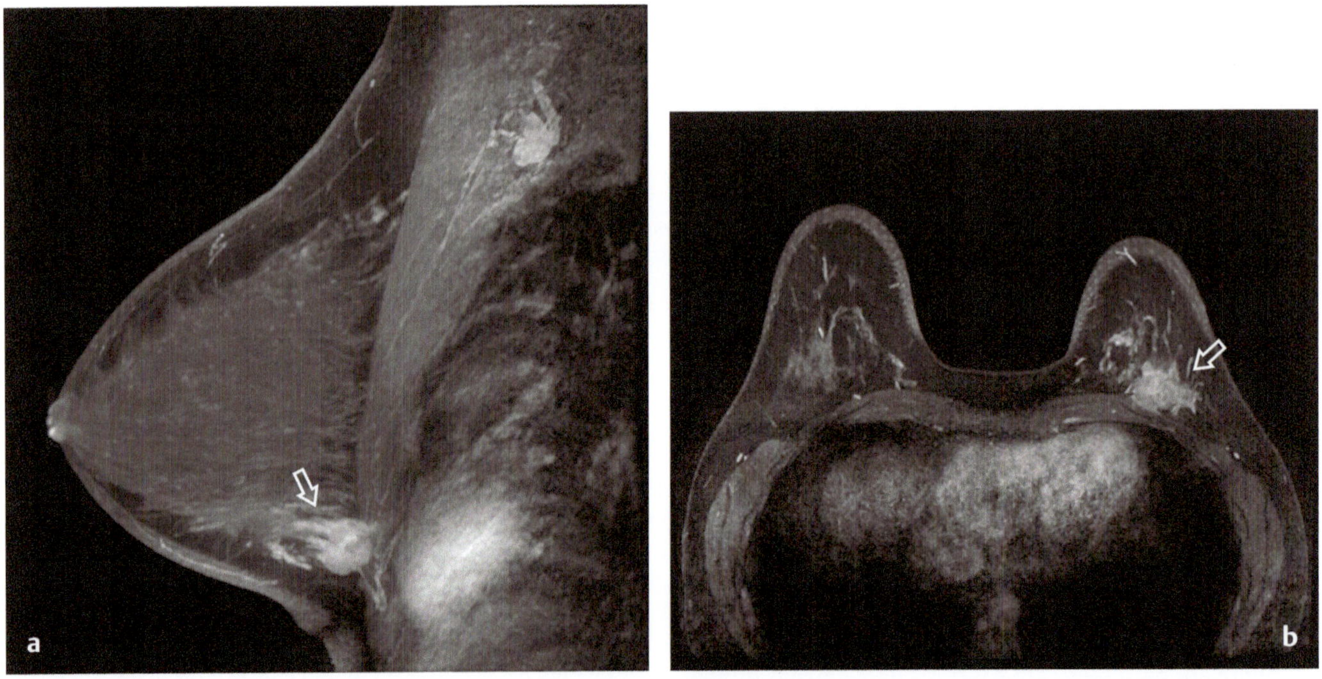

Fig. 6-32. RM reconstrução MIP, pós-contraste: (a) sagital e (b) axial, de nódulo (seta) sólido com formato irregular, contornos espiculados e realce heterogêneo pelo contraste, localizado posteriormente com infiltração do músculo peitoral maior, que não foi caracterizada no estudo ultrassonográfico em decorrência da dificuldade técnica em nódulos nessa localização.

associam a maior risco de multifocalidade, multicentricidade e bilateralidade, além de que a extensão intraductal pode ser maior do que a visível no exame mamográfico.[43]

A RM também é o método de escolha no monitoramento da resposta ao tratamento com QT-neoadjuvante. O exame avalia não só a evolução quanto a redução do volume da lesão, mas pode demonstrar mudança no comportamento dinâmico do contraste no interior da lesão, que também infere resposta ao tratamento (Figs. 6-33 e 6-34).[14]

Uma vez acometida e tratada de um câncer mamário, a paciente passa a fazer parte do grupo de pacientes de alto risco, seja de recorrência, seja do surgimento de nova lesão na mesma mama ou na mama contralateral. Sendo assim, o rastreamento anual com MMG é recomendado.

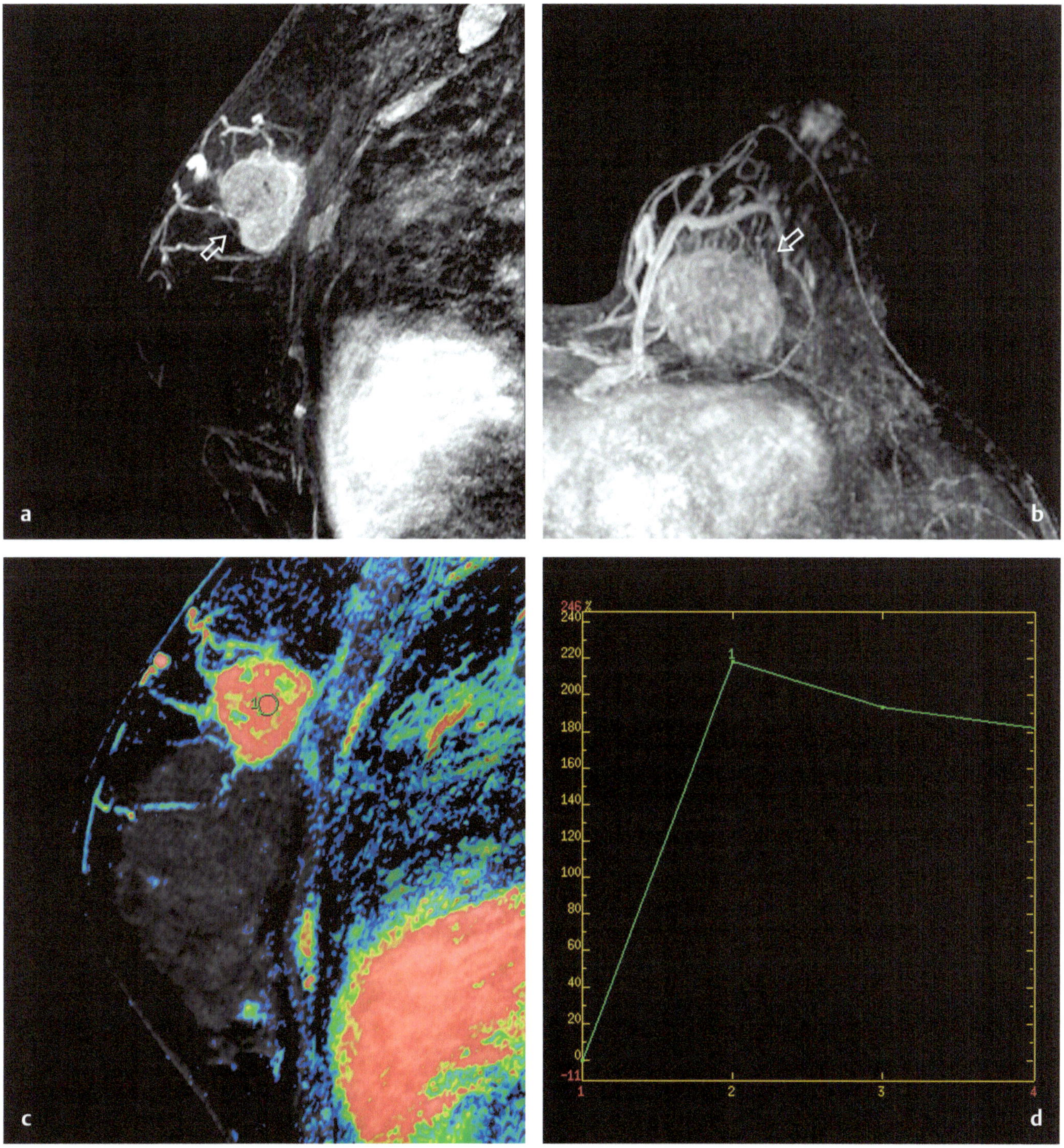

Fig. 6-33. RM reconstrução MIP, pós-contraste: (a) sagital e (b) axial, demonstrando nódulo sólido (seta), arredondado, circunscrito, com áreas císticas de permeio, e intenso realce pelo contraste. (c) Visualizado no mapa de cores. (d) Apresentou curva dinâmica rápida com decaimento tardio (*wash-out*), do tipo 3. *(Continua.)*

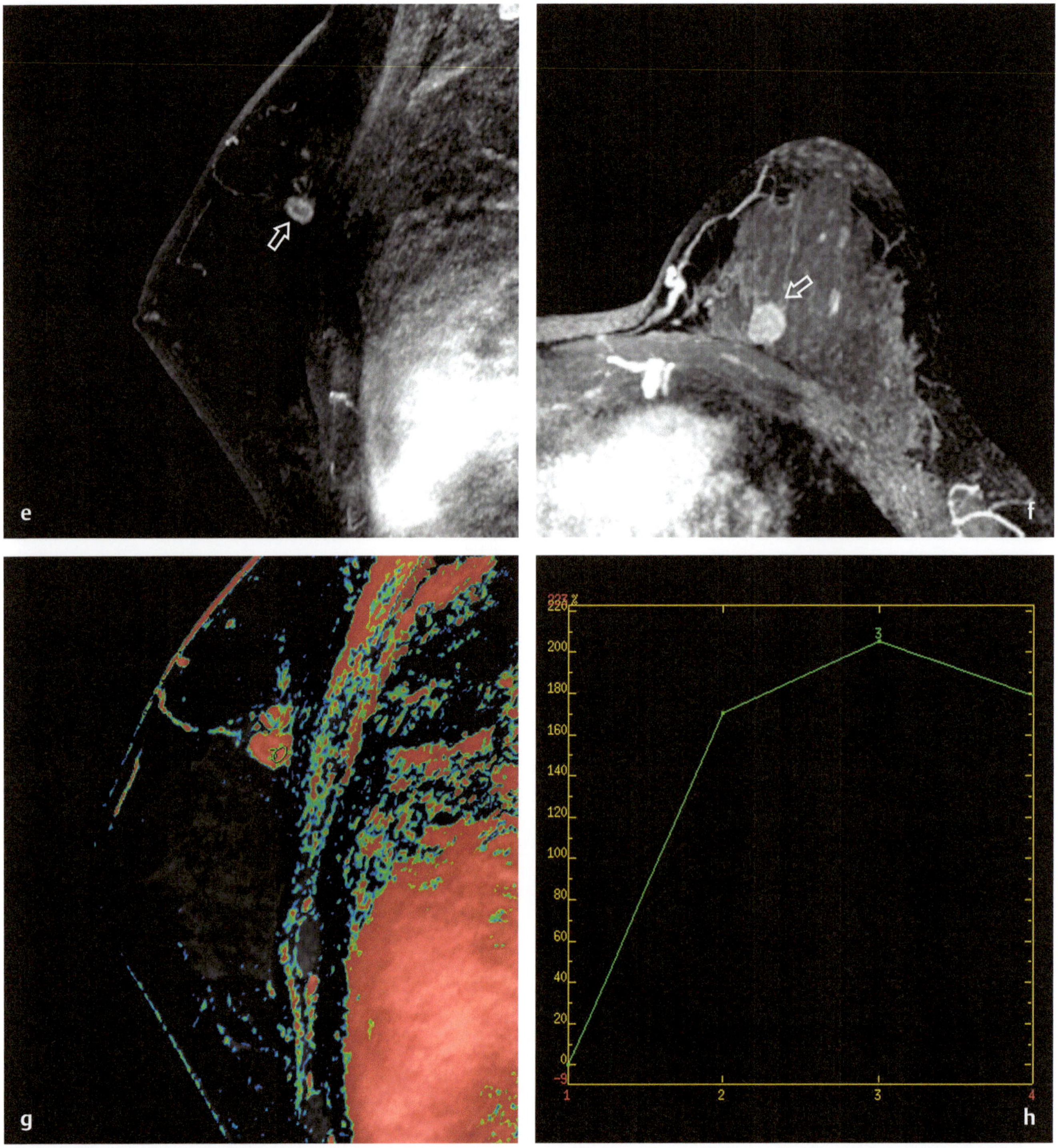

Fig. 6-33. *(Cont.)* Após tratamento neoadjuvante na RM reconstrução MIP, pós-contraste: (**e**) sagital e (**f**) axial, observou-se resposta parcial ao tratamento, com redução das dimensões do nódulo sólido (seta) e intenso realce pelo contraste. (**g**) Visualizado no mapa de cores. (**h**) Apresentou curva dinâmica rápida com progressão tardia, do tipo 1.

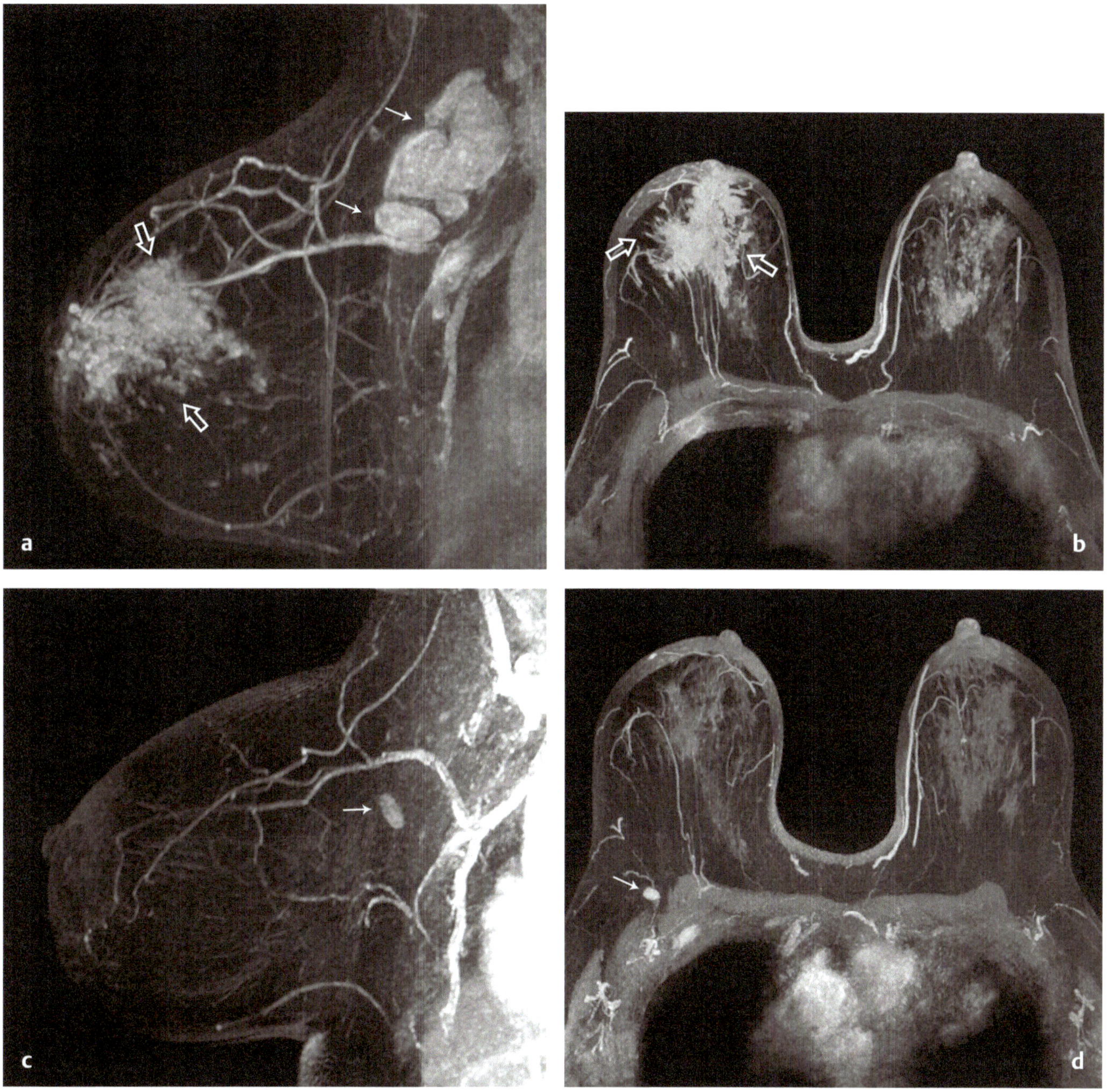

Fig. 6-34. RM reconstrução MIP, pós-contraste: (a) sagital e (b) axial, demonstrando massa sólida (setas vazadas) heterogênea, com contornos não circunscritos e intenso realce pelo contraste, na região retroareolar/região central da mama direita. Notam-se, ainda, linfonodomegalias axilares (setas finas). Após tratamento neoadjuvante na RM reconstrução MIP, pós-contraste, (c) sagital e (d) axial, não mais se observa a lesão mamária à direita, caracterizando resposta completa. Nota-se acentuada redução das dimensões dos linfonodos axilares, persistindo pequeno linfonodo (seta fina) com discreto espessamento cortical difuso.

No entanto, as alterações inerentes ao tratamento cirúrgico em conduta conservadora podem determinar alguma dificuldade na avaliação mamográfica, em decorrência do componente fibroso cicatricial e da presença frequente de complicações decorrentes do ato cirúrgico (principalmente a necrose gordurosa) que podem ser confundidos com sinais de recidiva tumoral.

A US pode ser utilizada com recurso adicional quando existe dúvida de lesão nodular na área cirúrgica, embora áreas de esteatonecrose podem se mostrar de forma suspeita na US, sendo importante causa de exame falso-positivo. A RM, em virtude da influência do uso do contraste, é o método mais específico nessas condições. Sua realização é recomendada após pelo menos 6 meses do tratamento cirúrgico ou 1 ano após o fim da RT, quando os sinais inflamatórios já regrediram pelo menos parcialmente. As lesões fibrocicatriciais ou relacionadas com a esteatonecrose tendem a apresentar pouco ou nenhum realce pelo contraste, enquanto uma lesão recidivante, além do padrão nodular, apresenta captação intensa pelo contraste.

O método também é utilizado em pacientes que realizaram mastectomia com reconstrução, pela sua capacidade em demonstrar lesões posteriores ou envolvendo a parede torácica.[14]

CONCLUSÃO

O câncer de mama, por ser uma doença grave, altamente prevalente e com suas chances de cura relacionadas com a precocidade do seu diagnóstico, representa um grande desafio ao radiologista de mama, no que diz respeito à sua detecção nos métodos de imagem.

E, atualmente, com o desenvolvimento de novas tecnologias na área de diagnóstico por imagem, tem-se buscado a identificação de lesões cada vez menores e com a maior clareza possível quanto a sua extensão local, para a escolha mais assertiva do tratamento.

As principais aplicações dos principais métodos de imagem já se encontram estabelecidas nos principais *guidelines* internacionais, sendo importante o uso apropriado de cada modalidade segundo um fluxo de investigação estabelecido, que inclui a anamnese, o exame físico e os exames complementares.

A utilização de um sistema de padronização de laudos é recomendada, o que favorece a comunicação entre as especialidades, sendo o sistema BI-RADS®, em uso desde 1992, o mais indicado, por já ter-se mostrado eficiente nesse período e já fazer parte da rotina da maioria dos serviços de radiologia.

REFERÊNCIAS BIBLIOGRÁFICAS

1. Tabar L, Vitak B, Chen TH, et al. Swedish two-county trial: impact of mammographic screening on breast câncer mortality during 3 decades. Radiology. 2011;250(3):658.
2. Chala LF. Rastreamento do câncer de mama na população geral e de alto risco. In: Urban LABD, Challa LF, Mello GGN. Mama. Série Colégio Brasileiro de Radiologia e Diagnóstico por Imagem. Rio de Janeiro: Revinter; 2019. p. 455-577.
3. Lee MV, Katabathina VS, Bowerson ML, et al. BRCA-associated Cancers: Role of Imaging in Screening, Diagnosis, and Management. RadioGraphics. 2017;37:1005-23.
4. Sung JS, Dershaw DD. Breast magnetic resonance imaging for screening high-risk women. Magn Reson Imaging Clin N Am 21. 2013:509-17.
5. Jacinto BMT, Bresciani B, Moro L. Avaliação clínica e por imagem da paciente sintomática. In: Urban LABD, Challa LF, Mello GGN. Mama. Série Colégio Brasileiro de Radiologia e Diagnóstico por Imagem. Rio de Janeiro: Revinter; 2019. p. 479-93.
6. Partridge AH, Pagani O, Abulkhair O, et al. First international consensus guidelines for breast cancer in Young women (BCY). Breast. 2014;23:209-20.
7. Anders CK, Johnson R, Litton J, et al. Breast cancer before age 40 years. Semin Oncol. 2009;36:237-49.
8. Stiva RSM, Prestes ALO, Mansani FP. Câncer de mama em mulheres jovens: uma análise do estadiamento clínico inicial e dos subtipos moleculares dos tumores. Rev Bras Mastologia. 2014;24(1):17-22.
9. Morrison DH, Rahardja D, King E, et al. Tumour biomarker expression relative to age and molecular subtypes of invasive breast cancer. Br J Cancer. 2012;107:1-6.
10. Stavros AT, Stavros AF, Mello GGN. Ultrassonografia. In: Urban LABD, Challa LF, Mello GGN. Mama. Série Colégio Brasileiro de Radiologia e Diagnóstico por Imagem. Rio de Janeiro: Revinter; 2019. p. 139-96.
11. Trop I, LeBlanc SM, David J, et al. Molecular classification of infiltrating breast cancer: toward personalized therapy. Radiographics. 2014;34:1178-95.
12. Barros ACSD, Leite KRM. Classificação molecular dos carcinomas de mama: uma visão contemporânea. Rev Bras Mastologia. 2015;25(4):146-55.
13. Uematsu T, Kasami M, Yuen S. Triple-Negative Breast cancer: correlation between mr imaging and pathologic findings. Radiology. 2009;250(3):638-47.
14. Urban LABD, Freitas LS. Ressonância magnética. In: Urban LABD, Challa LF, Mello GGN. Mama. Série Colégio Brasileiro de Radiologia e Diagnóstico por Imagem. Rio de Janeiro: Revinter; 2019. p. 211-59.
15. Lee SC, Fain PA, Fetwa SC, et al. Radiologists'role in breast cancer staging: provinding key information for clinicians. Radiographics. 2014;34:330-42.
16. American College of Radiology (ACR) Breast Imaging Reporting and Data-System Atlas (BI-RADS Atlas). 5th Ed. Reston, VA: American Collegeof Radiology. 2013.
17. Yamada T, Mori N, Watanabe M, et al. Radiologic-pathologic correlation of ductal carcinoma in situ. Radiographics. 2010;30:1183-98.
18. Baldelin TAR, Campos MCV. Calcificações mamárias. In: Aguillar VLN, Baauab SP, Maranhão NM. Mama – diagnóstico por imagem: mamografia, ultrassonografia e ressonância magnética. Rio de Janeiro: Revinter; 2009. p. 197.
19. Mello GGN, Stavros AF, Oliveira EC, Daros KA. Mamografia. In: Urban LABD, Challa LF, Mello GGN. Mama. Série Colégio Brasileiro de Radiologia e Diagnóstico por Imagem. Rio de Janeiro: Revinter; 2019. p. 3-85.
20. Curtis JAG, Bauab SP. Avaliação dos nódulos mamários – mamografia e ultrassonografia. In: Aguillar VLN, Bauab SP, Maranhão NM. Mama – diagnóstico por imagem: mamografia, ultrassonografia e ressonância magnética. Rio de Janeiro: Revinter; 2009. p. 227.
21. Aguillar VLN. Distorção arquitetural. In: Aguillar VLN, Baauab SP, Maranhão NM. Mama – diagnóstico por imagem: mamografia, ultrassonografia e ressonância magnética. Rio de Janeiro. Revinter; 2009:273.
22. Roth RG, Maidment ADA, Weinstein SP, et al. Digital breast tomosynthesis: lessons learned from early clinical implementation. RadioGraphics. 2014;34:E89-E102.
23. Durand MA, Haas BM, Yao X, et al. Early clinical experience with digital breast tomosynthesis for screening mammography. Radiology. 2015;274(1):85.
24. Chesebro AL, Winkler NS, Birdwell RL, et al. Developing asymmetry at mammography: correlation with US and MR imaging and istopathologic Findings. Radiology. 2016;279(2).
25. Chesebro AL, Winkler NS, Birdwell RL, et al. Developing asymmetries at mammography: a multimodality approach to assessment and management. RadioGraphics. 2016;36:322-34.
26. Stavros AT, Thickman D, Rapp CL, et al. Solid breast nodules: use of sonography to distinguish between benign and malignant nodules. Radiology. 1995;196:123-34.
27. Ferris-James DM, Elaine Luanow E, Mehta TS, et al. Imaging approaches to diagnosis and management of common ductal abnormalities. RadioGraphics. 2012;32:1009-1.
28. Yamada T, Mori N, Watanabe M, et al. Radiologic-pathologic correlation of ductal carcinoma in situ. Radiographics. 2010;30:1183-98.
29. Chaves MC, Di Ninno AAM. Carcinoma ductal in situ. In: Urban LABD, Challa LF, Mello GGN. Mama. Série Colégio Brasileiro de Radiologia e Diagnóstico por Imagem. Rio de Janeiro: Revinter; 2019. p. 495-517.
30. Wang LC, Sullivan M, Du H, et al. US appearance of ductal carcinoma in situ. RadioGraphics. 2013; 33:213-28.

31. Sung JS, Dershaw DD. Breast magnetic resonance imaging for screening high-risk women. Magn Reson Imaging Clin N Am 21. 2013:509-17;
32. Lee CH, Dershaw D, Kopans D, et al. Breast Cancer Screening with Imaging: Recommendations From the Society of Breast Imaging and the ACR on the Use of Mammography, Breast MRI, Breast Ultrasound, and Other Technologies for the Detection of Clinically Occult Breast Cancer. J Am Coll Radiol. 2010;7:18-27.
33. Louveira MH. Marcação pré-cirúrgica. In: Urban LABD, Challa LF, Mello GGN. Mama. Série Colégio Brasileiro de Radiologia e Diagnóstico por Imagem. Rio de Janeiro: Revinter; 2019. p. 301-15.
34. Salvador GLO, Barbieri PP, Maschke L, et al. Charcoal granuloma mimicking breast cancer: an emerging diagnosis. Acta Radiologica Open. 2018.
35. Alvarez EM, Farias RB, Pinto RR. Carcinoma invasivo da mama – carcinoma ductal infiltrante. In: Figueiredo E, Monteiro M, Ferreira A. Tratado de oncologia. Rio de Janeiro: Revinter; 2013. p. 1127-9.
36. Aracava MM, Tucunduva TCM, Pedro AC. Carcinoma ductal invasivo. In: Urban LABD, Challa LF, Mello GGN. Mama. Série Colégio Brasileiro de Radiologia e Diagnóstico por Imagem. Rio de Janeiro: Revinter; 2019. p. 519-41.
37. Blaichman J, Marcus JC, Alsaadi T, et al. Sonographic appearance of invasive ductal carcinoma of the breast according to histologic grade. AJR. 2012;199:W402-W40837.
38. Barros NS, Filho AGT, Shimizu C. Subtipos especiais de carcinoma mamário invasivo. Tumores malignos não epiteliais. Situações especiais. In: Urban LABD, Challa LF, Mello GGN. Mama. Série Colégio Brasileiro de Radiologia e Diagnóstico por Imagem. Rio de Janeiro: Revinter, 2019:557-601.
39. Lopez JK, Basset LW. Invasive lobular carcinoma of the breast: spectrum of mammographic, US, and MR imaging findings. Radiographics. 2009;29:165-76.
40. Yi A, Cho N, Yang K, et al. Breast cancer recurrence in patients with newly diagnosed breast cancer without and with preoperative mr imaging: a matched cohort study. Radiology. 2015;276(3):695.
41. Morrow M, Waters J, Morris E. MRI for breast cancer screening, diagnosis, and treatment. Lancet. 2011;378.
42. Lacconi C, Galman L, Zheng J, et al. Multicentric cancer detected at breast MR imaging and not at mammography: important or not? Radiology. 2016:1-7.
43. Brasic N, Wisner DJ, Joe BN. Breast MR imaging for extent of disease assessment in patients with newly diagnosed breast câncer. Magn Reson Imaging Clin N Am. 2013;21:519-32.

ALTERAÇÕES PÓS-CIRÚRGICAS – CARACTERÍSTICAS NOS MÉTODOS DE IMAGEM

Maria Helena Louveira ▪ Gabrielle Fernandes de Paula Castanho

INTRODUÇÃO

Uma vez que o tecido mamário é manipulado cirurgicamente, seja por motivos estéticos, diagnósticos ou terapêuticos, sinais relacionados com a intervenção podem ser identificados nos exames de imagem. Esses sinais podem decorrer tanto da própria manipulação que promove mudança na arquitetura habitual da mama, ou pelas complicações associadas ao ato cirúrgico, sendo a esteatonecrose a mais prevalente.

O reconhecimento dessas alterações é de grande importância, uma vez que alguns sinais identificados na imagem podem ser considerados suspeitos, se observados sem o conhecimento quanto aos antecedentes cirúrgicos da paciente, configurando um resultado falso-positivo.

O médico imaginologista deve estar preparado também para reconhecer as principais técnicas cirúrgicas atualmente utilizadas para o tratamento do câncer mamário, assim como as técnicas de reconstrução mamária, porém, atentando-se para o objetivo principal dos exames de imagem nessas pacientes, que é o de detectar lesões recorrentes.

Ressalta-se ainda, que estas pacientes, a partir do diagnóstico de câncer mamário, passam a fazer parte do grupo de pacientes de alto risco não somente para recorrência, mas também para desenvolver outra lesão ipsilateral ou na mama contralateral.[1]

E, em mulheres submetidas à cirurgia estética (mamoplastia redutora ou mamoplastia de aumento), os métodos de imagens devem ser utilizados com o objetivo de oferecer a essas pacientes a mesma possibilidade de detecção do câncer que naquelas sem cirurgia, reconhecendo as alterações decorrentes da manipulação cirúrgica, diferenciando-as de lesões suspeitas e utilizando de forma criteriosa os recursos de cada método para evitar perdas diagnósticas.

Portanto, em pacientes que tiveram suas mamas manipuladas cirurgicamente, os exames de imagem devem atender aos seguintes objetivos:

A) Avaliação e esclarecimento de complicações pós-cirúrgicas (seromas, hematomas, necrose gordurosa);
B) Rastreamento de câncer mamário em pacientes assintomáticas que realizaram qualquer cirurgia mamária, seja estética, para remoção de lesão mamária benigna, ou para o tratamento do câncer;
C) Busca de sinais de recorrência tumoral em pacientes sintomáticas, que tiveram a cirurgia como parte do tratamento para o câncer de mama.

Quadro 7-1. Principais Procedimentos Cirúrgicos da Mama, que Podem Incorrer em Alteração nos Métodos de Imagem

Intervenções relacionadas com alterações benignas e procedimentos estéticos	Intervenções para tratamento do câncer mamário
▪ Procedimentos diagnósticos (biópsias cirúrgicas) ▪ Procedimentos terapêuticos (remoção cirúrgica de nódulo benigno) ▪ Mamoplastia redutora ▪ Mamoplastia de aumento (implantes de silicone) ▪ Cirurgia redutora de risco (adenomastectomia) ▪ Injeção de silicone livre	▪ Cirurgia conservadora (ressecção segmentar) ▪ Mastectomia total ▪ Mastectomia com preservação da pele ▪ Mastectomia com preservação da pele e do CAP (adenomastectomia) ▪ Reconstrução pós-cirúrgica: • Retalho miocutâneo • Prótese de silicone • Ambos

O Quadro 7-1 enumera os principais tipos de intervenções cirúrgicas a que a mama pode ser submetida e decorrente das quais podem resultar alterações nos métodos de imagem.

PRINCIPAIS ALTERAÇÕES E COMPLICAÇÕES PÓS-CIRÚRGICAS E SUAS CARACTERÍSTICAS NA IMAGEM

As alterações relacionadas com o manuseio cirúrgico podem variar, havendo diferenças significativas se precoces ou tardias.

Não é possível se estabelecer o tempo comum a todas as pacientes para a involução das alterações inflamatórias pós-cirúrgicas, mas acredita-se que os sinais de inflamação tendem a se tornar menos visíveis clinicamente e pelos métodos de imagem em seis meses.

Em cirurgias recentes, os sinais são facilmente identificados nos exames de imagem: espessamento cutâneo, edema de subcutâneo e alterações fibrocicatriciais no leito cirúrgico. As alterações cutâneas tendem a se atenuar e até desaparecer em semanas, permanecendo apenas as alterações fibróticas residuais, que se definem, principalmente, por desarranjo ou distorção arquitetural na mamografia (MMG) e por distorção arquitetural sem realce pelo contraste na ressonância magnética (RM) (Fig. 7-1).

Essa involução normal que é determinada pela regressão do processo inflamatório decorrente da cirurgia, pode ser identificada nos métodos de imagem em cada uma de suas

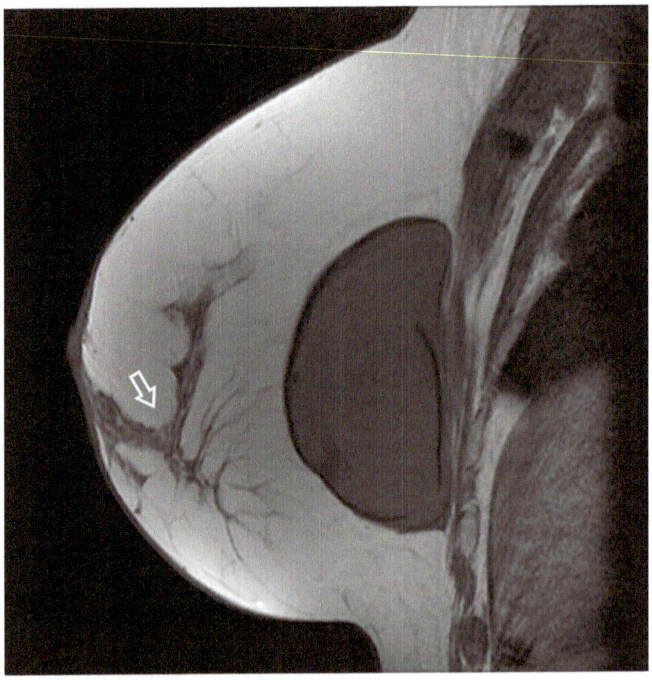

Fig. 7-1. Corte sagital, na sequencia FSE ponderada em T1, sem saturação de gordura, demonstrando desarranjo arquitetural (seta) secundário à manipulação cirúrgica.

fases. Aguillar *et al.*, ressaltam a importância do acompanhamento evolutivo dessas alterações em pacientes submetidas à cirurgia conservadora para o câncer de mama, ou que tiveram lesões precursoras ou de risco removidas cirurgicamente. A persistência de assimetria com alta densidade no leito da cirurgia na MMG de controle, o aparecimento de calcificações pleomórficas (diferentes de calcificações distróficas) ou a piora da distorção arquitetural pode refletir a presença de lesão maligna recidivante, e essa possibilidade deve ser excluída pela complementação com outros métodos ou com a avaliação histopatológica, se necessária (Fig. 7-2).[2]

E para afastar a suspeita de recorrência no leito cirúrgico, recomenda-se além da realização das duas incidências mamográficas de rotina (craniocaudal e mediolateral oblíqua) da mama, atenção especial para a área da cirurgia, uma vez que dois terços das recorrências ocorrem nesta região nos primeiros 5 anos. Portanto, são recomendadas incidências adicionais com compressão focal e/ou com ampliação da área cirúrgica para melhor avaliação da distorção e quanto à presença ou ausência de microcalcificações. A taxa de recorrência local do câncer de mama em cirurgias conservadoras tem sido relatada em torno de 5% nos primeiros cinco anos, e sua detecção precoce está relacionada com melhora da sobrevida global.[3]

Quando a MMG e a US não foram conclusivas, a RM é uma importante ferramenta para esclarecer se uma lesão em área cirúrgica em paciente submetido à ressecção segmentar para tratamento de câncer de mama está relacionada com recidiva ou fibrose cicatricial. Na RM a fibrose apresenta baixo sinal em STIR e não capta contraste, ou capta fracamente, com curva dinâmica lenta e do tipo 1, enquanto uma lesão suspeita apresenta padrão de realce intenso e com curva do tipo 2 ou 3 (Fig. 7-3).[4]

Já na fase precoce do tratamento cirúrgico, RM pode ser limitada em razão do processo inflamatório que acomete o tecido mamário. Em cirurgias conservadoras, o mais recomendado é que o exame de RM seja realizado após 12 ou 18 meses da finalização do tratamento, principalmente se inclui a RT. Nesta fase, a RM tem alta sensibilidade para a detecção de lesão recidivante (S: 90-100%).[4]

As complicações mais frequentes que podem decorrer das cirurgias mamárias podem ser subdividas em: precoces ou tardias.

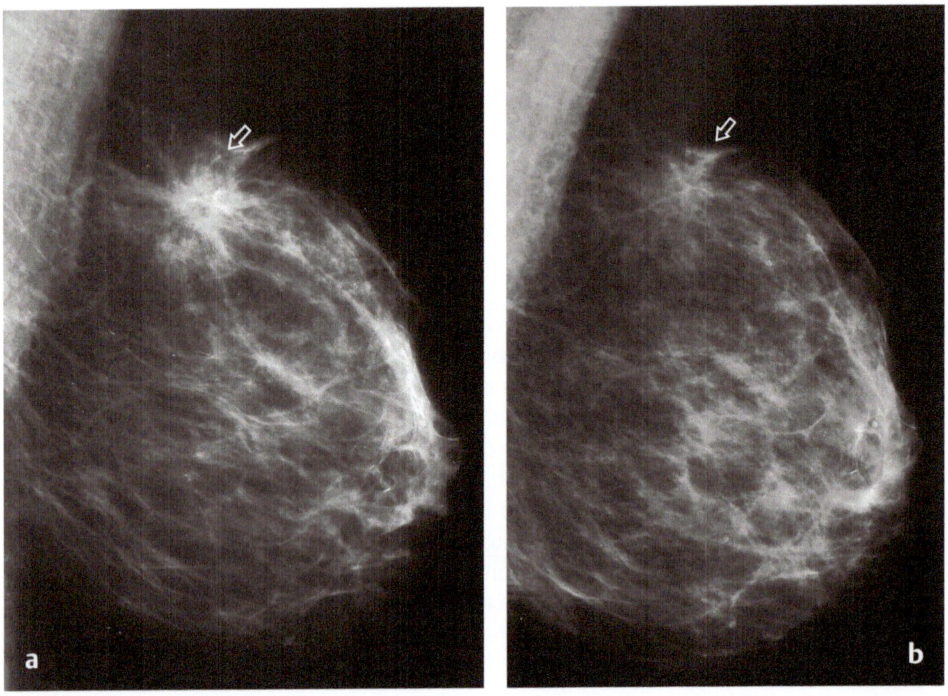

Fig. 7-2. Paciente submetida à ressecção segmentar na mama esquerda: (a) apresentando na MMG, incidência MLO, área de distorção arquitetural focal (seta). (b) Que se tornou menos evidente no controle evolutivo (seta), confirmando tratar-se de alteração pós-cirúrgica.

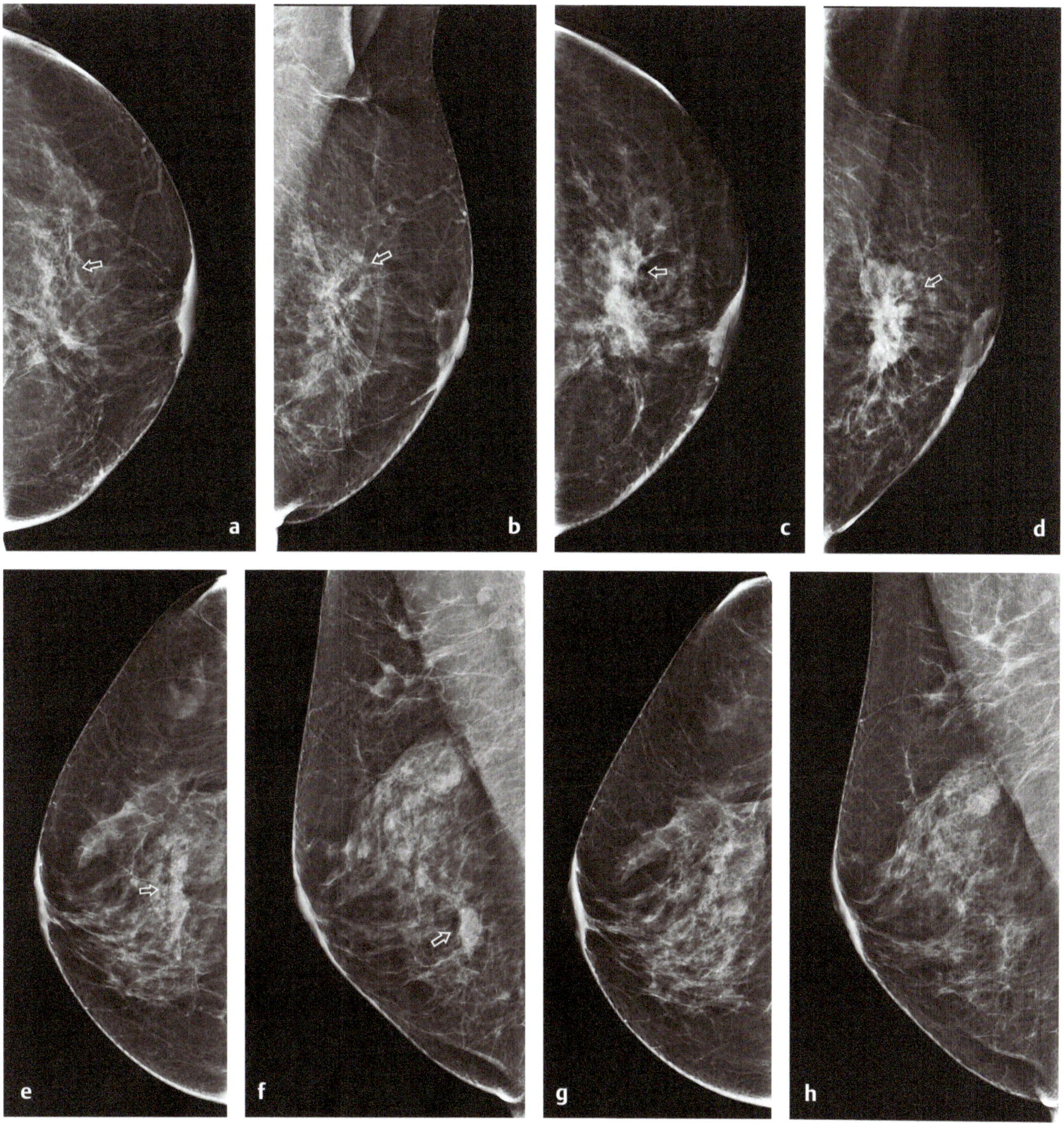

Fig. 7-3. Paciente submetida à cirurgia conservadora para tratamento de câncer mamário à esquerda. MMG após dois anos do tratamento demonstrando: (a) Incidência CC e (b) incidência MLO, com áreas de discreta distorção arquitetural (setas) relacionadas a manipulação cirúrgica, e que se tornaram mais evidentes no controle evolutivo feito um ano após (c, d), e se associavam a nódulos com alta densidade (setas), sugerindo recorrência. Na mama direita, a MMG (e) CC e (f) MLO demonstrou, no controle evolutivo, a presença de nódulo (setas), não presentes no estudo prévio (g, h). *(Continua.)*

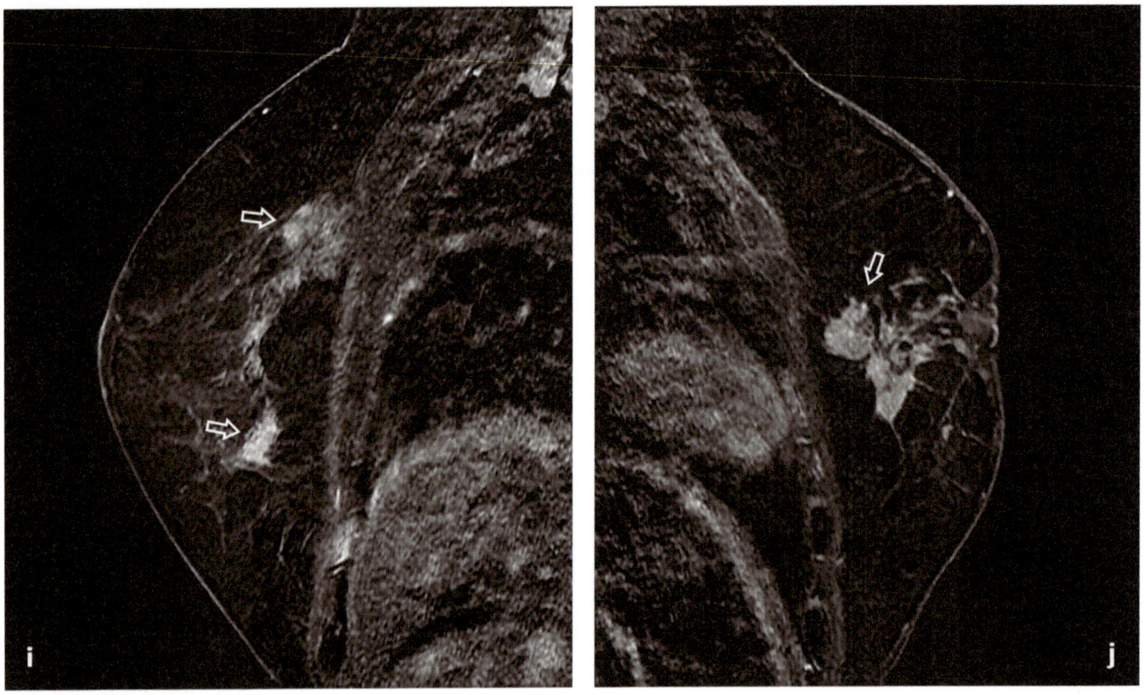

Fig. 7-3. *(Cont.)* A RM (i, j) em cortes sagitais T1 pós-contraste, confirmou a presença de nódulos (setas) de aspecto suspeito bilateralmente.

As **complicações precoces**, que ocorrem nas primeiras semanas após o ato cirúrgico, mais frequentemente estão relacionadas com a formação de coleções líquidas intramamárias (seroma, hematoma ou abscesso), sendo a US o método de escolha para a avaliação das mamas nessa fase. Esse método, além de demonstrar a extensão e localização da coleção, pode orientar punção aspirativa, seja como auxílio terapêutico, como para diagnóstico citológico ou ainda bacteriológico, quando há suspeita de infecção (Fig. 7-4).

Coleções líquidas pós-operatórias nas cirurgias conservadoras ou nas cirurgias para biópsia cirúrgica são comuns, uma vez que com a remoção do tecido mamário, uma cavidade permanece no local e pode ser preenchida por líquido seroso ou por sangue. Na imagem ultrassonográfica, a coleção pode se mostrar com coleção líquida anecoica ou com conteúdo heterogêneo, septos ou áreas sólidas. A coleção tende a desaparecer espontaneamente em até 1 ano da cirurgia e não representa complicação, a menos que apresente infecção.[2]

Dentre as **complicações tardias** (que ocorrem após semanas ou meses da cirurgia), a esteatonecrose é a mais frequente. Nesta fase, os exames de imagem convencionais (MMG e US) podem ser utilizados em conjunto, o que facilita o diagnóstico correto. Já a RM tem sua aplicação mais importante quando a MMG e a US não conseguiram estabelecer com segurança o diagnóstico, e uma lesão maligna não pode ser excluída.[1,2,4]

Nesta situação, a identificação de pequenas áreas císticas ou com sinal de gordura no interior da lesão na RM, é sugestiva de lesão benigna (esteatonecrose).

A **esteatonecrose ou necrose gordurosa** ocorre em decorrência de isquemia a que o tecido adiposo é submetido no ato cirúrgico e pode-se caracterizar por um conjunto de alterações patológicas, que incluem a própria necrose do tecido gorduroso, processo inflamatório em graus variados e fibrose cicatricial. Pode ter amplo espectro de manifestação na imagem e, clinicamente, pode ser assintomática ou se mostrar por nódulo palpável endurecido.

Sua formação pode ter início logo após a manipulação cirúrgica, e pode ter evolução variável, com resolução espontânea ou com acentuação do processo inflamatório com o passar das semanas. E, dependendo da sua extensão na mama, pode expressar-se clinicamente como massa palpável e endurecida, muitas vezes simulando malignidade.

Suas características nos métodos de imagem dependem do seu tempo de evolução.

No início, por conta do intenso processo inflamatório, forma massa heterogênea, constituída por tecido adiposo associado a edema e a áreas fluidas (diminutas coleções de material oleoso, produto da degeneração adiposa), e é palpável clinicamente dependendo da extensão. Tem formato irregular e limites imprecisos na imagem. Ultrassonograficamente, mostra-se como massa sólida, heterogênea, com áreas hipo e hiperecogênicas, mal delimitada, podendo ter sombra acústica posterior e na RM, sua aparência é de massa heterogênea com pequenas áreas císticas com sinal de gordura (cistos oleosos), e com realce pelo contraste, com padrão de curva variada, tipo 1 ou 2 ou até curva do tipo 3. Nesta fase, mesmo a RM pode não ser resolutiva para afastar totalmente malignidade, sendo o controle evolutivo das alterações em curto prazo o mais recomendado.

Com a evolução, ocorre redução da inflamação e os cistos oleosos se coalescem tornando-se maiores e mais visíveis na US e na RM. Há redução do realce pelo contraste na RM, que se restringe principalmente às adjacências dos cistos, os quais podem também ser identificados na mamografia (nódulos hipertransparentes e regulares).

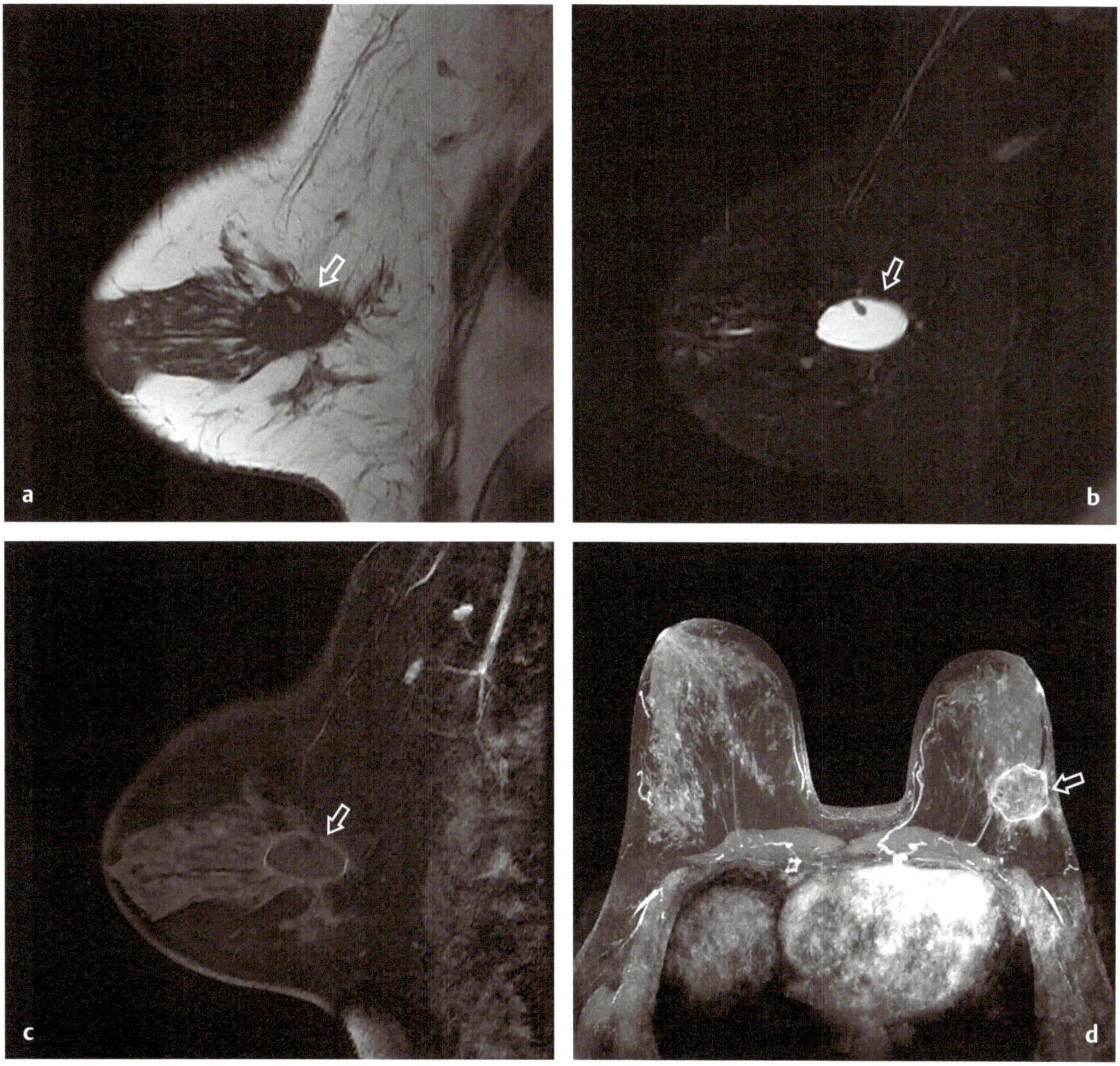

Fig. 7-4. Paciente em pós-operatório precoce apresentando pequena coleção compatível com seroma demonstrado na RM: (**a**) Por coleção isointensa (seta) e bem delimitada em T1 sem contraste. (**b**) Com alto sinal em STIR (seta). (**c**) Apresentando discreto realce periférico pelo contraste (seta) em T1 pós-contraste. (**d**) Também visualizado na reconstrução axial MIP (seta).

E, por fim, passados meses do procedimento cirúrgico, os cistos oleosos têm seus tamanhos estabilizados, podendo a ter suas paredes calcificadas. Também calcificações amorfas, distróficas, podem ser identificadas na mamografia (Fig. 7-5).

É descrito que o realce pelo contraste na área de esteatonecrose no exame de RM pode persistir por até cinco anos. No entanto, no controle das pacientes submetidas à setorectomia como parte do tratamento para o câncer de mama, qualquer aumento de impregnação pelo contraste na região, o aparecimento de áreas de realce nodular ou não nodular que tenha trajeto ductal deve ser considerado suspeito, estando a biópsia indicada.

O aspecto dos cistos oleosos na US merece uma descrição mais completa.

A forma de apresentação dessas pequenas coleções de conteúdo oleoso, decorrente da degeneração das células adiposas, podem variar muito na US e seu reconhecimento é de grande importância, a fim de evitar biópsias desnecessárias.

Na US, o cisto oleoso pode-se apresentar como:

A) Cisto arredondado, com conteúdo líquido, homogêneo;
B) Cisto arredondado, com conteúdo espesso e homogêneo;
C) Complexo sólido-cístico;
D) Cisto com conteúdo heterogêneo com sombra acústica posterior.

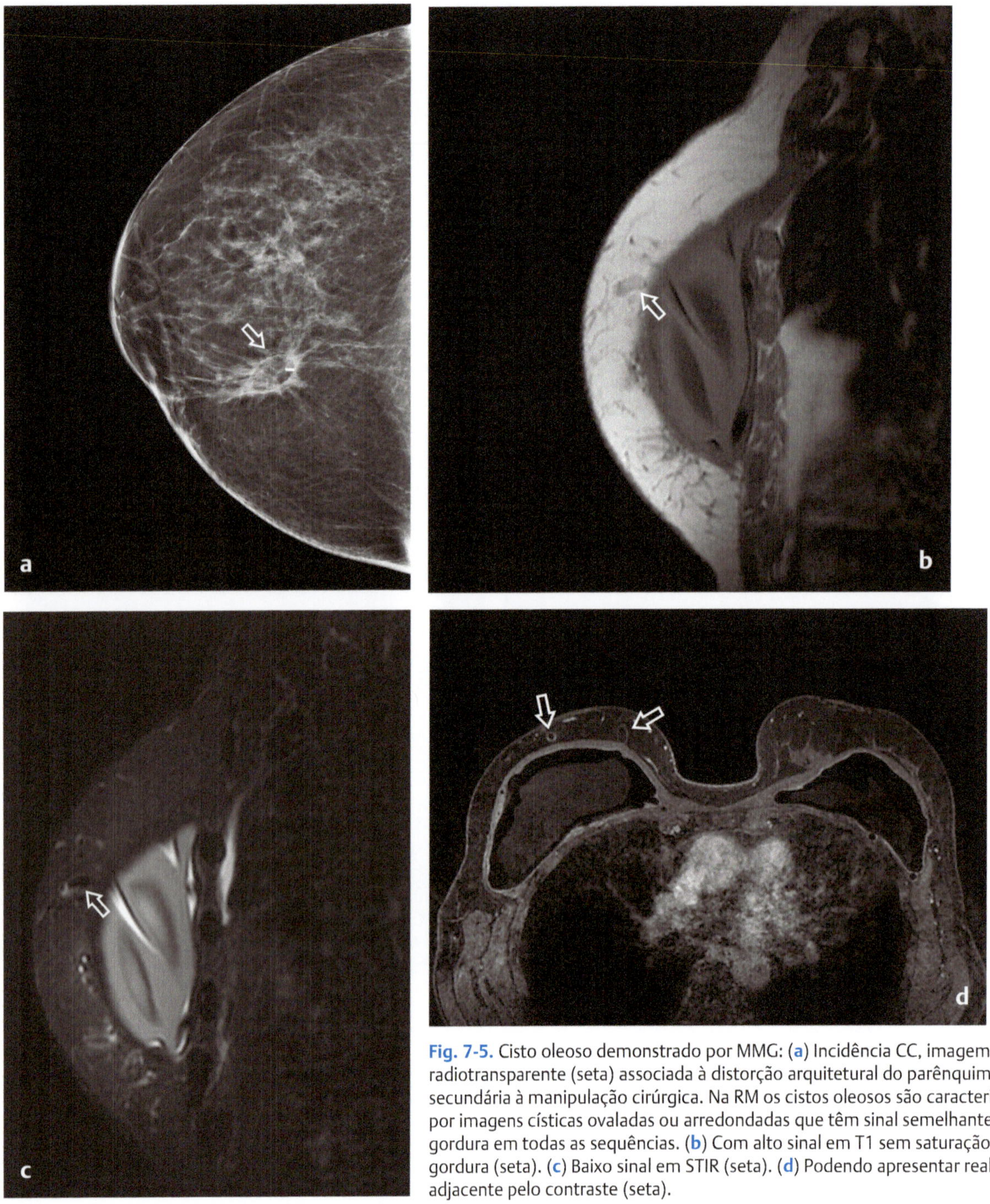

Fig. 7-5. Cisto oleoso demonstrado por MMG: (a) Incidência CC, imagem ovalada radiotransparente (seta) associada à distorção arquitetural do parênquima secundária à manipulação cirúrgica. Na RM os cistos oleosos são caracterizados por imagens císticas ovaladas ou arredondadas que têm sinal semelhante à gordura em todas as sequências. (b) Com alto sinal em T1 sem saturação de gordura (seta). (c) Baixo sinal em STIR (seta). (d) Podendo apresentar realce adjacente pelo contraste (seta).

As duas últimas formas de apresentação podem simular lesão maligna e, se analisadas dissociadas da mamografia e sem correlação com os dados clínicos e/ou com os antecedentes cirúrgicos, podem levar a indicação de biópsia (Fig. 7-6).[2]

CIRURGIAS ESTÉTICAS, SUAS CARACTERÍSTICAS NA IMAGEM E PRINCIPAIS COMPLICAÇÕES

Existem basicamente dois tipos de cirurgias mamárias que são realizadas com finalidade estética: a mamoplastia redutora e a mamoplastia de aumento, com o uso de implantes mamários.

Ambas as técnicas são amplamente utilizadas, e estão entre os principais procedimentos estéticos realizados no Brasil, com crescimento de cerca de 25% entre 2016 e 2018, segundo a Sociedade Brasileira de Cirurgia Plástica, sendo a mamoplastia de aumento a preferida entre as mulheres brasileiras. (https://saude.estadao.com.br/noticias/geral,apesar-da-crise-numero-de-cirurgias-plasticas-para-estetica-cresce-25-em-2-anos,70002969693.)[5]

Além das complicações que podem decorrer do manuseio cirúrgico das mamas, como apresentadas na seção anterior, as cirurgias estéticas das mamas podem demonstrar sinais específicos nos métodos de imagem, na dependência da técnica utilizada.

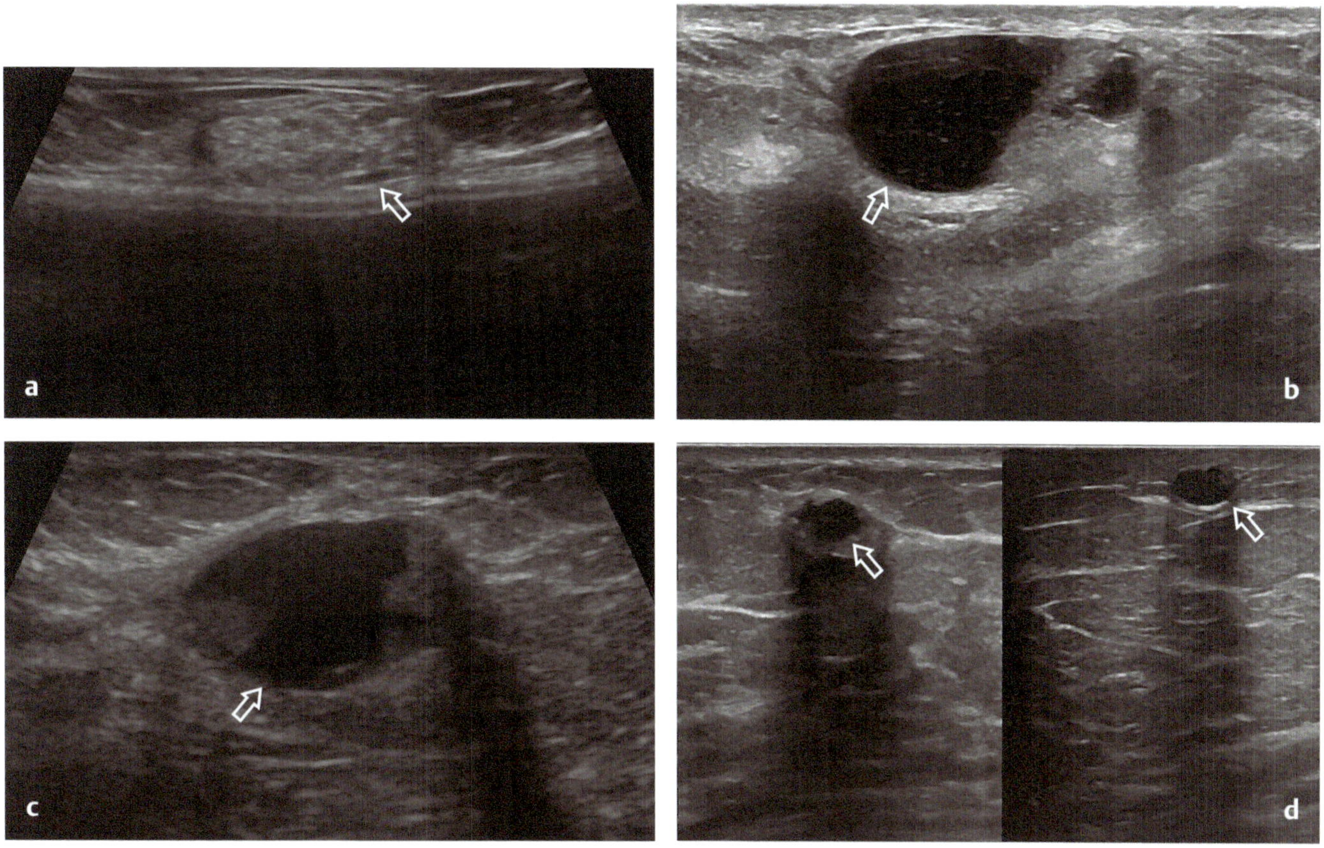

Fig. 7-6. Áreas de esteatonecrose na ultrassonografia. (a) Área heterogênea (seta), bem delimitada e predominantemente hiperecogênica. (b) Imagem cística ovalada (seta) e bem delimitada, contendo área anecoica e área hiperecogênica periférica. (c) Imagem cística ovalada (seta) e bem delimitada, predominantemente anecoica com áreas hiperecogênicas periféricas. (d) Imagens císticas (setas) anecoicas e bem delimitadas, com paredes ecogências e sombra acústica posterior (cistos oleosos).

Mamoplastia Redutora

A cirurgia para redução das dimensões e remodelamento das mamas pode ser realizada segundo diversas técnicas, sendo a mais utilizada a técnica do T invertido, em que há incisões na região periareolar, uma vertical na junção dos quadrantes inferiores e outra horizontal na prega inframamária.[6]

A maioria das mamoplastias redutoras é realizada por motivação estética, algumas para correção de assimetrias ou ainda, para acompanhar o tratamento de câncer na mama contralateral, para manter a simetria. Quase todas as cirurgias incluem o reposicionamento do complexo areopapilar, a retirada de quantidades variadas de tecido glandular e a redistribuição na mama do tecido restante, assim como a remoção de parte de tecido cutâneo.

Sinais inerentes a essa técnica cirúrgica, podem ser reconhecidos nos métodos de imagem, particularmente na MMG e na RM, que, por conta das suas características de aquisição das imagens, mostram com maior precisão a anatomia e a arquitetura da mama.

Os principais sinais relacionados com a mamoplastia redutora que podem ser identificados na imagem são:

A) Desarranjo difuso da arquitetura mamária e redistribuição do tecido mamário que pode ficar assimétrico entre as mamas e, mais frequentemente, fica mais concentrado nas porções inferiores das mamas;
B) Presença estriações fibróticas na região retroareolar em decorrência do descolamento e reposicionamento do complexo areolopapilar;
C) Calcificações distróficas cutâneas na região periareolar e nas porções inferiores da mama, na posição das cicatrizes cirúrgicas (Fig. 7-7).[2,4,6]

Ressalta-se que a percepção desses sinais na mamografia e na RM podem ter graus variados de dificuldade, sendo por vezes sutis. O mais importante, porém, é a criteriosa avaliação de qualquer área de distorção arquitetural focal identificada na MMG que pode representar lesão suspeita, e que não deve ser atribuída à manipulação cirúrgica, principalmente se palpável ou evolutiva nos exames consecutivos.

Também as assimetrias devem ser analisadas com cautela. A complementação com US se faz necessária para esclarecimento dessas alterações e, em casos ainda duvidosos a RM se impõe como método com alta resolutividade para diferenciar lesão cicatricial de lesão suspeita, pelo uso do contraste, uma vez que a fibrose não capta contraste, enquanto nódulos malignos podem ser facilmente identificados em razão de sua intensa impregnação pelo contraste (Fig. 7-8).

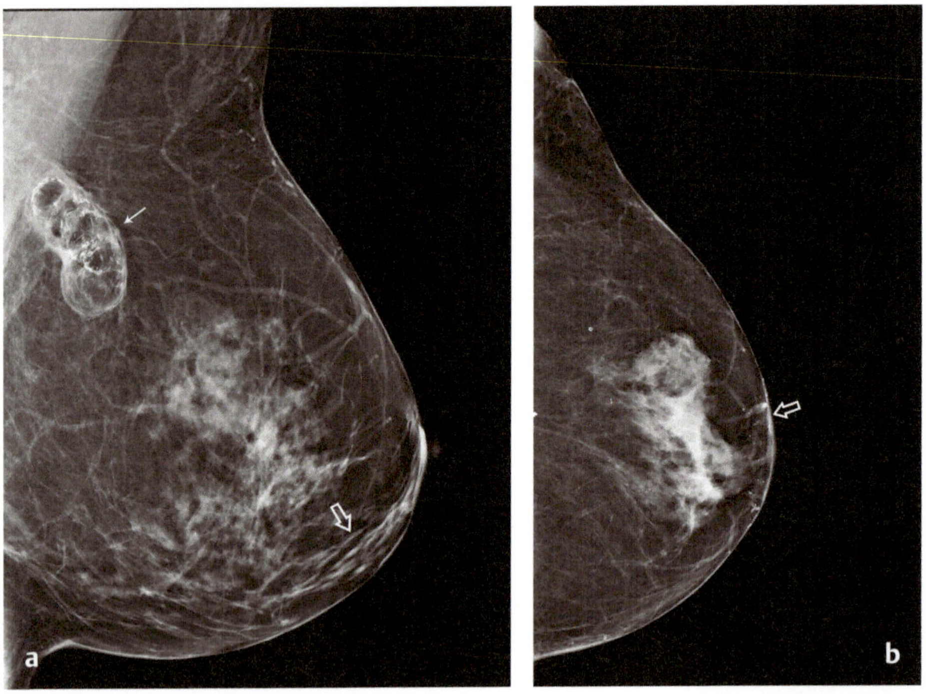

Fig. 7-7. Alterações relacionadas com mamoplastia redutora na MMG. (**a**) Estriações fibróticas retroareolares (seta vazada) e área de esteatonecrose (seta fina) caracterizada por área hipertransparente com calcificações grosseiras periféricas. (**b**) Calcificações cutâneas periareolares (seta).

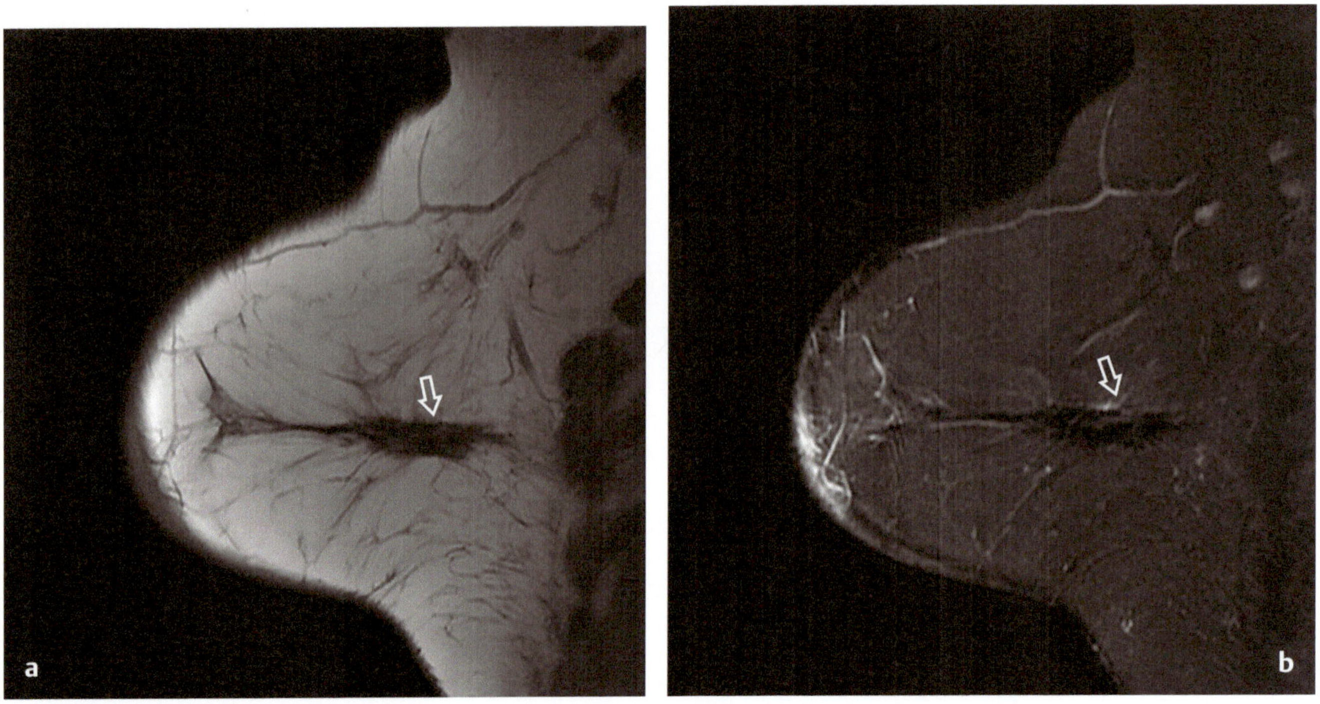

Fig. 7-8. Área de fibrose secundária à manipulação cirúrgica (ressecção segmentar) demonstrada na RM. (**a**) T1 sem saturação de gordura por área hipointensa (seta) com trajeto linear. (**b**) Também hipointensa em STIR (seta). *(Continua.)*

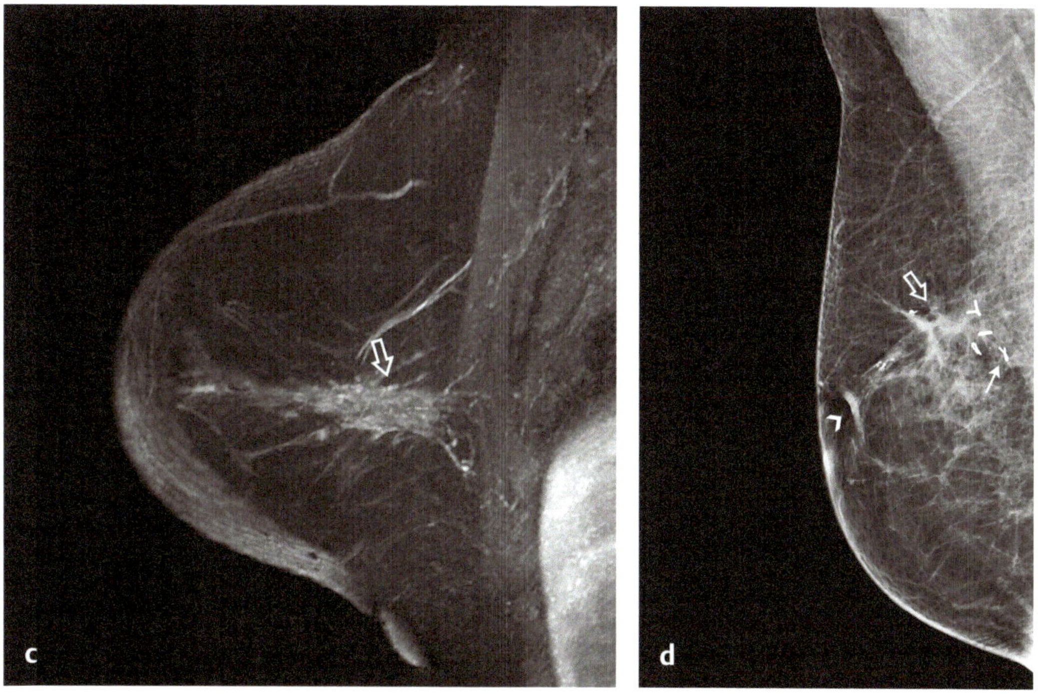

Fig. 7-8. *(Cont.)* (c) Sem realce significativo pelo contraste (seta) em T1 pós-contraste com saturação de gordura. (d) Na mamografia observa-se área de desarranjo arquitetural focal (seta vazada) com clipes metálicos (seta fina) e retração do complexo areolopapilar (ponta de seta).

Mamoplastia de Aumento

A mamoplastia de aumento pelo uso de implantes mamários é a segunda cirurgia estética mais realizada no Brasil, ficando atrás somente da lipoaspiração. Pode ser utilizada com o intuito exclusivamente estético para aumentar o volume das mamas, como técnica para correção de assimetria entre as mamas, além de representar uma das possibilidades mais importantes dentro das técnicas de reconstrução pós-tratamento para o câncer de mama. Estima-se que 80% dos implantes mamários de silicone sejam utilizados para fins estéticos (mamoplastia de aumento) e 20% são utilizados nas cirurgias reconstrutoras.[5]

O exame de imagem da paciente com implante de silicone é realizado com três objetivos principais:

1. Avaliação da integridade do implante ou de complicações relativas a ele;
2. Detectar câncer de mama em pacientes assintomáticas (rastreamento);
3. Afastar a presença de câncer de mama em pacientes sintomáticas (queixa de nódulo palpável), esclarecendo a causa do sinal ou sintoma.

As diferentes modalidades de imagem diferem entre si quanto à sua aplicabilidade diante destes objetivos e, muitas vezes, torna-se necessária a soma de informações de mais de um método de imagem para que se obtenha um diagnóstico mais específico.

Para rastreamento do câncer de mama, a MMG ainda é o método de escolha, embora dados de literatura apontam uma provável perda da sensibilidade mamográfica por conta da sobreposição do implante (acentuadamente radiopaco) que pode encobrir lesões ou deslocá-las para a periferia da mama, deixando-a fora do plano de visão mamográfico. Dada a esta possibilidade, a US como complemento pode reduzir a chance de perda diagnóstica (Fig. 7-9).[7]

Já a RM tem sensibilidade alta tanto para a avaliação da integridade do implante, quanto para a identificação e esclarecimento de complicações pós-cirúrgicas, e para a detecção de lesões suspeitas no parênquima mamário, que podem passar despercebidas nos métodos convencionais (MMG e US).

No entanto, pelo alto custo deste exame e de sua pouca disponibilidade, sua indicação segundo os protocolos nacionais está restrita às pacientes sintomáticas, cujos exames realizados pelos métodos convencionais não tenham sido suficientes para o diagnóstico final, ou ainda para rastreamento do câncer em paciente de alto risco. Já a FDA (Food and Drug Administration), órgão regulador americano, recomenda a realização da RM a todas a pacientes com implantes 3 anos após sua colocação e, posteriormente, a cada 2 anos, para rastrear tanto o câncer de mama, quanto complicações próprias do implante.[8]

No Brasil, segundo protocolo estabelecido pelo Colégio Brasileiro de Radiologia e Diagnóstico por Imagem (CBR) em reunião de consenso com a FEBRASGO e com a Sociedade Brasileira de Mastologia, que estabelece a frequência para a realização dos exames segundo a faixa etária e fatores de risco, nas pacientes submetidas à mamoplastia de aumento, a MMG de rastreamento deve ser realizada com a mesma periodicidade que naquelas pacientes sem implantes (anual após os 40 anos).[9]

Os tipos de implantes podem variar segundo sua composição interna, seu invólucro (envelope) e quanto à sua posição em relação ao músculo peitoral maior.

Quanto à **composição** pode ter lúmen único com solução salina (SF), lúmen único com silicone gel ou ainda ter duplo lúmen (utilizado principalmente nas reconstruções mamárias pós-tratamento para o câncer de mama), este último com dois compartimentos, um mais externo preenchido por silicone e um interno preenchido por solução salina (Fig. 7-10).[4,10,11]

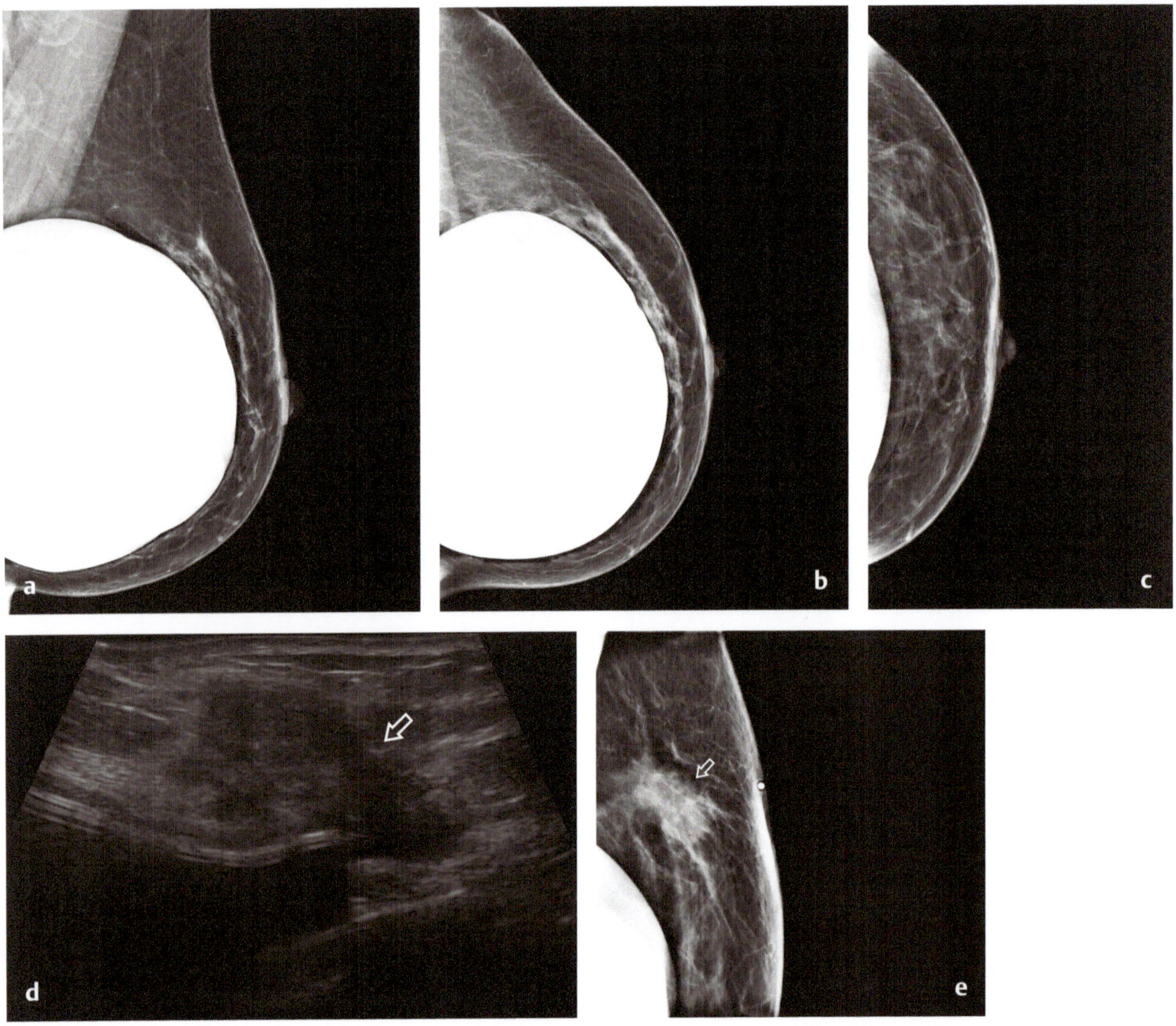

Fig. 7-9. Paciente submetida previamente à mamoplastia de aumento, realizou a MMG: (a) MLO. (b) CC. (c) Eklund na CC, que demonstrou implante de silicone retroglandular, sem outras alterações significativas. (d) Porém, na ultrassonografia, foi identificado extenso nódulo sólido, com formato irregular e contornos não circunscritos, de aspecto altamente suspeito para malignidade, localizado perifericamente na mama e que não havia sido identificado no estudo com as incidências habituais. (e) Foi então realizada incidência com compressão focal na área palpável, com marcador metálico na pele que demonstrou nódulo sólido com alta densidade, formato irregular e contornos espiculados.

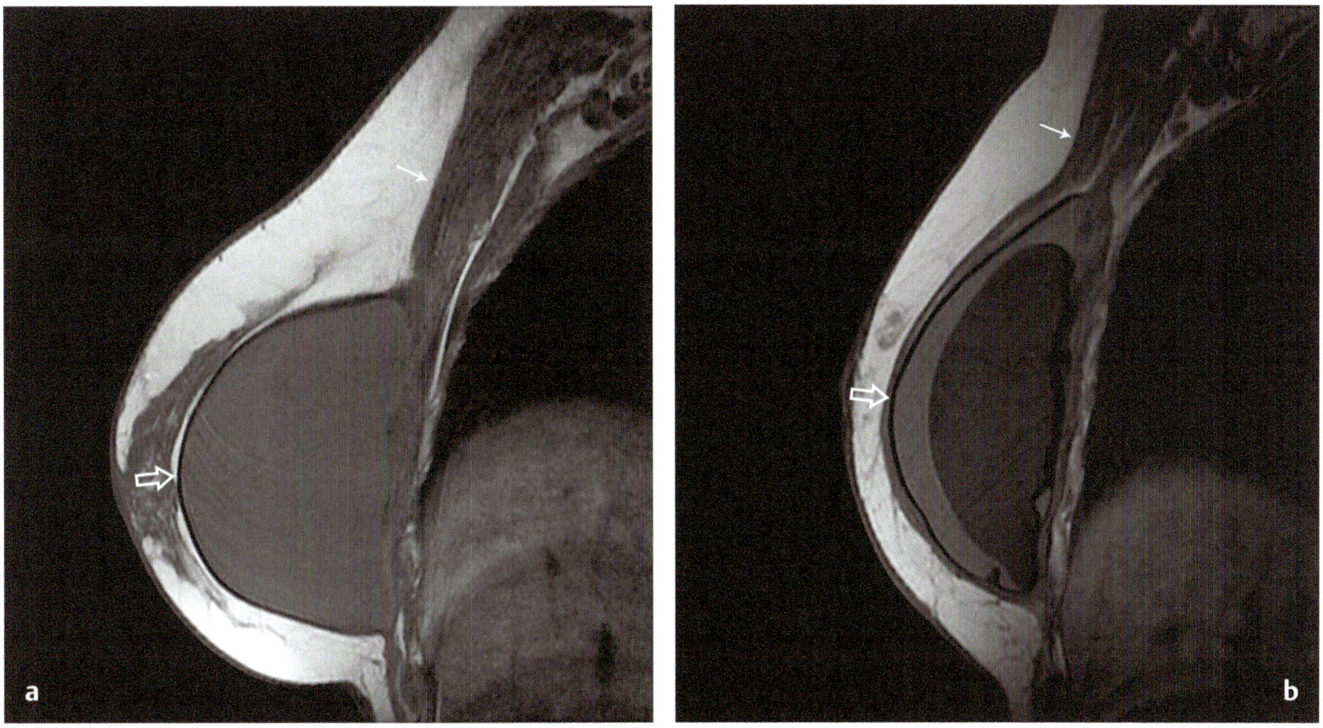

Fig. 7-10. RM, T1 sem saturação de gordura: (a) demonstrando implante de silicone tipo lúmen único (seta vazada) em situação retroglandular (seta fina). (b) Implante tipo duplo lúmen (seta vazada) em situação retromuscular (seta fina).

Em relação à **localização**, os implantes podem ser inseridos anteriormente ao músculo peitoral maior (denominado pré-peitoral ou retroglandular) ou posteriormente ao mesmo (denominado retromuscular ou retropeitoral). Existe ainda, técnica de posicionamento do implante desenvolvido mais recentemente nas cirurgias estéticas, onde o implante é inserido atrás da fáscia anterior do músculo peitoral maior, chamado implante retrofascial (Figs. 7-11 e 7-12).[10,11]

Podem diferir também quanto ao **tipo de envelope** (invólucro), se liso ou texturizado. Este último mais frequentemente utilizado com o objetivo de reduzir a incidência de contratura capsular.

As mamas com implantes podem ser acometidas por complicações que podem ocorrer precocemente, logo após o procedimento cirúrgico (agudas) ou meses ou anos após o procedimento (tardias).

As **complicações precoces** incluem infecção e formação de coleção peri-implante, que pode representar seroma ou hematoma. Nestas situações, os sinais e sintomas são expressivos e se manifestam com dor de moderada a acentuada intensidade, associada a aumento de volume da mama acometida. O método de escolha para avaliação das mamas sintomáticas e em pós-operatório imediato é a US.

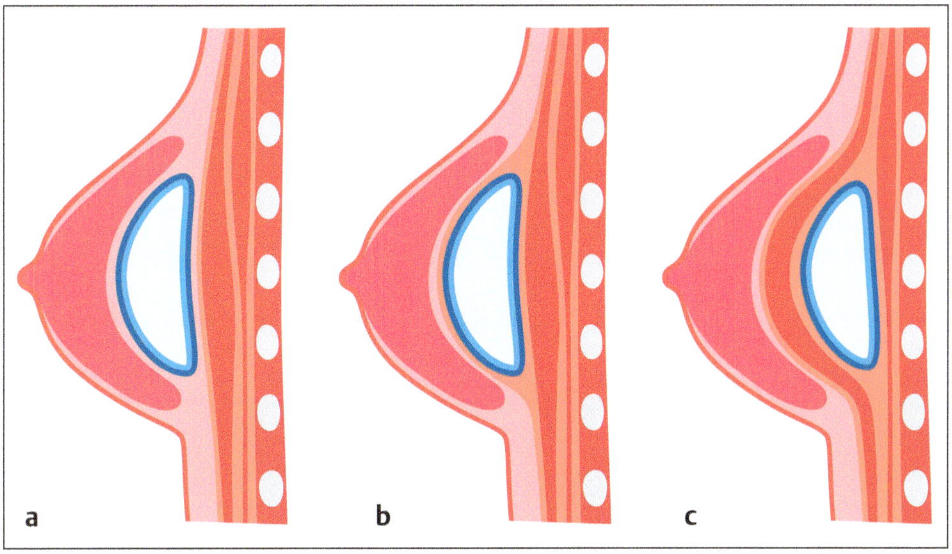

Fig. 7-11. Esquema demonstrando o posicionamento dos implantes de silicone. (a) Em situação retroglandular. (b) Em situação subfascial. (c) Em situação retromuscular.

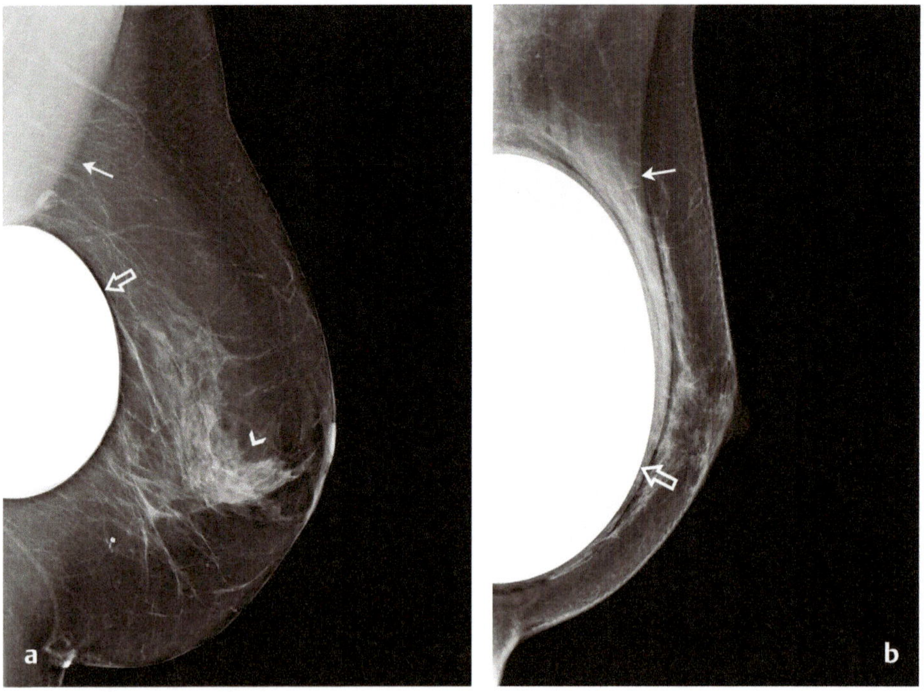

Fig. 7-12. MMG, MLO. (a) Demonstrando implante de silicone (seta vazada) em situação retroglandular, anteriormente ao músculo peitoral maior (seta fina). (b) Implante de silicone (seta vazada) em situação retromuscular, posteriormente ao músculo peitoral maior (seta fina).

A US tem alta eficácia na identificação e no diagnóstico de seromas/hematomas e de infecções, quando associadas a abscessos. E, além do diagnóstico, o método auxilia na realização de punções e drenagens guiadas, contribuindo para a resolução da complicação (Fig. 7-13).

Dentre as **complicações tardias**, a contratura capsular continua sendo a mais frequente, ocorrendo entre 23 e 60% das pacientes com implantes.[12]

Com a colocação de implante mamário, o organismo produz uma cápsula de tecido fibroso adjacente ao invólucro do implante, como uma resposta imunológica e inflamatória, promovendo uma barreira que limita o contato do tecido mamário com o material do implante (reconhecido como um corpo estranho pelo organismo) e também auxilia a manter o implante em sua posição na mama. A então denominada **cápsula fibrosa** tem espessura de até 1,5 mm. No entanto, a cápsula fibrosa, em razão de uma resposta acentuada do organismo, pode tornar-se mais espessa, determinando dor, endurecimento e deformidade da mama, sendo então denominada **contratura capsular**.[8,11,12]

Na imagem, os sinais são indiretos e, na maioria das vezes, evolutivos. O formato arredondado do implante e seu afastamento da parede torácica são indicativos de contratura capsular na MMG. Na RM os sinais são mais específicos, que além da alteração na morfologia habitual do implante, pode demonstrar realce da cápsula fibrosa pelo contraste e linfonodomegalias axilares reacionais. A presença de pequena coleção líquida adjacente ao implante, também pode ser identificada com relativa frequência (Fig. 7-14).

Já a complicação tardia mais importante envolvendo os implantes é seu rompimento. Se caracteriza por perda da integridade do invólucro que faz a contenção do silicone gel ou da solução salina nos implantes, o que permite sua saída para o espaço adjacente, seja por pequenas perfurações ou por rompimento completo desta camada.

A **ruptura do implante** pode decorrer de trauma direto na mama, mas na grande maioria das vezes, ocorre espontaneamente em razão de seu envelhecimento. A literatura tem demonstrado que o tempo médio para a ocorrência de ruptura espontânea do implante é de 13 anos.[8]

O processo que leva à ruptura está relacionado com o enfraquecimento do invólucro do implante mamário e ao seu afilamento que vai se acentuando com o tempo, o que leva ao aparecimento de pequenas perfurações que evoluem para o rompimento completo e extravasamento do seu conteúdo interno, seja de silicone gel ou de solução salina. Este processo costuma ser assintomático, podendo, em alguns casos, ocorrer apenas mudança no formato ou irregularidade na palpação do implante mamário, sinais que podem ser percebidos pela paciente.

Existem dois tipos de rupturas dos implantes: a intracapsular e a extracapsular.

Para compreensão da diferença entre os dois tipos, faz-se necessário o entendimento quanto à existência da cápsula fibrosa que se instala adjacente ao invólucro do implante ou prótese mamária, e que normalmente não é identificada nos exames de imagem, mas que representa uma importante barreira à passagem do material do implante (silicone ou solução salina) para o tecido mamário adjacente, quando da ruptura.[11]

Quando ocorre ruptura do invólucro do implante, porém, a cápsula fibrosa se mantém intacta, trata-se de uma **ruptura intracapsular**, não havendo saída do conteúdo do implante para o tecido adjacente. E quando o rompimento se estende, também, à cápsula fibrosa, trata-se de **ruptura extracapsular**. Neste caso ocorre extravasamento do conteúdo do implante para além da cápsula, e o silicone livre pode migrar,

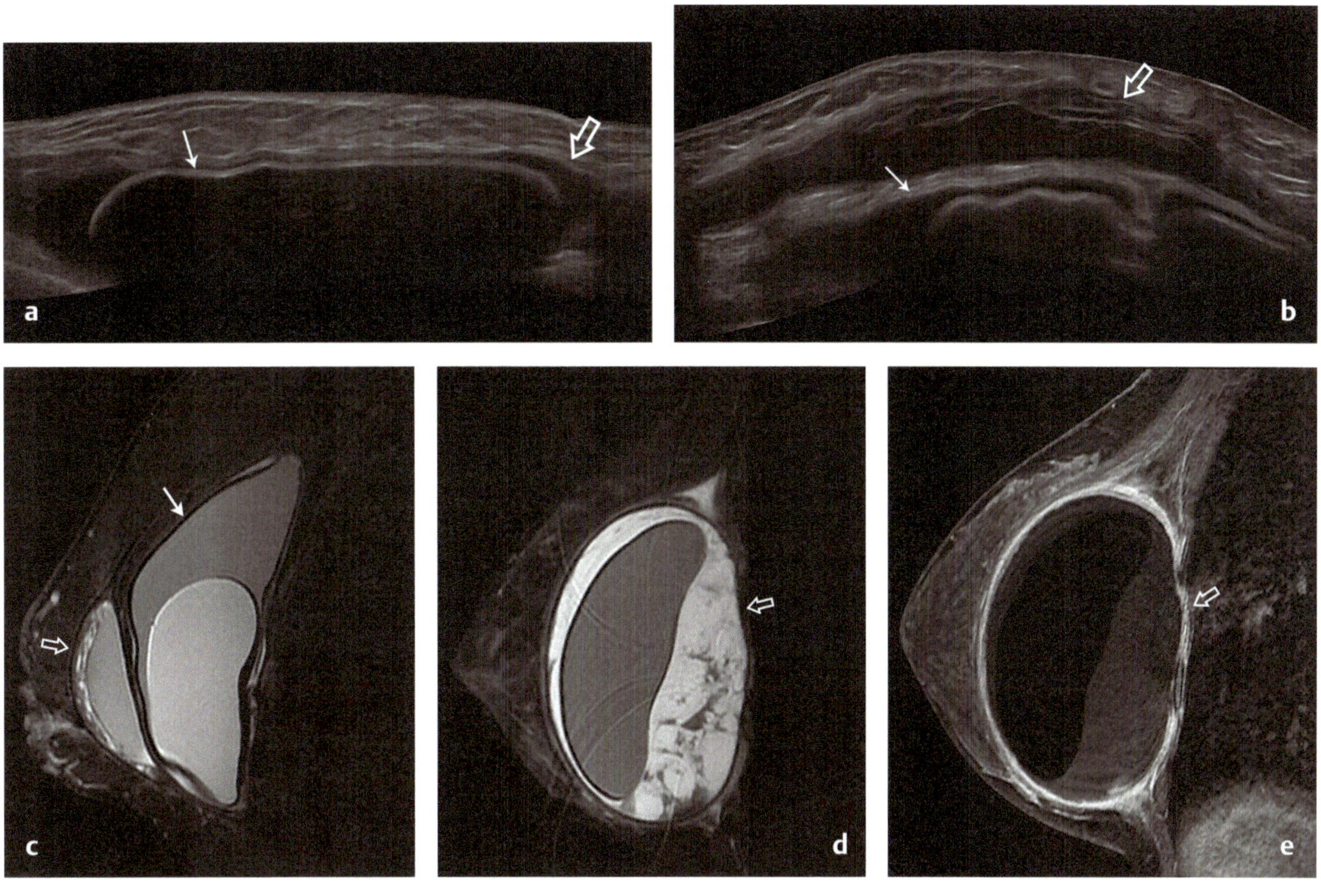

Fig. 7-13. (a) Ultrassonografia demonstrando coleção (seta vazada) anecoica localizada ao redor do implante de silicone (seta fina). (b) US mostra coleção (seta vazada) com finas septações localizada anteriormente à prótese tipo duplo lúmen (seta fina). (c) RM, sequência STIR, da mesma paciente, demonstrando coleção (seta vazada) com sinal intermediário e finas septações, localizada anteriormente à prótese tipo duplo lúmen (seta fina). (d) RM, sequência STIR, demonstrando coleção peri-implante (seta) heterogênea com predomínio de alto sinal e áreas de baixo sinal internas. (e) Apresentou realce pelo contraste da cápsula fibrosa em T1 pós-contraste.

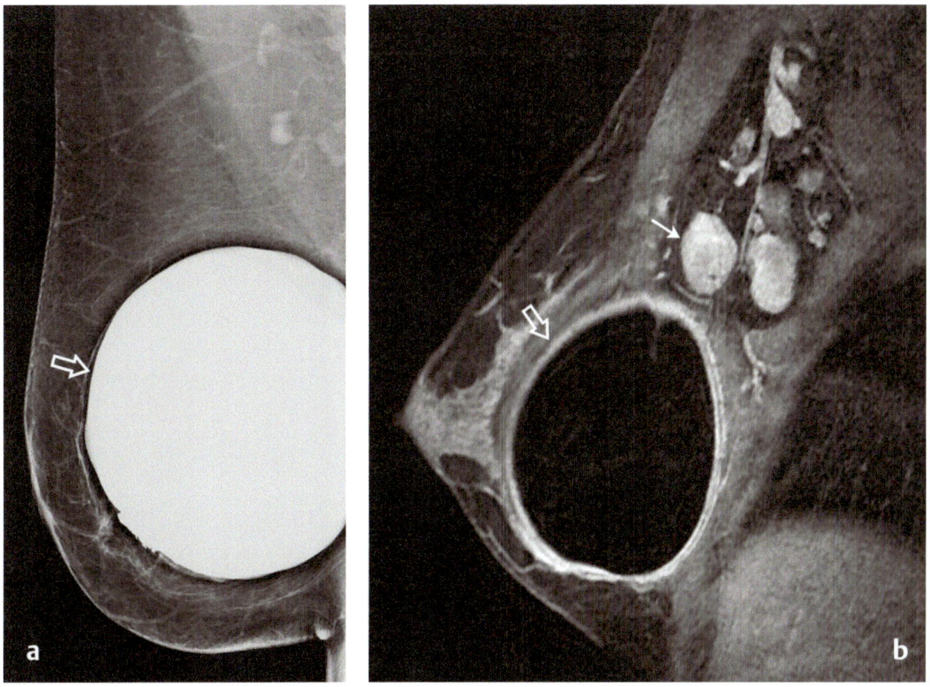

Fig. 7-14. Contratura capsular demonstrada na MMG. (a) Incidência MLO, por implante de silicone (seta) com morfologia arredondada. (b) Em outra paciente na RM, T1 pós-contraste, por implante de silicone (seta vazada) com morfologia arredondada e dobras radiais que apresenta realce da cápsula fibrosa, apresentando linfadenomegalias axilares (seta fina) reacionais.

alcançando o parênquima mamário e o tecido subcutâneo, estender-se a fáscia e às fibras do músculo peitoral maior, difundir-se pelo sistema linfático para os linfonodos axilares e para os linfonodos da cadeia mamária interna. Pode, ainda, em casos mais raros, migrar e se fixar em órgãos distantes, como pleura e pulmões (Fig. 7-15).

A MMG é limitada para a detecção de ruptura intracapsular do implante, podendo identificar apenas sinais de extravasamentos (ruptura extracapsular) de silicone para o parênquima mamário, quando houver. Já a US tem alta sensibilidade para a detecção de ruptura tanto intra quanto extracapsular, com sensibilidade que varia de 30 a 75%, sendo método de escolha na avaliação inicial quando há suspeita desse tipo de complicação.

Os **sinais ultrassonográficos** relacionados com a ruptura intracapsular do implante são inúmeros e ocorrem na dependência do grau de rompimento, da quantidade de material extravasado para o espaço intracapsular (retido pela cápsula fibrosa) e do grau de colapso do invólucro.[8]

Os sinais mais conhecidos são: a linha subcapsular, o sinal do degrau (*Stepladder sign*), o sinal "da fechadura" (*Keyhole sign*) e o sinal de Linguine. Estes sinais são a representação do elastômero do implante que fica solto no interior do implante e pode ser identificado como linhas ecogênicas paralelas formando degraus ou formando um contorno adicional paralelo à cápsula fibrosa, em razão de seu "descolamento" e pela presença de pequena quantidade de líquido extravasado entre eles.[8,11]

Em fase mais avançada, o sinal de Linguine, semelhante ao sinal descrito na RM, pode ser identificado como linhas ecogênicas sobrenadantes no interior do implante, que não tem continuidade com a margem do invólucro, o que diferencia este sinal de pregas radiais normais que podem ser observadas nos implantes íntegros (Fig. 7-16).

Com o extravasamento do conteúdo interno do implante pela cápsula fibrosa (ruptura extracapsular), o silicone extravasado pode formar pequenas coleções, denominadas siliconomas ou infiltrar o tecido mamário, assim como a musculatura da parede do tórax e o subcutâneo, em direção a axila.

Os siliconomas podem se mostrar como cistos arredondados, com conteúdo anecoico e discreta sombra posterior, ou ainda, como área ecogênica com reverberação posterior, determinando o sinal de "tempestade de neve", característico de silicone extravasado (Fig. 7-17).

Na RM, os sinais são muito específicos (E: 97%) tanto nas rupturas intra quanto extracapsulares e esses sinais se assemelham àqueles descritos no exame ultrassonográficos, quais sejam:

- Linha subcapsular;
- Sinal da lágrima invertida;
- Sinal de Linguine;
- Entrada de conteúdo líquido para o interior do implante, em quantidade variável, iniciando com gotículas (focos com alto sinal em STIR) evoluindo com a entrada de moderada quantidade de líquido tornando o conteúdo do implante heterogêneo;
- Saída de silicone pelo elastômero, mas que fica restrito pela cápsula fibrosa, mais bem identificado nas dobras do implante (Fig. 7-18).

Com a evolução para ruptura extracapsular, o material extravasado pode ser identificado com o uso de sequência específica para atender esse objetivo (sequência com saturação da água e da gordura), tornando visível apenas o silicone, tanto interno quanto externo ao implante (Fig. 7-19).

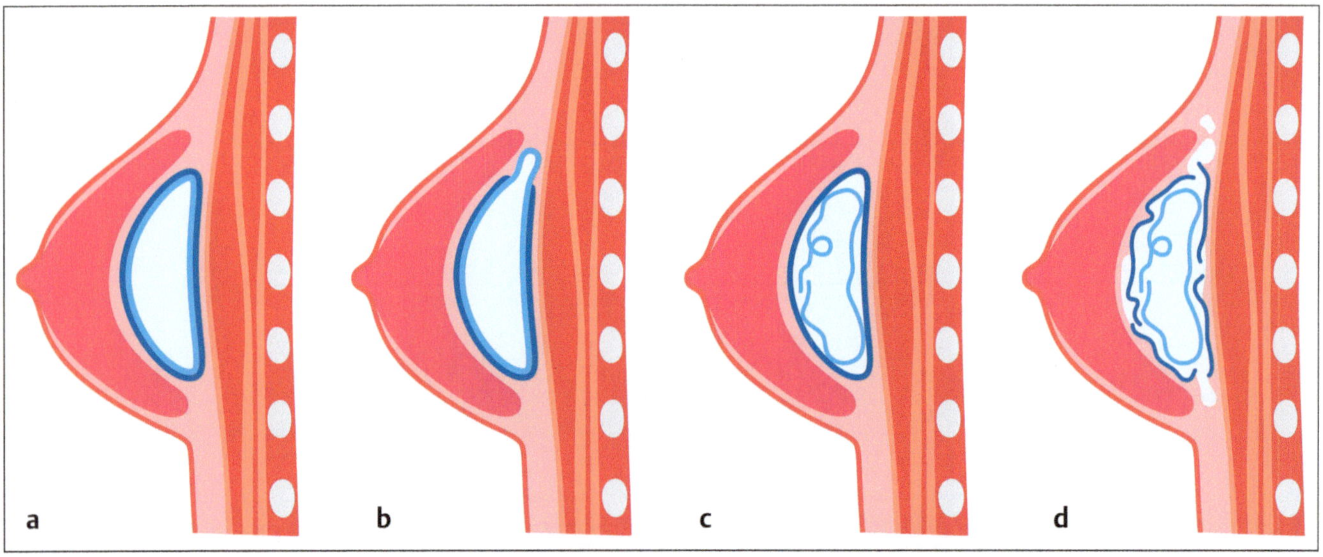

Fig. 7-15. Esquema demonstrando: (a) implante de silicone de aspecto íntegro, apresentando cápsula fibrosa perifericamente (azul mais escuro) e invólucro do implante (azul intermediário). (b) Herniação do implante superiormente por ruptura da cápsula fibrosa, sem alteração do invólucro do implante. (c) Ruptura intracapsular demonstrada por ruptura do invólucro do implante mantendo a cápsula fibrosa íntegra. (d) Ruptura extracapsular com ruptura de ambos: invólucro e cápsula fibrosa. (Fonte: Cedida por Gabrielle Castanho e Murilo Almeida.)

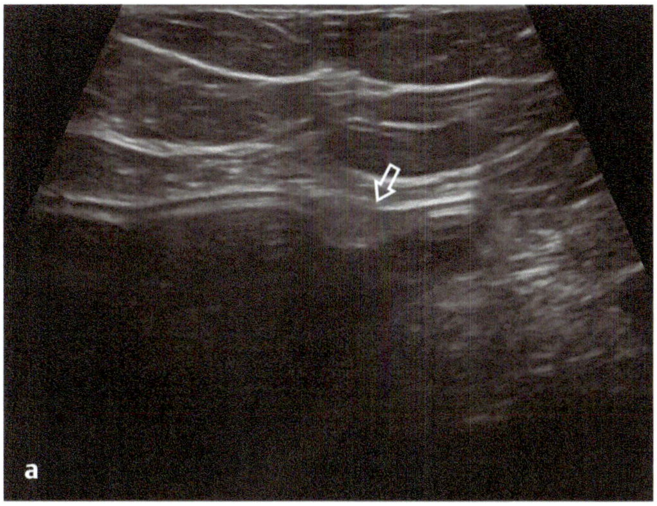

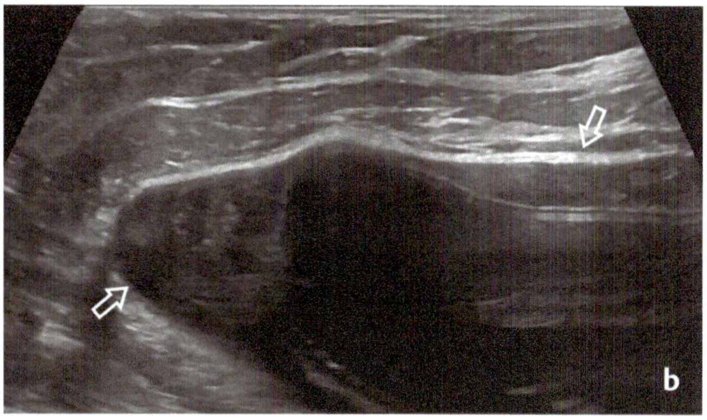

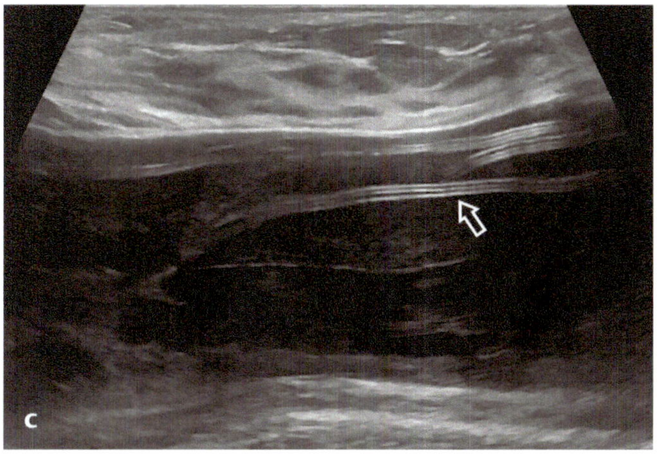

Fig. 7-16. Rupturas intracapsulares de implantes de silicone na ultrassonografia. (a) Área ecogênica (seta) em dobra rasa do implante entre a cápsula fibrosa e o invólucro do implante. (b) Áreas heterogêneas (setas) entre a cápsula fibrosa e o invólucro do implante, com imagem linear ecogênica interna, formando sinal do duplo contorno. (c) Linhas ecogênicas (seta) sobrenadantes no interior do implante, compatíveis com a cápsula fibrosa, sinal de Linguine.

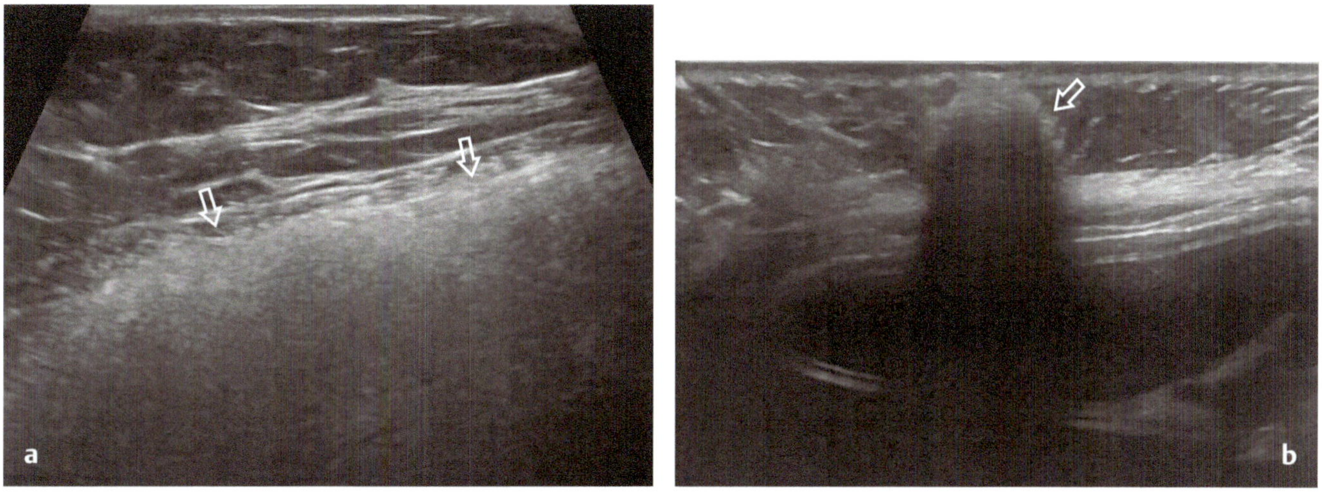

Fig. 7-17. Rupturas extracapsulares na ultrassonografia. (a) Extensa área ecogênica (setas) com reverberação posterior, em tempestade de neve posteriormente ao músculo peitoral maior. (b) Área ecogênica (seta) com reverberação posterior, em tempestade de neve no parênquima mamário, compatível com siliconoma.

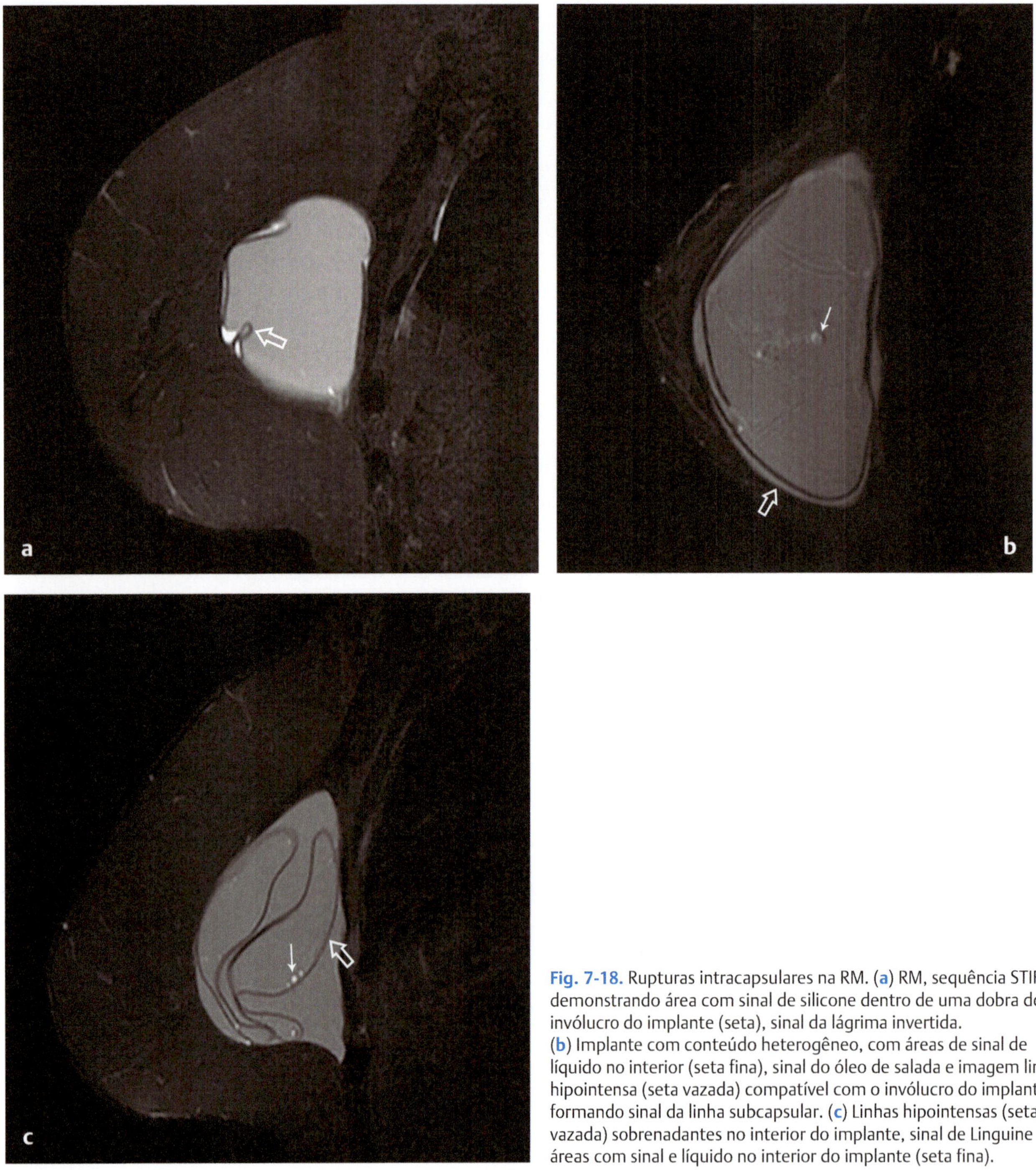

Fig. 7-18. Rupturas intracapsulares na RM. (a) RM, sequência STIR demonstrando área com sinal de silicone dentro de uma dobra do invólucro do implante (seta), sinal da lágrima invertida. (b) Implante com conteúdo heterogêneo, com áreas de sinal de líquido no interior (seta fina), sinal do óleo de salada e imagem linear hipointensa (seta vazada) compatível com o invólucro do implante, formando sinal da linha subcapsular. (c) Linhas hipointensas (seta vazada) sobrenadantes no interior do implante, sinal de Linguine e áreas com sinal e líquido no interior do implante (seta fina).

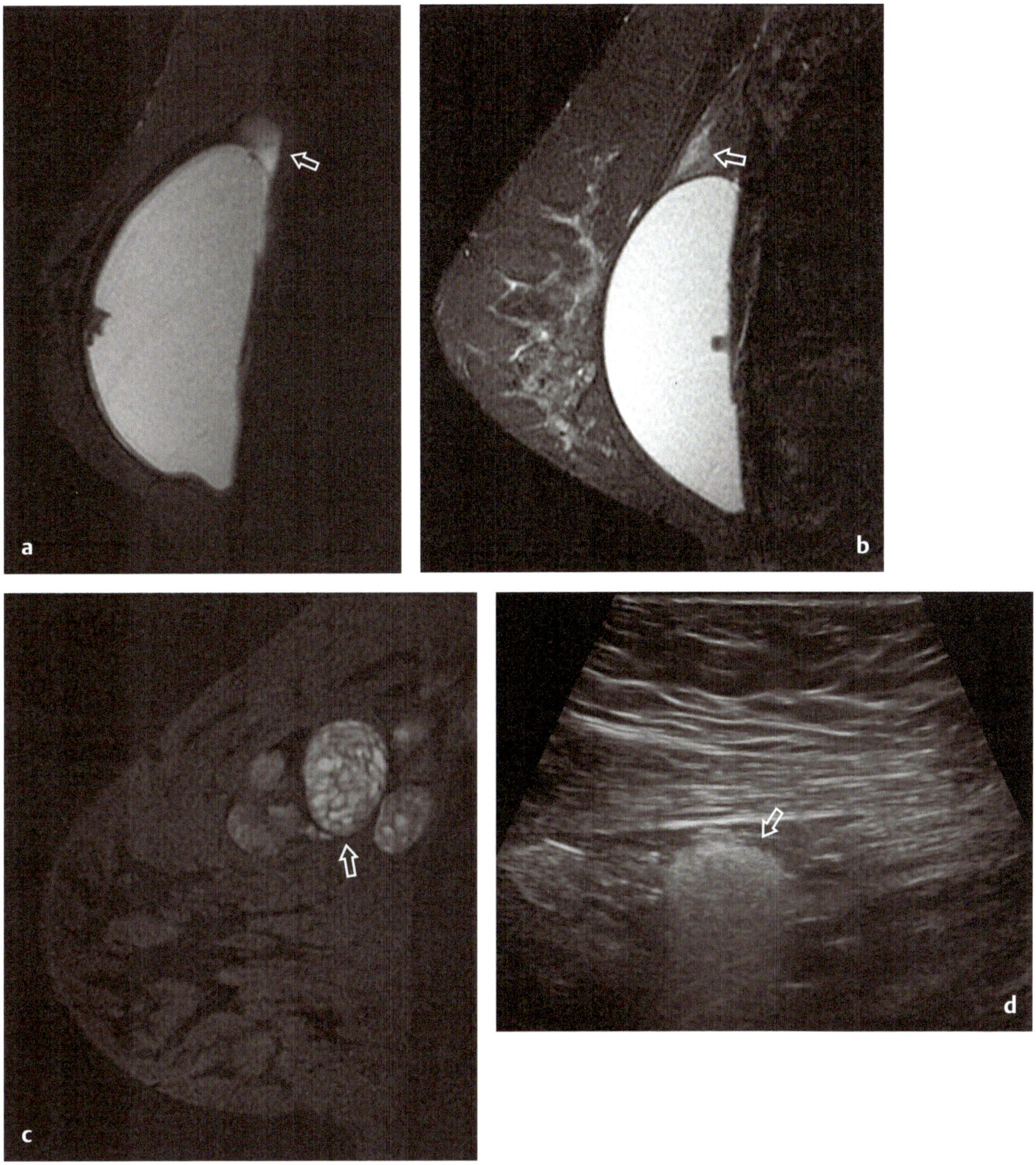

Fig. 7-19. Rupturas extracapsulares na RM. (a) RM, STIR com supressão da água, demonstrando implante com contornos irregulares com ruptura intracapsular e área de extravasamento de silicone (seta) para fora da cápsula fibrosa nas porções superiores. (b) RM, STIR, implante de aspecto íntegro, com área com sinal de silicone (seta) fora da cápsula fibrosa nas porções superiores por ruptura prévia. (c) RM, STIR com supressão da água, mostrando linfonodos axilares heterogêneos com sinal de silicone. (d) US mostrando linfonodos axilares ecogênicos com reverberação posterior, em tempestade de neve compatíveis com linfonodos infiltrados por silicone.

CIRURGIAS PARA TRATAMENTO DO CÂNCER DE MAMA – CARACTERÍSTICAS NA IMAGEM

Desde que o câncer de mama foi reconhecido como uma doença grave e com grande potencial de letalidade, o tratamento cirúrgico "agressivo" tem sido uma alternativa desde a antiguidade, com relatos de cirurgias amplas realizadas desde há cerca de 3.600 anos, com o intuito de controlar os sintomas da doença.

Halsted, em 1882, já com conhecimento científico sobre a doença, mas ainda com o conceito de que **quanto mais radical, melhor** e com limitações no que dizia respeito às técnicas de anestesia e de controle de infecções, descreveu a **mastectomia radical** como forma de tratamento do câncer de mama. Nesta técnica, além da extirpação completa da mama, realizava-se a remoção da musculatura peitoral

(peitoral maior e menor) e dos linfonodos axilares, nos três níveis. Tratava-se de cirurgia excessivamente mutilante e com altas taxas de morbimortalidade, porém, com bons resultados no que se referia ao controle local da doença, com baixos índices de recorrências.[13,14]

A partir de então, a mastectomia passou a ser recomendada para o tratamento do câncer de mama e teve sua técnica modificada por Patey e Dyson, em 1948, que passou a poupar o músculo peitoral maior e, posteriormente por Madden, em 1965, que manteve a proposta da retirada da mama, porém preservando-se os músculos peitorais maior e menor. A essas duas técnicas deu-se o nome de **mastectomia radical modificada**.[13,14]

A mastectomia foi a técnica padrão utilizada por quase 100 anos para o tratamento de câncer de mama, até que Veronesi *et al.* descreveram a cirurgia conservadora, técnica cirúrgica menos mutilante e esteticamente mais aceitável, com resultados de sobrevida global semelhantes aos da mastectomia. A técnica consiste na remoção de um quadrante ou segmento mamário, e esvaziamento dos níveis I e II da axila. Para reduzir o risco de recidiva local a radioterapia foi associada ao tratamento cirúrgico.

Atualmente, a **cirurgia conservadora** tem sido amplamente recomendada para o tratamento do câncer mamário, pela possibilidade de proporcionar um resultado estético mais satisfatório, mantendo a segurança oncológica. Porém, sua indicação depende de critérios específicos que consideram fatores, como o tamanho do tumor, sua localização na mama, a presença/ausência de outros tumores (multifocalidade, multicentricidade) e o tamanho da mama da paciente.[4]

Além destas técnicas, foram desenvolvidas as **mastectomias sub-radiais**, nas quais há a remoção de todo o tecido mamário, porém com preservação da pele, o que possibilita melhor resultado estético e a reconstrução mamária com prótese ou com tecido autólogo. Existem dois tipos de mastectomias sub-radicais: a mastectomia poupadora da pele (*Skin-sparing mastectomy*) e a mastectomia a poupadora da pele e do complexo areolopapilar (*Nipple-sparing mastectomy*), também denominada adenomastectomia. O que diferencia as duas técnicas é a preservação do complexo areolopapilar na adenomastectomia. Os músculos peitorais são preservados e o esvaziamento axilar pode ou não ser associado (Fig. 7-20).[14]

Visando a um melhor resultado estético e à simetria entre as mamas, as reconstruções mamárias tiveram grande desenvolvimento técnico nos últimos 20 anos e, sempre que possível, têm sido associadas aos procedimentos cirúrgicos para o tratamento do câncer.

O desenvolvimento dos implantes de silicone por Gerow e Cronin em 1963, deu origem a era moderna da reconstrução mamária e, a partir daí os implantes de silicone tornaram-se a melhor possibilidade para as reconstruções pós-mastectomia. Posteriormente, em 1984, foi desenvolvida a prótese dupla (duplo lúmen), contendo um componente de silicone externo e um interno com solução salina, que poderia ser preenchido por uma quantidade variável da solução salina, até que o volume desejável da prótese pudesse ser atingido (Fig. 7-21).[15]

Porém, com o tempo, os resultados das reconstruções com próteses foram questionados em longo prazo. Foram considerados pouco satisfatórios, em virtude do aspecto estético pouco natural e por conta de complicações inerentes ao seu uso, como as contraturas e as rupturas com extravasamento do seu conteúdo. A partir de então, o uso de tecido autólogo nas reconstruções passou a ser considerado.

Atualmente, as técnicas de reconstrução com retalhos miocutâneos utilizando o músculo reto abdominal (TRAM) e o grande dorsal são as mais difundidas, e podem ser utilizados isoladamente ou ser associados a próteses de silicone (Figs. 7-22 e 7-23).[16,17]

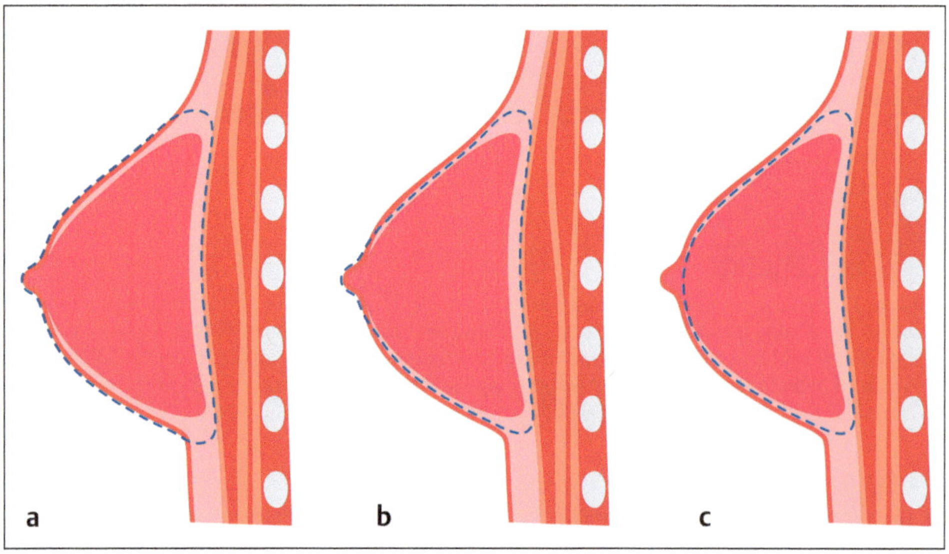

Fig. 7-20. Esquema demonstrando: (a) Mastectomia radical modificada em que há retirada de toda a mama preservando os músculos peitorais. (b) Mastectomia poupadora de pele. (c) Mastectomia poupadora de pele e do complexo areolopapilar também denominada adenomastectomia.

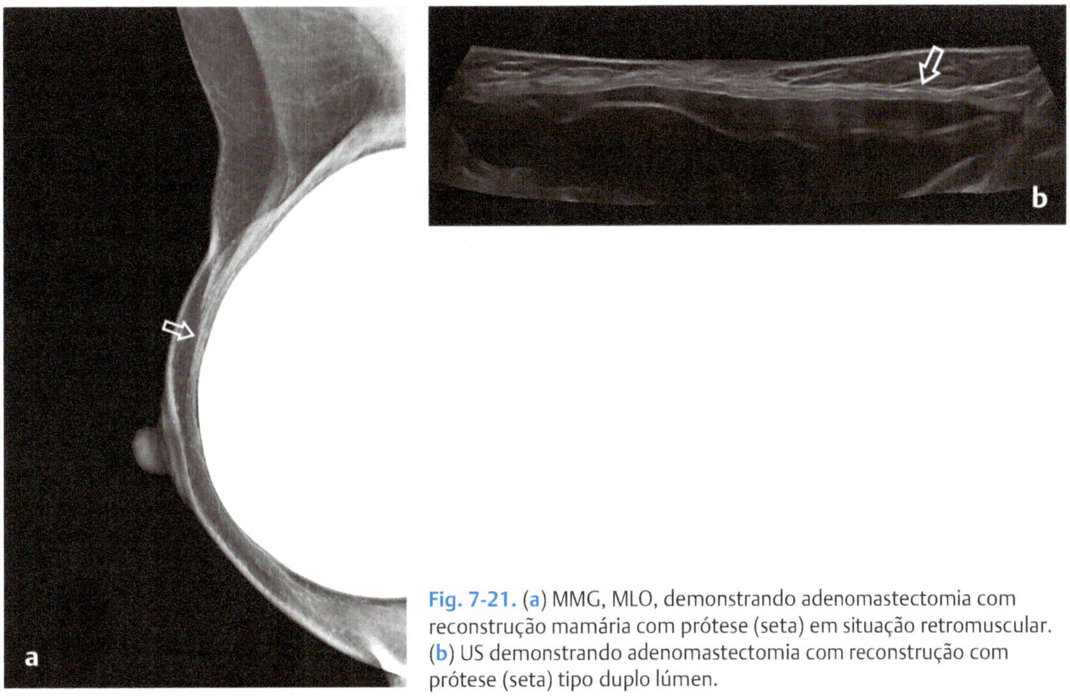

Fig. 7-21. (a) MMG, MLO, demonstrando adenomastectomia com reconstrução mamária com prótese (seta) em situação retromuscular. (b) US demonstrando adenomastectomia com reconstrução com prótese (seta) tipo duplo lúmen.

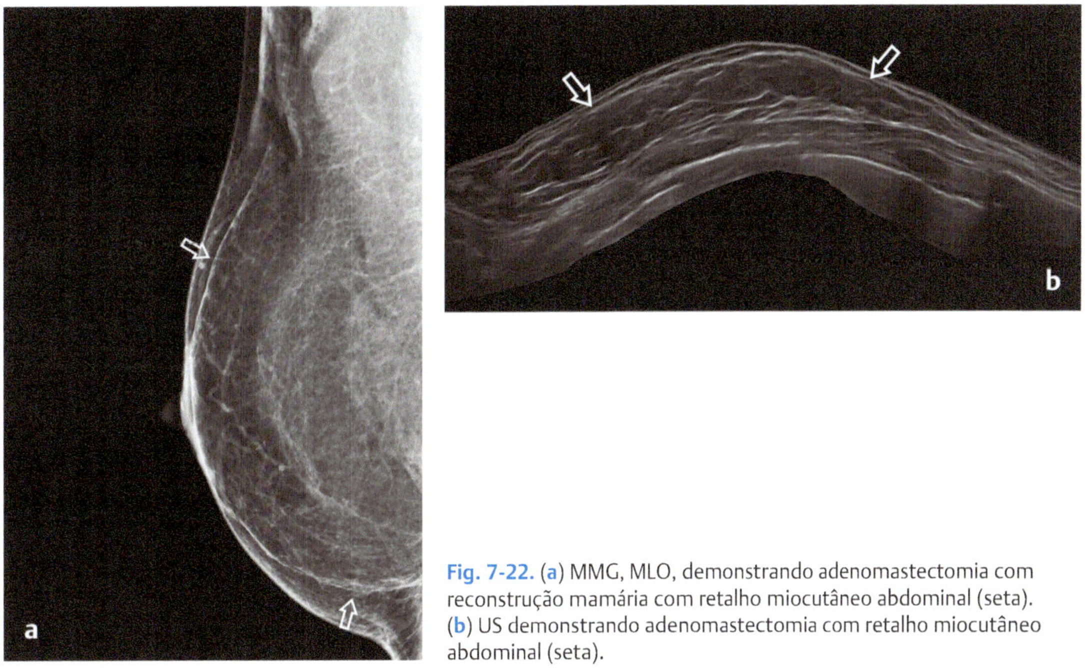

Fig. 7-22. (a) MMG, MLO, demonstrando adenomastectomia com reconstrução mamária com retalho miocutâneo abdominal (seta). (b) US demonstrando adenomastectomia com retalho miocutâneo abdominal (seta).

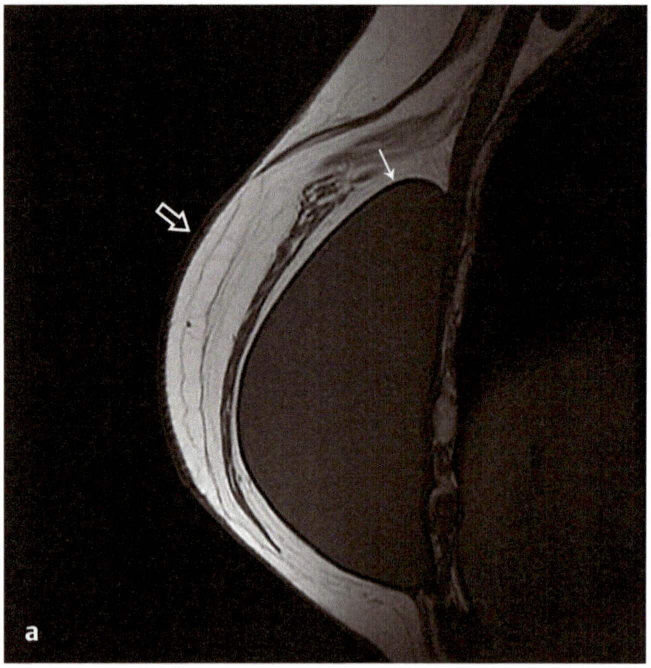

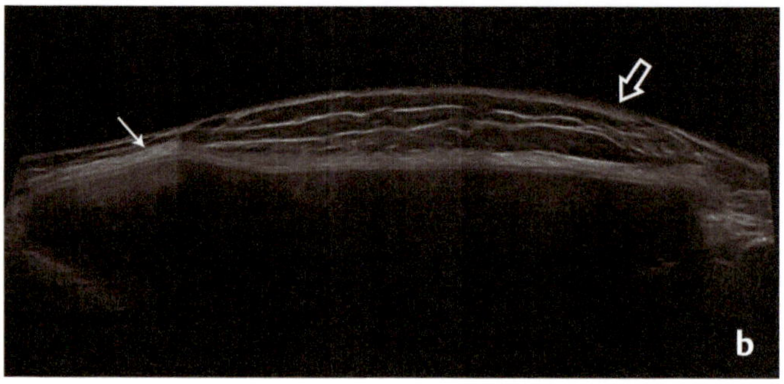

Fig. 7-23. (a) RM, T1 sem saturação de gordura, demonstrando mastectomia com reconstrução mamária com prótese de silicone (seta fina) em situação retromuscular associada a retalho miocutâneo dorsal (seta vazada). (b) US demonstrando mastectomia com reconstrução mamária com prótese de silicone (seta fina) associada a retalho miocutâneo dorsal (seta vazada).

Os métodos de imagem têm importante função no controle de recorrência local do câncer de mama, que ocorre entre 5 a 7% dos casos. Tem ainda o objetivo de rastrear a presença de um segundo tumor na mesma mama ou na mama contralateral. Portanto, o conhecimento das principais técnicas cirúrgicas e de reconstrução mamária assim como a sua apresentação na imagem torna-se necessária (Fig. 7-24).

A rotina de acompanhamento das pacientes tratadas de câncer mamário inclui o exame físico e a MMG anual, que pode ser associada a US. Embora a RM tenha mostrado benefícios no diagnóstico de algumas formas de recorrência, sua utilização na rotina ainda não é recomendada nos protocolos nacionais ou internacionais. Sua aplicação é recomendada nos casos em que a MMG e a US não se mostraram suficientes para afastar malignidade em pacientes com quadro clínico suspeito.

Em pacientes submetidas a tratamento conservador, atenção especial deve ser dada ao leito cirúrgico, uma vez que aproximadamente 2/3 das recorrências ocorrem nessa região. Na mamografia, sempre que possível, realizar incidências com ampliação na busca de microcalcificações e com incidências com compressão focal para reduzir a sobreposição dos tecidos e diferenciar cicatrizes de lesão recidivante inicial (Fig. 7-25).

Nas mastectomias sem reconstrução a realização da MMG do leito cirúrgico é dispensada. Considerando-se a pouca quantidade de tecido subcutâneo residual na região, acredita-se que uma recorrência possa ser facilmente reconhecida no exame físico e, em casos duvidosos, a US pode demonstrar mais facilmente a lesão (Fig. 7-26).[10]

A taxa de recorrência tumoral em pacientes submetidas à mastectomia com reconstrução varia entre 4 e 11%, sendo mais frequente nos primeiros cinco anos após o tratamento.

Conforme já demonstrado em diversos estudos apresentados na literatura, cerca de 5% de tecido mamário pode permanecer na região após a mastectomia, tornando possível o desenvolvimento de nova lesão ou de uma lesão recorrente, daí a necessidade de acompanhamento pelos métodos de imagem (MMG e US) e pelo exame clínico.

Embora a RM não esteja incluída entre os exames de acompanhamento de pacientes previamente tratadas de câncer de mama, o método tem mostrado valor na identificação de lesões posteriores a prótese ou ao retalho miocutâneo nas reconstruções, que podem não ser identificadas na MMG ou no exame físico. Também é superior aos demais métodos na demonstração da real extensão local de uma lesão recorrente.

Dentre as complicações que podem ocorrer nas **mamas reconstruídas** com retalho miocutâneo, a esteatonecrose mostra-se como a mais prevalente e a que merece atenção especial, por ter características clínicas e de imagem que se sobrepõem à malignidade.

Pode ter extensão variável, ser palpável e, mais frequentemente, surge nos planos posteriores da reconstrução com retalho miocutâneo. A RM é o método mais eficaz na diferenciação de uma área de esteatonecrose de uma lesão recorrente (Fig. 7-27).

Considerando-se ser a busca de recorrência o objetivo principal dos métodos de imagem na avaliação da mama pós-operada de câncer, atenção especial deve ser dispensada às áreas com maior potencial para o desenvolvimento de lesões recidivantes, como segue:

- No leito cirúrgico, nas cirurgias conservadoras;
- Na região retroareolar, nas mastectomias poupadoras de pele e do CAP (adenomastectomias);
- No subcutâneo residual nas adenomastectomias e nas mastectomias poupadoras de pele ou onde for identificado resquícios de tecido mamário;
- Na zona de transição entre o retalho miocutâneo e o tecido subcutâneo remanescente.

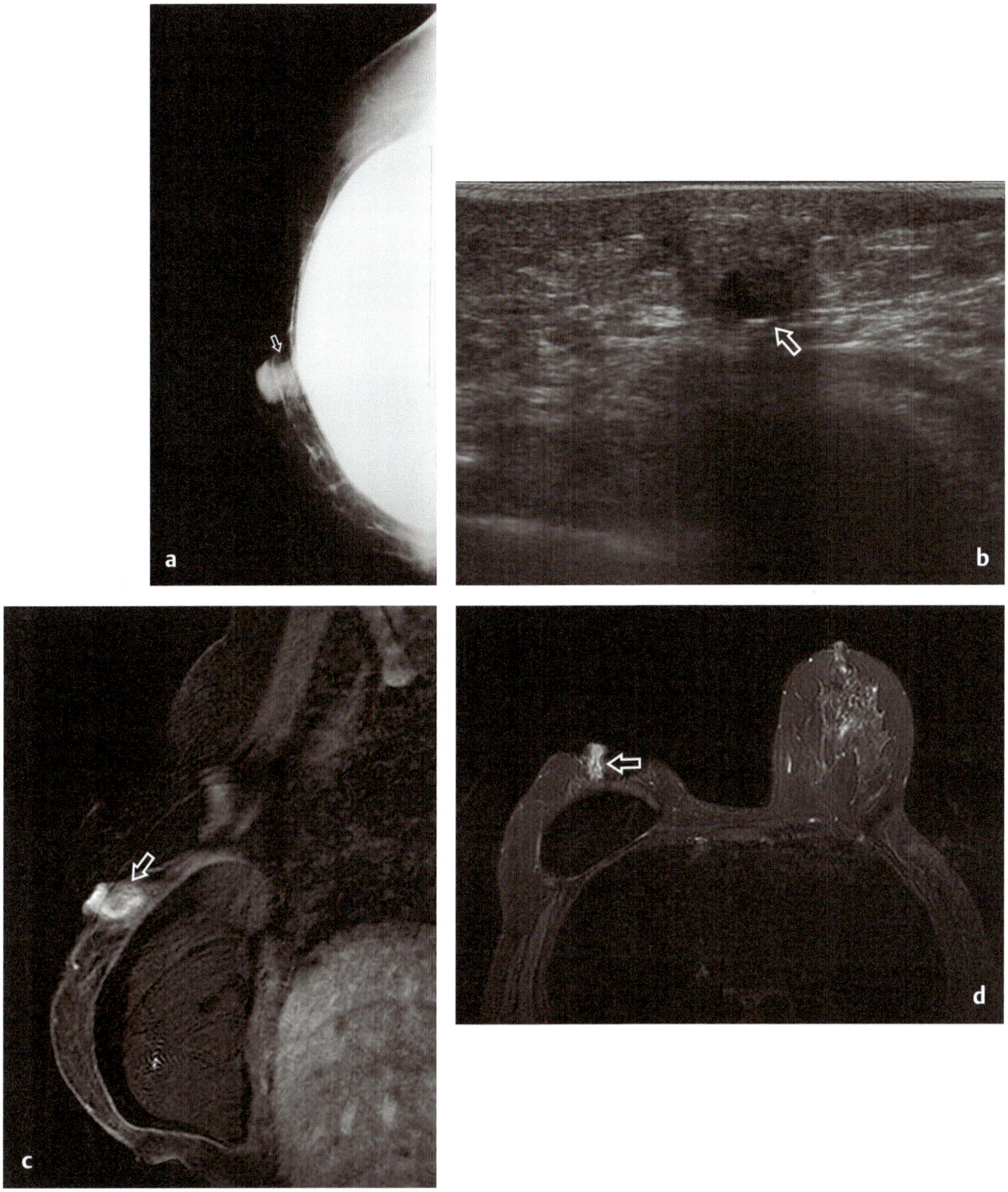

Fig. 7-24. (a) MMG, CC, demonstrando adenomastectomia com reconstrução mamária com prótese, observando-se nódulo (seta) retroareolar. (b) Visualizado na US como nódulo sólido (seta) heterogêneo e mal delimitado. (c, d) RM, T1 pós-contraste como nódulo sólido (setas) com realce heterogêneo pelo contraste e contornos não circunscritos, compatível com recidiva, confirmada por estudo histopatológico.

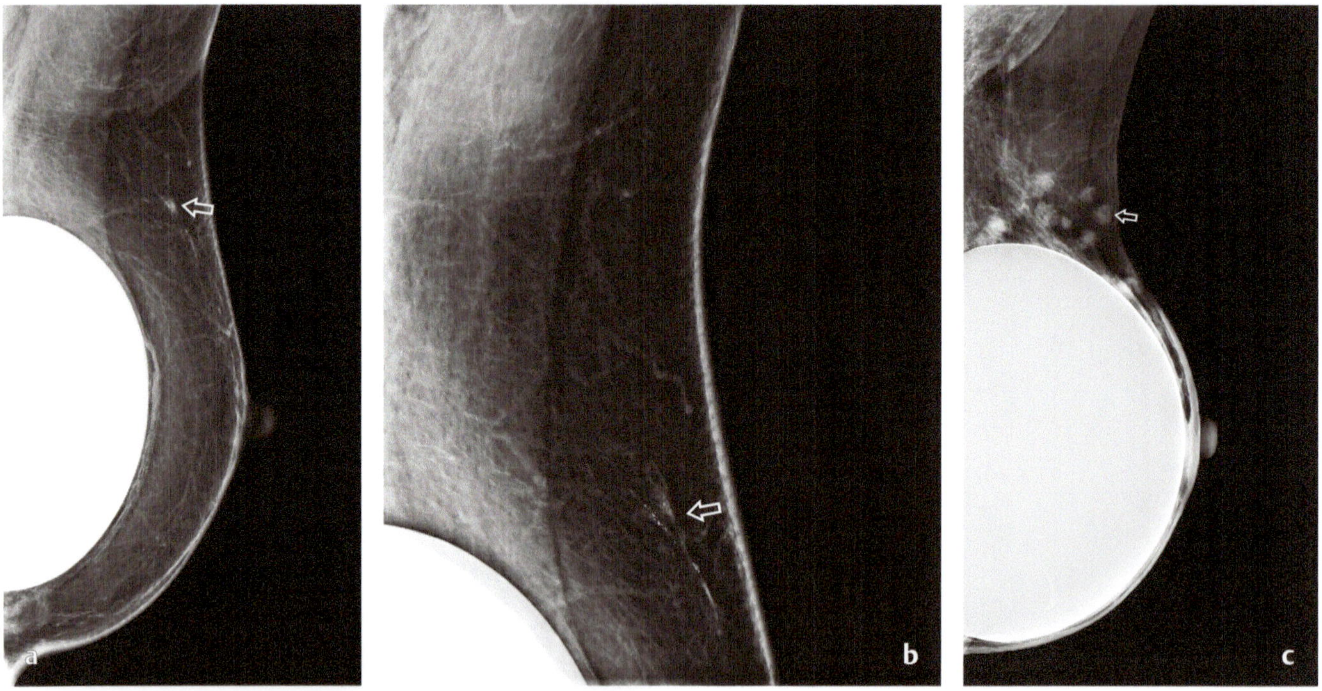

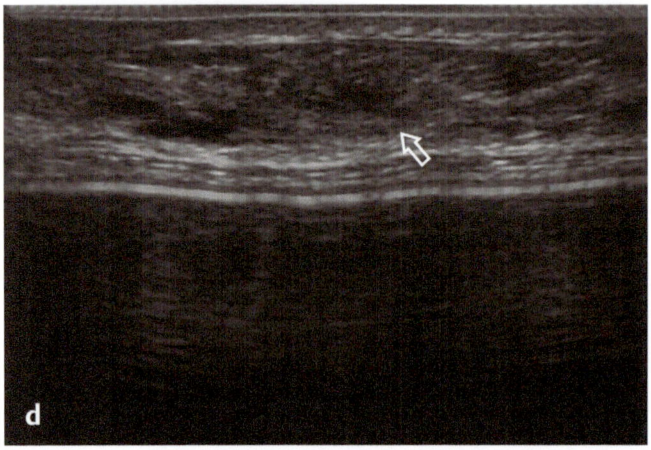

Fig. 7-25. (a) MMG, MLO demonstrando adenomastectomia com reconstrução mamária com prótese, apresentando microcalcificações lineares finas com distribuição formando trajetos ductais. (b) Mais bem observadas na incidência com ampliação, compatível com recidiva, confirmada por histologia. (c) MMG, MLO demonstrando adenomastectomia com reconstrução mamária com prótese, apresentando múltiplos nódulos (seta) na tela subcutânea. (d) Visualizados na US como nódulos (seta) isoecoicos, mal delimitados, compatíveis com lesões recidivantes envolvendo o subcutâneo, confirmadas por histologia.

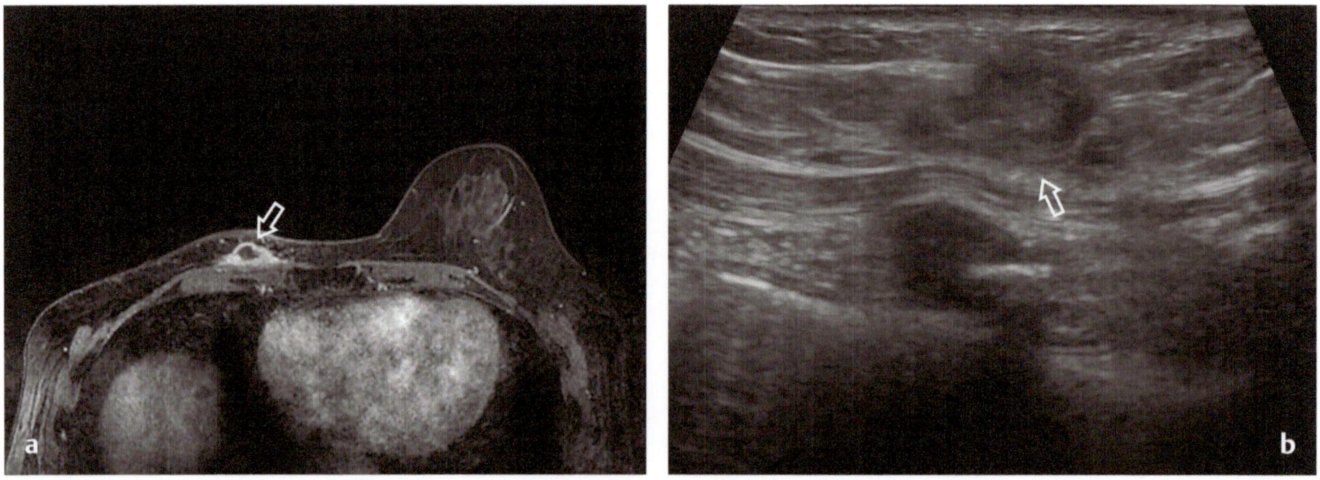

Fig. 7-26. (a) RM, T1 pós-contraste demonstrando mastectomia direita com nódulo sólido heterogêneo (seta) com intenso realce heterogêneo e periférico pelo contraste, sem plano de clivagem com o músculo peitoral maior na loja mamária direita. (b) Visualizado na US como nódulo sólido (seta), ovalado e com contornos não circunscritos na loja mamária direita, compatível com recidiva confirmada por histologia.

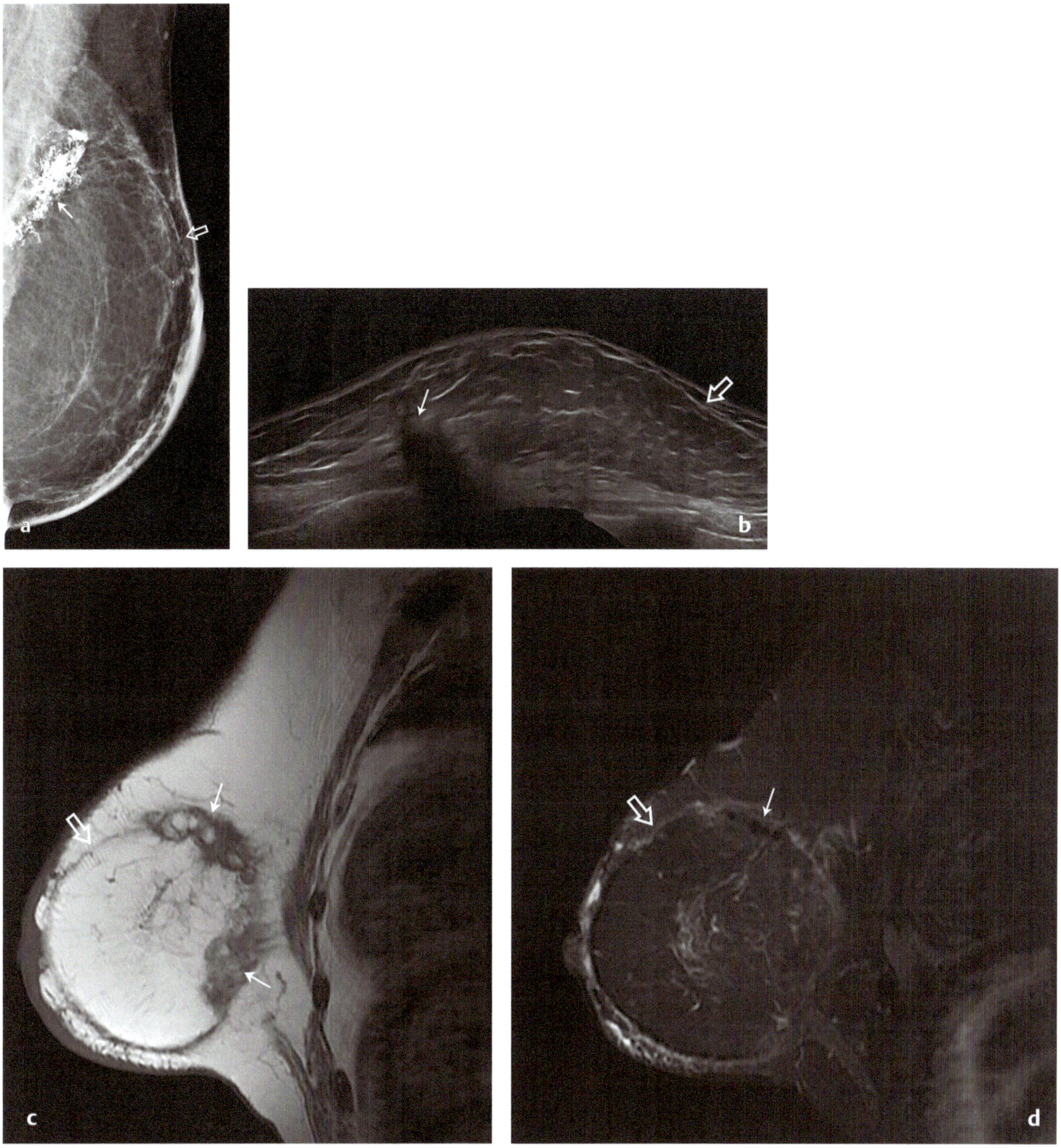

Fig. 7-27. (a) MMG, MLO, demonstrando adenomastectomia com reconstrução mamária com retalho miocutâneo abdominal (seta vazada) com área heterogênea (seta fina) contendo imagens ovaladas radiotransparentes e calcificações grosseiras, compatível com área de esteatonecrose. (b) US demonstrando adenomastectomia com reconstrução mamária com retalho miocutâneo abdominal (seta vazada) e área heterogênea (seta fina) formadora de sombra acústica posterior, compatível com área de esteatonecrose. (c) RM, T1 pré-contraste. (d) STIR demonstrando adenomastectomia com reconstrução mamária com retalho miocutâneo abdominal (seta vazada) e áreas heterogêneas periféricas (seta fina), com imagens ovaladas/arredondadas com sinal semelhante à gordura, compatíveis com áreas de esteatonecrose. *(Continua.)*

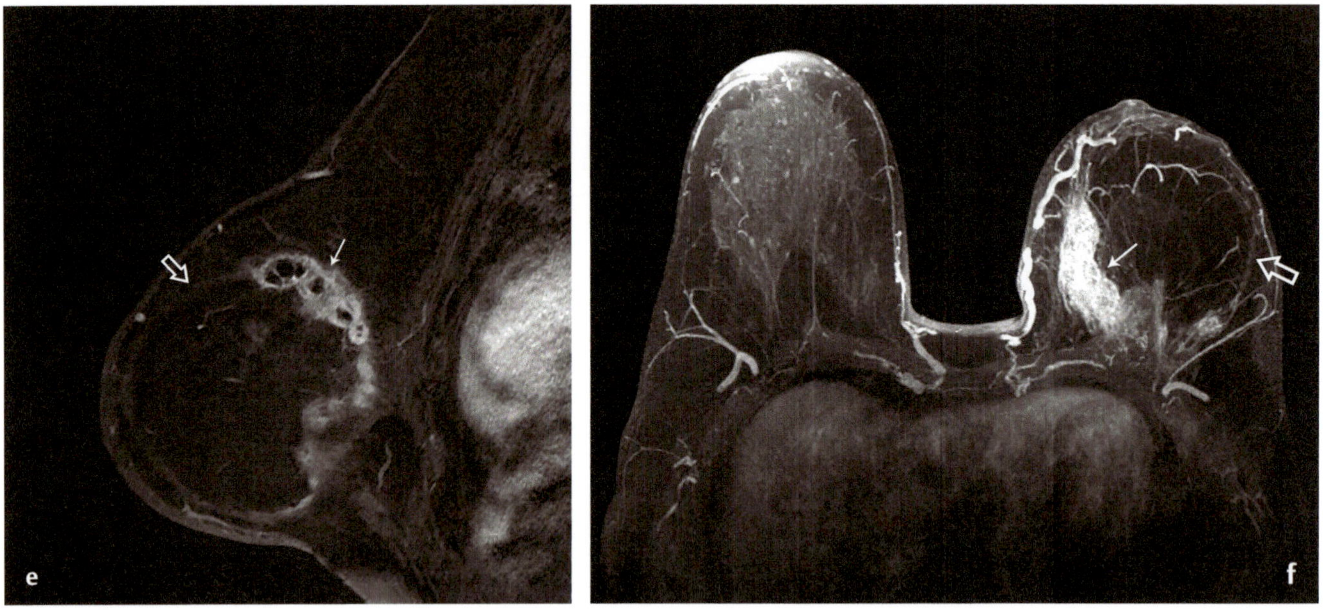

Fig. 7-27. *(Cont.)* (e) RM, T1 pós-contraste e (f) T1 pós-contraste reconstrução MIP demonstrando adenomastectomia com reconstrução mamária com retalho miocutâneo abdominal (seta vazada) e áreas heterogêneas periféricas com realce heterogêneo pelo contraste, compatíveis com áreas de esteatonecrose.

LINFOMA ANAPLÁSICO RELACIONADO COM IMPLANTE DE SILICONE

A mama raramente pode ser acometida por doença linfoproliferativa, o linfoma do tipo não Hodgkin, que pode ser primário da mama ou secundário à disseminação de doença sistêmica, sendo o linfoma de células B o mais frequente neste órgão.

Recentemente a literatura científica alertou para casos de linfoma de células T, mais raros, mas que foram diagnosticados em pacientes com implantes mamários com revestimento texturizado.

A doença recebeu a denominação Linfoma Anaplásico de Grandes Células associado a Implante Mamário (BIA-ALCL – *Breast Implant-associated Anaplastic Large-cell Lymphoma*). O primeiro caso foi descrito em 1997 por Keech e Creech e até fevereiro de 2018 foram reportados 518 casos no mundo, embora estes dados possam estar subestimados ou subnotificados.[18-20]

Pode ter origem multifatorial, e em tese, se inicia após o surgimento de um processo inflamatório importante que ocorre adjacente ao implante, levando a displasia das células T em mulheres com predisposição genética. Por se tratar de doença relativamente nova, não existem dados suficientes para elucidar sua histopatotogênese, mas reconhece-se que tem bom prognóstico quando está restrita à cápsula fibrosa e seu estadiamento é feito pela análise da cápsula fibrosa, após sua remoção.

Se manifesta mais frequentemente pelo aparecimento de coleção líquida entre a cápsula fibrosa e o invólucro do implante/prótese de silicone (denominado seroma tardio), que clinicamente se mostra pelo aumento abrupto do volume mamário, provocando desconforto em graus variados.

Esta complicação ocorre, no mínimo, um ano após a cirurgia (média entre 8 e 10 anos) e pode ocorrer tanto nos procedimentos puramente estéticos (mamoplastia de aumento) quanto naqueles realizados para reconstrução da mama.

O seroma tardio é uma complicação pouco frequente nas mamoplastias de aumento, ocorrendo em 0,1 a 0,2% das pacientes. No entanto, a associação do seroma tardio (que aparece após um ano da cirurgia) com o linfoma de células T ocorre em 9 a 13% dos pacientes, o que torna obrigatória a investigação desta doença, quando outros motivos, como infecção ou trauma forem afastados.

Mais raramente a doença pode se apresentar clinicamente pelo aparecimento de contratura capsular, massa mamária ou linfonodomegalia axilar. Estes sinais exigem investigação quando aparecem após pelo menos um ano da cirurgia.

A US é o método de escolha na avaliação inicial de pacientes com suspeita de seroma tardio (Fig. 7-28).

O diagnóstico final é feito por punção aspirativa do fluido (seroma) ou de biópsia da massa mamária, quando houver. Faz-se avaliação cito/histopatológica e avaliação citovolumétrica do fluido, com pesquisa de um marcador de linfoma, o CD 30, segundo fluxograma apresentado pela Sociedade Brasileira de Cirurgia Plástica em consenso com a Sociedade Brasileira de Mastologia e o Colégio Brasileiro de Radiologia e Diagnóstico por Imagem (Fig. 7-29).

O tratamento inicial se baseia na remoção cirúrgica do implante e da cápsula fibrosa, e o estadiamento é feito pela análise quanto à presença ou não de invasão da cápsula fibrosa. Tratamento adjuvante com quimioterapia e/ou radioterapia deve ser realizado em casos de doença avançada, quando há comprometimento linfonodal, invasão do tecido adjacente à cápsula fibrosa ou quando há massa associada.

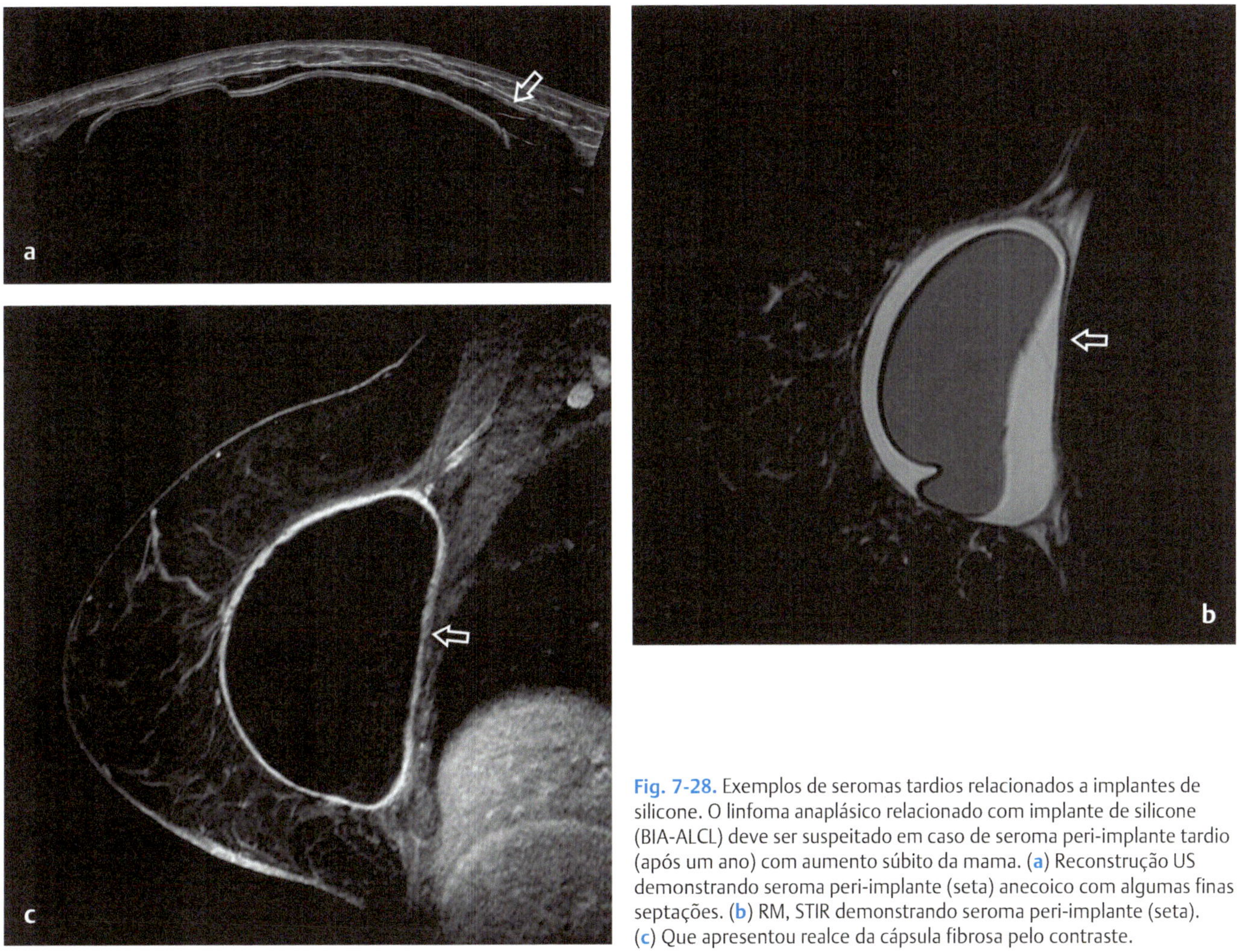

Fig. 7-28. Exemplos de seromas tardios relacionados a implantes de silicone. O linfoma anaplásico relacionado com implante de silicone (BIA-ALCL) deve ser suspeitado em caso de seroma peri-implante tardio (após um ano) com aumento súbito da mama. (a) Reconstrução US demonstrando seroma peri-implante (seta) anecoico com algumas finas septações. (b) RM, STIR demonstrando seroma peri-implante (seta). (c) Que apresentou realce da cápsula fibrosa pelo contraste.

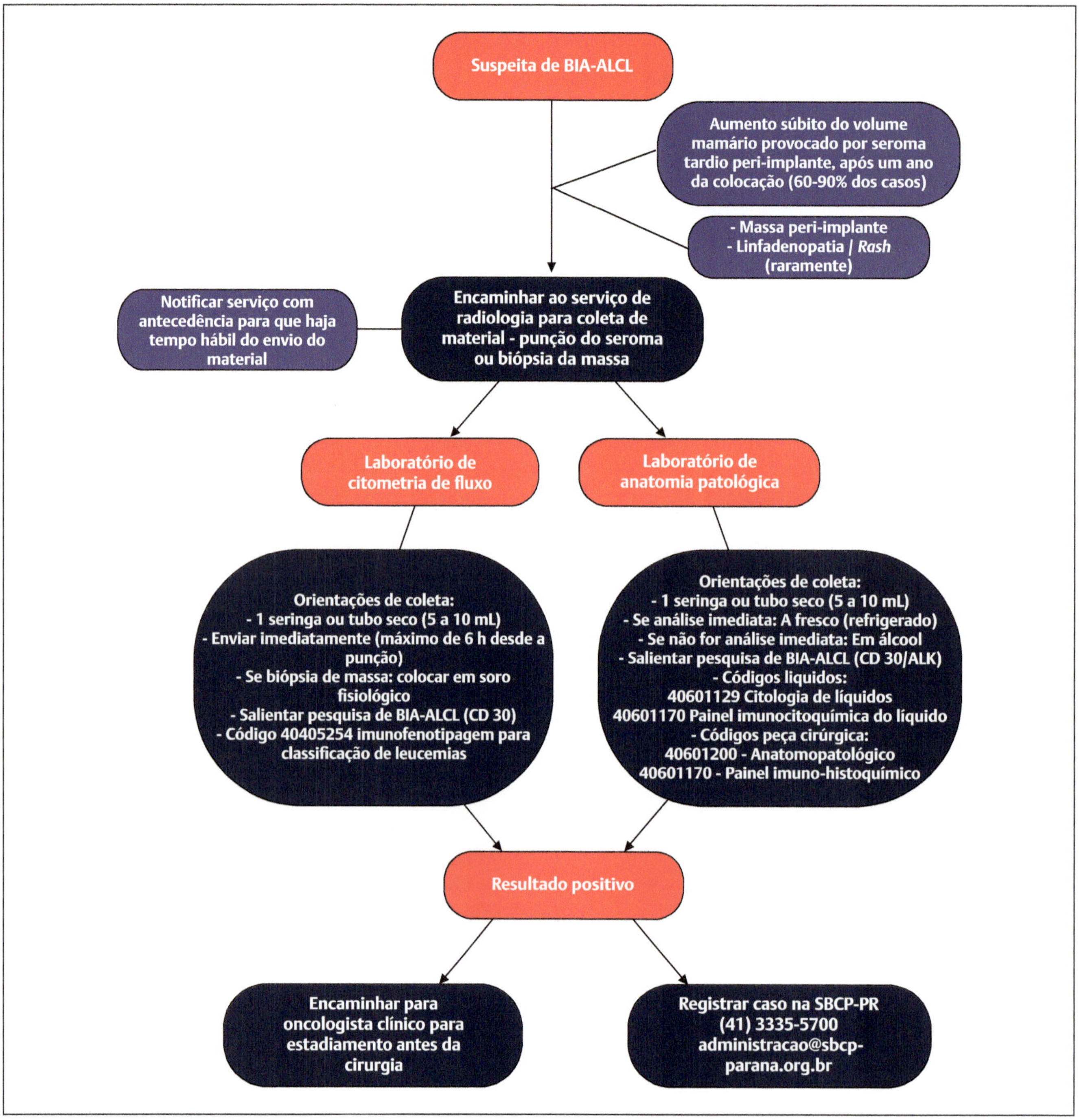

Fig. 7-29. Fluxograma mostra que em caso de suspeita de linfoma anaplásico relacionado com implante de silicone (BIA-ALCL), aumento súbito do volume mamário provocado por seroma tardio (após 1 ano) peri-implante, que corresponde a 60-90% das apresentações ou massa peri-implante, cerca de 10-40% das apresentações (associado ou não ao seroma) e mais raramente como linfadenopatia ou *Rash*, a paciente deve ser encaminhada para o serviço de radiologia para coleta do material (punção do seroma ou biópsia da massa peri-implante), que deve ser notificado previamente para que haja tempo hábil para o envio do material. O material colhido deverá ser enviado a um laboratório de citometria de fluxo e laboratório de anatomia patológica, seguindo as orientações de coleta e salientando que o material é para pesquisa de BIA-ALCL (CD 30 e ALK). Em caso de resultado positivo, a paciente deve ser encaminhada para o oncologista clínico para estadiamento antes da cirurgia e o caso deve ser registrado na Sociedade Brasileira de Cirurgia Plástica. (Fonte: Adaptado de fluxograma de orientação da Sociedade Paranaense de Mastologia.)

REFERÊNCIAS BIBLIOGRÁFICAS

1. Drukteinis JS, Gombos EC, Raza S, et al. MR imaging assessment of the breast after breast conservation therapy: distinguishing benign from malignant lesions. RadioGraphics. 2012;32:219-34.
2. Aguillar VLN, Chala LF, Brandão A. Mama operada. In: Aguillar VL, Bauab SP, Maranhão N. Mama – Diagnóstico por Imagem. Rio de Janeiro: Ed. Revinter; 2009. p. 323-403.
3. Fowble B, Schwaibold F. Local-regional recurrence following definitive treatment for operable breast cancer. In: Fowble B, Goodman RL, Glick JH, Rosato EF (Eds.). Breast cancer treatment: a comprehensive guide to management. St Louis, Mo: Mosby-Year Book; 1991. p. 373-402.
4. Rodrigues ACM. Alterações na mama operada. In: Urban LABD, Challa LF, Mello GGN. Mama. Série Colégio Brasileiro de Radiologia e Diagnóstico por Imagem. Rio de Janeiro: Revinter. 2019. p. 749-810.
5. https://saude.estadao.com.br/noticias/geral,apesar-da-crise-numero-de-cirurgias-plasticas-para-estetica-cresce-25-em-2-anos,70002969693https://saude.estadao.com.br/noticias/geral,apesar-da-crise-numero-de-cirurgias-plasticas-para-estetica-cresce-25-em-2-anos,70002969693.
6. Radiographics May-June. 2014;34(4).
7. Diana L, Miglioretti DL, Rutter CM, Geller BM, Cutter G, Barlow WE, Rosenberg R, et al. Effect of breast augmentation on the accuracy of mammography and cancer characteristics. JAMA. 2004;291(4):442-50.
8. Seiler SF, Sharma PB, Hayes FC, et al. Multimodality imaging-based evaluation of single-lumen silicone breast implants for rupture. Radiographics. 2017;37:366-82.
9. Urban LAD, Schaefer MB, Duarte DL, et al. Recomendações do Colégio Brasileiro de Radiologia e Diagnóstico por Imagem, da Sociedade Brasileira de Mastologia e da Federação Brasileira das Associações de Ginecologia e Obstetrícia para rastreamento do câncer de mama por métodos de imagem. Radiol Bras. 2012;45(6):334-339.
10. Aguillar VLN. Mama operada por câncer. In: Aguillar VL, Bauab SP, Maranhão N. Mama – Diagnóstico por imagem. Rio de Janeiro: Revinter; 2009. p. 329.
11. Louveira MH, Castanho GFP, Hoffmann MP. Imagens dos implantes mamários e suas complicações. In: Colégio Brasileiro de Radiologia e Diagnóstico por Imagem; Melo-Leite AF, Zapparolli M (Ors.). PRORAD Programa de Atualização em Radiologia e Diagnóstico por Imagem: ciclo 9. Porto Alegre: (Sistema de Educação Continuada a Distância); Artmed Panamericana. 2019;1:9-74.
12. Dancey A, Nassimizadeh A, Levick P. Capsular contracture e What are the risk factors? A 14 year series of 1400 consecutive augmentations. J Plastic Reconstruct Aesthet Surg. 2012;65:213-8.
13. Pádua Filho AF, Oliveira DP, Coelho EG, Gomes JCO. Tratamento cirúrgico do câncer de mama. Tratamento cirúrgico conservador do cancer de mama. In: Figueiredo E, Monteiro M, Ferreira A. Tratado de Oncologia. Rio de Janeiro: Revinter; 2013. p. 1171-7.
14. Lannes TA, Prior SLS, Carvalho M. Tratamento cirúrgico radical do câncer de mama. In: Figueiredo E, Monteiro M, Ferreira A. Tratado de Oncologia. Rio de Janeiro: Revinter; 2013. p. 1179-84.
15. Berry MG, Davies DM. Breast augmentation: Part I – a review of the silicone prosthesis. J Plastic Reconstruct Aesthet Surg. 2010;63:1761-8.
16. Pinel-Giroux FM, El Khoury MMM, Trop I, et al. Breast reconstruction: review of surgical methods and spectrum of imaging findings. RadioGraphics. 2013;33:435-53.
17. Margolis NE, Morley C, Lotfi P, et al. Update on Imaging of the Postsurgical Breast. RadioGraphics. 2014;34:642-60.
18. Clemens MW, Brody GS, Mahabir RC, Miranda RN. How to diagnose and treat Breast Implant-Associated Anaplastic Large Cell Lymphoma. Plastic Reconstruct Surg. 2018;141(4):586e-599e.
19. Brody GS, Deapen D, Taylor CR, et al. Anaplastic large cell lymphoma occurring in women with breast implants: analysis of 173 cases. Plastic Reconstruct Surg. 2015;135(3):695-705.
20. Miranda RN, Aladily TN, Prince HM, et al. Breast implant-associated anaplastic large-cell lymphoma: long-term follow-up of 60 patients. J Clin Oncol. 2013;32:114-20.

PROCEDIMENTOS DIAGNÓSTICOS E TERAPÊUTICOS GUIADOS PELOS MÉTODOS DE IMAGEM

Linei Augusta Brolini Dellê Urban ▪ Christiane Kawasaki

INTRODUÇÃO

A detecção precoce do câncer de mama causou verdadeira revolução no manejo da paciente com câncer de mama. O rastreamento mamográfico iniciado a partir da década de 1970 permitiu a identificação de tumores cada vez menores e em estágio iniciais, melhorando, consequentemente, o prognóstico e reduzindo a mortalidade absoluta do câncer de mama. Com a detecção de lesões clinicamente não palpáveis surgiu a necessidade de acessá-las de forma precisa, tanto para a realização do diagnóstico anatomopatológico quanto para a aplicação da terapêutica por métodos minimamente invasivos.

TÉCNICAS DE BIÓPSIA PERCUTÂNEA GUIADA POR IMAGEM

Na busca do diagnóstico pré-operatório, as técnicas de punção aspirativa com agulha fina (PAAF), biópsia percutânea de fragmento ou *core biopsy* (CB) e biópsia percutânea a vácuo (BV) foram desenvolvidas e aperfeiçoadas, podendo, atualmente, ser guiadas por mamografia (MG), estereotaxia, ultrassonografia (US), tomossíntese (TMS) e ressonância magnética (RM).

Punção Aspirativa por Agulha Fina

A PAAF é a técnica mais antiga de todas, tendo como vantagem o baixo custo e sua fácil execução. Atualmente é reservada para situações especiais, com indicações limitadas, podendo ser orientada pela palpação direta ou guiada pela ultrassonografia.

Técnica de Exame

A PAAF é realizada após a assepsia da pele e anestesia local, com agulhas de calibre 20 a 25 GA acopladas a uma seringa de 10 ou 20 mL, podendo ser auxiliadas por uma pistola própria (citoaspirador) que ajuda a manter o vácuo ou ainda por um extensor.

Quando o procedimento é guiado pelo ultrassom, a agulha é vista em tempo real, sendo introduzida paralelamente ou perpendicular ao transdutor, devendo-se realizar movimentos multidirecionais no interior da lesão, de forma a se obter material adequado. Quando se trata de lesão cística a lesão pode ser totalmente aspirada e o material coletado na seringa (Fig. 8-1).

Quando a imagem puncionada é sólida, existe certa resistência à movimentação da agulha no interior do nódulo, muitas vezes deslocando a lesão, e o material aspirado deve se restringir apenas a uma pequena quantidade que fica no interior da porção plástica da agulha sem atingir a seringa. Em maior quantidade, o excesso pode estar associado a material hemático, o que dificulta a avaliação citológica, devendo ser evitada (Fig. 8-2).

O material coletado é retirado da agulha, sendo depositado nas lâminas para confecção dos esfregaços. A seguir colocam-se as lâminas em frascos contendo etanol, para fixação e o material é enviado ao laboratório. Se houver a necessidade de realização de outras colorações, como o Giemsa, as lâminas não são colocadas no etanol, sendo enviadas ao citopatologista apenas no frasco identificado (lâminas a seco).

Adequação do Material

O percentual de material inadequado da PAAF varia na literatura, de mínimo até a 50% dos casos. As causas de material inadequado para avaliação citológica são variadas, incluindo: o posicionamento incorreto da agulha durante a coleta, técnica de fixação errada, material escasso sobre a lâmina, excesso de hemácias e erro de leitura pelo citopatologista. Em uma reunião de consenso promovida pelo Nacional Cancer Institute, recomendou-se manter as taxas de material insuficiente abaixo de 20% e sugeriu-se a presença do citopatologista no ato da punção, para a imediata avaliação da adequação da amostra obtida.

Acurácia

A sensibilidade e a especificidade da PAAF relatadas na literatura também apresentam uma ampla variação, sendo descritas entre 65 e 99% e entre 64 e 100%, respectivamente. Essa variação ocorre, principalmente, em decorrência da heterogeneidade dos grupos estudados. Há trabalhos que incluem desde cistos simples juntamente com outras lesões e ainda outros estudos que excluem resultados com material inadequado. O papel primordial da citologia nas PAAF das mamas é estabelecer primariamente a benignidade ou malignidade de uma lesão, sendo recomendada nova coleta ou biópsia percutânea com agulha grossa no caso de resultados com citologias atípicas e quando há discordâncias pelo aspecto clínico e radiológico.

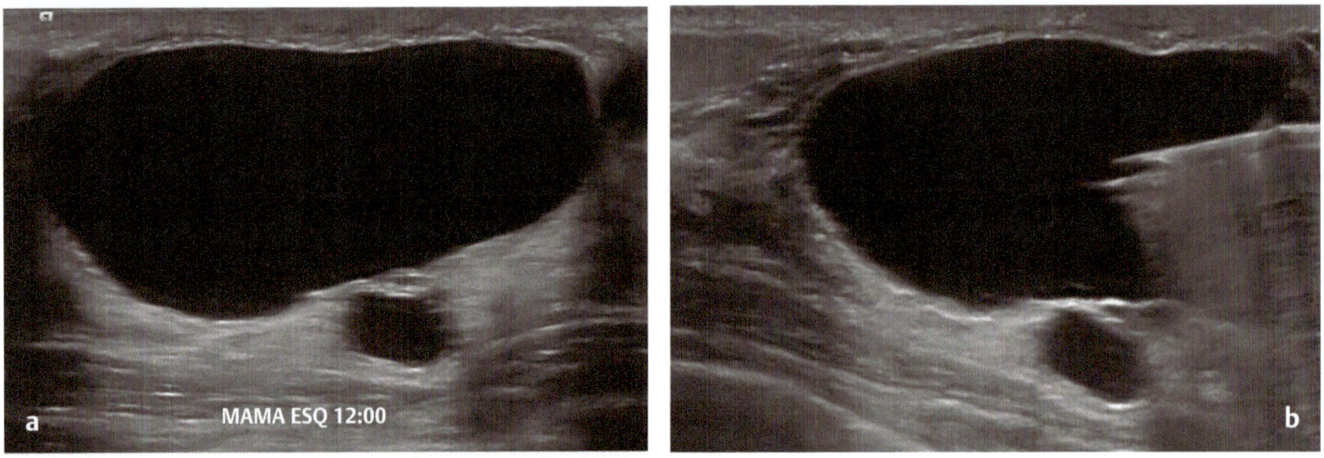

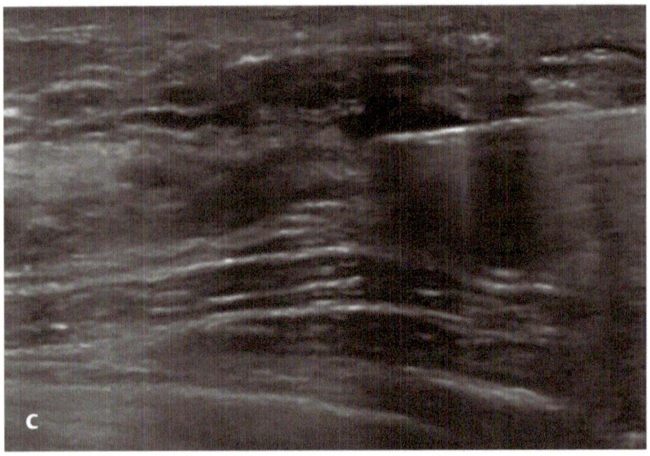

Fig. 8-1. Punção aspirativa guiada por ultrassonografia de cisto simples. (**a**) Avaliação ultrassonográfica pré-punção. (**b**) Cisto simples sendo aspirado durante o procedimento. (**c**) Imagem pós-procedimento com aspiração completa. Resultado citológico compatível com cisto simples.

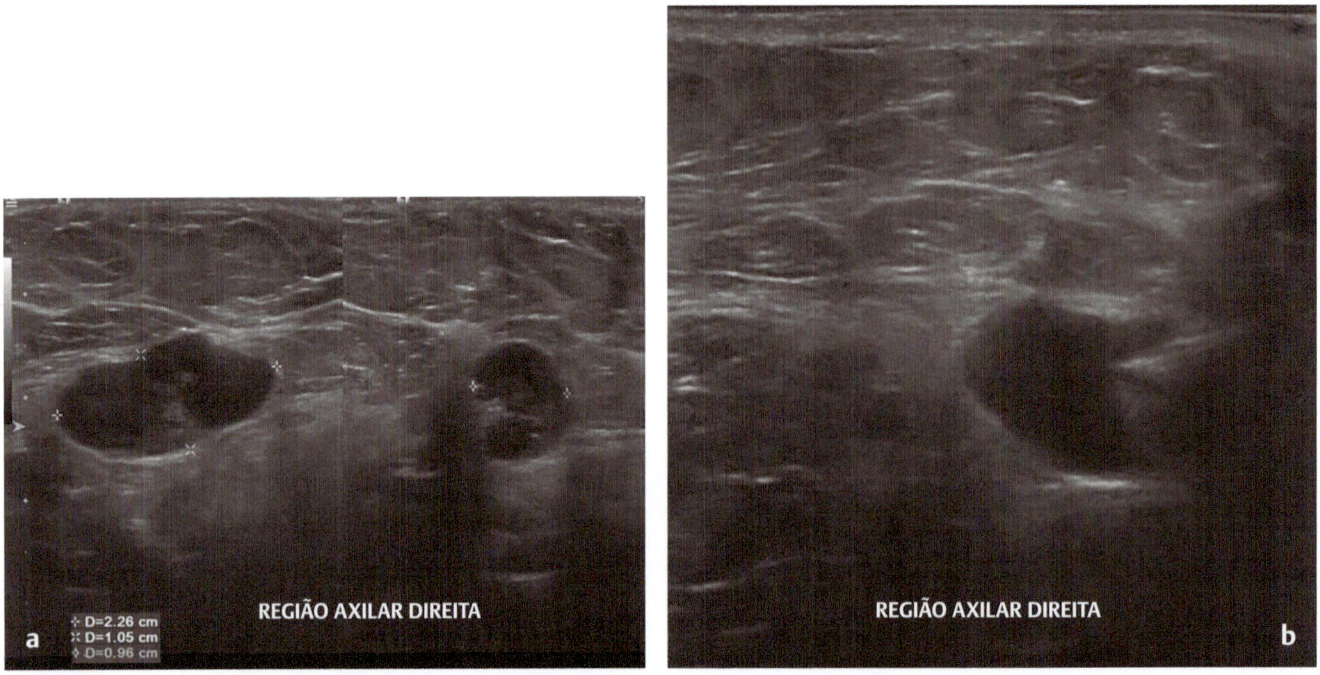

Fig. 8-2. Punção aspirativa guiada por ultrassonografia de linfonodo axilar com espessamento cortical assimétrico, em paciente com diagnóstico de neoplasia de mama direita. (**a**) Avaliação pré-punção, com linfonodo nos planos longitudinal e transversal. (**b**) Coleta de material com a agulha paralela à pele. Resultado da citologia foi compatível com adenocarcinoma metastático.

Falso-Positivo

O risco de falso-positivo é mínimo, sendo relatado entre 0,4 e 1% dos casos, diminuindo de acordo com a experiência do citopatologista. A interpretação da PAAF é particularmente difícil nos casos de necrose gordurosa e em mama irradiada. Portanto, principalmente nos casos de exame citológico positivo para malignidade em lesão clínica e radiológica provavelmente benigna (necrose gordurosa, por exemplo), deve-se, obrigatoriamente, realizar um exame histológico antes de indicar um procedimento cirúrgico ou terapêutico.

Falso-Negativo

As causas de falso-negativo nas PAAF incluem: punção em local inadequado da lesão (erro de punção), aspiração inadequada (material insuficiente) ou à erro na análise citológica. Alguns tipos de neoplasias, como os carcinomas lobulares, tubulares e mucinosos, são lesões pouco celulares e difíceis de serem avaliadas pela PAAF, apresentando maior risco de falso-negativo.

Indicações e Limitações

As principais indicações da PAAF são: avaliação de adenopatias axilares, lesões císticas sintomáticas, nódulos sólidos onde se espera um resultado de benignidade ou lesões no leito da mastectomia, em virtude da pouca espessura, dificultando a realização de biópsia percutânea.

Em lesões suspeitas, a PAAF somente é realizada para confirmar malignidade em situações onde a CB não é possível, e um resultado negativo não deve ser aceito e não finaliza a investigação diagnóstica.

Um dos fatores a ser considerado no momento da indicação de uma PAAF é que as lesões espiculadas malignas costumam ser pouco celulares, fornecendo por vezes material insuficiente para estudo citológico, o que reduz a acurácia. Nessas situações a avaliação histopatológica, com material obtido por CB ou BV deve ser a principal opção ao diagnóstico.

As lesões císticas complexas, que apresentam vegetações ou nódulos sólidos intracísticos, têm indicação imperativa de biópsia cirúrgica ou biópsia percutânea a vácuo, para uma análise adequada da lesão, uma vez que a aspiração da parte cística geralmente é negativa, mesmo na presença de malignidade.

Complicações

Os riscos de complicações com a PAAF são mínimos, estando relacionados com a formação de hematomas ou a infecção.

Biópsia de Fragmento (*Core Biopsy*)

A CB foi progressivamente substituindo a PAAF, principalmente por conta da capacidade de se obter um diagnóstico histológico preciso da neoplasia e fornecer informações sobre o comportamento biológico tumoral, mediante a retirada de fragmentos obtidos por disparos com uma pistola automática percutânea. Algumas limitações ainda existem, relacionadas, principalmente, com a dificuldade para acessar alguns tipos de lesões com pequenas dimensões, de localização profunda, próxima à axila, ou ainda próxima a implantes mamários.

Técnica de Exame

O procedimento pode ser realizado guiado pela US, estereotaxia ou TMS. A escolha do exame para guiar o procedimento deve ser baseada no tipo de lesão a ser biopsiada:

- Se a lesão for visualizada pela US, o procedimento deve ser guiado por essa técnica, pois é o melhor método para o médico (permite a visualização em tempo real) e para a paciente (mais confortável);
- Se a lesão for visualizada apenas na MG ou na TMS, a biópsia deve ser guiada por esse método (pela estereotaxia ou pela tomossíntese).

Core Biopsy Guiada por Estereotaxia

A paciente pode ser posicionada em decúbito ventral (se for utilizada uma mesa de biópsia) ou sentada (se for utilizada um aparelho de estereotaxia acoplado ao mamógrafo), sempre escolhendo o menor trajeto entre a pele e a lesão. A seguir, deve-se observar os seguintes passos (Fig. 8-3):

- A mama da paciente deve ser comprimida por uma placa acrílica com uma abertura central, na qual será localizada a lesão em incidência mamografia sem angulação do tubo (0°);
- São obtidas as imagens dos pares estereotáxicos (com eixo do mamógrafo angulado a –15° e +15°), obtendo-se então as coordenadas esterotáxicas (eixos *x*, *y*, *z*), que fornecem a localização exata da lesão e sua profundidade na mama;
- A seguir, realiza-se assepsia e anestesia no local definido pelos cálculos estereotáxicos, com 5 a 10 mL de lidocaína a 2% sem vasoconstrictor;
- Depois devem ser colhidos os fragmentos, com a certificação de que o alvo foi atingido. No caso de microcalcificações, a certificação é feita pela confirmação da presença de calcificações nos fragmentos obtidos na radiografia dos espécimes feita após o procedimento. Nos casos de distorção da arquitetura, assimetrias e nódulos, deve ser realizada uma incidência após o disparo demonstrando a agulha no interior da lesão;
- A seguir, os fragmentos devem ser colocados em um recipiente com formaldeído. Os fragmentos podem ser separados da seguinte maneira: um frasco contendo os fragmentos com calcificações e outro frasco com fragmentos sem calcificações, ou ainda, podem ser colocados no mesmo frasco, sendo os fragmentos com calcificações pintados com tinta nanquim, a fim de facilitar a identificação dos mesmos pelo patologista;
- A literatura mostra que em algumas situações as calcificações podem não ser vistas na histologia, quais sejam: quando se tratam de calcificações de oxalato de cálcio (quando somente utilizando-se a luz polarizada podem ser identificadas pelo patologista), quando ainda ficaram retidas no bloco de parafina e não foram amostradas, quando são grandes e saem do bloco ao serem cortadas pelo micrótomo. Nessas situações é necessária uma criteriosa correlação anatomorradiológica.

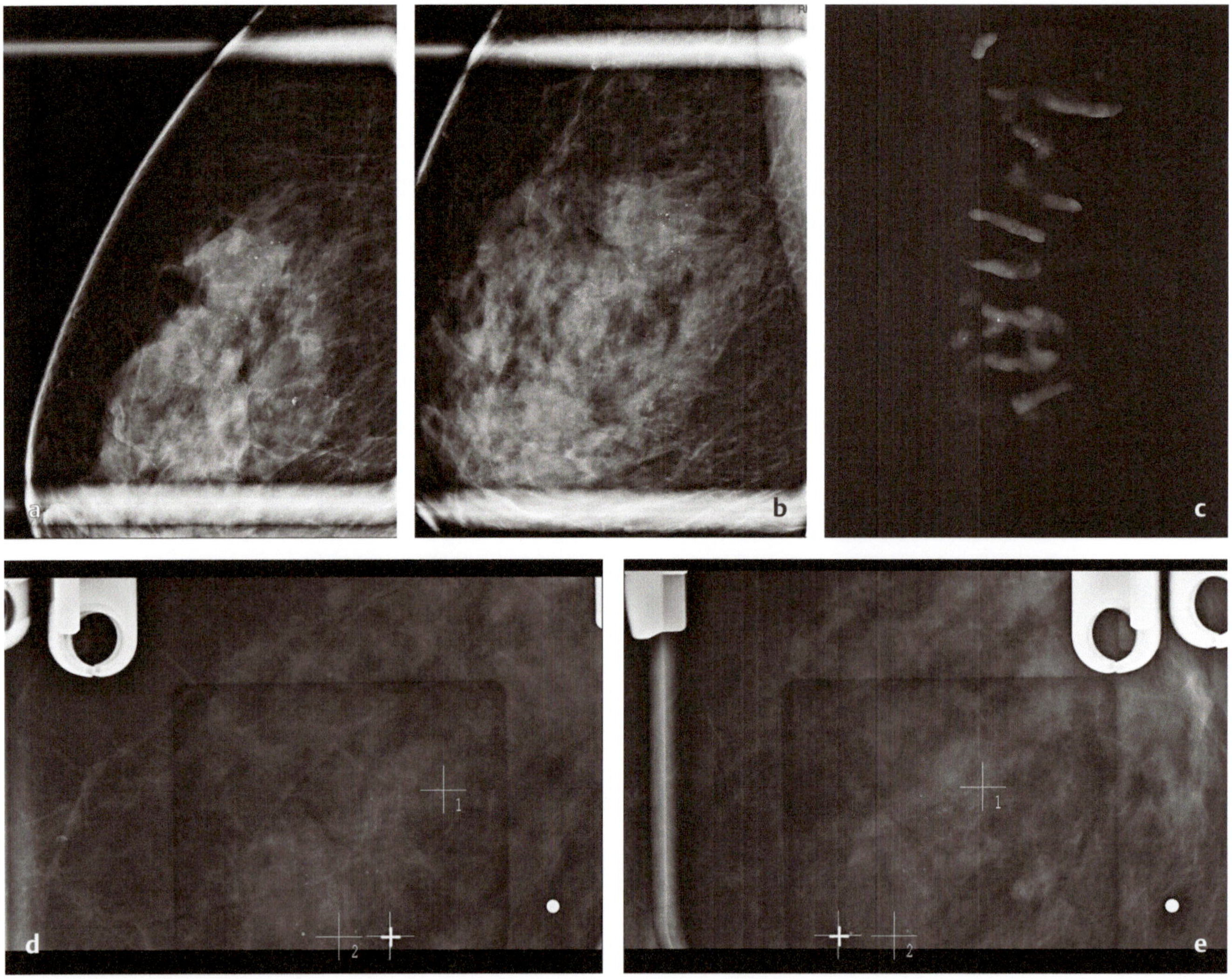

Fig. 8-3. *Core biopsy* guiada por estereotaxia de microcalcificações. Mamografias nas incidências ampliadas em: (a) CC. (b) MLO, demonstrando microcalcificações pleomórficas com distribuição segmentar. (c) Incidências estereotáxicas, (d) em -15, (e) e +15 demonstrando pontos de coleta na lesão. (f) Radiografia dos fragmentos confirmando a presença de microcalcificações no material coletado. (g) Estudo histológico demonstrou carcinoma ductal *in situ*, padrão arquitetural micropapilar.

Core Biopsy Guiada por Ultrassonografia

Quando se trata da realização da CB guiada por US, além da definição do menor trajeto percorrido pela agulha ao alvo, deve-se levar em consideração o trajeto mais paralelo possível à parede torácica para evitar risco de lesão da parede torácica ou de pneumotórax, em razão do avanço da agulha no momento do disparo, além de procurar realizar o procedimento disparando-se para o local onde haja mais tecido mamário, a fim de se evitar o risco de transfixação cutânea.

Os seguintes passos devem ser seguidos (Fig. 8-4):

- Posiciona-se a paciente em decúbito dorsal, sendo realizada assepsia e anestesia com 4 a 8 mL de lidocaína a 2% sem vasoconstrictor. Faz pequena abertura na pele com lâmina de bisturi para facilitar e entrada da agulha;
- A seguir, com a visualização em tempo real pela US, observa-se a inserção da agulha até o contorno da lesão;
- Faz-se o disparo. A agulha contendo o fragmento é retirada, e o material é colocado em frasco com formaldeído. Novas inserções da agulha são realizadas para obtenção de outros fragmentos;
- O procedimento deve ser documentado no momento do pré-disparo e no pós-disparo, este último em cortes transversal e longitudinal, para se certificar de que a agulha realmente transfixou a lesão-alvo.

Acurácia

Em mãos experientes, a CB apresenta sensibilidade de 85 a 98%, especificidade próxima a 100% e acurácia final de 86 a 97%. Os valores de acurácia apresentam relação direta com vários fatores, entre eles:

- *Calibre da agulha*: a acurácia aumenta à medida que aumenta o calibre da agulha: recomenda-se utilizar o calibre 14 quando for guiada pela US e calibre 12 quando for guiada pela estereotaxia;
- *Número de fragmentos*: os melhores resultados foram obtidos com um mínimo de 5 fragmentos para nódulos e 10 fragmentos para calcificações;

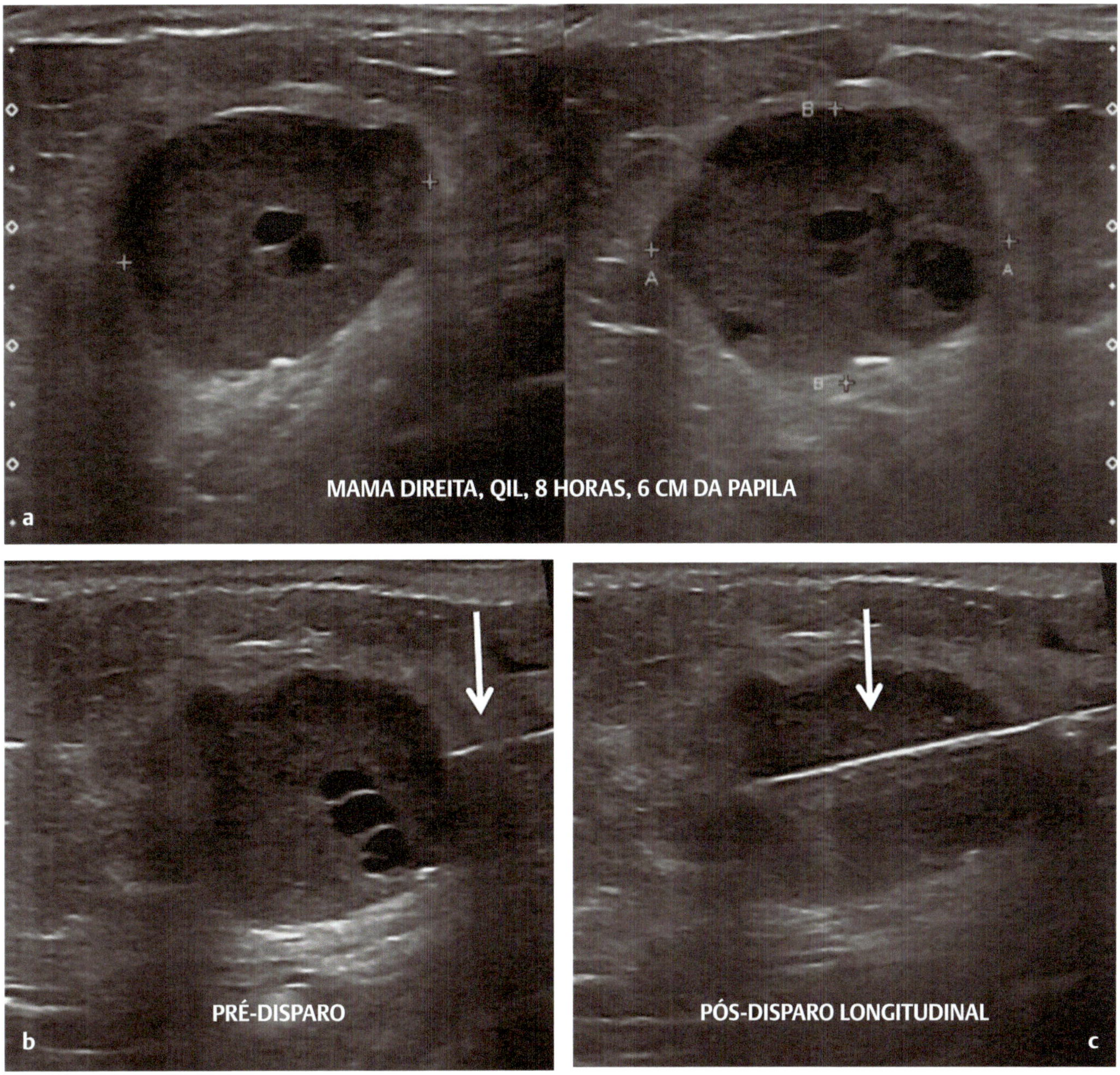

Fig. 8-4. *Core biopsy* guiada por ultrassonografia de nódulo. (a) Avaliação pré-procedimento, nos planos longitudinal e transversal, demonstrando nódulo sólido heterogêneo, com margens circunscritas e reforço acústico. (b-d) Visualização da agulha (seta) antes e após o disparo, nos planos longitudinal e transversal. Resultado anatomopatológico demonstrou fibroadenoma complexo. *(Continua.)*

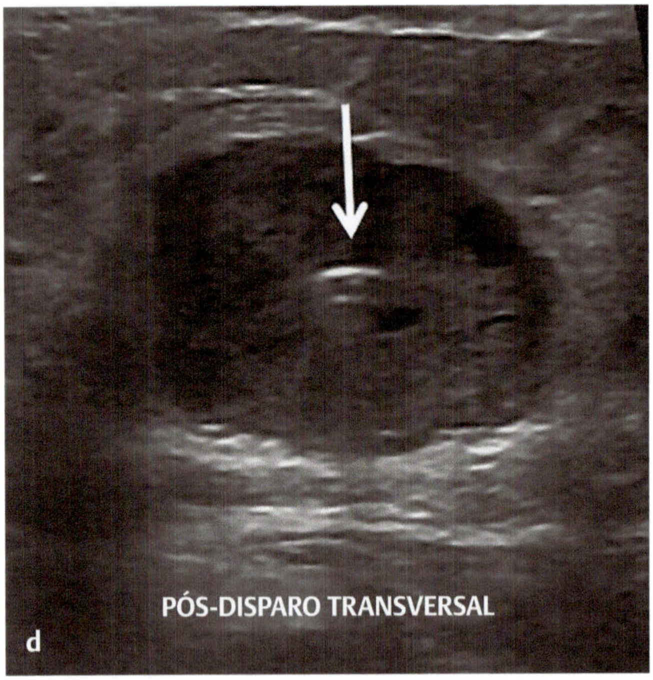

Fig. 8-4. *(Cont.)*

- *Curva de aprendizado*: a acurácia tem aumento significativo com a experiência do médico e aumenta quando comparados os primeiros 20 procedimentos com os demais da casuística;
- *Tipo de lesão*: geralmente as calcificações apresentam menor acurácia do que os nódulos. Leifland *et al.* dividiram as lesões em vários grupos e verificaram acurácia de 87% para o grupo das "calcificações isoladas", 97% para as "calcificações e nódulo" e 93% para os "nódulos e distorção arquitetural, sem calcificações";
- *Calcificações nos espécimes*: a acurácia tem aumento significativo com a presença de calcificações no espécime radiográfico. Liberman *et al.* relataram acurácia de 81% para o grupo com calcificações nos espécimes e 38% para o grupo sem calcificações.

Falso-Negativo

O risco de falso-negativo na CB varia entre 0,3 e 10,9%. Desse total, aproximadamente 70% são identificados logo após a biópsia (falso-negativo imediato) e 30% durante o acompanhamento (falso-negativo tardio). Esse risco é menos frequente na biópsia guiada por US. Os principais problemas relacionados com falso-negativo são: posicionamento incorreto da agulha, movimentação da paciente durante a realização do procedimento, obscurecimento da lesão em decorrência de hematoma pós-disparo e interpretação errada da histologia.

Risco de Subestimação

A CB apresenta risco de subestimação que varia de 16 a 56%, dependendo, principalmente, do tipo de lesão. O maior risco de subestimação é observado nos casos de calcificações em comparação com os nódulos, em decorrência de baixo valor preditivo negativo da CB para invasão. Em um estudo multicêntrico com 3.765 biópsias estereotáxicas, Parker *et al.* observaram uma concordância completa em 98,5% das lesões invasivas, 89% de lesões intermediárias/alto grau de carcinoma ductal *in situ* (CDIS) e 67% para lesões classificadas como CDIS de baixo grau, hiperplasia ductal atípica (HDA), carcinoma lobular *in situ* (CLIS) e hiperplasia lobular atípica (HLA).

Portanto, a biópsia cirúrgica precedida por marcação ou agulhamento é indicada quando a CB resulta CDIS, HDA, CLIS ou HLA, em razão de alto risco de subestimação diagnóstica.

Indicações e Limitações

A principal indicação da CB é a avaliação dos nódulos suspeitos visualizados na US ou clinicamente palpáveis. Também pode ser realizada no caso das calcificações e assimetrias descritas na MMG, quando a biópsia a vácuo não é disponível.

A biópsia por agulha grossa possui limitações, algumas delas relativas, que devem ser observadas e reparadas para reduzir os falso-negativos e possíveis complicações:

- Lesões muito superficiais, quando existe a possibilidade de não se atingir o alvo em decorrência da mobilidade da lesão. Mas, em um grande percentual de casos, é possível a coleta dos fragmentos, inserindo a agulha de forma perpendicular à pele (Fig. 8-5);
- Lesões muito próximas à parede torácica, que não permitem a excursão segura da agulha, quando do disparo da pistola. Nesses casos, apenas será possível coletar os fragmentos se existir a possibilidade de inserir a agulha perpendicular à parede com controle em tempo real pela US;
- Áreas de assimetria focal ou de distorção arquitetural que possam não ser bem vistas nas duas incidências estereotáxicas, o que pode causar erro no eixo Z (profundidade) e provocar erro de alvo;
- Microcalcificações pouco numerosas, onde a CB pode retirar todas e prejudicar um futuro agulhamento no caso de serem malignas. Neste caso pode-se lançar mão da introdução de clipe metálico para marcar o local durante o procedimento;
- Mamas com pouco espessura, que não permitem a excursão da agulha quando do disparo, pela possibilidade de transfixar a mama e atingir o "*bucky*" do aparelho. Nesse caso, o uso de um espaçador para aumentar a espessura da mama é uma alternativa;
- Impossibilidade de a paciente manter-se imóvel durante o procedimento via estereotáxica.

Complicações

As complicações relacionadas com CB são raras, ocorrendo em menos de 1% dos casos, sendo associadas, principalmente, a sangramentos, hematomas, infecção ou pneumotórax.

Biópsia Percutânea a Vácuo

A biópsia percutânea a vácuo foi introduzida em 1996, como técnica alternativa à PAAF e à CB. Permite obter vários fragmentos por meio de uma única inserção na mama, de forma multidirecional, com volume de amostras de tecido superior ao obtido pelos métodos convencionais CB e PAAF), aumentando, consequentemente, a acurácia do diagnóstico. Também tem como vantagem poder ser utilizada com boa segurança em lesões profundas ou superficiais na mama, próximas à papila ou junto aos implantes de silicone.

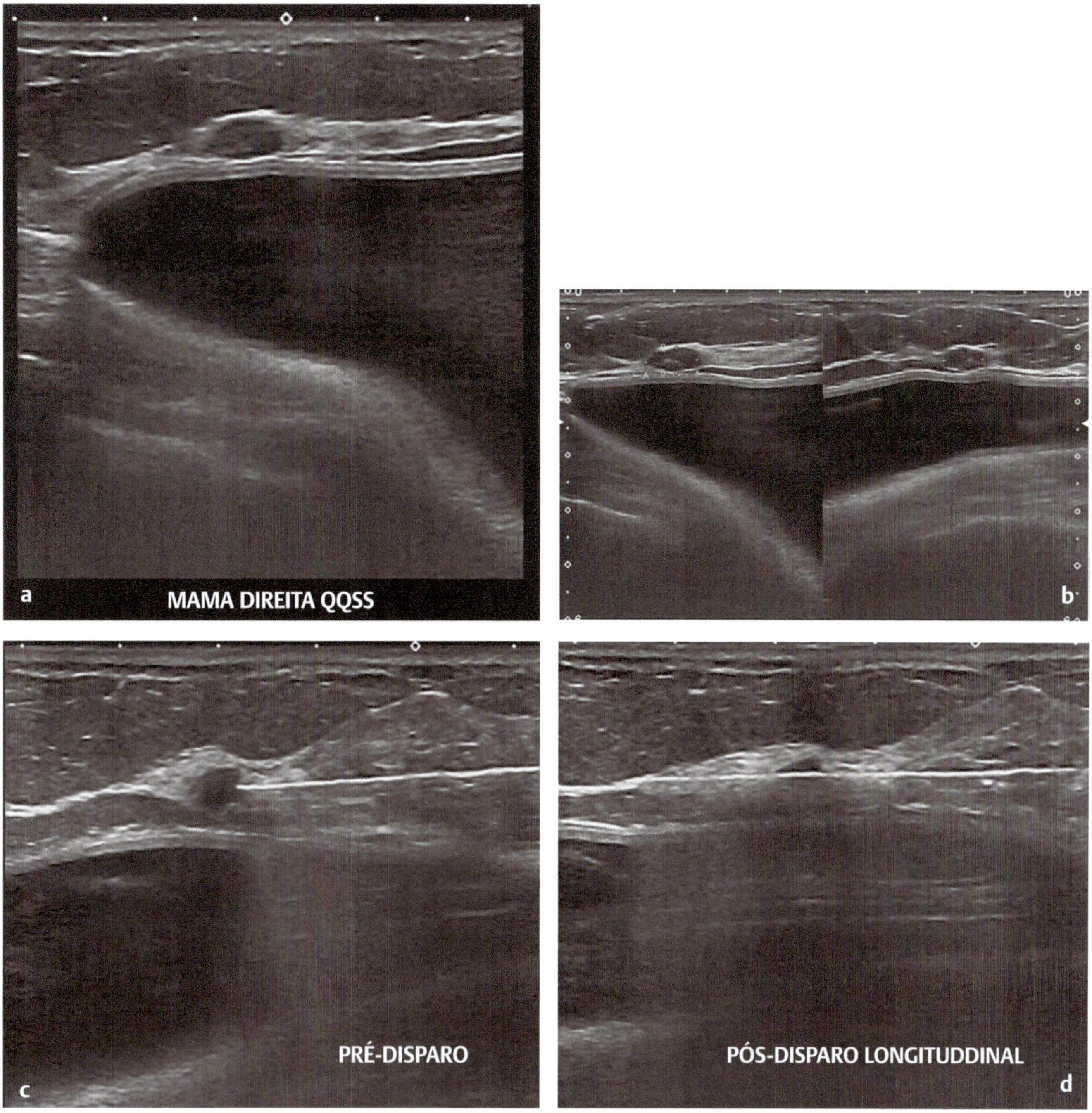

Fig. 8-5. *Core biopsy* guiada por ultrassonografia de nódulo sólido em paciente com implante de silicone. (**a**,**b**) Avaliação pré-procedimento nos planos longitudinal e transversal. (**c**,**d**) Visualização da agulha antes e após o disparo no plano longitudinal. *(Continua.)*

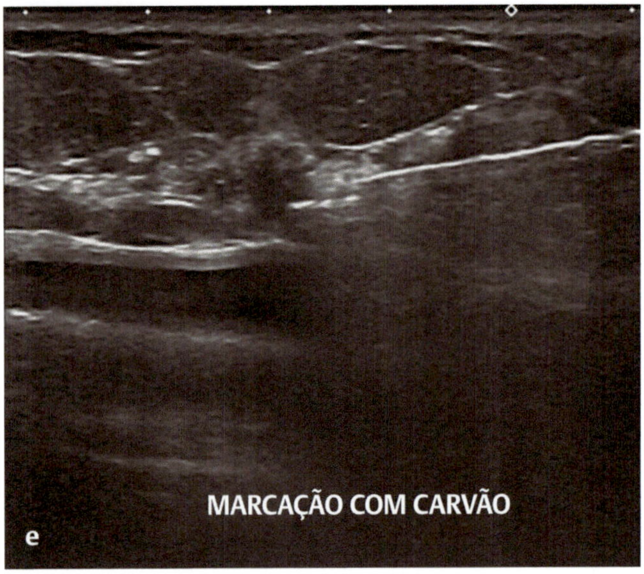

Fig. 8-5. *(Cont.)* (e) Marcação com carvão ativado a 4% no interior do nódulo.

Técnica de Exame

O aparelho consiste em vários módulos, que são conectados entre si: módulo de controle de vácuo, jogo de tubos, que distribuem o vácuo entre as saídas, e sistema de agulhas para a retirada de fragmentos.

O mecanismo de ação se faz por vácuo, que, uma vez ativado, faz sucção da lesão para a chanfradura da agulha, onde ocorreram os cortes. Cada corte rotacional dura aproximadamente 2 a 5 segundos e, depois disso, a amostra é transportada por vácuo para a área de retirada de fragmentos e fica recolhida em um recipiente próprio.

No caso de remoção total da lesão, insere-se um pequeno clipe de titânio na topografia da lesão, que pode ser utilizado como guia para futuras intervenções.

Essa biópsia pode ser guiada pelas três técnicas: estereotaxia, US e RM. A técnica da extereotaxia é a mesma utilizada para a CB, em que a exata localização da lesão pode ser determinada com base nas duas incidências anguladas. Pode ser usada para todos os tipos de lesões visualizadas na MMG, sendo o método preferencial para o estudo das microcalcificações (Fig. 8-6).

Nos casos em que a lesão é visualizada tanto pela US como pela MMG, a US é o método de escolha para a realização da biópsia a vácuo (Fig. 8-7). A RM também pode guiar o procedimento de biópsia percutânea a vácuo, devendo utilizar sondas especiais de titânio. Deve ser reservada apenas aos casos de lesões visíveis na RM e que não apresentam tradução nos demais métodos, mesmo após US direcionada (exame tipo *second-look*) (Fig. 8-8).

Acurácia

A acurácia da biópsia percutânea a vácuo descrita na literatura varia entre 88 e 100%, apresentando uma relação direta com:

- *Número de fragmentos:* Lomoschitz *et al.* avaliaram a acurácia em relação ao número de espécimes ressecados. Concluíram que com 12 fragmentos, obtidos em duas rotações da agulha em 360°, **seria possível atingir o resultado diagnóstico correto em 96% das pacientes com nódulos e em 92% das pacientes com calcificações**;
- *Curva de aprendizado:* Liberman *et al.* observaram falso-negativo de 7,4% nos primeiros 15 procedimentos e 0% quando considerados os demais casos. Pfarl *et al.* encontraram resultados semelhantes, em que o falso-negativo reduziu de 10% no grupo de radiologistas que tinham realizado 15 ou menos procedimentos, para 0,6% no grupo que fizeram mais de 15 procedimentos;
- *Calibre da agulha:* Meyer *et al.* encontraram o risco de subestimação de 19% nos procedimentos de biópsia percutânea a vácuo com agulha de 14 G e somente 4%, nos casos com agulha de 11 G;
- *Grau de remodação da lesão:* Liberman *et al.* não encontraram nenhum caso de subestimação nos casos em que as calcificações foram totalmente removidas, enquanto no grupo em que apenas algumas calcificações foram removidas observaram 20% de subestimação para HDA e 11% para CDIS;
- *Tipo de lesão:* O tipo de lesão, se microcalcificações ou nódulo, apresenta uma menor influência na acurácia da biópsia percutânea a vácuo quando comparada aos outros métodos de biópsia percutânea.

Risco de Falso-Negativo

O risco de falso-negativo é baixo, variando entre 0 e 4%, havendo uma pequena variação entre o grupo de microcalcificações e o grupo de nódulos submetidos à biópsia guiada a vácuo. É importante reforçar a necessidade da correlação anatomorradiológica para a identificação do falso-negativo imediato, assim como do acompanhamento após a biópsia, para a detecção do falso-negativo tardio.

Risco de Subestimação

O risco de subestimação da biópsia percutânea a vácuo varia bastante na literatura (desde 0% até 35%), devendo ser avaliado separadamente, conforme o tipo de lesão. O grupo de lesões que se manifestam como calcificações apresenta maior risco de subestimação. Kettritz *et al.* descreveram 32 casos de HDA em que se mudou o diagnóstico para CDIS ou carcinoma invasor após a cirurgia (subestimação de 24%) e 49 casos em que o CDIS passou para carcinoma invasor após a cirurgia (subestimação de 12%). Outros autores encontraram resultados semelhantes e consideram que a presença de atipias no resultado da biópsia percutânea a vácuo por conta de calcificações ainda é indicativa de excisão cirúrgica da área comprometida pelas microcalcificações, pelo risco de subestimação diagnóstica.

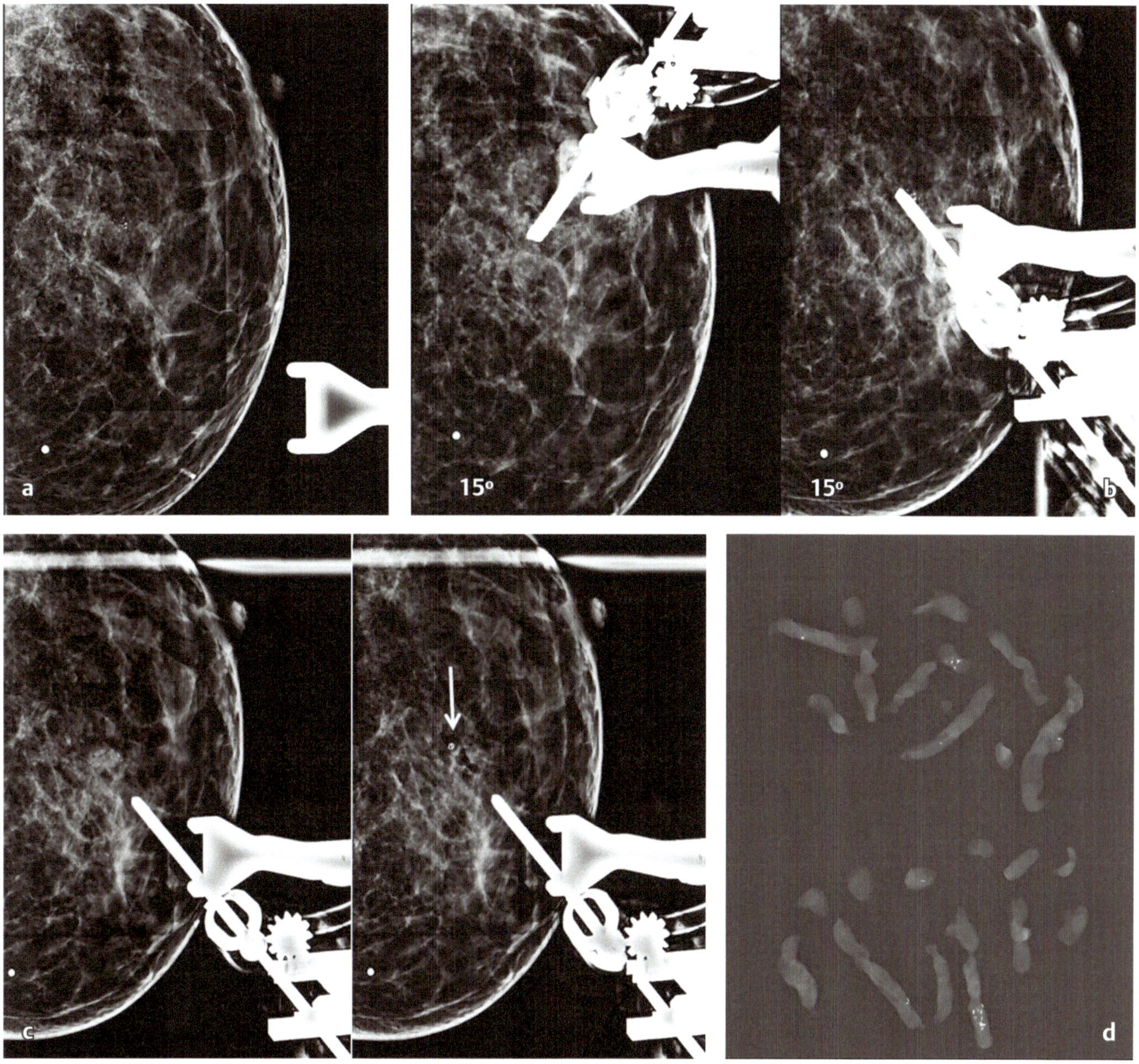

Fig. 8-6. Biópsia a vácuo guiada por esteotaxia de microcalcificações. (**a**) Incidência estereotáxica em 90° demonstrando as microcalcificações no centro. (**b**) Incidências estereotáxicas em +15° e -15° demonstrando a agulha junto à lesão. (**c**) Incidências estereotáxicas demonstrando a ressecção das microcalcificações e, a seguir, o clipe (seta) na sua topografia. (**d**) Radiografia dos fragmentos demostrando as calcificações no interior. Estudo anatomopatológico demonstrou carcinoma ductal *in situ* de alto grau.

Indicações e Limitações

A biópsia percutânea a vácuo conseguiu superar algumas das desvantagens das outras técnicas de biópsia, em especial da CB. Como a agulha da biópsia percutânea a vácuo é inserida apenas uma vez, permite o acesso a áreas contíguas da lesão, reduzindo o risco de amostras insuficientes e permitindo, ainda, realizar uma ressecção completa da lesão, quando necessário. Da mesma forma, a capacidade multidirecional da biópsia percutânea a vácuo torna o procedimento possível em regiões previamente inacessíveis da mama, como próximas à parede torácica e à axila.

Um dos grandes problemas da biópsia percutânea a vácuo em relação à CB ainda é o alto custo operacional. Apesar de alguns estudos demonstrarem que a biópsia percutânea a vácuo reduz os custos do diagnóstico em até 20% quando comparada à biópsia cirúrgica, sabe-se que a CB pode reduzi-los em até 40 a 58%. O outro problema reside no fato de que a biópsia percutânea a vácuo diminui os riscos de subestimação da lesão quando comparada com a CB, apesar de não eliminar totalmente essa possibilidade.

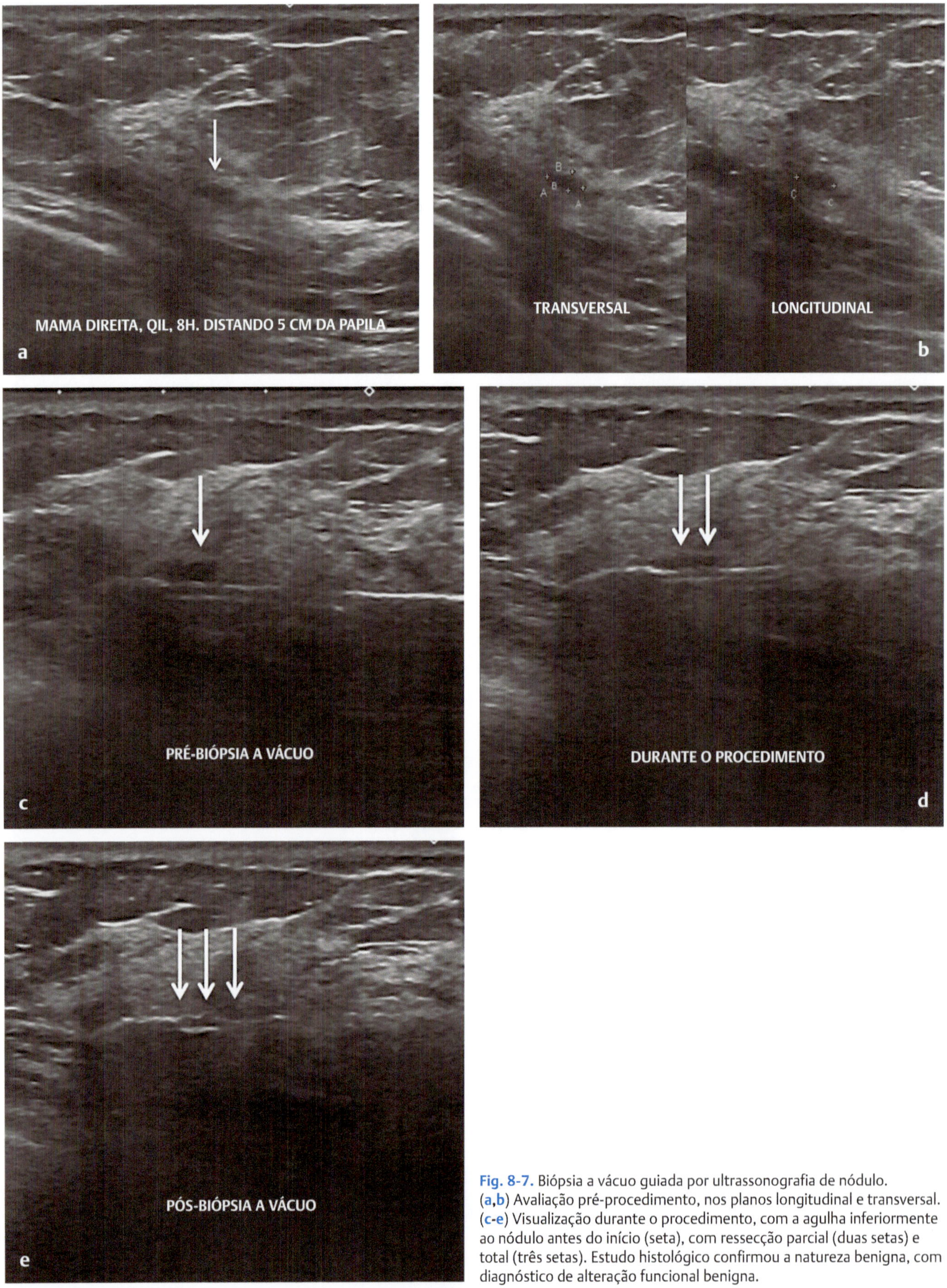

Fig. 8-7. Biópsia a vácuo guiada por ultrassonografia de nódulo. (**a,b**) Avaliação pré-procedimento, nos planos longitudinal e transversal. (**c-e**) Visualização durante o procedimento, com a agulha inferiormente ao nódulo antes do início (seta), com ressecção parcial (duas setas) e total (três setas). Estudo histológico confirmou a natureza benigna, com diagnóstico de alteração funcional benigna.

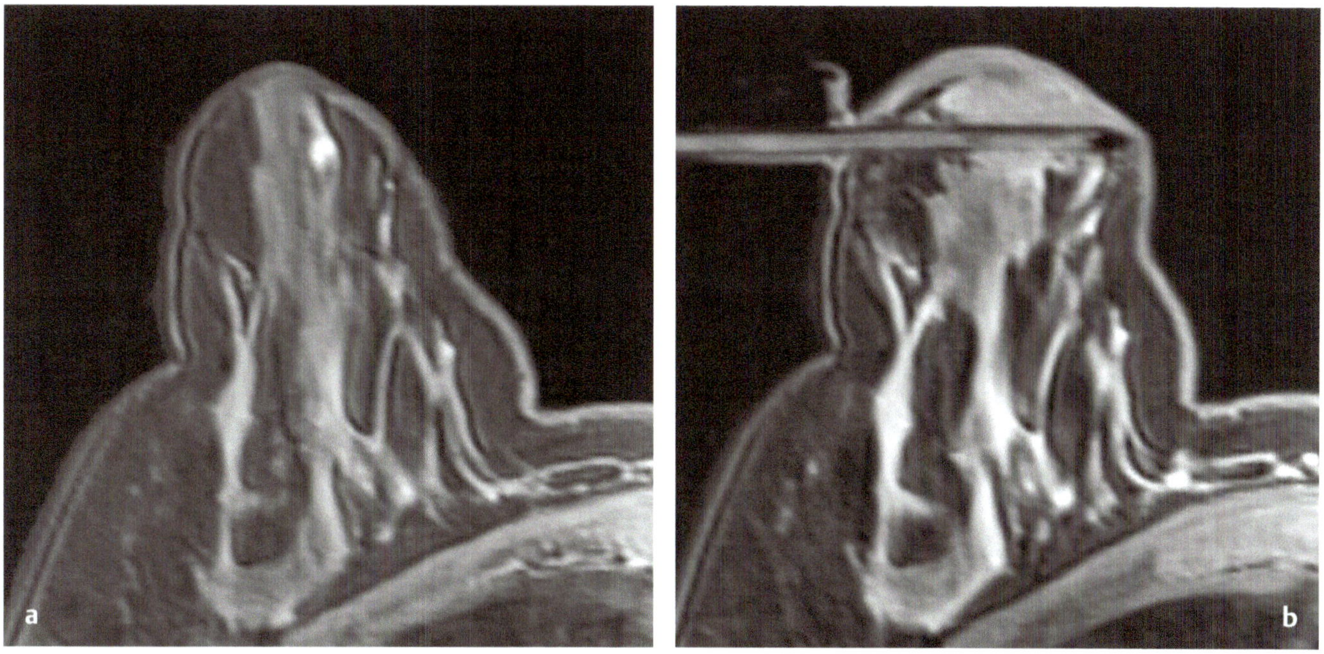

Fig. 8-8. Biópsia a vácuo guiada por ressonância magnética de realce focal. (a) Sequência T1 pós-contraste, em plano axial, com mama comprimida pelas grades, demonstrando o realce focal no quadrante superomedial. (b) Controle após coleta do material demonstrando hematoma na topografia e ausência do realce focal. Estudo histológico confirmou a natureza maligna (carcinoma ductal invasor) em pacientes com neoplasia conhecida na mama contralateral (extenso carcinoma invasor na mama esquerda).

Complicações

Poucas complicações são descritas na literatura, sendo relacionadas, principalmente, com sangramento, hematoma e infecção, variando de acordo com o tipo de guia utilizada para a biópsia. No caso das biópsias percutâneas à vácuo, guiadas pela estereotaxia é descrita uma taxa de complicações entre 0 e 3%. Já as complicações associadas à biópsia percutânea a vácuo guiada por US variaram de 1 a 7%, valor pouco maior que o descrito com o procedimento estereotáxico. Os autores atribuem o maior número de complicações, em especial, de sangramento, à ausência de compressão da mama durante a realização da biópsia guiada pela US.

LOCALIZAÇÃO PRÉ-OPERATÓRIA GUIADA POR IMAGEM

A localização pré-cirúrgica é utilizada quando uma lesão não palpável requer excisão cirúrgica. Permite a ressecção segura da lesão com a garantia de remoção de um menor volume de parênquima preservado ao redor. É uma técnica segura e geralmente bem tolerada pelas pacientes.

Várias técnicas para demarcar a lesão foram desenvolvidas: azul de metileno, fio de Kopans, carvão ativado, ROLL (*Radioguided Occult Lesion Localization*) e, mais recentemente, sementes radioativas de iodo. Cada técnica tem suas potencialidades e limitações, sendo que as mais utilizadas atualmente são o fio metálico, carvão e ROLL. Podem ser guiadas pela MG, US, TMS ou RM.

Exames Utilizados para Guiar a Localização das Lesões Não Palpáveis

Para a localização pode ser utilizada a estereotaxia, a MG, a US, a RM ou a TMS, devendo ser escolhido o exame com o qual a lesão é mais bem identificada e com maior possibilidade e segurança para abordagem.

A localização guiada por US apresenta algumas vantagens em relação as demais, devendo ser o método de escolha para as lesões com tradução à US. Isso porque a US permite a visualização em tempo real da agulha, sendo mais rápida e confortável para o médico e para a paciente. A estereotaxia e a MG devem ser reservadas principalmente para as calcificações, assim como também para as assimetrias focais e distorção da arquitetura que não apresentem tradução ultrassonográfica. Lesões visualizadas somente à RM ou a TMS devem ser marcadas por meio dos seus sistemas próprios.

Localização Guiada pela Mamografia por Meio de Placa Fenestrada

Neste caso é usada uma placa acrílica de compressão perfurada acoplada ao mamógrafo. Após a identificação da lesão com a mama comprimida, realiza-se a antissepsia da pele e introduz-se a agulha na correspondência do achado mamográfico. São feitos novos clichês para verificação do correto posicionamento da agulha, tanto no plano craniocaudal como em perfil. Após a confirmação da localização, o fio é colocado ou a solução marcadora é injetada e a agulha retirada. Este método possibilita manipular a agulha antes da sua retirada definitiva, permitindo a colocação do fio ou da solução marcadora o mais próximo da lesão possível. É importante que a via de acesso seja sempre a mais curta, facilitando a abordagem do cirurgião (Fig. 8-9).

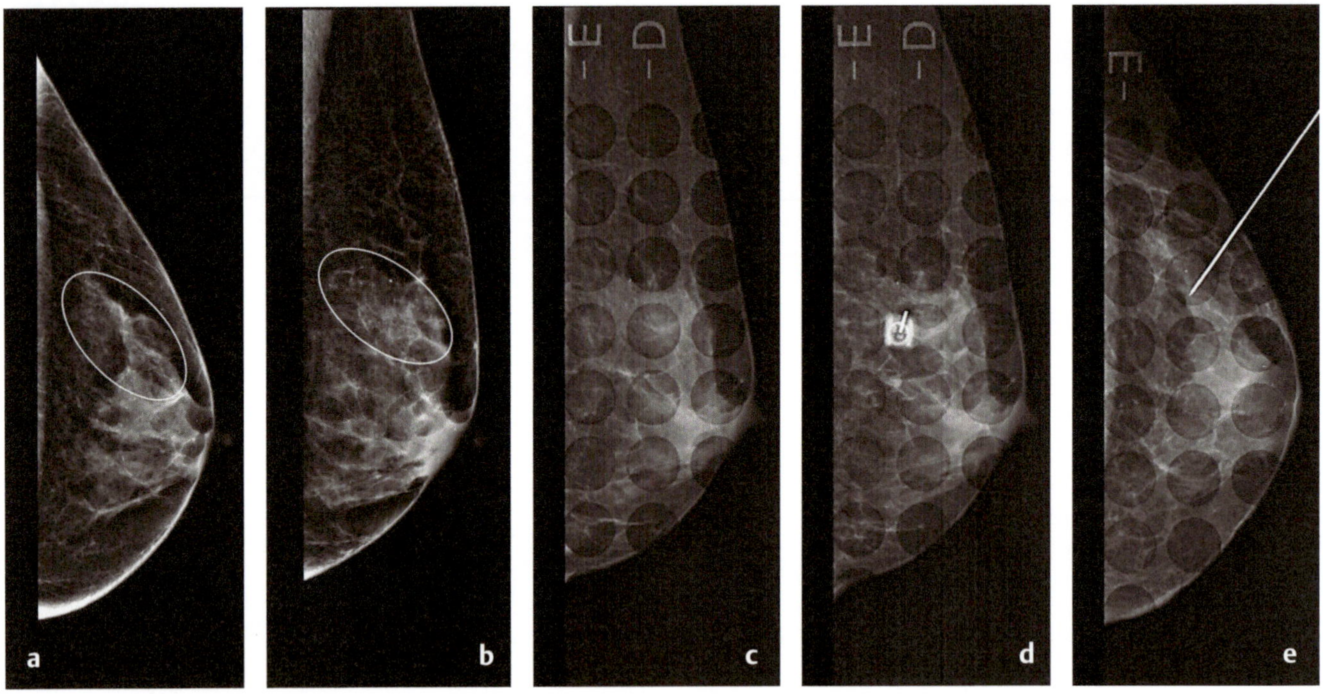

Fig. 8-9. Localização pré-operatória guiada por mamografia com placa fenestrada de microcalcificações com diagnóstico de carcinoma ductal *in situ*. Mamografias nas incidências: (a) CC e (b) perfil, demonstrando microcalcificações pleomórficas com distribuição segmentar. (c) Incidência com placa fenestrada demonstrando a topografia das calcificações. A seguir foi inserida a agulha no centro das microcalcificações: (d) no plano em perfil, (e) e confirmada localização no plano em CC. Inserido material no centro do agrupamento (ROLL).

Localização Guiada por Estereotaxia

Este procedimento permite uma localização mais rápida da lesão, mas com exatidão pouco inferior àquela obtida por meio de placas fenestradas. O maior problema é que erros milimétricos no posicionamento da mama comprimida podem significar grandes diferenças na mama relaxada. Também necessita de experiência do profissional que realiza o procedimento, principalmente no momento da decisão do local de acesso mais próximo da lesão.

Após a localização da lesão, são realizadas duas incidências com inclinação do tubo de raios X em 15° para a esquerda e 15° para a direita. Com isso, o aparelho calcula a profundidade exata da lesão. Depois realiza-se a antissepsia da pele, sendo introduzida a agulha na posição indicada pelos cálculos estereotáxicos. São realizados novos clichês para confirmar o posicionamento da agulha, sendo então inserido o fio metálico ou injetada a solução marcadora.

Localização Guiada por Ultrassonografia

A US permite uma localização rápida e segura das lesões que apresentam boa tradução ao método.

O método proporciona rapidez, conforto e praticidade tanto para o médico como para a paciente, assim como apresenta menor custo quando comparado com as outras técnicas. O curso da agulha no interior da mama pode ser observado em tempo real durante a localização, permitindo a exata localização no interior da lesão.

A paciente é posicionada em decúbito dorsal, sendo identificada a lesão e estudado o acesso mais favorável para a introdução da agulha. Após a antissepsia e anestesia, a agulha é colocada no interior da lesão com visão em tempo real. As sondas de alta frequência (10,0 MHz ou maior) possibilitam a perfeita visibilização da ponta da agulha no interior da lesão. A agulha é retirada, permanecendo o fio ancorado na lesão (Fig. 8-10). Quando necessário, pode-se realizar incidências mamográficas para confirmar a localização correta da lesão.

Localização Guiada por Ressonância Magnética

A marcação guiada pela RM deve ser reservada aos casos de lesões detectadas somente por este método. A paciente é posicionada em decúbito ventral, em uma bobina com abertura lateral específica para procedimentos de mama, sendo realizadas sequencias antes e após a injeção endovenosa de contraste (gadolínio). Após a identificação da lesão é possível estabelecer sua posição exata por meio dos cálculos de profundidade com base na posição dos cortes realizados nas sequências de RM. A agulha de titânio é inserida de acordo com as coordenadas, sendo realizada nova sequência para confirmar a posição da agulha na lesão. Depois pode-se retirar a agulha deixando o fio ancorado na lesão, ou então injetar-se o corante (carvão) ou o radioisótopo na lesão (Fig. 8-11).

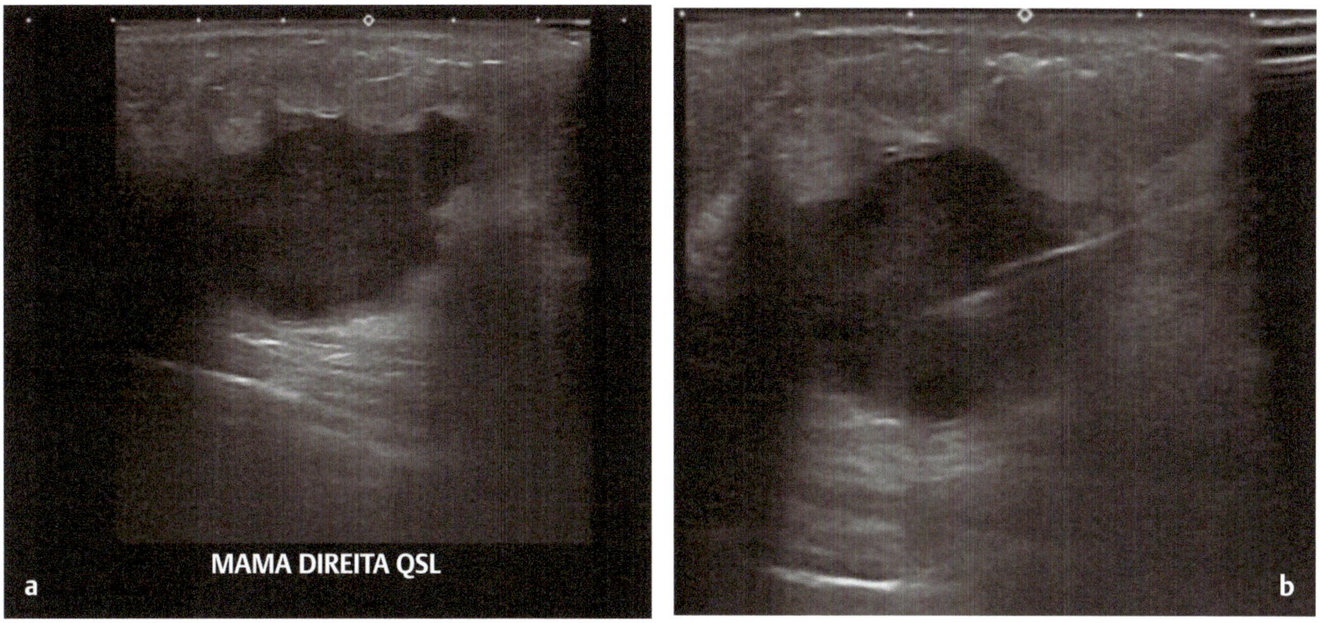

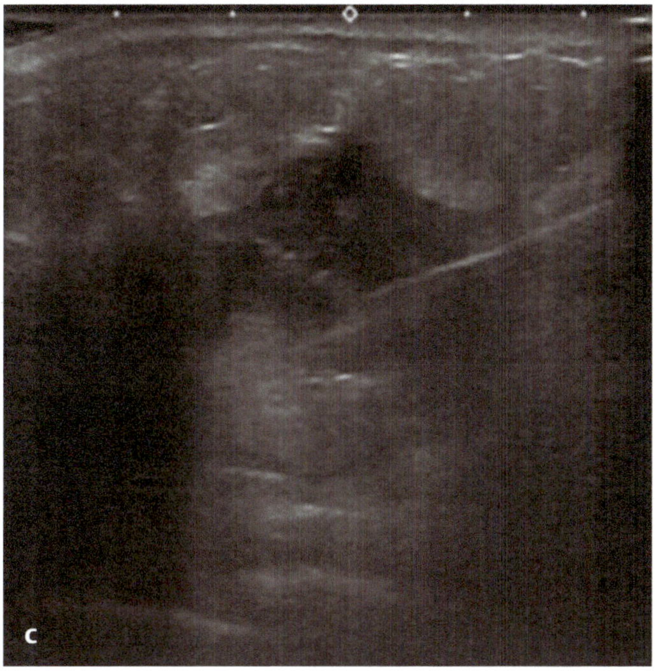

Fig. 8-10. Localização pré-operatória guiada por ultrassonografia de nódulo com diagnóstico de carcinoma mamário invasor. (a) Avaliação pré-procedimento demonstrando nódulo sólido com margens indistintas. (d) Visualização da agulha no centro da lesão. (c) A seguir foi injetado carvão, sendo observada a entrada do material em tempo real na topografia da lesão.

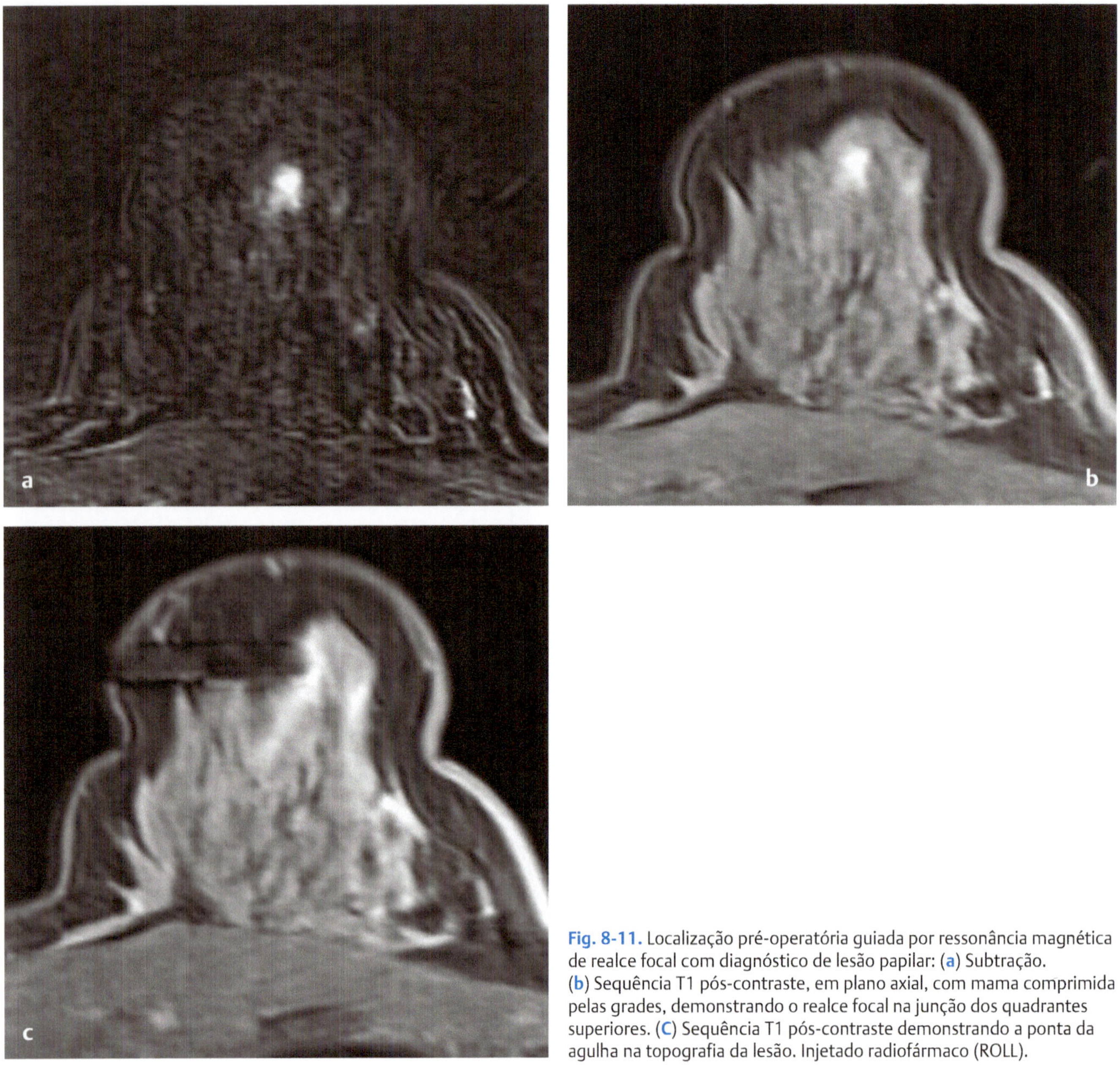

Fig. 8-11. Localização pré-operatória guiada por ressonância magnética de realce focal com diagnóstico de lesão papilar: (**a**) Subtração. (**b**) Sequência T1 pós-contraste, em plano axial, com mama comprimida pelas grades, demonstrando o realce focal na junção dos quadrantes superiores. (**C**) Sequência T1 pós-contraste demonstrando a ponta da agulha na topografia da lesão. Injetado radiofármaco (ROLL).

Materiais Utilizados para a Localização das Lesões Não Palpáveis

Fios Metálicos

Os guias inicialmente utilizados para a localização das lesões não palpáveis foram os fios metálicos, descritos por Kopans, que terminam em forma de gancho. Atualmente existem outros tipos de fios, amplamente utilizados. Os fios são passados através de agulhas-guia, orientados por exame de imagem, que pode ser tanto a MG, como a US ou a RM, conforme as características da lesão.

Raramente são descritos casos de deslocamento do fio em relação à lesão após o ancoramento do mesmo, devendo ser o procedimento realizado no máximo 24 horas antes da cirurgia.

Após o procedimento, devem ser realizadas incidências em craniocaudal e perfil, para demostrar a exata posição da ponta do arpão em relação à lesão. Isso permite, também, calcular a distância da lesão em relação à pele e ao mamilo, auxiliando o planejamento cirúrgico (Fig. 8-12).

Corantes

Os corantes mais utilizados na marcação pré-cirúrgica são o azul de metileno e o carvão ativado estéril. O azul de metileno é de manejo mais simples, mas com resultados pobres pela sua rápida difusão no parênquima mamário. Deve ser realizado imediatamente antes do procedimento cirúrgico: o radiologista injeta aproximadamente 0,2-0,3 mL de corante azul através da agulha corretamente posicionada e o cirurgião retira a área parenquimatosa tingida pelo corante.

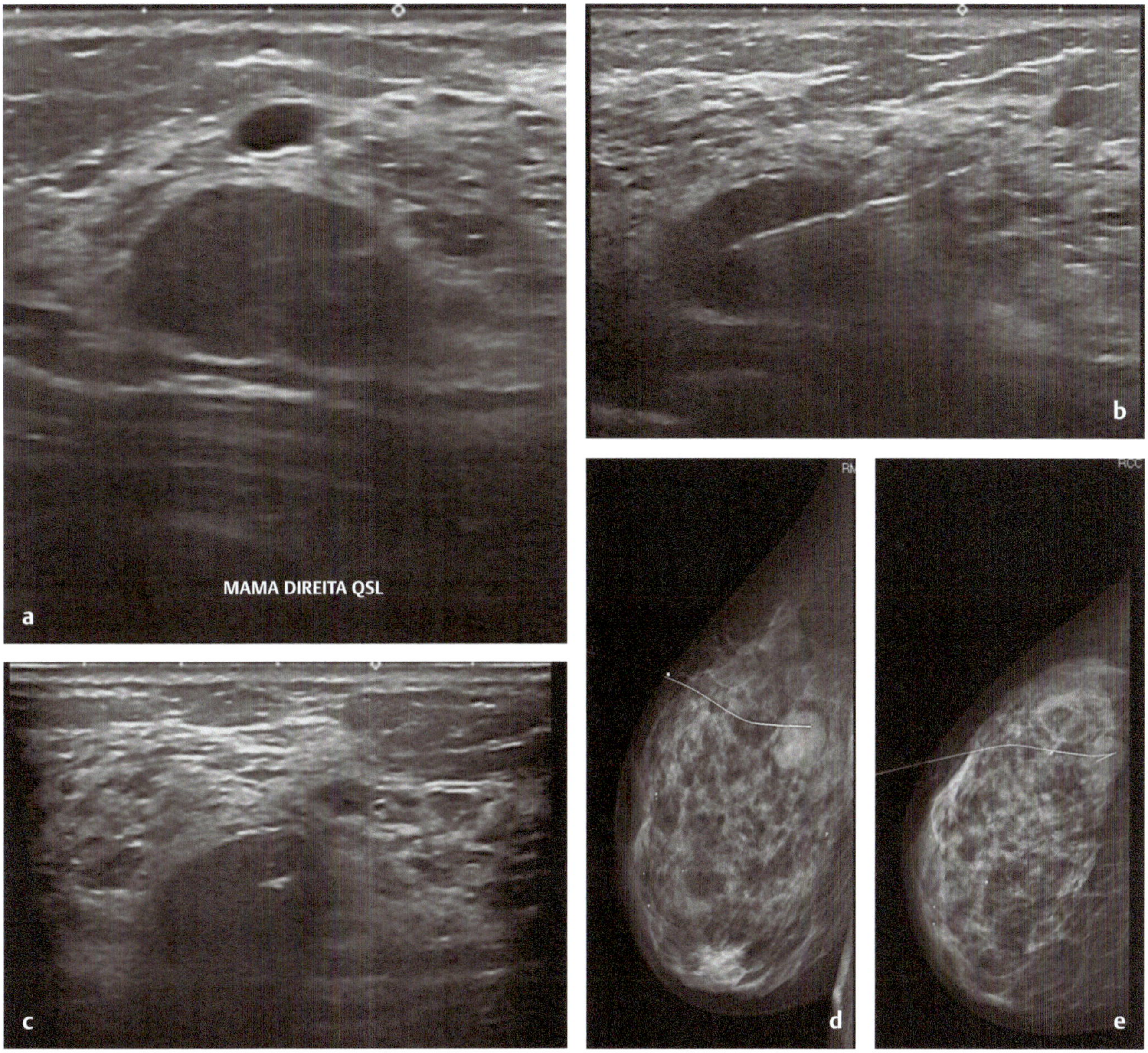

Fig. 8-12. Localização pré-operatória guiada por ultrassonografia de nódulo com fio metálico. (a) Avaliação pré-procedimento demonstrando nódulo sólido circunscrito. (b, c) Visualização da agulha no centro da lesão, nos planos longitudinal e transversal. (d, e) A seguir foi realizada incidências mamográficas nos planos CC e perfil, para documentar a topografia do fio no interior do nódulo.

Já o carvão permanece por semanas no mesmo local, sendo que, em pequena quantidade, não interfere na interpretação patológica. Quando comparada ao fio metálico, a marcação com carvão apresenta boa acurácia e custo-efetividade. Pode ser realizada vários dias antes do procedimento cirúrgico, com uma mínima difusão para o tecido ao redor. A solução estéril de carvão a 4% é preparada com 4 g de carvão ativo em 100 mL de solução salina a 0,9% (Fig. 8-13). Para que ocorra uma distribuição suficiente e boa visibilidade no tecido, deve ser injetado cerca de 1 mL desta solução. Também pode-se acrescentar 0,2 a 0,3 mL de meio de contraste não iônico à posterior documentação da correta localização do carvão. A maior vantagem desse método é que o carvão pode ser identificado pelo patologista ao examinar o espécime.

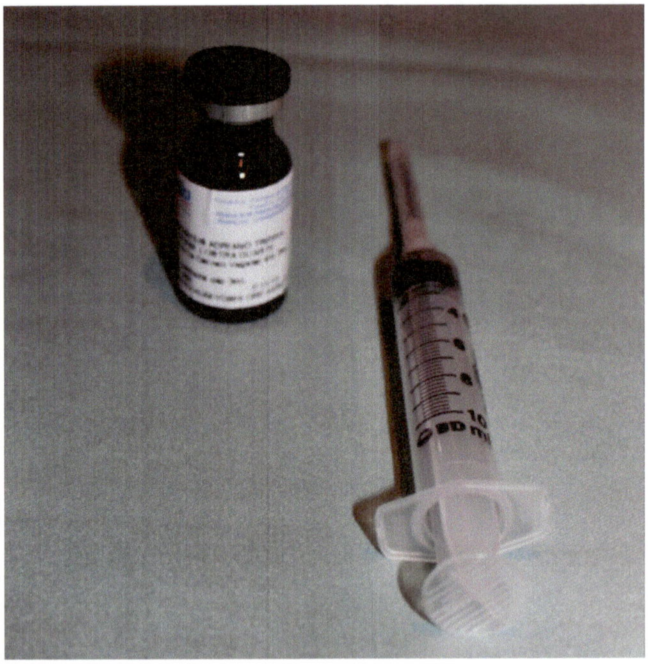

Fig. 8-13. Material utilizado para a marcação pré-operatória com carvão (frasco de carvão e seringa).

Método de Radioisótopo Marcado

O procedimento de *Radioguided Occult Lesion Localisation* (ROLL), desenvolvido pelo Instituto Europeu de Oncologia (IEO) em 1997, identifica lesões não palpáveis de mama com o auxílio de coloide radioativo.

A técnica consiste em injetar no centro da lesão macroagregados de albumina sérica humana, marcadas com uma substância radioativa, o tecnécio 99 mTC (Fig. 8-14). As partículas de 10-150 micra de albumina impedem a dispersão do tecnécio do local da injeção. A injeção do coloide de tecnécio 99 m é feita diretamente na lesão sob orientação ultrassonográfica, esterotáxica ou por RM.

Imagens cintilográficas são obtidas após o procedimento para comprovar o aparecimento de captação focal do radiotraçador na topografia da lesão. Nesse momento é possível detectar pequenas áreas de contaminação pelo radiotraçador. A contaminação pode ocorrer no trajeto da agulha ou na pele, mas desaparecem até a cirurgia. Esta ocorrência, no entanto, não interfere no procedimento cirúrgico.

Já a difusão da substância radioativa pela mama é um evento raro que pode ocorrer pela introdução acidental dentro dos ductos ou nos vasos linfáticos. Nestes casos as imagens cintilográficas evidenciam captação anômala ou difusa, respectivamente. Considera-se como falha do método e procede-se à localização por outra técnica.

A identificação da lesão por este método ocorre em 99,5% dos casos. Os resultados dos estudos iniciais da eficácia do ROLL indicam que a técnica é superior aos métodos tradicionais, como a localização com fio de Kopans ou uso de carvão ativado, permitindo melhor centralização da lesão na peça cirúrgica e reduzindo a quantidade de tecido saudável removido, sem os riscos da secção do fio durante a cirurgia e da sua migração (Fig. 8-15). A técnica é de fácil aprendizado e localização e não causa risco de contaminação aos profissionais envolvidos na sua execução. A desvantagem do método é a possível disseminação e contaminação da mama com tecnécio 99 mTC. O ROLL tem sido mais bem-aceito pelas pacientes quando comparado com o fio-guia.

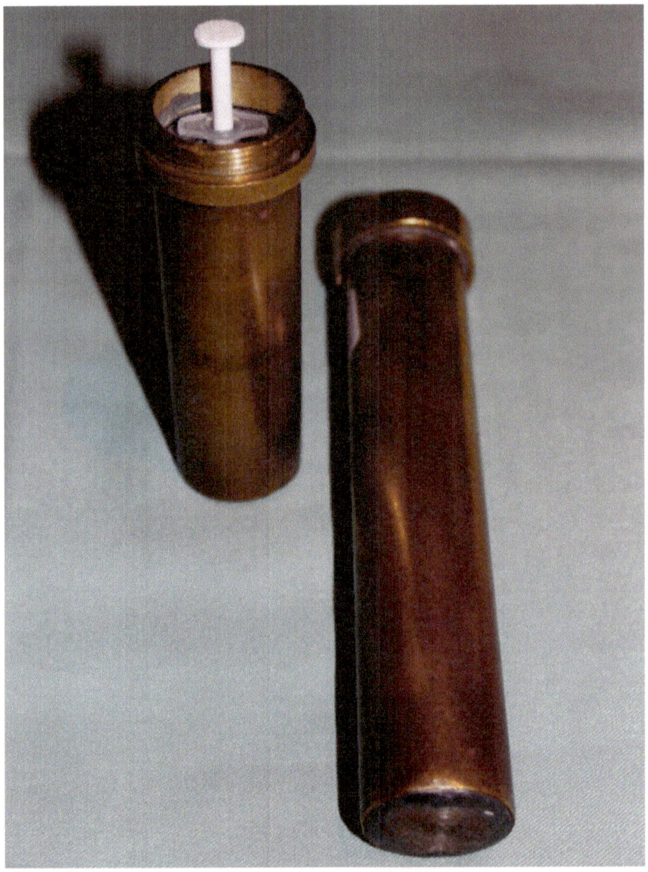

Fig. 8-14. Material utilizado para a marcação pré-operatória com ROLL e recipiente de chumbo.

ABORDAGEM CIRÚRGICA

A abordagem das lesões de mama não palpáveis exige trabalho em sincronia do mastologista, radiologista e patologista.

Preferivelmente, para melhor planejamento cirúrgico, o diagnóstico pré-operatório deve ser feito por biópsia

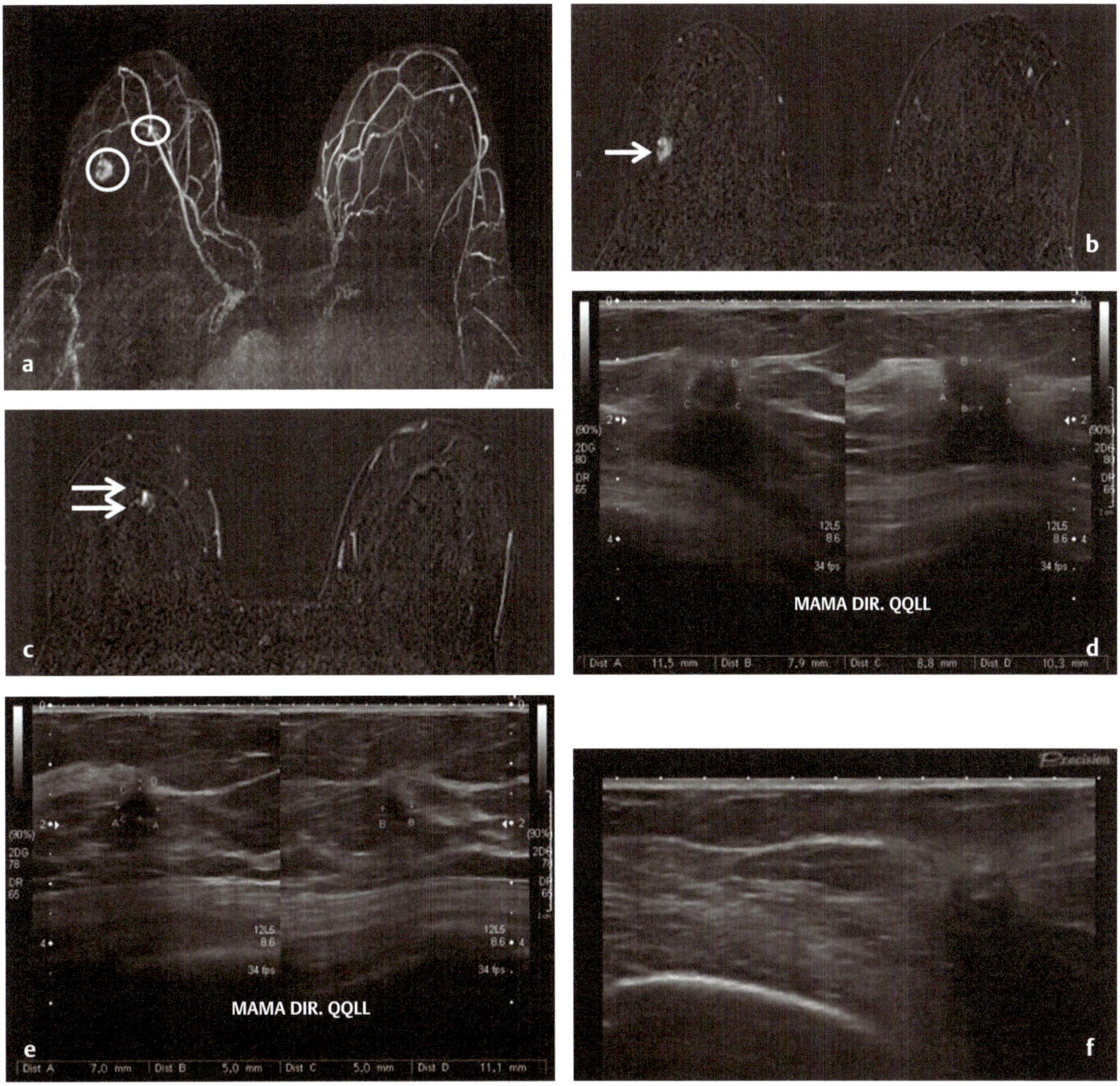

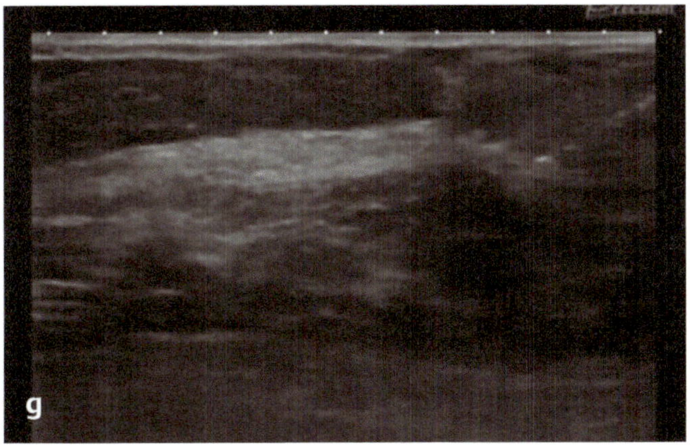

Fig. 8-15. Localização pré-operatória guiada por ressonância magnética de nódulo com diagnóstico de carcinoma ductal invasor às 9 h, além de nódulo satélite às 12 h. (a) Projeção da reconstrução MIP em plano axial demonstrando o nódulo dominante às 9 h e o nódulo satélite às 12 h. (b) Subtração, em plano axial, demonstrando o nódulo irregular dominante às 9 h. (c) Subtração, em plano axial, demonstrando o nódulo satélite às 12 h. (d, e) Ultrassonografia dirigida demonstrando o nódulo dominante às 9 h e o nódulo satélite às 12 h. (f) Injeção de ROLL na topografia do nódulo dominante. (g) Injeção de carvão ativado na topografia do nódulo satélite. Foi realizada, também, a marcação da projeção cutânea. Ressecção cirúrgica demonstrou tratar-se de dois carcinomas ductais invasores.

percutânea – evitando que a paciente seja submetida a mais de uma intervenção cirúrgica. O manejo da lesão deve ser precedido de uma discussão sobre a precisa localização, melhor método e via de acesso a serem utilizados. A localização pode ser realizada no mesmo dia do procedimento, ou nos dias que precedem, dependendo do tipo de técnica de localização escolhido.

BIBLIOGRAFIA

Aguillar V, Bauab S, Maranhão N. Mama: Diagnóstico por Imagem. Rio de Janeiro: Revinter; 2009.

Dershaw DD. Imaging-guided interventional breast techniques. (CIDADE?): Springer, 2002.

Liberman L, et al. Impact of core biopsy on the surgical management of impalpable breast cancer. AJR. 1997b;168:495-99.

Liberman L, et al. US-guided core breast biopsy: use and cost-effectiveness. Radiology. 1998b;208:717-23.

Litherland J. The role of needle biopsy in the diagnosis of breast lesions. Breast. 2001;10:383-7.

Liberman L. Percutaneous imaging-guided core breast biopsy: state of the art at the millennium. AJR. 2000a;174:1191-9.

Parker SH, et al. Stereotactic breast biopsy with a biopsy gun. Radiology. 1990;176:741-7.

Collaço LM, et al. Value of fine needle aspiration in the diagnosis of breast lesions. Acta Cytol. 1999;43 (4):587-92.

Kemp C, et al. Punção aspirativa por agulha fina orientada por ultrassonografia em lesões não palpáveis. RBGO. 2001;23(5):321-7.

Fajardo L, et al. Mammography-guided stereotactic fine-needle aspiration cytology of nonpalpable breast lesions: prospective comparation with surgical biopsy results. AJR. 1990;155:977-81.

Maranhão N, et al. A biópsia estereotáxica no diagnóstico das calcificações mamárias. Radiol Bras. 1997;30:125-31.

Maranhão N, et al. Estudo de 700 biópsias estereotáxicas: correlação com a peça cirúrgica nos casos malignos e de proliferação atípica. Rev Imagem. 1998;20(2):45-50.

Sauer G, et al. Ultrasound-guided large-core needle biopsies of breast lesions: analysis of 962 cases to determine the number of samples for reliable tumor classification. Br J Cancer. 2005;92:231-5.

Abreu-e-Lima MC, et al. Sensibilidade e especificidade da core biopsy estereotática no diagnóstico histopatológico das lesões mamárias impalpáveis. Rev Assoc Med Bras. 1999;45 (4):290-4.

Abreu-e-Lima MC, et al. Comparação entre fragmentos obtidos com agulhas de calibres 14 e 12 em "core biopsy" estereotáxica de lesões mamárias impalpáveis: diferenças entre o tamanho dos fragmentos e frequência dos tipos de lesões diagnosticadas. Radiol Bras. 2001;34 (5):255-60.

Leifland K, et al. Stereotactic core needle biopsy in non-palpable breast lesions: what number is needed? Acta Radiol. 2004;45 (2):142-7.

Liberman L, et al. Radiography of microcalcifications in stereotaxic mammary core biopsy specimens. Radiology. 1994a;190:223-5.

Schoonjans JM, Brem RF. Fourteen-gauge ultrasonographically guided large-core needle biopsy of breast masses. J Ultrasound Med. 2001;20:967-72.

Abreu-e-Lima MC, et al. Aumento da especificidade da mamografia no diagnóstico de lesões não palpáveis: valor da core biopsy estereotática na exclusão de malignidade. J Bras Patol. 2000;36(2):118-23.

Liberman L, et al. Stereotaxic core biopsy of breast carcinoma: accuracy at predicting invasion. Radiology. 1995b;194:379-81.

Simon J R, et al. Accuracy and complication rates of US-guided vacuum-assisted core breast biopsy: initial results. Radiology. 2000;215:694-7.

Burbank F, Parker SH, Fogaty TJ. Stereotactic breast biopsy: improved tissue harvesting with the mammotome. Am Surg. 1996;63:738-44.

Parker SH, et al. Sonographically guided directional vacuum-assisted breast biopsy using a handheld device. AJR. 2001;177:405-8.

Jackman RJ, et al. Stereotactic breast biopsy of nonpalpable lesions: determinants of ductal carcinoma in situ underestimation rates. Radiology. 2001;218(2):497-502.

NOVAS TECNOLOGIAS NO RASTREAMENTO DO CÂNCER DE MAMA

Lucas Gennaro ▪ Raul Martins

INTRODUÇÃO

A mamografia permanece como o método de escolha para rastreamento e diagnóstico do câncer de mama, cujo objetivo principal é possibilitar o tratamento em fase inicial da doença, melhorando as taxas de sobrevida e reduzindo a necessidade de tratamentos mais agressivos como a mastectomia.

Ao longo dos anos, o papel da mamografia foi intensamente estudado principalmente em *trials* envolvendo mulheres assintomáticas e permanece até os dias atuais como único método de rastreamento que reduz comprovadamente a mortalidade por câncer de mama na população geral. De acordo com o Cancer Intervention and Surveillance Modeling Network (CISNET), a combinação do rastreamento para detecção precoce com as terapias adjuvantes tem contribuído para reduzir a mortalidade por câncer de mama em aproximadamente 30%, com o rastreamento mamográfico contribuindo para aproximadamente 46% dessa redução (28-65% de acordo com o estudo).

Sempre que possível, a mamografia digital deve ser escolhida em detrimento ao método analógico, pois, de acordo com os resultados do Digital Mammography Imaging Screening Trial (DMIST), **embora a mamografia digital não aumente a sensibilidade global da mamografia, ela mostrou maior sensibilidade em mulheres com mamas densas. Além disso, outras vantagens devem ser consideradas, como redução média da dose de radiação glandular em 22%, melhor qualidade de imagem, possibilidade de manipulação e pós-processamento das imagens, arquivamento digital, transmissão de imagens e ausência de poluentes químicos**. Ainda assim, apesar de todas as vantagens relatadas da mamografia digital, a alta densidade mamária ainda representa importante limitação do método.

De acordo com dados publicados pelo Breast Cancer Surveillance Consortium envolvendo 365.426 mulheres com idade entre 40 e 74 anos, a maior sensibilidade da mamografia foi encontrada em mulheres com mamas predominantemente adiposas (variando entre 81,2 a 92,7%) e a menor sensibilidade registrada em mulheres com mamas extremamente densas (variando entre 57,1 a 71,3%). No entanto, o número de mulheres com mamas densas não é insignificante e cerca de metade das mulheres com idade inferior a 50 anos e um terço das mulheres acima dessa idade são categorizadas como mamas densas. Somado a isso, a alta densidade mamária tem-se mostrado um fator de risco isolado para câncer de mama tanto para os casos detectados no rastreamento quanto para aqueles identificados com menos de 12 meses após um estudo mamográfico negativo (carcinoma de intervalo), sendo esse risco maior em pacientes jovens.

Outra limitação importante da mamografia relaciona-se com as taxas de falso-positivo e reconvocações para imagens adicionais. De acordo com estatísticas norte-americanas, cerca de 10% das pacientes são reconvocadas para incidências adicionais, realização de ultrassom dirigido e/ou biópsias que resultam em achados benignos.

Sabe-se, no entanto, que as incidências mamográficas de rotina nem sempre são capazes de esclarecer todas as anormalidades identificadas no exame. Em determinadas situações, lesões reais necessitam ser diferenciadas de imagens formadas por conta da sobreposição de estruturas anatômicas próprias da mama. Para tanto, muitas das reconvocações se fazem necessárias, inclusive aumentando as taxas de detecção de câncer, mas que, por outro lado, eventualmente, podem resultar em biópsias de lesões falso-positivas, gerando situações inconvenientes aos pacientes e médicos, além de custos adicionais aos sistemas de saúde.

Vale ainda uma consideração adicional sobre um tema que permanece em constante discussão: a radiação. Embora a dose de radiação recebida nos exames mamográficos represente uma quantia relativamente pequena comparada a dose acumulada ao longo da vida em relação aos demais métodos de imagem, de acordo com o National Academies Biologic Effects of Ionizing Radiotion (BEIR), a dose média glandular de uma mamografia digital equivale a 3,7 mGy. Esta dose apresenta um risco atribuível de câncer de mama ao longo da vida de 1,3 para 100.000 mulheres aos 40 anos e menos de 1 para 1.000.000 em mulheres aos 80 anos. Para o mesmo coorte, estima-se que 292 vidas seriam salvas como resultado do rastreamento. Ainda assim, embora esse risco-benefício pareça claro, muitas mulheres permanecem preocupadas.

Assim, o desenvolvimento de estratégias e métodos para melhorar a sensibilidade do método principalmente em pacientes com mamas densas, reduzir ainda mais a dose de radiação e aumentar especificidade dos exames, seria vantajoso tanto aos pacientes e médicos quanto aos sistemas de saúde.

NOVAS MODALIDADES EMERGENTES

Embora a mamografia digital, apesar das suas vantagens, não tenha aumentado a sensibilidade quando comparada à mamografia analógica na população geral, ela tem sido utilizada como plataforma para o desenvolvimento de novas tecnologias e modalidades de imagem mamária, como a tomossíntese e a mamografia com contraste.

A tomossíntese, por exemplo, foi desenvolvida como método de imagem utilizando essencialmente os mesmos princípios físicos que a mamografia, no entanto, por meio de técnica seccional, é capaz remover a sobreposição do parênquima mamário, permitindo a melhor visualização e caracterização de lesões. Vale ressaltar, no entanto, que em determinadas situações, remover a sobreposição de estruturas pode não ser o suficiente para garantir a detecção de lesões, principalmente aquelas que apresentam baixa diferença do coeficiente de atenuação com tecido fibroglandular normal. Essa modalidade de imagem foi discutida no capítulo *Papel dos métodos de imagem no rastreamento do câncer de mama.*

A mamografia com contraste representa o segundo tipo de avanço tecnológico originário da plataforma do mamógrafo digital. A teoria por trás desse novo método tem como fundamento a imagem de ressonância magnética que, atualmente representa o método mais sensível de imagem mamária (com sensibilidade chegando até a 98%) pela combinação de aspectos anatômicos e fisiológicos (dinâmicos). Sabe-se, no entanto, que o exame de ressonância magnética com protocolo convencional não é amplamente acessível, tem alto custo, elevado tempo de execução e pode não ser tolerado por diversas pacientes. Para tanto, tendo em vista a crescente necessidade de métodos alternativos que possam utilizar tanto parâmetros anatômicos quanto dinâmicos, a mamografia contrastada tem sido proposta como uma alternativa à RM.

MAMOGRAFIA COM CONTRASTE DE DUPLA ENERGIA

A mamografia contrastada é uma tecnologia que combina avaliação anatômica com características fisiológicas do realce e, assim como na ressonância magnética, os fundamentos deste método estão no fato de que, durante o crescimento tumoral, observa-se também o desenvolvimento de suprimento vascular próprio. Dada as alterações da permeabilidade capilar de vasos neoformados, o contraste administrado intravascular extravasa para o interstício, promovendo realce do tumor comparativamente ao parênquima adjacente

A técnica do exame tem como princípio a utilização do contraste iodado na concentração de 1,5 mL/kg, administrado por meio de bomba injetora com alto fluxo e as imagens são adquiridas em equipamento de mamografia digital com *software* específico.

Antes do início da aquisição das imagens, o contraste é então administrado em veia periférica. Esse procedimento é realizado com a paciente na sala de exame. Dois minutos após a injeção, a paciente é posicionada no equipamento de forma similar à mamografia e inicia-se a aquisição das imagens nas incidências básicas (cranioscaudais e médio-laterais oblíquas). O tempo de compressão por incidência não ultrapassa 15 segundos, com tempo total de exame de cerca de 5 minutos.

Para que seja possível, no entanto, demonstrar a captação do contraste, é necessário adquirir para cada incidência (durante a mesma compressão) duas exposições, sendo cada uma composta por energias diferentes de raios X. Isso resulta em uma imagem de baixa energia (que é idêntica a uma mamografia convencional) e uma de alta energia que contém as informações sobre a distribuição do contraste na mama (Fig. 9-1). Por esse motivo, o exame de mamografia contrastada também é denominado como **mamografia contrastada de dupla energia.**

As duas imagens são então recombinadas em um *software* específico e o parênquima é subtraído, permitindo a obtenção da nova imagem que detecta apenas a presença do contraste e eventual realce de lesões.

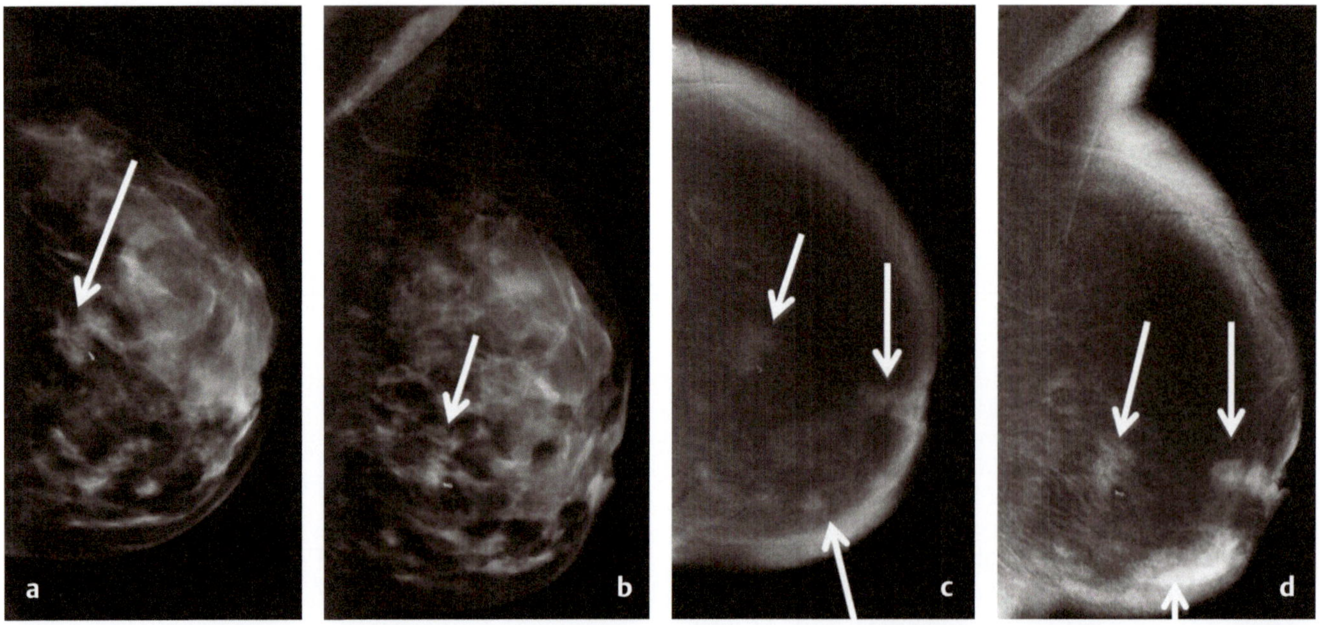

Fig. 9-1. Mamografia com contraste de dupla energia. (**a**, **b**) Incidências CC e MLO da aquisição de baixa energia mostrando assimetria focal (seta branca) com *clip* de biópsia adjacente. (**c**, **d**) Imagens de alta energia nas mesmas incidências mostrando áreas adicionais de realce (além do realce na topografia da assimetria focal) identificadas no quadrante inferomedial e região retroareolar com biópsia que demonstrou, posteriormente, tratar-se de focos adicionais de carcinoma lobular invasor.

A voltagem do tubo de Raios X e, portanto, a energia gerada, é baseada na espessura da mama e na densidade do parênquima, variando de 26 a 30 KeV para as imagens de baixa energia e 45 a 49 Kev para imagens de alta energia. Assim, de acordo com as características da mama, esse exame pode determinar incremento na dose de radiação de até 20% comparado ao exame convencional embora, ainda assim, permaneça em dose abaixo do limite recomendado para exames de mamografia.

Dentre as principais indicações do método, vale destacar a utilização para pesquisa de tumores ocultos à mamografia convencional, o estadiamento/avaliação da extensão de tumores conhecidos (Fig. 9-2), avaliação adicional de achados mamográficos ou anormalidades clínicas, avaliação de recorrência tumoral ou tumor residual pós-cirurgia conservadora e rastreamento em pacientes de alto risco, podendo inclusive ser uma alternativa a ressonância magnética ou exame ultrassonográfico no rastreamento complementar em pacientes com mamas densas.

Os principais estudos relatam maior sensibilidade do método comparativamente a mamografia digital convencional e especificidade ligeiramente superior à ressonância magnética.

Ainda com base nos dados iniciais, a capacidade de detecção de câncer conhecido (sensibilidade) é de aproximadamente 98%, enquanto a habilidade de reconhecer condições normais na ausência de qualquer achado falso-positivo (especificidade) foi de 58%. Somado a esses dados, estudos posteriores confirmaram a alta sensibilidade da mamografia contrastada (94-95%) com excelente especificidade (81% no grupo de pacientes sintomáticas e 74% no grupo de rastreio).

Com base nesses e em outros estudos, a mamografia contrastada tem sido considerada uma alternativa a ressonância magnética, com desempenho semelhante quando consideradas as principais situações de indicação clínica, bem como na impossibilidade de realização de ressonância magnética.

Mamografia Sintetizada

Para propósitos de rastreamento, a FDA inicialmente aprovou o uso da tomossíntese mamária em conjunto com a mamografia digital convencional (2D), contrariamente ao uso da tomossíntese isoladamente.

O protocolo atual de obtenção da tomossíntese acrescido de mamografia convencional digital (2D) expõe o paciente a quase o dobro da radiação de um exame de mamografia digital convencional, embora, ainda sim, permaneça abaixo do limite superior de 3 mGy estabelecido como dose máxima para a mamografia pela própria FDA.

Novas tecnologias têm sido desenvolvidas para redução de dose a algo equivalente a um exame de mamografia convencional (2D). Assim, esforços têm sido direcionados à construção da mamografia sintetizada a partir de dados da tomossíntese, recriando imagens mamográficas reconstruídas por *software* específico, sem a real necessidade de obtenção de novas imagens.

Diferentes fabricantes têm desenvolvido essa tecnologia e, inicialmente, a mamografia sintetizada aprovada pelo FDA (C-View, Hologic, Inc, Bedford, MA) representa uma reconstrução matemática das imagens (*slices*) adquiridas pela tomossíntese. A reconstrução é, essencialmente, a somatória das imagens com aplicação de filtros resultando em uma técnica semelhante à projeção de intensidade máxima (MIP).

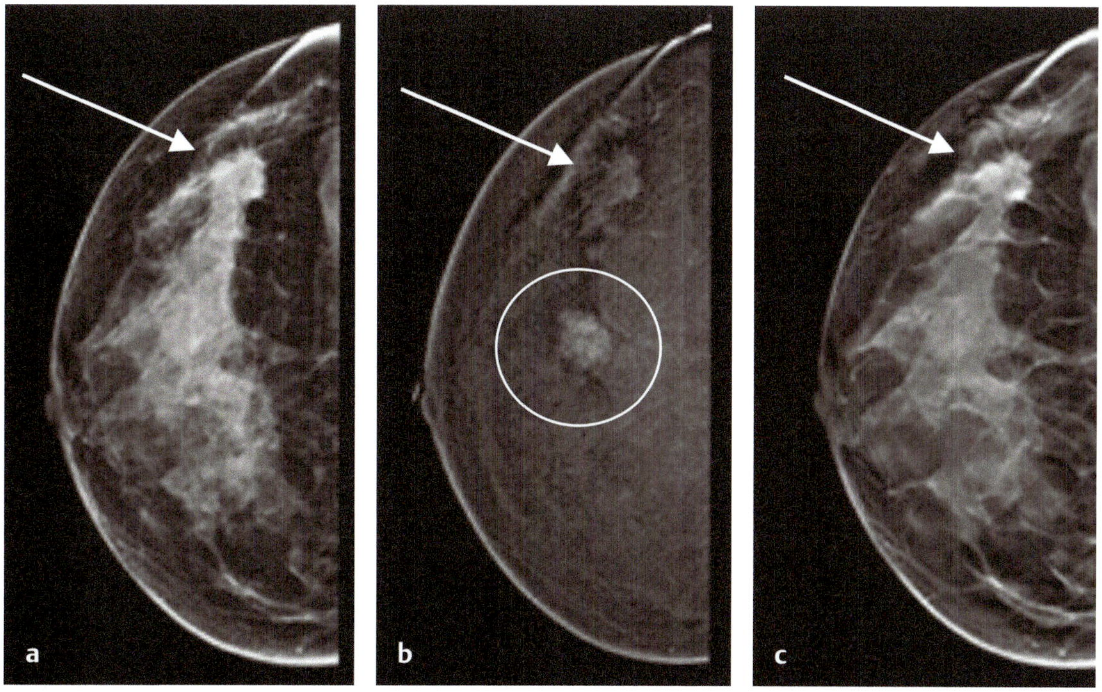

Fig. 9-2. Mamografia de dupla energia contrastada: (**a**) Imagem de baixa energia.(**b**) Imagem de alta energia, realizada para estadiamento em paciente com nódulo irregular espiculado (seta branca) com diagnóstico de carcinoma invasor. Note na imagem B área delimitada por círculo branco mostrando área de captação adicional de aspecto suspeito (não visualizada nas imagens de mamografia e tomossíntese) cuja biópsia demonstrou tratar-se de outro foco de carcinoma invasor.

Tecnicamente, o algoritmo de processamento preserva o contraste de pontos e linhas de cada fatia de imagem, permitindo excelente visualização de imagens com alto contraste como, por exemplo, microcalcificações, distorções arquiteturais e espículas. No entanto, ainda apresenta menor resolução e maior ruído comparativamente à mamografia 2D (Fig. 9-3). Apesar disso, o exame sintetizado é sempre visualizado em conjunto com a tomossíntese. Dessa forma, o risco de não visualizar lesões de menor densidade é compensado pelo benefício da redução de dose, aliado ao fato que, de acordo com dados atualizados, a detecção de câncer é equivalente nesse método (mamografia sintetizada + tomossíntese) quando comparada à combinação mamografia convencional com tomossíntese.

Os estudos mais recentes sobre mamografia sintetizada têm mostrado que o exame apresenta qualidade aceitável para uso na prática clínica e a utilização reduz a dose (quando comparada a combinação mamografia convencional com tomossíntese) em cerca de 50%, com redução no tempo de aquisição em cerca de 30%.

Uma questão que vale destacar relaciona-se com o algoritmo de reconstrução, uma vez que é desenhado para dar ênfase às alterações de alto contraste, assim, calcificações muitas vezes podem ser superestimadas quando comparadas ao exame convencional, resultando em exame falso-positivo (Fig. 9-4). Da mesma forma, distorções arquiteturas também podem se tornar mais evidentes, aumentando a detecção de câncer, no entanto, também aumentando a detecção de alterações benignas como lesão esclerosante complexa e cicatriz radial (Fig. 9-5).

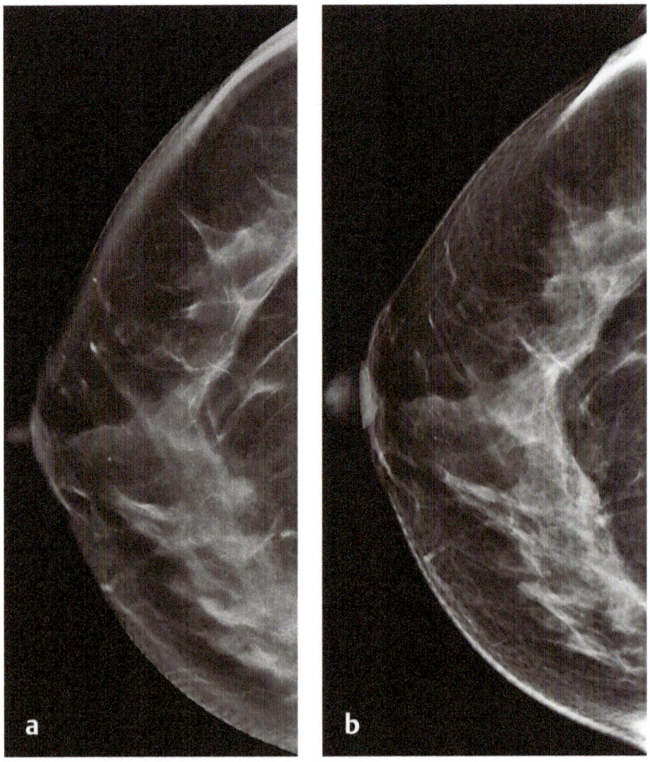

Fig. 9-3. Comparação entre imagem de mamografia sintetizada (a) e mamografia digital 2D (b), note que o algoritmo de processamento preserva o contraste de pontos e linhas entre parênquima e estruturas adjacentes, no entanto, ainda mostrando menor resolução e maior ruído comparativamente à mamografia 2D.

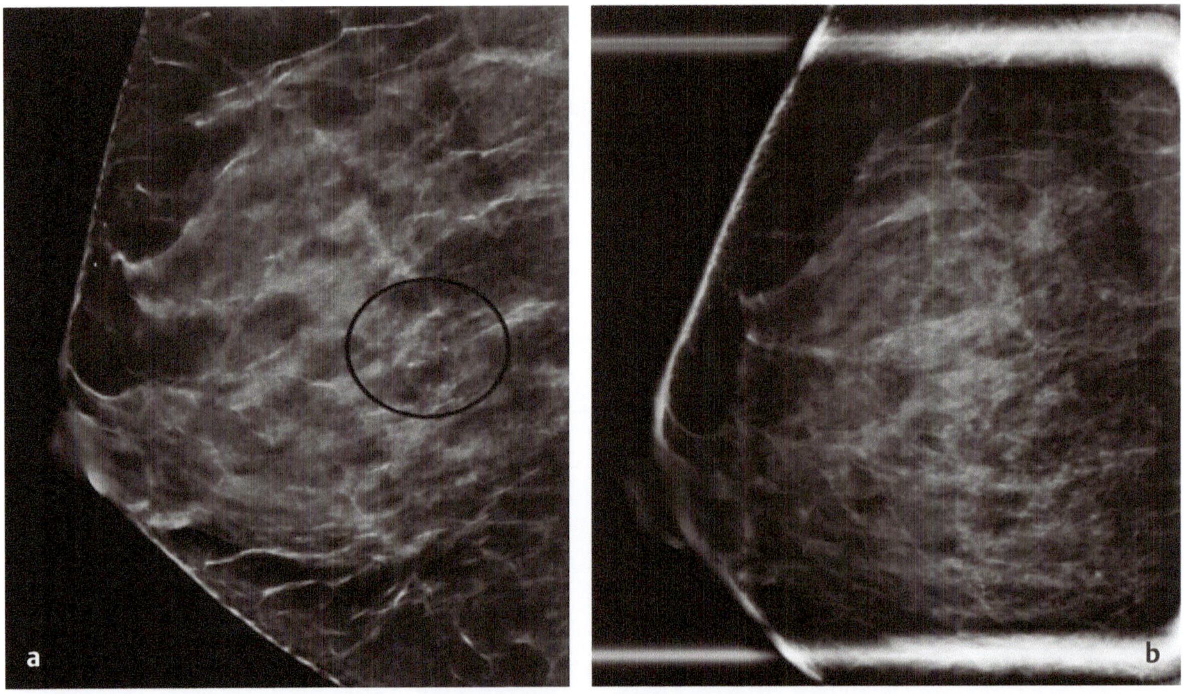

Fig. 9-4. (a) Mamografia sintetizada na incidência MLO mostrando grupamento de estruturas com alta densidade que parecem calcificações (círculo preto) na mama direita. (b) Estudo subsequente realizado com incidência mamográfica com magnificação as calcificações não são mais visualizadas. Esse achado é compatível com artefatos de pseudocalcificação na mamografia sintetizada.

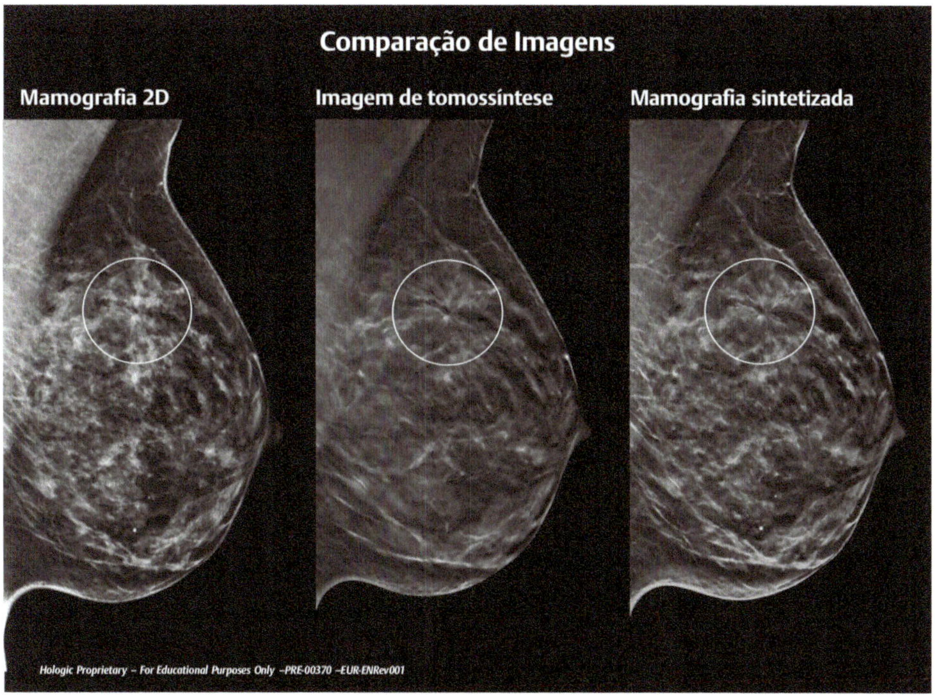

Fig. 9-5. Comparação de imagens mamografia 2D × imagem de tomossíntese × mamografia sintetizada – mostrando área de distorção arquitetural (círculo branco) mais bem destacada nas imagens de tomossíntese e mamografia sintetizada comparativamente à mamografia 2D. Esse fato ocorre em decorrência de algoritmo de reconstrução da mamografia sintetizada, desenhado para dar ênfase às alterações de alto contraste, como microcalficicações ou, como neste caso, a distorção arquitetural.

Nesse contexto, a redução de dose acaba por representar o maior benefício da mamografia sintetizada, permitindo o rastreio combinado à tomossíntese com mínimo incremento da dose comparativamente a um estudo mamográfico convencional (2D) sem, no entanto, perda de sensibilidade ou na qualidade de interpretação na prática clínica quando comparada ao método combinado (mamografia 2D + tomossíntese).

Ultrassom Automático da Mama

O exame de ultrassom é amplamente disponível, de baixo custo, não requer injeção de contraste, isento de radiação ionizante e bem tolerado pelas pacientes. No entanto, a realização do exame nos moldes atuais com varredura manual das mamas tem demonstrado discutível benefício prático na detecção de câncer quando utilizado na população em geral seja pela baixa conspicuidade de alguns tipos de tumores ou pela dependência da experiência e habilidade do operador, dificultando a padronização e reprodutibilidade do exame.

Ainda assim, o exame ultrassonográfico utilizado como método de rastreamento complementar nas pacientes de alto risco tem mostrado detectar mais tumores que a mamografia isoladamente. No entanto, isso tem custado aumento do número de biópsias desnecessárias (podendo chegar a 5% dos exames realizados, com valor preditivo positivo – VPP – de apenas 11%), bem como maior taxa de recomendações de seguimento a curto prazo quando comparado ao rastreamento mamográfico padrão.

O ultrassom automatizado de mama é uma tecnologia promissora no sentido de promover uma padronização do exame de rastreamento, com alta qualidade, aumentando assim a conspicuidade dos tumores.

O estudo é realizado por meio de um braço robótico que guia a sonda de ultrassom e varre as mamas inteiramente, seguido de uma sequência dinâmica de imagens (cine) no plano axial que permite, ainda, a reconstrução no plano coronal. Em alguns estudos, o exame de ultrassom automatizado das mamas, quando realizado em conjunto com a mamografia, tem mostrado taxa semelhante na detecção de câncer quando comparado ao exame ultrassonográfico convencional (3,6% por 1.000), mas com um VPP maior (38%).

Os equipamentos atuais de ultrassom automatizados são classificados em duas categorias: *scanners* supino e prona. O tipo supino foi o método inicialmente criado e simula o exame ultrassonográfico convencional com presença de um braço articulado mecânico operado por computador (Fig. 9-6).

O tipo prona apresenta um transdutor que realiza uma rotação completa ao redor da mama, adquirindo dados que são processados e podem ser reconstruídos de forma multiplanar, permitindo, inclusive, reformatação 3D (Fig. 9-7).

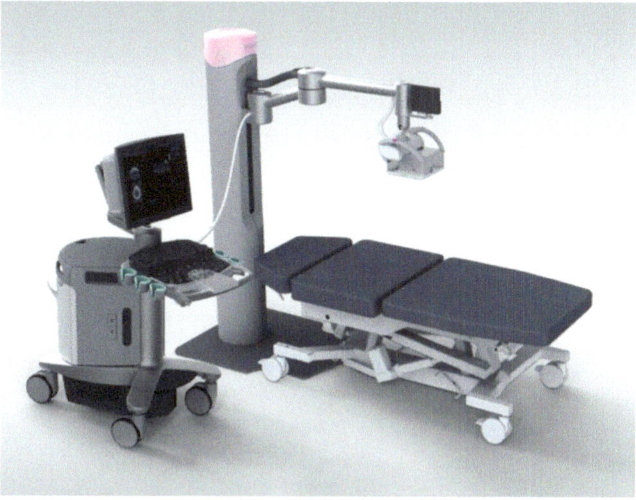

Fig. 9-6. Ultrassom automático tipo supino com braço mecânico acoplado ao transdutor que se conectam ao equipamento convencional (Modelo Simens Accuson™ S2000).

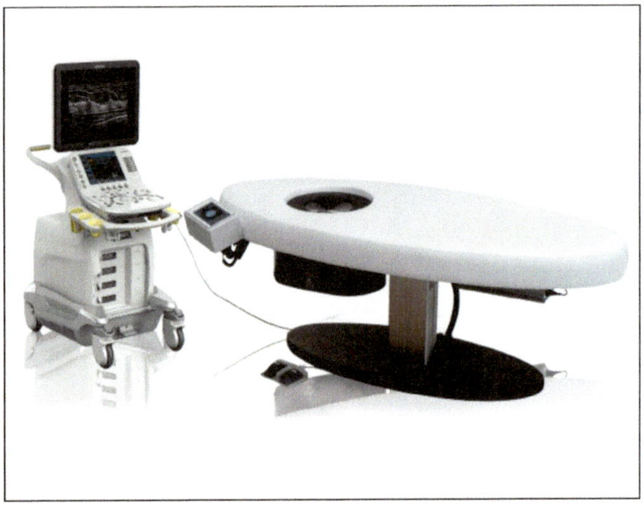

Fig. 9-7. Ultrassom automático tipo prona com mesa contando transdutor rotatório em que a mama é acoplada para obtenção de imagem (Modelo HITACHI SOFIA™).

O tipo supino adquire imagens da mama utilizando transdutor linear com frequência variável entre 5-14 Hz. Aplica-se uma solução de gel especial na superfície da pele para evitar formação de bolhas de ar que interferem na imagem antes da passagem do transdutor. O paciente então é posicionado com os braços acima da cabeça. A mama é ligeiramente comprimida pelo transdutor, variando conforme o tamanho da mama. São realizadas 3 a 5 varreduras de cada mama, de acordo com o volume mamário nas seguintes direções: anteroposterior, lateral, medial, superior e inferior (Fig. 9-8).

Todas as imagens devem incluir o mamilo como ponto de referência, que então é marcado pelo operador no final de cada varredura para permitir correta localização e pós-processamento (Fig. 9-9).

O tempo de aquisição de cada varredura é de cerca de 60 segundos por direção, com tempo médio de exame de cerca de 10 minutos. Após a aquisição, as imagens axiais são enviadas para uma estação de trabalho específica, sendo combinadas e examinadas de forma multiplanar incluindo sagital, coronal e paralela a parede torácica.

Diversos estudos têm demonstrado desempenho diagnóstico semelhante comparativamente ao exame convencional, no entanto, estudos utilizando as novas gerações de equipamentos automatizados demonstram maior sensibilidade e especificidade.

Dentre as aplicações principais, incluímos exames para rastreamento e diagnóstico. Em ambos, em função da forma de aquisição e armazenamento, existe a possibilidade de revisões posteriores das imagens e reconstruções multiplanares.

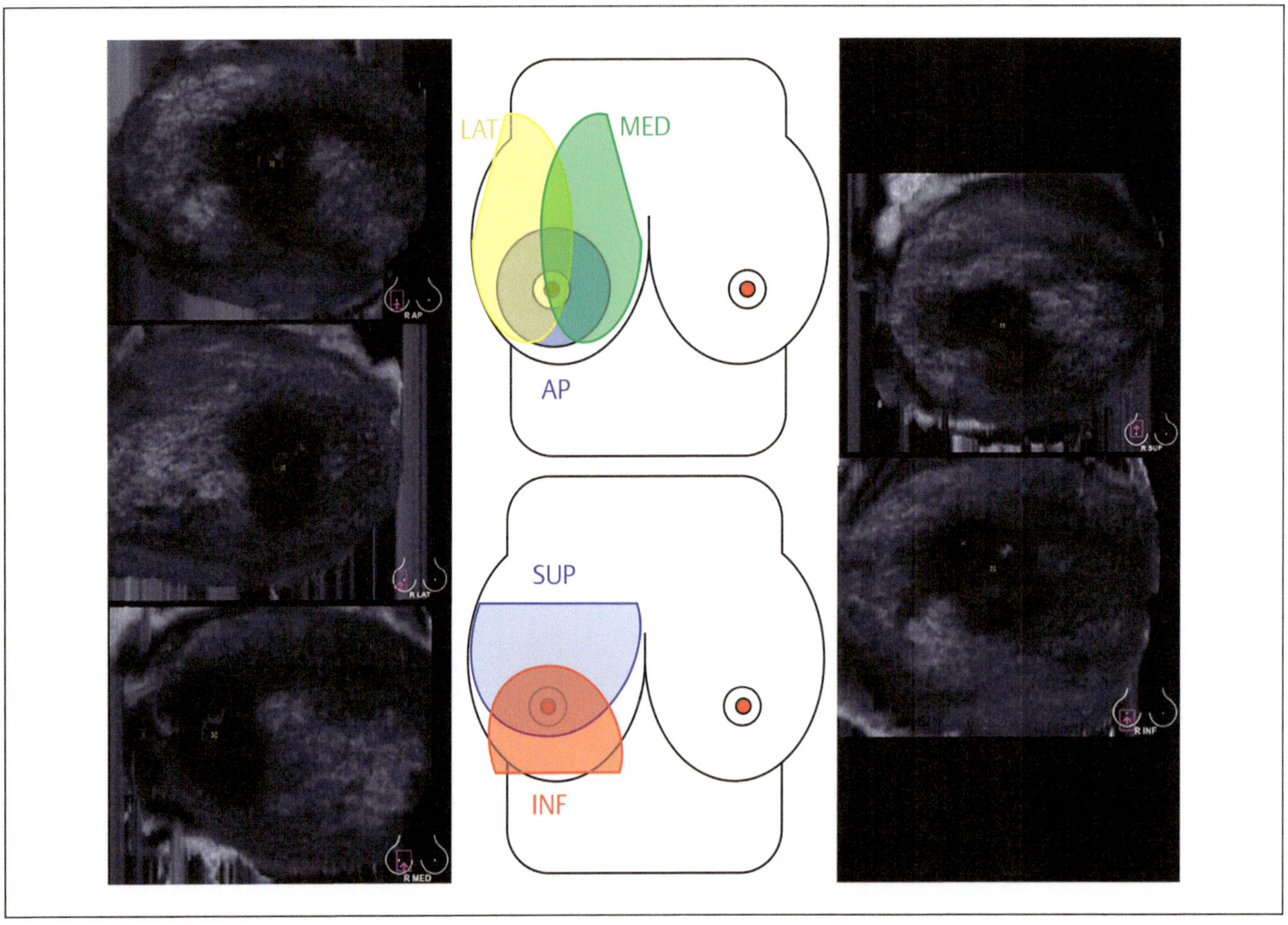

Fig. 9-8. Imagens das varreduras ultrassonográficas adquiridas com ultrassom automatizado. À esquerda, imagens das varreduras habituais: anteroposterior (AP), lateral (LAT) e medial (MED). À direita, varreduras ortogonais: superior (SUP) e inferior (INF).

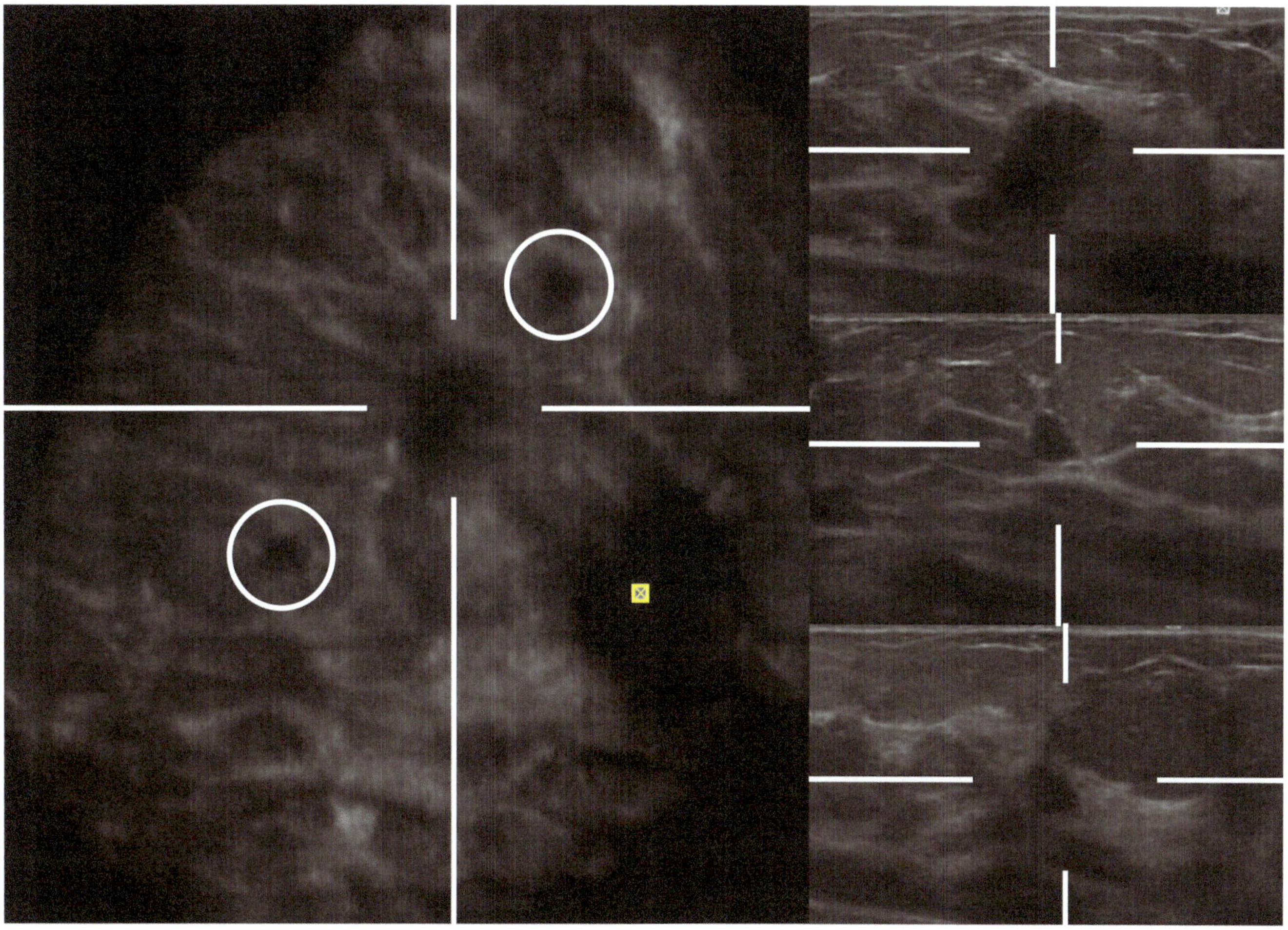

Fig. 9-9. Caso mostra carcinoma ductal invasor multifocal na mama esquerda. Exame detecta duas lesões satélites (círculos) nos quadrantes mediais, mais bem topografados na visão coronal (imagem esquerda) com marcação do complexo areolopapilar (ponto amarelo).

Com relação à utilização do equipamento para fins de rastreamento, a indicação principal seria a avaliação de mamas densas uma vez que a sensibilidade mamográfica é menor neste grupo de pacientes e, além disso, a alta densidade mamária também é considerada um fator de risco isolado para câncer de mama. Além do mais, tumores de mama nesse grupo de pacientes frequentemente são localmente agressivos, com axila positiva ao diagnóstico.

Sabe-se que a utilização do ultrassom junto à mamografia no rastreamento em mulheres com mamas densas aumenta a taxa de detecção em até 4,2 para cada 1.000 mulheres rastreadas. No entanto, a variação entre a experiência e a técnica dos operadores impacta de forma significativa nesses números.

O exame automatizado, além de permitir a aquisição de imagens por profissionais não médicos, dissociando a aquisição e a interpretação, possibilita ainda a dupla leitura dos exames por médicos distintos e a comparação objetiva com exames prévios, uma vez que a forma de aquisição é mais padronizada.

Quando analisados os dados com relação ao exame automatizado, todas as publicações reportam aumento da sensibilidade da mamografia aliada ao ultrassom automatizado, com aumento na taxa de detecção de câncer, variando entre 1,9 a 7,7. Vale, ainda, lembrar que os tumores identificados apenas ao ultrassom são predominantemente do tipo invasor, de pequenas dimensões e com axila negativa, representando achados com importantes implicações prognósticas.

Portanto, o US automatizado representa uma ferramenta diagnóstica confiável e reprodutível para avaliação de lesões mamárias, podendo ser utilizada para analisar lesões nos diferentes planos, aumentando a acurácia diagnóstica. No entanto, uma curva de aprendizado é necessária levando-se em consideração limitações específicas do método. Ainda assim, enquanto inicialmente foi desenvolvido para exames de rastreamento em mamas densas, subsequentemente demonstrou-se alta reprodutibilidade do método na descrição das lesões, localização e tamanho. Esses achados sugerem também a possibilidade de uso potencial para casos como acompanhamento de achados provavelmente benignos e avaliação de resposta tumoral após terapia neoadjuvante (Fig. 9-10).

Ressonância Magnética das Mamas com Protocolo Abreviado (Ultrarrápida)

As ferramentas de rastreamento complementar à mamografia incluem o exame ultrassonográfico das mamas, ressonância magnética e imagem molecular da mama (MBI).

Cada um dos métodos apresenta limitações e benefícios específicos. O exame ultrassonográfico, por exemplo, detecta aproximadamente quatro casos adicionais de câncer para cada 1.000 mulheres rastreadas, apresentando, no entanto, baixa especificidade, com valor preditivo positivo de 9%. Comparativamente, pacientes de alto risco rastreadas adicionalmente com ressonância magnética mostram uma taxa de detecção que pode chegar até 18 casos adicionais para cada 1.000, com um valor preditivo positivo de 30%.

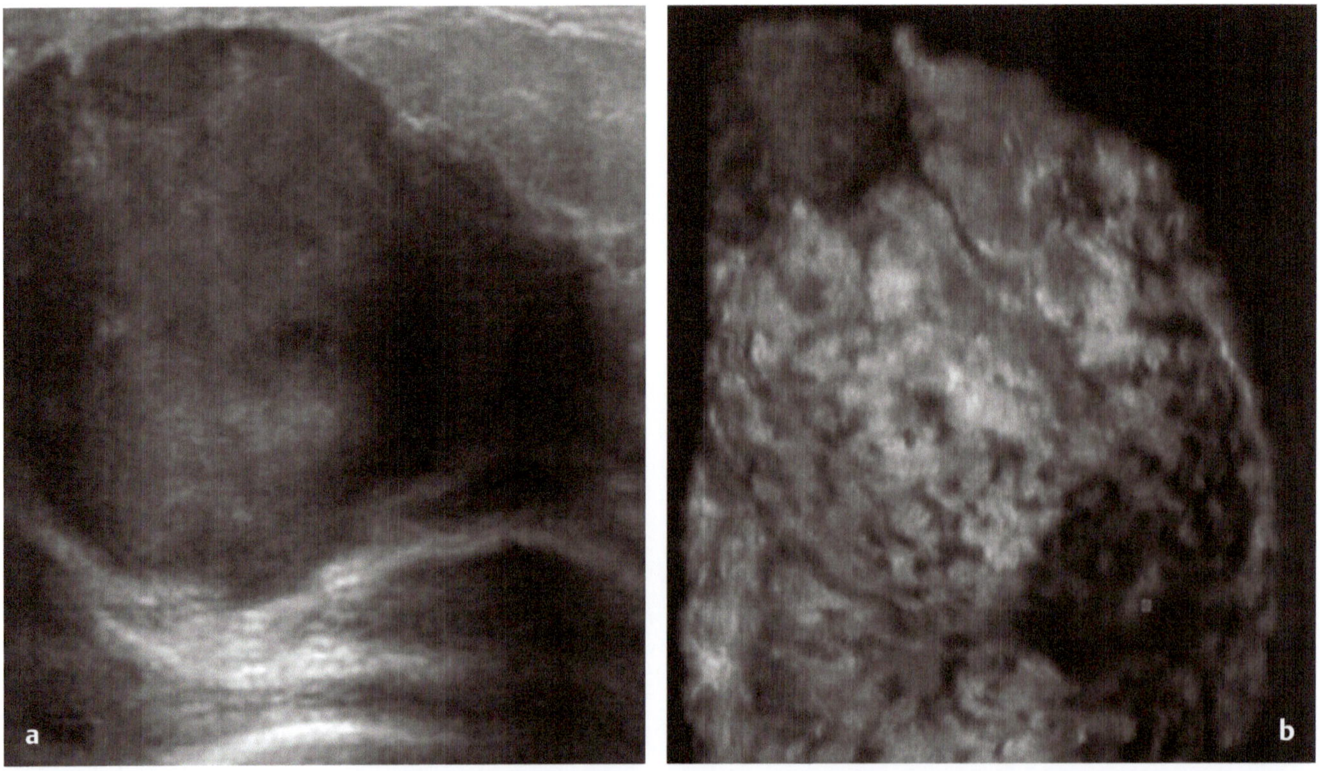

Fig. 9-10. Avaliação de resposta à quimioterapia neoadjuvante. Imagens de exame ultrassonográfico automatizado nos planos transverso (**a**, **d**) e reconstrução coronal (**b**, **e**) e imagem de ressonância magnética axial pós-contraste (**c**, **f**) em paciente com 46 anos, com diagnóstico de tumor triplo negativo na mama direita. Imagens superiores (**a-c**) relacionados com os exames de base, previamente à quimioterapia neoadjuvante, com nódulo irregular (5 cm) e realce heterogêneo. Imagens inferiores (**d-f**) obtidas após tratamento mostrando lesão reduzida a pequeno nódulo hipoecoico, correspondendo à pequena área de realce na ressonância magnética. *(Continua.)*

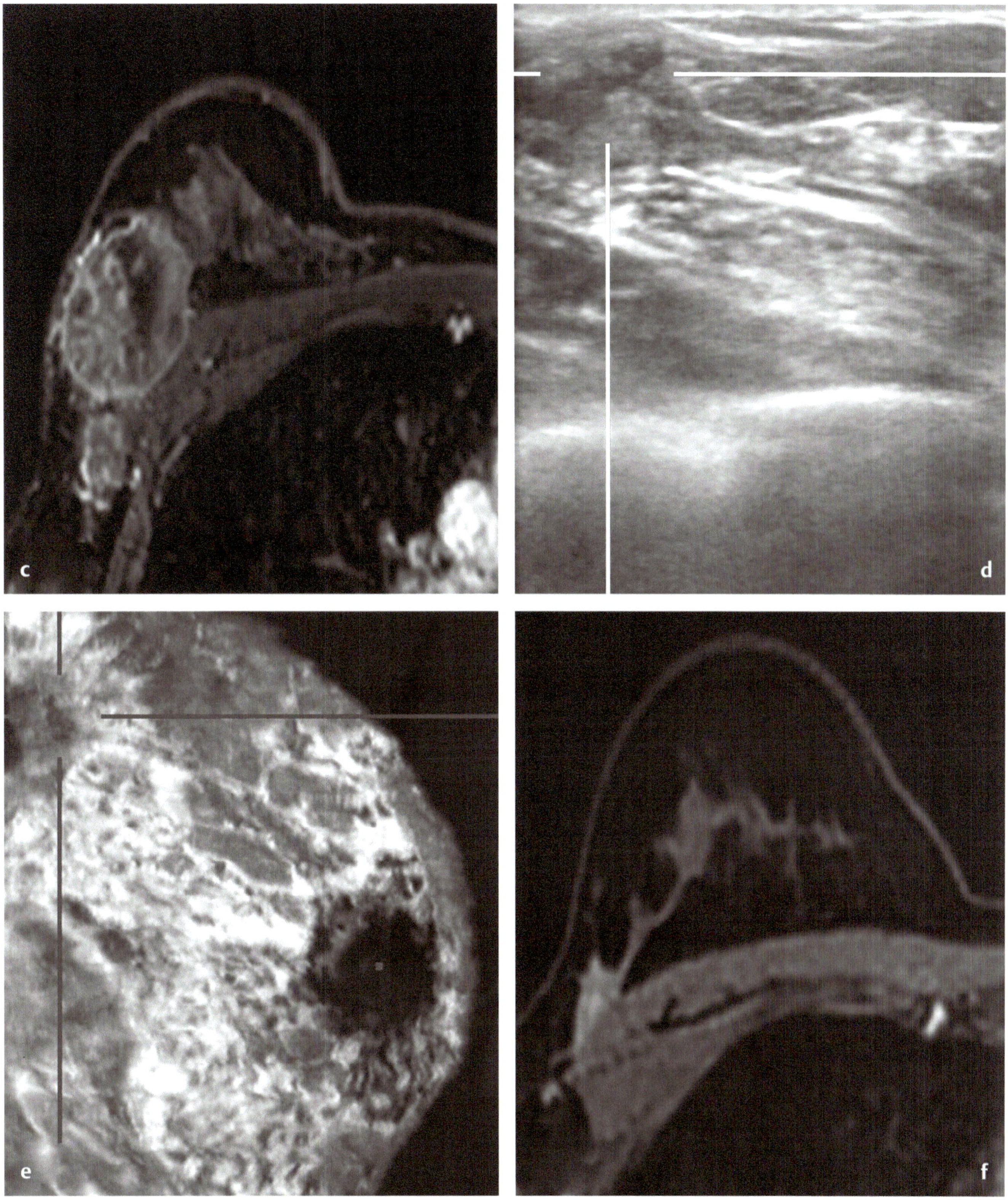

Fig. 9-10. *(Cont.)*

Mamografia e ultrassom fornecem, essencialmente, informações anatômicas, enquanto ressonância magnética com contraste endovenoso adiciona informações relacionadas com neovascularização dos tumores.

O rastreamento anual por ressonância magnética de pacientes de alto risco é parte da rotina recomendada pelo American College of Radiologists (ACR) e European Society for Breast Imaging.

Geralmente o exame de ressonância magnética é realizado com o protocolo composto de múltiplas sequências antes (T1, T2, imagens ponderadas em difusão e T1 3D) e após (3 ou 4 sequências dinâmicas T1 3D) a administração do meio de contraste, com a paciente em posição prona, produzindo em média cerca de 1.200 imagens, com tempo médio de exame de 30 minutos (Fig. 9-11).

Esses protocolos são considerados demorados para aquisição, interpretação e realização de laudo, além de pouco confortáveis para as pacientes. Por esses motivos, esforços foram

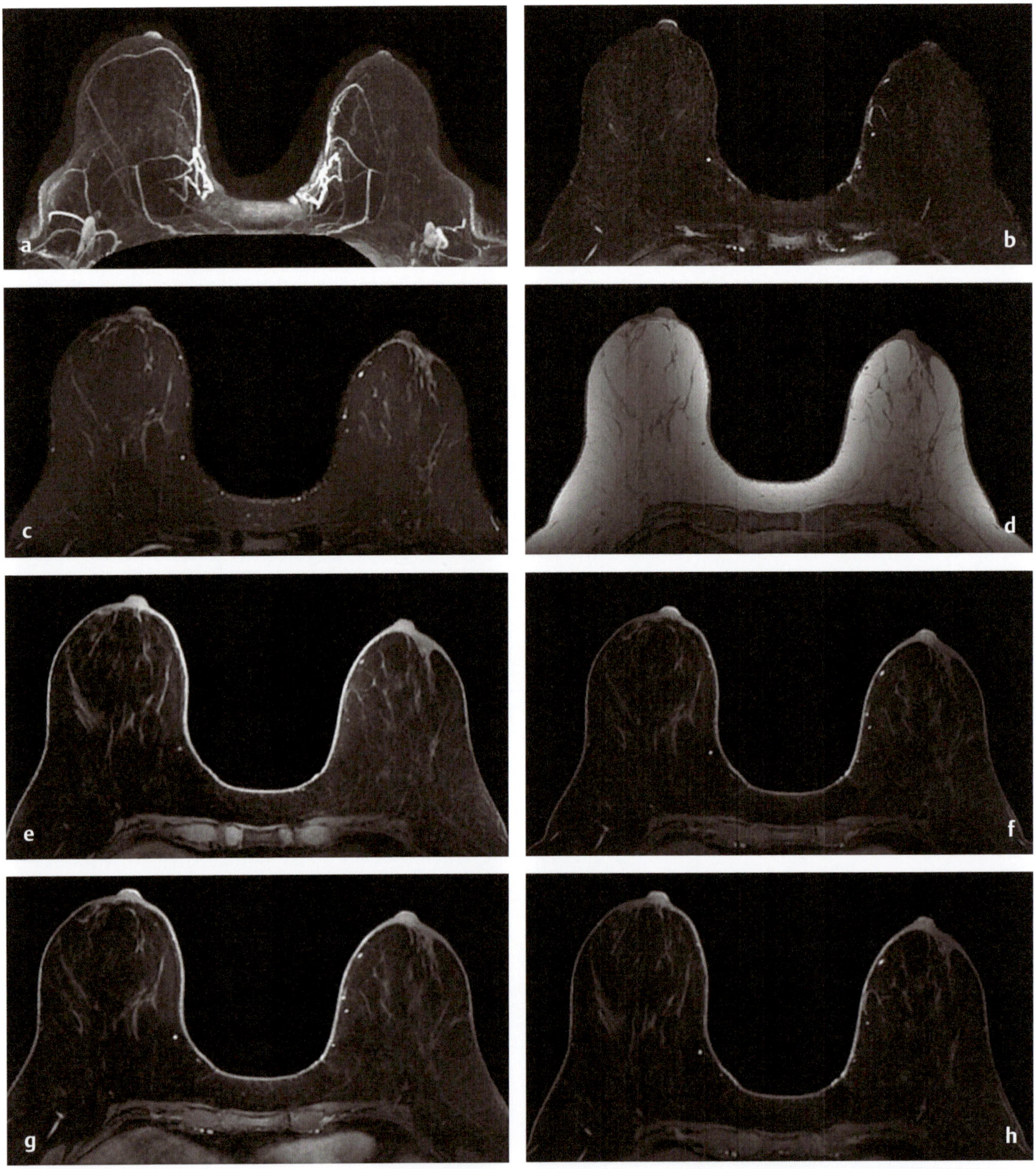

Fig. 9-11. Comparação entre o protocolo abreviado (FAST) com o protocolo padrão em uma mama norma (BI-RADS 1) no mesmo nível de corte. O protocolo abreviado consiste em: (**a**) T1 pós-contraste MIP. (**b**) Subtração digital da primeira sequência pós-contraste da aquisição T1 pré-contraste. O protocolo padrão consiste em sequência ponderada em T2 (**c**) e T1 pré-contraste sem (**d**) e com (**e**) saturação de gordura. Primeira (**f**), segunda (**g**) e terceira (**h**) aquisição T1 pós-contraste com saturação de gordura. *(Continua.)*

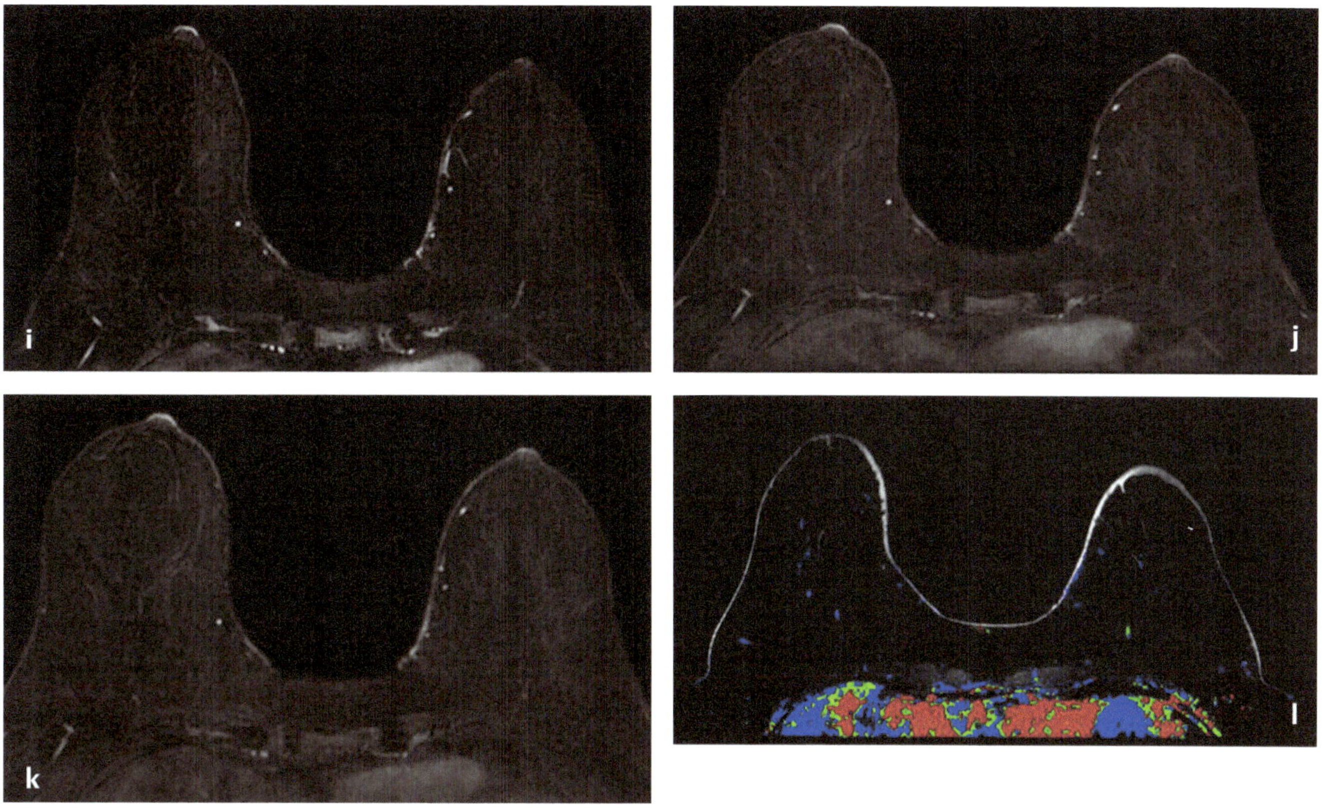

Fig. 9-11. *(Cont.)* Primeira (i), segunda (j) e terceira (k) subtração. (l) T1 pós-contraste com mapa de cores da análise dinâmica do contraste de gordura.

realizados para criar protocolos abreviados com a finalidade de rastreamento, melhorando a tolerabilidade ao exame pelo paciente, além de potencialmente reduzir recursos (Fig. 9-12).

Kuhl *et al.* abreviaram o protocolo de ressonância magnética criando uma sequência denominada FAST (*First pos-contrast Acquisition SubTracted)* que compreende a realização de sequência com ponderação em T1 pré e pós-contraste, com subtração digital e reformatação com projeção de intensidade máxima (MIP). Os autores demonstraram que o rastreamento por meio da utilização dessa sequência é factível sem comprometer a sensibilidade ou especificidade quando comparado ao protocolo padrão e, em contrapartida, reduz o tempo de exame, o tempo de laudo, melhorando o conforto para a paciente e ainda reduzindo custos.

Em geral, os estudos demonstram que quase todos os tumores realçam potencialmente já na primeira sequência após a administração do meio de contraste e, caracteristicamente, apresentam rápida impregnação (*wash-in*) e lavagem (*wash-out*), resultando em um padrão cinético descrito como curva do tipo III. Essa característica é atribuída à neovascularização do tumor que apresenta modificações na junção endotelial, comparativamente ao tecido mamário normal, o que sustenta as bases teóricas do protocolo FAST.

De acordo com os autores que propuseram inicialmente esse protocolo, não houve significativa alteração na sensibilidade ou especificidade para a detecção de câncer comparado ao protocolo padrão. Em um estudo comparativo com 606 pacientes rastreadas, todos os 11 tumores foram detectados pelo protocolo FAST, demonstrando uma sensibilidade de 100% comparado ao protocolo padrão, com especificidade de 94,3%, valor preditivo positivo de 24,4% e valor preditivo negativo de 99,8%.

Com base nesse e em outros estudos subsequentes, acredita-se que o protocolo FAST tem o potencial de substituir o protocolo padrão de múltiplas sequências no contexto do rastreamento de pacientes de alto risco, mesmo sabendo-se da eventual necessidade de reconvocação para avaliações adicionais pelo protocolo mais completo, caso qualquer anormalidade seja encontrada no protocolo FAST, além da necessidade de correlação com os demais métodos de imagem ou até realização de biópsia.

Comparativamente ao protocolo padrão, o protocolo abreviado apresenta tempo de realização e de interpretação muito mais curto com redução do tempo de exame para cerca de 5 minutos, potencialmente aumentando a tolerabilidade das pacientes ao exame (melhorando, inclusive, a qualidade das imagens por reduzir artefatos de movimentação) e tempo de interpretação menor que 1 minuto, permitindo inclusive até a utilização de mecanismos como dupla leitura por radiologistas independentes ou, eventualmente, a interpretação das imagens em tempo real.

O conceito *we do too much and find both too much and too litte* (Fazemos muito e encontramos tanto demais, quanto muito pouco) é um paradoxo na utilização do protocolo padrão de ressonância magnética no contexto do rastreamento por ser extenso e caro, encontrando poucos casos de câncer (até 18 para 1.000 mulheres rastreadas) em meio a outros múltiplos achados benignos que podem requerer controle em curto prazo ou, eventualmente, biópsia.

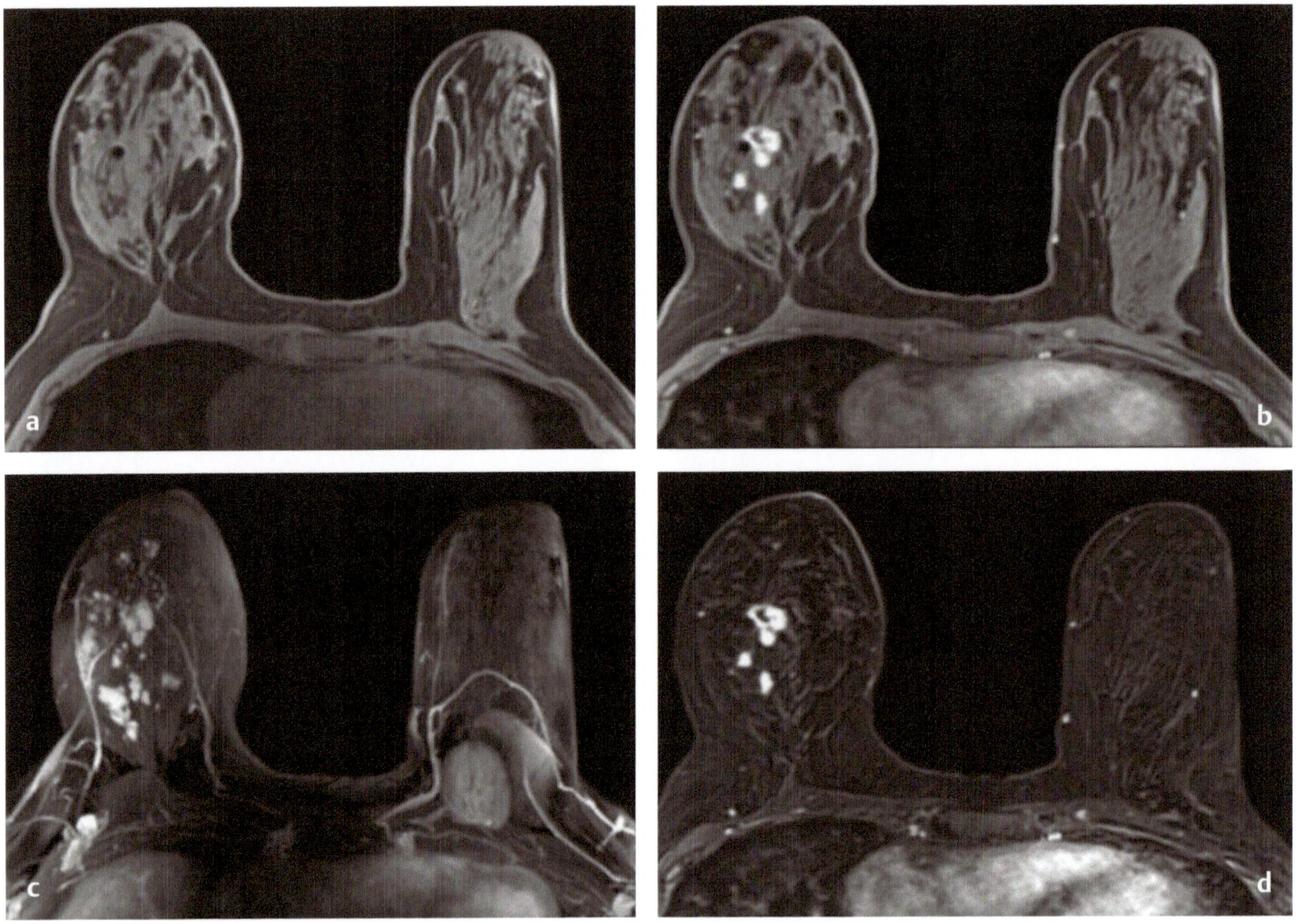

Fig. 9-12. Carcinoma lobular invasor na mama direita de paciente com 59 anos foi adequadamente identificado utilizando o protocolo abreviado: (a) que mostrou nódulo irregular com 3,5 cm. (b) Demonstrando contraste heterogêneo e precoce. (c) Projeção de intensidade máxima (MIP) e (d) subtração.

Assim, as inovações como essa, direcionadas para otimizar as ferramentas da RM, preservando uma alta taxa de detecção de câncer, maximizando ganhos e reduzindo tempo e custos favorece a utilização do protocolo abreviado em busca da solução desse paradoxo no contexto de rastreamento.

Em resumo, o protocolo abreviado mostra-se promissor, pois se apresenta tão efetivo quanto o protocolo padrão com redução significativa de custos relacionados com o tempo de exame, o tempo de interpretação e de laudo, bem como no número de imagens produzido para armazenamento. Esses fatores são cruciais para a utilização racional e eficiente das novas tecnologias na área do diagnóstico por imagem a fim de que sejam acessíveis o suficiente para serem implementadas.

Imagem Molecular da Mama (MBI)

Imagem molecular da mama (*Molecular Breast Imaging* – MBI) representa uma modalidade de exame de imagem da área específica da Medicina Nuclear, utilizando uma gama câmara específica e injeção de radiofármaco para identificar tumores mamários.

Nessa modalidade, a captação do radiofármaco é proporcional ao fluxo sanguíneo e à atividade metabólica mitocondrial, bem como relacionada com outros fatores fisiológicos próprios resultando em uma captação preferencial pelas células tumorais comparativamente ao tecido mamário normal. Nos Estados Unidos, o FDA aprovou a utilização do Tecnécio-99 m Sestamibi para cintilografia mamária em 1997 e, embora inicialmente a gama câmara convencional tenha sido empregada para imagem mamária, esse método ainda sim demonstrou boa sensibilidade e especificidade para tumores maiores que 15 mm.

No entanto, a baixa capacidade em demonstrar tumores subcentimétricos, bem como a limitação na correlação com o exame de mamografia, limitaram a integração da cintilografia mamária à prática clínica. Com o desenvolvimento de gama câmara específica de alta resolução, as limitações iniciais do exame realizado de modo convencional foram resolvidas e, atualmente a MBI é capaz de demonstrar tumores subcentimétricos, assim como realizar imagens de projeção semelhantes à mamografia, viabilizando a correlação e, portanto, a integração aos demais métodos.

Dentre as configurações dos equipamentos, pode haver gama câmaras de uma ou duas cabeças. Diversos estudos confirmam que ambos são confiáveis para detecção de pequenas lesões, com sensibilidade e especificidade semelhantes. Assim, a capacidade na detecção de pequenas lesões não é impactada, variando apenas o tempo de aquisição que é menor para

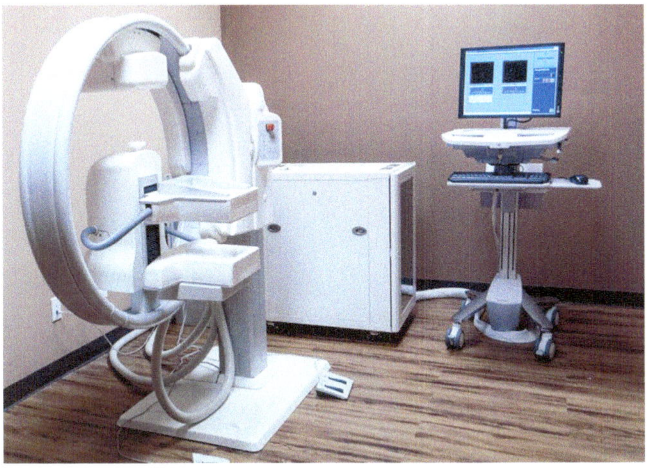

Fig. 9-13. Gama-câmara de duas cabeças.

o equipamento de duas cabeças, no entanto, o custo deste equipamento é substancialmente maior (Fig. 9-13).

O exame é realizado por meio de injeção intravenosa do radiofármaco Tc-99 m Sestamibi. A paciente é posicionada sentada e a mama é suavemente comprimida entre o detector da gama câmara e o braço de compressão ou entre os dois detectores da gama câmara no caso do equipamento de duas cabeças. São obtidas incidências convencionais bilaterais em craniocaudal e médio-lateral oblíqua, permitindo correlação direta com a mamografia. Imagens adicionais eventualmente podem ser adquiridas conforme necessário, incluindo craniocaudal exagerada, perfil verdadeiro ou no caso de detector de uma cabeça, imagem com o detector na posição oposta à aquisição inicial. A duração média é de 40 a 50 minutos.

De forma similar à ressonância magnética, o MBI quando realizado para rastreamento de pacientes de alto risco ou acompanhamento de achado previamente identificado, idealmente deve-se realizar o exame na fase folicular do ciclo menstrual (7º ao 14º dia), minimizando a captação de fundo do radiotraçador pelo parênquima mamário. No entanto, caso haja indicação específica, o exame pode e deve ser realizado em qualquer fase do ciclo. Em mulheres com tumores recém-diagnosticados, recomenda-se a injeção do radiofármaco no braço contralateral a fim de evitar captação axilar anômala por extravasamento, criando confusões na interpretação de envolvimento axilar.

O estudo completo consiste em 4 a 12 imagens, permitindo rápida interpretação e aquisição sem grandes limitações na aquisição de imagens, como ocorre no caso da ressonância magnética em que 15% dos pacientes apresentam algum tipo de restrição, seja pela presença de dispositivos não compatíveis com a ressonância magnética, biotipo/obesidade, alteração importante da função renal ou claustrofobia.

A MBI tem alta sensibilidade comparativamente à ressonância magnética, chegando a 96,4% (97% para tumores invasivos e 93,8% para carcinoma ductal *in situ*) e, da mesma forma que a ressonância magnética, a sensibilidade da MBI não é influenciada pela densidade mamária, mostrando sensibilidade de 95,1% para mamas densas e 95,8% para mamas não densas (Fig. 9-14). Além disso, a MBI é capaz de detectar, além do câncer de mama, lesões de alto risco como hiperplasia ductal atípica e hiperplasia lobular atípica.

Assim como os demais métodos de imagem, apesar das vantagens, valer destacar algumas desvantagens e limitações deste método, dentre as quais devemos incluir sua pouca definição anatômica e a dose de radiação comparativamente.

Inicialmente, o MBI era realizado utilizando-se 20-30 mCi (740-1.100 MBq) de Tc-Sestamibi. No decorrer do tempo, estudos demonstraram que a utilização de apenas 5-10 mCi apresentava sensibilidade e especificidade semelhantes para detecção de lesões. Vale ressaltar que, em função da própria física do exame, existe exposição à radiação não restrita à mama uma vez que o radiofármaco é administrado na corrente sanguínea, apresentando, portanto, distribuição sistêmica. Por exemplo, um exame utilizando 8 mCi de Tc-Sestamibi tem uma dose estimada para a mama de 0,07 mGy/mCi e dose efetiva corporal de 0,325 mSv/mCi (ou 2,5 mSv). Em comparação, a dose efetiva de um exame de mamografia digital nas incidências de rotina é de 0,5 mSv, ou seja, no MBI a dose efetiva é cerca de 5 vezes maior que da mamografia.

Embora o uso da MBI para fins de rastreamento na população geral não seja recomendado, a utilização para fins diagnósticos ou de estadiamento pode ter indicações precisas, como: 1) avaliação da extensão tumoral, para pesquisa de focos adicionais de doença em pacientes com diagnóstico de câncer de mama, 2) avaliação adicional de achados indeterminados ou em situações clínicas desafiadoras identificadas nos exames de mamografia e ultrassonografia e 3) avaliação de resposta tumoral à quimioterapia neoadjuvante.

Estudos mostram que o MBI tem a capacidade de identificar focos adicionais de tumores em aproximadamente 9-11% das pacientes recém-diagnosticadas com câncer de mama, modificando a abordagem cirúrgica em até 25% dos casos (convertendo cirurgia conservadora em mastectomia, com espécime cirúrgica confirmando que todos os casos com cirurgia ampliada em decorrência de achados do MBI de fato apresentavam doença residual ou focos adicionais), indicando sensibilidade semelhante à ressonância magnética na avaliação pré-operatória, porém, com dados que sugerem maior especificidade.

Em relação às pacientes com mamas densas, o ultrassom permanece como a modalidade mais utilizada no rastreamento complementar, no entanto, estudos utilizando o MBI têm relatado taxa de detecção de 7-16 casos adicionais de câncer por 1.000 mulheres rastreadas (comparando a taxas de 2-7 casos encontrados no ultrassom nos mesmos estudos analisados). Porém, faz-se necessário lembrar nesse contexto a radiação adicional decorrente da utilização da MBI como método de rastreamento suplementar a mamografia, o que, inclusive, tem impulsionado pesquisas que utilizam doses cada vez menores do radiofármaco diminuindo a radiação recebida pela paciente, sem alterar, no entanto, as taxas de detecção de tumores.

Comparativamente a ressonância magnética no rastreamento de pacientes de alto risco a realização da MBI em pacientes com contraindicações a ressonância magnética tem demonstrado taxas semelhantes na detecção de câncer de mama, com estudos mostrando sensibilidade comparável, no entanto com maior rapidez de interpretação, uma vez que

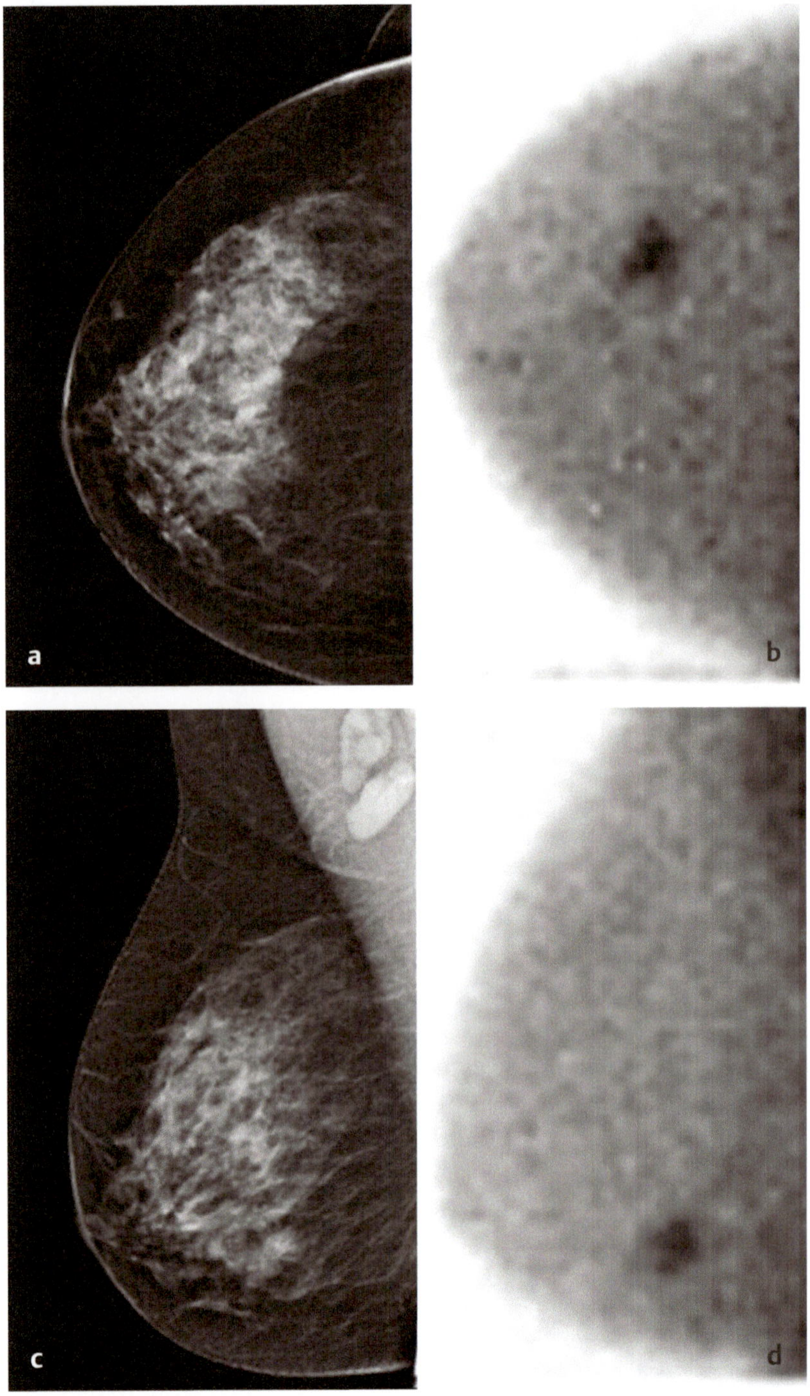

Fig. 9-14. (a, c) Mamografia de rastreamento em paciente de alto risco mostrando mamas heterogeneamente densas sem evidência de achados suspeitos. (b, d) Subsequente exame de MBI realizado demonstrou área de captação focal do traçador no quadrante inferomedial com biópsia confirmando tratar-se de carcinoma lobular invasor.

um estudo completo de MBI consiste em cerca de 8 imagens, número esse infinitamente menor que exames completos de ressonância magnética.

Por fim, vale destacar que um exame de MBI negativo no contexto do rastreamento de pacientes com mamas densas ou de alto risco, o valor preditivo negativo de 98% é bastante tranquilizador (Fig. 9-15). Da mesma forma, em pacientes com tumores recém-diagnosticados, quando a MBI demonstra apenas o tumor conhecido sem outras áreas de anormalidade, a tomada de decisão se torna mais segura.

Assim como as demais novas tecnologias, é crucial que os médicos tornem-se familiarizados com o método. O ACR assim como a Society of Nuclear Medicine publicaram indicações clínicas apropriadas, incluindo ainda no próprio site do ACR um módulo *on-line* de revisão de casos para facilitar a incorporação do método na prática clínica. (www.acr.org/Quality-Safety/Standards-Guidelines/Practice-Guidelines-by-Modality/Nuclear-Medicine)

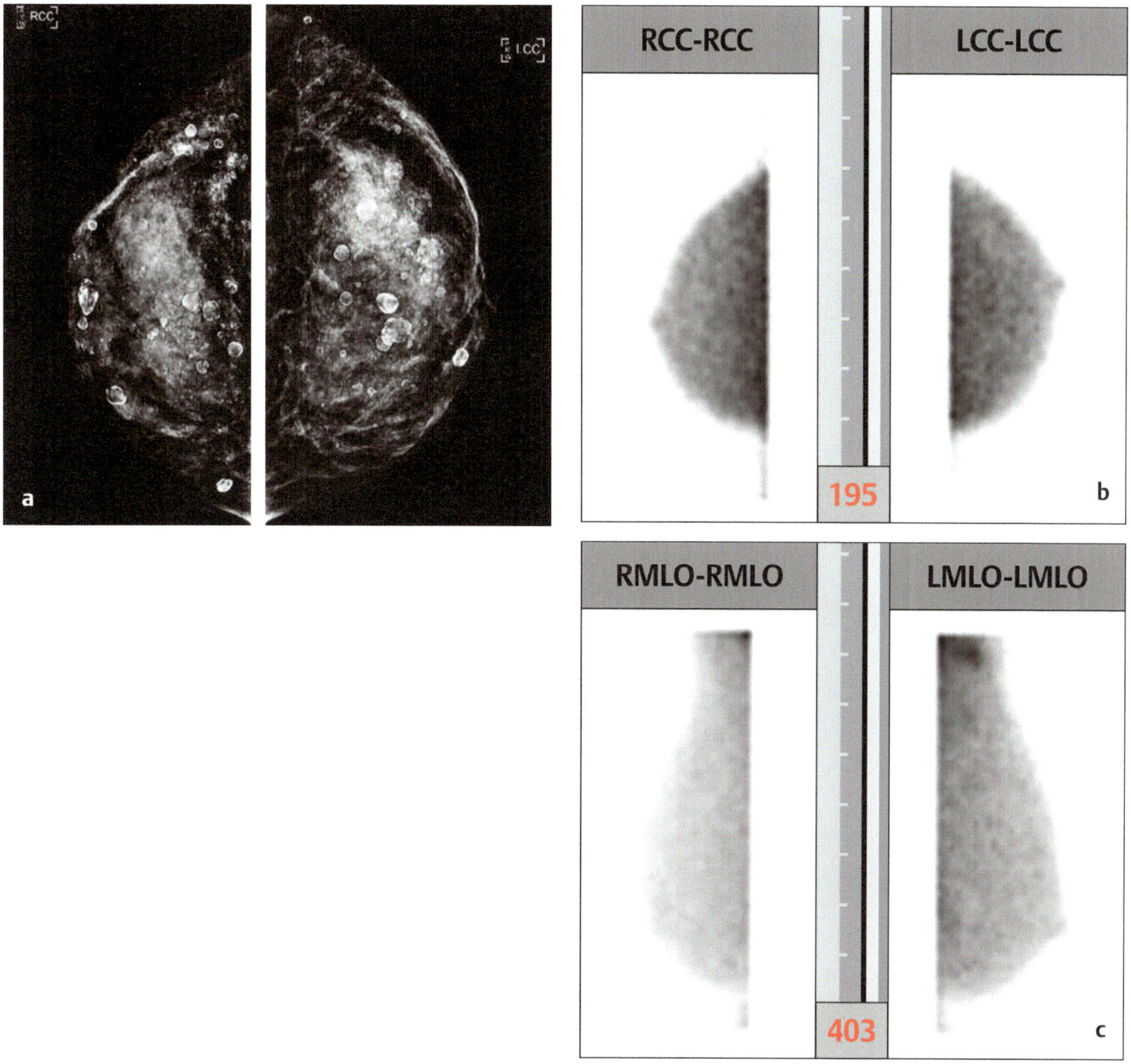

Fig. 9-15. (a) Mamografia de rastreamento em paciente com mamas densas e história de injeção de silicone industrial nas mamas, demonstrando inúmeros granulomas de silicone bilaterais (soliconomas) reduzindo significativamente a sensibilidade mamográfica. (b,c) MBI não demonstra qualquer área de captação anormal no parênquima mamário.

CONCLUSÃO

Para um programa de rastreamento eficaz, faz-se necessário progressivo aumento na sensibilidade e também na especificidade dos métodos, idealmente avaliando custos e benefícios de cada método e minimizando a exposição à radiação. Alguns desses objetivos podem ser atingidos com as novas tecnologias apresentadas e subsequente aprimoramento das mesmas.

No entanto, as estratégias atuais de rastreamento são claramente limitadas dado a heterogeneidade populacional quando considerados principalmente aspectos como densidade mamária, idade e fatores de risco individuais. Adicionalmente, devem-se considerar ainda os custos ao sistema de saúde dos programas de rastreamento realizados da forma tradicional, bem como os potenciais danos da exposição à radiação e o ônus (psicológico às pacientes, e financeiro ao sistema de saúde) de resultados falso-positivos e falso-negativos.

Novas tecnologias tanto relacionadas com o diagnóstico por imagem quanto à estratificação de risco trazem novos paradigmas aos programas atuais de rastreamento que precisam ser repensados uma vez que utilizam de uma única e rígida estratégia a todos os indivíduos da população.

Assim, a otimização de cuidados ao paciente no decorrer do tempo requer a mudança desses paradigmas para estratégias paciente-específicas de rastreamento ajustadas ao risco individual, tomando como base fatores que incluem histórico familiar, idade, perfil genético, densidade mamária e a própria visão do paciente sobre os riscos e benefícios com relação ao rastreamento, integrando cuidadosamente cada um dos fatores.

O objetivo final maior é o desenvolvimento de algoritmos de imagem personalizados, otimizando a aplicação das novas tecnologias disponíveis para maximizar a sensibilidade e especificidade, reduzindo custos e exposição à radiação.

BIBLIOGRAFIA

American College of Radiology (ACR). ACR BI-RADS® mammography. In: Sickles EA, D'Orsi CJ, Bassett LW et al., editors. ACR BI-RADS® Atlas: Breast Imaging Reporting and Data System. 5th ed. Reston (VA): American College of Radiology. 2013.

American College of Radiology: Diagnostic Radiology: Nuclear Medicine Practice Parameters and Technical Standards—American College of Radiology.AmericanCollegeofRadiology2017. www.acr.org/Quality- Safety/Standards-Guidelines/Practice-Guidelines-by-Modality/Nuclear-Medicine.

Berg WA. Current status of supplemental screening in dense breasts. J Clin Oncol. Available at: https://www.ncbi.nlm.nih.gov/pmc/articles/PMC5474360/. 2019.

Berg WA. Nuclear breast imaging: clinical results and future directions. J Nucl Med. 2016;57:46S-52S.

Bernardi D, Macaskill P, Pellegrini M, et al. Breast cancer screening with tomosynthesis (3D mammography) with acquired or synthetic 2D mammography compared with 2D mammography alone (STORM2): a population-based prospective study. Lancet Oncol. 2016;17(8):1105-13.

Borthakur A, Weinstein SP, Schnall MD, Conant EF. Comparison of Study Activity Times for Full versus Fast MRI for Breast Cancer Screening. Journal of the American College of Radiology. 2019).

Brem RF, Tabar L, Duffy SW, et al. Assessing improvement in detection of breast cancer with three-dimensional automated breast US in women with dense breast tissue: the SomoInsight study. Radiology. 2015;274(3):663-73.

Collarino A, de Koster EJ, Valdes ORA, et al. Is technetium-99 m sestamibi imaging able to predict pathologic nonresponse to neo adjuvant chemotherapy in breast cancer? A meta-anaylsis evaluating current use and shortcomings. Clin Breast Cancer. 2017.

Committees Meeting Materials/Medical Devices/Medical Devices Advisory Committee/Radiological DevicesPanel/UCM325901.pdf.

Dromain C, Thibault F, Diekmann F, et al. Dual-energy contrast-enhanced digital mammography: initial clinical results of a multireader, multicase study. Breast cancer research: BCR. 2012;14(3):R94.

Drukteinis JS, Mooney BP, Flowers CI, Gatenby RA. Beyond mammography: new frontiers in breast cancer screening. Am J Med. 2013;126(6):472-9.

Freer PE, Winkler N. Synthesized Digital Mammography Imaging. Radiol Clin North Am. 2017;55(3):503-12.

Haas B, Kalra V, Geisel J, et al. Comparison of tomosynthesis plus digital mammography and digital mammography alone for breast cancer screening. Radiology. 2013;269:694-700.

Hendrick RE. Radiation doses and cancer risks from breast imaging studies. Radiology. 2010;257(1):246-53.

Huppe AI, Mehta AK, Brem RF. Molecular Breast Imaging: A Comprehensive Review. Seminars in Ultrasound, CT and MRI. 2018;39(1):60-9.

Jimenez JE, Strigel RM, Johnson KM, et al. Feasibility of high spatiotemporal resolution for an abbreviated 3D radial breast MRI protocol. Magn Reson Med. 2018.

Jochelson MS, Dershaw DD, Sung JS, et al. Bilateral contrast-enhanced dual-energy digital mammography: feasibility and comparison with conventional digital mammography and MR imaging in women with known breast carcinoma. Radiology. 2013;266(3):743-51.

Kopans DB. A new era in mammography screening. Radiology. 2014;271(3):629-31.

Kuhl CK, Schrading S, Strobel K, et al. Abbreviated breast magnetic resonance imaging (MRI): first postcontrast subtracted images and maximum-intensity projection-a novel approach to breast cancer screening with MRI. J Clin Oncol. 2014;32:2304-10.

Kuhn KJ, Rapelyea JA, Torrente J, et al. Comparative diagnostic utility of low-dose breast-specific gamma imaging to current clinical standard. Breast J. 2016;22(2):180-8.

Leithner D, Moy L, Morris EA, Marino MA, et al. Abbreviated MRI of the breast: does it provide value? J Magn Reson Imaging. 2019;49(11):e85-100.

Mango VL, Morris EA, Dershaw DD, et al. Abbreviated protocol for breast MRI: are multiple sequences needed for cancer detection? Eur J Radiol. 2015;84(1):65-70.

Milon A, Vande PS, Poujol J, et al. Abbreviated breast MRI combining FAST protocol and high temporal resolution (HTR) dynamic contrast enhanced (DCE) sequence. Eur J Radiol. 2019;117:199-208.

Nelson JS, Wells JR, Baker JA, et al. How does c-view image quality compare with conventional 2D FFDM? Med Phys. 2016;43(5):2538.

Pijpe A, Andrieu N, Easton DF, et al. Exposure to diagnostic radiation and risk of breast cancer among carriers of BRCA1/2 mutations: retrospective co-hort study (GENE-RAD-RISK). BMJ. 2012;345:e5660.

Pisano ED, Gatsonis C, Hendrick E, et al. Diagnostic performance of digital versus film mammography for breast-cancer screening. N Engl J Med. 2005;353(17):1773-83.

Rafferty EA, Durand MA, Conant EF, et al. Breast cancer screening using tomosynthesis and digital mammography in dense and nondense breasts. JAMA. 2016;315(16):1784-6.

Rafferty, et al. Assessing radiologist performance using combined digital mammography and breast tomosynthesis compared with digital mammography alone: results of a multicenter, multireader trial. Radiology. 2013;266(1):104-13.

Rechtman LR, Lenihan MJ, Lieberman JH, et al. Breast-specific gamma imaging for the detection of breast cancer in dense versus non-dense breasts. Am J Roentgenol. 2014;202:293-8.

Sardanelli F, Fallenberg EM, et al. Mammography: an update of the EUSOBI recommendations Insights Imaging. 2017;8(1):11-18.

Sardanelli F, Podo F, D'Agnolo G, et al. Multicenter comparative multi-modality surveillance of women at genetic-familial high risk for breast cancer (HIBCRITstudy): interimresults. Radiology. 2007;242:698-715.

Shermis RB, Redfern RE, Burns J, Kudrolli H. Molecular breast imaging in breast cancer screening and problem solving. Radiographics. 2017;37:1309-27.

Skaane P, Bandos AI, Eben EB, et al. Two-view digital breast tomosynthesis screening with synthetically reconstructed projection images: comparison with digital breast tomosynthesis with full-field digital mammographic images. Radiology. 2014;271(3):655-63.

Skaane P, Bandos AI, Gullien R, et al. Comparison of digital mammography alone and digital mammography plus tomosynthesis in a population-based screening program. Radiology. 2013;267(1):47-56.

Svahn TM, Houssami N, Sechopoulos I, Mattsson S. Review of radiation dose estimates in digital breast tomosynthesis relative to those in two-view full-field digital mammography. Breast. 2015;24(2):93-9.

US Food and Drug Administration. US Food and Drug Administration (FDA) Review: Radiology Advisory Panel Meeting: Hologic Selenia Dimensions 3D System with C-View Software Module. Available at: http://www.fda.gov/downloads/AdvisoryCommittees/

Vedantham S, Karellas A. Emerging Breast Imaging Technologies on the Horizon Semin Ultrasound CT MR. 2018;39(1):114-21.

CLASSIFICAÇÃO TRADICIONAL DO CÂNCER DE MAMA

Teresa Cristina Santos Cavalcanti ▪ Mayara Cordazzo Portes

PASSADO, PRESENTE E FUTURO

Mais de 95% dos tumores malignos da mama são adenocarcinomas. Os demais são representados por linfomas, sarcomas e neoplasia metastáticas.

O adenocarcinoma mamário é doença extremamente heterogênea sob diversos aspectos: biológico, apresentação histológica, prognóstico, dentre outros, tendo resposta bastante diversa aos tratamentos, sendo desta forma representante de numerosas entidades com desfecho distinto, muitas vezes independente da terapia preconizada.

O câncer de mama pode ser classificado segundo:

- Capacidade ou não de metastatizar;
- Tipo tumoral;
- Grau tumoral;
- Estadiamento;
- Expressão gênica.

A melhor classificação é aquela que determina com maior poder o prognóstico de determinada lesão e ao mesmo tempo orienta de forma adequada seu tratamento.

Primeiramente será abordada a classificação tradicional que se baseia nas suas formas de apresentação histológica e cujos parâmetros são baseados em critérios analisados em produtos de biópsia ou de ressecções cirúrgicas, levando em consideração se a lesão encontra-se confinada nos dúctulos/ductos mamários, no tipo histopatológico, grau tumoral, expressão de proteínas sendo posteriormente abordada a classificação gênica, com base na classificação hierarquizada de genes, e os testes moleculares mais frequentemente discutidos.

CLASSIFICAÇÃO TRADICIONAL

A classificação tradicional ou histopatológica baseia-se no tipo de célula, apresentação arquitetural e características histológicas distintas.

Há evidências de que a grande maioria dos carcinomas mamários tem origem nas células da unidade dúctulo-lobular terminal, porém os termos ductal e lobular estão arraigados na terminologia e são usados para descrever neoplasias tanto *in situ* quanto infiltrantes e que tem características morfológicas distintas.[1]

De acordo com sua apresentação e consequente capacidade de metastatização, os carcinomas mamários são classificados em:

- Carcinoma *in situ*;
- Carcinoma microinvasore;
- Carcinoma infiltrante.

Carcinoma Mamário *In Situ*

A origem epitelial dos carcinomas foi reconhecida na França em 1865, por Cornil, usando a glândula mamária como modelo para seu trabalho e publicação posterior mostrando ilustrações representando a similaridade de células atípicas confinadas ao epitélio lobular às do crescimento linear e de padrão infiltrativo conhecido na atualidade como carcinoma lobular infiltrante e que veio, posteriormente, ser comprovado por meio de estudos moleculares como lesão precursora do último.[2,3]

Em 1931, Cheatle e Cutler[4] fizeram descrição detalhada da origem dos carcinomas infiltrantes da mama a partir dos carcinomas *in situ* e Albert C. Broders, em 1932,[5] introduziu, no ano seguinte, o termo carcinoma *in situ*, referindo-se aos carcinomas de células escamosas.

O carcinoma *in situ* é a forma inicial da neoplasia onde as células com características malignas estão contidas pela membrana basal dos ductos/ácinos mamários não tendo a capacidade de infiltrar o estroma. Consequentemente não invadem veias e linfáticos, o que resulta na falta de sua capacidade de metastatização. São considerados marcadores de risco e muito frequentemente precursores das lesões infiltrantes. São divididos em carcinoma ductais *in situ* (intraductais) ou carcinomas lobulares *in situ*, estes atualmente denominados neoplasias lobulares *in situ* (Fig. 10-1).

Carcinoma Mamário Microinvasor

O carcinoma microinvasor, considerado previamente como uma subcategoria de carcinoma ductal *in situ* (CDIS), é responsável por menos de 1% de todos os carcinomas mamários.[6] O termo **microinvasor** foi introduzido por Lagios *et al.* em 1982,[7] porém, durante muito tempo houve bastante dificuldade em sua aplicação adequada por falta de padronização de seu conceito. Em 1997, a 5ª edição da American Joint Committe on Cancer,[8] contemplou em seu manual de estadiamento, orientações em relação a definição de carcinoma microinvasor. Na atual edição carcinoma microinvasor é definido como aquele em que há a quebra da barreira da membrana basal por células malignas e invasão estromal que atinge o tamanho máximo de 1 mm e os carcinomas microinvasores são formalmente incluídos no sistema T de estadiamento como T1 mi.[9] Lesões com invasão maiores que 1 mm são consideradas lesões francamente infiltrantes ou invasoras.

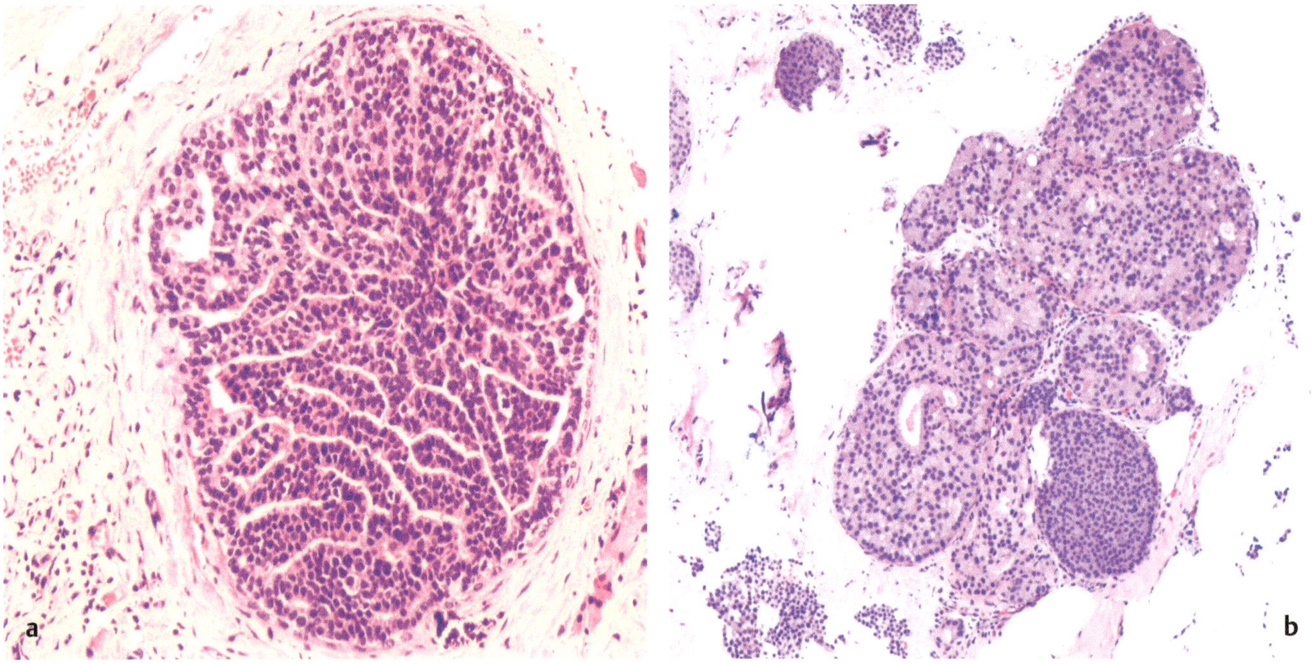

Fig. 10-1. (a) Proliferação neoplásica confinada ao ducto, sem infiltração do estroma adjacente (CDIS). (b) Neoplasia lobular *in situ*.

Estas lesões são mais frequentemente relacionadas com CDIS extensos, de alto grau nuclear, associados a comedonecrose, HER-2 positivos, hiperexpressão de p53 e altos índices proliferativos (Ki-67 alto).[10,11] Sua relevância prognóstica é controversa e vem sendo bastante debatida com trabalhos mostrando que seu comportamento clínico é semelhante aos CDIS, enquanto outros apontam desfechos menos favoráveis aos pacientes com este diagnóstico, o que gera ausência de consenso em relação ao seu tratamento.[11]

Carcinoma Mamário Infiltrante

O carcinoma infiltrante, também chamado de invasor, é a forma da neoplasia onde a barreira da membrana basal já foi comprometida havendo, portanto, a invasão do estroma pelas células neoplásicas, acompanhada do potencial de invasão de veias e linfáticos, o que imputa à neoplasia a capacidade de metastatizar (Fig. 10-2).

De acordo com características morfológicas distintas, a OMS classifica como carcinoma invasivo do tipo não especial (SOE), amplamente conhecido como carcinoma ductal invasor, aqueles que não apresentam características morfológicas ou estruturais específicas e em subtipos especiais aqueles com apresentam aspectos distintos. Segue abaixo a última classificação da Organização Mundial de Saúde (OMS).[12]

CLASSIFICAÇÃO DOS TUMORES MAMÁRIOS[12]*

Tumores Epiteliais

- Carcinoma microinvasor;
- Carcinoma mamário invasor:
  - Carcinoma ductal infiltrante (SOE);
  - Carcinoma lobular:
    - Carcinoma lobular clássico;
    - Carcinoma lobular sólido;
    - Carcinoma lobular alveolar;
    - Carcinoma lobular pleomórfico;
    - Carcinoma tubulolobular;
    - Carcinoma lobular misto.
  - Carcinoma tubular;
  - Carcinoma cribriforme;
  - Carcinoma mucinoso;
  - Carcinoma com características medulares:
    - Carcinoma medular;
    - Carcinoma medular atípico;
    - Carcinoma invasivo SOE com características medulares.
  - Carcinoma com diferenciação apócrina;
  - Carcinoma com células em "anel de sinete";
  - Carcinoma invasivo micropapilar;
  - Carcinoma metaplásico do tipo não especial:
    - Carcinoma adenomescamoso de baixo grau;
    - Carcinoma metaplásico do tipo fibromatose-símile;
    - Carcinoma de células escamosas;
    - Carcinoma de células fusiformes;
    - Carcinoma metaplásico com diferenciação mesenquimal:
      - ◊ Diferenciação condroide;
      - ◊ Diferenciação óssea;
      - ◊ Outros tipos de diferenciação mesenquimal.
  - Carcinoma metaplásico misto;
  - Carcinoma mioepitelial.

Tipo Raros

- Carcinoma com características neuroendócrinas:
  - Tumor neuroendócrino bem diferenciado;
  - Carcinoma neuroendócrino, pouco diferenciado (carcinoma de pequenas células);
  - Carcinoma com diferenciação neuroendócrina.
- Carcinoma secretório;
- Carcinoma papilar invasivo;

* Adaptado de Lakhani (2012).

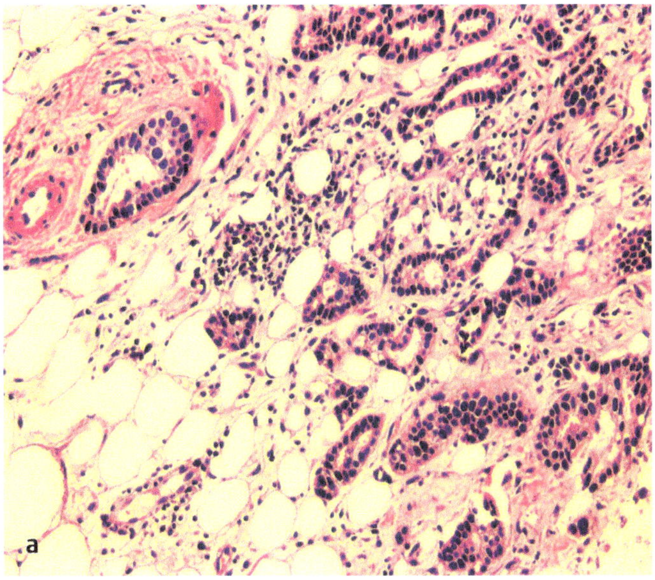

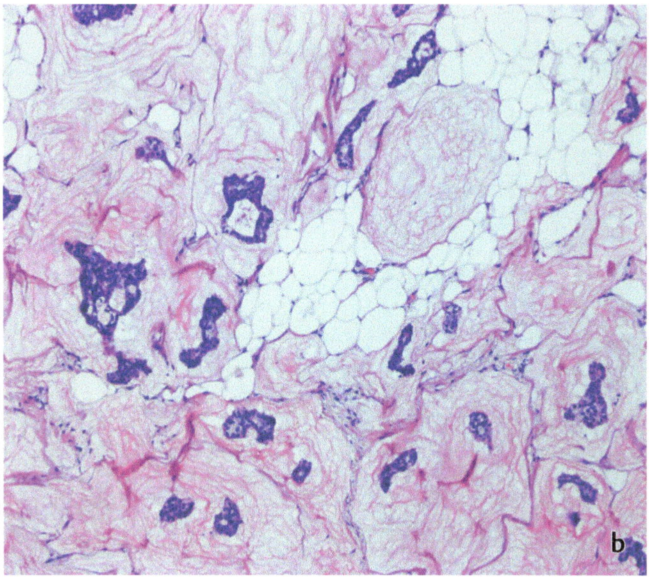

Fig. 10-2. (a) Ductos neoplásicos em arranjo desorganizado infiltrando o estroma mamário. (b) Ductos/túbulos infiltrativos no subtipo mucinoso, em meio a lagos de mucina.

- Carcinoma de células acinares;
- Carcinoma mucoepidermoide;
- Carcinoma polimórfico;
- Carcinoma oncocítico;
- Carcinoma rico em lipídios;
- Carcinoma de células claras rico em glicogênio;
- Carcinoma sebáceo;
- Tumores de glândulas salivares/de anexos cutâneos:
  - Cilindroma;
  - Hidradenoma de células claras.

Tumores Epiteliais-Mioepiteliais

- Adenoma pleomórfico;
- Adenomioepitelioma:
  - Adenomioepitelioma com carcinoma.
- Carcinoma adenoide-cístico.

Lesões Precursoras

- Carcinoma ductal *in situ*;
- Neoplasia lobular:
  - Carcinoma lobular *in situ*;
- Carcinoma lobular *in situ* clássico;
- Carcinoma lobular *in situ* pleomórfico:
  - Hiperplasia lobular atípica.

Lesões Proliferativas Intraductais

- Hiperplasia ductal usual;
- Lesões de células colunares incluindo atipia epitelial plana;
- Hiperplasia ductal atípica.

Lesões Papilares

- Papiloma intraductal;
- Papiloma intraductal com hiperplasia ductal atípica:
  - Papiloma intraductal com carcinoma ductal *in situ*;
  - Papiloma intraductal COM carcinoma lobular *in situ*.
- Carcinoma papilar intraductal;
- Carcinoma papilar encapsulado:
  - Carcinoma papilar encapsulado com invasão.
- Carcinoma papilar sólido:
  - *In situ*;
  - Invasivo.

Proliferações Epiteliais Benignas

- Adenose esclerosante;
- Adenose apócrina;
- Adenose microglandular;
- Cicatriz *radial scar*/lesão esclerosante complexa;
- Tubular adenoma;
- Adenoma da lactação;
- Adenoma apócrino;
- Adenoma ductal.

Tumores Mesenquimais

- Fascite nodular;
- Miofibroblastoma;
- Desmoides tipo fibromatose;
- Tumor miofibroblástico inflamatório;
- Lesões vasculares benignas:
  - Hemangioma;
  - Angiomatose;
  - Lesões vasculares atípicas.
- Hiperplasia estromal pseudoangiomatosa;
- Tumor de células granulares;
- Tumores benignos da bainha do nervo periférico:
  - Neurofibroma;
  - Schwannoma.
- Lipoma:
  - Angiolipoma.
- Lipossarcoma;
- Angiossarcoma;
- Rabdomiossarcoma;

- Osteossarcoma;
- Leiomioma;
- Leiomiossarcoma.

Tumores Fibroepiteliais

- Fibroadenoma:
  - Tumor *phyllodes*;
  - Benigno;
  - *Borderline* (Intermediário);
  - Maligno;
  - Tumor estromal, periductal de baixo grau.
- Hamartoma.

Tumores do Mamilo

- Adenoma do mamilo;
- Adenoma siringomatoso;
- Doença de Paget do mamilo.

Linfoma Maligno

- Linfoma difuso de grandes células B;
- Linfoma de Burkitt;
- Linfoma de células T:
  - Linfoma anaplásico de grandes células, ALK negativo.
- Linfoma de células B do tipo MALT da zona marginal extranodal;
- Linfoma folicular.

Tumores Metastáticos

Tumores da Mama Masculina

- Ginecomastia;
- Carcinoma:
  - Carcinoma invasivo;
  - Carcinoma *in situ.*

Padrões Clínicos

- Carcinoma inflamatório;
- Carcinoma mamário bilateral.

CARCINOMA DUCTAL *IN SITU*/INTRADUCTAL (CDIS)

Antes do advento da mamografia, a maior parte dos carcinomas mamários diagnosticados era infiltrante. A partir da prática do rastreio mamográfico, o diagnóstico de CDIS cresceu exponencialmente passando dos 5% anteriormente observados para 15-30% dos diagnósticos realizados, dado este explicado pela presença de achados radiológicos sugestivos dessa lesão, como as microcalcificações com características distintas à mamografia, que estão relacionadas com neoplasias malignas *in situ* da mama.[13] Cerca de 2 a 3% dos CDIS apresentam-se clinicamente sob a forma de massas palpáveis (Fig. 10-3).

Classificação e Gradação dos CDIS

A gradação do CDIS tem como objetivo correlacionar os seus aspectos morfológicos ao comportamento biológico, porém não há, ainda, consenso em relação ao sistema ideal a ser adotado. A classificação arquitetural tradicional dos CDIS, ou seja, carcinomas do tipo comedo, sólido, cribriforme, micropapilar e papilar vem sendo substituída pela classificação que utiliza o grau nuclear associado à necrose e/ou à polarização nuclear.[14] A classificação geralmente é baseada no maior grau nuclear observado, independente da extensão da área acometida sendo que a presença e tipo de necrose são igualmente considerados.

Comedo CDIS é, por definição, CDIS de alto grau, de padrão sólido, alto grau nuclear e associado à necrose exuberante.[15]

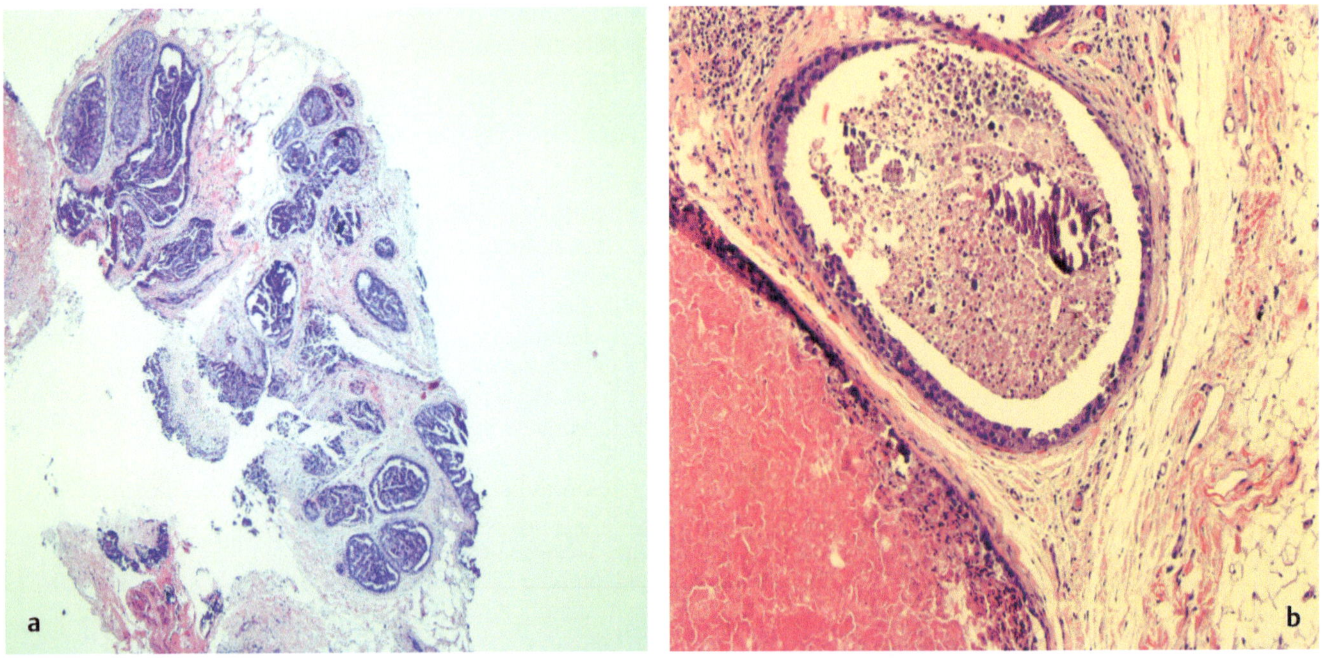

Fig. 10-3. (**a**) CDIS preenchendo vários ductos; (**b**) CDIS com microcalcificação. Peculiaridades microscópicas na manifestação dessas lesões permitem sua suspeição ou identificação nos exames radiológicos de rastreamento.

Há vários sistemas de graduação, alguns usando esquemas que incluem somente duas categorias (alto grau e outros graus) e outros que contemplam três categorias (baixo, intermediário e alto grau).

De acordo com o grau nuclear os CDIS são divididos em:

- Baixo grau nuclear;
- Intermediário grau nuclear;
- Alto grau nuclear.

CDIS de Baixo Grau Nuclear

CDIS de baixo grau nuclear é constituído por células de pequeno tamanho, núcleos isomórficos (1,5-2 × tamanho da célula ductal normal), polarizados, com cromatina regular e nucléolo inconspícuo e podem apresentar diversos padrões de crescimento, sólido, cribriforme, em arcos ou micropapilar. As microcalcificações são frequentes e geralmente de padrão psamomatoso e a necrose e mitoses são incomuns.

Unidades Ductais e Lobulares Normais da Mama para Análise Comparativa com Processos Neoplásicos

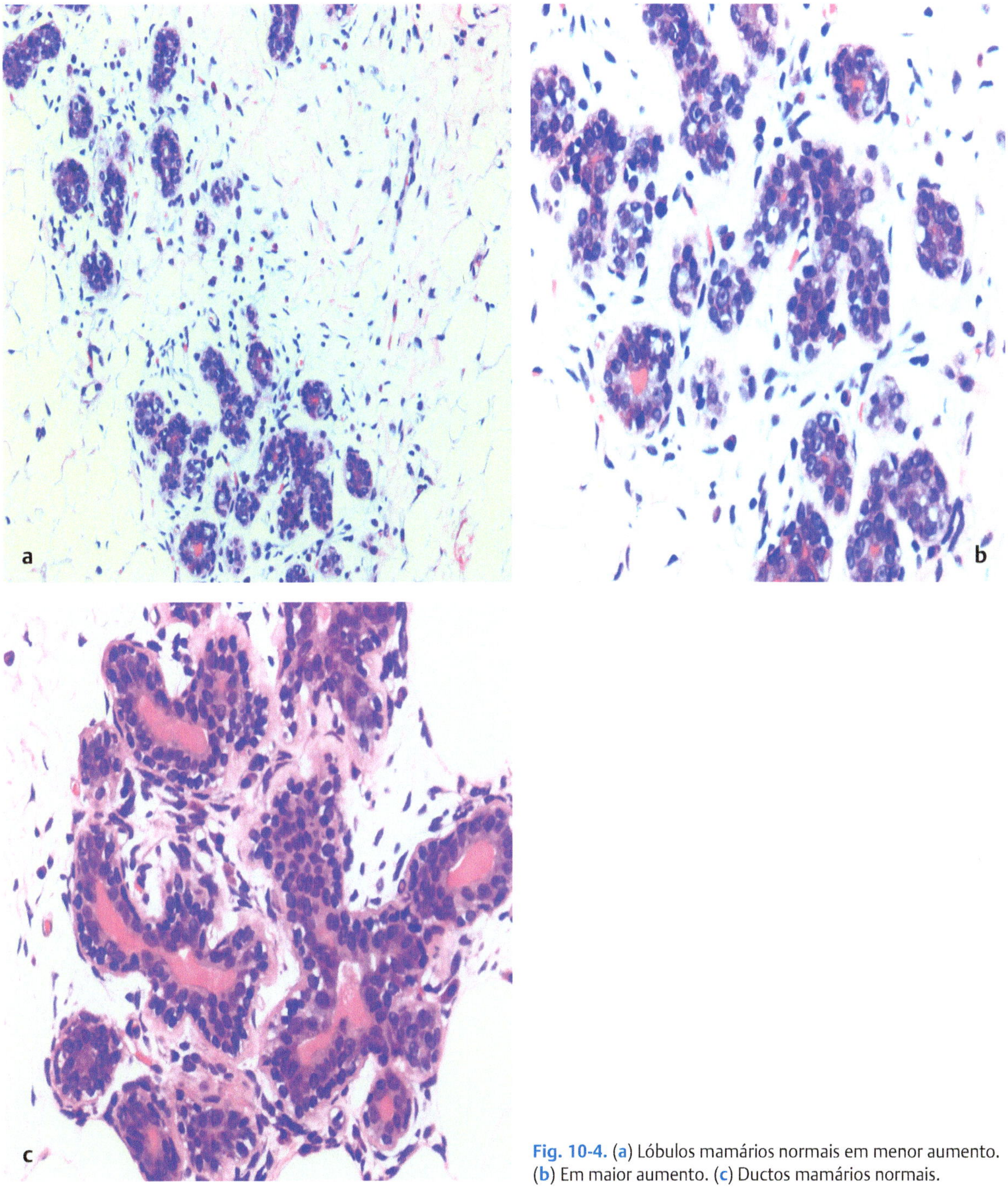

Fig. 10-4. (**a**) Lóbulos mamários normais em menor aumento. (**b**) Em maior aumento. (**c**) Ductos mamários normais.

Carcinoma Ductal *In Situ* – Ductos Mamários Preenchidos por Células Neoplásicas Confinadas à Membrana Basal

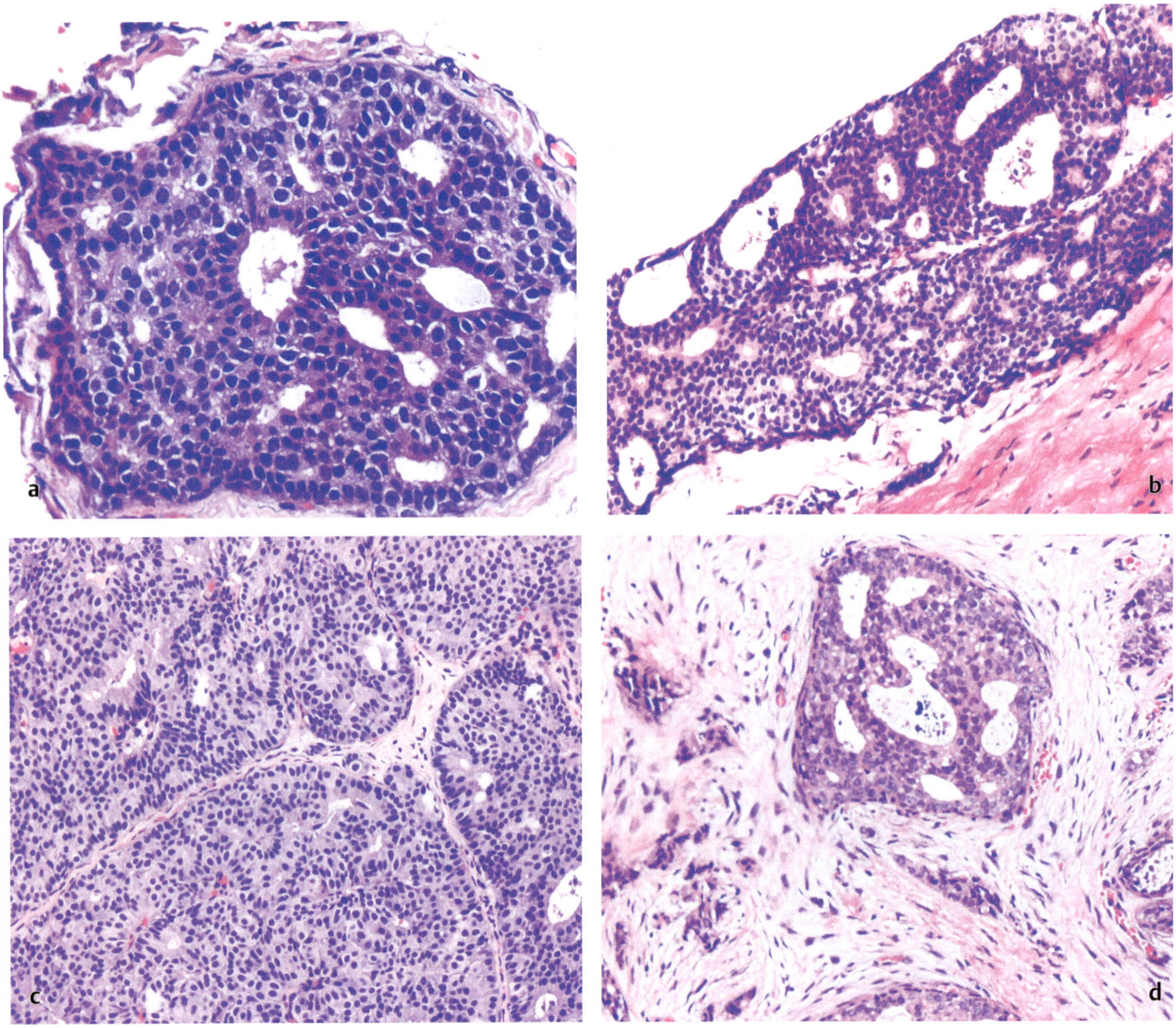

Fig. 10-5. (a-f) Unidade ductolobular preenchida e expandida por células neoplásicas monomórficas de atipia branda. (d) Presença de componente invasivo associado, demonstrando o espectro de manifestações variadas das neoplasias mamárias. *(Continua.)*

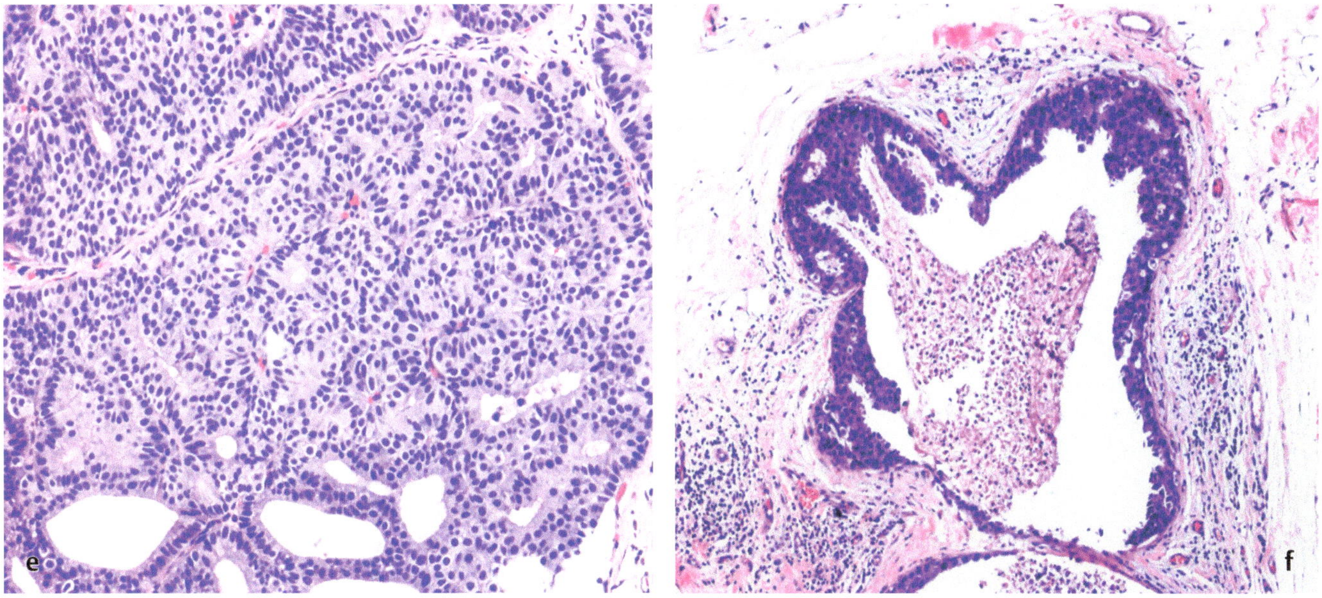

Fig. 10-5. *(Cont.)*

CDIS de Grau Nuclear Intermediário

CDIS de grau nuclear intermediário é constituído por células de pequeno a médio tamanho, onde as irregularidades nucleares são frequentes, cromatina mais irregular e grumosa, e observa-se presença variável de nucléolos. A polarização nuclear é menos evidente do que nas lesões de baixo grau e a necrose e microcalcificações tanto psamomatosas quanto amorfas são mais frequentes que nas lesões de baixo grau (Fig. 10-6).

CDIS de Alto Grau Nuclear

CDIS de alto grau é constituído de células bastante atípicas, com alteração da relação núcleo/citoplasma, núcleos aumentados e irregulares (2,5 × núcleo de célula ductal normal), nucléolo evidente, cromatina irregular, frequentemente em arranjos sólidos centrados por comedonecrose e microcalcificações amorfas, mas podendo também assumir o padrão cribriforme e micropapilar. É importante salientar que mesmo uma única camada de células acentuadamente atípicas é suficiente para o diagnóstico de carcinoma intraductal de alto grau (Fig. 10-7).

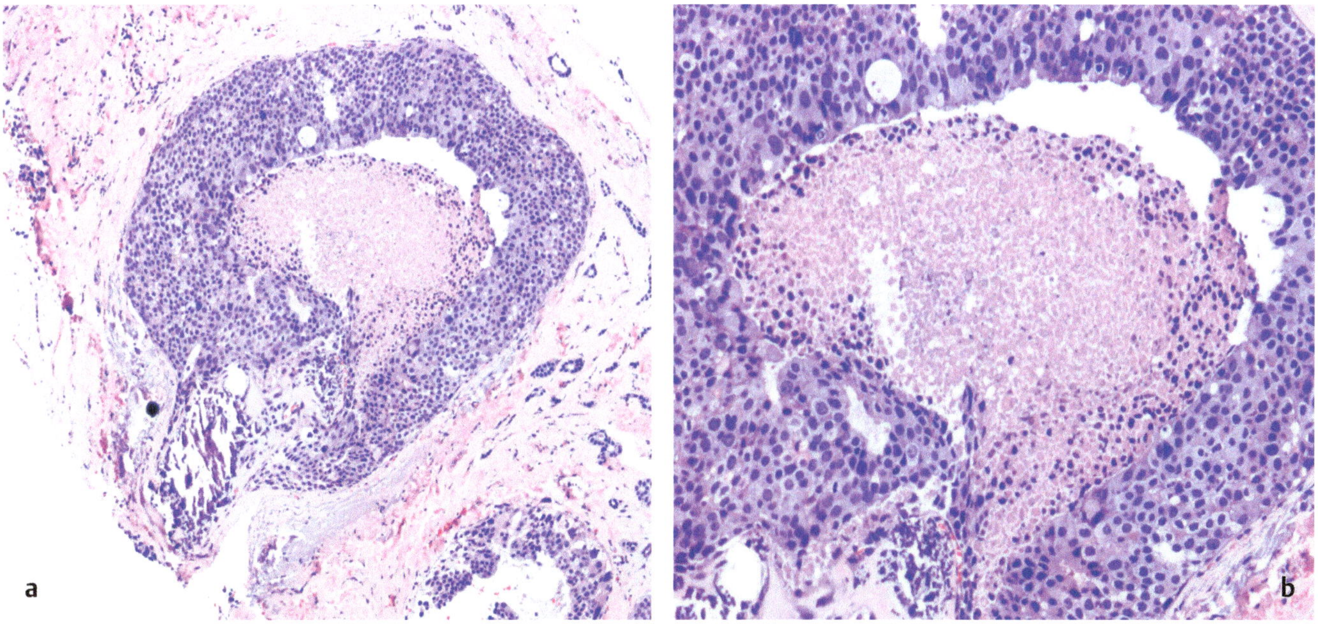

Fig. 10-6. (a) CDIS de grau intermediário com necrose luminal. (b) Detalhe em maior aumento do grau nuclear e dos restos celulares na necrose luminal. *(Continua.)*

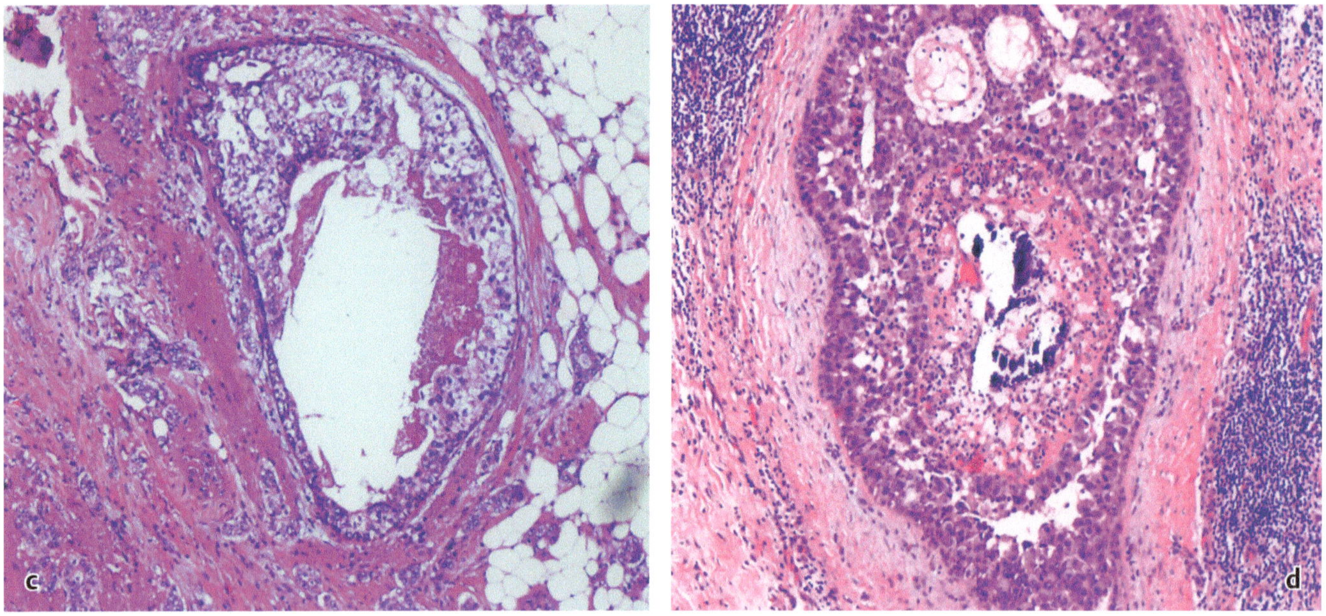

Fig. 10-6. *(Cont.)* (c) CDIS no centro da figura, com presença de componente invasivo associado. (d) Necrose luminal com microcalcificações.

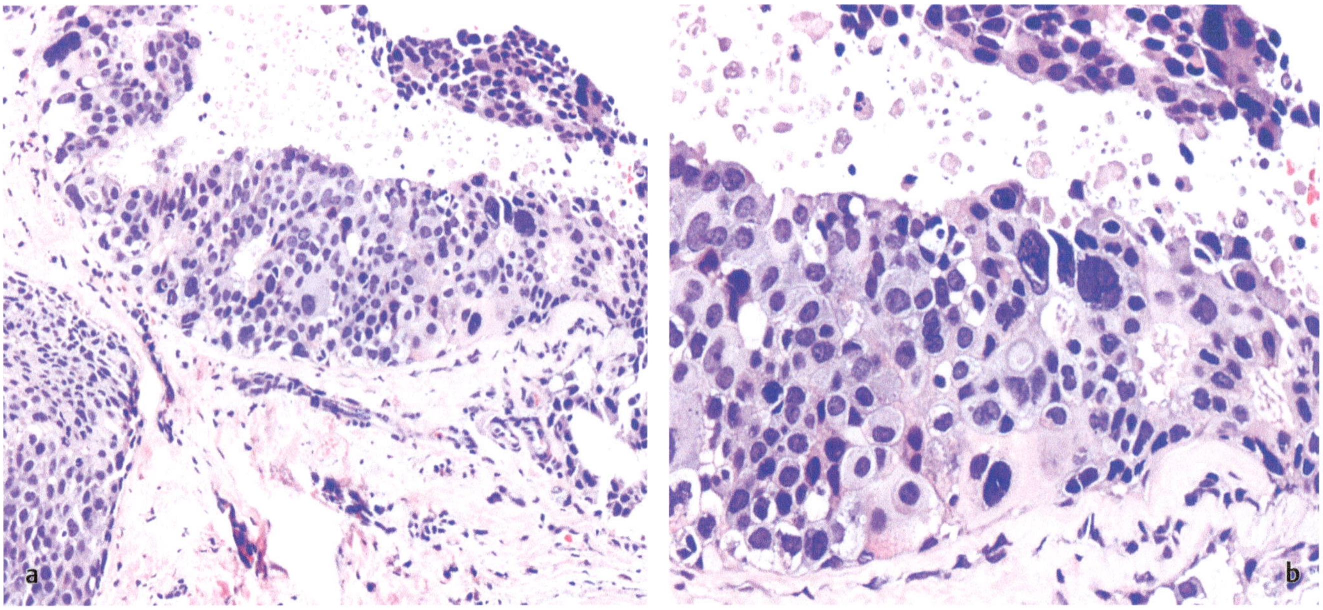

Fig. 10-7. (a, b) CDIS grau 3 nuclear, note como a atipia nuclear acentuada se destaca ao observar a imagem.

Doença de Paget

A doença de Paget do mamilo é um tipo específico de carcinoma mamário que tem incidência entre 1 a 4% de todos os carcinomas mamários.[16-19]

Morfologicamente caracteriza-se pela presença de células epiteliais malignas em meio ao epitélio escamoso do mamilo podendo atingir por contiguidade a aréola e pele adjacente. É geralmente representado por carcinomas de alto grau, tanto invasivos (53-60%) como *in situ* (24-43%), sendo rara sua presença sem lesão neoplásica subjacente (1,4 a 13%).[20,21]

Tipos Especiais

Existem ainda tipo especiais de carcinomas mamários *in situ* constituídos de células apócrinas, células claras, ricos em glicogênio, ricos em lipídios, neuroendócrino, e outros, que são bastante incomuns e, a rigor, atualmente, recomenda-se graduar da mesma maneira que os CDIS usuais (Fig. 10-8).

Com base em diversos aspectos morfológicos vem sendo propostas várias classificações sendo que os parâmetros mais valorizados são: grau nuclear, presença de necrose e padrão arquitetural pois há evidências de correlação importante entre o grau do DCIS e o carcinoma invasivo correspondente (genótipo semelhante) além de características biológicas distintas das lesões de baixo e alto grau em relação à avaliação de receptores de estrogênio, progesterona, HER-2, p53 e índice de proliferação nuclear.[22]

Holland *et al.*, em 1994, propuseram um sistema de classificação com três categorias usando grau nuclear e polarização celular e não usa comedonecrose como critério.[23]

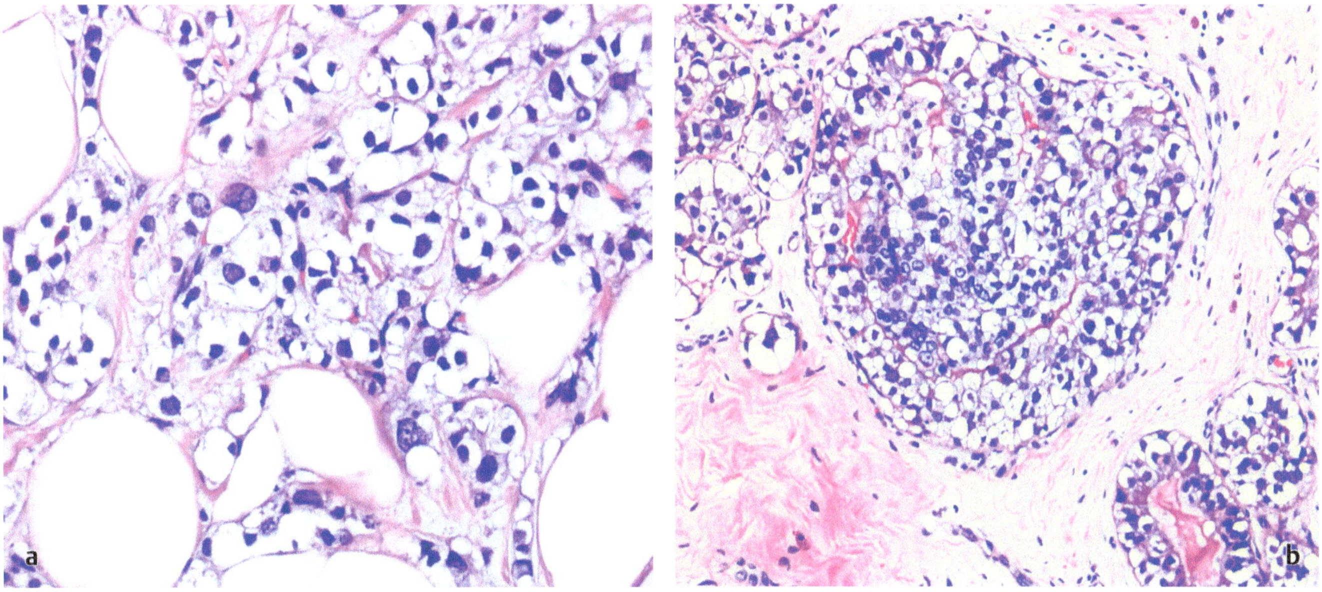

Fig. 10-8. (a, b) Padrão células claras.

Scott *et al.*, em 1997, subdividiram CDIS em de alto grau (alto grau nuclear e necrose extensa), grau intermediário (grau nuclear intermediário com necrose ausente ou escassa/focal) e de baixo grau (baixo grau nuclear, necrose ausente).[24]

Van Nuys Prognostic Index (VNPI) usou grau nuclear e necrose, subdividindo CDIS em três grupos, sendo este o sistema que demonstrou maior reprodutibilidade em relação aos demais (Quadro 10-1).[25]

É importante, no entanto, ressaltar que nenhum dos sistemas acima revelou-se ideal para avaliação de decisões terapêuticas, principalmente no que diz respeito à antecipação do resultado dos tratamentos conservadores.

A Conferência de Consenso, realizada em 1977, não endossa sistema algum, mas recomenda que todos os diagnósticos anatomopatológicos contemplem os três elementos essenciais característicos da lesão analisada: grau nuclear, necrose e padrão arquitetural.

Quadro 10-1. Grau Nuclear e Necrose, Subdividindo CDIS em Três Grupos

VNPI Escore	**1**	**2**	**3**
Tamanho tumoral (diâmetro em mm)	≤ 15 mm	16-40	≥ 41 mm
Margem (mm)	≤ 1 mm	1-9	> 1
Classificação Patológica	Grau 1 e 2 Sem necrose	Grau 1 e 2 Com necrose	Grau 3 Com e sem necrose
Idade	> 60	40-60	< 39
Escore	**Chance de recorrência local**	**Sobrevida em 5 anos**	
4-6 pontos	1%	99%/97%	
7-9 pontos	20%	84%/73%	
10-12 pontos	50%	51%/34%	

Como potencial melhoria nas formas de avaliação e graduação de CDIS. publicaram os resultados de seu trabalho comparando o Sistema de Van Nuys com um sistema automatizado de análise de índice proliferativo o qual utiliza grau nuclear + índice proliferativo (N+P). Os dois sistemas demonstraram frequências similares para os diferentes graus e correlação com todos os biomarcadores estudados sendo a maior diferença observada em tumores inicialmente classificados como grau II em VN, dos quais 94% foram recolocados para grau I e 80% dos classificados como VN III foram categorizados como grau II.

Avaliação de Receptor de Estrogênio, Progesterona e HER-2

Todo sistema de graduação ou classificação deve ter tanto utilidade clínica quanto valor prognóstico relacionado com o comportamento biológico da lesão e com seus potenciais alvos terapêuticos.

Juntamente com a avaliação de parâmetros histológicos, é importante a avaliação da expressão proteica de biomarcadores que se associam às características morfológicas e auxiliam na tomada de decisões terapêuticas e avaliação prognóstica. Cerca de 75% dos CDIS expressam RE e tem expressão variável de RP. Os carcinomas de baixo grau caracterizam-se por positividade para RE e RP, negatividade para HER-2 e p53, baixa proliferação (Ki-67 baixo) e angiogênese periductal mínima. Já os carcinomas intraductais de alto grau revelam RE e RP negativos, expressão de HER-2 em cerca de 40% dos casos, positividade de p53, altos índices proliferativos (Ki-67 alto) e angiogênese periductal aumentada, enquanto os CDIS de grau intermediário têm expressão variável dos biomarcadores acima.[26,27]

Em relação à doença de Paget, cerca de 80-90% dos casos são HER-2 positivos, enquanto aproximadamente 40% são RE positivos e 30% RP positivos, características estas geralmente seguidas pelos carcinomas infiltrativos e *in situ* subjacentes.[28-30]

NEOPLASIA LOBULAR

As neoplasias lobulares constituem proliferação de células neoplásicas que têm como característica a perda de expressão de E-Caderina. São consideradas como fator de risco e precursor não obrigatório de neoplasias infiltrantes.

O termo neoplasia lobular é usado para definir um espectro de lesões: hiperplasia lobular atípica e carcinoma lobular *in situ* clássico. A diferença entre estas duas entidades é quantitativa e frequentemente de difícil aplicação. Quando a proliferação celular é limitada até 50% dos ácinos sem expansão expressiva dos mesmos trata-se de hiperplasia lobular atípica; já quando há comprometimento de mais de 50% dos ácinos e expansão acentuada dos mesmos denomina-se carcinoma lobular *in situ*. Já os carcinomas lobulares florido e pleomórfico são entidades com características morfológicas distintas.[31-33]

Os carcinomas lobulares *in situ* clássicos são formados de células pequenas, ovais ou arredondadas, descoesas, com citoplasma de limites pouco precisos e núcleos isomórficos com nucléolo pouco evidente, sendo comum o achado de vacúolos intracitoplasmáticos. Já os floridos têm células semelhantes às dos clássicos, porém, a expansão lobular é maior e é frequente a ocorrência de necrose central.[34]

Os carcinomas lobulares *in situ* pleomórficos apresentam células maiores que sua variante clássica com núcleos mais atípicos por vezes de localização paracentral. O nucléolo é mais evidente, as mitoses mais frequentes e também podem ser observados os vacúolos citoplasmáticos. É frequente sua associação a necrose e calcificações sendo fator de achados mamográficos além de oferecerem dificuldades diagnósticas à histologia para diferenciá-los de algumas variantes de carcinomas intraductais. Não é incomum a presença concomitante das variantes clássica e pleomórfica.

Os carcinomas *in situ* clássicos geralmente são RE e RP positivos e HER-2 negativos.[35] Nos pleomórficos, RE é positivo em 72-100% dos casos, RP em 50-100% dos casos, e HER-2 é superexpresso em 1-41% dos casos.[36-39]

CARCINOMAS INFILTRANTES

Carcinoma Ductal Infiltrante do Tipo Não Especial

Os carcinomas ductais infiltrantes, renomeados no Sistema de Classificação da OMS de 2012 como carcinoma mamário invasivo sem tipo especial – SOE (sem outra especificação) são o tipo mais comum de carcinoma invasivo sendo responsáveis por 55 a 80% dos casos. A alteração da nomenclatura acima deu-se com o objetivo de corrigir o conceito equivocado de que tais tumores tem origem exclusiva do epitélio mamário ductal enquanto os lobulares teriam origem nos lóbulos mamários.[40] Esta ampla variação de incidência deve-se ao fato de serem incluídos nesta categoria tumores com componentes minoritários dos tipos especiais de carcinomas.[41]

Não existem características clínicas ou radiológicas específicas que os diferenciem de forma fidedigna dos carcinomas especiais, sendo que existem até algumas lesões benignas, como as lesões esclerosantes radiais, que podem ter apresentação clínica e radiológica semelhantes.

Tais tumores acometem mulheres de uma vasta faixa etária compreendendo toda a fase reprodutiva e estendendo-se às fases da perimenopausa e menopausa. É incomum em pacientes de menos de 40 anos e quando acomete pacientes jovens há estreita correlação com mutações do *BRCA*. Mais de 80% dos tumores que acometem pacientes portadoras de mutações de *BRCA* são carcinomas do tipo não especiais (ductais) e somente 2-8% são lobulares infiltrantes.[42] Já em pacientes com mais de 65 anos, este tipo de tumor é responsável por cerca de 87% dos carcinomas mamários.[43]

Estes tumores são subdivididos em bem, moderadamente ou pouco diferenciados por meio de parâmetros histológicos que serão, a seguir, detalhados e que são aplicados da mesma forma para a subclassificação dos tipos especiais.

GRAU TUMORAL

O grau tumoral é um dos parâmetros prognósticos mais importantes e tem a função de estimar a semelhança das células tumorais às células do tecido mamário normal. É usada tanto para os carcinomas ductais como para os tipos especiais.

Constitui importante fator prognóstico para pacientes estratificadas pelo estadiamento da doença, principalmente naquelas com axila negativa. Graus tumorais mais altos estão associados a fatores de risco como tamanho tumoral, idade ao diagnóstico e receptor estrogênico (RE) negativo, fatores estes que são associados à maior tendência de recorrência local após tratamento conservador, e, consequentemente, pior prognóstico.[44]

O sistema mais usado e de maior reprodutibilidade é o Sistema de Graduação de Nottingham (SGN), que é baseado nos critérios estabelecidos por Bloom e Richardson em 1957,[45] e Elston e Ellis, em 1991.[46]

Os parâmetros utilizados são:

- Quantidade de formações glandulares;
- Atipia nuclear;
- Taxa mitótica.

A cada um dos critérios acima é gerado um escore que varia de 1 a 3 sendo que o escore final é determinado pela soma dos três valores. O grau histológico é então atribuído e estratifica categorias de tumores (Quadro 10-2 e Figs. 10-9 e 10-10):

- *Bem diferenciados:* escore 3 a 5;
- *Moderadamente diferenciados:* 6 a 7;
- *Pouco diferenciados:* 8 a 9.

Quadro 10-2. Sistema de Nottinghan para Carcinomas Invasivos (Adaptado de Robbins)[47]

	Formação tubular	Núcleo	Taxa mitótica*
1	> 75%	▪ Regular ▪ Cromatina uniforme ▪ Tamanho semelhante às células ductais normais	0 a 7 mitoses/ CGA
2	10 a 75%	▪ Tamanho intermediário ▪ Núcleos vesiculosos ▪ Pleomorfismo moderado ▪ Nucléolo evidente	8 a 14 mitoses/ CGA
3	< 10%	▪ Núcleos grandes ▪ Nucléolo proeminente ▪ Pleomorfismo acentuado	≥ 15 mitoses/CGA

*Contagem mitótica com base em 10 campos de grande aumento com objetiva de 40x, 400x aumentos, campo de 0,196 mm² (adaptado de Tan *et al.*).[48]

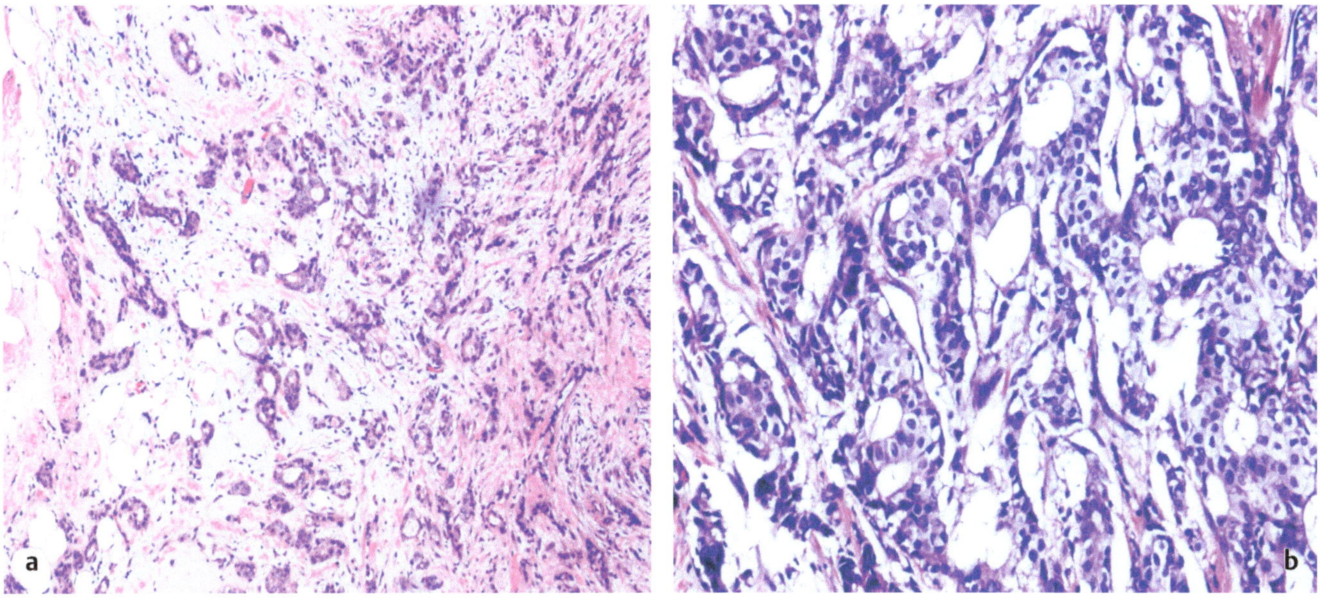

Fig. 10-9. (a, b) No CDI de baixo grau a invasão neoplásica pode ser vista a partir da reação desmoplásica no estroma, e a diferenciação ductal é facilmente identificada pela visualização das estruturas tubulares bem formadas.

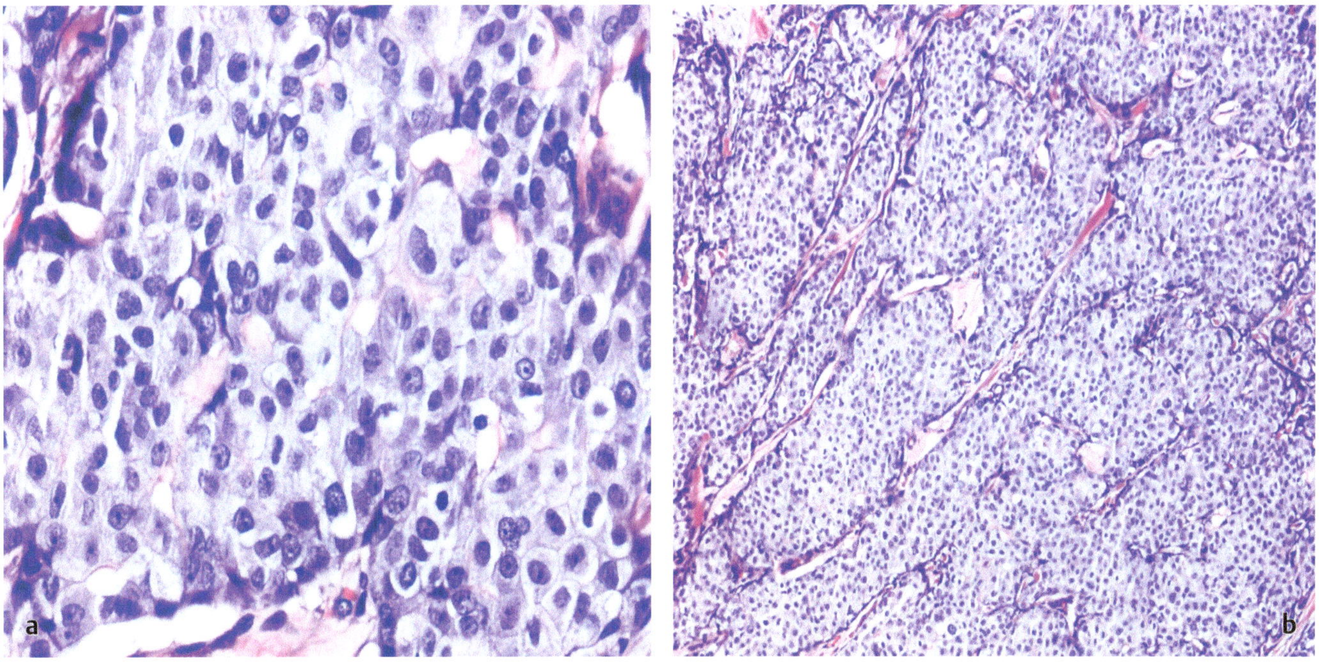

Fig. 10-10. (a) CDI grau 2 em maior aumento demonstrando maior atipia nuclear, com presença de nucléolos discretos, mas evidentes, núcleos maiores e de cromatina vesiculosa. (b) É possível notar que a neoplasia invade em lençóis mais sólidos e desorganizados, com diminuição dos túbulos bem formados.

Carcinoma Lobular Infiltrante

O carcinoma lobular infiltrante compreende cerca de 5 a 15% dos carcinomas mamários e teve seu acréscimo nos últimos anos provavelmente relacionado com o uso de terapia de reposição hormonal.[49-51] Caracteriza-se pela perda de proteínas de adesão celular, cerca de 85% exibem falta de expressão de E-caderina decorrentes de mutações germinativas da E-caderina (CDH1). A ausência de moléculas de adesão celular confere a estas neoplasias características morfológicas e clínicas distintas. Estes tumores são constituídos por células descoesas dispersas no parênquima mamário ou formando fileiras de células em meio a estroma com mínima reação desmoplásica. São frequentemente associados à neoplasia lobular *in situ* que é, atualmente, considerada marcador e precursor não obrigatório deste tipo de neoplasia.

Dependendo de sua apresentação morfológica e do grau de atipia celular os carcinomas lobulares podem ser divididos em variantes clássica, trabecular, alveolar, sólida e pleomórfica, esta última caracterizada por células com atipias mais exuberantes que nas demais formas.

Clinicamente podem formar massas, nodularidades finas e difusas ou espessamentos mal definidos de difícil detecção clínica e à mamografia resultando em retardo no diagnóstico. A manifestação radiológica se dá sob a forma de massas, densidades ou assimetrias mal definidas, sendo bastante frequente de distorções arquiteturais.

Estes tumores têm tendência à multicentricidade e multifocalidade e risco de envolvimento da mama contralateral ao longo dos anos, risco anual este estimado, que varia de 0,5 a 1%. Cerca de 10 a 20% dos tumores são bilaterais.[52]

As metástases ocorrem para medula óssea, liquor, leptomeninges, trato digestório, serosas, útero e retroperitônio.

Os carcinomas lobulares não pleomórficos são, em sua grande maioria, RE e RP positivos (82 a 93,6%) e HER-2 negativos (95%), enquanto na variante pleomórfica os receptores hormonais são expressos em menor porcentagem de casos (75%) e há hiperexpressão de HER-2 em aproximadamente 15% dos mesmos (Fig. 10-11).

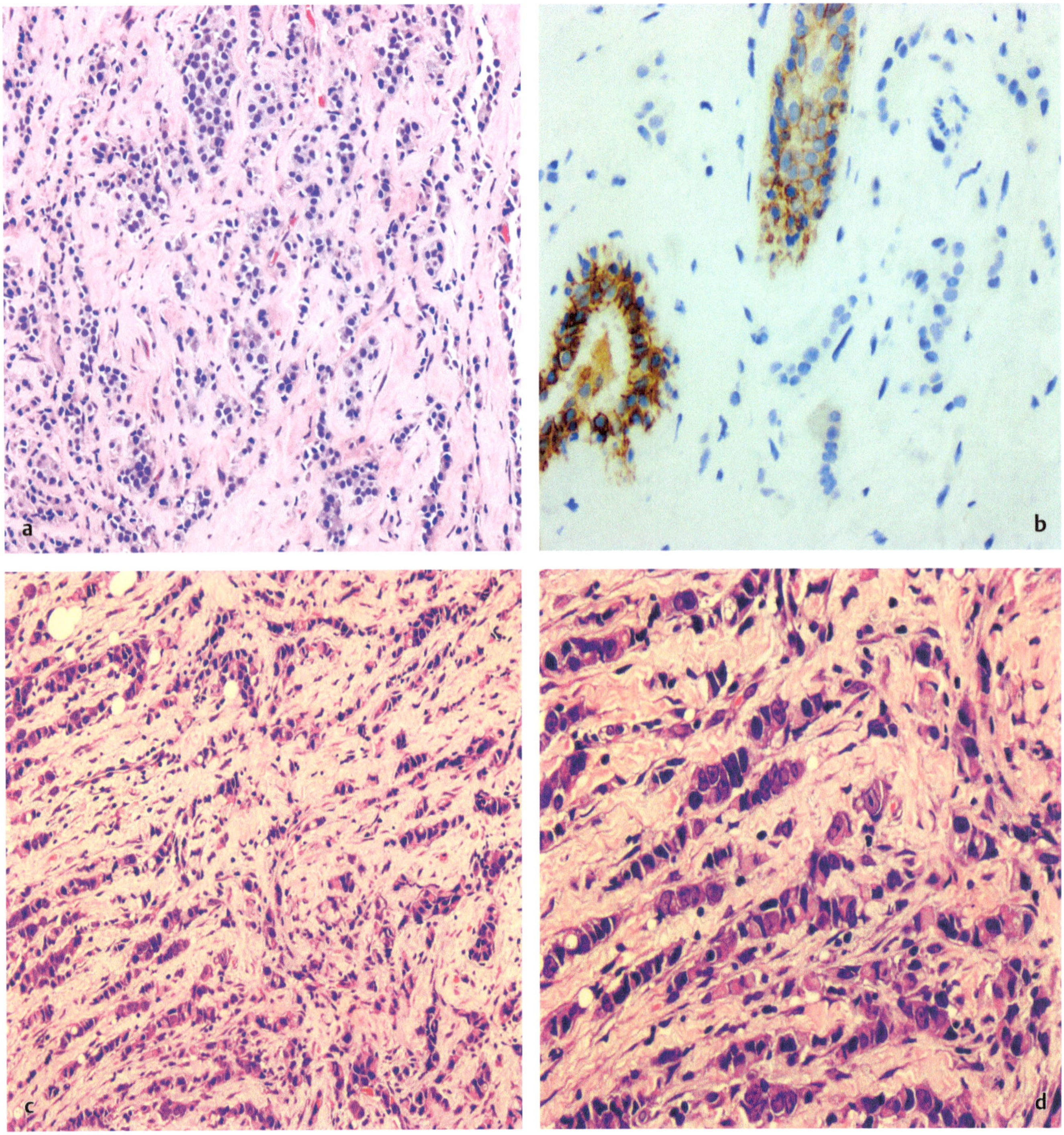

Fig. 10-11. (a) Carcinoma lobular invasor clássico. (b) Marcação negativa para E-caderina nas células neoplásicas, e positiva nas células de ductos normais. (c) Carcinoma lobular pleomórfico em menor aumento. (d) Em maior aumento os detalhes como atipia nuclear e nucléolos exuberantes são mais bem observados.

Carcinoma Tubular Infiltrante

O carcinoma tubular infiltrante é um tumor bem diferenciado formado por mais de 90% de túbulos bem formados e com camada única de células com atipias de baixo grau.

São tumores bem diferenciados, com prognóstico extremamente favorável com baixa taxa de metástases e de recidivas tumorais (Fig. 10-12).[53]

Representa de 2 a 5% dos tumores malignos da mama e tende a ser de pequeno tamanho à apresentação (pT1 pN0).[54,55] Tem tendência à multifocalidade/multicentricidade em 20 a 55% dos casos.[56]

Metástases axilares ocorrem em 10 a 27% dos casos, geralmente sob a forma de micrometástases, mas mesmo assim são tumores de excelente prognóstico.[57,58]

Os carcinomas tubulares são, em sua grande maioria, forte e difusamente positivos para receptor de estrogênio, o receptor de progesterona é detectado em 69 a 75% dos casos e HER-2/neu é, invarialvelmente, negativo.[59-67]

CARCINOMA PAPILÍFERO

Carcinomas papilíferos são tumores formados por eixos de tecido conjuntivo-vascular de padrão arboriforme revestidos por células epiteliais neoplásicas podendo ter conformação tanto cística quanto sólida quando são então denominados como carcinomas papilíferos sólidos. Acometem, geralmente, pessoas de mais de 50 anos, com idade média de 63-67 anos.

O termo carcinoma papilífero invasivo deve ser reservado aos tumores com mais de 90% de morfologia papilar.[40] São tumores extremamente raros, com incidência aproximada de 0,5%.[68,69] A literatura não identifica com clareza a natureza *in situ* ou infiltrante destas lesões o que, de certa forma, prejudica a avaliação adequada das características epidemiológicas e clínicas desta entidade.

Estes tumores tendem a ser RE e RP positivos e HER-2 negativos (Fig. 10-13).[70-72]

CARCINOMA INFILTRANTE MICROPAPILAR

Lesão descrita em 1993 constituída por grupamentos morulares de células neoplásicas isentas de eixo conjuntivo-vascular e com polaridade reversa (crescimento de dentro para fora) contidos em espaços lacunares vazios.[73] Constituem aproximadamente 0,9 a 1,7% dos carcinomas mamários infiltrantes em sua forma pura, sendo encontrados em até 7,4% dos carcinomas infiltrantes de forma combinada.[74,75]

São tumores de grau intermediário a alto que têm como característica propensão à invasão angiolinfática e acometimento linfonodal frequentes.[73,75-79]

Estes tumores geralmente são RE (70-94%) e RP positivos (50 a 84%), enquanto a expressão de HER-2/neu é extremamente variável e controversa segundo a literatura (superexpressão em 10 a 80% dos casos).[80-102]

CARCINOMA COM CARACTERÍSTICAS MEDULARES

O termo carcinoma com características medulares engloba as entidades carcinoma medular, carcinoma medular atípico e carcinoma invasivo do tipo não especial com bordas expansivas, crescimento de padrão sincicial (sem limites precisos entre as células), alto grau nuclear e acompanhado de infiltrado linfoide exuberante.

Este termo vem sendo recomendado desde 2013,[103] pela dificuldade de reprodução do diagnóstico de carcinoma medular e com o objetivo de evitar que pacientes portadoras de carcinomas triplo-negativos agressivos sejam erroneamente diagnosticadas, não recebendo, por consequência, o tratamento adequado.

Constituem cerca de 3 a 5% dos carcinomas mamários, acometendo ampla faixa etária, havendo relatos de casos em pacientes de 21 a 95 anos,[104] com idade média nas séries publicadas variando entre 45 a 54 anos.[104-108]

Histologicamente, os critérios estabelecidos por Ridolfi *et al.*, em 1997,[107] são os mais adequados para a detecção de

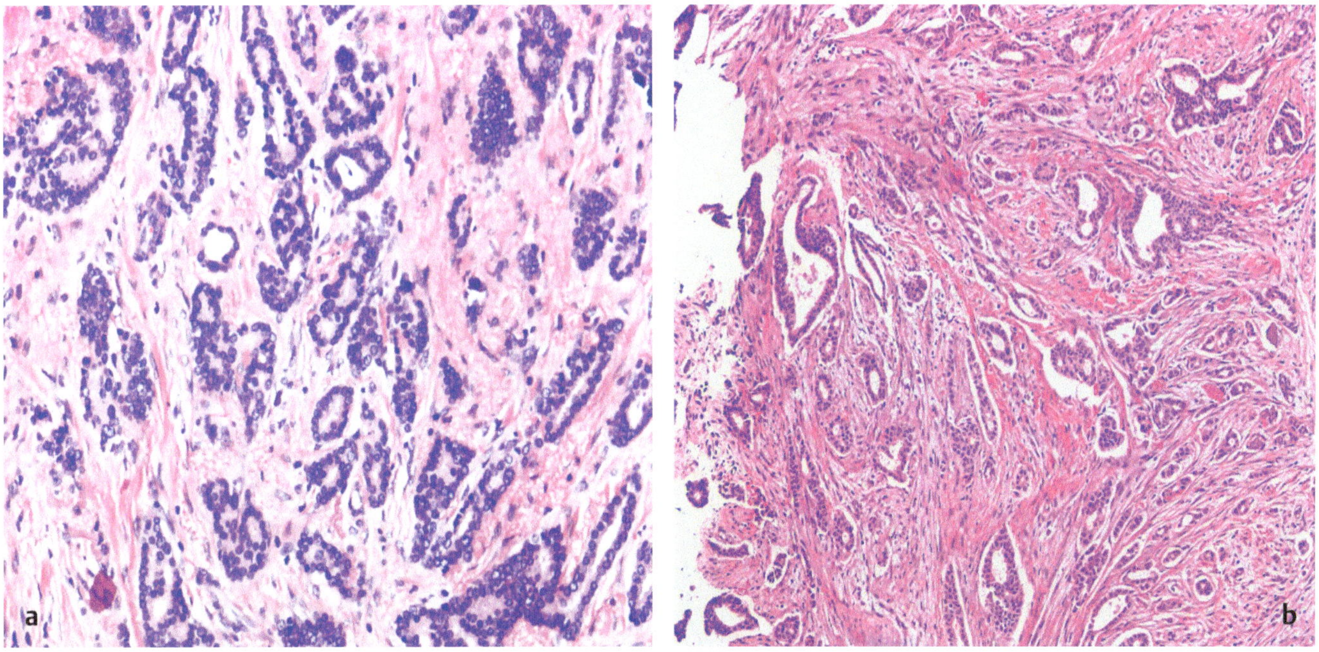

Fig. 10-12. (**a**, **b**) Túbulos bem formados de atipia branda e única camada celular, com limites angulados, causando desmoplasia estromal.

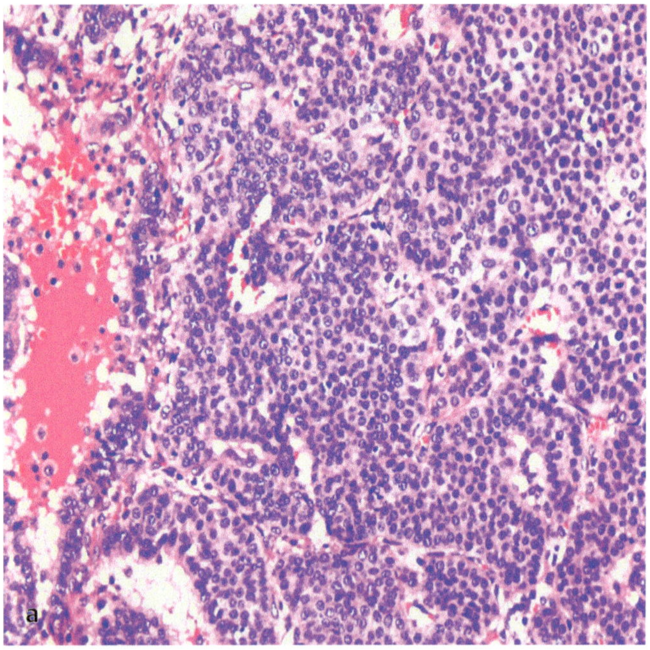

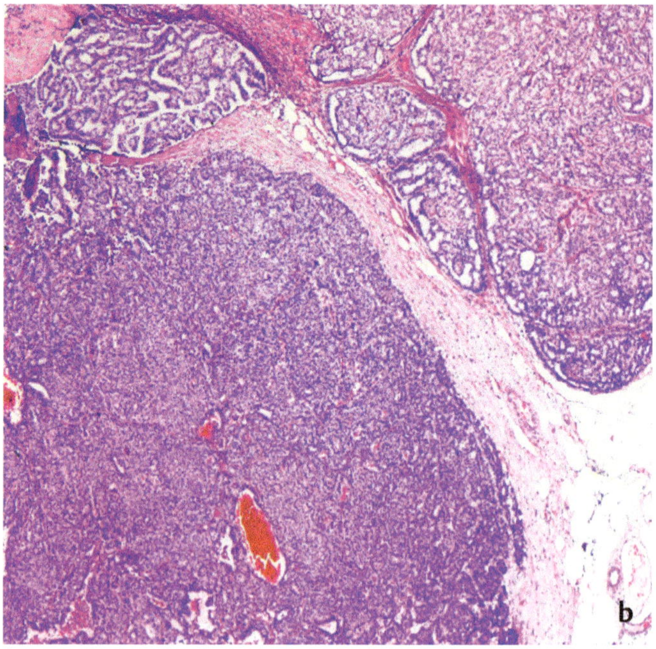

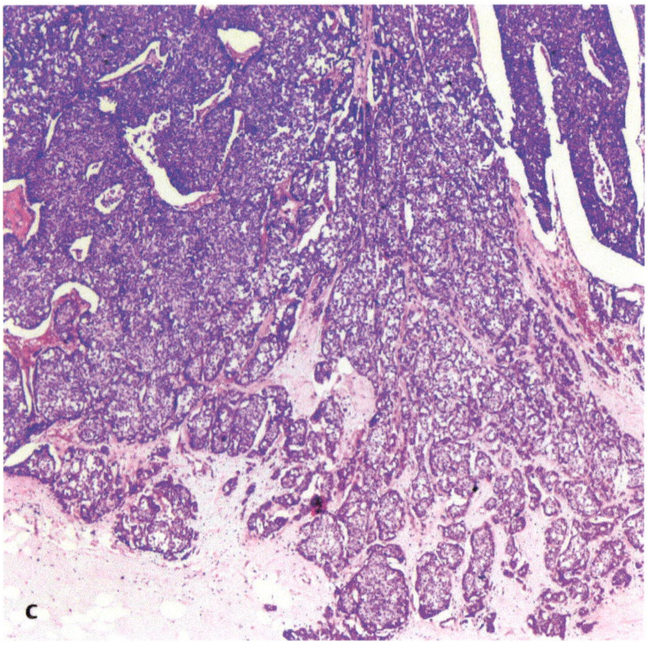

Fig. 10-13. (a) Observe a expansão neoplásica entre eixos conjuntivos, comprimindo-os e gerando aspecto sólido. (b, c) A lesão em relação ao estroma.

diferença de sobrevida entre os carcinomas medulares verdadeiros, dos atípicos e dos carcinomas não medulares (SOE).[109]

Tais critérios são:

- Infiltrado linfoplasmocitário exuberante;
- Crescimento sincicial das células epiteliais;
- Bordas tumorais de padrão expansivo de crescimento;
- Alto grau nuclear (grau 3 nuclear);
- Alta taxa mitótica.

A maioria dos carcinomas com características medulares tem RE e RP negativos constituindo um segmento importante dos tumores mamários triplo negativos.[110-112] Em 11 a 19% dos casos tais tumores apresentam mutações germinativas do gene *BRCA1* (11 a 19%).[113,114]

CARCINOMA MUCINOSO

Os carcinomas mucinosos, também chamados de carcinoma coloide, caracterizam-se pela presença de grupos de células epiteliais neoplásicas em meio a lagos de mucina extracelular. A maioria é bem e moderadamente diferenciado, sendo raros os de alto grau nuclear (Fig. 10-14).[115,116]

Na sua forma pura, onde 90% ou mais do tumor é de padrão mucinoso, tem incidência de 2% e na forma mista, quando em menor porcentagem que a citada e associado a outros tipos tumorais, pode chegar a 4%.[117]

Apesar de poder ocorrer em qualquer idade, a faixa etária preferencialmente acometida por estes tumores é algo mais alta do que nos tumores não mucinosos.[118,119]

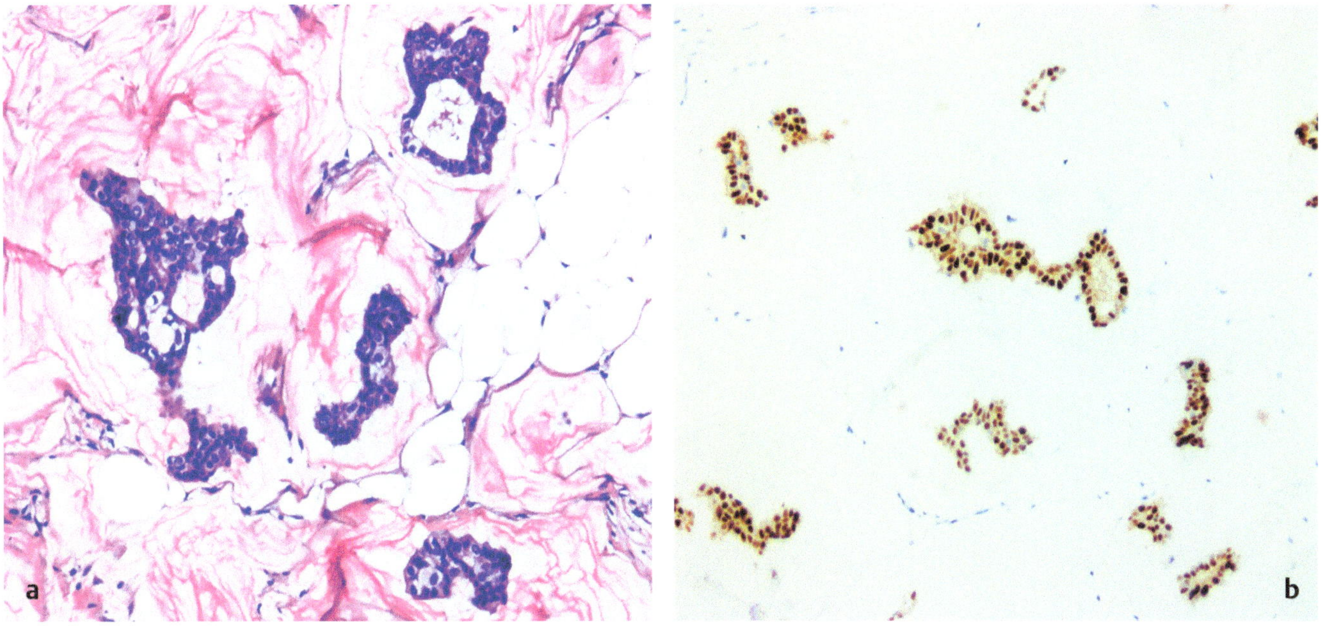

Fig. 10-14. (a) Túbulos neoplásicos em meio a lagos de mucina. (b) Positividade difusa para RE.

A idade média ao diagnóstico é de 71 anos (25-85) quando comparada com os carcinomas do tipo não usual onde a idade média é de 61 anos.[115]

A doença metastática ocorre em 12 a 14% dos pacientes e o prognóstico é melhor que o do carcinoma não especial (ductal) e lobular.[115,120]

Os carcinomas mucinosos são, geralmente, receptores hormonais (RE e RP) positivos enquanto o HER-2 não se encontra ampliado e receptores de androgênio podem ser detectados em níveis baixos.[121,122]

CARCINOMA METAPLÁSICO

Os carcinomas metaplásicos compreendem um grupo heterogêneo de tumores podendo mostrar diferenciação escamosa, glandular, sarcomatoide e diferenciação mesenquimal heteróloga, sedo possível a combinação de um ou mais destes vários componentes em um só tumor.[123,124]

São tumores triplo-negativos (RE, RP e HER-2 negativos) e representam menos de 1% dos carcinomas mamários e englobam tumores que tem espectro de baixo a alto grau de malignidade estando seu prognóstico associado a tais características.[124] Os de baixo grau, representados pelos carcinomas metaplásicos de células fusiformes – fibromatose símile – e pelos carcinomas adenoescamosos de baixo grau, têm excelente prognóstico com raríssimos relatos de doença sistêmica.[125,126] Em relação aos tumores metaplásicos de alto grau, apesar de relatos iniciais indicarem prognóstico extremamente desfavorável dados atuais da literatura indicam que não há diferença significativa em termos de tratamento, recorrência ou sobrevida quando comparados aos outros tipos de carcinomas mamários de alto grau e grau intermediário (Fig. 10-15).[127]

CARCINOMA APÓCRINO

Carcinomas apócrinos infiltrante são raros, constituem aproximadamente 1,2% dos carcinomas mamários invasivos e caracterizam-se, histologicamente, por serem formados por células com citoplasma amplo, eosinofílico e granular, com limites celulares bem definidos e núcleos centrais ou mais perifericamente localizados com nucléolo proeminente.[128] Suas células podem assumir arranjo sólido, tubular, papilar ou micropapilar.[129]

De acordo com a literatura ocorre preferencialmente em mulheres pós-menopausa sendo relatados casos dos 19 aos 86 anos.[130]

Estes tumores são positivos para receptor de androgênio (RA) e negativos ou minimamente positivos para receptores de estrogênio (RE) e progesterona (RP), com cerca de 50% de positividade para HER-2.[131-134]

CARCINOMAS MAMÁRIOS RAROS

Existe ainda um pequeno grupo de carcinomas mamários extremamente incomuns que constituem menos de 1% dos carcinomas mamários e que apresentam características clínicas e histológicas distintas: carcinoma adenoide cístico, carcinoma neuroendócrino, carcinoma secretório, carcinoma com células gigantes do tipo osteoclasto, carcinoma rico em lipídios, carcinoma de células claras rico em glicogênio.

A importância de sua menção ao final deste capítulo deve-se ao fato de alguns destes tumores terem ótimo prognóstico, não necessitando dos tratamentos mais agressivos que são necessários para outros tipos de carcinomas (Fig. 10-16).

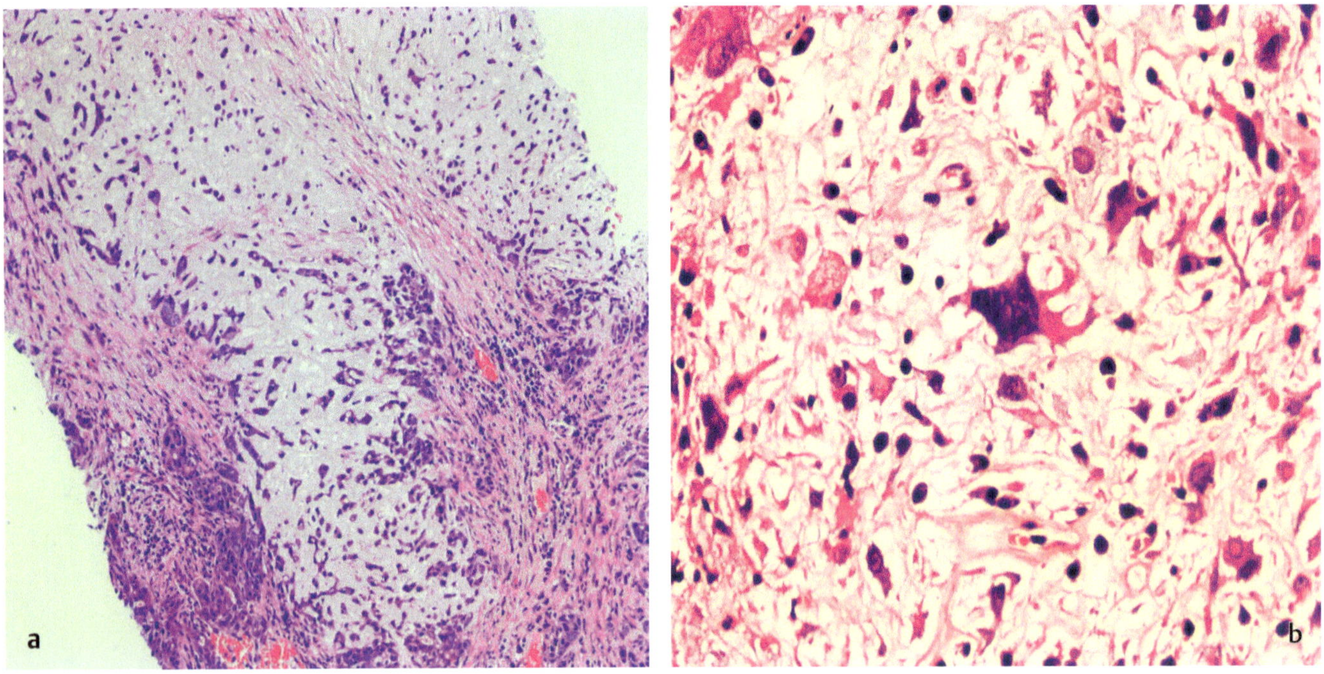

Fig. 10-15. (a) Entre a proliferação de células malignas nota-se presença de matriz cartilaginosa, ou seja, o fenótipo neoplásico se manifesta como outro tipo de linhagem celular, diferente da epitelial. (b) Em maior aumento, uma célula maligna de aspecto pleomórfico (grau 3).

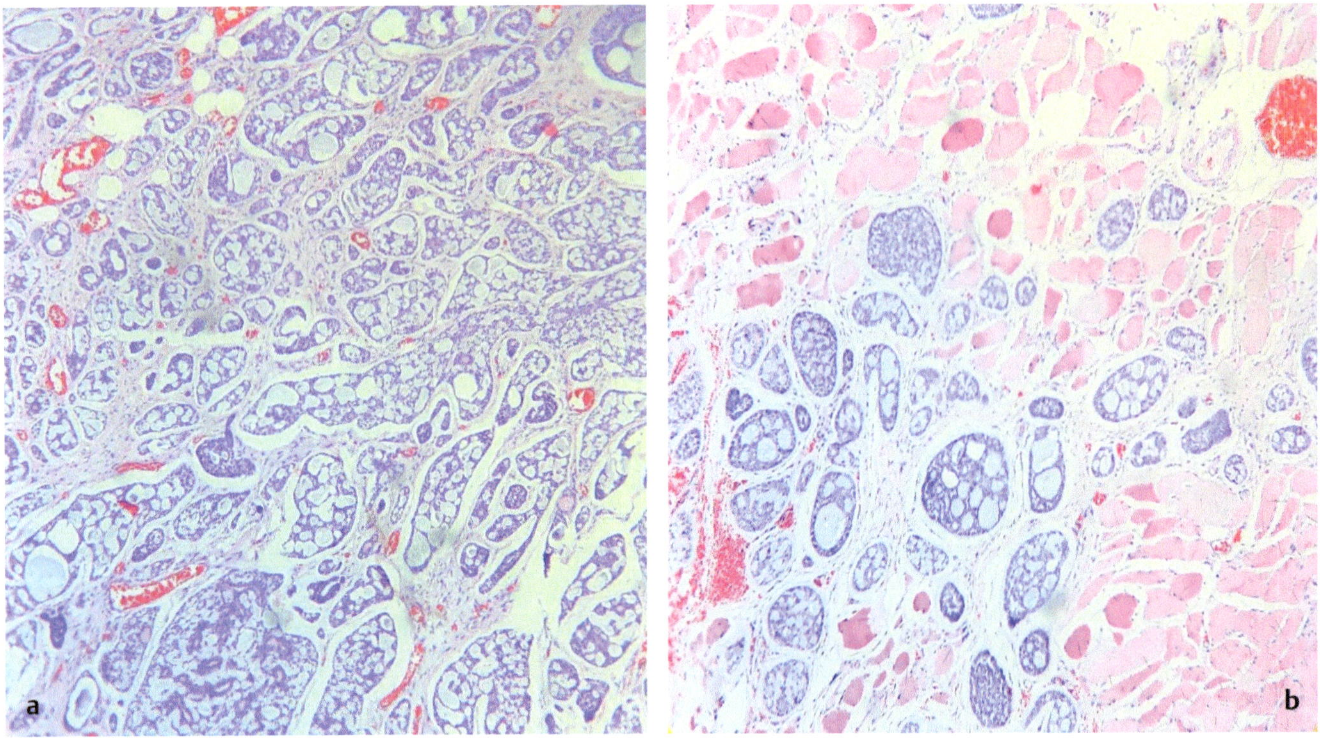

Fig. 10-16. (a, b) Carcinoma adenoide cístico: túbulos confluentes em formato de "toalha de crochê" ou "peneira", infiltrando o estroma mamário e a musculatura esquelética. Tem excelente prognóstico.

REFERÊNCIAS BIBLIOGRÁFICAS

1. Wellings SR. A hypothesis of the origin of human breast cancer from the terminal ductal lobular unit. Pathol Res Pract. 1980;166(4):515-35.
2. Cornil AV. Contributions a l'histoire du develpment histologique des tumeurs epitheliales (sqirrhe, encepphaloide,etc). J Anat Physiol. 1865;n2:266-76.
3. Cornil AV. Les tumeurs du sein. Paris (France): Libraire Germer Ballaire; 1908.
4. Cheatle GL, et al. Tumours of the Breast. Philadelphia (PA): JB Lippincott; 1931.
5. Broders AC. Carcinoma in situ contrasted with benign penetrating epithelium. JAMA. 1932;99(20):1670-4.
6. Siegel RL, et al. Cancer statistics, 2016. CA Cancer J Clin. 2016;66(1):7-30.
7. Lagios MD, et al. Duct carcinoma in situ: relationship of extent of noninvasive disease to the frequency of occult invasion, multicentricity, lymph node metastases, and short term treatment failures. Cancer. 1982;50:1309-14.
8. Fleming ID, et al. AJCC Cancer Staging Manual, 5th ed. Philadelphia: J. B. Lippincott; 1997.
9. Amin MD, et al. AJCC Cancer Staging Manual. 8th ed. Chicago: Springer; 2017.
10. Margalit DN, et al. Microinvasive breast cancer: ER, PR, and HER-2/neu status and clinical outcomes after breast-conserving therapy or mastectomy. Ann Surg Oncol. 2013;20:811-8.
11. Kim M, et al. Microinvasive Carcinoma versus Ductal Carcinoma In Situ: A Comparison of Clinicopathological Features and Clinical Outcomes. J Breast Cancer. 2018;21(2):197-205.
12. WHO Classification of Tumours: Breast tumours. Lyon (France): IARC Press 2019; 5(2).
13. Burstein HJ, et al. Ductal carcinoma in situ of the breast. New Engl J Med. 2004;350(14):1430-41.
14. Consensus conference on the classification of ductal carcinoma in situ. Hum Pathol. 1997;28(11):1221-5.
15. Goldstein NS, et al. Intraductal carcinoma associated with invasive carcinoma of the breast: a comparison of two lesions with implications for intraductal carcinoma classification systems. Am J Clin Pathol. 1996;106:312-8.
16. Zakaria S, et al. Paget's disease of the breast: accuracy of preoperative assessment. Breast Cancer Res Treat. 2007;102(2):137-42.
17. Dalberg K, et al. Paget's disease of the nipple in a population based co-hort. Breast Cancer Res Treat. 2008;111(2):313-9.
18. Trebska-Mcgowan K, et al. Update on the surgical management of Paget's disease. Gland Surg. 2013;2(3):137-42.
19. Wong SM, et al. The effect of Paget disease on axillary lymph node metastases and survival in invasive ductal carcinoma. Cancer. 2015;121(24):4333-40.
20. Caliskan M, et al. Paget's disease of the breast: the experience of the European Institute of Oncology and review of the literature. Breast Cancer Res Treat. 2008;112(3):513-21.
21. Chen CY, et al. Paget disease of the breast: changing patterns of incidence, clinical presentation, and treatment in the U.S. Cancer. 2006;107:1448-58.
22. Douglas-Jones AG, et al. A critical appraisal of six modern classifications of ductal carcinoma in situ of the breast (DCIS): correlation with grade of associated invasive carcinoma. Histopathology. 1966;29:397-409.
23. Holland R, et al. Ductal carcinoma in situ: a proposal for a new classification. Semin Diagn Pathol. 1994;11:167-80.
24. Scott MA, et al. Ductal carcinoma in situ ot the breast: reproducibility of histologial subtyupe analysis. Hum Pathol. 1997;28:967-73.
25. Schuh F, et al. Reproducibility of three classifications systemsof ductal carcinoma in situ of the breast using a web-based survey. Pathol Res Pract. 2010;206:705-11.
26. Mitchell KB, et al. Ductal carcinoma in situ: treatment update and current trends. Curr Oncol Rep. 2015;17-48.
27. Siziopikou KP, et al. A. Preliminary results of centralized HER2 testing in ductal carcinoma in situ (DCIS): NSAPB B-43. Breast Cancer Res Treat. 2013;142:415-21.
28. Dalberg K, et al. Paget's disease of the nipple in a population based co-hort. Breast Cancer Res Treat. 2008;111(2):313-9.
29. Caliskan M, et al. Paget's disease of the breast: the experience of the European Institute of Oncology and review of the literature.Breast Cancer Res Treat. 200;112(3):513-21.
30. Chen S, et al. Comparative study of breast cancer with or without concomitant Paget disease: An analysis of the SEER database. Cancer Med. 2019;8(8):4043-54.
31. Page DL, et al. Lobular neoplasia of the breast: higher risk for subsequent invasive cancer predicted by more extensive disease. Hum Pathol. 1991;22:1232-9.
32. Page DL, et al. Atypical hyperplastic lesions of the female breast. A long-term follow-up study. Cancer. 1985;55:2698-708.
33. Wen WY, et al. Lobular carcinoma in situ. Surg Pathol Clin. 2018;11(1):123-45.
34. Shin SJ, et al. Florid lobular carcinoma in situ: molecular profiling and comparison to classic lobular carcinoma in situ and pleomorphic lobular carcinoma in situ. Hum Pathol. 2013;44:1998-2009.
35. Fisher ER, et al. Pathologic findings from the National Surgical Adjuvant Breast Project (NSABP) Protocol B-17. Five-year observations concerning lobular carcinoma in situ. Cancer. 1996;78:1403-16.
36. Khoury T, et al. Pleomorphic lobular carcinoma in situ of the breast: clinicopathological review of 47 cases. Histopathology. 2014;64:981-93.
37. Sneige N, et al. Clinical, histopathologic, and biologic features of pleomorphic lobular (ductal-lobular) carcinoma in situ of the breast: a report of 24 cases. Mod Pathol. 2002;15:1044-50.
38. Chen YY, et al. Genetic and phenotypic characteristics of pleomorphic lobular carcinoma in situ of the breast. Am J Surg Pathol. 2009;33:1683-94.
39. Chivukula M, et al. Pleomorphic lobular carcinoma in situ (PLCIS) on breast core needle biopsies: clinical significance and immunoprofile. Am J Surg Pathol. 2008;32:1721-6.
40. Lakhani SR, et al. WHO Classification of Tumours of the Breast. 4th ed. Lyon (France): IARC Press; 2012.
41. Kollias J, et al. Early-onset breast cancer – histopathological and prognostic considerations. Br J Cancer. 1977;75:1318-23.
42. Mavaddat N, et al. Pathology of breast and ovarian cancers among BRCA1 and BRCA2 mutation carriers: results from the Consortium of Investigators of Modifiers of BRCA1/2 (CIMBA). Cancer Epidemiol Biomarkers Prev. 2012;21(1):134-47.
43. Cheung KL, et al. Pathological features of primary breast cancer in the elderly based on needle core biopsies—a large series from a single centre. Crit Rev Oncol Hematol. 2008;67(3):263-7.
44. Le Doussal V, et al. Prognostic value of histologic grade nuclear components of Scarff-Bloom-Richardson (SBR). An improved escore modification based on a multivariate analysis of 1262 invasive ductal breast carcinomas. Cancer. 1989;64(9):1914-21.

45. Bloom HJ, et al. Histological grading and prognosis in breast cancer; a study of 1409 cases of which 359 have been followed for 15 years. Br J Cancer. 1957;11(3):359-77.
46. Elston CW, et al. Pathological prognostic factors in breast cancer. I. The value of histological grade in breast cancer: experience from a large study with long-term follow-up. Histopathology. 1991;19:403-10.
47. Robbins P, et al. Histological grading of breast carcinomas: a study of interobserver agreement. Hum Pathol. 1995;26:873-9.
48. Tan PH, et al. The 2019 WHO classification of tumours of the breast. Histopathology. 2020;10:1111-14091.
49. Martinez V, et al. Invasive lobular carcinoma of the breast: incidence and variants. Histopathology. 1979;3:467-88.
50. Dixon JM, et al. Infiltrating lobular carcinoma of the breast. Histopathology. 1982;6:149-61.
51. Reeves GK, et al. Hormonal therapy for menopause and breast cancer risk by histological type: a co-hort study and meta-analysis. Lancet Oncol. 2006;7:910-8.
52. DiConstanzo D, et al. Prognosis in infiltrating lobular carcinoma. An analysis of classical and variant tumors. Am J Surg Pathol. 1990;14(1):12-23.
53. Javid SH, et al. Tubular carcinoma of the breast: results of a large contemporary series. Am J Surg. 2009;197(5):674-7.
54. Rakha EA, Lee AH, Evans AJ, et al. Tubular carcinoma of the breast: further evidence to support its excellent prognosis. Clin Oncol. 2010;28(1):99-104.
55. Sullivan T, et al. Tubular carcinoma of the breast: a retrospective analysis and review of the literature. Breast Cancer Res Treat. 2005;93(3):199-205.
56. Green I, et al. A comparative study of pure tubular and tubulolobular carcinoma of the breast. Am J Surg Pathol. 1997;21(6):653-7.
57. Leikola J, et al. The prevalence of axillary lymph-node metastases in patients with pure tubular carcinoma of the breast and sentinel node biopsy. Eur J Surg Oncol. 2006;32(5):488-91.
58. Cabral AH, et al. Tubular carcinoma of the breast: an institutional experience and review of the literature. Breast J. 2003;9(4):298-301.
59. Fritz P, et al. Tubular breast cancer: a retrospective study. Anticancer Res. 2014;34:3647-56.
60. Vo T, et al. Long-term outcomes in patients with mucinous, medullary, tubular, and invasive ductal carcinomas after lumpectomy. Am J Surg. 2007;194:527-31.
61. Colleoni M, et al. Outcome of special types of luminal breast cancer. Ann Oncol. 2012;23:1428-36.
62. Winchester DJ, et al. Tubular carcinoma of the breast: predicting axillary nodal metastases and recurrence. Ann Surg. 1996;223:342-7.
63. Diab SG, et al. Tumor characteristics and clinical outcome of tubular and mucinous breast carcinomas. J Clin Oncol. 1999;17:1442-8.
64. Liu GF, Yang Q, Haffty BG, et al. Clinical-pathologic features and long-term outcomes of tubular carcinoma of the breast compared with invasive ductal carcinoma treated with breast conservation therapy. Int J Radiat Oncol Biol Phys. 2009;75:1304-8.
65. Rakha EA, et al. Tubular carcinoma of the breast: further evidence to support its excellent prognosis. J Clin Oncol. 2010;28:99-104.
66. Fasano M, et al. Tubular carcinoma of the breast: immunohistochemical and DNA flow cytometric profile. Breast J. 1999;5:252-5.
67. Oakley GJ, et al. HER-2 amplification in tubular carcinoma of the breast. Am J Clin Pathol. 2006;126:55-8.
68. Louwman MW, et al. Uncommon breast tumors in perspective: incidence, treatment and survival in the Netherlands. Int J Cancer. 2007;121(1):127-35.
69. Pal SK, et al. Papillary carcinoma of the breast: an overview. Breast Cancer Res Treat. 2010;122(3):637-45.
70. Yoshimura N, et al. Synchronous bilateral solid papillary carcinomas of the breast. Case Rep Surg. 2013;2013:812129.
71. Eremia IA, et al. Invasive papillary carcinoma of the mammary gland: histopathologic and immunohistochemical aspects. Rom J Morphol Embryol. 2012;53(3):811-5.
72. Terzi A, et al. An unusual case of invasive papillary carcinoma of the breast. Indian J Pathol Microbiol. 2012;55(4):543-45.
73. Siriaunkgul S, et al. Invasive micropapillary carcinoma of the breast. Mod Pathol. 1993;6(6):660-2.
74. Gunhan-Bilgen I, et al. Invasive micropapillary carcinoma of the breast: clinical, mammographic, and sonographic findings with histopathologic correlation. AJR Am J Roentgenol. 2002;179(4):927-31.
75. Walsh MM, et al. Invasive micropapillary carcinoma of the breast: eighty cases of an underrecognized entity. Hum Pathol. 2001;32(6):583-9.
76. Paterakos M, et al. Invasive micropapillary carcinoma of the breast: a prognostic study. Hum Pathol. 1999;30;12:1459-63.
77. Zekioglu OY, et al. Invasive micropapillary carcinoma of the breast: high incidence of lymph node metastasis with extranodal extension and its immunohistochemical profile compared with invasive ductal carcinoma. Histopathology. 2004;44(1):18-23.
78. De la Cruz C, et al. Invasive micropapillary carcinoma of the breast: clinicopathological and immunohistochemical study. Pathol Int. 2004;54(2):90-6.
79. Middleton LP, et al. Infiltrating micropapillary carcinoma of the breast. Mod Pathol. 1999;12(5):499-504.
80. Chen AC, et al. Prognostic markers for invasive micropapillary carcinoma of the breast: a population-based analysis. Clin Breast Cancer. 2013;13(2):133-9.
81. Vingiani A, et al. The clinical relevance of micropapillary carcinoma of the breast: a case-control study. Histopathology. 2013;63(2):217-24.
82. Yu JI, et al. Differences in prognostic factors and patterns of failure between invasive micropapillary carcinoma and invasive ductal carcinoma of the breast: matched case-control study. Breast. 2010;19(3):231-7.
83. Ide Y, et al. Clinicopathological significance of invasive micropapillary carcinoma component in invasive breast carcinoma. Pathol Int. 2011;61(12):731-6.
84. Acs G, et al. Invasive ductal carcinomas of the breast showing partial reversed cell polarity are associated with lymphatic tumor spread and may represent part of a spectrum of invasive micropapillary carcinoma. Am J Surg Pathol. 2010;34(11):1637-46.
85. Badyal RK, et al. Invasive micropapillary carcinoma of the breast: immunophenotypic analysis and role of cell adhesion molecules (CD44 and E-cadherin) in nodal metastasis. Appl Immunohistochem Mol Morphol. 2016;24(3):151-8.
86. Cui ZQ, et al. Clinicopathological features of invasive micropapillary carcinoma of the breast. Oncol Lett. 2015;9(3):1163-6.
87. Kuroda H, et al. Overexpression of Her2/neu, estrogen and progesterone receptors in invasive micropapillary carcinoma of the breast. Breast Cancer. 2004;11(3):301-6.
88. Luna-Moré S, et al. Importance of estrogen receptors for the behavior of invasive micropapillary carcinoma of the breast. Review of 68 cases with follow-up of 54. Pathol Res Pract. 2000;196(1):35-9.

89. Shi WB, et al. Clinico-pathological features and prognosis of invasive micropapillary carcinoma compared to invasive ductal carcinoma: a population-based study from China. PLoS One. 2014;9(6):e101390.
90. Mahe E, et al. Invasive micropapillary breast carcinoma: a retrospective study of classification by pathological parameters. Malays J Pathol. 2013;35(2):133-8.
91. Gokce H, et al. Invasive micropapillary carcinoma of the breast: a clinicopathologic study of 103 cases of an unusual and highly aggressive variant of breast carcinoma. Breast J. 2013;19(4):374-81.
92. Uddin Z, et al. Invasive micropapillary carcinoma of breast: an under-recognized entity. A series of eight cases. Breast J. 2012;18(3):267-71.
93. Kuba S, et al. Incomplete inside-out growth pattern in invasive breast carcinoma: association with lymph vessel invasion and recurrence-free survival. Virchows Arch. 2011;458(2):159-69.
94. Lewis GD, et al. Prognosis of lymphotropic invasive micropapillary breast carcinoma analyzed by using data from the National Cancer Database. Cancer Commun. 2019;39:60.
95. Liu Y, et al. Similar prognoses for invasive micropapillary breast carcinoma and pure invasive ductal carcinoma: a retrospectively matched co-hort study in China. PLoS One. 2014;9(9):e106564.
96. Vingiani A, et al. The clinical relevance of micropapillary carcinoma of the breast: a case-control study. Histopathology. 2013;63(2):217-24.
97. Chen AC, et al. Population-based comparison of prognostic factors in invasive micropapillary and invasive ductal carcinoma of the breast. Br J Cancer. 2014;111(3):619-22.
98. Ide Y, et al. Clinicopathological significance of invasive micropapillary carcinoma component in invasive breast carcinoma. Pathol Int. 2011;61(12):731-6.
99. Pettinato G, et al. Invasive micropapillary carcinoma of the breast: clinicopathologic study of 62 cases of a poorly recognized variant with highly aggressive behavior. Am J Clin Pathol. 2004;121(6):857-66.
100. Cui ZQ, et al. Clinicopathological features of invasive micropapillary carcinoma of the breast. Oncol Lett. 2015;9(3):1163-6.
101. Gokce H, et al. Invasive micropapillary carcinoma of the breast: a clinicopathologic study of 103 cases of an unusual and highly aggressive variant of breast carcinoma. Breast J. 2013;19(4):374-81.
102. Middleton LP, et al. Infiltrating micropapillary carcinoma of the breast. Mod Pathol. 1999;12(5):499-504.
103. Lakhani SR, et al. WHO Classification of Tumours of the Breast. 4th ed. Lyon (France): IARC Press, 2012.
104. Wargotz ES, et al. Medullary carcinoma of the breast: a clinicopathologic study with appraisal of current diagnostic criteria. Hum Pathol. 1988;19(11):1340-6.
105. Cao A, et al. Clinicopathologic characteristics at diagnosis and the survival of patients with medullary breast carcinoma in China: a comparison with infiltrating ductal carcinoma-not otherwise specified. World J Surg Onc. 2013;11:91.
106. Li CI, et al. Clinical characteristics of different histologic types of breast cancer. Br J Cancer. 2005;93(9):1046-52.
107. Ridolfi RL, et al. Medullary carcinoma of the breast: a clinicopathologic study with 10 year follow-up. Cancer. 1977;40(4):1365-85.
108. Rosen PP, et al. Breast carcinoma at the extremes of age: a comparison of patients younger than 35 years and older than 75 years. J Surg Oncol. 1985;28(2):90-6.
109. Jensen ML, et al. Prognostic comparison of three classifications for medullary carcinomas of the breast. Histopathology. 1997;30(6):523-32.
110. Jacquemier J, et al. Typical medullary breast carcinomas have a basal/myoepithelial phenotype. J Pathol. 2005;207(3):260-8.
111. Flucke U, et al. Distinguishing medullary carcinoma of the breast from high-grade hormone receptor-negative invasive ductal carcinoma: an immunohistochemical approach. Histopathology. 2010;56(7):852-9.
112. Rosen PP, et al. Immunohistochemical detection of HER2/neu in patients with axillary lymph node negative breast carcinoma. A study of epidemiologic risk factors, histologic features, and prognosis. Cancer. 1995;75(6):1320-6.
113. Lakhani SR, et al. The pathology of familial breast cancer: histological features of cancers in families not attributable to mutations in BRCA1 or BRCA2. Clin Cancer Res. 2000;6(3):782-9.
114. Eisinger F, et al. BRCA1 and medullary breast cancer. JAMA. 1998;280(14):1227-8.
115. Di Saverio S, et al. A retrospective review with long term follow up of 11,400 cases of pure mucinous breast carcinoma. Breast Cancer Res Treat. 2008;111(3):541-7.
116. Ranade A, et al. Clinicopathological evaluation of 100 cases of mucinous carcinoma of breast with emphasis on axillary staging and special reference to a micropapillary pattern. J Clin Pathol. 2010;63(12):1043-7.
117. Marrazzoa E, et al. Mucinous breast cancer: A narrative review of the literature and aretrospective tertiary single-centre analysis. The Breast. 2020;49:87-92.
118. Rasmussen BB, et al. Prognostic factors in primary mucinous breast carcinoma. Am J Clin Pathol. 1987;87(2):155-60.
119. Silverberg SG, et al. Colloid carcinoma of the breast. Am J Clin Pathol. 1971;55(3):355-63.
120. Lei L, et al. Clinicopathological characteristics of mucinous breast cancer: a retrospective analysis of a 10-year study. PLoS ONE. 2016;11(5):e0155132.
121. Barkley CR, et al. Mucinous breast carcinoma: a large contemporary series. Am J Surg. 2008;196(4):549-55.
122. Lacroix-Triki M, et al. Mucinous carcinoma of the breast is genomically distinct from invasive ductal carcinomas of no special type. J Pathol. 2010;222(3):282-98.
123. Foschini MP, et al. Adenomyoepithelioma of the breast associated with low-grade adenosquamous and sarcomatoid carcinomas. Virchows Arch. 1995;427(3):243-50.
124. Wargotz ES, et al. Metaplastic carcinomas of the breast. II. Spindle cell carcinoma. Hum Pathol. 1989;20(8):732-740.
125. Pezzi CM, et al. Characteristics and treatment of metaplastic breast cancer: analysis of 892 cases from the National Cancer Data Base. Ann Surg Oncol. 2007;14(1):166-73.
126. Rosen PP, et al. Low-grade adenosquamous carcinoma. A variant of metaplastic mammary carcinoma. Am J Surg Pathol. 1987;11(5):351-8.
127. Dwyer JB, et al. Low-grade fibromatosis-like spindle cell carcinoma of the breast. Arch Pathol Lab Med. 2015;139(4):552-7.
128. Wargotz ES, et al. Metaplastic carcinomas of the breast. II. Spindle cell carcinoma. Hum Pathol. 1989;20(8):732-40.
129. Carter MR, et al. Spindle cell (sarcomatoid) carcinoma of the breast: a clinicopathologic and immunohistochemical analysis of 29 cases. Am J Surg Pathol. 2006;30(3):300-9.
130. Tanaka K, et al. Invasive apocrine carcinoma of the breast: clinicopathologic features of 57 patients. Breast J. 2008;14(2):164-8.
131. Eusebi V, et al. Apocrine carcinoma of the breast. A morphologic and immunocytochemical study. Am J Pathol. 1986;123(3):532-41.

132. Mossler J, et al. Apocrine differentiation in human mammary carcinoma. Cancer. 1980;46(11):2463-71.
133. Dellapasqua S, et al. Immunohistochemically defined subtypes and outcome of apocrine breast cancer. Clin Breast Cancer. 2013;13(2):95-102.
134. Alvarenga CA, et al. Reappraisal of immunohistochemical profiling of special histological types of breast carcinomas: a study of 121 cases of eight different subtypes. J Clin Pathol. 2012;65(12):1066-71.
135. Tsutsumi Y. Apocrine carcinoma as triple-negative breast cancer: novel definition of apocrine-type carcinoma as estrogen/progesterone receptor-negative and androgen receptor-positive invasive ductal carcinoma. Jpn J Clin Oncol. 2012;42(5):375-86.
136. Vranic S, et al. EGFR and HER-2/neu expression in invasive apocrine carcinoma of the breast. Mod Pathol. 2010;23(5):644-53.

CLASSIFICAÇÃO MOLECULAR DOS CARCINOMAS MAMÁRIOS

Teresa Cristina Santos Cavalcanti ▪ Mariana de Nadai Andreoli

PASSADO, PRESENTE E FUTURO

Os carcinomas mamários compreendem um grupo heterogêneo de entidades que apresentam características clínicas, histopatológicas e moleculares distintas, com diferentes prognósticos e respostas a tratamentos.

O uso da classificação tradicional pelo uso de parâmetros histológicos vem sendo usado com relativo sucesso ao longo dos anos com o objetivo de separar tais lesões em grupos com comportamento e prognóstico distintos, não sendo, no entanto, o modelo ideal para tratamentos personalizados. Tumores com características fenotípicas semelhantes têm, muitas vezes, desfechos distintos apesar da terapia aplicada.

O desejo de identificação de novos fatores preditivos e prognósticos, a evolução para tratamentos personalizados e a disponibilidade de alta tecnologia fazendo uso de plataformas de perfil de expressão gênica levaram à nova classificação molecular do carcinoma mamário.[1]

Em 2000 e 2001, Perou *et al.*[2] e Sorlie *et al.*,[3] por meio do uso de microarranjos de DNA, demonstraram que o carcinoma de mama poderia ser subclassificado em diferentes subtipos.

Na primeira publicação, Perou *et al.*, em 2000,[2] detectaram a variação de padrões de expressão gênica de 65 peças cirúrgicas de tumores mamários de 42 indivíduos representando 8.102 genes. Tais padrões de expressão gênica geraram um retrato molecular distinto de cada tumor. Vinte destes tumores foram amostrados duplamente, antes e após um ciclo de 16 semanas de doxorrubicina, e dois tumores foram pareados com metástases linfonodais dos respectivos pacientes. O padrão de expressão gênica das duas amostras tumorais do mesmo paciente era quase sempre mais similar entre si do que com qualquer outra das amostras. Foram identificados blocos de genes coexpressos (genes de proliferação celular, sinalização de receptores hormonais (grupo luminal), sinalizadores de HER-2 e grupo basal (relacionados com as células basais epiteliais do epitélio mamário), com variações nos níveis de RNA mensageiro que se encontravam relacionados com características específicas de variação fisiológica e os tumores puderam ser agrupados e subdivididos em grupos com características intrínsecas semelhantes, sendo então subdivididos em subtipos distintos de acordo com as diferenças dos padrões de expressão gênica. Tais subgrupos são também chamados de subtipos intrínsecos porque são definidos por propriedades intrínsecas dos carcinomas mamários e não por seu comportamento. Inicialmente foram categorizados quatro subtipos intrínsecos: luminal, HER-2 positivo; basal e normal-símile. Posteriormente, o grupo luminal foi subdividido em Luminal A e Luminal B e o grupo normal-símile foi considerado como contaminação de tecido não neoplásico contido nas amostras, não constituindo verdadeiro subtipo.

LUMINAL

Receberam esta denominação porque a expressão característica do seu agrupamento de genes é reminiscente das células epiteliais luminais do dúctulos mamários.

São o tipo mais comum representando 60 a 70% dos carcinomas mamários.[4-6]

Estes tumores expressam caracteristicamente citoqueratinas luminais (CK8 e CK18), receptores de estrogênio, de progesterona, e genes associados à ativação do receptor de estrogênio (LIV 1, GATA 3 e CCND1).[7,8]

Os tumores luminais são subdivididos em luminal A e luminal B.

Luminal A

Representam a maioria dos tumores luminais, quase o dobro dos luminais B, e são responsáveis por 30 a 40% de todos os carcinomas mamários infiltrantes, tendo o melhor prognóstico de todos, com as melhores taxas de sobrevida.[9,10] A literatura, no entanto, revela incidência bastante variável globalmente: Itália 34%, Arábia Saudita 3,9%, China 65,3% e Japão 71%.[11-14]

Em termos de tradução histológica, são tumores grau 1 e grau 2 (bem e moderadamente diferenciados), sendo, na sua maioria, carcinomas infiltrantes do tipo não especial (SOE/ductal), carcinomas lobulares clássicos, carcinomas tubulares, mucinosos, neuroendócrinos e cribriformes (Fig. 11-1).

As principais alterações encontradas no seu perfil de expressão gênica se traduzem por mutações de *PIK3CA*, mutações de *MAP3KI*, expressão elevada de *ESR1*, de *XBPI*; mutações de *GATA3*, de *FOXA*; ganhos de 1q, 8q, perda de 8p, 16q.[15]

O perfil imuno-histoquímico destes tumores é:

- RE positivo;
- RP positivo e alto (> ou igual a 20%);
- HER-2 negativo;
- Baixos índices proliferativos (< ou igual a 20%).

O principal fator de diferenciação dos tumores luminais A dos B é seu índice proliferativo seguido da expressão de receptor de progesterona.

Inicialmente, vários estudos apontavam para uma linha de corte de 14% como a mais adequada para esta subdivisão.[16] Recentemente, este *cut-off* foi alterado para 20%, já que vários estudos apontaram ser este o número mais adequado para traduzir clinicamente a diferença de risco e resposta a tratamento dos dois tipos de tumores luminais.[17-19]

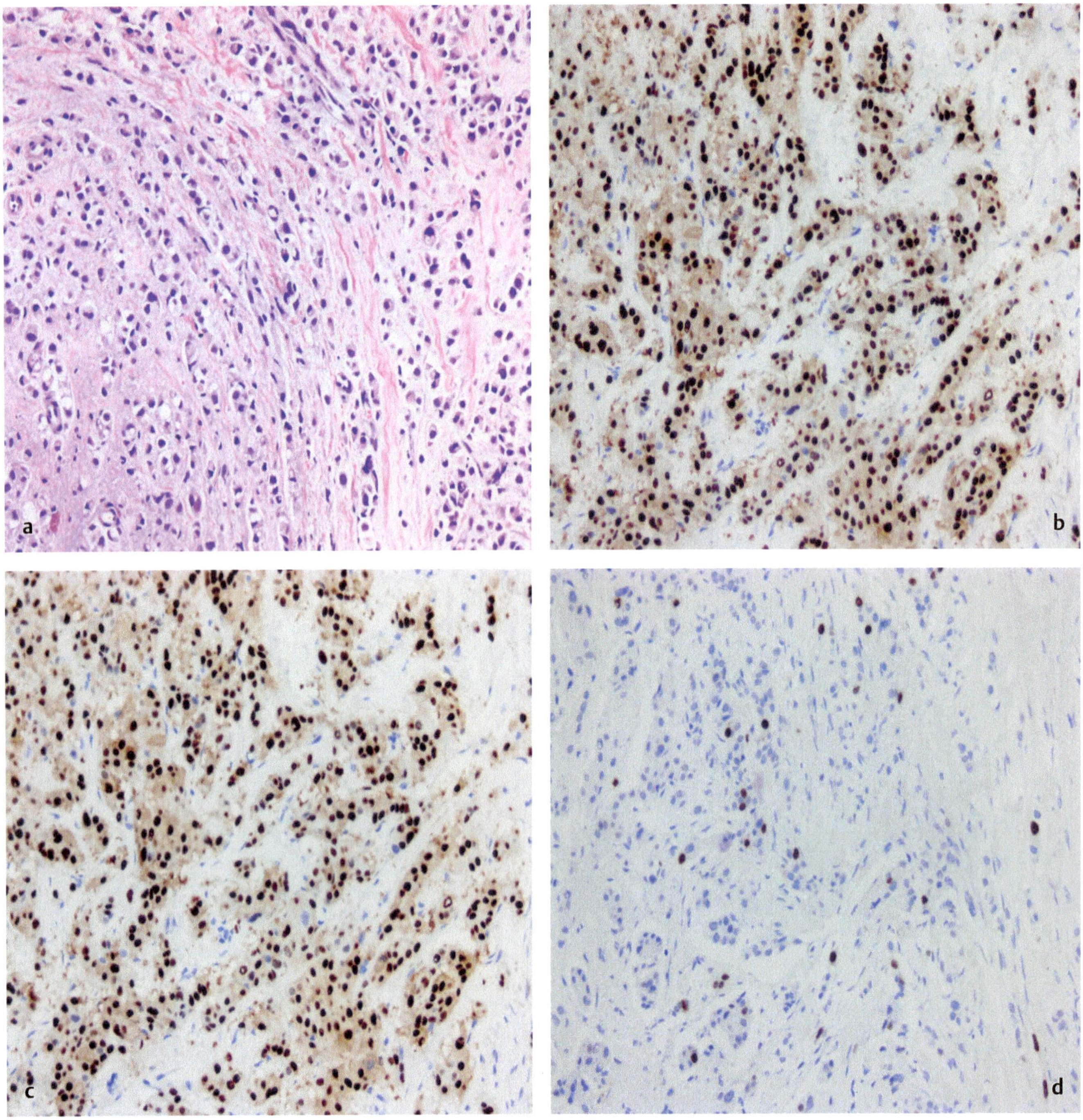

Fig. 11-1. Luminal A – Carcinoma lobular infiltrante da mama: (a) H&E. (b) RE positivo. (c) RP positivo. (d) *Ki67* baixo.

Luminal B

Representa 20 a 30% de todos os carcinomas mamários infiltrantes e tem pior prognóstico do que os luminais A.[9]

Histologicamente são representados por tumores grau 2 e grau 3 (moderadamente e pouco diferenciados) sendo a sua grande maioria carcinomas infiltrantes do tipo não especial (SOE/ductal), e carcinomas micropapilares invasivos em menor frequência.[15]

Seu perfil gênico caracteriza-se por mutações de *TP53*, amplificação de ciclina D1, amplificação de *MDM2*, perda de ATM, instabilidade genômica aumentada, e amplificações focais.[15]

O perfil imuno-histoquímico destes tumores é (Fig. 11-2):

- RE positivo;
- RP positivo, ausente ou baixo (< 20%);
- HER-2 negativo ou positivo;
- Altos índices proliferativos (> 20%).

Um pequeno número de tumores luminal B são chamados triplo-positivos, quando expressam RE, RP e HER-2 positivos.

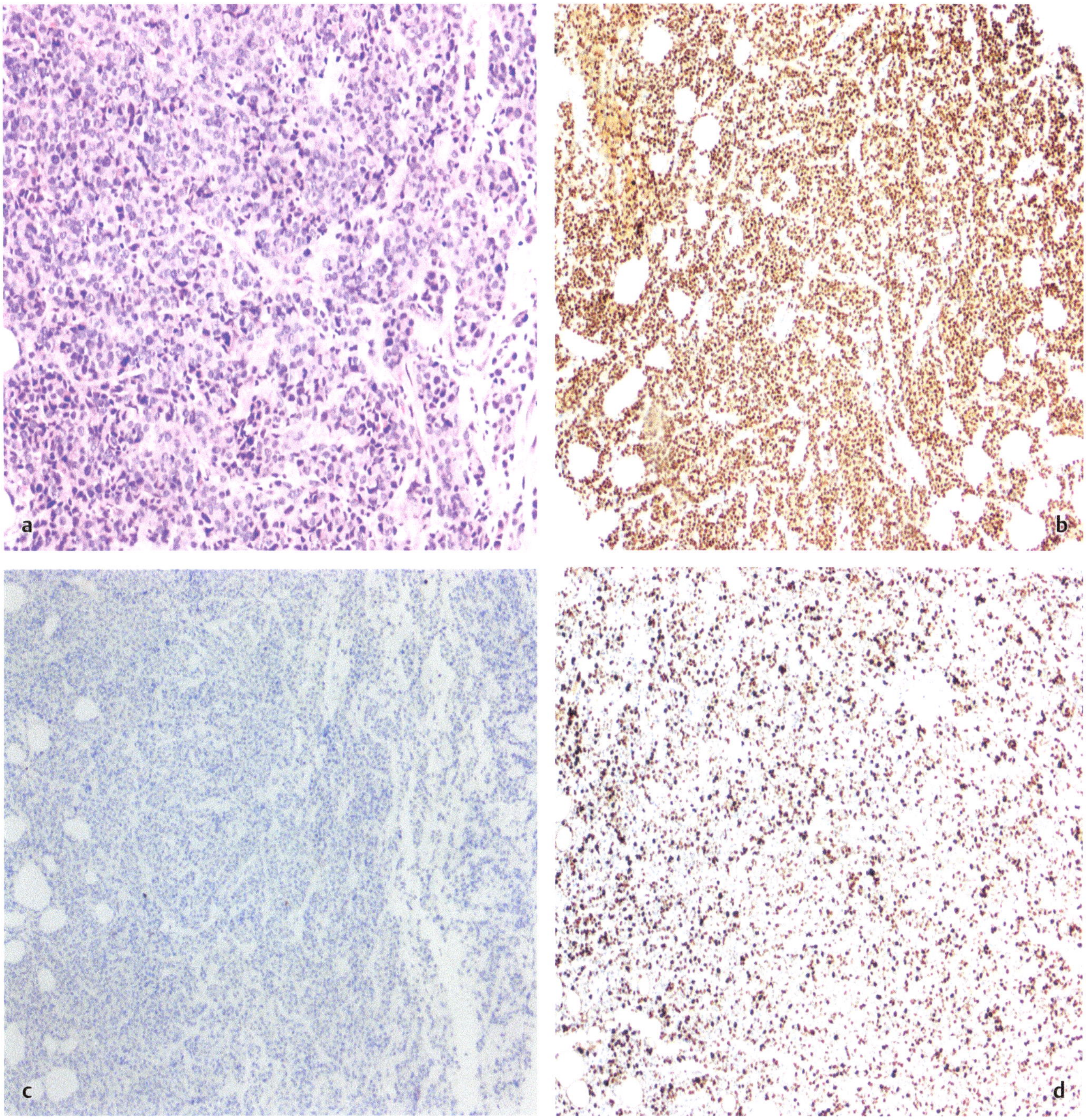

Fig. 11-2. Luminal B: (**a**) H&E. (**b**) RE positivo. (**c**) RP negativo. (**d**) Ki-67 positivo acima de 20%.

HER-2 ENRIQUECIDO

Os tumores HER-2 enriquecidos constituem 12 a 20% dos carcinomas mamários infiltrantes.[9]

Os tumores HER-2 enriquecidos tendem a ter crescimento mais rápido que os luminais e têm pior prognóstico, porém, com o advento de terapias-alvo, têm excelente resposta ao tratamento e melhora expressiva de prognóstico.

Histologicamente são representados por tumores grau 2 e grau 3 (moderadamente e pouco diferenciados) sendo a sua grande maioria carcinomas infiltrantes do tipo não especial, além de carcinomas apócrinos e lobulares pleomórficos.[15]

Seu perfil gênico caracteriza-se por hiperexpressão de HER-2 e genes relacionados, mutações de *TP53*, mutações de *PIK3CA*, hiperexpressão de *FGFR4*, hiperexpressão de *EGFR*, mutações de *APOBEC*, amplificação de ciclina D1 e alta instabilidade genômica.[2,3,20-23]

Seu perfil imuno-histoquímico é caracterizado por (Fig. 11-3):

- RE negativo;
- RP negativo;
- Ki-67 alto;
- Hiperexpressão de HER-2.

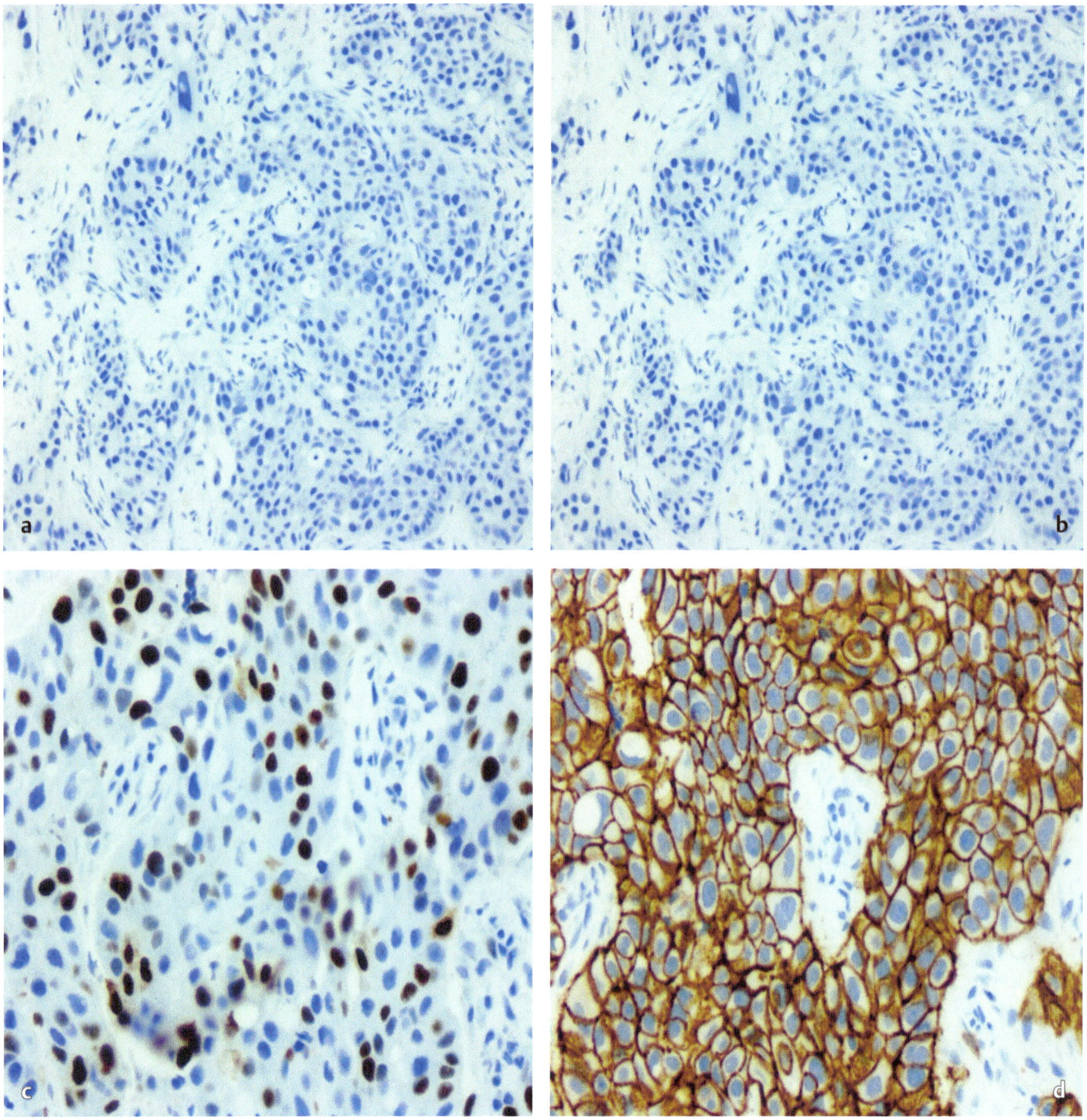

Fig. 11-3. (a) RE negativo. (b) RP negativo. (c) Ki-67 alto. (d) HER-2 positivo (padrão tela de galinheiro).

É importante mencionar que os testes de amplificação gênica e a avaliação imuno-histoquímica apresentam resultados semelhantes, já que a amplificação gênica induz à superexpressão proteica detectada imuno-histoquimicamente em 95% dos casos. Os métodos de FISH, CISH e SISH vêm sendo amplamente utilizados, quer para a realização de avaliação primária como para verificação secundária de casos em que a avaliação imuno-histoquímica é duvidosa. Um teste é considerado positivo (amplificado) quando o número médio de cópias de HER-2 é maior ou igual a 6 sinais/célula ou a relação HER-2/CEP17 for maior ou igual a 2. O resultado é considerado negativo (sem amplificação) quando o número médio de cópias de HER-2 é igual ou menor que 4 e a relação HER-2/CEP17 for menor que 2 e considerado duvidoso quando no intervalo de referências entre os testes, considerados positivos e negativos.

TRIPLO-NEGATIVOS/BASALOIDES

Aproximadamente 15 a 20% de todos os carcinomas mamários infiltrantes são triplo-negativos.[24]

Constitui o grupo mais heterogêneo d TRa classificação gênica e de mais difícil reprodutibilidade à imuno-histoquímica. Apesar de qualquer dos subtipos intrínsecos poder ser avaliado como triplo-negativo à imuno-histoquímica, os basaloides são os que mais frequentemente são encontrados nesta categoria. Cerca de 50-75% dos carcinomas mamários triplo-negativos têm fenótipo basal e aproximadamente 80% dos tumores basaloides são RE e HER-2 negativos.

Quando comparados aos outros subtipos tumorais, têm evolução clínica muito desfavorável, acometem pacientes de faixa etária mais baixa, têm grande potencial metastático com recidivas mais frequentes e taxas de sobrevida menores. As pacientes acometidas por doença metastática têm, com os tratamentos atuais, sobrevida média global de 13 a 18 meses.[24-26]

À imuno-histoquímica são (Fig. 11-4):

- RE negativo;
- RP negativo;
- HER-2 negativo;
- Ki-67 geralmente alto.

Os subtipos mais comuns e mais bem caracterizados dos subtipos moleculares triplo-negativos são:

- Basaloide 1 (BS1);
- Basaloide 2 (BS2);
- Imunomodulatório (IM), mesenquimal (M);

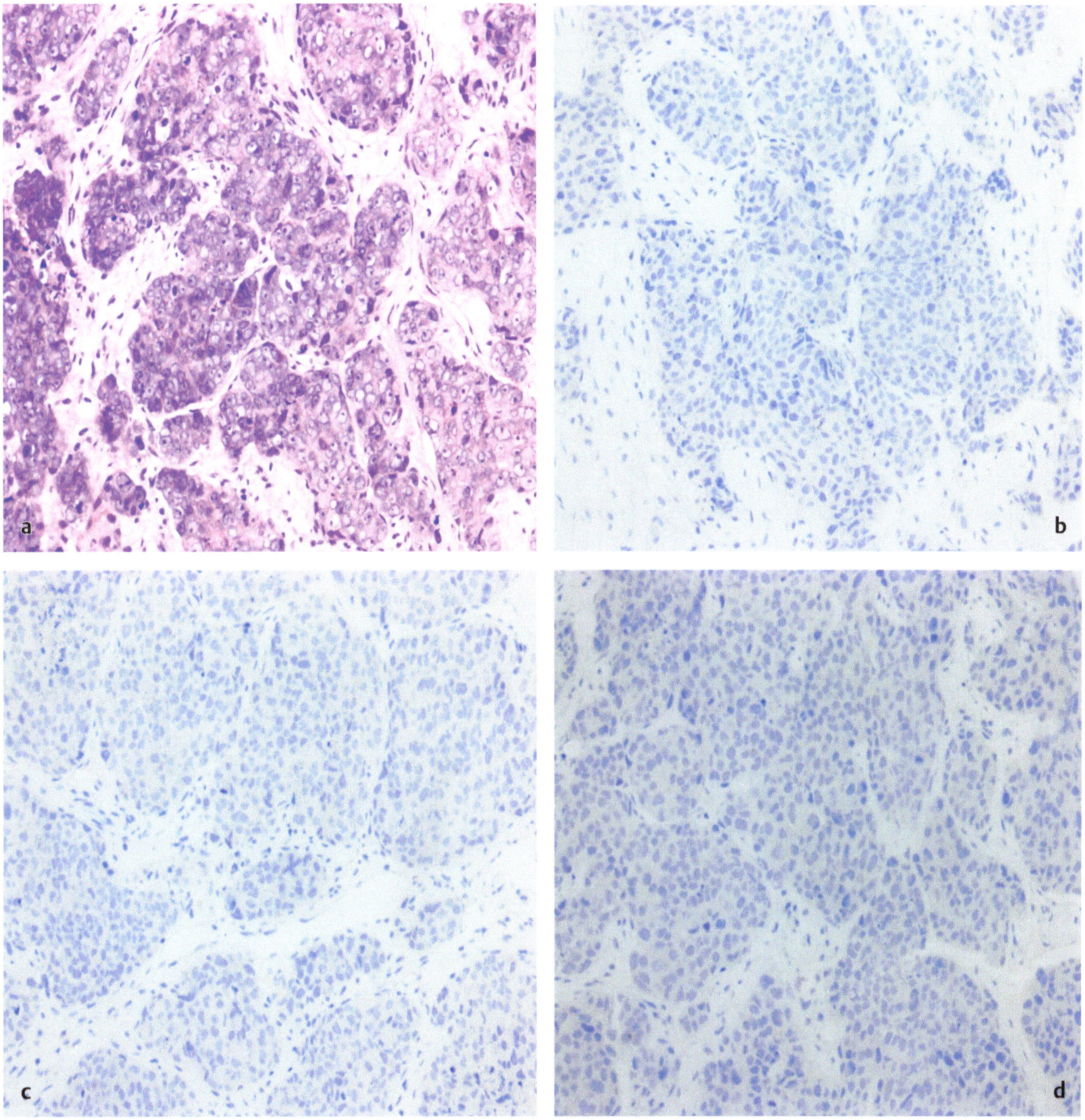

Fig. 11-4. Triplo-negativo: (a) H&E. (b) RE negativo. (c) RP negativo. (d) HER-2 negativo. *(Continua.)*

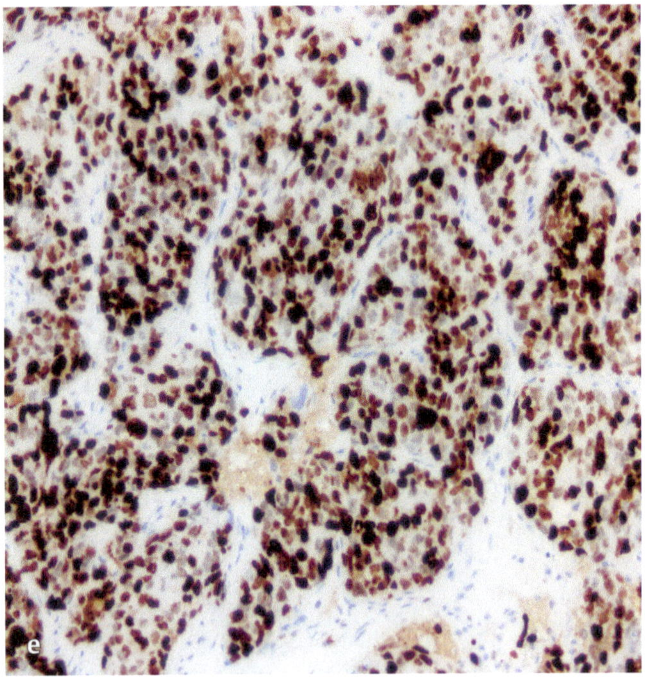

Fig. 11-4. *(Cont.)* (e) Ki-67 alto.

- Mesenquimal, células tronco-símile (MSL);
- Luminal receptor de andrógeno.[27]

CARCINOMA BASALOIDE

Os carcinomas basaloides expressam genes característicos das células basais/mioepiteliais que são as células que se encontram na porção externa dos dúctulos/ductos mamários e têm características tanto epiteliais quanto de musculatura lisa. Estas células expressam citoqueratinas de alto peso molecular CK5, CK14, CK17, além de marcadores específicos de músculo liso, como SMA e SM (miosina cadeia pesada), calponina, caldesmon, p63, integrina, laminina, maspina, CD10, p-caderina, caveolina, NGFR, S100.

À imuno-histoquímica são triplo-negativos e expressam citoqueratinas basais (CK5, CK14 e CK17) e EGFR (Fig. 11-5).

Diversos estudos têm apontado estreita relação entre os tumores basaloides a uma alta prevalência em pacientes portadores de mutações do *BRCA1*, principalmente em mulheres jovens.[28-30]

Os carcinomas basaloides têm, ainda, um padrão característico de metástases à distância com predileção por metástases viscerais para pulmões e cérebro, e menor tendência a metástases ósseas e hepáticas.[31-36]

Histologicamente são representados, em sua maioria, por tumores grau 2 e grau 3 (moderadamente e pouco diferenciados) e esporádicos grau 1 (bem diferenciados, e o tipo especial carcinoma adenoide cístico) sendo sua grande maioria carcinomas infiltrantes do tipo não especial (SOE/ductal).[37]

Geneticamente são ricos em genes associados às citoqueratinas basais, ao ciclo celular e replicação de DNA e às vias de resposta a dano de DNA.[9]

À imuno-histoquimica são:

- RE negativo;
- RP negativo;
- HER-2 negativo;
- Ki-67 geralmente alto (exceto os adenoides císticos);
- EGFR superexpresso;
- Citoqueratinas basais (CK5, CK14 e CK17).

O subtipo imunomodulatório tem características semelhantes às dos carcinomas com características medulares, ambos apresentam, geralmente, denso infiltrado linfocitário associado.

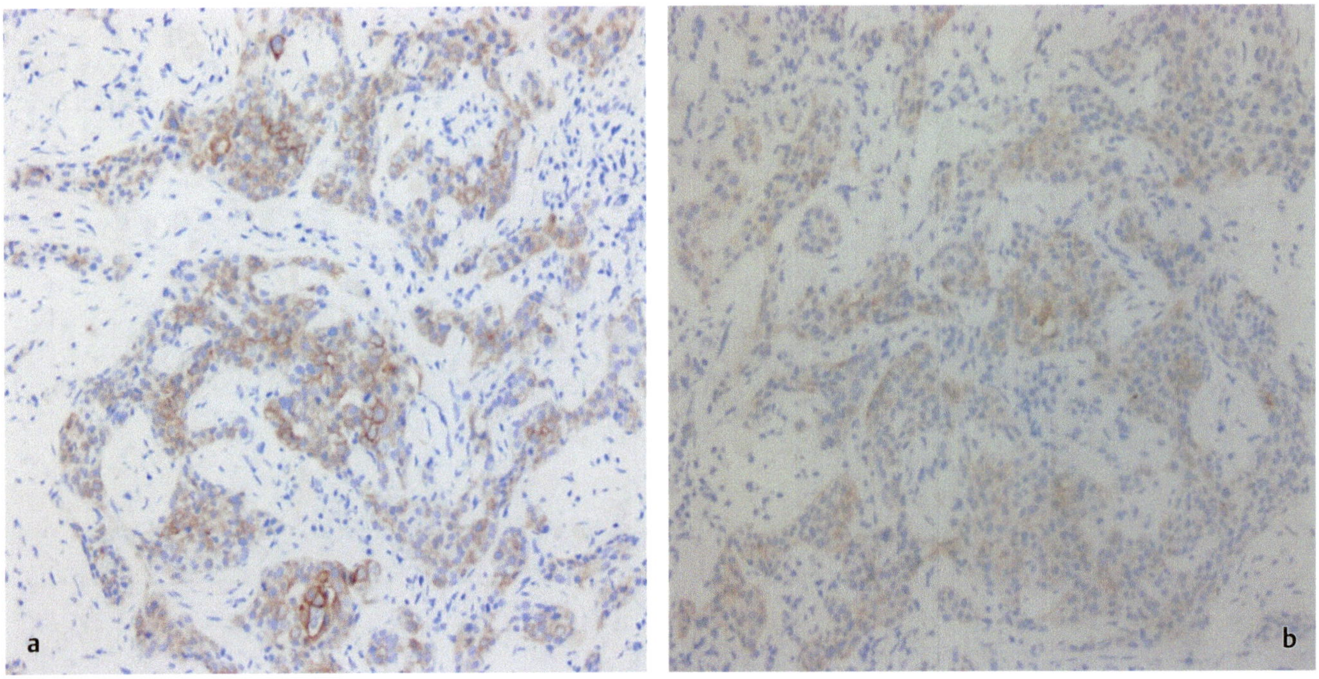

Fig. 11-5. (a) Positividade para CK14. (b) Positividade para CK5/6.

Os subtipos mesenquimal e mesenquimal células tronco--símile apresentam-se sob a forma de carcinomas metaplásicos que são caracterizados por diferenciação epitelial distinta (escamosa) e/ou mesenquimal, por vezes com elementos heterólogos (*i. e.*, osso e cartilagem).

Tais tumores são ricos em genes importantes na diferenciação celular e vias de sinalização de fator de crescimento.

LUMINAL RECEPTOR DE ANDRÓGENO/APÓCRINO

Em 2006 foi identificado o subtipo molecular apócrino/luminal receptor de andrógeno, sendo também conhecido como triplo-negativo apócrino/luminal com hiperexpressão de RA.[38]

Os tumores moleculares apócrinos têm características apócrinas bem evidentes à histologia e são positivos para receptor de andrógeno (AR), porém, os receptores de estrogênio e progesterona são negativos, podendo, em número significante de casos, apresentar hiperexpressão de HER-2, quando tem sobreposição com os tumores HER-2 enriquecidos.

CLAUDINA BAIXA

Posteriormente, análises adicionais de expressão gênica revelaram a presença de outro subtipo intrínseco, claudina baixa, presente em 7 a 14% dos carcinomas de mama.

Quando comparada aos luminais, tem pior prognóstico que os luminais A e sobrevida semelhante aos luminais B, basaloides e HE2 enriquecidos.

Caracteriza-se por níveis baixos níveis de proteínas de adesão celular e alta expressão de genes imunorrelacionados (CD4, DC79a), expressão elevada de CD44, vimentina e E-caderina, sendo, sob este prisma, semelhante ao fenótipo da célula-tronco mamária-símile (CD44+CD24-/baixo).[39]

Tem como principais representantes os carcinomas metaplásicos e os carcinomas com características medulares, porém, quando comparados aos basaloides, tem menor expressão de genes proliferativos. Aproximadamente 70% dos tumores claudina baixa são triplo-negativos.

Lehamann *et al.*, em 2011, descreveram diversos subtipos com significados prognósticos e que, em alguns casos, têm correlação com um tipo histológico em particular.[27]

Em 2011 foi aprovado, em St. Gallen, o uso de marcadores imuno-histoquímicos (RE, RP, Ki-67 e expressão de HER-2) para classificação aproximada dos tumores mamários com fins de orientação ao tratamento.

Atualmente, tanto testes baseados em expressão gênica quanto marcadores imuno-histoquímicos, em que a expressão proteica é avaliada, podem ser usados para determinação do subtipo intrínseco, sendo ela aproximada quando usado o método imuno-histoquímico.[40]

É importante salientar que o perfil imuno-histoquímico dos tumores mamários se sobrepõe, em grande parte, ao perfil de expressão gênica, mas não o substitui.

Tal fato fica bastante evidente nos tumores triplo-negativos em que as discordâncias relatadas chegam a 30%, fato este que pode ser explicado pela sua grande heterogenicidade.[41,42] É importante ressaltar que nem todos os tumores triplo negativos são basaloides, pois não expressam citoqueratinas basais e há, ainda, um pequeno grupo de tumores basaloides que não são triplo-negativos.[43,44]

Quadro 11-1. Subtipos Moleculares e Marcadores Imuno-Hitoquímicos

Luminal A	RE+	RP+	HER-2 -	Ki-67 baixo
Luminal B	RE+	RP- ou RP baixo < 20%	HER- ou HER-2 +	Ki-67 alto
HER-2 enriquecido	RE-	RP-	HER-2+	
Basaloide	RE-	RP-	HER-2-	CK5 CK14 CK17 EGFR
Claudina baixa	RE-	RP-	HER-2-	E-caderina -/ fraca
Apócrino	RE-	RP-	HER-2+ ou HER-2-	RA+

RE: receptor de estrogênio; RP: receptor de progesterona; RA: receptor de andrógeno; EGFR: receptor do fator de crescimento epidérmico.

IMUNO-HISTOQUÍMICA

O Quadro 11-1 apresenta um resumo dos subtipos moleculares e seus marcadores imuno-histoquímicos.

PLATAFORMAS DE AVALIAÇÃO MULTIGÊNICA

Nos últimos anos foram desenvolvidas diversas plataformas de avaliação multigênica com o intuito de avaliação prognóstica e/ou decisões terapêuticas avaliando os benefícios ou não do uso de quimioterápicos. Dentre elas citamos o Mamma Print (70 genes), Oncotype DX (21 genes), Endopredict (11 genes), Breast Cancer Index (5 genes) e PAM 50 que serão detalhados em capítulo próprio.

REFERÊNCIAS BIBLIOGRÁFICAS

1. Perou CM, et al. Distinctive gene expression patterns in human mammary epithelial cells and breast cancers. Proc Natl Acad Sci U S A. 1999;96(16):9212-7.
2. Perou CM, et al. Molecular portraits of human breast tumours. Nature. 2000;406(6797):747-52.
3. Sorlie T, et al. Gene expression patterns of breast carcinomas distinguish tumor subclasses with clinical implications. Proc Natl Acad Sci. 2001;98(19):10869-74.
4. Carey LA, et al. Race, breast cancer subtypes, and survival in the Carolina Breast Cancer Study. JAMA. 2006;295:2492-502.
5. Livasy CA, et al. Identification of a basal-like subtype of breast ductal carcinoma in situ. Hum Pathol. 2007;38:197-204.
6. Millikan RC, et al. Epidemiology of basal-like breast cancer. Breast Cancer Res Treat. 2008;109:123-39.
7. Oh DS, et al. Estrogen-regulated genes predict survival in hormone receptor-positive breast cancers. J Clin Oncol. 2006;4:1656-64.
8. Carey LA. Through a glass darkly: advances in understanding breast cancer biology, 2000-2010. Clin Breast Cancer. 2010;10(3):188-95.
9. Fragomeni SM, et al. Molecular subtypes and local-regional control of breast cancer. Surg Oncol Clin N Am. 2018;27(1):95-120.
10. Hu Z, et al. The molecular portraits of breast tumors are conserved across microarray platforms. BMC Genomics. 2006;7:96.
11. Caldarella A, et al. Invasive breast cancer: a significant correlation between histological types and molecular subgroups. J Cancer Res Clin Oncol. 2013;139(4):617-23.

12. Al Tamimi DM, et al. Protein expression profile and prevalence pattern of the molecular classes of breast cancer—a Saudi population based study. BMC Cancer. 2010;10(1):223.
13. Zhu X, et al. Estrogen receptor, progesterone receptor, and human epidermal growth factor receptor 2 status in invasive breast cancer: a 3,198 cases study at National Cancer Center, China. Breast Cancer Res Treat. 2014;147(3):551-5.
14. Shibuta K, et al. The relevance of intrinsic subtype to clinicopathological features and prognosis in 4,266 Japanese women with breast cancer. Breast Cancer. 2011;18(4):292-8.
15. Vuong D, et al. Molecular classification of breast cancer. Virchows Arch. 2014;465(1):1-14.
16. Cheang MC, et al. Ki67 index, HER2 status, and prognosis of patients with luminal B breast cancer. J Natl Cancer Inst. 2009;101(10):736-50.
17. Gnant M, et al. St. Gallen/Vienna 2015: A Brief Summary of the Consensus Discussion. Breast Care (Basel). 2015;10(2):124-30.
18. Prat A, et al. Prognostic significance of progesterone receptor-positive tumor cells within immunohistochemically defined luminal A breast cancer. J Clin Oncol. 2013;31(2):203-9.
19. Focke CM, et al. St Gallen 2015 subtyping of luminal breast cancers: impact of different Ki67-based proliferation assessment methods. Breast Cancer Res Treat. 2016;159(2):257-63.
20. Sorlie T, et al. Repeated observation of breast tumor subtypes in independent gene expression data sets. Proc Natl Acad Sci USA. 2003;100(14):8418-23.
21. Koboldt DC, et al. Comprehensive molecular portraits of human breast tumours. Nature. 2012;490(7418):61-70.
22. Prat A, et al. Molecular features and survival outcomes of the intrinsic subtypes within HER2-positive breast cancer. JNCI J Natl Cancer Inst. 2014;106(8):dju152-dju152.
23. Staaf J, et al. Identification of subtypes in human epidermal growth factor receptor 2–positive breast cancer reveals a gene signature prognostic of outcome. J Clin Oncol. 2010;28(11):1813-20.
24. Brown M, et al. The role of human epidermal growth factor receptor 2 in the survival of women with estrogen and progesterone receptor-negative, invasive breast cancer: the California Cancer Registry, 1999–2004. Cancer. 2008;112:737-47.
25. Dent R, et al. Triple-negative breast cancer: clinical features and patterns of recurrence. Clin Cancer Res. 2007;13:4429-34.
26. André F, et al. Optimal strategies for the treatment of metastatic triple-negative breast cancer with currently approved agents. Ann Oncol. 2012;23(6):vi46-5.
27. Lehmann BD, et al. Identification of human triple-negative breast cancer subtypes and preclinical models for selection of targeted therapies. J Clin Invest. 2011;121(7):2750-67.
28. Gonzalez-Angulo AM, et al. Incidence and outcome of BRCA mutations in unselected patients with triple receptor-negative breast cancer. Clin Cancer Res. 2011;17:1082-9.
29. Hartman AR, et al. Prevalence of BRCA mutations in an unselected population of triple-negative breast cancer. Cancer. 2012;118:2787-95.
30. Kwon JS, et al. Expanding the criteria for BRCA mutation testing in breast cancer survivors. J Clin Oncol. 2010;28:4214-20.
31. Fulford LG, et al. Basal-like grade III invasive ductal carcinoma of the breast: patterns of metastasis and long-term survival. Breast Cancer Res. 2007;9(1):R4.
32. Gaedcke J, Traub F, Milde S, et al. Predominance of the basal type and HER-2/neu type in brain metastasis from breast cancer. Mod Pathol. 2007;20(8):864-70.
33. Patanaphan V, et al. Breast cancer: metastatic patterns and their prognosis. South Med J. 1988;81(9):1109-12.
34. Banerjee S, et al. Basal-like breast carcinomas: clinical outcome and response to chemotherapy. J Clin Pathol. 2006;59(7):729-35.
35. Rodríguez-Pinilla SM, et al. Prognostic significance of basal-like phenotype and fascin expression in node-negative invasive breast carcinomas. Clin Cancer Res. 2006;12(5):1533-9.
36. Hicks DG, et al. Breast cancers with brain metastases are more likely to be estrogen receptor negative, express the basal cytokeratin CK5/6, and overexpress HER-2 or EGFR. Am J Surg Pathol. 2006;30(9):1097-104.
37. Lakhani SR, et al. WHO Classification of tumours of the breast. 4th ed. Lyon: IARC Press; 2012.
38. Farmer P, et al. Identification of molecular apocrine breast tumours by microarray analysis. Oncogene. 2005;24(29):4660-71.
39. Prat A, et al. Phenotypic and molecular characterization of the claudin-low intrinsic subtype of breast cancer. Breast Cancer Res. 2010;12(5):R68.
40. Gao JJ, et al. Luminal A breast cancer and molecular assays: a review. Oncologist. 2018;23(5):556-65.
41. Oakman C, et al. Management of triple negative breast cancer. Breast. 2010;19(5):312-21.
42. Schmadeka R, et al. Triple-negative breast carcinoma: current and emerging concepts. Am J Clin Pathol. 2014;141(4):462-77.
43. Reis-Filho JS, et al. Triple negative tumors: a critical review. Histopathology; 2008;52(1):108:18.
44. Rakha EA, et al. Basal-like breast cancer: a critical review. J Clin Oncol. 2008;26(15):2568-81.

LESÕES ATÍPICAS E PRECURSORAS DA MAMA

Ana Paula Martins Sebastião ▪ Cícero de Andrade Urban

INTRODUÇÃO

As lesões proliferativas atípicas da mama podem ser apenas fatores de risco para câncer de mama ou podem, realmente, ser precursoras e evoluírem para carcinoma. As lesões consideradas fatores de risco são aquelas cuja presença aumenta a chance para o aparecimento de um câncer em ambas as mamas. Já no caso da lesão precursora, o câncer subsequente é encontrado nas proximidades onde a lesão precursora foi identificada.[1] Na história natural de um câncer, a lesão precursora é aquela que se situa numa etapa intermediária entre o tecido normal e o câncer.

Assim como o câncer de mama não se trata de uma entidade única, as suas lesões precursoras também constituem um grupo heterogêneo de entidades, tanto do ponto de vista histológico quanto molecular. São consideradas lesões precursoras aquelas constituídas por uma proliferação clonal de células, que ocorre após um evento iniciador e que tem similaridades histológicas, imuno-histoquímicas e moleculares com o carcinoma subsequente.[1,2]

A importância prática destes conceitos para o patologista reside no fato de que, ao se identificar uma destas lesões, deve-se ficar atento na procura de outras de maior gravidade. Do ponto de vista de manejo clínico, cabe ressaltar que o risco de progressão destas lesões é baixo, portanto, elas são, na verdade, consideradas precursoras não obrigatórias. Os fatores que determinam qual lesão vai evoluir ainda não foram estabelecidos.[3,4]

PERSPECTIVA HISTÓRICA DA PROGRESSÃO DAS LESÕES MAMÁRIAS

As classificações iniciais das lesões pré-invasoras indicavam que alguns cânceres poderiam surgir a partir dos ductos enquanto outros, a partir dos lóbulos e, portanto, essas lesões foram denominadas como carcinoma ductal *in situ* (CDIS) e carcinoma lobular *in situ* (CLIS).[3]

Estudos experimentais e epidemiológicos apoiaram a hipótese de Wellings que, na década de 1970, propôs que as lesões, tanto ductais quanto lobulares, evoluíam de um progenitor comum, a unidade ductolobular terminal (TDLU). Portanto, segundo Wellings, a progressão para um câncer, a partir de lesões precursoras, era linearmente evolutivo, um *continuum* entre lesões ductais como a hiperplasia ductal usual, a hiperplasia ductal atípica e o CDIS e invasor, ou lobulares como a hiperplasia lobular atípica, o CLIS e invasor.[5,6]

Embora a hiperplasia ductal usual e outras proliferações benignas tenham sido sugeridas como lesões precursoras por um processo de desdiferenciação,[7] estudos moleculares demonstraram que estas lesões benignas estão mais relacionadas com o epitélio normal não proliferativo do que associadas a lesões pré-malignas da mama. Tais achados colocaram em dúvida o modelo de Wellings e novas propostas baseadas em análises genômica e transcriptômica das lesões pré-invasivas e de seus componentes invasores mostraram que havia diferenças fundamentais quando classificadas a partir do grau histológico.

O modelo de progressão do câncer de mama com base no grau histológico das lesões resultou, principalmente, da observação de que o CDIS e o carcinoma ductal invasor (CDI) de baixo grau (BG) geralmente são diploides e contêm deleções recorrentes do braço longo do cromossomo 16 (16q), que estão presentes em mais de 80% dos casos. Por outro lado, os carcinomas de mama de alto grau têm cariótipos mais complexos, geralmente aneuploides e abrigam amplificações múltiplas. Apesar da maior complexidade dos genomas dos CDISs e CDIs de alto grau (AG), deleções de 16q são encontradas em menos de 30% dos casos. A ausência de deleções de 16q na maioria dos cânceres de mama de alto grau foi considerada como evidência para sugerir que apenas uma pequena proporção dos carcinomas de alto grau poderiam originar de lesões de baixo grau. Este conceito foi ainda corroborado por análise do perfil de expressão gênica de lesões *in situ* e invasoras da mama, concomitantes, que demonstraram que as lesões se agrupam de acordo com seu grau histológico e não pelo estágio de progressão.[8-10]

Embora a influência do grau histológico na biologia do câncer de mama tenha sido confirmada por estudos de perfis gênicos, tornou-se aparente que os cânceres de mama divergem primariamente em dois grupos principais com base na expressão de receptor de estrogênio (RE) e de genes regulados por ele,[11,12] sugerindo que a expressão de RE e a ativação da via do RE também desempenham um papel importante na determinação do desenvolvimento e das vias de progressão do câncer de mama. Embora os carcinomas de mama ER-positivos e ER-negativos sejam fundamentalmente doenças diferentes em termos de fatores de risco, lesões precursoras, padrões de disseminação, comportamento clínico e resposta às terapias, existem evidências que sugeriram que o nível de instabilidade genética apresentada por uma determinada lesão está relacionado com seu grau histológico.[13,14]

Além disso, foi reconhecido que CDIS-BG são, em grande parte, positivos para receptor de estrogênio (RE), enquanto apenas um pequeno subgrupo das lesões de alto grau expressa esse receptor hormonal. Esses CDIS-AG que são RE-positivos tendem a abrigar as mesmas anormalidades cromossômicas geralmente associadas a lesões de baixo grau. Essas descobertas, entre outras, sugerem que, nas vias de progressão de baixo e alto grau do câncer de mama, podem haver possíveis pontos de intersecção (Fig. 12-1).[3]

LESÕES ATÍPICAS E PRECURSORAS DAS VIAS DE PROGRESSÃO DE BAIXO GRAU E ALTO GRAU

As lesões da via de progressão de baixo grau histológico são caracterizadas pela expressão de receptores hormonais, ausência de superexpressão e/ou amplificação do HER-2 e alterações genéticas como deleções de 16q e ganhos de 1q, geralmente encontradas em carcinomas invasores de mama de baixo grau. Estão incluídas nesse grupo da "família de neoplasias de baixo grau" a atipia epitelial plana (AEP), a hiperplasia ductal atípica (HDA), a hiperplasia lobular atípica (HLA), o CLIS, o CDIS de baixo grau e os carcinomas invasores tubular (CT), cribriforme (CC), lobular clássico (CLI) e ductal (CDI) grau I.[15,16] Este conceito implica que o processo da doença neoplásica se inicia em um estágio muito mais precoce do que o carcinoma *in situ*. Do ponto de vista morfológico, o conceito de via de progressão de baixo grau é corroborado pelo fato de que HDA, AEP e NL compartilham entre si características histológicas semelhantes, como baixo grau de atipias nucleares e frequentemente são encontradas simultaneamente em uma amostra de biópsia.[17] E ainda, a alta expressão de receptores de estrogênio e progesterona nestas lesões precursoras indica que a perda dos mecanismos reguladores é precoce na via de progressão. Em contraste, níveis muito baixos de RE e RP são observados nos epitélios mamários normais e geralmente a expressão é heterogênea, variando de uma célula para outra.[17]

Embora diferentes estágios de progressão tenham sido identificados para as lesões de baixo grau, até recentemente, carcinoma ductal *in situ* de alto grau (CDIS-AG) é a única lesão reconhecida como precursora do carcinoma de mama de alto grau. Diferente do que foi visto na via de progressão de baixo grau, ainda não está claro qual pode ser a lesão precursora do CDIS-AG, refletindo a heterogeneidade, tanto genética quanto

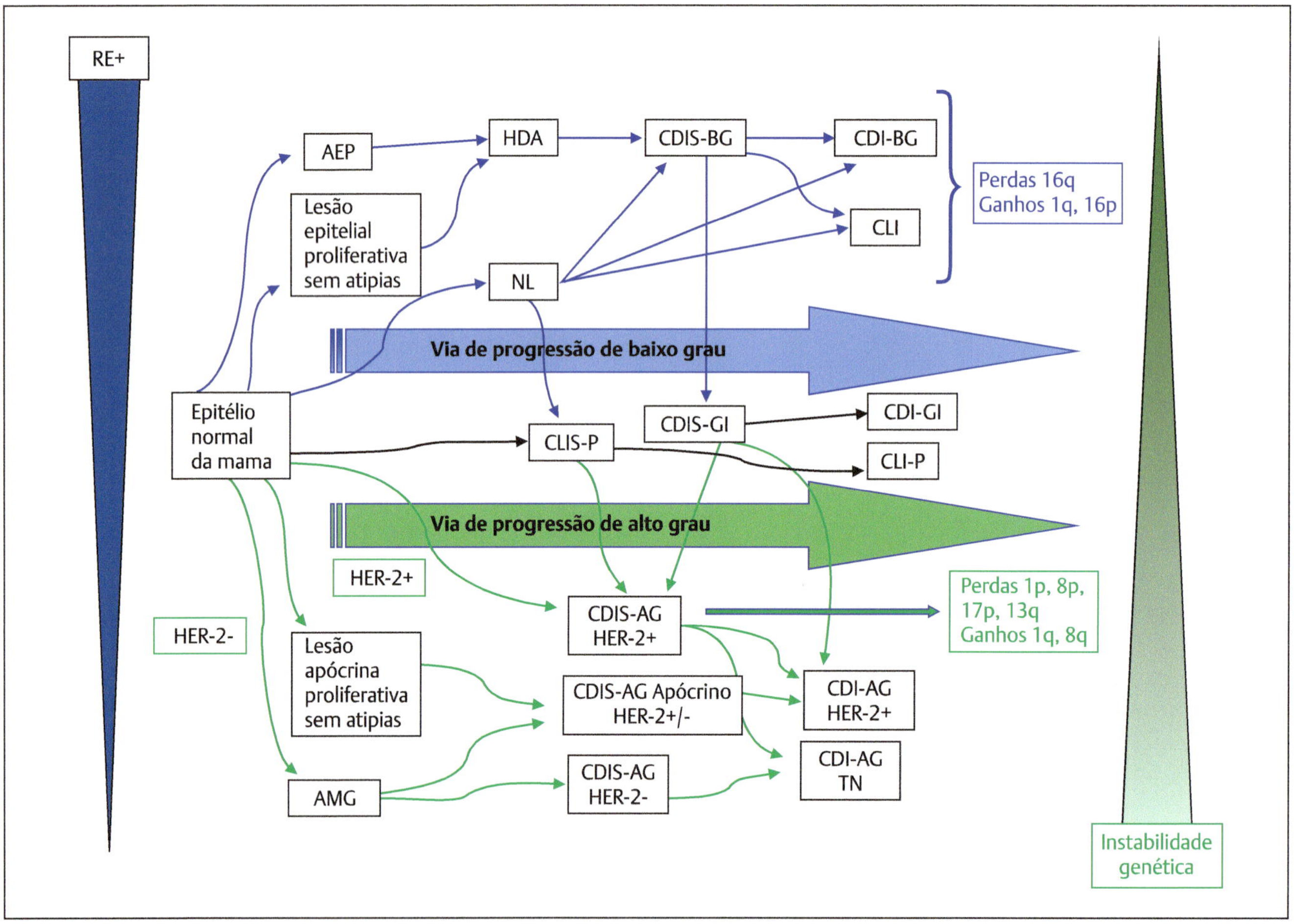

Fig. 12-1. Vias de progressão de baixo e alto grau do câncer de mama. A via de baixo grau é caracterizada por lesões positivas para receptores hormonais (RH), negativas para superexpressão do HER-2 e com perdas de 16q e ganhos em 1q e 16p. A via de alto grau é caracterizada por lesões negativas para receptores hormonais (RH), podem ter fenótipo HER-2 positivo ou negativo (HER-2+/-) ou serem triplo-negativas (TN), com perdas em 1p, 8p, 17p e 13q, e ganhos em 1q e 8q. Existem intersecções entre as vias. Nota-se que lesões de baixo grau podem progredir para alto grau pela aquisição de instabilidade genética e aquisição de fenótipo HER-2 positivo. (Fonte: Adaptada de Lopez-Garcia et al.)[3]

de origem desta lesão.[18,19] Uma minoria dos CDIS-AG apresentam perfil genômico similar ao CDIS-BG, enquanto outros parecem ter surgido "de novo". Existe, no entanto, recente, mas limitada evidência mostrando que um padrão de adenose conhecida como adenose microglandular (AMG) pode ser um precursor para CDIS-AG com perfil triplo-negativo (RE, RP e HER-2 negativo).[20] A AMG é uma lesão mamária rara, na maioria das vezes correspondendo a um achado incidental e considerada por muitos como uma lesão apenas hiperplásica e não uma lesão tumoral. É frequentemente encontrada associada a carcinoma invasor de alto grau e apresenta perfil genômico de alterações idênticas ao carcinoma invasor adjacente.[21-23] Sua raridade no entanto, em comparação com a incidência de CDIS-AG, torna-a um candidato improvável como precursor comum de CDIS-AG da mama.[2]

ATIPIA EPITELIAL PLANA

Definição

A atipia epitelial plana faz parte do espectro das alterações de células colunares, lesões caracterizadas por ácinos distendidos, revestidos por única ou várias camadas de células epiteliais colunares com decaptação apical, secreção e microcalcificações luminais.

Características Clínicas

A frequente associação a microcalcificações é o motivo pelo qual essas lesões são detectadas na triagem mamográfica.

Características Histopatológicas, Fenotípicas e Moleculares

Na alteração de células colunares (ACC) os ácinos apresentam contornos irregulares e são revestidos por células epiteliais altas, colunares, com núcleos alongados e dispostos perpendicularmente à membrana basal. Já na hiperplasia de células colunares (HCC), essas células estarão arranjadas em multicamadas e por vezes fazendo tufos celulares, mas sem formação de micropapilas. Em contraste, os ácinos na AEP são mais arredondados e de aparência rígida, revestidos por 1 a 4 camadas de células epiteliais monótonas, cuboidais a colunares, com núcleos redondos e com perda da polarização em relação à membrana basal, mas o revestimento permanece plano, sem arcadas, pontes ou micropapilas.[4,24]

A análise imuno-histoquímica das lesões de células colunares revelou um fenótipo semelhante aos carcinomas de mama de baixo grau, com expressão de ER, PR, baixo índice proliferativo por MIB1/Ki-67 e ausência de expressão de HER-2 e de queratinas basais.[19,25-27]

A natureza neoplásica da AEP foi demonstrada pela primeira vez por Moinfar[28] e a sua semelhança citológica com o carcinoma tubular (células cuboides ou colunares com atipias de baixo grau e decaptação apical) levou os patologistas a especularem o possível papel dessa lesão como precursora,[16,29] o que posteriormente foi demonstrado por sequenciamento de DNA de AEP e carcinomas tubulares topograficamente associados.[30]

Prognóstico e Conduta

As lesões de células colunares mostraram um risco muito baixo para o desenvolvimento de câncer de mama subsequente, mesmo quando na presença de atipias. São consideradas lesões iniciais na via de progressão das neoplasias de baixo grau da mama e têm pouca relevância clínica como precursoras.[4,31] Estudos retrospectivos mostraram que até 30% dos pacientes com diagnóstico de AEP na biópsia por agulha apresentaram lesão de pior grau na excisão cirúrgica. Em decorrência desse potencial risco de "erro de amostragem" e da associação a CDIS ou de CDI na vizinhança de AEP, a abordagem cirúrgica tem sido recomendada quando devidamente correlacionada com a radiologia. Entretanto, ainda não é consenso a recomendação de ressecção cirúrgica de rotina em todos os casos de AEP em biópsias.[3,4,24,32]

HIPERPLASIA DUCTAL ATÍPICA

Definição

O termo HDA é utilizado para descrever lesões ductais com atipias cujos critérios são insuficientes para o diagnóstico definitivo de CDIS.[17,24]

Características Clínicas

Em geral é detectada mamograficamente por conta de sua associação a microcalcificações e é encontrada em até 10% das biópsias benignas.[4,24]

Características Histopatológicas, Fenotípicas e Moleculares

A HDA é caracterizada, histologicamente, pela proliferação de células epiteliais atípicas com núcleos monomórficos, redondos, formando pontes rígidas, arcos, micropapilas e arranjo cribriforme. Estas alterações envolvem os ductos de maneira incompleta, ou envolverem todo o revestimento do ducto, precisam ser menos de 2 em número ou se estenderem por menos de 2 mm. Com o intuito de evitar o *overtreatment*, a Organização Mundial da Saúde (OMS) recomenda ao patologista uma abordagem conservadora, particularmente em biópsias por agulha em que o diagnóstico diferencial inclui HDA e CDIS. É proposto que essas lesões sejam descritas como HDA ou como "proliferação intraductal atípica", para que o diagnóstico definitivo da lesão seja baseado na excisão cirúrgica.

As células que compõem a população monomórfica na HDA são negativas para queratinas de alto peso molecular (CK 5/6) e difusamente positivas para RE. Em contraste, as células da hiperplasia ductal usual (HDU) expressam queratinas de alto peso molecular, geralmente em um padrão de mosaico e com positividade variável e heterogênea para RE. A expressão destas queratinas é semelhante na HDA e no CDIS de baixo grau, não sendo útil para distinguir essas lesões.[24]

Estudos mostraram alterações genéticas semelhantes em HDA, CDIS e CDI na mesma mama, como perdas em 16q, sugerindo que a HDA pode ser uma lesão precursora não obrigatória.[24]

Prognóstico e Conduta

Quando diagnosticada por biópsia por agulha, a excisão é recomendada para excluir CDIS ou carcinoma invasor, já que as taxas de achados de lesões mais graves na excisão – *upgrade* – variam de 18 a 31%.[33] Houveram muitas tentativas de identificar um grupo de pacientes no qual, após o diagnóstico de HDA, a excisão pudesse ser evitada com segurança; por exemplo, casos em que todas as microcalcificações ou até 95% foram removidas usando dispositivos a vácuo, ou que têm um número limitado de campos microscópicos de HDA.[4] Contudo, nenhum critério exclui de forma confiável a possibilidade de encontrar uma lesão mais grave na excisão.[4] O contrário, entretanto, já foi descrito, em que HDA multifocal, sem calcificação associada, diagnosticada por biópsia por agulha, demonstrou taxa de *upgrade* mais alta na excisão.[34] Outros critérios similares também já foram identificados, como presença de atipias citológicas suspeitas para carcinoma e a presença de necrose, que estão associados a altas taxas de *upgrade.*

Inúmeros grandes estudos populacionais revelaram que a HDA está associada a um risco 3 a 5 vezes maior para o desenvolvimento subsequente de câncer de mama, portanto, do ponto de vista de manejo clínico, as pacientes devem ser consideradas como de alto risco para câncer de mama bilateral, inclusive, algumas podem-se beneficiar de quimioprevenção com tamoxifeno.

Como já mencionado anteriormente, a excisão cirúrgica é indicada na maioria dos casos com diagnóstico de HDA na biópsia por agulha. Até o momento não há qualquer recomendação oficial em reportar no laudo anatomopatológico o número de focos de HDA nas excisões cirúrgicas ou do *status* das margens de ressecção.[33]

NEOPLASIA LOBULAR

Definição

O termo neoplasia lobular (NL) refere-se à HLA e ao CLIS, lesões atípicas que envolvem a unidade ductolobular terminal e são caracterizadas pela proliferação de células pequenas, uniformes, sem coesão, com ou sem envolvimento pagetoide de ductos. A distinção entre HLA e CLIS baseia-se na extensão do envolvimento das unidades lobulares.

Características Clínicas

A HLA e o CLIS tendem a ser multicêntricos em cerca de 85% das pacientes e bilaterais em 30 a 67%.

Características Histopatológicas, Fenotípicas e Moleculares

O CLIS clássico é diagnosticado quando mais da metade dos ácinos do lóbulo estão expandidos e distorcidos pelas células proliferadas; a disseminação pagetoide em ductos terminais é comum (Fig. 12-2). A HLA envolve menos de 50% dos ácinos. As células do CLIS clássico podem apresentar atipia nuclear leve a moderada. A variante CLIS pleomórfico (CLIS-P) apresenta-se, frequentemente, com microcalcificações luminais, perda de coesão celular e necrose padrão comedo, pleomorfismo nuclear acentuado e, por vezes, com características apócrinas.

A variante clássica da NL tem expressão fenotípica semelhante ao do carcinoma lobular invasor e do CDIS de baixo grau. Em até 90% das vezes são positivas para RE e RP, e raramente superexpressam a proteína HER-2 ou p53. O CLIS-P pode ser negativo para RE, particularmente a variante apócrina, positivo para HER-2 e p53, e apresentar índice proliferativo mais alto quando avaliado pelo Ki-67. Além desses marcadores, a variante apócrina já foi descrita por apresentar também expressão de GCDFP-15 (*gross cystic disease fluid protein*-15).

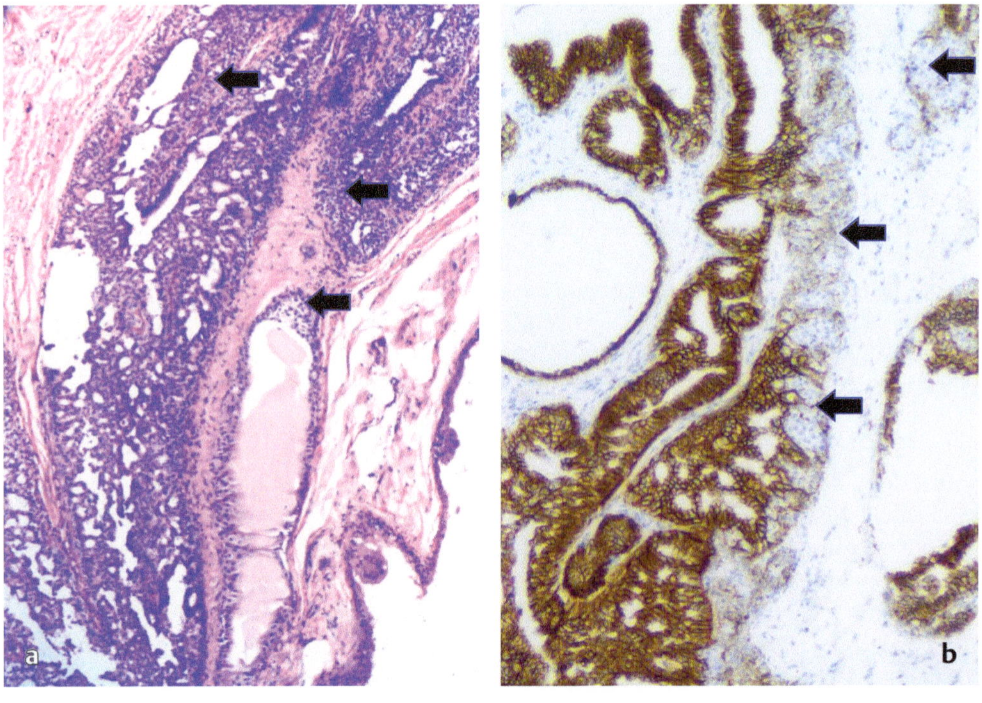

Fig. 12-2. Disseminação pagetoide de carcinoma lobular *in situ* clássico (setas pretas). (**a**) Corte longitudinal de ducto com hiperplasia ductal usual florida (HE, 10x). (**b**) Negativo para E-caderina. Epitélio ductal normal e hiperplasia ductal usual florida positiva para expressão de E-caderina (imuno-histoquímica para E-caderina, 10x).

A NL perde a expressão de E-caderina (proteína do *CDH1*) e mostra alterações genéticas típicas do carcinoma lobular invasor, como perdas em 16q e ganhos em 1q. A perda de expressão imuno-histoquímica de E-caderina pode ser útil na diferenciação entre carcinoma ductal *in situ* e CLIS pleomórfico, entretanto, não deve ser baseado exclusivamente no imunofenótipo já que a expressão aberrante de E-caderina foi descrita em casos de neoplasia lobular.

Estudos moleculares demonstraram que a NL é uma proliferação neoplásica clonal e, portanto, precursora, mas não obrigatória, do câncer invasivo. As NLs clássica e pleomórfica compartilham alterações genômicas recorrentes, como ganhos em 1q e perdas de 16q. Entretanto, o CLIS-P abriga maior instabilidade genômica, com aumento do número de cópias em 8p, 16p, 17q, alterações comuns em carcinomas ductais de alto grau, o que explica o caráter clínico mais agressivo do CLIS-P.

Prognóstico e Conduta

O risco de invasão subsequente a HLA mostrou ser a metade do CLIS. O risco relativo para desenvolvimento subsequente de carcinoma invasivo entre pacientes com LN varia de 4 a 12 vezes do que o esperado em mulheres sem NL. Ambas as mamas apresentam risco de desenvolvimento de câncer subsequente, sendo mais frequente o achado de carcinoma lobular ou ductal subsequente ipsilateral. Estreita correlação com a radiologia deve ser realizada para determinar a necessidade de excisão, que geralmente é indicada nos casos em que há formação de massa, ou se há outra lesão que por si só justifique a excisão ou quando há discordância patorradiológica. Embora o CLIS-P apresente histologia mais "agressiva", não há comprovação de risco maior de câncer subsequente.

CARCINOMA DUCTAL *IN SITU*

Definição

Carcinoma ductal *in situ* (CDIS) é uma proliferação neoplásica confinada ao ducto mamário com uma tendência não obrigatória de progredir para carcinoma ductal invasor (CDI).[24]

Características Clínicas

É uma doença heterogênea e até 40% dos casos podem progredir para CDI quando não tratados.[35] Clinicamente pode-se apresentar de diversas formas, incluindo massa palpável, descarga papilar associada ou não à massa tumoral ou como doença Paget. Porém, aproximadamente 80 a 85% dos casos são detectados mamograficamente sem achados clínicos associados. As calcificações, principal achado mamográfico, podem ser amorfas ou pleomórficas, lineares ou segmentares. À ressonância magnética, a apresentação mais comum é como realce não nodular, de distribuição segmentar ou linear, na dependência do grau histológico da lesão.[24]

Características Histopatológicas, Fenotípicas e Moleculares

Do ponto de vista histológico, os CDIS variam em sua arquitetura, grau nuclear, presença de comedonecrose, multifocalidade e tamanho. Todas essas características auxiliam a estratificar a agressividade e, consequentemente, o risco de recorrência e de progressão destas lesões.[35] A graduação do CDIS em baixo, intermediário e alto grau baseia-se, primariamente, nas características nucleares.

O CDIS de baixo grau nuclear é constituído por células monomórficas pequenas, crescendo em arcos, micropapilas, padrão cribriforme e sólido. Os núcleos são de tamanhos uniformes, com padrão cromatínico regular e nucléolo inconspícuo; mitoses são raras. Microcalcificações são frequentes do tipo psamomas. A presença de focos de necrose não exclui o diagnóstico de CDIS se as células neoplásicas possuírem as características nucleares apropriadas. Quando o tipo arquitetural micropapilar é puro, pode estar associado a um padrão de distribuição mais extenso, que envolve múltiplos quadrantes. O envolvimento extenso ou segmentar de ductos pode ocorrer especialmente nas lesões de baixo grau nuclear.

O CDIS de grau intermediário é constituído por células que variam pouco ou moderadamente de tamanho, formato e localização, cromatina variavelmente grosseira e com nucléolo visível. A polarização celular não é tão mantida quanto no baixo grau. Mitoses podem estar presentes, assim como necrose puntiforme ou comedo. Microcalcificações podem estar presentes.

CDIS de alto grau nuclear são constituídos por células que proliferam em padrão sólido, cribriforme e micropapilar. Núcleos são pleomórficos, não polarizados, com contornos irregulares, cromatina de distribuição grosseira e nucléolo proeminente. Mitoses são comuns, mas a sua presença não é essencial para o diagnóstico. Comedonecrose é frequente. Microcalcificações podem estar presentes.[24]

CDIS pode ser classificado nos mesmos subtipos intrínsecos que os carcinomas invasores, com base na expressão de RE, RP, HER-2 e em basais com marcadores como EGFR e queratina 5/6. Ainda, pode apresentar citoplasma amplo, eosinofílico e granular, sendo classificado como apócrino e expressar receptor de androgênio. No entanto a incidência e o prognóstico desta classificação do CDIS não está esclarecida.[35]

Prognóstico e Conduta

Com o intuito de estabelecer um método para predizer quais pacientes têm risco de recidiva ou de progredir para carcinoma invasor, o Oncotype DX, teste de expressão multigênica usado para avaliação de risco de recidiva de carcinomas invasores, foi testado em pacientes com CDIS do estudo ECOG E5194. Um braço observacional do estudo avaliou o resultado do acompanhamento de excisões com 3 mm de margem livre e sem radioterapia. O teste mostrou ser efetivo para predizer recorrências precoces, mas não tardias. Além disso, não houve evidências de que o *escore* pudesse predizer o benefício da radioterapia. O Prelude DCISionRT é uma assinatura biológica, outro teste disponível comercialmente que pode indicar o risco individual de recorrência e o benefício da radioterapia após cirurgia conservadora para CDIS. Esta assinatura de risco incorpora quatro fatores clínico-patológicos (idade, tamanho, margens e palpação) e sete marcadores imuno-histoquímicos (RE, RP, HER-2, COX2, FOXA1, Ki-67 e p16). Este teste foi validado pelo estudo SweDCIS e pareceu fornecer informação preditiva sobre o benefício da radioterapia. O Prelude DCISionRT está em estudo clínico nos EUA (NCT03448926) com estimativa de conclusão em fevereiro de 2023.[35]

O tratamento cirúrgico, com ou sem biópsia do linfonodo sentinela e seguido por radioterapia, ainda é baseado em parâmetros clinicopatológicos e imuno-histoquímicos. Os laudos anatomopatológicos devem incluir, além do grau nuclear, comentários sobre a presença de comedonecrose, padrão arquitetural, tamanho ou extensão da lesão, localização das microcalcificações (se estão apenas no CDIS ou também no tecido benigno) e o *status* das margens cirúrgicas.

ADENOSE MICROGLANDULAR

Definição

Uma proliferação glandular incomum caracterizada por glândulas arredondadas revestidas por camada única de células pequenas e homogêneas e luz contendo secreção e/ou calcificações. Na maioria dos casos é descrita por ocorrer em associação a carcinoma invasor.[3,24]

Epidemiologia

Ocorre em ampla faixa etária (28-82 anos), mas é mais comum na sexta década de vida. Não há fatores de risco conhecidos.[24]

Características Clínicas

A adenose microglandular (MGA) geralmente é uma lesão microscópica, mas pode apresentar-se como massa palpável.[24]

Macroscopia

Pode ser detectada como uma área mal delimitada e endurecida.

Histopatologia

A AMG é uma lesão bem conhecida como mimetizadora de carcinoma invasor, mas a raridade desta lesão pode ser um dilema para os patologistas que não a viram previamente.[36] É caracterizada por proliferação não lóbulo-cêntrica, aleatória, de pequenas glândulas redondas com luzes abertas, constituídas por camada única de células epiteliais planas a cuboidais, revestidas por membrana basal e sem mioepitélio. As células epiteliais são monomórficas e citologicamente brandas, com citoplasma levemente granular, eosinofílico, e com conteúdo luminal positivo ao ácido periódico Schiff (PAS). Na AMG atípica, o padrão de crescimento glandular é mantido, mas as células epiteliais mostram atipias nucleares, incluindo mitoses e também atipias arquiteturais. A ausência de células mioepiteliais torna, muitas vezes, difícil o diagnóstico diferencial com carcinoma invasor bem diferenciado. Características que auxiliam neste diferencial morfológico incluem a angulação das glândulas do carcinoma tubular ou ductal bem diferenciado com as glândulas arredondadas da AMG.[24] Além disso, esses dois carcinomas são de baixo grau, portanto, positivos para RE e RP, enquanto a AMG é negativa para receptores hormonais. As glândulas da AMG exibem forte expressão de proteína S100 e estão rodeados por membrana basal, como demonstrado por imunocolorações para laminina e colágeno IV. AMG mostra perdas recorrentes no cromossomo 5q e ganhos de 8q. Essas alterações genéticas e outras como mutações no TP53 são compartilhadas com AMG atípicas coexistentes com carcinoma ductal *in situ* e invasor, corroborando a hipótese de que AMG realmente é um precursor não obrigatório de carcinomas de mama triplo-negativos e até de tipos luminais, como recentemente descrito.[3,24,36]

Prognóstico e Conduta

Os carcinomas invasores associados à AMG são classicamente reportados como sendo triplo-negativos e de alto grau. Os subtipos histológicos incluem carcinoma adenoide cístico, carcinoma de células acinares, carcinoma metaplásico, carcinoma produtor de matriz e carcinomas basaloides em geral.

Embora AMG atípica seja considerada lesão precursora, não há fatores conhecidos que identifiquem quais lesões irão progredir dessa maneira. Consequentemente, o prognóstico de pacientes com AMG é incerto. Se diagnosticada em biópsia por agulha, uma biópsia excisional é recomendada.

RESUMO

- As lesões atípicas e precursoras da mama seguem um padrão clonal evolutivo em duas vias, de baixo e de alto grau, entretanto, essas vias podem apresentar pontos de intersecção;
- São consideradas lesões da via de progressão de baixo grau: a atipia epitelial plana, a hiperplasia ductal atípica, a neoplasia lobular e o carcinoma ductal *in situ* de baixo grau nuclear;
- São consideradas lesões da via de progressão de alto grau: a adenose microglandular e o carcinoma ductal *in situ* de alto grau nuclear;
- Recomenda-se ao patologista uma conduta conservadora frente a uma biópsia por agulha com diagnóstico diferencial entre hiperplasia ductal atípica e carcinoma ductal *in situ* de baixo grau;
- Até 30% dos pacientes com diagnóstico de atipia epitelial plana na biópsia por agulha pode apresentar lesão de pior grau na excisão cirúrgica;
- O risco estimado da hiperplasia ductal atípica é de 3 a 5 vezes, portanto, do ponto de vista de manejo clínico, essas pacientes devem ser consideradas como de alto risco para câncer de mama bilateral;
- O risco estimado da neoplasia lobular atípica é de 4 a 12 vezes, portanto, do ponto de vista de manejo clínico, essas pacientes devem ser consideradas como de alto risco para câncer de mama bilateral, embora carcinoma ipsilateral seja mais frequente;
- Apesar de novas tecnologias estarem sendo estudadas, a abordagem clínica do carcinoma ductal *in situ* ainda é baseada em parâmetros clinicopatológicos e imuno-histoquímicos;
- Embora a adenose microglandular atípica seja considerada lesão precursora, sua raridade em comparação com a incidência de carcinomas ductais *in situ* de alto grau torna-a uma candidata improvável como um precursor comum inicial da via de alto grau.

REFERÊNCIAS BIBLIOGRÁFICAS

1. Thomas PA. Breast cancer and its precursor lesions: making sense and making it early. Verlag New York, Llc: Humana Press – Springer; 2011. p. 80.
2. khan A, et al. Precision molecular pathology of breast cancer. New York: Springer Science; 2015.

3. Lopez-Garcia MA, et al. Breast cancer precursors revisited: molecular features and progression pathways. Histopathology. 2010;57(2):171-92.
4. Collins LC. Precursor lesions of the low-grade breast neoplasia pathway. Surg Pathol Clin. 2018;11(1):177-97.
5. Wellings SR, Jensen HM. On the origin and progression of ductal carcinoma in the human breast. J Natl Cancer Inst. 1983;50(5):1111-8.
6. Wellings SR, Jensen HM, Marcum RG. An atlas of subgross pathology of the human breast with special reference to possible precancerous lesions. J Natl Cancer Inst. 1975;55(2):231-73.
7. Mccart Reed AE, et al. Phenotypic and molecular dissection of metaplastic breast cancer and the prognostic implications. J Pathol. 2019;247(2):214-27.
8. Roylance R, et al. Comparative genomic hybridization of breast tumors stratified by histological grade reveals new insights into the biological progression of breast cancer. Cancer Res. 1999;59(7):1433-6.
9. Ma XJ, et al. Gene expression profiles of human breast cancer progression. Proc Natl Acad Sci USA. 2003;100(10):5974-9.
10. Balleine RL, et al. Molecular grading of ductal carcinoma in situ of the breast. Clin Cancer Res. 2008;14(24):8244-52.
11. Perou CM, et al. Molecular portraits of human breast tumours. Nature. 2000;406(6797):747-52.
12. Sørlie T, et al. Gene expression patterns of breast carcinomas distinguish tumor subclasses with clinical implications. Proc Natl Acad Sci U S A. 2001;98(19):10869-74.
13. Hicks J, et al. Novel patterns of genome rearrangement and their association with survival in breast cancer. Genome Res. 2006;16(12):1465-79.
14. Chin K, et al. Genomic and transcriptional aberrations linked to breast cancer pathophysiologies. Cancer Cell. 2006;10(6):529-41.
15. Abdel-Fatah TM, et al. High frequency of coexistence of columnar cell lesions, lobular neoplasia, and low grade ductal carcinoma in situ with invasive tubular carcinoma and invasive lobular carcinoma. Am J Surg Pathol. 2007;31(3):417-26.
16. Abdel-Fatah TM, et al. Morphologic and molecular evolutionary pathways of low nuclear grade invasive breast cancers and their putative precursor lesions: further evidence to support the concept of low nuclear grade breast neoplasia family. Am J Surg Pathol. 2008;32(4):513-23.
17. Sinn HP, et al. Early breast cancer precursor lesions: lessons learned from molecular and clinical studies. Breast Care (Basel). 2010;5(4)218-26.
18. Reis-Filho JS, et al. The molecular genetics of breast cancer: the contribution of comparative genomic hybridization. Pathol Res Pract. 2005;201(11):713-25.
19. Simpson PT, et al. Molecular evolution of breast cancer. J Pathol. 2005;205(2):248-54.
20. Steinman S, et al. Expression Of Cytokeratin Markers, Er-Alpha, Pr, Her-2/Neu, And Egfr In Pure Ductal Carcinoma In Situ (Dcis) And Dcis With Co-Existing Invasive Ductal Carcinoma (Idc) Of The Breast. Ann Clin Lab Sci. 2007;37(2):127-34.
21. Geyer FC, et al. Microglandular adenosis or microglandular adenoma? A molecular genetic analysis of a case associated with atypia and invasive carcinoma. Histopathology. 2009;55(6):732-43.
22. Shin SJ, et al. Molecular evidence for progression of microglandular adenosis (MGA) to invasive carcinoma. Am J Surg Pathol. 2009;33(4):496-504.
23. Geyer FC, et al. Molecular evidence in support of the neoplastic and precursor nature of microglandular adenosis. Histopathology. 2012;60(6b):E115-30.
24. Lakhani SR, et al. Who classification of tumors of the breast. 4th ed. Iarc Press, 2012.
25. Feeley L, Quinn CM. Columnar cell lesions of the breast. Histopathology. 2008;52(1):11-9.
26. Pinder SE, Reis-Filho JS. Non-operative breast pathology. J Clin Pathol. 2007;60(12):1297-9.
27. Schnitt SJ. The diagnosis and management of pre-invasive breast disease: flat epithelial atypia-classification, pathologic features and clinical significance. Breast Cancer Res. 2003;5(5):263-8.
28. Moinfar F, et al. Genetic abnormalities in mammary ductal intraepithelial neoplasia-flat type ("clinging ductal carcinoma in situ"): a simulator of normal mammary epithelium. Cancer. 2000;88(9):2072-81.
29. Kunju LP, Kleer CG. Significance of flat epithelial atypia on mammotome core needle biopsy: should it be excised? Hum Pathol. 2007;38(1):35-41.
30. Aulmann S, et al. Invasive tubular carcinoma of the breast frequently is clonally related to flat epithelial atypia and low-grade ductal carcinoma in situ. Am J Surg Pathol. 2009;33(11)164-53.
31. Gobbi H. Classification of tumours of the breast: an update based on The New 2012 World Health Organization Classification. J Bras Patol Med Lab. 2012;48(6):463-74.
32. Ouldamer L, et al. All pure flat atypical atypia lesions of the breast diagnosed using percutaneous vacuum-assisted breast biopsy do not need surgical excision. Breast. 2018;40:4-9.
33. Thomas PS. Diagnosis and management of high-risk breast lesions. J Natl Compr Canc Netw. 2018;16(11):1391-96.
34. Rageth CJ, et al. Atypical ductal hyperplasia and the risk of underestimation: tissue sampling method, multifocality, and associated calcification significantly influence the diagnostic upgrade rate based on subsequent surgical specimens. Breast Cancer. 2019;26(4):452-8.
35. Dessources K, et al. How did we get there? The progression from ductal carcinoma in situ to invasive ductal carcinoma. Current Breast Cancer Reports. 2019;11(3):175-84.
36. Damron AT, et al. Microglandular adenosis: a possible non-obligate precursor to breast carcinoma with potential to either luminal-type or basal-type differentiation. Int J Surg Pathol. 2019:1940-2465.

ASSINATURAS GENÉTICAS NO CÂNCER DE MAMA

Rudinei Linck

INTRODUÇÃO

Os diferentes testes laboratoriais que convencionalmente foram denominados de assinaturas genéticas são exames desenvolvidos com o objetivo de refinar as indicações dos tratamentos adjuvantes nas neoplasias malignas de mama utilizando como base tecnologias modernas de biologia molecular que simplificaram a maneira de determinar a expressão gênica dos tumores. Esses exames começaram a ser comercializados ainda na primeira década dos anos 2000, após resultados animadores de análises retrospectivas e não pré-planejadas de estudos clínicos que na época já haviam sido finalizados. Para melhor definir a utilidade clínica dos testes de assinaturas genéticas e reduzir o risco dos vieses inerentes a análises retrospectivas, diferentes estudos clínicos prospectivos e randomizados foram planejados e conduzidos nos últimos anos. Atualmente, à medida que esses trabalhos prospectivos são finalizados e os seus resultados publicados, está sendo possível determinar com maior precisão as indicações clínicas de cada um destes testes.

FATORES PROGNÓSTICOS E FATORES PREDITIVOS

Os tratamentos adjuvantes são, por definição, terapias preventivas ao evitar que uma neoplasia venha a recidivar e causar morte no futuro, por isso seus resultados apenas são demonstrados algum tempo após sua conclusão, comumente alguns anos após o término do tratamento. Sendo assim, não há maneira de verificar a eficácia dos tratamentos adjuvantes durante o período em que os medicamentos estão sendo administrados e a seleção de pacientes que se beneficiam do tratamento é feita pela análise de redução de risco de ocorrência de um evento – no caso, pela redução do risco de recidiva ou morte. Quanto mais grave for uma doença, maior será o risco de o paciente ser acometido por recidiva. Por outro lado, quanto mais **potente** for o tratamento adjuvante em uma determinada situação, maiores serão as chances do tratamento alcançar seu objetivo. Dessa maneira, a indicação de uma terapia adjuvante é baseada no risco da doença recidivar (determinado pelos fatores prognósticos) e pela capacidade da terapia reduzir o risco de recidiva ou morte em determinada situação (avaliada pelos fatores preditivos de resposta).

Uma determinada característica da doença ou do doente que for capaz de predizer fortemente o potencial de uma terapia adjuvante reduzir o risco de recidiva, também será capaz de garantir ao paciente que recebe esse tratamento uma grande chance de se beneficiar com a sua indicação. Essa característica será considerada um fator que prediz resposta ao tratamento. Por isso, a maneira ideal de selecionar pacientes candidatos à terapia adjuvante é por meio dos fatores preditivos de resposta. Entretanto, com os conhecimentos atuais da medicina, há grande dificuldade em se identificar esses fatores preditivos. No tratamento do câncer de mama, o que temos de características que melhor se comportam como fator preditivo de resposta a tratamentos são a expressão de receptores hormonais e a hiperexpressão/amplificação de HER-2 (respectivamente, são capazes de predizer a resposta aos tratamentos hormonais e aos tratamentos anti-HER-2). Na realidade, tanto os receptores hormonais quanto o HER-2 se comportam não como fatores preditivos de resposta – uma vez que a presença desse marcadores não garante a certeza da resposta aos respectivos tratamentos – mas a ausência desses marcadores se comporta como fator preditivo de ausência de resposta a esses tratamentos – uma vez que é garantido que pacientes sem expressão de receptores hormonais não irão se beneficiar de terapia hormonal e da mesma forma, a ausência de HER-2 garante a não resposta a sua terapia-alvo. Por outro lado, apesar de a quimioterapia ser a terapia adjuvante com maior risco ao paciente por suas toxicidades potencialmente graves, definir um fator que prediz eficazmente a resposta à quimioterapia no câncer de mama continua sendo um desafio para a Oncologia e ainda há um grande vácuo de conhecimento nessa questão específica.[1]

Na ausência de bons fatores preditivos de resposta à quimioterapia adjuvante no câncer de mama, a seleção de candidatos a esse tratamento acaba recaindo quase que exclusivamente sobre a definição dos pacientes com maior risco de recorrência, ou seja, pela utilização dos fatores prognósticos. Uma vez que os melhores dados sobre benefício de quimioterapia adjuvante no câncer de mama indicam que os esquemas contemporâneos têm a capacidade de reduzir o risco relativo de recidiva em aproximadamente 30% (sem, no entanto, conseguir definir quais são os fatores que predizem maior ou menor benefício relativo) a estimativa de benefício absoluto da quimioterapia adjuvante para um determinado paciente passa por aplicar a redução de aproximadamente 30% sobre o risco de recorrência do paciente.[1,2] Assim, quanto piores forem os fatores de mau prognóstico em determinada condição, maior deverá ser o benefício absoluto com a indicação da quimioterapia adjuvante. Esse cenário, obviamente, não é o ideal, uma vez que não necessariamente uma doença de muita agressividade e com grande risco de recorrência apresentará resposta ao tratamento adjuvante. Entretanto, os fatores prognósticos continuam sendo o principal determinante da indicação ou não de quimioterapia adjuvante nos pacientes com câncer de mama (Fig. 13-1).

Muitos fatores preditivos se comportam também como fatores prognósticos, ou vice-versa. Esse é o caso da presença de receptores hormonais e HER-2 que, como dito anteriormente, são fatores preditivos, mas também sabidamente são fatores que indicam uma doença com melhor e pior prognóstico, respectivamente.[3,4] O principal mérito das assinaturas genéticas, o qual já havia sido demonstrado claramente na análise de estudos retrospectivos, está no fato de serem bons fatores prognósticos. As assinaturas genéticas conseguem muitas vezes definir um subgrupo de pacientes onde o risco de recidiva pode ser tão baixo que se torna muito improvável que a utilização de um tratamento adjuvante – com suas toxicidades inerentes – possa fazer o paciente ter resultados ainda melhores. Entretanto, o maior desafio para os testes de assinaturas genéticas, mesmo com os resultados dos estudos prospectivos que vêm sendo apresentados, continua sendo demonstrar as suas habilidades em predizer quais são os pacientes para os quais a quimioterapia adjuvante irá, realmente, impedir a recidiva ou morte. Em um cenário ideal, um bom teste preditivo de resposta à quimioterapia adjuvante poderia identificar um eventual paciente que apresenta uma doença muito responsiva ao tratamento citotóxico que mesmo em

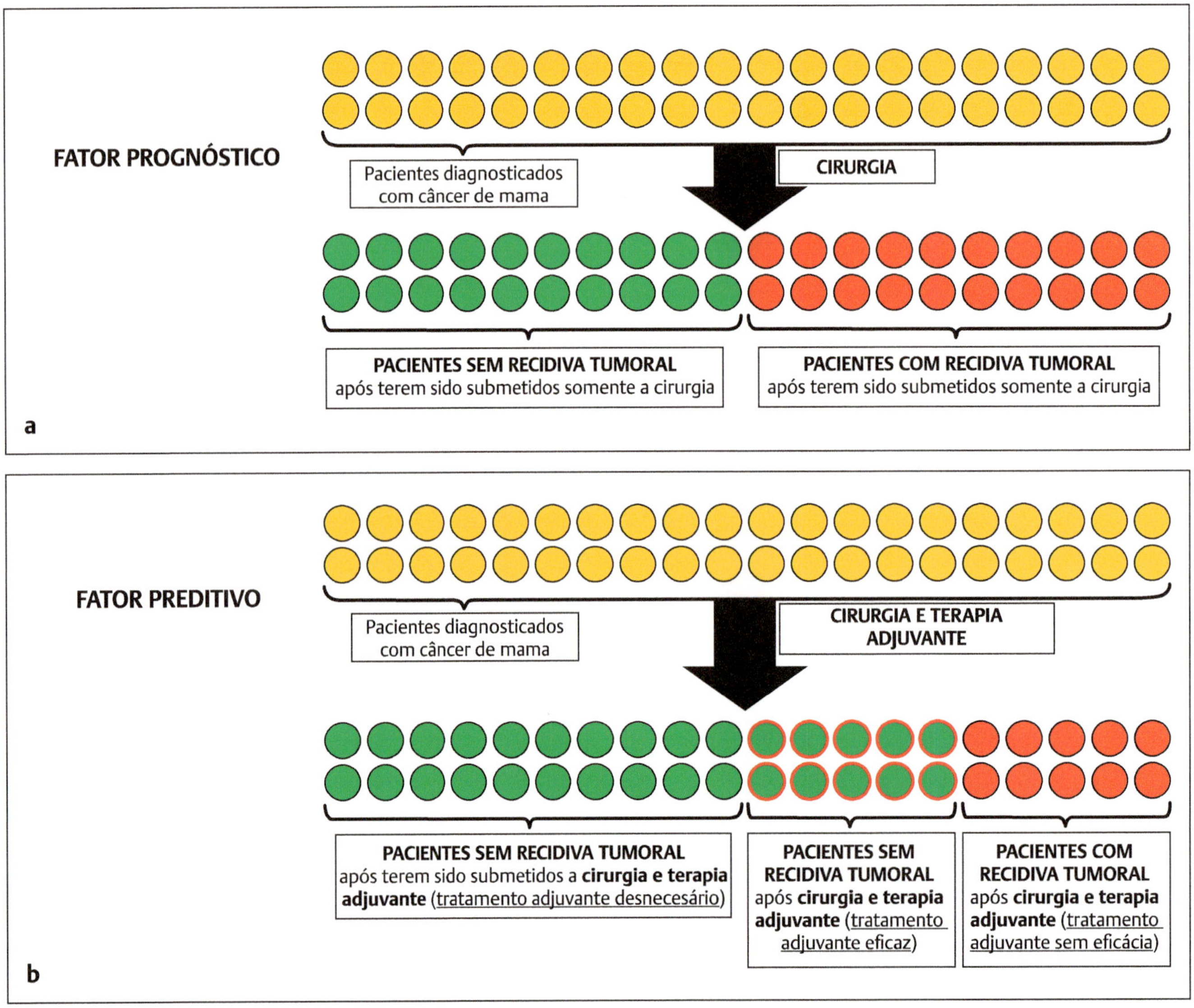

Fig. 13-1. (**a**) Representação esquemática de pacientes com câncer de mama inicial submetidos à cirurgia com intuito curativo do tumor locorregional e que evoluíram com ou sem recidiva tumoral. A habilidade de diferenciar os pacientes representados com círculos verdes dos pacientes representados com círculos vermelhos indica a capacidade de se prever o prognóstico da doença (**fator prognóstico**). Um fator de bom prognóstico teria a habilidade de identificar quais são os pacientes que não irão apresentar recidiva ao longo do tempo (círculo verde), já um fator de mau prognóstico teria habilidade de identificar os pacientes representados com círculos vermelhos. (**b**) Representação esquemática desses mesmos pacientes hipotéticos caso fossem submetidos à cirurgia e também terapia adjuvante. A habilidade de identificar previamente ao início do tratamento quais são os fatores que indicam quais pacientes evoluiriam como os representados com círculo verde e contorno vermelho (aqueles que teriam recidiva tumoral após a cirurgia, mas que não recidivaram em função de terem sido submetidos à terapia adjuvante) indica a capacidade de predizer o benefício do tratamento (**fator preditivo**).

uma condição de diagnóstico muito precoce ainda assim se beneficia da indicação deste tratamento.

ABORDAGEM GERAL

O câncer de mama com expressão de receptores estrógeno/progesterona e negativo para amplificação/superexpressão de HER-2 (RH+/HER-2-) tem a terapia endócrina como o pilar do seu tratamento. A maioria das neoplasias RH+/HER-2- diagnosticadas sem comprometimento linfonodal e com tamanho inferior a 1 cm (e a totalidade dessas neoplasias com até 5 mm e sem comprometimento linfonodal) apresenta prognóstico favorável apenas com a indicação de terapia endócrina adjuvante e geralmente não há indicação de quimioterapia adjuvante. Por outro lado, essas neoplasias, quando diagnosticadas em estádio clínico III ou com extenso comprometimento linfonodal regional, apresentam elevado risco de recorrência mesmo quando submetidas à terapia endócrina e a indicação de quimioterapia adjuvante é hoje estabelecida nessas condições.[5]

A questão fundamental é que a maioria das neoplasias RH+/HER-2- são diagnosticadas em estádios intermediários a essas duas condições extremas, e a indicação de quimioterapia além do tratamento hormonal precisa levar em consideração outros fatores relacionados com a doença e com os pacientes. A maioria dos testes de assinatura genética no câncer de mama foram desenhados para ajudar a definição do benefício de quimioterapia adjuvante em tumores RH+/HER-2- em estádios intermediários, especialmente os tumores classificados como T1b até T3 sem comprometimento linfonodal. A definição do benefício desses testes em tumores com comprometimento linfonodal é mais limitada e sua utilização na prática clínica neste cenário não é uniforme.

Atualmente são aprovados para utilização na prática clínica diversos testes de assinatura genética no câncer de mama, todos com a capacidade de acrescentar importantes informações, especialmente como fatores prognósticos para a definição do risco de recorrência das neoplasias iniciais. Entre os diferentes testes, dois se destacam por terem apresentados resultados robustos em estudos clínicos prospectivos e randomizados, que serão pormenorizados neste capítulo com maiores detalhes.

PRINCIPAIS TESTES COMERCIALMENTE DISPONÍVEIS

Os testes de assinatura genética no câncer de mama são baseados na quantificação da expressão gênica dos tumores, usando como base um determinado conjunto de genes que é diferente de acordo com cada um dos testes. De maneira muito simplificada, pode se dizer que esses testes determinam o quanto esses genes estão "ativados" em termos de transcrição de RNA mensageiro e posteriormente na tradução das respectivas proteínas codificadas por esses genes; ou seja, esses testes determinam "o quanto esses genes estão funcionando" naquele tumor analisado. As principais técnicas de biologia molecular empregadas nestes testes são a metodologia de análise de microarranjo de DNA (*microarray analysis*) e a transcrição reversa seguida de reação em cadeia de polimerase (RT-PCR).

Oncotype DX®

O teste de assinatura genética para câncer de mama mais conhecido na Oncologia e mais utilizado no dia a dia é o Oncotype DX®. Além disso, é o teste que apresenta a mais robusta validação clínica para sua utilização no câncer de mama inicial RH+/HER-2-, especialmente em tumores sem comprometimento linfonodal. O teste utiliza a análise de 21 genes, sendo 5 destes genes de referência para a comparação do nível de expressão gênica dos outros 16 genes, os quais são associados, entre outros mecanismos celulares, à proliferação e à invasão tumoral, expressão de receptores hormonais e de HER-2.[6] Seu resultado é expresso em um escore de recorrência (RS), que indica um risco crescente e diretamente associado às chances de recidiva tumoral (quanto maior o resultado do RS, maior é o risco de recorrência tumoral). Dessa forma, diferentes pontos de cortes foram utilizados ao longo do desenvolvimento e validação clínica do teste para serem utilizados na definição de baixo, intermediário ou alto risco de recorrência. O Oncotype DX® é um teste eminentemente utilizado para a determinação prognóstica dos tumores, mas apresenta também alguma indicação de ser preditor de resposta à quimioterapia adjuvante no câncer de mama, identificando subgrupos de pacientes que apresentam menor ou maior benefício com o tratamento citotóxico.

A principal validação do Oncotype DX® foi realizada no estudo TAILORx, em que 9.719 mulheres com neoplasia de mama HR+/HER-2- sem invasão linfonodal foram avaliadas prospectivamente.[7] Os dados deste estudo confirmam não haver indicação de quimioterapia adjuvante para o subgrupo de pacientes consideradas de baixo risco (RS $\leq$ 10), uma vez que as 1.600 mulheres desse subgrupo tiveram indicação apenas de terapia endócrina como tratamento adjuvante sistêmico e os resultados mostraram que a sobrevida desse grupo é bastante favorável, o que torna improvável que esse desfecho seja melhorado com o uso de quimioterapia. Por outro lado, as 1.400 pacientes consideradas de alto risco (RS > 25) tiveram a indicação de receber quimioterapia adjuvante (na sua maioria esquema contendo antracíclico e taxano) e ainda assim apresentaram risco de recorrência elevado. Esse fato, além de reforçar a importância do Oncotype DX® como fator que indica prognóstico das pacientes, sinaliza também que o grupo de pacientes de alto risco provavelmente é o grupo de mulheres com câncer de mama que mais se beneficia de quimioterapia adjuvante.

O estudo TAILORx randomizou entre terapia endócrina adjuvante associada ou não à quimioterapia 6.700 mulheres e risco intermediário (considerado RS entre 11 e 25). Como conclusão geral, os resultados indicam que não há benefício de quimioterapia nesse grupo de pacientes. Entretanto, em análise de subgrupos desse estudo, houve uma tendência de benefício de quimioterapia adjuvante nas mulheres com 50 anos ou menos e RS entre 16 e 25.[7,8] Em análise exploratória destes dados, quando o RS foi analisado em conjunto com a informação de risco clínico dessas pacientes, houve tendência de benefício apenas nos grupos de paciente com RS entre 21 e 25, ou com RS entre 16 e 20 com alto risco clínico.[8] Assim como no estudo Mindact,[9] considerou-se baixo risco clínico as pacientes com neoplasia grau histológico 1 e até 3 cm; grau histológico 2 e até 2 cm; e grau histológico 3 com até 1 cm de tamanho do tumor primário (Quadro 13-1). De acordo com o estudo Mindact9 , as pacientes com câncer

Quadro 13-1. Estadiamento patológico TNM – American Joint Committee on Cancer

Tumores de baixo risco clínico (RH+/HER-2-)	
Grau histológico 1	Tumores até 2 cm e até 3 linfonodos axilares comprometidos – **pT1 pN1** ou tumores até 3 cm e sem invasão linfonodal – **pT1-2 (< 3 cm) pN0**
Grau histológico 2	Tumores até 2 cm e sem invasão linfonodal – **pT1 pN0**
Grau histológico 3	Tumores até 1 cm e sem invasão linfonodal – **pT1 (< 1 cm) pN0**

de mama inicial sem expressão de receptores hormonais e HER-2 negativo (RH+/HER-2-) com bom prognóstico, de acordo com os critérios clínicos empregados pela análise do Adjuvant! Online não se beneficiam de quimioterapia adjuvante nem mesmo quando classificadas como alto risco genômico no teste MammaPrint®. Dessa forma, não há a indicação de realização de teste de assinatura genética, nem de quimioterapia adjuvante, para as pacientes classificadas de baixo risco clínico de acordo com o mostrado no Quadro 13-1.

Entretanto, esses resultados são derivados de análises exploratórias de subgrupos, o que não gera uma conclusão definitiva sobre os resultados nas pacientes com RS 16-25 e idade até 50 anos. Há também a hipótese, defendida por alguns autores, que o benefício apresentado nesse grupo de mulheres teria sido consequência da supressão ovariana que a quimioterapia acarreta – e não a um eventual benefício de citotoxicidade tumoral da quimioterapia. Estes autores sugerem que esse grupo de mulheres devam receber a indicação de terapia endócrina adjuvante com supressão ovariana e não quimioterapia. Como conclusão mais consensual, baseando-se nos resultados do TAILORx e também dos diversos outros estudos que analisaram a aplicabilidade clínica do Oncotype DX® em tumores RH+/HER-2- inicial e sem invasão linfonodal, há o entendimento que mulheres com RS > 30 devam receber quimioterapia adjuvante, independentemente da idade. Ainda, recomenda-se não fazer quimioterapia adjuvante para mulheres com RS ≤ 25 e mais de 50 anos; nem mesmo para mulheres com até 50 anos e RS < 16.[10]

Os dados para estabelecer a atual aplicabilidade clínica do Oncotype DX® em tumores com invasão linfonodal axilar carece, ainda, de maior validação. O estudo clínico prospectivo e randomizado RxPONDER (NCT01272037) está em andamento e trará mais dados para a definição do benefício da quimioterapia adjuvante nas pacientes com câncer de mama RH+/HER-2- com 1 a 3 linfonodos regionais comprometidos. Dessa forma, não é consensual a utilização do Oncotype DX® para essas pacientes, entretanto, essa conduta tem sido defendida por diversos autores. A principal justificativa utilizada por estes autores é que alguns tumores com invasão linfonodal limitada apresentam ainda assim prognóstico muito favorável apenas com terapia endócrina, o que tornaria a indicação de associar quimioterapia adjuvante nesse grupo de pacientes (conhecendo-se os efeitos colaterais potencialmente graves com quimioterapia) algo improvável para acrescentar benefício. Dessa forma, os resultados do estudo PlanB, onde 348 pacientes com RS ≤ 11 (40% dessas pacientes apresentavam comprometimento em 1 a 3 linfonodos axilares) tiveram resultados de sobrevida livre de recidiva de 98%.[11] Apesar de não existir o dado individualizado dos 40% de pacientes com invasão linfonodal do estudo PlanB, o excelente prognóstico associado ao grupo total de pacientes é um indicativo que alguns pacientes com RS baixo e comprometimento linfonodal limitado pode não derivar benefício com quimioterapia adjuvante.

MammaPrint®

O teste MammaPrint® foi desenvolvido a partir da análise do perfil de expressão gênica de 70 genes e seu resultado é apresentado de forma binária, classificando os tumores como alto ou baixo risco genômico para recidiva tumoral. A avaliação prospectiva e randomizada da utilidade do teste MammaPrint® em refinar a seleção das pacientes candidatas ou não a quimioterapia adjuvante foi realizada no estudo Mindact.[9] Este estudo incluiu 6.693 mulheres com câncer de mama inicial (T1-2 ou tumores operáveis T3) e ausência de invasão linfonodal ou até 3 linfonodos comprometidos (a inclusão de pacientes com invasão linfonodal foi permitida após revisão de protocolo realizada durante a fase de recrutamento do estudo e ao final somou 21% da amostra).

No estudo Mindact, além da classificação dos tumores entre alto ou baixo risco genômico, as pacientes foram classificadas como alto ou baixo risco de acordo com critérios clínicos (os critérios utilizados pelo Adjuvant! Online, que são tamanho tumoral, invasão linfonodal, grau histológico e perfil imuno-histoquímico). Com base na classificação do risco genômico e do risco clínico, as pacientes foram divididas em 4 grupos. No primeiro grupo de pacientes estavam as pacientes com baixo risco genômico (resultado do teste MammaPrint®) e também baixo risco clínico (pelos critérios do Adjuvant! Online), que foram todas encaminhadas apenas para terapia endócrina adjuvante. O segundo grupo incluiu as pacientes consideradas de alto risco genômico e também alto risco clínico, que foram orientadas para tratamento adjuvante com quimioterapia além da terapia hormonal. Dessa forma, esses dois grupos em que as classificações de risco genômico e risco clínico estavam concordantes entre si, as pacientes não tiveram seu tratamento randomizado, uma vez que o estudo partiu do pressuposto que as pacientes de baixo risco tanto do ponto de vista genômico como clínico não se beneficiam de quimioterapia; diferentemente das pacientes de alto risco pelos dois métodos, que se entende que há a indicação da quimioterapia adjuvante.

O interesse do estudo Mindact foi analisar a utilidade da indicação ou não de quimioterapia adjuvante nas pacientes com resultados discordantes entre a análise genômica e critérios clínicos. Os 2 outros grupos desse estudo inclui as pacientes que apresentavam resultado de alto risco apenas por um dos dois critérios. Essas pacientes foram randomizadas entre receber apenas terapia endócrina, ou então receber quimioterapia associada à terapia endócrina adjuvante. Entre as 1.550 pacientes classificadas como alto risco clínico, mas baixo risco genômico não houve diferença significativa nas taxas de sobrevida livre de metástase a distância na publicação original após mediana de 5 anos de acompanhamento.[9] Esse estudo levou à conclusão de não haver benefício na indicação de quimioterapia adjuvante nas pacientes que são classificadas como alto risco clínico, mas apresentam resultado de baixo risco genômico no teste MammaPrint®, reduzindo-se com isso, consideravelmente, o número de indicações de quimioterapia. A análise posterior à publicação original desse estudo, com acompanhamento mediano de 8 anos, confirmou que 89,4 e 92,0% dessas pacientes estavam livres de metástases quando submetidas à terapia endócrina associada ou não à quimioterapia adjuvante, respectivamente.[12] A diferença numérica de 2,4% de benefício em redução de metástase à distância não é considerada suficiente para justificar o emprego de terapia citotóxica, sabendo-se dos efeitos colaterais potencialmente graves associados ao tratamento.

Entre as pacientes classificadas como baixo risco clínico, mas com resultado de alto risco genômico pelo MammaPrint®, não houve, também, benefício na indicação de quimioterapia adjuvante. Essa informação também é de grande relevância clínica, visto que – de acordo com o estudo Mindact – as pacientes que são consideradas de baixo risco clínico nos critérios empregados nesse estudo (Quadro 13-1) não apresentam a indicação de quimioterapia adjuvante, nem mesmo apresentam a indicação de serem submetidas à avaliação do perfil de expressão gênica (já que, mesmo sendo classificadas de alto risco genômico, esses tumores não se beneficiariam do tratamento citotóxico). Ainda que o estudo tenha incluído uma porcentagem pequena de pacientes sem expressão de receptores hormonais e também uma minoria de pacientes HER-2 positivos, há o entendimento majoritário que os resultados do Mindact são aplicáveis, exclusivamente, à população de tumores iniciais RH+/HER-2- com até o máximo de 3 linfonodos comprometidos.[5]

Outros Testes

Apesar de Oncotype DX® e MammaPrint® serem os testes mais utilizados na prática clínica e terem sido pormenorizados com maiores detalhes neste capítulo, já que apresentam resultados mais robustos em estudos prospectivos e randomizados, atualmente, diversos outros testes de assinaturas genéticas estão disponíveis comercialmente. Esses exames são reconhecidos pelas entidades de classe como úteis, principalmente para a determinação aprimorada do prognóstico das neoplasias de mama.[5] Ainda que o conhecimento sobre a predição do benefício de uma terapia adjuvante seja a maneira mais adequada para se fazer a indicação ou não de um determinado tratamento, as dificuldades inerentes aos estudos que estabelecem os fatores preditivos de resposta fazem essa informação ser pouco frequente na prática clínica. A determinação precisa do prognóstico de um tumor também é de grande valia para a escolha dos tratamentos adjuvantes no câncer de mama, principalmente quando há a segurança na afirmação que um certo tumor possui o prognóstico tão bom que se torna improvável que haja melhora desses resultados com a inclusão de outro tratamento adjuvante (principalmente quando há toxicidades graves associadas ao tratamento).

O teste Prosigna®PAM50 foi desenvolvido a partir da análise da expressão gênica de 50 genes, que em conjunto com informações como tamanho tumoral, subtipo tumoral intrínseco e índice de proliferação tumoral é capaz de precisar o risco de recorrência das neoplasias de mama RH+/HER-2-. A utilidade clínica do Prosigna®PAM50 foi demonstrada em diferentes estudos clínicos. Em uma análise de 1.017 pacientes em pós-menopausa submetidas a tratamento adjuvante com tamoxifeno ou anastrozol no estudo ATAC, houve correlação direta entre os resultados do teste com o risco de recorrência à distância em 10 anos, tanto para pacientes sem invasão linfonodal quanto para pacientes com linfonodos regionais comprometidos.[13] Esses achados também foram confirmados em outra análise conduzida com 1.478 pacientes que participaram do estudo ABCSG-8. Os achados desta análise mostraram que as pacientes classificadas como de baixo risco, risco intermediário ou alto apresentam-se livres de recorrência à distância em 10 anos de 96,7, 91,3 e 79,9%, respectivamente.[14]

Outro teste que, a partir da análise de 11 diferentes genes, é capaz de gerar um escore de risco de recorrência no câncer de mama é o EndoPredict®. Com validação dos seus resultados nos dados dos estudos ABCSG-6 e ABCSG-8, o EndoPredict® parece ser útil em identificar um subgrupo de pacientes com neoplasia RH+/HER-2- com risco de recorrência muito baixo, mesmo sem terem recebido quimioterapia adjuvante.[15] Sendo assim, é improvável que esse grupo de pacientes possa ter benefício adicional com a associação de tratamento citotóxico e suas toxicidades inerentes.

O câncer de mama RH+/HER-2- pode ser uma neoplasia indolente, com risco de recorrência elevado mesmo após vários anos do término do tratamento inicial. Evidências sugerem haver risco considerável de recidiva tumoral mantido por pelo menos 20 anos após o diagnóstico da doença.[16] A terapia endócrina estendida por mais de 5 anos tem sido sugerida como alternativa para a redução do risco de recorrência tardia. Entretanto, mesmo a terapia hormonal está associada a toxicidades que, em algumas vezes, podem ser graves. Sendo assim, definir quais são as pacientes candidatas a experimentar benefício com a terapia endócrina estendida tem sido tema para diferentes estudos e a utilização de assinaturas genéticas como forma de aprimorar a seleção dessas pacientes parece ser uma estratégia promissora. O BCI (*Breast Cancer Index*) é um dos testes de assinaturas genéticas mais avaliados nesse cenário, com evidências em estudos observacionais validando seu benefício na indicação de terapia endócrina adjuvante estendida (seja com tamoxifeno ou inibidor de aromatase) após uso de tamoxifeno por 5 anos.[17,18] Entretanto, o nível de evidência e seu grau de recomendação para a utilização de assinaturas genéticas na seleção de pacientes candidatas a terapia endócrina adjuvante ainda são mais limitados que na utilização destes testes para a definição do benefício de quimioterapia adjuvante.

CONCLUSÃO

As assinaturas genéticas são importantes ferramentas para a personalização das indicações de tratamento do câncer de mama inicial, com base nas características individuais de cada neoplasia e também de cada paciente. São ferramentas que estão hoje comercialmente disponíveis, frutos da evolução tecnológica e avanços científicos realizados nos últimos anos. Esses avanços são dinâmicos e a atualização das informações contidas neste capítulo deve ser contínua. Sem dúvida, esse campo continuará sendo explorado e cada vez mais os resultados destes testes terão maior precisão e poderão otimizar os resultados dos tratamentos oncológicos. O câncer de mama inicial pode ser considerado hoje uma doença com grandes chances de curabilidade, entretanto, os avanços devem permanecer fazendo com que o número de pacientes que venham a falecer desta doença seja cada vez menor, seja pelas melhorias na eficácia dos tratamentos oncológicos, como também pela disponibilidade dessas ferramentas para a totalidade dos pacientes acometidos. Ainda, os avanços devem incluir cada vez mais a preocupação em minimizar as toxicidades relacionadas com os tratamentos propostos.

REFERÊNCIAS BIBLIOGRÁFICAS

1. Peto R, Davies C, et al. Early Breast Cancer Trialists' Collaborative Group (EBCTCG), Comparisons between different polychemotherapy regimens for early breast cancer: meta-analyses of long-term outcome among 100,000 women in 123 randomised trials. Lancet – London, England. 2012;379(9814):432-44.
2. Early Breast Cancer Trialists' Collaborative Group (EBCTCG). Increasing the dose intensity of chemotherapy by more frequent administration or sequential scheduling: a patient-level meta-analysis of 37 298 women with early breast cancer in 26 randomised trials. Lancet (London, England). 2019;393(10179):1440-52.
3. Pertschuk LP, Kim DS, Nayer K, et al. Immunocytochemical estrogen and progestin receptor assays in breast cancer with monoclonal antibodies. Histopathologic, demographic, and biochemical correlations and relationship to endocrine response and survival. Cancer. 1990;66(8):1663-70.
4. Chia S, Norris B, Speers C, et al. Human epidermal growth factor receptor 2 overexpression as a prognostic factor in a large tissue microarray series of node-negative breast cancers. J Clin Oncol. 2008;26(35):5697-704.
5. Cardoso F, Kyriakides S, Ohno S, et al. Early breast cancer: ESMO Clinical Practice Guidelines for diagnosis, treatment and follow-up. Ann Oncol Off J Eur Soc Med Oncol. 2019;30(10):1674.
6. Paik S, Shak S, Tang G, et al. A multigene assay to predict recurrence of tamoxifen-treated, node-negative breast cancer. N Engl J Med. 2004;351(27):2817-26.
7. Sparano JA, Gray RJ, Makower DF, et al. Adjuvant Chemotherapy Guided by a 21-Gene Expression Assay in Breast Cancer. N Engl J Med. 2018;379(2):111-21.
8. Sparano JA, Gray RJ, Ravdin PM, et al. Clinical and genomic risk to guide the use of adjuvant therapy for breast cancer. N Engl J Med. 2019;380(25):2395-405.
9. Cardoso F, van't Veer LJ, Bogaerts J, et al. 70-gene signature as an aid to treatment decisions in early-stage breast cancer. N Engl J Med. 2016;375(8):717-29.
10. Andre F, Ismaila N, Stearns V. Use of biomarkers to guide decisions on adjuvant systemic therapy for women with early-stage invasive breast cancer: ASCO Clinical Practice Guideline Update Summary. J Oncol Pract. 2019;15(9):495-97.
11. Gluz O, Nitz UA, Christgen M, et al. West German Study Group Phase III PlanB Trial: First Prospective Outcome Data for the 21-Gene Recurrence Escore Assay and Concordance of Prognostic Markers by Central and Local Pathology Assessment. J Clin Oncol. 2016;34(20):2341-9.
12. Cardoso F, van 't Veer L, Poncet C, et al. MINDACT: Long-term results of the large prospective trial testing the 70-gene signature MammaPrint as guidance for adjuvant chemotherapy in breast cancer patients. J Clin Oncol. 2020;38(15):506.
13. Dowsett M, Sestak I, Lopez-Knowles E, et al. Comparison of PAM50 risk of recurrence escore with oncotype DX and IHC4 for predicting risk of distant recurrence after endocrine therapy. J Clin Oncol. 2013;31(22):2783-90.
14. Gnant M, Filipits M, Greil R, et al. Predicting distant recurrence in receptor-positive breast cancer patients with limited clinicopathological risk: using the PAM50 Risk of Recurrence escore in 1478 postmenopausal patients of the ABCSG-8 trial treated with adjuvant endocrine therapy alone. Ann Oncol Off J Eur Soc Med Oncol. 2014;25(2):339-45.
15. Filipits M, Rudas M, Jakesz R, et al. A new molecular predictor of distant recurrence in ER-positive, HER2-negative breast cancer adds independent information to conventional clinical risk factors. Clin Cancer Res. 2011;17(18):6012-20.
16. Pan H, Gray R, Braybrooke J, et al. 20-Year Risks of Breast-Cancer Recurrence after Stopping Endocrine Therapy at 5 Years. N Engl J Med. 2017;377(19):1836-46.
17. Sgroi DC, Carney E, Zarrella E, et al. Prediction of late disease recurrence and estended adjuvant letrozole benefit by the HOXB13/IL17BR biomarker. J Natl Cancer Inst. 2013;105(14):1036-42.
18. Bartlett JMS, Sgroi DC, Treuner K, et al. Breast Cancer Index and prediction of benefit from estended endocrine therapy in breast cancer patients treated in the Adjuvant Tamoxifen-To Offer More? (aTTom) trial. Ann Oncol Off J Eur Soc Med Oncol. 2019;30(11):1776-83.

ACONSELHAMENTO GENÉTICO

Íris Rabinovich

INTRODUÇÃO

Para o Brasil, estimam-se que 66.280 casos novos de câncer de mama, para cada ano do triênio 2020-2022. Esse valor corresponde a um risco estimado de 61,61 casos novos a cada 100 mil mulheres.[1] Estima-se que em torno de 5-10% desses canceres sejam de causa hereditária.[2] Do ponto de vista genético, o câncer pode ser classificado como hereditário, familial ou esporádico (Quadro 14-1).

A identificação e o reconhecimento do câncer de mama hereditário são fundamentais para que medidas de prevenção adequadas possam ser instituídas, não só no indivíduo afetado, como nos familiares em risco. Além disso, a identificação de algumas síndromes hereditárias tem implicação no próprio tratamento, como os inibidores da PARP (Poli-ADP-Ribose-Polimerase), que já estão incorporados no cenário do câncer de mama metastático de pacientes portadoras de mutação germinativa BRCA.[3]

AVALIAÇÃO DO RISCO PARA CÂNCER DE MAMA HEREDITÁRIO

A identificação dos indivíduos portadores de mutações germinativas envolve uma análise detalhada da história pessoal e familiar de câncer, e de fatores de risco específicos, como por exemplo, ascendência judaica Ashkenazi. Os riscos podem ser estimados, utilizando modelos de estimativa do risco relativo, do risco cumulativo, do risco mendeliano, e por modelos de risco empíricos. A probabilidade Bayesiana (condicional) é usada para calcular o risco ao longo da vida (risco atual, risco em 5 ou 10 anos e risco durante toda a vida).[4]

Quadro 14-1. Classificações

Câncer de mama esporádico	Câncer de mama familial (agregação familial de câncer)	Câncer de mama hereditário
Sucessão de mutações em genes de células somáticas (reguladoras do crescimento celular e/ou reparo de DNA)	Recorrência familial de algumas formas comuns de câncer, sem um padrão definido de herança e com alta frequência de tumores múltiplos e em idade precoce É causado por uma combinação de fatores ambientais (exposição ambiental) e genéticos (p. ex., polimorfismos modificadores de risco)	Ocorrência de uma mutação em um ou mais genes de células germinativas parentais

Modelos estatísticos de estimativa de risco com base em características da história pessoal e história familiar estimam o risco de desenvolver câncer ao longo da vida como as tabelas de Claus e o modelo de Gail. Outros modelos foram desenhados para estimar a probabilidade de mutação *BRCA1/BRCA2*, incluindo o BRCAPRO, e o BOADICEA (Breast and Ovarian analysis of disease incidence and carrier estimation algorithm). Um risco estimado de câncer de mama ao longo da vida superior a 20-25% com base nos modelos de estimativa de risco tem sido usado em alguns *guidelines* para identificar pacientes de alto risco para câncer.

A última recomendação da US Preventive Services Task Force, publicada em 2019,[5] indica que clínicos de atenção primaria, identifiquem pacientes com história pessoal ou familiar de câncer de mama/ovário/tuba/peritônio, ou que tem ascendência associada a mutações do gene *BRCA1/BRCA2*, e calculem a probabilidade do risco de mutação utilizando ferramentas de estimativa de risco. Mulheres que tenham um resultado positivo nestas ferramentas de avaliação de risco, deverão ser encaminhadas para aconselhamento genético e, quando necessário, submetidas a teste genético.

As ferramentas de estimativa de risco consideradas nesta recomendação são: Ontario Family History Assessment Tool, Manchester Scoring System, Referral Screening Tool, Pedigree Assessment Tool, 7-Question Family History Screening Tool, International Breast Cancer Intervention Study instrument (Tyrer-Cuzick), e versões resumidas do BRCAPRO. Todas estas ferramentas foram adequadamente validadas, e são capazes de estimar com precisão a probabilidade de mutação nos genes *BRCA1/BRCA2* (Quadros 14-2-14-7).[5]

Os critérios para investigação genética adicional segundo as recomendações do NCCN 2019 são:[6]

A) Diagnóstico de câncer ovário em qualquer idade;
B) Diagnóstico de câncer de pâncreas em qualquer idade;
C) Câncer de próstata metastático;
D) Câncer de mama ou câncer de próstata de alto grau (pontuação de Gleason ≥ 7) com ancestralidade judaica Ashkenazi;
E) Diagnóstico de câncer de mama em idade ≤ 50 anos;
F) Câncer de mama triplo-negativo em idade ≤ 60 anos;

Quadro 14-2. *Ontario Family History Assessment Tool*

Fator de risco	Pontuação
Câncer de mama e câncer de ovário	
Mãe	10
Irmãos	7
Parentes de 2º/3º grau	5
Parentes com câncer de mama	
Pais	4
Irmãos	3
Parentes de 2º/3 grau	2
Parente masculino (adicionar aos acima)	2
Características do câncer de mama	
Idade de início (anos)	
- 20-29	6
- 30-39	4
- 40-49	2
Pré-menopausa/Perimenopausa	2
Bilateral/Multifocal	3
Parentes com câncer de ovário	
Mãe	7
Irmãs	4
Parentes de 2º/3º grau	3
Câncer de Ovário – idade de início (anos)	
< 40	6
40-60	4
> 60	2
Câncer de Próstata – idade de início (anos)	
< 50	1
Câncer Cólon – idade de início (anos)	
Idade < 50	1
Pontuação total da família	
Encaminhar para avaliação genética[a]	≥ 10

[a] Score ≥ 10 corresponde a um risco 2x maior de câncer de mama ao longo da vida (22%).
Fonte: Risk Assessment, Genetic Counseling, and Genetic Testing for BRCA-Related Cancer US Preventive Services Task Force Recommendation Statement-*JAMA*. 2019;322(7):666-685

Quadro 14-3. *Manchester Scoring System*

Fator de risco Idade de início – parente de linhagem direta	Escore BRCA1	Escore BRCA2
Câncer de mama feminino (anos)		
< 30	6	5
30-39	4	4
40-49	3	3
50-59	2	2
≥ 60	1	1
Câncer de mama masculino (anos)		
< 60	5	8
≥ 60	5	5
Câncer de Ovário (anos)		
< 60	8	5
≥ 60	5	5
Câncer de Pâncreas		
Qualquer idade	0	1
Câncer de Próstata (anos)		
< 60	0	2
≥ 60	0	1
Total genes individuais	10	10
Total combinado	15	

Um escore de 10 em cada coluna ou um escore combinado de 15 para ambas colunas, seria equivalente a 10% de risco identificar uma mutação BRCA1 ou BRCA2.
Fonte: Risk Assessment, Genetic Counseling, and Genetic Testing for BRCA-Related Cancer US Preventive Services Task Force Recommendation Statement-*JAMA*. 2019;322(7):666-685

Quadro 14-4. *Referral Screening Tool*

História de câncer de mama ou câncer de ovário na família: Se SIM, assinale o quadro abaixo		
	Câncer de mama em idade ≤ 50 anos	Câncer de ovário em qualquer idade
Você mesmo		
Mãe		
Irmã		
Filha		
Lado materno		
Avó		
Tia		
Lado paterno		
Avó		
Tia		
≥ 2 casos de câncer de mama em idade > 50 anos no mesmo lado da família		
Câncer de mama masculino em qualquer idade, em qualquer parente		
Ascendência judaica		

Encaminhar para avaliação genética se houver 2 ou mais itens assinalados no quadro.
Fonte: Risk Assessment, Genetic Counseling, and Genetic Testing for BRCA-Related Cancer US Preventive Services Task Force Recommendation Statement-*JAMA*. 2019;322(7):666-685

Quadro 14-5. *Pedigree Assessment Tool*

Fator de Risco	**Escore para cada membro da família com diagnóstico de câncer de mama ou ovário, incluindo parentes de 2º e 3º grau**
Câncer de mama em idade ≥ 50 anos	3
Câncer de mama em idade < 50 anos	4
Câncer de ovário em qualquer idade	5
Câncer de mama masculino em qualquer idade	8
Herança judaica Ashkenazi	4
Escore 8 ou mais indica encaminhamento para avaliação genética.	

Fonte: Risk Assessment, Genetic Counseling, and Genetic Testing for BRCA-Related Cancer US Preventive Services Task Force Recommendation Statement-*JAMA*. 2019;322(7):666-685.

Quadro 14-6. *Seven-Question Family History Screening*

Número	**Perguntas**
1	Algum dos seus familiares de 1º grau teve câncer de mama OU ovário
2	Algum dos seus familiares teve câncer de mama bilateral
3	Algum homem de sua família teve câncer de mama
4	Alguma mulher de sua família teve câncer de mama E câncer de ovário
5	Alguma mulher de sua família teve câncer de mama antes dos 50 anos
6	Você tem dois ou mais parentes que tem câncer de mama E/OU câncer de ovário na família
7	Você tem dois ou mais parentes que tem câncer de mama E/OU câncer de intestino na família

Uma resposta afirmativa indica encaminhamento.
Fonte: Risk Assessment, Genetic Counseling, and Genetic Testing for BRCA-Related Cancer US Preventive Services Task Force Recommendation Statement-*JAMA*. 2019;322(7):666-685.

Quadro 14-7. *International Breast Cancer Intervention Study Model*

Número	**Perguntas**
1	História pessoal: idade atual, idade da menopausa, idade da menarca, história dos partos, status da menopausa, uso de terapia hormonal
2	História pessoal mamária: densidade mamária (opcional), história de biópsia mamária prévia, história de câncer (mama ou ovário), teste genético
3	Herança Judaica Ashkenazi
4	História familiar (risco genético): parentes com câncer de mama ou ovário, idade do diagnostico, teste genético

O programa calcula um percentual de risco de câncer de mama ao longo da vida, e um percentual de risco de probabilidade de mutação gene *BRCA1*/*BRCA2*. Encaminhar a teste genético se risco pessoal de mutação em gene *BRCA1* ou *BRCA2* for ≥ 10%.
Fonte: Risk Assessment, Genetic Counseling, and Genetic Testing for BRCA-Related Cancer US Preventive Services Task Force Recommendation Statement-*JAMA*. 2019;322(7):666-685.

G) Dois carcinomas primários de mama;
H) Câncer de mama em qualquer idade com:
- ≥ 1 parente próximo (1°, 2°, e 3° graus) com:
  - Câncer de mama em idade ≤ 50 anos, ou;
  - Câncer de ovário ou;
  - Câncer de mama masculino ou;
  - Câncer de pâncreas ou;
  - Câncer de próstata metastático ou de alto grau (pontuação de Gleason ≥ 7);
  - ≥ 2 cânceres de mama em qualquer idade.

I) Indivíduo que não preencha os critérios acima, mas que tenha um parente de 1° ou 2° graus com algum dos seguintes:
- Câncer de mama em idade ≤ 45 anos;
- Câncer de ovário;
- Câncer de mama masculino;
- Câncer de pâncreas;
- Câncer de próstata metastático;
- ≥ 2 tumores de mama primários em um só individuo;
- ≥ 2 indivíduos, com câncer de mama primário no mesmo lado da família sendo pelo menos um diagnosticado em idade ≤ 50 anos.

J) Um indivíduo com história pessoal e/ou familiar no mesmo lado da família de 3 ou mais dos seguintes (especialmente se diagnosticados com idade ≤ 50 anos; podendo incluir múltiplos cânceres primários no mesmo indivíduo):
- Câncer de mama, sarcoma, carcinoma adrenocortical, tumor SNC, e leucemia (síndrome Li-Fraumeni);
- Câncer de cólon, câncer de endométrio, câncer de tireoide, câncer de rim, manifestações dermatológicas, macrocefalia ou pólipos hamartomatosos do trato gastrointestinal (síndrome de Cowden);
- Câncer de mama lobular, e câncer difuso gástrico (CDH1);
- Câncer de mama, câncer gastrointestinal ou pólipos hamartomatosos, tumores de estroma ovariano/cordões sexuais, ou câncer pancreático, tumores testiculares de células de Sertoli, ou pigmentação da pele na infância (STK11).

Segundo a Sociedade Americana de Cirurgiões da Mama, o teste genético deve ser oferecido a todos as pacientes com história pessoal de câncer de mama, recém-diagnosticado ou prévio. Se o teste genético for realizado, este deve incluir o teste para mutações no gene BRCA1/BRCA2 e PALB2, associado a outros genes quando indicado pelo cenário clínico e história familiar. Em pacientes que não tenham histórico pessoal de câncer de mama, o teste deve ser disponibilizado a pacientes que preencham os critérios do NCCN(7). Pacientes que não foram afetados pela doença devem ser informados que testar o familiar afetado, quando possível, é mais elucidativo, para a investigação, do que testar a si próprio, e deve ser realizado sempre que possível como primeiro teste. No caso de não haver nenhum familiar afetado disponível para realizar o teste, o familiar interessado poderá fazê-lo, desde que compreenda as limitações do teste caso o resultado seja negativo, o que deve ser bem orientado no aconselhamento genético pré-teste.

O Colégio Americano de Genética Médica e a Sociedade Americana de Oncologia Clínica, recomendam realizar o teste para mutações BRCA1/2 apenas quando houver história pessoal ou familiar sugestiva de câncer hereditário, desde que este teste possa ser adequadamente interpretado, e quando os resultados forem acrescentar no tratamento.[7-9]

ACONSELHAMENTO GENÉTICO

O aconselhamento genético deve sempre ser realizado observando os seguintes princípios:[8,10]

A) Princípios éticos – de autonomia, não maleficência, beneficência, justiça e proporcionalidade;
B) Aconselhamento não diretivo e individualizado;
C) Respeito a confidencialidade;
D) Realizar sempre aconselhamento pré e pós-teste, além de consentimento informado, no caso de investigação de predisposição genética ao câncer com teste de DNA.

O aconselhamento genético é baseado em três pilares: história familiar, história pessoal e exame físico dirigido (Fig. 14-1). O principal pilar do aconselhamento é a realização de uma história familiar detalhada, com a consequente construção de um heredograma que inclua as três gerações, de cada lado da família. Deve-se solicitar ao paciente que traga à consulta, os laudos anatomopatológicos e os atestados de óbito dos familiares acometidos pelo câncer, assim como as informações sobre o tipo histológico do câncer, idade do diagnóstico do câncer, e idade do óbito. É importante lembrar que famílias muito

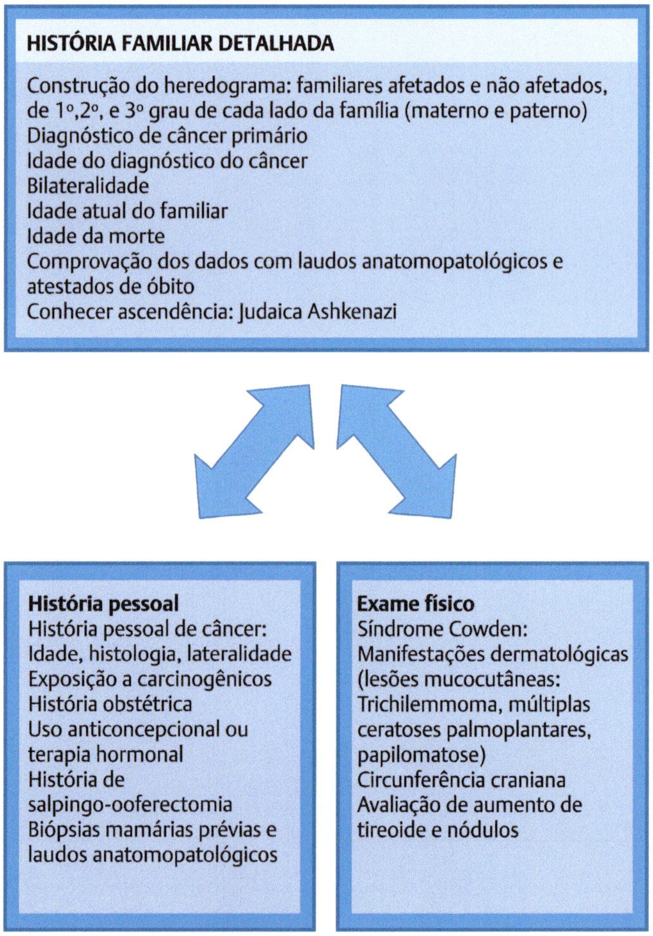

HISTÓRIA FAMILIAR DETALHADA
Construção do heredograma: familiares afetados e não afetados, de 1°,2°, e 3° grau de cada lado da família (materno e paterno)
Diagnóstico de câncer primário
Idade do diagnóstico do câncer
Bilateralidade
Idade atual do familiar
Idade da morte
Comprovação dos dados com laudos anatomopatológicos e atestados de óbito
Conhecer ascendência: Judaica Ashkenazi
História pessoal
História pessoal de câncer:
Idade, histologia, lateralidade
Exposição a carcinogênicos
História obstétrica
Uso anticoncepcional ou terapia hormonal
História de salpingo-ooferectomia
Biópsias mamárias prévias e laudos anatomopatológicos
Exame físico
Síndrome Cowden:
Manifestações dermatológicas (lesões mucocutâneas:
Trichilemmoma, múltiplas ceratoses palmoplantares, papilomatose)
Circunferência craniana
Avaliação de aumento de tireoide e nódulos

Fig. 14-1. Aconselhamento genético.

pequenas, mortes precoces em membros da família, cirurgias profiláticas que removam algum órgão suscetível de risco, falta de informação sobre a história familiar, e adoção limitam o valor do heredograma. O heredograma deve incluir todos os familiares, afetados e não afetados, porque a proporção entre familiares afetados e não afetados também é importante na estimativa de risco. Podem ser também fatores de confusão na avaliação genética, a presença de mutações espontâneas *de novo*; a penetrância incompleta de algumas mutações; e as variações clínicas da síndrome.[10,11]

Quando o teste genético for considerado, dever sempre ser realizado em três etapas:[12-14]

1. Aconselhamento genético pré-teste;
2. Teste genético;
3. Aconselhamento genético pós-teste.

ACONSELHAMENTO PRÉ-TESTE

O aconselhamento genético pré-teste consiste em avaliar a história familiar e identificar ascendência relacionada com câncer hereditário para fazer uma estimativa do risco individual daquela paciente ser portadora de alguma mutação em células germinativas. É importante, nesta etapa, procurar formular os possíveis diagnósticos de diferenciais das síndromes de câncer hereditário, e estabelecer qual é a principal hipótese diagnóstica na família estudada, para direcionar o teste genético dentro do contexto clínico de cada família.[14,15]

Nesta etapa, deve-se educar a paciente sobre os padrões de hereditariedade, conceito de penetrância, variabilidade de expressão, e a possiblidade de heterogeneidade genética. Assim como preparar a paciente para os possíveis resultados do teste.

O termo de consentimento é obrigatório e deve ser realizado nesta fase.

TESTE GENÉTICO

O teste genético vai ser interpretado com base na seguinte classificação:[16]

A) Variante patogênica;
B) Variante provavelmente patogênica;
C) Variante de significado indeterminado (VUS);
D) Variante provavelmente benigna;
E) Variante benigna.

Sobre a interpretação dos resultados, as variantes provavelmente patogênicas e patogênicas têm o mesmo significado clínico e indicam um teste positivo. Por outro lado, as variantes provavelmente benignas e as variantes benignas são interpretadas como testes negativos.

O teste genético deve ser escolhido com base no histórico pessoal e familiar da paciente, direcionado pela hipótese diagnóstica de câncer de mama hereditário mais provável estabelecida na etapa anterior de aconselhamento pré-teste. Pacientes que têm uma história pessoal ou familiar sugestiva de uma síndrome de câncer hereditário única devem ser testados para essa síndrome específica. Quando mais de um gene pode explicar a síndrome de câncer hereditário, o painel multigênico pode ser mais eficiente e/ou custo-efetivo. Os painéis multigênicos também podem ser utilizados nos casos que foram testados negativos para uma síndrome específica, mas que tem características sugestivas de câncer hereditário pelo heredograma. A grande desvantagem dos painéis multigênicos é um maior índice de detecção de VUS, que geram muita angústia à paciente, e não tem um significado clínico estabelecido. Outra desvantagem seria a detecção de mutações em genes de moderada penetrância que ainda não tem uma conduta médica preventiva bem estabelecida.

Considerações Importantes sobre Testes Genéticos

A) Considerar o teste nos indivíduos de alto risco quando o resultado vai impactar no tratamento médico dos indivíduos testados e/ou dos seus membros da família em risco;[6,15]
B) A probabilidade das variantes patogênicas/provavelmente patogênicas serem detectadas, vai variar de acordo com a estrutura familiar. Quando menos de 2 familiares de 1° ou 2° graus viveram por depois dos 45 anos – a probabilidade de detecção vai ser subestimada. Por outro lado, a expectativa de detecção de variantes patogênicas/provavelmente patogênicas, pode ser muito baixa em famílias com um grande número de parentes não afetados;[6,15]
C) Não fazer o teste genético em crianças ou adolescentes com idade < 18 anos;[17]
D) Se mais de um familiar for acometido com cânceres que são altamente sugestivos de uma síndrome de câncer hereditário, testar primeiro: o que teve o diagnóstico mais jovem, doença bilateral, múltiplos cânceres primários, ou o mais próximo relacionado com o paciente;[6,15]
E) Considerar testar os membros da família não afetados, quando não houver nenhum membro da família afetado disponível;[6,15]
F) Não testar membros da família para VUS.[6,15]

Limitações do Teste Genético

O teste genético é uma das armas utilizadas para estimar o risco de câncer de mama ao longo da vida, de acordo com a mutação encontrada. Entretanto, as pacientes devem estar cientes que resultados negativos nos testes genéticos nem sempre significam que a paciente não apresenta risco elevado para o câncer de mama. Por outro lado, nem todo diagnóstico de mutação significa que o paciente vai, necessariamente, desenvolver o câncer. A análise desta probabilidade é baseada no tipo de mutação encontrada e na penetrância do gene.[18,19] Penetrância do gene: é definida como a probabilidade da mutação gênica, realmente se manifestar, ocasionando o câncer, isto é, a probabilidade do genótipo (mutação) expressar o fenótipo (doença).

Para avaliar a penetrância da mutação, a probabilidade de ocorrência do câncer ao longo da vida, e a melhor forma de condução desses casos, incluindo tanto medidas de rastreamento específicas, como cirurgias redutoras de risco, podemos utilizar algumas ferramentas disponíveis gratuitamente, como, por exemplo, a ferramenta All Syndromes Known to Man Evaluator, disponível no site https://ask2 me.org/,[20] ou a ferramenta BRCA Decision Tool, disponível no site http://brcatool.stanford.edu/brca.html,[21] nos casos de mutações dos genes *BRCA1*/*BRCA2*.

ACONSELHAMENTO PÓS-TESTE

O aconselhamento pós-teste consiste em discutir com a paciente os resultados, bem como sua significância clínica, assim como as medidas preventivas que devem ser instituídas de acordo com a situação.

A interpretação clínica do teste genético é realizada pelo geneticista, após analisar o resultado do teste, em conjunto com o heredograma, a história familiar, e com os testes genéticos anteriores realizados na família, e a partir disso o resultado será considerado como:

- Resultado verdadeiramente positivo:
  - Foi encontrada uma variante patogênica, ou provavelmente patogênica, causadora de câncer hereditário.
- Resultado verdadeiramente negativo:
  - Existe um diagnóstico de mutação patogênica ou provavelmente patogênica na família, e a pessoa testada não herdou a mutação familiar, possuindo resultado negativo para essa mutação.
- Resultado indeterminado (ou pouco informativo):
  - O resultado do teste genético proposto é negativo para determinada síndrome, entretanto, o quadro é sugestivo de câncer hereditário. Neste caso deve-se prosseguir a investigação.
- Resultado inconclusivo:
  - Variantes de significado indeterminado (VUS).

Estas são sequências de DNA, cujo significado é inconclusivo, e não podem determinar isoladamente qualquer tipo de tratamento clínico. Essas sequências ainda estão em estudo, não podendo ser classificadas como benignas, ou patogênicas e, consequentemente, não fundamentam qualquer tipo de tratamento preventivo. A grande maioria, inclusive, acaba sendo reclassificada como benigna, quando mais dados são coletados, o que, muitas vezes, leva muitos anos.[22]

É papel importante, também, do aconselhamento pós-teste, informar e testar os familiares em risco.

RECOMENDAÇÕES DE TRATAMENTO DAS PRINCIPAIS SÍNDROMES DE CÂNCER DE MAMA E OVÁRIO HEREDITÁRIO

Mutações BRCA1/BRCA2

O gene *BRCA1* está localizado no cromossomo 17 e atua no reparo do DNA,[23] já o gene *BRCA2* está localizado no cromossomo 13 e atua no reparo de quebras de DNA de fita dupla mediadas por replicação.[24] Estima-se que a incidências de mutação BRCA1 seja de 1 em 300 e a de mutação BRCA2 de 1 em 800.[25] Entretanto, em algumas populações, como a população judaica Ashkenazi, a incidência de mutações nestes genes é bem mais alta, ficando em torno de 1 em 40, em virtude da ocorrência de três mutações fundadoras nesta população: BRCA1 (187delAG e 5385insC) e BRCA2 (6174delT).[26] Tanto o BRCA1 quanto o BRCA2 são considerados genes de alta penetrância, com uma estimativa de risco para câncer de mama ao longo da vida variando entre 41 a 90%, e com risco estimado para câncer de ovário em torno de 8 a 62%, dependendo da população estudada.[27,28]

Rastreamento

- Exame clínico semestral a partir dos 25 anos;
- Ressonância magnética de mamas anual a partir dos 25 anos;
- Mamografia anual a partir dos 30 anos;
- A partir dos 75 anos, individualizar rastreamento;
- Individualizar início do rastreamento antes, se houver diagnóstico de câncer de mama com idade inferior a 30 anos na família.[6]

Cirurgia Redutora de Risco

- Mastectomia redutora de risco: deve ser indicada:[6,7]
  - Redução de 90% na incidência de câncer de mama.[29]
- Salpingo-ooforectomia redutora de risco:
  - Mutação BRCA1: 35-40 anos após prole constituída;
  - Mutação BRCA2: 40-45 anos após prole constituída.

Mutação TP53 – Síndrome Li-Fraumeni

TP53 é um gene supressor tumoral, localizado no cromossomo 17, e sua proteína é localizada no núcleo celular, ligando-se diretamente ao DNA, tem sido chamado de guardião do genoma, ocupando papel importante no controle do ciclo celular e apopotose.[30] A síndrome de Li-Fraumeni é de alta penetrância com alta probabilidade de ter câncer ao longo da vida, chegando, em alguns estudos, próximo ao 100%.[31] Esta síndrome é caracterizada por grande espectro de tumores que ocorrem em uma idade precoce como sarcomas de tecidos moles, osteossarcomas, câncer de mama na pré-menopausa, câncer cólon, câncer gástrico, carcinoma adrenocortical, e tumores do sistema nervoso central.[32]

Rastreamento

- Exame clínico semestral-anual a partir dos 20 anos;
- Ressonância magnética de mamas anual entre 20-75 anos;
- Mamografia anual entre 30-75 anos;
- A partir de 75 anos, individualizar rastreamento;
- Se houver casos de câncer de mama na família em idade inferior a 20 anos, iniciar o exames clínico e a ressonância magnética de mamas a partir da idade do caso mais precoce da família.[6]

Cirurgia Redutora de Risco

Mastectomia redutora de risco: deve ser considerada em razão de tratar-se de uma mutação de alta penetrância, apesar de não haver estudos específicos desse tipo de cirurgia na síndrome de Li-Fraumeni.[6,7]

Mutação PTEN – Síndrome de Cowden

Mutação de herança autossômica dominante e alta penetrância, chegando em torno de 80%,[33] cuja incidência é em torno de 1 a cada 200.000.[34] O risco de desenvolvimento de câncer de mama ao longo da vida tem sido estimado em torno de 25 a50%,[35] entretanto, outros relatam um risco ao longo da vida de aproximadamente 77-85%.[36] A síndrome caracteriza-se por apresentar doenças da tireoide (bócio multinodular e adenomas), macrocefalia, câncer de endométrio, tumores do sistema nervoso central, manifestações dermatológicas como trichilemmomas, papilomas orais, neuromas mucocutâneos e ceratoses palmoplantares.[37]

Rastreamento para Câncer de Mama

- Exame clínico semestral a partir de 25 anos;
- Mamografia anual a partir de 30-35 anos-75 anos;
- Ressonância magnética de mamas anual a partir de 30-35 anos aos 75 anos;
- A partir dos 75 anos individualizar o rastreamento;
- Se houver casos de câncer de mama em idade mais precoce na família, iniciar o exame clínico, e o rastreamento com mamografia e ressonância magnética de mama, 5-10 anos antes do caso de câncer de mama mais precoce da família.[6]

Cirurgia Redutora de Risco

Mastectomia Redutora de Risco

Deve ser considerada por conta de tratar-se de uma mutação gênica de alta penetrância, apesar de não haver estudos específicos da cirurgia redutora de risco na síndrome de Cowden.[6,7]

Histerectomia Redutora de Risco

Também se deve considerar em decorrência do risco de câncer de endométrio, entretanto, é importante lembrar que não há indicação de salpingo-ooforectomia nesses casos.[6]

Mutações PALB2, CDH1, STK11, ATM, CHEK2, NBN, NF1

A recomendação nessas mutações é de intensificar o rastreamento, associando a ressonância magnética de mamas à mamografia.

Até o momento não há indicação de cirurgia redutora de risco, nessas mutações, entretanto, a cirurgia redutora de risco pode ser considerada de acordo com a história familiar.[7]

Mutações BARD1, MSH2, MLH1, MSH6, PMS2, EPCAM, BRIP1, RAD51C, RAD51D

Não há dados suficientes para indicar mudança de conduta no caso de uma mutação isolada em algum desses genes.[7]

REFERÊNCIAS BIBLIOGRÁFICAS

1. Cancer MdSINd. Estimativa 2018/Incidencia de Câncer no Brasil. 2018.
2. Tung N, Lin NU, Kidd J, et al. Frequency of germline mutations in 25 cancer susceptibility genes in a sequential series of patients with breast cancer. J Clin Oncol. 2016;34(13):1460-8.
3. Robson M, Im SA, Senkus E, et al. Olaparib for metastatic breast cancer in patients with a germline BRCA mutation. N Engl J Med. 2017;377(6):523-33.
4. Rocha JCCVF, Ashton-Prolla P. Câncer Familial – Sociedade Brasileira de Genética Clínica- Projeto DIretrizes – Associação Medica- Conselho Regional de Medicina, 2007.
5. Force USPST, Owens DK, Davidson KW, et al. Risk assessment, genetic counseling, and genetic testing for BRCA-related cancer: US Preventive Services Task Force Recommendation Statement. JAMA. 2019;322(7):652-65.
6. Network NCC. Genetic/Familial High-Risk Assessment: Breast and Ovarian, 2019. p. 3.
7. Manahan ER, Kuerer HM, et al. Consensus Guidelines on Genetic` Testing for Hereditary Breast Cancer from the American Society of Breast Surgeons. Ann Surg Oncol. 2019;26(10):3025-31.
8. Statement of the American Society of Clinical Oncology: genetic testing for cancer susceptibility, Adopted on February 20, 1996. J Clin Oncol. 1996;14(5):1730-6; discussion 7-40.
9. Genetic Susceptibility to Breast and Ovarian Cancer: Assessment, Counseling and Testing Guidelines. Bethesda (MD). 1999.
10. Genetic counseling. Am J Hum Genet. 1975;27(2):240-2.
11. Schneider KA. Genetic counseling for BRCA1/BRCA2 testing. Genet Test. 1997;1(2):91-8.
12. Claus EB, Risch N, Thompson WD. Autosomal dominant inheritance of early-onset breast cancer. Implications for risk prediction. Cancer. 1994;73(3):643-51.
13. Trepanier A, Ahrens M, McKinnon W, et al. Genetic cancer risk assessment and counseling: recommendations of the national society of genetic counselors. J Genet Couns. 2004;13(2):83-114.
14. Lancaster JM, Powell CB, Chen LM, Richardson DL, Committee SGOCP. Society of Gynecologic Oncology statement on risk assessment for inherited gynecologic cancer predispositions. Gynecol Oncol. 2015;136(1):3-7.
15. Robson ME, Bradbury AR, Arun B, et al. American Society of Clinical Oncology Policy Statement Update: Genetic and Genomic Testing for Cancer Susceptibility. J Clin Oncol. 2015;33(31):3660-7.
16. Richards S, Aziz N, Bale S, et al. Standards and guidelines for the interpretation of sequence variants: a joint consensus recommendation of the American College of Medical Genetics and Genomics and the Association for Molecular Pathology. Genet Med. 2015;17(5):405-24.
17. Committee on B, Committee on Genetics and, American College of Medical Genetics and, Genomics S, Ethical, Legal Issues C. Ethical and policy issues in genetic testing and screening of children. Pediatrics. 2013;131(3):620-2.
18. Claus EB, Schildkraut JM, Thompson WD, Risch NJ. The genetic attributable risk of breast and ovarian cancer. Cancer. 1996;77(11):2318-24.
19. Antoniou A, Pharoah PD, Narod S, et al. Average risks of breast and ovarian cancer associated with BRCA1 or BRCA2 mutations detected in case Series unselected for family history: a combined analysis of 22 studies. Am J Hum Genet. 2003;72(5):1117-30.
20. Hughes KSPG, Braun DP. All syndromes known to man evaluator, 2018.
21. BRCA Decision Tool – Stanford University http://brcatool.stanford.edu/brca.html. 2012.
22. King MC, Levy-Lahad E, Lahad A. Population-based screening for BRCA1 and BRCA2: 2014 Lasker Award. JAMA. 2014;312(11):1091-2.
23. Yun MH, Hiom K. Understanding the functions of BRCA1 in the DNA-damage response. Biochem Soc Trans. 2009;37(Pt 3):597-604.
24. Cipak L, Watanabe N, Bessho T. The role of BRCA2 in replication-coupled DNA interstrand cross-link repair in vitro. Nat Struct Mol Biol. 2006;13(8):729-33.
25. Whittemore AS. Risk of breast cancer in carriers of BRCA gene mutations. N Engl J Med. 1997;337(11):788-9.
26. Metcalfe KA, Poll A, Royer R, et al. Screening for founder mutations in BRCA1 and BRCA2 in unselected Jewish women. J Clin Oncol. 2010;28(3):387-91.
27. Chen S, Parmigiani G. Meta-analysis of BRCA1 and BRCA2 penetrance. J Clin Oncol. 2007;25(11):1329-33.
28. Mavaddat N, Peock S, Frost D, et al. Cancer risks for BRCA1 and BRCA2 mutation carriers: results from prospective analysis of EMBRACE. J Natl Cancer Inst. 2013;105(11):812-22.
29. Hartmann LC, Schaid DJ, Woods JE, et al. Efficacy of bilateral prophylactic mastectomy in women with a family history of breast cancer. N Engl J Med. 1999;340(2):77-84.

30. Lane DP. Cancer. p53, guardian of the genome. Nature. 1992;358(6381):15-6.
31. Mai PL, Best AF, Peters JA, et al. Risks of first and subsequent cancers among TP53 mutation carriers in the National Cancer Institute Li-Fraumeni syndrome co-hort. Cancer. 2016;122(23):3673-81.
32. Gonzalez KD, Noltner KA, Buzin CH, et al. Beyond Li Fraumeni Syndrome: clinical characteristics of families with p53 germline mutations. J Clin Oncol. 2009;27(8):1250-6.
33. Hobert JA, Eng C. PTEN hamartoma tumor syndrome: an overview. Genet Med. 2009;11(10):687-94.
34. Nelen MR, Kremer H, Konings IB, et al. Novel PTEN mutations in patients with Cowden disease: absence of clear genotype-phenotype correlations. Eur J Hum Genet. 1999;7(3):267-73.
35. Starink TM, van der Veen JP, Arwert F, et al. The Cowden syndrome: a clinical and genetic study in 21 patients. Clin Genet. 1986;29(3):222-33.
36. Bubien V, Bonnet F, Brouste V, et al. High cumulative risks of cancer in patients with PTEN hamartoma tumour syndrome. J Med Genet. 2013;50(4):255-63.
37. Pilarski R, Stephens JA, Noss R, et al. Predicting PTEN mutations: an evaluation of Cowden syndrome and Bannayan-Riley-Ruvalcaba syndrome clinical features. J Med Genet. 2011;48(8):505-12.

LESÕES BENIGNAS DAS MAMAS

Maíra Teixeira Dória ▪ Gabriela Boufelli ▪ Ana Paula Martins Sebastião

INTRODUÇÃO

O termo **lesões benignas das mamas** abrange um largo espectro de lesões que se apresentam das mais diversas formas: nodulações palpáveis, descarga papilar, alterações não palpáveis detectadas em exames de imagem ou achados incidentais em biópsias mamárias. Até 80% das lesões palpáveis são alterações benignas e que não aumentam significativamente o risco de desenvolver um câncer mama.[1] Apesar de sua alta prevalência, as lesões benignas das mamas têm tido pouca atenção na literatura médica.

A detecção de uma lesão na mama, seja por alterações no exame físico, seja por alterações em exames de imagem, gera angústia e apreensão nas pacientes. Nessa situação, os principais objetivos são: distinguir as lesões benignas das malignas, aprimorando a sensibilidade dos métodos diagnósticos, reduzindo o número de biópsias percutâneas desnecessárias e principalmente diminuindo o número de biópsias excisionais; e, no caso das lesões benignas, definir o subsequente risco de desenvolvimento de câncer de mama. Com relação ao primeiro objetivo, o emprego racional dos exames de imagem, solicitando-os apenas quando indicados (rastreamento de acordo com faixa etária e grupo de risco ou quando alterações forem identificadas no exame físico), é de grande valia. Ademais, métodos complementares como a elastografia, que avalia a elasticidade dos tumores na ultrassonografia, podem auxiliar na diferenciação entre lesões malignas e benignas e reduzir significativamente o número de biópsias desnecessárias.[2]

Quanto à avaliação do risco de desenvolvimento de câncer de mama em pacientes com lesões benignas, diversos estudos foram realizados.[3-6] Por meio desses estudos, as lesões benignas foram mais bem compreendidas e então classificadas nas seguintes categorias: lesões não proliferativas, lesões proliferativas sem atipias, lesões proliferativas com atipias (Quadro 15-1). Um dos primeiros e mais importantes estudos foi o de Dupont e Page, no qual 3.303 mulheres submetidas à biópsia por lesões benignas em Nashville foram avaliadas por um período médio de 17 anos. Os autores demonstraram que lesões proliferativas sem atipias conferem um risco de câncer 1,9 vezes maior quando comparadas às lesões não proliferativas (95% Intervalo de Confiança (95% IC), 1,2 a 2,9). Já o risco das mulheres com lesões proliferativas com atipia foi 5,3 vezes maior do que o daquelas com lesões não proliferativas (95% IC, 3,1 a 8,8). Por sua vez, as lesões não proliferativas não conferiram risco maior de câncer.[3] Wang *et al.* realizaram uma subanálise do estudo NSABP P1 (*National Surgical Adjuvant Breast and Bowel Project – Breast Cancer Prevention Trial*) e demonstraram um risco relativo de 1,6 (95% IC, 1,2-2,2) para mulheres com diagnóstico de lesões benignas de baixo risco (foram incluídos: cistos, adenose, ectasia ductal, fibrose, metaplasia, fibroadenoma, hiperplasia florida sem atipia e papiloma). Apesar de terem sido colocadas na mesma classificação lesões não proliferativas e lesões proliferativas sem atipias, é interessante notar que 49% dos diagnósticos de lesões de baixo risco foram cistos.[7] O Quadro 15-2 mostra os principais estudos realizados e o risco de cada subtipo de lesão benigna.

Quadro15-1. Classificação das Lesões Benignas

Não proliferativas
▪ Cistos ▪ Metaplasia apócrina ▪ Calcificações epiteliais
Proliferativas sem atipia
▪ Hiperplasia moderada ou florida usual ▪ Papiloma intraductal ▪ Adenose esclerosante ▪ Fibroadenoma ▪ Cicatriz radiada
Proliferativas com atipia
▪ Hiperplasia ductal atípica ▪ Hiperplasia lobular atípica

O estudo realizado pela Mayo Clinic consiste na maior coorte retrospectiva publicada até o momento. Além de confirmar aumento do risco de desenvolvimento de câncer de mama para as pacientes com lesões proliferativas, esse estudo realça a importância da história familiar. Mulheres com lesões não proliferativas e sem história familiar de câncer de mama não apresentaram um aumento do risco relativo. Por outro lado, em mulheres com história familiar importante, as lesões não proliferativas conferiram um risco relativo de 1,6, resultado semelhante ao estudo de Wang citado anteriormente. Quando avaliadas as lesões com atipias, a história familiar não modificou significativamente o risco de desenvolver um câncer de mama. Outro fator importante foi a idade: o risco de câncer de mama foi significativamente maior (6,99 vezes) para mulheres com diagnóstico de atipia antes dos 45 anos, comparado com 3,37 para aquelas cujo diagnóstico foi feito após os 55 anos de idade.[5]

Quadro 15-2. Risco Relativo de Câncer de Mama de Acordo com o Subtipo de Lesão Benigna

Estudo	Subtipo histológico da lesão benigna		
	Não proliferativa	Proliferativa sem atipia	Proliferativa com atipia
Dupont 1985	1	1,9 (1,9-2,3)	5,3 (3,1-8,8)
Dupont 1993	1	1,3 (0,8-2,2)	4,3 (1,7-11)
Wang 2004	1,6 (1,2-2,2)*		
Hartmann 2005	1,3 (1,15-1,41)	1,9 (1,7-2,1)	4,2 (3,3-5,4)
Collins 2007	1	1,5 (1,2-2,0)	4,1 (2,9-5,8)

*Esse estudo classificou as lesões como benignas de baixo risco, englobando nesta classificação: cistos, adenose, ectasia ductal, fibrose, metaplasia, fibroadenoma, hiperplasia florida sem atipia e papiloma.

Nesse capítulo abordaremos as lesões não proliferativas e as proliferativas sem atipias, ficando as lesões proliferativas com atipias reservadas para um próximo capítulo. Serão discutidos aspectos clínicos, radiológicos e histopatológicos, além de conduta e acompanhamento.

LESÕES NÃO PROLIFERATIVAS

Cistos

Aspectos Epidemiológicos e Histopatológicos

Cistos são estruturas preenchidas por líquido, derivadas da unidade terminal ductolobular. Em geral redondos ou ovais, apresentam tamanho variável, podendo ser divididos em microcistos, quando menores ou iguais a 3 mm de diâmetro, e macrocistos, acima de 3 mm. Estas estruturas císticas podem ser revestidas por epitélio ductal achatado ou por células metaplásicas apócrinas, as quais apresentam citoplasma amplo eosinofílico e granular, com núcleos redondos, que em muito se assemelham ao epitélio das glândulas sudoríparas apócrinas.[8] São o tipo mais comum de massas mamárias, com um pico de maior incidência entre 35 e 50 anos, coincidindo com a fase de involução dos lóbulos mamários.[1] No estudo ACRIN 6666, os cistos foram observados em 37,5% das mulheres no primeiro exame ultrassonográfico e 47,1% dentro de 3 anos do acompanhamento no estudo. Quase metade das participantes tinham cistos em ambas as mamas.[9]

Os cistos podem-se apresentar como palpáveis ou não palpáveis, únicos ou múltiplos, bi ou unilaterais. Quando palpáveis, tendem a ser móveis, de consistência amolecida a fibroelástica, contornos regulares, e podem ter aparecimento súbito[10]. Seu desenvolvimento é frequentemente hormônio-dependente, e, portanto, podem variar em tamanho e número conforme o ciclo menstrual (são mais proeminentes na fase pré-menstrual).[9,10] Um estudo realizado por Brenner *et al.* demonstrou que a história natural dos cistos é desenvolver e após regredir: em 1 ano de acompanhamento, 47% haviam regredido completamente e 69% em 5 anos.[11]

Aspectos Radiológicos

Na mamografia, os cistos geralmente se apresentam como massas arredondadas ou ovais, limites lisos ou parcialmente obscurecidos pelo parênquima adjacente. Os cistos podem apresentar paredes finas e calcificadas, e mesmo depósito de cálcio em seu interior. Essas calcificações vistas à mamografia mostram-se redondas ou amorfas na incidência craniocaudal e em meia-lua na médio-lateral a 90 graus. Já a calcificação das paredes são tipo "casca de ovo".[12] Na grande maioria dos casos, a mamografia não é capaz de diferenciar cistos de nódulos sólidos, sendo o estudo ultrassonográfico indicado para tal.

A ultrassonografia é capaz de identificar cistos a partir de 2-3 mm de diâmetro. A apresentação clássica dos **cistos simples** é de uma massa avascular, anecoica, oval ou redonda, com reforço acústico posterior. Quando os cistos não preenchem todas essas categorias, são chamados de **cistos complicados**. Estes não são completamente anecoicos, ou seja, mostram-se parcialmente hipoecoicos internamente. Os *debris* internos podem representar proteínas, sangue ou conteúdo purulento. Quando são observados cistos complicados em mulheres com cistos simples bilaterais, estes são classificados como achados benignos (BIRADS 2). Por outro lado, um cisto complicado solitário deve ser classificado como provavelmente benigno (BIRADS 3). Outra apresentação dos cistos são os **microcistos agrupados**, que consistem em diminutos focos anecoicos (menores do que 3 mm), com septações finas, classificados como BIRADS 3.[13]

Os cistos com um componente sólido são denominados *cistos complexos* e podem-se apresentar das seguintes formas: parede espessa ($\geq$ 0,5 mm), septações espessas ($\geq$ 0,5 mm), massas intracísticas, ou lesões sólidas com áreas císticas em seu interior. Esses tipos de alteração são mais raros e suspeitos para malignidade, sendo classificadas como BIRADS 4. Considerando estudos já publicados, 36% (97 de 270) dos cistos complexos eram malignos.[9]

Manejo

No caso dos cistos simples, a única indicação de punção é para o alívio do desconforto da paciente. A punção guiada por ultrassonografia permite um esvaziamento completo do cisto, com a visualização do colabamento de suas paredes, reduzindo o risco de recidiva. Entretanto, a punção também pode ser feita guiada pela palpação e sem o auxílio de métodos de imagem. Em geral, não há necessidade de citologia do aspirado. A biópsia excisional está indicada no caso de mais do que três recidivas locais após punção, quando o aspirado é sanguinolento, ou quando persistir massa residual após a punção.[1]

Em sua grande maioria, os cistos complicados podem ser apenas acompanhados, sem necessidade de punção. A aspiração ou biópsia podem ser recomendadas nas seguintes situações: lesão palpável e possível abcesso; incerteza do diagnóstico (possibilidade de lesão sólida) e a massa é nova ou apresenta crescimento (acima de 20% em 6 meses); outras características suspeitas estão presentes, como calcificações suspeitas, margens indistintas, distorção à mamografia.[9]

No caso de cistos complexos, a aspiração sozinha dificilmente será diagnóstica e apresenta maior risco de resultados falso-positivos. A biópsia percutânea pode ser realizada e é efetiva quando há amostra do componente sólido. No caso de lesões predominantemente císticas, o conteúdo fluído extravasa após a primeira punção, podendo tornar difícil a visualização do componente sólido. Nesses casos, a biópsia a vácuo tende a ser mais efetiva em amostrar toda a lesão. Além disso, a avaliação pelo patologista pode ser prejudicada no caso de biópsias percutâneas, muitas vezes não sendo possível diferenciar entre as lesões papilíferas. Dessa forma, recomenda-se a excisão cirúrgica dos cistos complexos.

Outras Lesões Não Proliferativas

Além dos cistos, compõem o quadro de lesões não proliferativas:

- Metaplasia apócrina, caracterizada por uma proliferação ductal de células epiteliais com características apócrinas. Representa um achado frequente na mama e está associada à formação de cistos. Seu diagnóstico por biópsia não implica qualquer tratamento ou recomendação diferenciada;
- Calcificações distróficas, frequentemente encontradas tanto no estroma mamário como nas paredes dos vasos.

LESÕES PROLIFERATIVAS SEM ATIPIAS

Hiperplasia Ductal Usual ou Hiperplasia Florida

Define-se hiperplasia ductal usual (HDU) como uma proliferação epitelial intraductal com mais de quatro camadas de células em sua profundidade e que frequentemente se encontram nas unidades ductolobulares terminais. As células que compõem esse tipo de proliferação são heterogêneas, variando no tamanho, forma e orientação. Em geral, apresentam um padrão de crescimento irregular e desordenado, sem evidência de polarização dos núcleos (Fig. 15-1).[14]

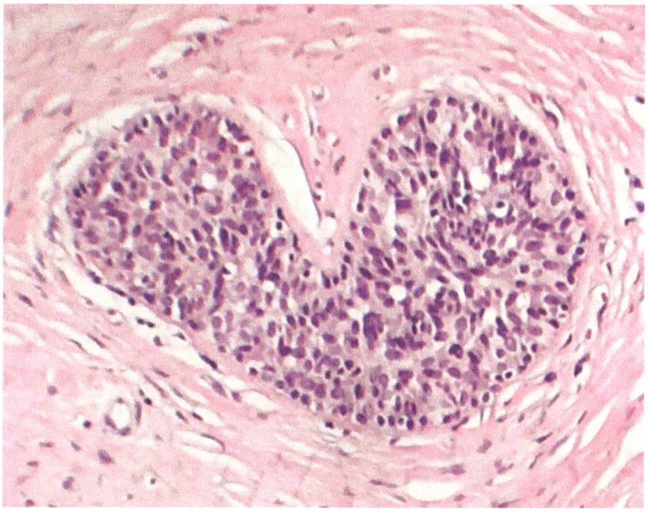

Fig. 15-1. Hiperplasia ductal usual: proliferação intraductal irregular e desordenada. Notam-se células com núcleos em diversas direções, sem polarização.

Na imuno-histoquímica, as células mais imaturas expressarão citoqueratinas (CK) de alto peso molecular como CK 5/6, enquanto as células maduras luminais exibirão CK 8 e 18,[15] demonstrando a origem policlonal e heterogênea desta lesão e, consequentemente, seu caráter não neoplásico.

A incidência da HDU é difícil de ser determinada, visto que essa alteração raramente é responsável por uma alteração radiológica. Coortes de mulheres acompanhadas após biópsias mamárias benignas apontam uma incidência de aproximadamente 30% de lesões proliferativas sem atipias (aqui também incluídas outras lesões, como adenose esclerosante e papilomas).[5,16] Seu achado não implica excisão cirúrgica.

Adenose Esclerosante

Essa lesão é caracterizada por uma proliferação de aparência organoide, lobulada, formada por estruturas acinares com células epiteliais e mioepiteliais dentro de um tecido conjuntivo fibroso denso, resultando em distorção das estruturas acinares.[14] Usualmente representa um achado incidental, mas pode-se apresentar como microcalcificações, distorção arquitetural ou até mesmo como uma massa à mamografia. Essa lesão é mais frequentemente encontrada em mulheres entre a terceira e quarta décadas de vida.[15]

Um padrão de adenose esclerosante associada à hiperplasia epitelial é referida como adenose esclerosante florida. Por vezes, essa complexa estrutura proliferativa e o contorno angulado das estruturas acinares envolvidas na lesão florida podem mimetizar invasão por carcinoma ductal ou um carcinoma tubular numa biópsia por agulha grossa. A identificação das células mioepiteliais por imuno-histoquímica para CD10, para p63 ou para citoqueratinas de alto peso molecular como CK5/6 esclarece a natureza benigna da lesão (Fig. 15-2).[8]

Cicatriz Radiada e Lesão Esclerosante Complexa

Aspectos epidemiológicos e histopatológicos

A cicatriz radiada (CR) apresenta-se composta por uma área central imitando uma cicatriz, contendo vários ductos com mastopatia obliterativa e cercada por fibras elásticas. Além disso, os ductos convergem para a área central com configuração estrelada.[17] O termo lesão esclerosante complexa (LEC) é utilizado para as lesões maiores do que 1 cm ou para aquelas lesões com diversas áreas fibro-escleróticas em contiguidade. Como previamente discutido no item da adenose esclerosante, as lesões esclerosantes complexas também podem ser problemáticas nas biópsias por agulha grossa, onde estão parcialmente representadas e podem simular um carcinoma tubular invasor. A frequência de CR/LEC em séries de autópsia de mulheres varia entre 14 a 28%,[18,19] sendo que em sua grande maioria os achados foram bilaterais (43%) e multicêntricos (67%).[18] Considerando os resultados de biópsias percutâneas, a CR é encontrada em 1-3,7%.[20,21] A faixa etária de maior incidência é entre 30 e 60 anos de idade.[22]

Aspectos Radiológicos

A maioria das cicatrizes radiadas é microscópica e encontrada, incidentalmente, em biópsias e peças cirúrgicas. Entretanto, em alguns casos, essas lesões podem atingir tamanhos que as tornam visíveis nos exames de imagem, quando então podem aparecer como massas espiculadas, não podendo ser

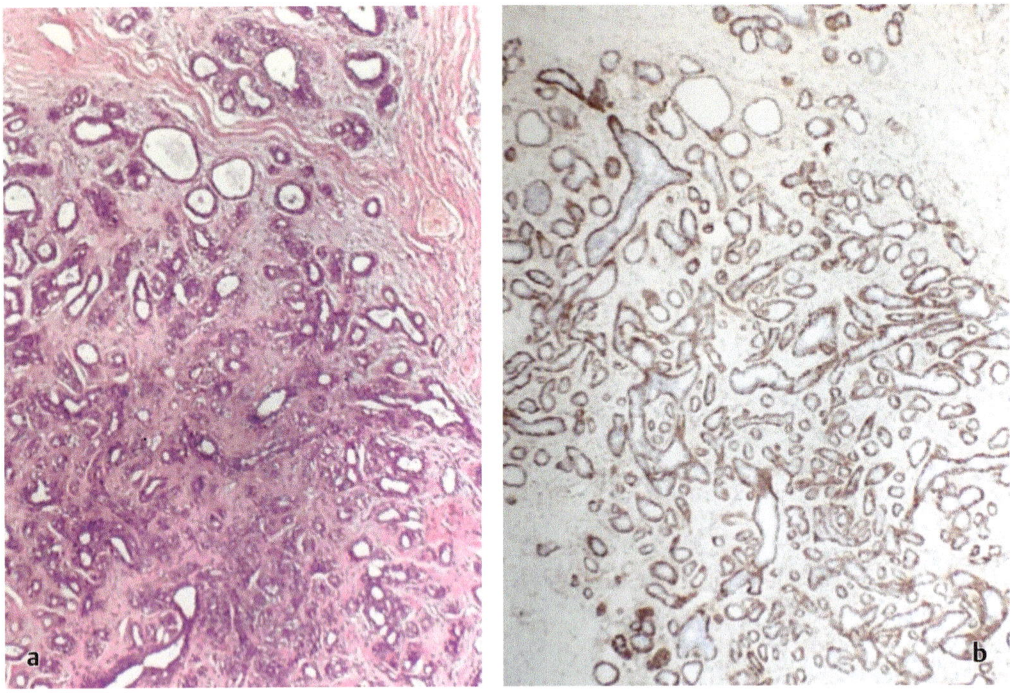

Fig. 15-2. (a) Adenose esclerosante (HE,4x) contendo estruturas acinares anguladas que mimetizam invasão. (b) Adenose esclerosante (imuno-histoquímica para CD10) contendo células mioepiteliais.

diferenciadas de neoplasias malignas apenas pela imagem.[22] Calcificações são comuns na CR e frequentemente associadas a proliferações fibrocísticas e adenose esclerosante que coexistem dentro e ao redor da CR. Quando presente à ultrassonografia, a CR se apresenta como imagens hipoecóicas irregulares, com margens indistintas, não sendo possível diferenciar de carcinomas invasivos pelas características ultrassonográficas.[22]

Manejo

Há relativo consenso de que a cicatriz radiada e a lesão esclerosante complexa são lesões benignas. Porém, seu manejo ainda é controverso por dois motivos: a incerteza quanto ao potencial de malignidade intrínseco dessas lesões; a coexistência da CR/LEC com o carcinoma mamário e outras lesões de alto risco.[22] Estudos mostram a presença de carcinoma ductal *in situ* (CDIS) e/ou invasivo em alguns espécimes de CR excisados, o que poderia indicar um potencial de malignidade. Entretanto, existem poucos estudos comparativos e com longo acompanhamento, fazendo com que não seja possível definir que este potencial existe de fato. Acredita-se que a CR seja um marcador de aumento do risco de câncer de mama, mais do que um precursor.[23]

Há indicação precisa de ressecção quando a CR/LEC está associada a lesões atípicas (atipia epitelial plana, hiperplasia ductal atípica ou neoplasia lobular). O manejo é mais controverso quando se trata de CR/LEC sem atipias. Nesses casos, a taxa de subestimação de uma lesão maligna é bastante variável entre os estudos (0 a 28%), o que leva a maioria a recomendar a excisão cirúrgica após um diagnóstico de CR/LEC em biópsia percutânea.[24] Uma revisão de 126 casos de CR/LEC demonstrou maior associação de lesões atípicas e carcinomas em mulheres acima de 50 anos e em lesões maiores do que 6-7 mm.[25] Metanálise recente avaliando 49 estudos e mais de 3.000 casos de CR, mostrou uma taxa de malignidade após excisão cirúrgica de 6,9%, sendo 32,7% carcinomas invasivos e 66,4% CDIS. Quando consideradas apenas os diagnósticos feitos por agulhas de 14 G (1.143 casos), a subestimação de lesões malignas foi de 5% para CR sem atipia e 28% para CR com presença de atipia. Já nos casos de diagnóstico por meio de biópsia a vácuo (agulhas de 8-11 G), a taxa de subestimação foi de 1% para CR sem atipia e 18% quando lesões atípicas estavam associadas. Os autores sugerem, então, um manejo conservador para os casos diagnosticados por biópsia a vácuo. Uma conduta conservadora também pode ser considerada nos casos de CR ≤ 5 mm sem atipia; lesões ocultas à mamografia mas detectadas à ultrassonografia, sem atipias; e achados incidentais/microscópicos de CR sem atipia.[24] Estudos sugerem que a CR é um achado incidental em 30,2%, ou seja, um número significativo de casos poderiam ser poupados de uma conduta cirúrgica.[26] O Segundo Consenso Internacional para lesões de incerto potencial de malignidade (lesões B3) recomenda que as lesões com diagnóstico de CR sem atipias, e que são visíveis nos exames de imagem, devem ser manejadas com excisão terapêutica por meio de biópsia a vácuo. Depois disso, o acompanhamento é justificado.[17]

Papiloma Intraductal

Aspectos Epidemiológicos

As lesões papilíferas da mama apresentam em comum uma projeção de tecido fibrovascular para o interior do lúmen do ducto mamário, sendo que esta projeção é recoberta por uma camada de células epiteliais. O grupo é bastante heterogêneo, abrangendo desde lesões benignas a malignas. A camada mioepitelial, quando presente, sugere benignidade e, quando ausente, sugere malignidade (Fig. 15-3).[27,28] As lesões papilíferas representam de 1 a 4% das lesões mamárias e são classificadas de acordo com a quarta edição da Classificação de Tumores de Mama da Organização Mundial de Saúde (OMS) da

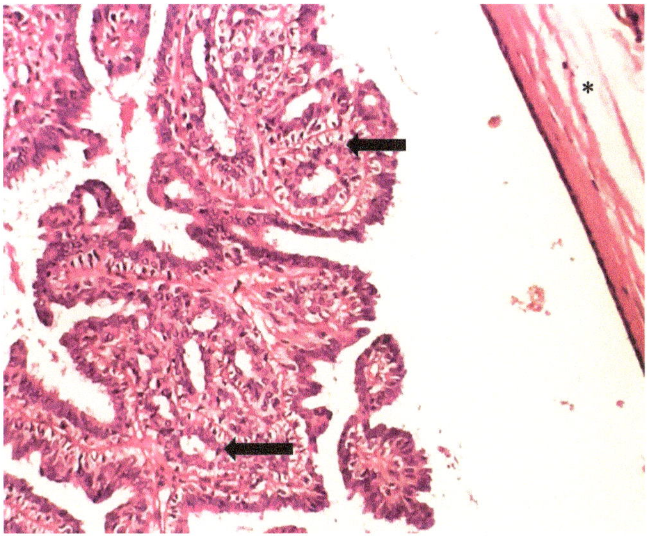

Fig. 15-3. Papiloma intraductal (HE, 40x). A benignidade da lesão é comprovada pela presença de células mioepiteliais de citoplasma claro (setas) no eixo conjuntivo vascular. Parede do ducto (*).

seguinte forma: papiloma intraductal; papiloma intraductal com hiperplasia atípica; papiloma intraductal com carcinoma ductal *in situ* ou lobular *in situ*; carcinoma papilífero intraductal; carcinoma papilífero encapsulado ou encapsulado com invasão; e carcinoma papilífero sólido *in situ* ou invasivo.[10,29-33]

O papiloma intraductal é a lesão papilífera mais frequente. Estes podem ser centrais quando são encontrados nos grandes ductos mamários (geralmente na região subareolar) ou periféricos, quando presentes nos ductos menores. Os papilomas centrais costumam ser lesões únicas, chamados de solitários, e os periféricos costumam ser múltiplos. A idade das pacientes varia entre 30 e 50 anos, sendo que os papilomas periféricos tendem a ocorrer em pacientes mais jovens quando comparados com os centrais.[27,28] As manifestações clínicas são variadas: a paciente pode apresentar fluxo papilar uniductal serossanguinolento, massa palpável ou ser totalmente assintomática. Os papilomas centrais costumam ocasionar mais sintomas, sendo os periféricos usualmente descobertos em exames de rotina.

Papilomas intraductais são lesões benignas, porém, existe uma relação destes com um aumento do risco de desenvolver câncer de mama.[31] Os papilomas centrais têm menor correlação com câncer de mama em comparação com os periféricos. Ueng SH *et al.* realizaram estudo que avaliou o risco de mulheres portadoras de papilomas desenvolverem câncer de mama em um acompanhamento médio de 16 anos. Seus resultados demonstraram um risco relativo de 1,5-2,0 para papilomas centrais sem atipia e de 4,3 para papilomas centrais com atipia. No caso de papilomas periféricos, o risco relativo para câncer de mama foi de 3,0 quando sem atipias e de 7,0 quando associados à atipia.[28]

Aspectos Radiológicos e Histopatológicos

Nos exames de imagem, como mamografia e ultrassom, podem-se apresentar como nódulos bem delimitados ou com margens obscurecidas, cistos complexos, dilatação de ductos na região subareolar e, mais raramente, microcalcificações.[28] Outros exames que podem ser realizados são a ductografia e a ductoscopia. Porém, em virtude do desconforto da paciente e dificuldade de acesso a estes exames, esses exames raramente são realizados. A ductografia consegue identificar ductos com falhas de enchimento ou totalmente obstruídos, já a ductoscopia pode identificar projeções para dentro da luz do ducto sob visualização direta. A ressonância magnética costuma ser utilizada na investigação do fluxo papilar e nestes casos os papilomas se apresentam como pequenas massas na região subareolar que realçam após o uso de contraste.[10,27]

A distinção entre lesão papilífera benigna e maligna, em um material obtido a partir de biópsia por agulha grossa, pode ser desafiadora, motivo pelo qual se recomenda que sejam classificadas como lesão de potencial maligno incerto.[34] As dificuldades são em relação à fragmentação da amostra, a não representação da camada mioepitelial e ao treinamento do patologista quanto às diferentes lesões papilíferas. Deve-se considerar também a subestimação própria das biópsias por agulha que podem não amostrar a área de malignidade de uma lesão papilar, principalmente naquelas de maior volume. A imuno-histoquímica pode auxiliar no diferencial entre benignidade e malignidade quando na peça cirúrgica de lesões mais complexas, sendo usados como marcadores da camada mioepitelial as citoqueratinas CK5 e 6, p63 e calponina. A ausência destes pode diagnosticar um carcinoma papilífero invasivo.[10,28]

Manejo

Como relatado anteriormente, a investigação da lesão com biópsia de agulha grossa pode ser subestimada em razão das dificuldades de amostrar a lesão. Foley *et al.* encontraram uma taxa de subestimação da biópsia percutânea por agulha grossa de 14% para os papilomas sem atipia, e de 36% nos casos com atipia.[31] Por conta da alta taxa de subestimação, até recentemente a recomendação era de que todas as lesões papilíferas fossem removidas cirurgicamente. Porém, atualmente, sabe-se que em alguns cenários a lesão papilífera não necessita de ressecção cirúrgica.

Com a evolução dos exames de imagem e das técnicas de biópsia, houve redução da taxa de subestimação associada a papiloma intraductal. Kuzmiak *et al.* encontraram uma taxa de subestimação de 11% nas lesões com mais de 1 cm, e uma taxa inferior a 1% nas lesões menores de 1 cm.[35] Yu Y *et al.* encontraram uma taxa de subestimação em papilomas sem atipia de 4%, sendo que todas as lesões subestimadas mediam mais do que 1,5 cm.[36] Boufelli *et al.* avaliaram 85 casos de papiloma intraductal diagnosticado por meio de biópsia percutânea e evidenciaram taxa semelhante de subestimação (5,8%). Novamente, todos os casos subestimados foram de lesões maiores do que 1 cm. Em outro estudo a taxa de subestimação foi de 5,8%, sendo que todas as lesões subestimadas mediam mais que 1 cm.[30] Dessa forma recomenda-se atualmente conduta expectante para os casos de lesões menores do que 1.0cm, que tenham sido bem amostardas na biópsia e que não apresentem atipia associada. Já se a lesão for maior que 1 cm, não adequadamente amostrada na biópsia, discordante da imagem e/ou apresentando atipia celular, esta deve ser ressecada para melhor avaliação.

Estudo realizado por Swapp *et al.* acompanharam 100 pacientes que tiveram diagnóstico de papilomas sem atipia na biópsia por 36 meses e neste período não tiveram casos de câncer.[37] Outro autor seguiu clinicamente 86 casos de papilomas intraductais sem atipia menores do que 1,5 cm por 2 anos e também não tiveram casos de malignidade neste período.[38] Ambos demonstraram, então, que o acompanhamento destas pacientes é seguro.

Fibroadenoma

Aspectos Epidemiológicos e Histopatológicos

Fibroadenomas são os tumores benignos mais frequentes da glândula mamária, correspondendo a cerca de 12% de todas as lesões palpáveis.[39] Apesar de serem mais frequentes em mulheres abaixo dos 35 anos (correspondendo a 60% dos nódulos em mulheres abaixo dos 20 anos), podem ocorrer em qualquer idade durante o menacme.[1,39] Estima-se que 10% das mulheres apresentam fibroadenomas,[40] que são assintomáticos em 25% e múltiplos em 13 a 20% dos casos. A história natural do fibroadenoma é bastante variável, podendo haver regressão espontânea (26-31% dos casos), progressão ou estabilidade (maioria dos casos).[41,42]

Do ponto de vista histológico, consiste numa lesão fibroepitelial benigna, uma mistura de estroma e epitélio proliferam para formar esta lesão que podem ter padrões morfológicos distintos, porém sem significado clínico. O padrão pericanalicular resulta da proliferação circunferencial do estroma ao redor dos ductos. No padrão intracanalicular, o estroma cresce e comprime os ductos que adquirem a conformação de fendas (Fig. 15-4). O estroma pode ser hipercelular nos casos do fibroadenoma juvenil, podem apresentar células gigantes multinucleadas, degeneração mucinosa, hialinização, calcificação e até ossificação, principalmente quando ocorre a regressão do fibroadenoma na pós-menopausa. A presença de mitoses é rara no fibroadenoma, e pode estar presente nas pacientes jovens gestantes, as quais também podem ser mais susceptíveis ao infarto desta lesão.[10] Estudos recentes demonstraram que mutações recorrentes no exon 2 do gene *MED12* sustentam o crescimento das lesões fibroepiteliais benignas, tanto em pacientes jovens abaixo de 26 anos quanto em adultos, dando suporte a abordagens de gerenciamento semelhantes, independentemente da idade do paciente.

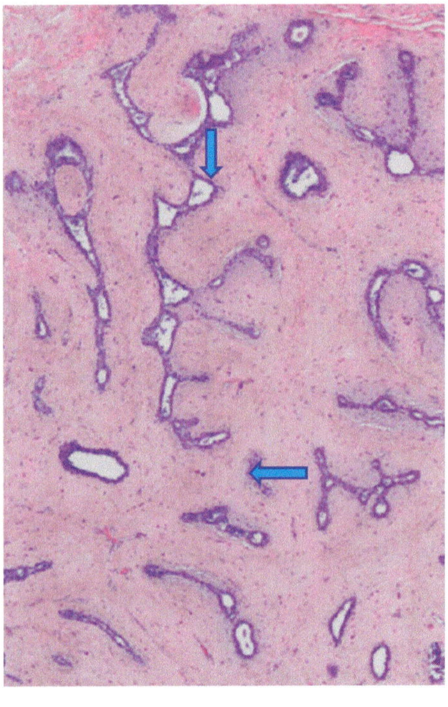

Fig. 15-4. Fibroadenoma predominantemente intracanalicular (setas). (Fonte: Medeiros 2017.)

Clinicamente, os fibroadenomas se apresentam como nódulos palpáveis, móveis, de consistência fibroelástica, indolores e bem delimitados. Em geral apresentam crescimento lento ou até cerca de 2,5-3 cm, podendo apresentar crescimento rápido durante a gravidez e lactação. À ultrassonografia, apresentam-se como lesões hipoecoicas, margens ovais ou macrolobuladas, ecotextura homogênea e orientação paralela à pele. Caso a imagem e/ou o quadro clínico não sejam confirmatórios, é indicada avaliação histológica por meio de biópsia percutânea.[43] A mamografia é limitada na diferenciação entre fibroadenoma e outras massas, como por exemplo, cistos e carcinomas, ainda mais quando considerada a faixa etária em geral mais jovem das pacientes. Nas pacientes de faixa etária mais elevada, pode haver depósito de calcificações distróficas no fibroadenoma, que aparecem na mamografia como "calcificações em pipoca".

Alguns tipos especiais de fibroadenoma são:

- *Fibroadenoma Complexo*: contém cistos maiores do que 3 mm, adenose esclerosante, calcificações epiteliais ou metaplasia apócrina associados. Existem referências sobre risco um pouco aumentado de desenvolvimento de câncer subsequente (3,3X a população em geral); [10]
- *Fibroadenoma Juvenil*: apresenta estroma hipercelular e ocorre em mulheres com menos de 20 anos. Há predomínio de padrão pericanalicular de crescimento e apresenta, frequentemente, hiperplasia ductal usual, por veses de padrão micropapiapr lembrando a hiperplasia ginecomastoide. Faz diagnóstico diferencial com o tumor *Phyllodes* por apresentar crescimento rápido e progressivo;[10]
- *Fibroadenoma mixoide*: é aquele cujo estroma é mucinoso em toda a extensão da lesão, lembrando um mixoma, e que tem sido descrito em associação à síndrome de Carney;[10]
- *Fibroadenoma hipercelular*: possui estroma com alta celularidade e característica morfológicas que se assemelham ao tumor *Phyllodes* benigno.[10]

Quanto ao aumento do risco de câncer de mama associado ao fibroadenoma, a literatura ainda é controversa. Estudo de Dupont *et al.* avaliando 1.835 pacientes com fibroadenomas evidenciou risco relativo de 2,17 (95% IC 1,5-3,2) para carcinoma invasivo. O risco foi de 3,1 (95% IC 1,9-5,1) para os fibroadenomas complexos e permaneceu elevado por décadas após o diagnóstico. As mulheres sem história familiar para câncer de mama e com fibroadenomas não complexos não apresentaram um aumento do risco.[44] Metanálise avaliando 11 estudos demonstrou um aumento do risco relativo para câncer de mama de 1,41 (95% IC 1,11-1,80) nas portadoras de fibroadenoma. Entretanto, houve heterogeneidade significativa entre os estudos, o que pode dificultar a avaliação de outros fatores de risco associados ao câncer de mama. Outros estudos, porém, não evidenciaram aumento de risco de câncer de mama associado ao fibroadenoma.[40,42] A literatura reporta casos de fibroadenomas associados a câncer de mama (dentro ou adjacente ao fibroadenoma). Essa é uma situação bastante rara e provavelmente tem relação com um achado do que com uma relação causal.

Manejo

O exame clínico somado à ultrassonografia e à biópsia compõem o chamado tríplice diagnóstico. Tradicionalmente, a biópsia indicada era a punção aspirativa com agulha fina (diagnóstico citológico), podendo chegar a um valor preditivo positivo de 70 a 90%.[1] Mais recentemente, o uso da biópsia percutânea com agulha grossa tem substituído o uso da punção aspirativa, por apresentar menor taxa de falso-positivos e prover um diagnóstico histológico definitivo. A escolha do tipo de biópsia, quando indicada, depende grandemente da experiência do serviço, tanto de quem faz a biópsia como da avaliação citológica.

Os fibroadenomas podem ser tanto acompanhados como excisados cirurgicamente. Não há um consenso de quando indicar cada uma dessas condutas, sendo a escolha dependente do desejo da paciente e dos protocolos de cada serviço. As pacientes que escolhem a conduta conservadora devem ser acompanhadas por exame clínico e de imagem em 6, 12 e 24 meses, a fim de se estabelecer a estabilidade da lesão. Em geral, indica-se excisão cirúrgica nos tumores acima de 3 cm de diâmetro ou quando apresentam crescimento progressivo. A crioablação tem-se mostrado uma alternativa nos casos de fibroadenomas menores do que 2 cm. As vantagens incluem mínima ou nenhuma alteração cicatricial e menor custo.[45] Estudos recentes demonstraram que mutações recorrentes no exon 2 do gene *MED12* sustentam o crescimento das lesões fibroepiteliais benignas, tanto em pacientes jovens abaixo de 26 anos quanto em adultos, dando suporte a abordagens de gerenciamento semelhantes, independentemente da idade do paciente.[46]

Uma coorte retrospectiva avaliando 138 mulheres entre 13-35 anos submetidas à excisão cirúrgica de fibroadenomas evidenciou uma taxa de 25% de diagnóstico de 1 ou mais fibroadenomas dentro de 13 anos de acompanhamento após a excisão cirúrgica. 16,4% das pacientes estudadas reportaram assimetria e desejo de realizar cirurgia reconstrutora.[47] Dessa forma, é importante orientar adequadamente as pacientes quanto aos resultados estéticos e possibilidade de novos fibroadenomas em pelo menos um quarto dos casos.

OUTRAS LESÕES BENIGNAS DAS MAMAS

Adenomas

Adenomas são tumores clínica e radiologicamente semelhantes ao fibroadenoma. São constituídos por proliferação de túbulos num padrão que lembra as adenoses. Porém, o arranjo é circunscrito e lobulocêntrico:[8]

- *Adenomas tubulares*: apresentam-se em pacientes jovens como nódulos circunscritos, móveis e fibroelásticos;
- *Adenomas lactantes*: ocorrem durante a gestação e o puerpério e podem ser únicos ou múltiplos (Fig. 15-4);
- *Adenomas do mamilo*: também descritos como papilomatose florida da papila, adenoma papilar do mamilo e adenomatose erosiva do mamilo.

Fibromatose

A fibromatose da mama (também chamada de tumor desmoide) é uma neoplasia rara, correspondendo a menos de 1% das lesões mamárias.[48] A fibromatose pode ocorrer quase em qualquer parte do corpo em diferentes variedades de tecido conjuntivo, incluindo o músculo e aponeurose. Na mama, podem surgir dos fibroblastos e miofibroblastos presentes no parênquima ou da camada musculoaponeurótica do peitoral maior.[49] Sua etiologia é ainda desconhecida, porém, pode ocorrer relacionada com a síndrome de Gardener, ou ser consequente a trauma cirúrgico ou presença de silicone mamário.[49] São tumores localmente agressivos, que crescem infiltrando estruturas adjacentes, com alta taxa de recorrência local, mas sem a capacidade de evoluir com metástase.[50]

Clinicamente, a fibromatose pode mimetizar um câncer de mama, formando massas irregulares e de aspecto infiltrativo, que reflete o padrão anatomopatológico da lesão. A fibromatose faz parte das lesões mesenquimais da mama, caracterizada por proliferação de baixo grau de fibroblastos com grande capacidade infiltrativa local, atingindo o tecido adiposo e musculatura estriada esquelética adjacente. As células fusiformes proliferadas são permeadas por colágeno e podem ter crescimento difuso, fascicular ou estoriforme. Necrose não está presente. Os diagnósticos diferenciais histológicos críticos includem duas entidades com potencial para metástase: o carcinoma metaplásico padrão fibromatosis-*like* e o tumor *Phyllodes*.[51]

Tradicionalmente, o tratamento recomendado nos casos de fibromatose era a ressecção cirúrgica com margens negativas. Estudos posteriores mostraram impacto variável das margens na recidiva ou progressão, sendo os principais fatores de risco para recidiva após ressecção cirúrgica: a idade (abaixo de 26 anos), localização do tumor e tamanho do tumor.[52] Estudos observacionais mostrando a regressão espontânea de fibromatose extra-abdominal levaram à consideração de uma conduta expectante.[53] Duazo-Cassin *et al.* realizaram uma análise retrospectiva de 63 casos de fibromatose mamária: 46 pacientes foram submetidas à ressecção cirúrgica e 17 acompanhadas clinicamente. Com uma média de acompanhamento de 24,9 meses para o grupo cirúrgico, a taxa de recidiva foi de 8,7% (4 casos). As pacientes do grupo expectante foram acompanhadas por uma média de 42,4 meses, sendo que a maioria (88,2%) não necessitou de nenhum tratamento adicional: 35% (6 casos) apresentaram regressão espontânea da lesão, 52% (9 casos) ficaram estáveis e 2 casos evoluíram com progressão significativa e consequente tratamento cirúrgico.[50] Dessa forma, a conduta no caso de fibromatose mamária pode ser tanto cirúrgica como expectante, a depender do tamanho da lesão, quadro clínico e queixas da paciente.

Hiperplasia Estromal Pseudoangiomatosa (PASH)

A hiperplasia estromal pseudoangiomatosa consiste em uma proliferação estromal que simula uma lesão vascular. Frequentemente se apresenta como um achado incidental em biópsias mamárias, mas pode ocorrer como massa palpável.[54] Histologicamente, corresponde à proliferação estromal com presença de fendas dentro do estroma. É constituída por parênquima mamário benigno com uma mistura de estroma e estruturas epiteliais. A lesão é definida pela presença de

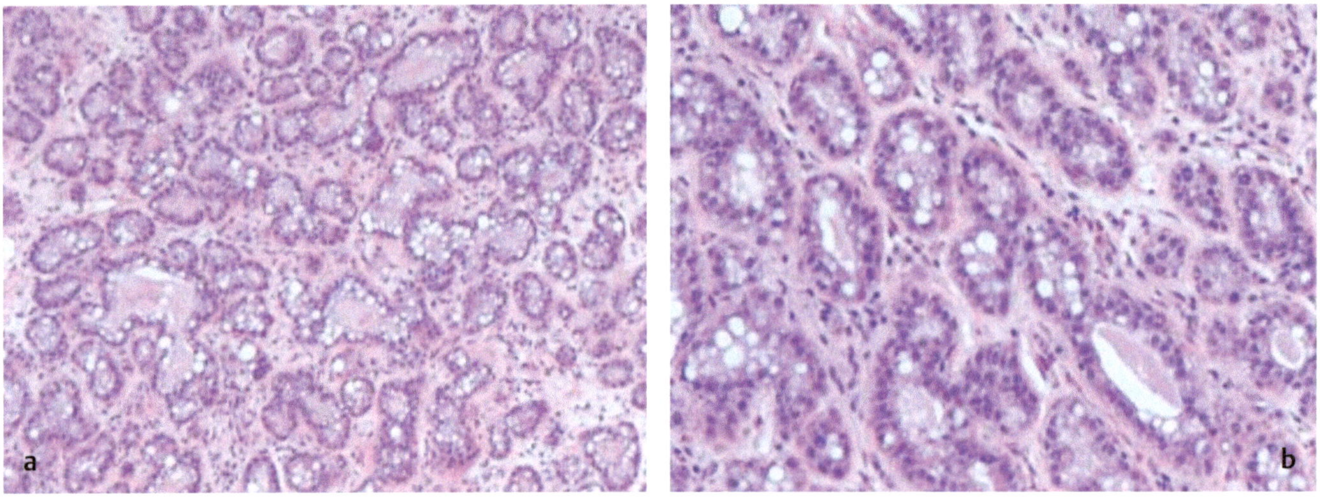

Fig. 15-5. Adenoma lactacional. (a) Glândulas difusamente distribuídas em meio a estroma escasso. (b) Citoplasma vacuolado das células glandulares. (Fonte: Rosen.)

espaços complexos, frequentemente anastomosados, que envolvem estroma intralobular e interlobular, que normalmente é expandido e densamente colagenoso. Os miofibroblastos revestem os espaços de maneira descontínua, lembrando células endoteliais. Essas células geralmente têm núcleos alongados, sem atipia ou atividade mitótica. O componente estromal frequentemente é aumentado com maior separação de ductos e unidades lobulares quando comparado ao arranjo usual. As células miofibroblásticas que revestem os espaços semelhantes a fendas da PASH mostram expressão variável de marcadores mioides e fibroblásticos. São geralmente positivos para CD34 e vimentina, com expressão variável de actina e calponina de músculo liso (Fig. 15-5). Não são imunorreativas a queratinas e marcadores endoteliais, como CD31 e fator VIII. Os núcleos podem ser positivos para RP, mas quase sempre são negativos ou fracos e focais para ER.[55]

Ocorre mais comumente em mulheres durante o menacme, porém, existem relatos de casos em mulheres na pós-menopausa, em homens, adolescentes e mesmo em crianças.[54] As características imaginológicas se assemelham às do fibroadenoma: tumores ovais ou redondos, com margens circunscritas e textura homogênea. Após o diagnóstico por biópsia percutânea, não há necessidade de ressecção cirúrgica, sendo o acompanhamento com exames de imagem adequado.

Hamartomas

Também descritos como adenolipomas ou fibroadenolipomas, os hamartomas são lesões raras que correspondem a 0,7-1,2% das lesões benignas e ocorrem, mais frequentemente, em pacientes na perimenopausa.[56] Em geral, se apresentam como nódulos palpáveis, indolores, com tamanho variando entre 2 a 5 cm, sendo clinicamente muito semelhantes ao fibroadenoma. Histologicamente, o hamartoma corresponde a uma massa constituída por tecidos benignos, mas de crescimento desorganizado. No adenolipoma, o tecido adiposo benigno está distribuído de maneira aleatória em meio a lóbulos com estroma fibroso em diversas proporções, constiuindo um nódulo de bordos bem definidos embora não encapsulado. O condrolipoma contém ilhas de cartilagem hialina benigna misturada com tecido adiposo benigno, formando um nódulo ou uma massa definida por uma borda comprimida do tecido mamário normal. O hamartoma mioide contém feixes de músculo liso benigno misturado com lóbulos da mama distribuídos aleatoriamente, estroma fibroso e tecido adiposo, formando uma massa. A adenose esclerosante está frequentemente presente no hamartoma mioide.[51]

Na mamografia, apresentam-se como área de gordura ou de baixa densidade, com bordos definidos e um halo lucente periférico (pseudocápsula). As pacientes com hamartomas podem ser apenas acompanhadas, não sendo indicada ressecção cirúrgica.

REFERÊNCIAS BIBLIOGRÁFICAS

1. Nazário ACP, Rego MF, Oliveira VM. Nódulos benignos da mama: uma revisão dos diagnósticos diferenciais e conduta. Rev Bras Ginecol Obs. 2007;29(4):211-9.
2. Dória MT, Jales RM, Conz L, et al. Diagnostic accuracy of shear wave elastography – Virtual touchTM imaging quantification in the evaluation of breast masses: Impact on ultrasonography's specificity and its ultimate clinical benefit. Eur J Radiol. 2019;113:74-80.
3. Dupont WD, Page DL. Risk factors for breast cancer in women with proliferative breast disease. N Engl J Med. 1985;312(3):146-51.
4. Dupont WD, Parl FF, Hartmann WH, et al. Breast cancer risk associated with proliferative breast disease and atypical hyperplasia. Cancer. 1993;71(4):1258-65.
5. Hartmann LC, Sellers TA, Frost MH, et al. Benign breast disease and the risk of breast cancer. N Engl J Med. 2005;353(3):229-37.
6. Collins LC, Baer HJ, Tamimi RM, Connolly JL, Colditz GA, Schnitt SJ. Magnitude and laterality of breast cancer risk according to histologic type of atypical hyperplasia. Cancer. 2007;109(2):180-7.

7. Wang J, Costantino JP, Tan-Chiu E, et al. Lower-category benign breast disease and the risk of invasive breast cancer. JNCI J Natl Cancer Inst. 2004;96(8):616-20.
8. Hoda S, Brogli E, Koerner F, Rosen P. Rosen's breast pathology. 4th ed. Lippincott Williams & Wilkins (LWW), 2014.
9. Berg WA, Sechtin AG, Marques H, Zhang Z. Cystic breast masses and the ACRIN 6666 experience. Radiol Clin North Am. 2010;48(5):931-87.
10. Uzan C, Seror J-Y, Seror J. Exploration d'un syndrome kystique mammaire: recommandations. J Gynécologie Obs Biol Reprod. 2015;44(10):970-9.
11. Brenner RJ, Bein ME, Sarti DA, Vinstein AL. Spontaneous regression of interval benign cysts of the breast. Radiology. 1994;193(2):365-8.
12. Leal CS, Barros N, Teixeira FCNR, et al. Nódulos e lesões circunscritas. In: Tratado de Mastologia da SBM. Rio de Janeiro: Revinter; 2011.
13. Santos RP. BI-RADS como instrumento para o laudo. In: Tratado de Mastologia da SBM. Rio de Janeiro: Revinter; 2011.
14. Lakhani SR, Ellis IO, Schnitt SJ, et al. WHO Classification of tumours of the breast. 4th ed. Lyon: IARC Press; 2012.
15. Coutant C, Canlorbe G, Bendifallah S, Beltjens F. Prise en charge des proliférations épithéliales du sein avec et sans atypies: hyperplasie canalaire atypique, métaplasie cylindrique avec atypie, néoplasies lobulaires, proliférations épithéliales sans atypie, mastopathie fibrokystique, adénose, cicatrices radiaires, mucocèles, lésions prolifératives apocrines: recommandations pour la pratique clinique. J Gynécologie Obs Biol Reprod. 2015;44(10):980-95.
16. Kabat GC, Jones JG, Olson N, et al. A multi-center prospective co-hort study of benign breast disease and risk of subsequent breast cancer. Cancer Causes Control. 2010;21(6):821-8.
17. Rageth CJ, O'Flynn EAM, Pinker K, et al. Second International Consensus Conference on lesions of uncertain malignant potential in the breast (B3 lesions). Breast Cancer Res Treat. 2019;174(2):279-96.
18. Nielsen M, Jensen J, andersen JA. An autopsy study of radial scar in the female breast. Histopathology. 1985;9(3):287-95.
19. Wellings SR, Alpers CE. Subgross pathologic features and incidence of radial scars in the breast. Hum Pathol. 1984;15(5):475-9.
20. López-Medina A, Cintora E, Múgica B, et al. Radial scars diagnosed at stereotactic core-needle biopsy: surgical biopsy findings. Eur Radiol. 2006;16(8):1803-10.
21. Miller CL, West JA, Bettini AC, et al. Surgical excision of radial scars diagnosed by core biopsy may help predict future risk of breast cancer. Breast Cancer Res Treat. 2014;145(2):331-8.
22. Cohen MA, Newell MS. Radial scars of the breast encountered at core biopsy: review of histologic, imaging, and management considerations. Am J Roentgenol. 2017;209(5):1168-77.
23. Harris J, Lippman M, Morrow M, Osborne C. Diseases of the breast. 5th ed. Philadelphia: Wolters Kluwer; 2014.
24. Farshid G, Buckley E. Meta-analysis of upgrade rates in 3163 radial scars excised after needle core biopsy diagnosis. Breast Cancer Res Treat. 2019;174(1):165-77.
25. Cawson JN, Malara F, Kavanagh A, Hill P, Balasubramanium G, Henderson M. Fourteen-gauge needle core biopsy of mammographically evident radial scars. Cancer. 2003;97(2):345-51.
26. Agoumi M, Giambattista J, Hayes MM. Practical Considerations in breast papillary lesions: a review of the literature. Arch Pathol Lab Med. 2016;140(8):770-90.
27. Ueng S-H, Mezzetti T, Tavassoli FA. Papillary neoplasms of the breast: a review. Arch Pathol Lab Med. 2009;133(6):893-907.
28. Carter D. Intraductal papillary tumors of the breast: a study of 78 cases. Cancer. 1977;39(4):1689-92.
29. Boufelli G, Giannotti MA, Ruiz CA, et al. Papillomas of the breast. Eur J Cancer Prev. 2018;27(4):310-4.
30. Foley NM, Racz JM, Al-Hilli Z, et al. An international multicenter review of the malignancy rate of excised papillomatous breast lesions. Ann Surg Oncol. 2015;22 Suppl 3(S3):S385-90.
31. Wei S. Papillary lesions of the breast: an update. Arch Pathol Lab Med. 2016;140(7):628-43.
32. Gobbi H. Classificação dos tumores da mama: atualização baseada na nova classificação da Organização Mundial da Saúde de 2012. J Bras Patol e Med Lab. 2012;48(6):463-74.
33. Sousha S. Breast pathology: problematic issues. Springer; 2017.
34. Kuzmiak CM, Lewis MQ, Zeng D, Liu X. Role of sonography in the differentiation of benign, high-risk, and malignant papillary lesions of the breast. J Ultrasound Med. 2014;33(9):1545-52.
35. Yu Y, Salisbury E, Gordon-Thomson D, et al. Management of papillary lesions without atypia of the breast diagnosed on needle biopsy. ANZ J Surg. 2019;89(5):524-28.
36. Swapp RE, Glazebrook KN, Jones KN, et al. Management of benign intraductal solitary papilloma diagnosed on core needle biopsy. Ann Surg Oncol. 2013;20(6):1900-5.
37. Mosier AD, Keylock J, Smith DV. Benign papillomas diagnosed on large-gauge vacuum-assisted core needle biopsy which span. Breast J. 2013;19(6):611-7.
38. Houssami N, Cheung MN, Dixon JM. Fibroadenoma of the breast. Med J Aust. 2001;174(4):185-8.
39. Shaik AN, Ruterbusch JJ, Abdulfatah E, et al. Breast fibroadenomas are not associated with increased breast cancer risk in an African American contemporary co-hort of women with benign breast disease. Breast Cancer Res. 2018;20(1):91.
40. Wilkinson S, Anderson TJ, Rifkind E, et al. Fibroadenoma of the breast: a follow-up of conservative management. Br J Surg. 1989;76(4):390-1.
41. Dent DM, Cant PJ. Fibroadenoma. World J Surg. 13(6):706-10.
42. Bodine AM, Holahan B, Mixon A. Benign breast conditions. J Am Osteopath Assoc. 2017;117(12):755.
43. Dupont WD, Page DL, Parl FF, et al. Long-term risk of breast cancer in women with fibroadenoma. N Engl J Med. 1994;331(1):10-5.
44. Sheth M, Lodhi U, Chen B, et al. Initial institutional experience with cryoablation therapy for breast fibroadenomas: technique, molecular science, and post-therapy imaging follow-up. J Ultrasound Med. 2019;38(10):2769-76.
45. Pareja F, Da Cruz PA, Murray MP, et al. Recurrent MED12 exon 2 mutations in benign breast fibroepithelial lesions in adolescents and young adults. J Clin Pathol. 2019;72(3):258-62.
46. Javed A, Jenkins SM, Labow B, et al. Intermediate and long-term outcomes of fibroadenoma excision in adolescent and young adult patients. Breast J. 2019;25(1):91-5.
47. Kuba MG, Lester SC, Giess CS, et al. Fibromatosis of the breast. Am J Clin Pathol. 2017;148(3):243-50.
48. Abdelwahab K, Hamdy O, Zaky M, et al. Breast fibromatosis, an unusual breast disease. J Surg Case Reports. 2017;2017(12):rjx248.
49. Duazo-Cassin L, Le Guellec S, Lusque A, et al. Breast desmoid tumor management in France: toward a new strategy. Breast Cancer Res Treat. 2019;176(2):329-35.
50. Dabbs D. Breast pathology. Philadelphia, PA: Saunders, of Elsevier; 2012.
51. Crago AM, Denton B, Salas S, et al. A prognostic nomogram for prediction of recurrence in desmoid fibromatosis. Ann Surg. 2013;258(2):347-53.

52. Bonvalot S, Eldweny H, Haddad V, et al. Extra-abdominal primary fibromatosis: aggressive management could be avoided in a subgroup of patients. Eur J Surg Oncol. 2008;34(4):462-8.
53. Bowman E, Oprea G, Okoli J, et al. Pseudoangiomatous stromal hyperplasia (PASH) of the breast: a series of 24 patients. Breast J. 2012;18(3):242-7.
54. Medeiros RJ, Rebutini PZ, Vargas TGV, et al. Giant nodular pseudoangiomatous stromal hyperplasia of the breast with fbroadenomatoid myxoid changes: a potential pitfall in the differential diagnosis of phyllodes tumor. J Bras Patol e Med Lab. 2017;53(3):210-4.
55. Turkyilmaz Z, Aydin T, Yilmaz R, et al. Our 20-year institutional experience with surgical approach for breast hamartomas. Eur J Breast Heal. 2019;15(3):171-5.

NÓDULO DE MAMA

Plínio Gasperin Jr. ▪ Lucas Roskamp Budel ▪ Jordana Nascimento Pereira

INTRODUÇÃO

A queixa de nódulo mamário é uma das mais frequentes nos consultórios ginecológicos. A cancerofobia decorrente da informação cada vez mais disponível sobre o câncer de mama, no tocante à sua incidência, gravidade e necessidade de diagnóstico precoce para obter sucesso terapêutico faz com que muitas pacientes busquem atendimento especializado.

O nódulo pode ser identificado pela paciente no autoexame ou por meio de exame físico realizado por profissional treinado. Na maioria das vezes só é descoberto após exames de imagem de rotina ou induzido por sintomas como mastalgia e secreção mamilar. Deve-se levar em consideração a limitação diagnóstica da palpação frente a lesões muito pequenas ou mamas densas, por exemplo.

Previamente à realização do exame físico, a anamnese é de suma importância para correlação com os diagnósticos mais prováveis. Deve-se atentar para determinar quando houve o aparecimento do nódulo, sua localização, se houve mudança de tamanho, velocidade do crescimento, se há mudança durante o ciclo menstrual, se houve relação com traumatismos, presença de mastalgia (início, intensidade, localização, irradiação, relação com atividade física ou febre), derrame papilar (início, cor, se uni ou multiductal, uni ou bilateral, espontâneo ou provocado – lembrando sempre que normalmente somente o espontâneo representa valor semiótico), alterações cutâneas, menarca, menopausa, paridade, idade da primeira gestação, histórico prévio ou atual de amamentação e eventuais intercorrências durante aleitamento, uso de pílulas, terapias de reposição hormonal ou outros medicamentos, se houve ganho de peso, uso de álcool ou tóxicos, história pessoal de câncer de mama, massas palpáveis, biópsias mamárias, cirurgias mamárias ou radioterapia, sempre atentando para a cronologia de tais eventos. Sempre solicitar ultrassonografia de mamas ou mamografias prévias para eventuais comparações.

Quanto ao histórico familiar, considerar risco de mutação de *BRCA* se parentes de primeira, segunda e/ou terceira gerações com quaisquer dos seguintes critérios: câncer de mama em indivíduos com 50 anos ou menos, 2 ou mais parentes com câncer de mama (sendo 1 abaixo dos 50 anos), 3 ou mais parentes com câncer de mama em qualquer idade, mutação em *BRCA1* ou *BRCA2* previamente identificada na família, múltiplos focos primários de câncer de mama ipsi ou contralateral, câncer triplo-negativo, câncer de ovário, câncer de mama masculino, ancestralidade judaica Ashkenazi, câncer de pâncreas associado a câncer de mama no mesmo indivíduo.

O exame físico deve ser realizado, inicialmente, com a paciente sentada confortavelmente e voltada para o examinador, despida da cintura para cima, porém, com disponibilidade de vestimenta adequada que a proporcione privacidade até que o exame comece e para cobertura de mama contralateral quando esta não estiver sendo examinada. A comunicação com a paciente durante o exame tem função tranquilizadora e informativa. O melhor período para realização do exame é quando a estimulação hormonal das mamas é minimizada, o que geralmente ocorre de 7 a 9 dias após o início da menstruação em mulheres na pré-menopausa. No entanto, a avaliação de uma massa clinicamente suspeita não deve ser influenciada pela fase do ciclo menstrual.

Realiza-se a inspeção estática para identificação da presença de abaulamentos (Fig. 16-1), retrações, assimetrias, retrações mamilares (Fig. 16-2), proeminências venosas e lesões cutâneas como descamações, equimoses, eritemas, edema, presença de *peau d'orange* (Fig. 16-3) ou até mesmo ulcerações. Em seguida realiza-se a inspeção dinâmica com a elevação dos braços acima da cabeça, o que facilita a visualização das partes inferiores da mama, e depois, com as mãos na cintura fazendo pressão, visto que a contração do músculo peitoral pode salientar alterações sutis.

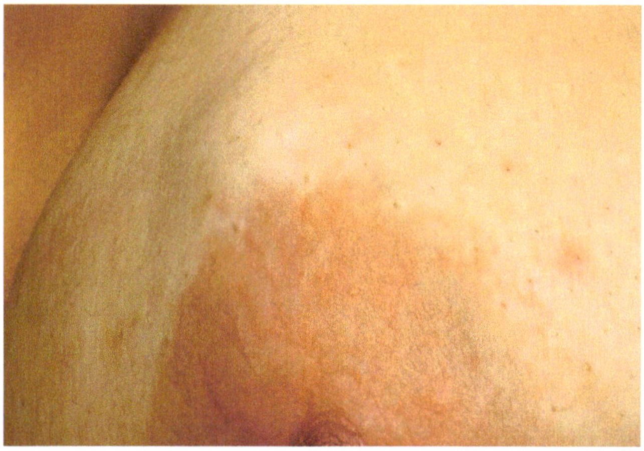

Fig. 16-1. Abaulamento causado por fibroadenoma. (Fonte: Kochhar, 2017.)

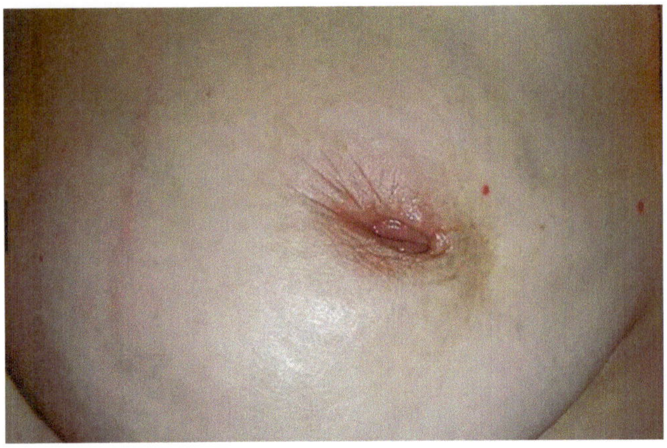

Fig. 16-2. Retração mamilar causada por câncer de mama. (Fonte: Chun, 2019.)

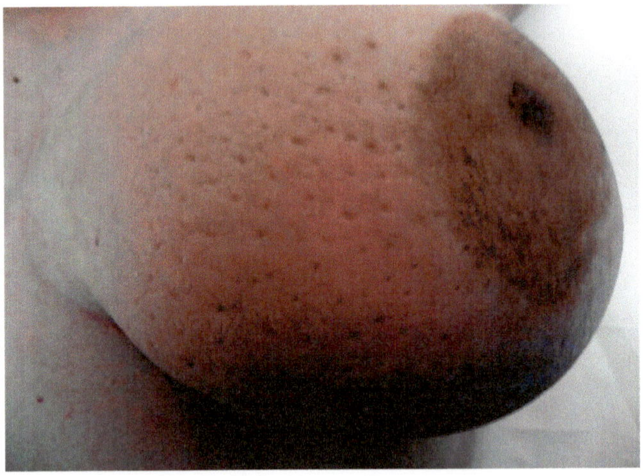

Fig. 16-3. *Peau d'orange* causada por carcinoma inflamatório. (Fonte: Pinheiro, 2020.)

Ainda com a paciente voltada para o examinador, devem ser examinados os linfonodos supraclaviculares, infraclaviculares e axilares quanto ao número, tamanho, consistência e mobilidade. É fundamental que a paciente esteja com os músculos peitorais relaxados. A sustentação do braço da paciente pelo examinador é um fator facilitador do exame axilar.

A palpação das mamas deve ser realizada com a paciente em decúbito dorsal em mesa firme e com o membro superior elevado acima da cabeça. Realiza-se o exame de todo o perímetro mamário com as pontas dos dedos e variando os níveis de pressão aplicados. Deve-se observar, cautelosamente, localização, tamanho, consistência, forma e mobilidade do(s) nódulo(s). Por fim, realiza-se a expressão suave desde a base da mama até o complexo areolopapilar, observando sempre se há saída de fluxo, se é uni ou bilateral e a cor do conteúdo.

Vale ressaltar que são descritas várias técnicas de palpação, porém, o fator indispensável permanece sendo o exame minucioso e a *expertise* do realizador do exame. Os limites anatômicos devem ser respeitados para garantir a qualidade semiológica, sendo o limite superior a linha infraclavicular, o inferior o sulco inframamário, o medial a linha paraesternal e o lateral a linha axilar anterior, não devendo ser esquecido o exame, também, do prolongamento de Spence, que representa a extensão glandular da mama que atinge a axila em graus variáveis.

Os sinais mais prováveis a corresponderem a benignidade ou malignidade ao exame clínico estão descritos no Quadro 16-1.

Os nódulos mamários palpáveis são muito comuns e cerca de 90% ou mais na faixa dos 20 aos 50 anos são benignos, sendo o risco de lesão pré-maligna ou maligna aumentado consideravelmente na pós-menopausa. No entanto, excluir malignidade é etapa crucial em qualquer faixa etária (Quadro 16-2).

Os nódulos mamários se dividem, basicamente, entre císticos, sólidos e mistos. Os císticos são extremamente frequentes, especialmente os microcistos, que não têm significado patológico. Vale ressaltar que a característica sólida, cística ou mista de um nódulo não possui associação direta com benignidade ou malignidade.

A punção aspirativa por agulha fina (PAAF) (Fig. 16-4) tem como função primordial a obtenção de material citológico, porém, pode ser muito útil para esvaziar cistos que ofereçam sintomas clínicos dolorosos ou na dúvida entre cistos espessos ou nódulos sólidos a nível ambulatorial. É de fácil execução, rápida, tem boa tolerabilidade pelas pacientes e tem disponibilidade acessível.

A depender da idade da paciente e características da lesão, pode haver necessidade de exames complementares ou não. As lesões francamente benignas como lipomas, microcistos ou linfonodos intramamários não necessitam de outras avaliações. Caso se opte por realizar exame complementar, o método de escolha é o ultrassom, exame este já sugerido inicialmente para pacientes grávidas ou lactantes.

Frequentemente a análise ecográfica encontrará lesões de aspecto provavelmente benigno. Neste cenário, devemos observar através do mesmo método após 6, 12 e 24 meses. Havendo crescimento superior a 20% ou outros sinais

Quadro 16-1. Sinais ao Exame Clínico Mais Prováveis

Benignos	Suspeitos
Lesões discretas, pequenas, margens bem definidas, móveis, fibroelástica, sem alterações cutâneas, densidades simétricas entre as mamas	Lesão endurecida, fixa a planos profundos e/ou pele e tecidos vizinhos, bordos mal delimitados, retrações cutâneas ou do complexo areolopapilar, densidades assimétricas entre as mamas

Quadro 16-2. Diagnósticos Diferenciais

Causas benignas		
Lesões sólidas	**Lesões císticas**	**Lesões associadas à inflamação**
Fibroadenoma	Cisto simples	Mastite da lactação
Hamartoma	Cisto complexo	Mastite periductal
Adenoma da lactação	Cisto complicado	Mastite granulomatosa
Tumor *Phyllodes* benigno	Hematoma	Mastopatia diabética
Fibromatose (tumor desmoide)	Galactocele	Ectasia ductal
Lipoma		Celulite
Cisto de inclusão dérmica		Abscessos
Necrose gordurosa		Fístulas periareolares
Hiperplasia estromal pseudoangiomatosa		Infecções crônicas (microbactérias, parasitas, germes atípicos)
Mastopatia diabética		
Sarcoidose		
Tuberculose mamária		
Alterações fibrocísticas		
Causas pré-malignas e malignas		
Causas mamárias e regionais	**Causas extramamárias**	
Carcinoma ductal *in situ*	Câncer da tireoide	
Carcinoma lobular *in situ*	Carcinoma da vesícula biliar	
Carcinoma invasivo da mama	Carcinoma neuroendócrino	
Linfoma	Melanoma	
Sarcomas e angiossarcomas	Carcinoma de ovário	

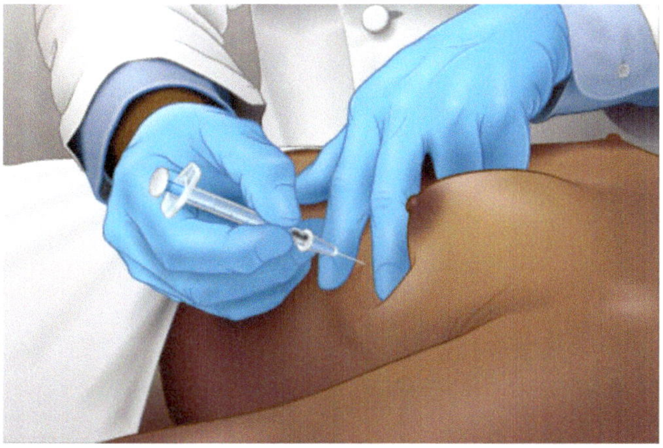

Fig. 16-4. PAAF. (Fonte: Marshall, 2020.)

clínicos ou ultrassonográficos de suspeita, a biópsia é mandatória. Um método de grande auxílio na padronização das lesões é o sistema BIRADS (Fig. 16-5). Diante de ultrassom suspeito (BIRADS 4 ou 5) devemos completar a propedêutica mamária com mamografia ou tomossíntese para averiguar outros sinais suspeitos e, em seguida, realizar a biópsia percutânea.

A *core biopsy* (Fig. 16-6) oferece material histológico, que define o diagnóstico de benignidade, atipia ou malignidade.

Não é recomendado PAAF ou *core biopsy* de rotina, porém, podem ser efetuadas em casos de suspeita clínica, desejo de gravidez, alívio de ansiedade.

De maneira prática, em pacientes abaixo de 30 anos, com baixa suspeita clínica, uma opção é observar por 1 ou 2 ciclos

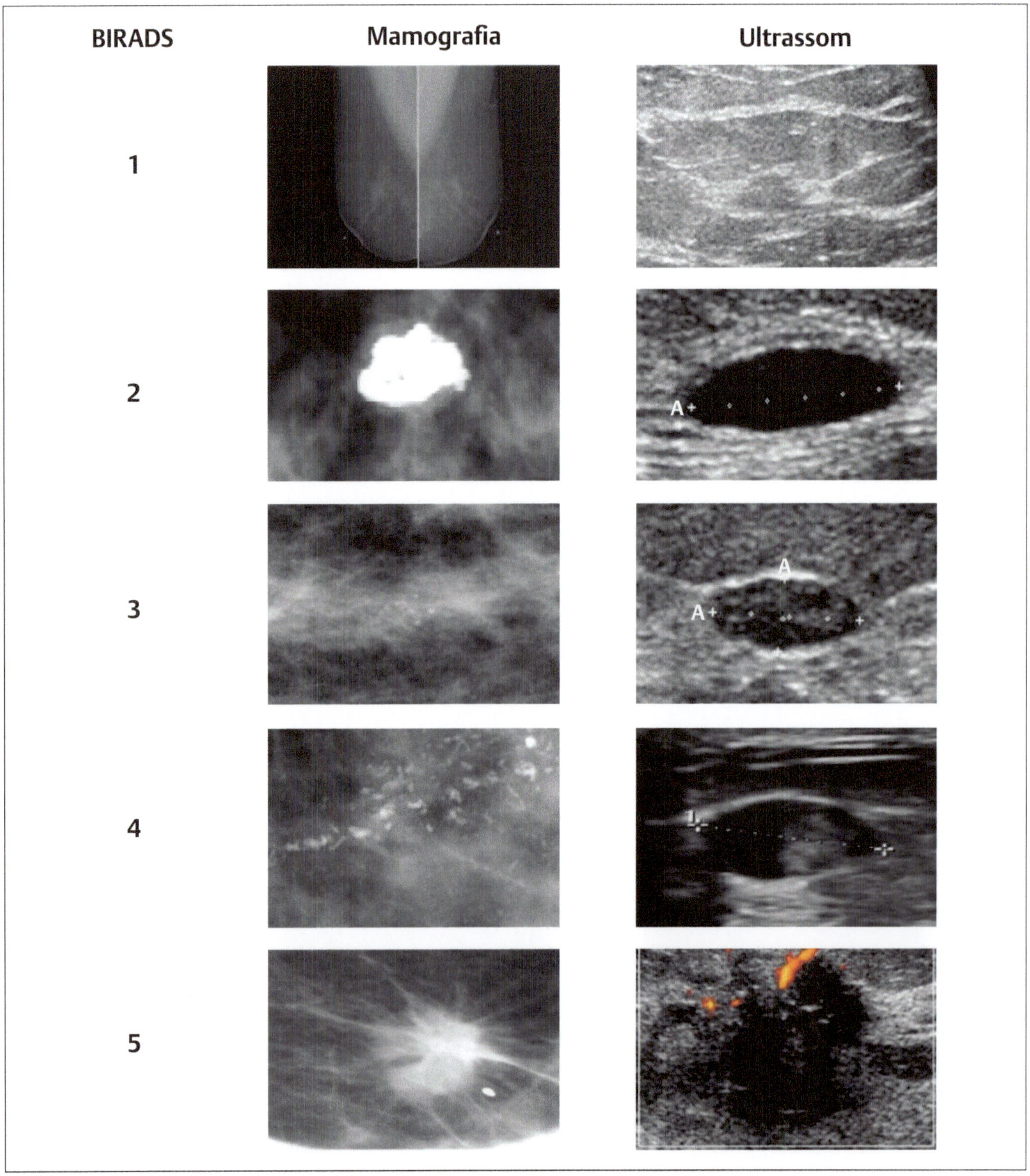

Fig. 16-5. Sistema BIRADS mamográfico e ultrassonográfico. (Fonte: Castellanos, 2014, adaptação.)

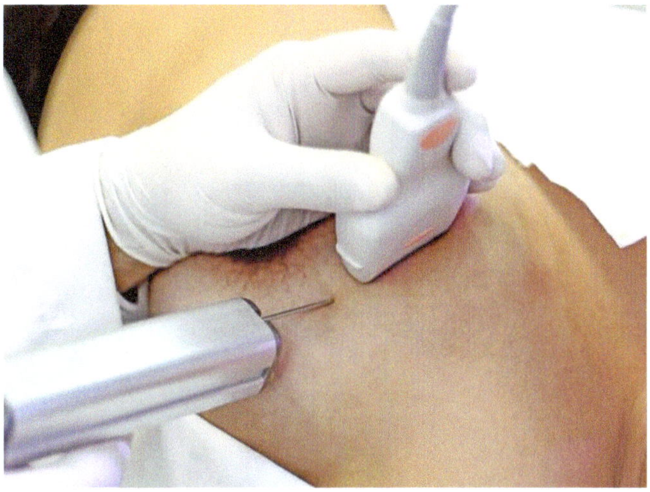

Fig. 16-6. *Core biopsy* guiada por ultrassom. (Fonte: Aparício, 2020.)

menstruais. Se a nodulação tiver resolução espontânea, seguir com rastreamento conforme a idade. Se a nodulação persistir, pode-se optar por PAAF ambulatorial. Se houver conteúdo, enviar material para citologia, se negativa, prosseguir com investigação inicialmente com ecografia. Mamografia e tomossíntese geralmente não são apropriadas, porém, podem ser consideradas em situações específicas. Se BIRADS 1 ou 2, seguir conforme protocolo de exames para a idade. Se BIRADS 3, seguir com exames seriados de ultrassom a cada 6-12 meses por 1 a 2 anos. Se BIRADS 4 ou 5, prosseguir com mamografia, pois a biópsia previamente a este exame pode obscurecer alguns sinais do mesmo e, em seguida, realizar *core biopsy* guiada por ultrassom.

Para as pacientes entre 30 e 39 anos não é recomendado acompanhamento sem realização de exames de imagem complementares. Mesmo na baixa suspeita clínica pode-se solicitar mamografia e ultrassom, uma vez que nesta faixa etária muitas lesões são vistas ao ultrassom, que é mais sensível, e não na mamografia.

Também para as pacientes acima de 40 anos não é recomendado acompanhamento sem realização de exames de imagem complementares. Mamografia ou tomossíntese são os exames iniciais, o ultrassom geralmente é um exame que complementa as informações.

A ressonância nuclear magnética pode ser utilizada se houver dificuldade na interpretação pela mamografia ou ultrassom, seja por mamas densas, próteses de silicone ou outros fatores confundidores.

Não se pode deixar de citar que toda PAAF ou *core biopsy* possui o fator **operador dependente.** Os serviços de imaginologia têm ofertado como controle de qualidade a correlação radiopatológica, item este de grande valia para o melhor entendimento se é possível seguir com acompanhamento das lesões por exames seriados ou se procedimentos invasivos são necessários para diagnóstico. Se há concordância para lesão benigna pode-se seguir com exames seriados. Se há concordância para lesão atípica ou maligna deve-se prosseguir com exérese da mesma ou tratamento adequado conforme estadiamento. Porém, se há discordância, prosseguir com a investigação por nova biópsia ou mesmo exérese da lesão em decorrência da possibilidade de diagnóstico subestimado.

BIBLIOGRAFIA

Ades F. [homepage na internet]. Entendendo o resultado da mamografia, 2017. Disponível em: https://drfelipeades.com/2017/07/03/entendendo-o-resultado-da-mamografia-o-que-significa-o-birads/

Aparício C. Biópsia mama. 20 de julho de 2020. Il. color. Disponível em: https://www.pasquimdavila.pt/2020/07/20/biopsia_mama-jpg/. Acesso em: 12 de outubro de 2020.

Castellanos S. BI-RADS, C-RADS, GI-RADS, LI-RADS, TI-RADS, PI-RADS. The long and wining road of standardization, 2014.

Dynamed [homepage na internet]. Breast lump. [Acesso em 12 de novembro de 2020]. Disponível em: http://www.dynamed.com.

Chun C. What does breast câncer look like? 14 de novembro de 2019. Il. color. Disponível em: https://www.healthline.com/health/breast-cancer/pictures. Acesso em: 12 de outubro de 2020.

Kochhar S. Suneeta. Red flag symptons: breast lumps. 04 de outubro de 2017. Il. color. Disponível em: https://www.gponline.com/red-flag-symptoms-breast-lumps/womens-health/womens-health/article/1324236. Acesso em: 12 de outubro de 2020.

Marshall S. Fine needle breast biopsy. 2020. Il.

National Comprehensive Cancer Network (NCCN) [homepage na internet]. Breast lump. [acesso em 12 nov 2020]. Disponível em: http://www.nccn.org.

Pinheiro P. 7 sintomas do câncer de mama, 2020;Il.

Portal de Boas Práticas [homepage na internet]. Exame clínico das mamas. [Acesso em 12 nov 2020]. Disponível em: https://portaldeboaspraticas.iff.fiocruz.br/atencao-mulher/exame-clinico-das-mamas/.

UPTODATE [homepage na internet]. Breast lump. [Acesso em 12 nov 2020]. Disponível em: http://www.uptodate.com.

LESÕES NÃO PALPÁVEIS DA MAMA: DIAGNÓSTICO E MANEJO

Vinicius Milani Budel ▪ Lucas Roskamp Budel

INTRODUÇÃO

Devemos aos exames de imagem, particularmente à mamografia (MMG) associada à ultrassonografia (US), a detecção precoce do câncer de mama. Estes exames tornaram possível a identificação de um número cada vez maior de lesões mamárias pouco perceptíveis ao exame clínico, em sua maioria por serem impalpáveis, e que hoje constituem grande parte do motivo de consulta nos ambulatórios e clínicas de Mastologia.

Isto impõe uma análise cada vez mais criteriosa das imagens obtidas por estes métodos, pois frente a qualquer sinal suspeito de câncer, o médico deve investigar a lesão de forma invasiva a fim de obter informação cito ou histopatológica para um início precoce do tratamento (Figs. 17-1 e 17-2).

As lesões impalpáveis suspeitas necessitam do diagnóstico histológico, que é feito, na maioria das vezes, pela análise de fragmentos da lesão que podem ser obtidos por biópsia percutânea por agulha grossa (*core biopsy*) ou por biópsia vácuo-assistida (mamotomia). E, diante do resultado obtido nas amostras, quando existir indicação de remoção cirúrgica da lesão, alguma forma de marcação prévia será necessária para identificá-la no momento cirúrgico.

Estas duas técnicas, biópsia percutânea e marcação pré-cirúrgica, dependem da orientação de alguma modalidade de imagem.

O método de imagem que irá guiar o procedimento cirúrgico deverá ser o mesmo que melhor demonstrou a lesão, ou seja: a MMG, na maioria dos casos de calcificações, a US, nas lesões nodulares e, mais raramente, a ressonância magnética (RM) em áreas de realce suspeito pelo contraste, sem expressão nos outros métodos.

Esta marcação pré-cirúrgica da lesão pode ser feita de várias maneiras:

A) Com um fio-guia metálico;
B) Com suspensão de radioisótopos (*Radioguided occult lesion localization* – ROLL);
C) Com suspensão de pó de carvão.

MARCAÇÃO PRÉ-CIRÚRGICA POR AGULHAMENTO

Após classificação do achado mamográfico anormal entre as categorias de maior risco para malignidade, procede-se uma avaliação pré-operatória de rotina, conforme a idade e a história mórbida da paciente, e programa-se a marcação da lesão impalpável.

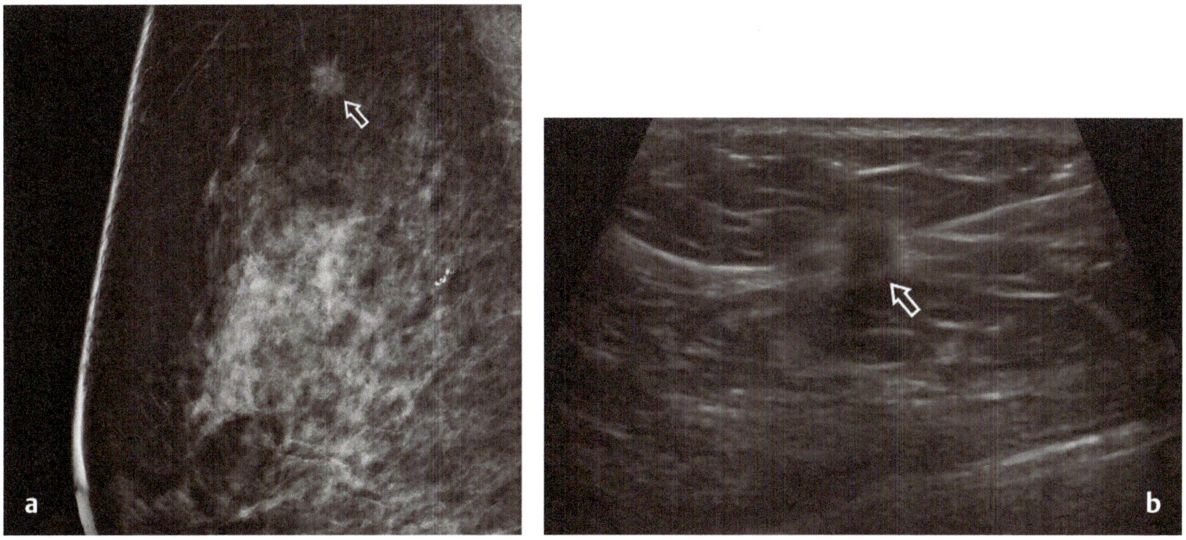

Fig. 17-1. Exames demonstrando pequeno nódulo com formato irregular e contornos espiculados, com características altamente suspeitas para malignidade. (**a**) MMG. (**b**) US.

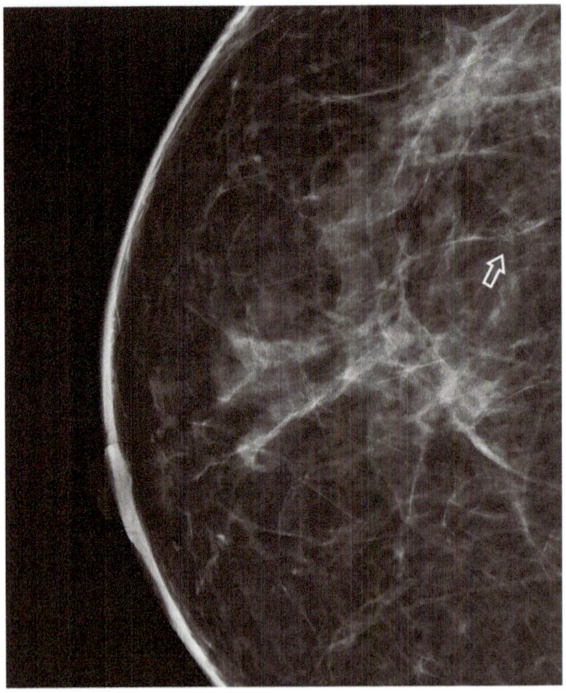

Fig. 17-2. MMG demonstrando agrupamento de microcalcificações puntiformes.

A marcação da lesão com guia metálico por estereotaxia ou ultrassonografia corresponde ao método mais empregado na avaliação das lesões mamárias impalpáveis. O cirurgião deve ser habituado com a metodologia empregada, proporcionando a correta identificação da lesão com a menor retirada possível de tecido mamário normal, favorecendo melhor resultado estético.

Há vários tipos de fios metálicos disponíveis para marcação, a maioria com ganchos na sua extremidade. Alguns podem ser graduados, ou com o segmento médio mais espesso que as extremidades, o que facilita a localização radiológica e a exérese cirúrgica. Muitos cirurgiões consideram as biopsias por agulhamento um procedimento de maior complexidade que as cirurgias mamárias mais radicais, em função das variáveis envolvidas na sua realização. A distância do reparo metálico em relação à lesão é um dos fatores fundamentais, sendo considerado como ideal quando o fio metálico transfixa a área desejada e/ou não a ultrapasse em mais de 5 mm.

Há correlação entre a proximidade do fio metálico com a lesão e o sucesso terapêutico alcançado pelo procedimento. A avaliação tridimensional da lesão, em função de sua posição nos quadrantes mamários, e o conhecimento de que em posição supina, na mesa cirúrgica, pode ocorrer modificação substancial de sua localização em relação às imagens obtidas na marcação – em geral com a paciente sentada –, são outras variáveis relevantes no planejamento cirúrgico. Obrigatoriamente após a marcação de lesão, seja por estereotaxia ou por ecografia, dois clichês mamográficos (crânio-caudal e médio-lateral 45°) devem ser realizados e encaminhados ao bloco cirúrgico. Um laudo do radiologista, estimando a distância em centímetros da entrada do fio na pele e a lesão, além de um diagrama com a sua relação com o mamilo também muito contribuem na abordagem cirúrgica.

As incisões preferidas são as arciformes, paralelas ao bordo da aréola, seguindo as linhas de Langer da mama. Deve-se posicionar a incisão de maneira que se for necessário uma mastectomia ou setorectomia complementar, a mesma possa ser incluída e ressecada. Realizam-se, principalmente, movimentos de dissecção, evitando-se a secção do parênquima sem a correta noção do trajeto do fio-guia, a fim de não cortá-lo inadvertidamente. É de muita importância o posicionamento do fio-guia para o sucesso terapêutico do procedimento. Idealmente o fio metálico deve percorrer a menor distância possível dentro do parênquima mamário, independente do quadrante de localização da lesão.

Podemos observar dificuldades relativas à localização das lesões mais profundas ou muito próximas aos espaços intercostais, pele, implantes mamários em mamas volumosas quando a agulha não alcança o centro da lesão. Apesar de pouco doloroso, alguns pacientes podem apresentar maior sensibilidade, sobretudo, pelo tempo de demora, desconforto na posição, aquisição de imagem em múltiplas incidências, medo do diagnóstico ou hematomas eventuais. Reflexos vagais e desmaios podem acontecer raramente, dificultando o adequado posicionamento da agulha ou mesmo o deslocamento involuntário. Estas intercorrências diminuem com maior habilidade da equipe em interagir com o paciente e quando se proporciona um ambiente tranquilizador e confortável.

Radioguided Occult Lesion Localization (ROLL)

É uma das técnicas que podem ser utilizadas para realização de marcação pré-cirúrgica. Tradicionalmente, as lesões são identificadas por mamografia ou ultrassonografia. A ressonância magnética também pode ser utilizada como método para orientação da marcação. Após a localização da lesão por um método de imagem, injeta-se um radioisótopo, MAA-99 mTc (Tecnécio 99 m ligado a macroagregado de albumina), 99 mTc-nanocoloide ou Dextran-99 mTc, intralesional.

Durante a cirurgia utiliza-se um aparelho que identifica a emissão gama denominado gama *probe*. Trata-se de um dispositivo que converte em uma escala numérica e, em seguida, em som o sinal gama emitido pelo foco marcado, permitindo a identificação do local marcado e possibilitando o planejamento cirúrgico com incisões mais distantes do foco, se necessário. Pode-se confirmar a exérese completa da lesão avaliando a ausência de captação no leito cirúrgico, aumentando assim a segurança do procedimento. Para avaliação da correta exérese da lesão alvo é possível radiografar a peça cirúrgica bem como testar a captação com o gama *probe*.

A taxa de sucesso do procedimento com a correta exérese da lesão-alvo é semelhante ao agulhamento, com os benefícios de melhor planejamento cirúrgico com incisões mais distantes do alvo e a possibilidade de se associar a técnica do linfonodo sentinela à marcação pré-cirúrgica (SNOLL).

O SNOLL (*sentinel node and occult lesion location*) é a associação do ROLL à biópsia do linfonodo sentinela. Semelhante à injeção do azul patente intratumoral, observa-se a migração do radiofármaco para as cadeias de drenagem da mama. Para a confirmação da drenagem do fármaco para a cadeia de drenagem é possível a utilização da linfocintilografia, observando, desta forma, a dinâmica da rede linfática mamária. Para aumentar a taxa de identificação do linfonodo sentinela e diminuir a taxa de falso-negativo é possível combinar as técnicas de SNOLL e azul patente, método especialmente útil em pacientes submetidas a tratamentos sistêmicos prévios.

MARCAÇÃO PRÉ-CIRÚRGICA COM CARVÃO

Uma forma simples de fazer esta marcação pré-cirúrgica é com a injeção de micropartículas de carvão diluídas em solução salina a 4% que aderem ao tecido adjacente, podendo ser facilmente identificáveis a olho nu durante o ato cirúrgico.

Os primeiros relatos da utilização do carvão vegetal estéril para marcação pré-cirúrgica de lesões mamárias impalpáveis datam de 1979. No entanto, a literatura publicou o método apenas em 1987, quando Dagnelli *et al.* descreveram a marcação das lesões com micropartículas de carvão, demonstrando sua inocuidade no tecido mamário e algumas vantagens em relação ao agulhamento pré-cirúrgico.

Embora o agulhamento que utiliza fio metálico seja considerado padrão-ouro na marcação pré-operatória de lesões mamárias impalpáveis, a marcação com suspensão de carvão a 4% tem sido utilizada em todo o mundo, para lesões de mama e também de linfonodos no tubo digestivo. Na Europa e no Brasil, principalmente na região Sul, muitos serviços de mastologia referem maior facilidade para a visualização e retirada cirúrgica das lesões mamárias quando da utilização da marcação pré-operatória com carvão (Quadro 17-1).

A injeção da suspensão de carvão pode ser direcionada pelas diversas modalidades de imagem (MMG, US ou RM) e sua técnica de introdução é semelhante à efetuada no agulhamento pré-cirúrgico, diferenciando-se apenas na fase final, quando, ao contrário do que se faz quando da liberação do fio metálico do interior da agulha-guia, faz-se a injeção de uma pequena quantidade da suspensão de carvão (0,7 mL) adjacente a um dos contornos da lesão, sendo esta quantidade suficiente para que o cirurgião tenha a identificação visual na região de interesse (Figs. 17-3 a 17-5).

Quadro 17-1. Comparação Entre as Duas Técnicas de Marcação Pré-Cirúrgica

Agulhamento	Marcação com carvão
▪ Médio custo ▪ Desconforto da paciente ▪ Possibilidade de migração do fio e perda do foco a ser avaliado ▪ Deve ser realizado no máximo até 24 h antes da cirurgia	▪ Baixo custo ▪ Bem tolerado pela paciente ▪ Pode ser realizado dias ou até semanas antes do ato cirúrgico ▪ Em lesões não palpáveis suspeitas podem ser feitas no mesmo momento da biópsia por agulha grossa (*core biopsy*)

Indicações da Marcação Pré-Cirúrgica com Carvão

As indicações do uso de carvão para marcação pré-operatória são as mesmas associadas a outros métodos de marcação, utilizando o fio metálico (agulhamento) ou radiofármaco (ROLL). Abaixo relacionamos as principais indicações:

A) Lesão maligna impalpável, confirmada por biópsia percutânea prévia;
B) Lesões mamárias submetidas à biópsia percutânea com resultado inconclusivo ou com possibilidade de subestimação diagnóstica, e que necessitam de excisão para melhor diagnóstico histológico (p. ex., hiperplasia ductal atípica, neoplasia lobular, lesão papilífera com ou sem atipias);
C) Discordância entre o resultado histopatológico obtido por biópsia percutânea com o aspecto de imagem;
D) Material insuficiente obtido por biópsia percutânea;
E) Lesões mamárias suspeitas para malignidade e que não puderam ser avaliadas por biópsia percutânea em razão de dificuldades técnicas, como lesões de localização muito profunda na mama ou muito próxima da pele em mama pouco espessa.

Outra aplicação da suspensão de carvão e que está sendo utilizada nos protocolos de rotina do setor de Mastologia da UFPR, é para a marcação de lesões mamárias extensas, já com diagnóstico de câncer, em pacientes selecionadas para o tratamento com quimioterapia neoadjuvante (Fig. 17-6).

O intuito é demarcar a lesão antes do início do tratamento, prevendo que a lesão deverá reduzir ou mesmo desaparecer nos métodos de imagem após o tratamento, em decorrência da resposta. A marcação prévia torna possível a abordagem cirúrgica da área da lesão para avaliação histopatológica pelo patologista e permite remover menos tecido normal.

Este mesmo procedimento (marcação com carvão) também pode ser realizado em linfonodos axilares suspeitos de invasão metastática por parâmetros ultrassonográficos, ou após confirmação por citologia do seu comprometimento secundário por meio punção aspirativa por agulha fina (PAAF). O objetivo da marcação é sua remoção cirúrgica em casos de linfadenectomia seletiva, quando estes linfonodos comprometidos regridem com o tratamento neoadjuvante (Fig. 17-7).

A marcação prévia permite diminuir o índice de falso-negativos quando o linfonodo marcado em carvão é identificado simultaneamente com corante azul patente, e é neste momento que definimos melhor o linfonodo sentinela na avaliação cirúrgica da axila.

Vale ressaltar que é possível distinguir as duas marcações uma vez que o azul patente é observado na via aferente e no interior do linfonodo enquanto que a marca do carvão é observada na periferia deste linfonodo, já que a técnica de injeção de carvão recomenda que a suspensão a 4% seja aplicada adjacente a cápsula linfonodal, em um volume aproximado de 0,5 mL.

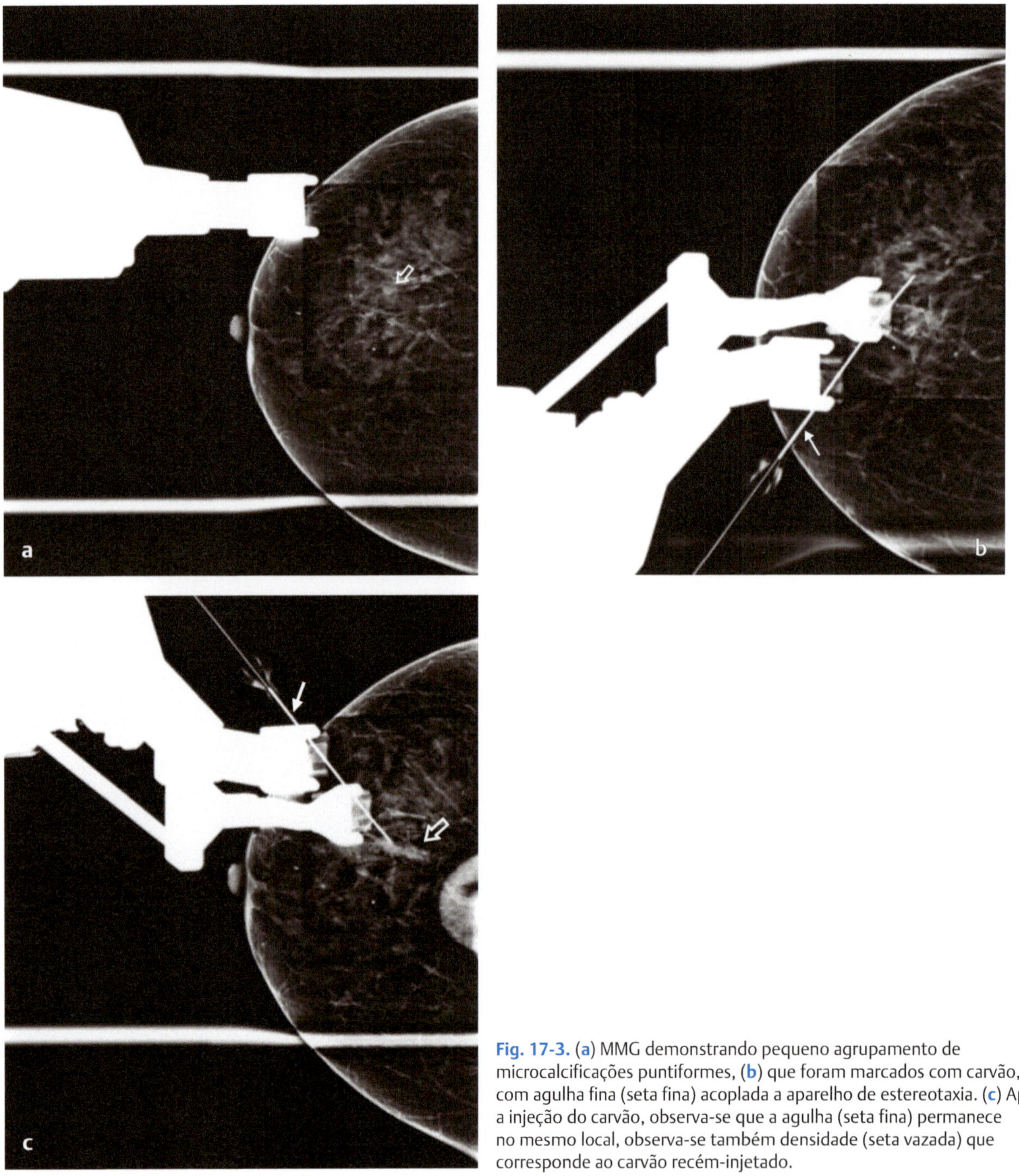

Fig. 17-3. (**a**) MMG demonstrando pequeno agrupamento de microcalcificações puntiformes, (**b**) que foram marcados com carvão, com agulha fina (seta fina) acoplada a aparelho de estereotaxia. (**c**) Após a injeção do carvão, observa-se que a agulha (seta fina) permanece no mesmo local, observa-se também densidade (seta vazada) que corresponde ao carvão recém-injetado.

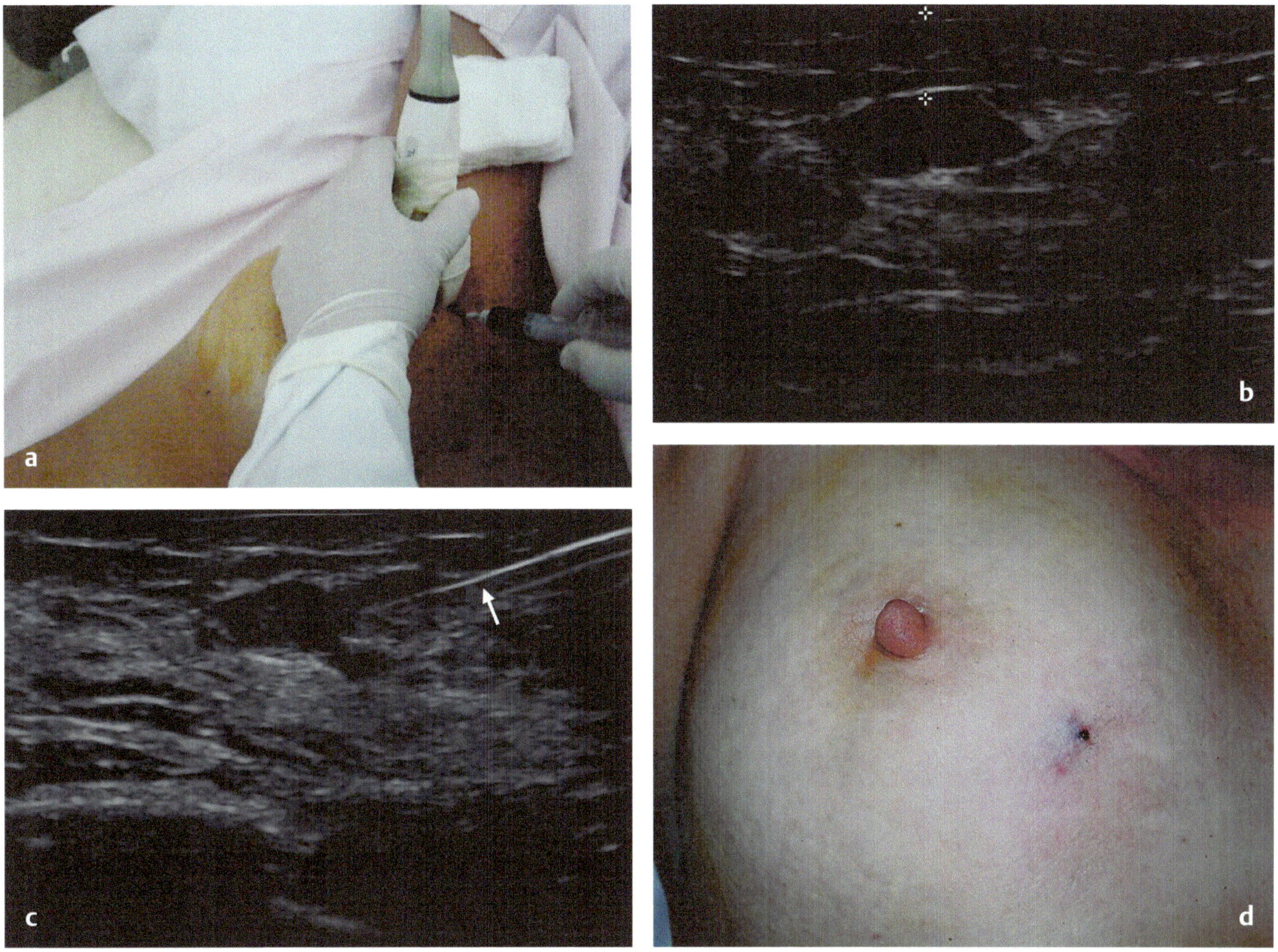

Fig. 17-4. (a) Na marcação com carvão guiada por ultrassonografia, é possível visualizar em tempo real o procedimento e a paciente pode permanecer em decúbito dorsal. (b) Observa-se nódulo sólido hipoecoico, ovalado e circunscrito que foi marcado com carvão. (c) Com agulha fina (seta) adjacente ao mesmo. (d) Após o procedimento foi possível perceber pequena quantidade de pigmento preto através da pele, que corresponde ao carvão.

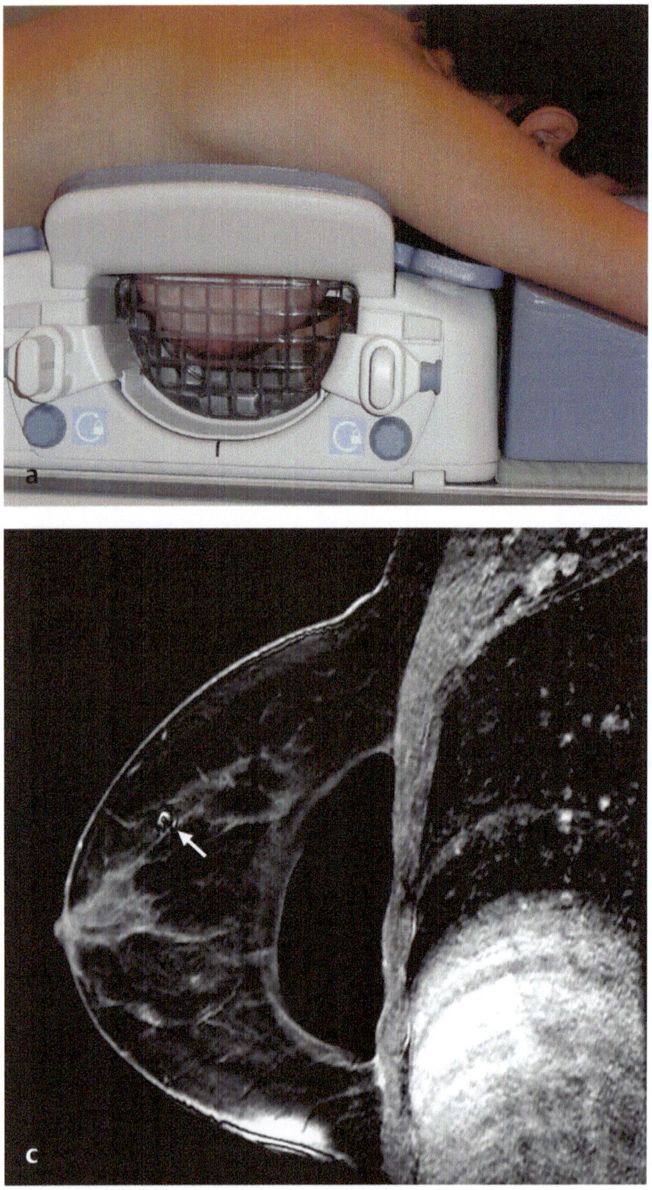

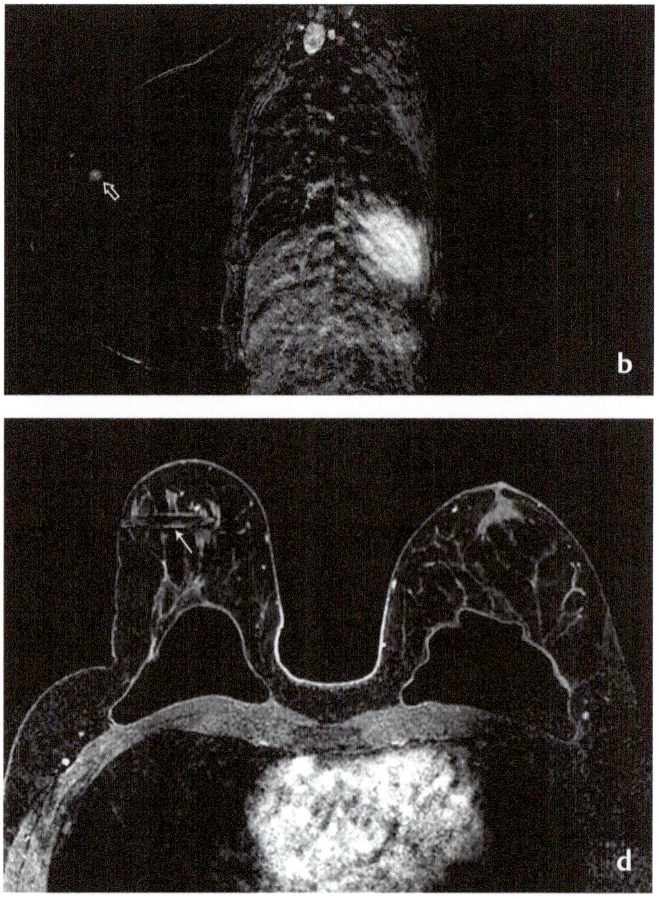

Fig. 17-5. (a) Na marcação com carvão guiada por RM, a paciente deve permanecer em decúbito ventral e a mama é comprimida por uma bobina fenestrada própria para realização de procedimentos. (b) Nas imagens de RM a paciente apresentou pequeno nódulo sólido (seta), com formato e contornos irregulares, de aspecto suspeito, que não foi visualizado na ultrassonografia do tipo *second look*. (c, d) Então foi optado pela marcação pré-cirúrgica orientada por RM, em que é utilizada uma agulha não ferromagnética (setas).

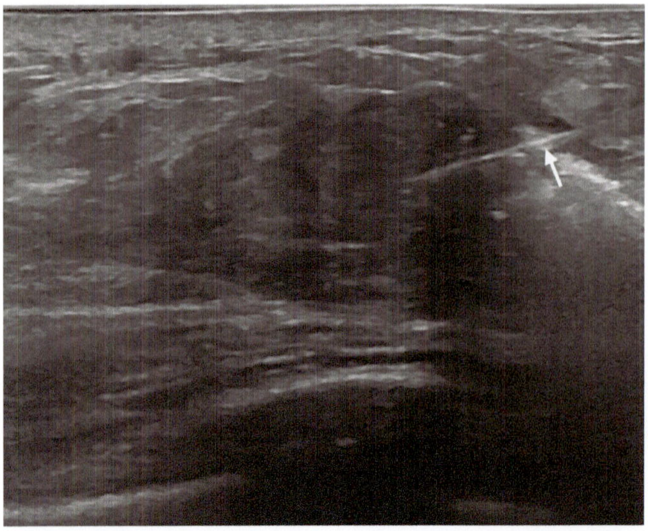

Fig. 17-6. Observa-se nódulo heterogêneo com malignidade comprovada por biópsia, que foi submetido à marcação com carvão guiada por ultrassonografia antes da terapia neoadjuvante, note a agulha (seta). A marcação pré-terapia neoadjuvante deve ser realizada no interior da lesão e não adjacente, como é feito nas marcações pré-cirúrgicas.

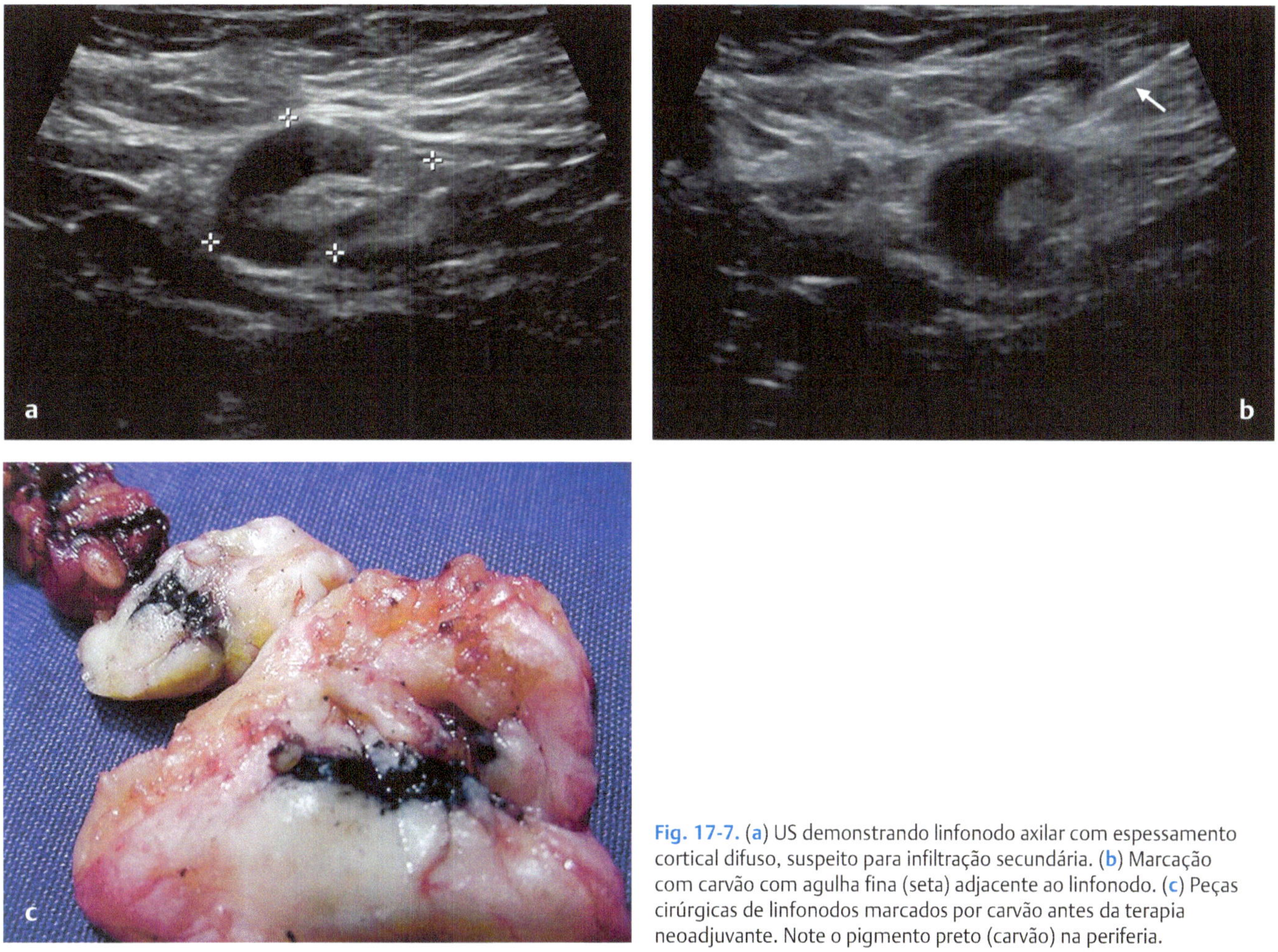

Fig. 17-7. (a) US demonstrando linfonodo axilar com espessamento cortical difuso, suspeito para infiltração secundária. (b) Marcação com carvão com agulha fina (seta) adjacente ao linfonodo. (c) Peças cirúrgicas de linfonodos marcados por carvão antes da terapia neoadjuvante. Note o pigmento preto (carvão) na periferia.

Técnica de Injeção do Carvão (Passo a Passo do Procedimento)

Como em qualquer procedimento, mesmo que minimamente invasivo, aplica-se questionário e termo de consentimento à paciente.

O consentimento informado é a forma de estabelecer contato com a paciente e prepará-la como para todo e qualquer procedimento, esclarecendo dúvidas e fazendo uma anamnese resumida. O documento deve também expor possíveis complicações que, embora de pouca importância clínica na maioria das vezes, devem ser de conhecimento da paciente.

Conforme já referido, a injeção do carvão pode ser guiada pela US, pela MMG ou pela RM, sendo o método de escolha aquele que melhor demonstrar a lesão.

Ressalta-se, porém, que as mesmas lesões que são identificadas por mais de um método e que inclua a US, a opção melhor é por US, uma vez que este método permite realização mais rápida do procedimento, oferece maior conforto à paciente e segurança quanto a posição da agulha ao lado da lesão em decorrência de acompanhamento em tempo real, e possibilita, ainda, menor trajeto da agulha entre a pele e a lesão.

O carvão não é visível à US no momento da sua injeção. Sua forma de apresentação em suspensão se difunde adjacente à lesão e não pode ser definida. Porém, pode-se observar sua localização na lesão alvo pela mobilidade dos ecos promovida pela pressão durante sua injeção (Fig. 17-8).

Sua injeção é feita após assepsia e anestesia local (lidocaína a 2% sem vasoconstritor – 1 mL) e o material para a injeção (agulha) varia de acordo com o método de imagem escolhido. Quando dirigida pela US, utiliza-se agulha 16 gauge de 30 mm, pela MMG (há necessidade de equipamento de estereotaxia

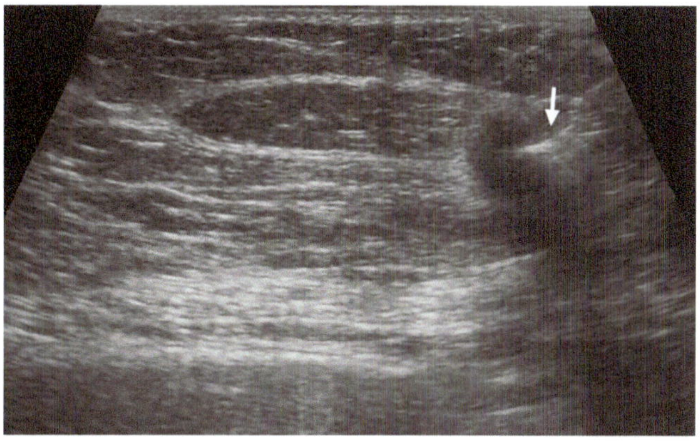

Fig. 17-8. O carvão não é visível na ultrassonografia, porém, pode-se observar sua localização na lesão-alvo pela mobilidade dos ecos promovida pela pressão durante sua injeção.

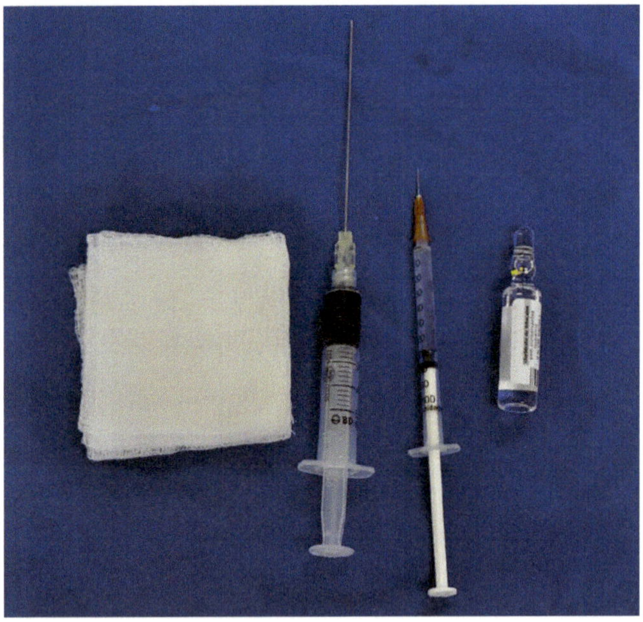

Fig. 17-9. Material para marcação pré-cirúrgica de lesão com carvão orientada por mamografia. São necessários gaze e material de assepsia, anestésico, agulha e seringa para sua injeção e seringa contendo carvão diluído a 4% acoplada a agulha 20 gauge com 12 cm de comprimento.

acoplado) utiliza-se agulha para punção espinhal com 20 gauge e 12 cm de comprimento, enquanto na RM há a necessidade de agulha não ferromagnética com 10 cm de comprimento. Faz-se a injeção de 0,7 mL da suspensão de carvão a 4% junto à borda da lesão, e o acesso à agulha deve ser o mais próximo possível da lesão, evitando grandes trajetos (Fig. 17-9).

A técnica inicialmente descrita da marcação pré-cirúrgica com carvão orientava a injeção de carvão também no trajeto da lesão até a pele (aproximadamente 1,5 mL). Porém, atualmente, com o domínio da técnica cirúrgica utilizando este material, os cirurgiões têm preferido o uso do carvão apenas no interior da mama no local mais próximo da lesão para evitar qualquer marca na pele.

Embora estes o carvão injetado no tecido mamário para marcação pré-cirúrgica possa ser encontrado meses após sua injeção, recomenda-se que a marcação com carvão seja feita até um mês antes da cirurgia.

A técnica cirúrgica utilizada para excisão da lesão após a marcação é considerada simples e de alta precisão. O acesso quase sempre é periareolar, buscando-se a identificação visual da área de acúmulo do carvão previamente injetado, que é removido com pequena quantidade de tecido mamário. Faz-se inspeção da peça cirúrgica para verificação da presença de lesão que, eventualmente, pode ser visível macroscopicamente. No caso de microcalcificações, por serem imperceptíveis à macroscopia, a realização de incidências mamográficas da peça cirúrgica durante cirurgia é recomendada para garantir sua remoção total e para conferir limites seguros de margens livres.

Deve-se esclarecer que a excisão de uma lesão impalpável da mama nem sempre é bem-sucedida. Estudos descrevem índices de insucesso entre 1 e 10%, mas com equipamentos de imagem mais modernos e com maior experiência da equipe de profissionais estes índices se reduzem a 1-3%.

A razão para a falha na remoção da lesão pode decorrer de erro nas seguintes etapas do procedimento e pelos seguintes motivos:

A) No procedimento de localização (no caso de microcalcificações muito profundas na mama de difícil acesso à estereotaxia, em que houve a necessidade de utilização de longo trajeto da agulha, por exemplo);
B) Pela presença de mais de uma lesão previamente marcada na mesma mama, que pode se misturar na mama, prejudicando a delimitação de cada uma das lesões;
C) Pela remoção de pequena quantidade de tecido mamário no ato cirúrgico;
D) Pela comunicação ineficiente entre o cirurgião e o radiologista, este último responsável por dar orientação quanto a parâmetros que auxiliam na abordagem cirúrgica, como distância da lesão em relação a pele, a papila ou a parede torácica, e também pela informação quanto à quantidade do material injetado e quanto à localização da injeção (se anterior, posterior ou lateral à lesão).

No caso de marcação com carvão de microcalcificações, assim como é realizado no agulhamento pré-cirúrgico, a realização de incidência mamográfica da peça cirúrgica é de suma importância para confirmar a remoção adequada da lesão.

O carvão também pode ser utilizado imediatamente após a biópsia com agulha grossa (*core biopsy*) ou após a biópsia vácuo-assistida, substituindo o clipe metálico e permitindo ao cirurgião identificar a região biopsiada caso pequenas lesões sejam muito reduzidas ou totalmente retiradas durante a biópsia percutânea. Essa representa uma das grandes vantagens da utilização do carvão como método de marcação pré-cirúrgica: a lesão suspeita pode já ser marcada no momento da realização da biópsia, quando há previsão de necessidade de abordagem cirúrgica, o que representa significativo ganho em tempo para a paciente (Fig. 17-10).

A suspensão de carvão, quando utilizada na marcação de lesões malignas extensas na mama, cujo tratamento de escolha seja a QT neoajuvante, é injetada no interior da lesão (0,7 mL de suspensão a 4%), e o material (carvão) pode ser identificado no leito tumoral durante a abordagem cirúrgica mesmo após a finalização dos ciclos de quimioterapia, ou seja, após meses ou até 1 ano (Fig. 17-11).

Complicações da Marcação com Carvão

As complicações clínicas relacionadas com a injeção do carvão nas mamas são raras, e são menos frequentes que nos demais procedimentos diagnósticos da mama (biópsia, por exemplo). Eventualmente, pode ocorrer a formação de hematoma ou de processo inflamatório local.

Quando comparado ao deslocamento que ocorre com o fio metálico e impossibilita a localização da lesão no ato cirúrgico, na marcação com carvão vegetal isto não ocorre, não havendo migração deste material no interior do tecido mamário.

Deve ser ressaltado que o carvão injetado deverá ser totalmente removido junto com a peça operatória no momento da abordagem cirúrgica. No entanto, por vezes, pode restar pequena quantidade de carvão no leito cirúrgico, o que quase nunca interfere nos exames de imagem e passa despercebido na maioria dos estudos.

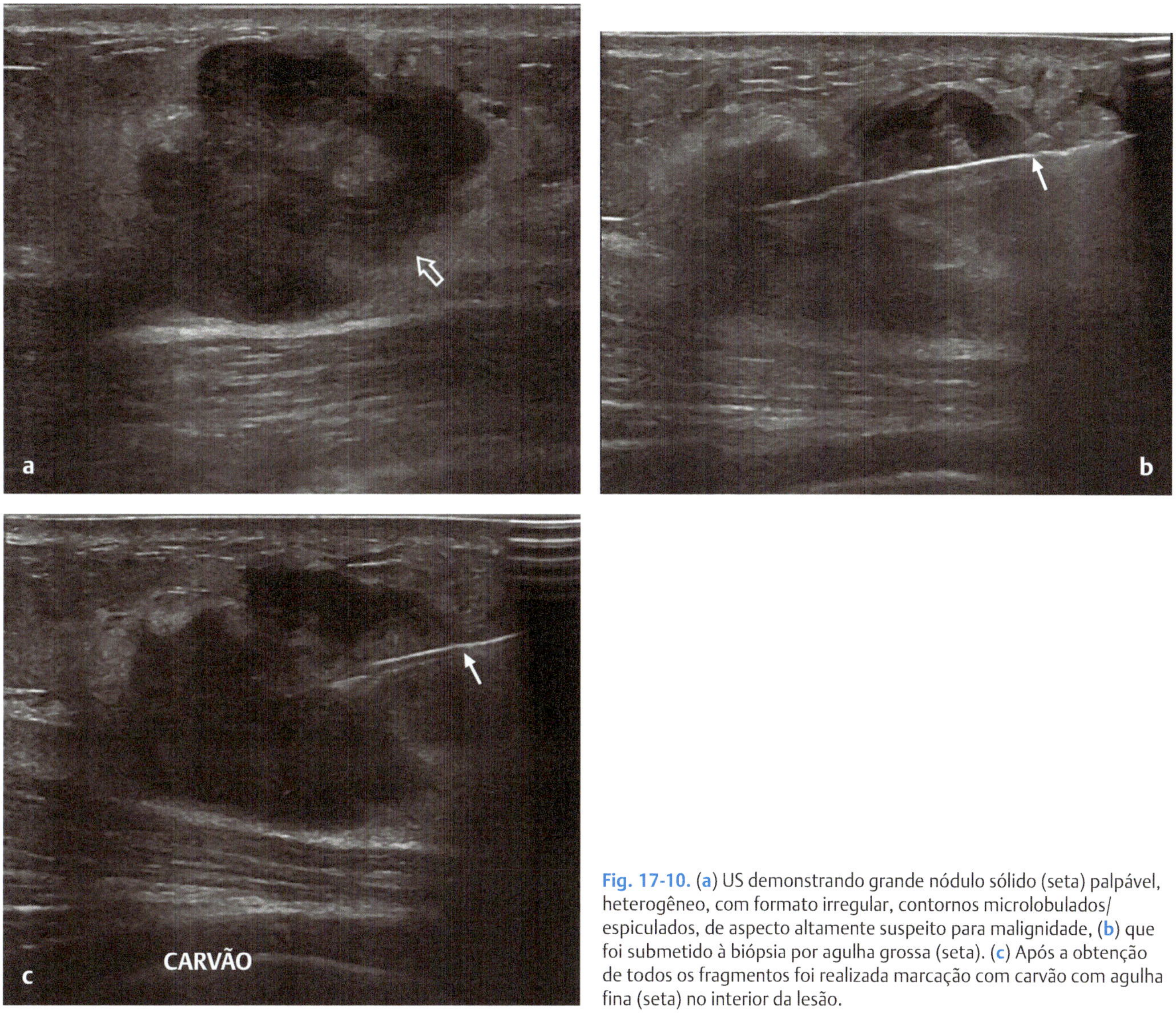

Fig. 17-10. (**a**) US demonstrando grande nódulo sólido (seta) palpável, heterogêneo, com formato irregular, contornos microlobulados/espiculados, de aspecto altamente suspeito para malignidade, (**b**) que foi submetido à biópsia por agulha grossa (seta). (**c**) Após a obtenção de todos os fragmentos foi realizada marcação com carvão com agulha fina (seta) no interior da lesão.

Além disso, pequenas alterações inflamatórias podem ocorrer no estudo histopatológico da área onde o carvão foi injetado quando ele não é removido cirurgicamente.

A intensidade desse processo inflamatório pode variar na dependência do seu tempo de exposição e de fatores inerentes a cada paciente que pode desencadear, em período mais tardio, a formação de um granuloma de corpo estranho.

Na prática, os exames de imagem de pacientes que foram submetidas à marcação de carvão, mas sem remoção cirúrgica posterior, podem, em raras situações, demonstrar sinais relacionados com a presença do carvão em decorrência da formação do granuloma, sendo esses sinais mais observados na US.

A forma de apresentação destas alterações nos métodos de imagem também vai depender de alguns fatores, como:

A) Tempo decorrido da injeção do carvão;
B) Quantidade de material injetado;
C) Grau de reação inflamatória inerente a paciente.

Na US, o granuloma de carvão se mostra como área hiperecogênica indefinida e pode estar associado à presença de intensa sombra acústica posterior. O desconhecimento quanto ao procedimento realizado anteriormente pode levar o ultrassonografista a erro diagnóstico, já que esta alteração ultrassonográfica pode ser confundida com nódulo suspeito para carcinoma.

Na MMG os achados secundários à permanência do carvão costumam ser mais sutis. Dificilmente sua presença representa fator que dificulta a interpretação mamográfica. Os achados mamográficos visíveis em alguns pacientes são relacionados com a formação de nódulos, muitas vezes densos e espiculados, simulando malignidade (Fig. 17-12).

A correlação com os exames anteriores, o conhecimento de todo o histórico do paciente obtido por anamnese direcionada, assim como a correlação com a US pode facilitar o diagnóstico destas alterações, evitando biópsias desnecessárias.

Também a RM pode demonstrar alterações relacionadas com a presença do carvão. No caso específico desta modalidade de imagem, estas lesões se expressam como nódulos, que podem estar associadas à intensa impregnação pelo contraste

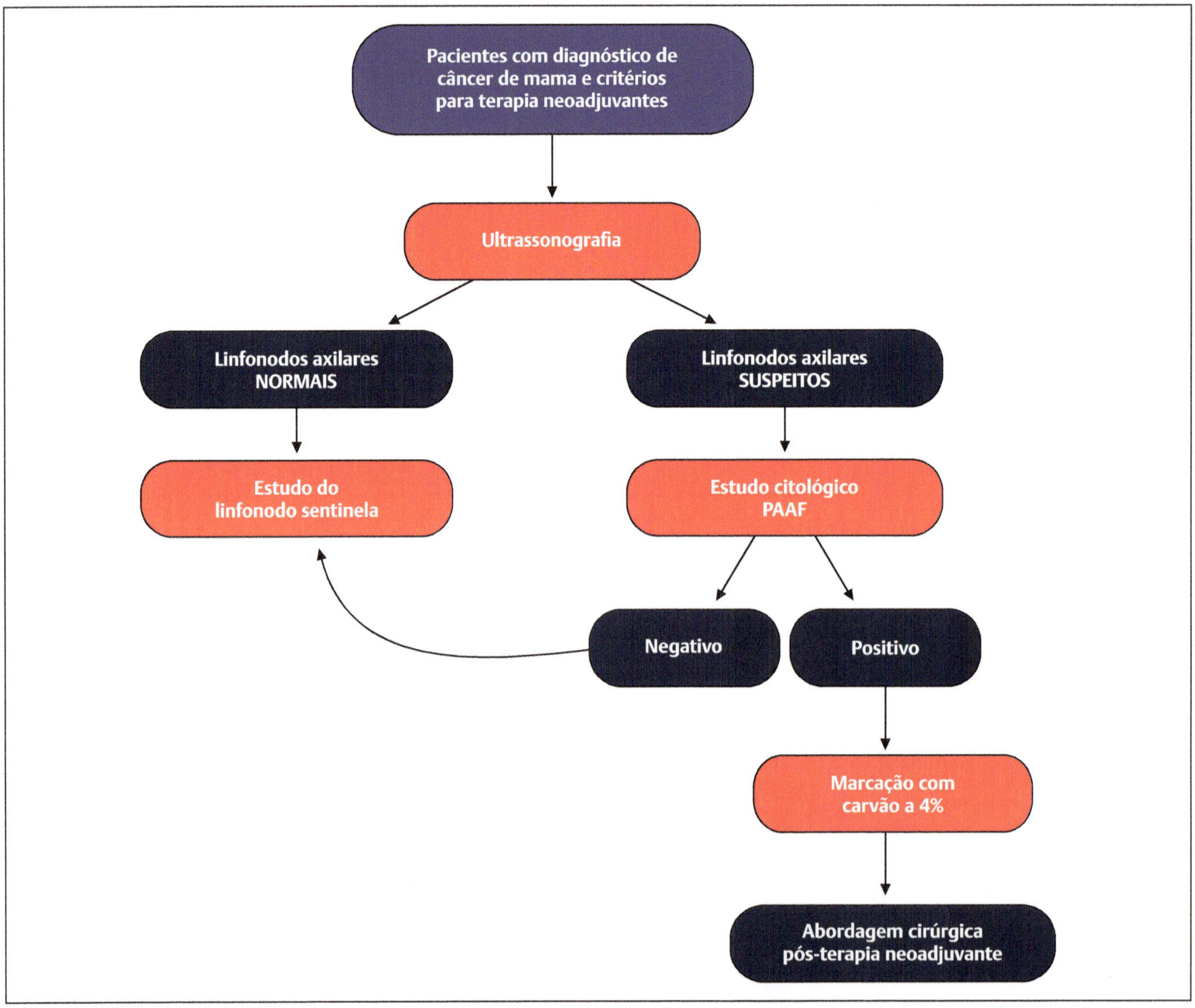

Fig. 17-11. Pacientes com diagnóstico de câncer de mama e critérios para terapia neoadjuvante podem ter a axila avaliada por ultrassonografia, caso sejam observados linfonodos normais, a paciente é submetida a estudo do linfonodo sentinela, e caso os linfonodos tenham aspecto suspeito, realiza-se estudo citológico por meio de punção por agulha fina (PAAF) orientada por ultrassonografia, antes da terapia neoadjuvante. Se o resultado vier negativo a paciente realiza estudo do linfonodo sentinela, se for positivo, o linfonodo é marcado com carvão a 4% e é feita a abordagem cirúrgica pós-terapia neoadjuvante.

paramagnético, e o estudo dinâmico do contraste pode demonstrar curva tempo/intensidade de sinal do tipo 3.

Para evitar estes eventuais transtornos com imagens pela permanência da marcação, recomenda-se que a remoção total do carvão seja prática de rotina em todos os casos, da mesma forma como procedemos à remoção do agulhamento prévio.

Deve ser ressaltado que as três técnicas cirúrgicas envolvendo marcação pré-operatória têm demonstrado bons resultados práticos, e a escolha do tipo de marcação deve ser do cirurgião, na dependência da sua experiência e do seu conhecimento técnico, visando sempre ao acesso seguro à lesão, assim como a remoção da menor quantidade possível de tecido mamário saudável, para que seja alcançado, também, bom resultado estético.

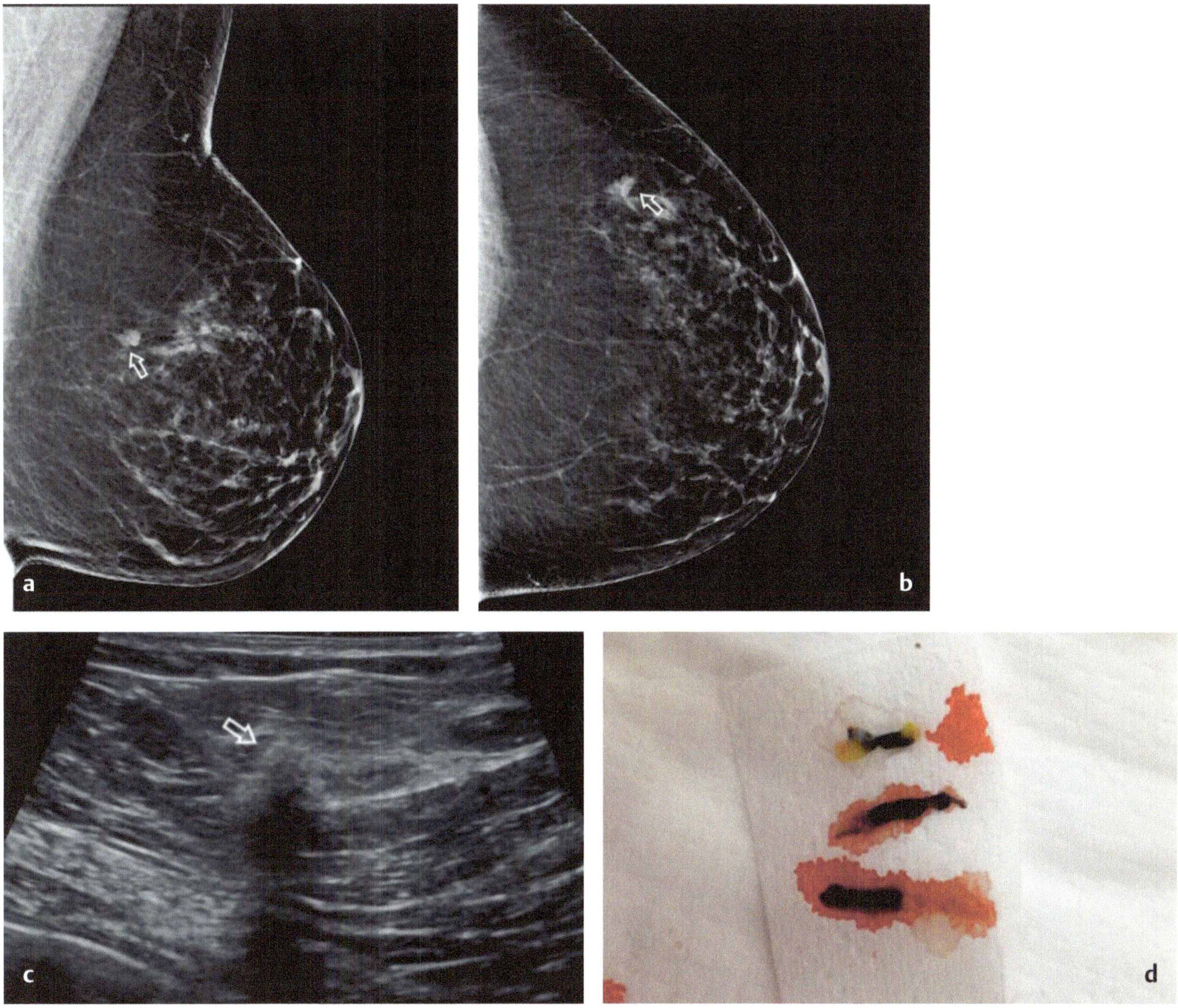

Fig. 17-12. MMG nas incidências médio-lateral. (a) Oblíqua. (b) Craniocaudal; demonstrando pequeno nódulo (setas) com formato e contornos irregulares de aspecto suspeito para malignidade. (c) Na US demonstrou-se tratar de pequeno nódulo hiperecogênico com sombra acústica posterior, aspecto típico para granuloma de carvão (d) que se comprovou na histopatologia; observe o pigmento preto (carvão) nos fragmentos da *core biopsy*.

BIBLIOGRAFIA

Kopans DB. Interventional procedures in the breast: imaging-guided needle placement for biopsy and the preoperative localization of clinically occult lesions. In: Kopans DB. Breast imaging. 3rd ed. Lippincott Williams & Wilkins, 2007. p. 890-974.

Liberman L, et al. Bracketing wires for preoperative breast needle localization. AJR. 2001;177:565-72.

Paganelli G, Cicco CD, Gatti G, Luini A. Radioguided occult lesion localization in the breast. In: Strauss HW. Radioguided surgery: a comprehensive team approach. Springer; 2008. p. 226-32.

Frasson A, Urban LABD, Zerwes F, Barbosa F. Manejo das lesões mamárias não palpáveis. In: Rietjens M, Urban CA. Cirurgia da mama – Estética e Reconstrutora. Rio de Janeiro: Revinter; 2007. p. 364-78.

Riedl CC, et al. Comparison of wire versus carbon localization of non-palpable breast lesions. Rofo. 2002;174(9):1126-31.

Mullen DJ, Eisen RN, Newman RD, et al. The use of carbon marking after stereotatic large-core-needle breast biopsy. Radiology. 2001;218:255-60.

Budel VM, Cavalcanti TCS, Gasperin Jr. P, et al. Lesões impalpáveis da mama marcadas com suspensão de carvão: Avaliação de aspectos anatomopatológicos, viabilidade de interpretação e resposta inflamatória. In: 54º Congresso Brasileiro de Ginecologia e Obstetrícia, 2011, Curitiba. Revista Brasileira de Ginecologia e Obstetrícia – suplemento. Rio de Janeiro: Federação Brasileira das Sociedades de Ginecologia e Obstetrícia, 2011.

Martinez AM, et al. Radioguided localization of nonpalpable breast lesions: Randomized comparison with wire localization in patients undergoing conservative surgery and sentinel node biopsy. AJR. 2009;193:1001-9.

Paganelli G, Luini A, Veronesi U. Radioguided occult lesion localization (ROLL) in breast cancer: maximizing efficacy, minimizing mutilation. Ann Oncol. 2002;13:1839-40.

Morris EA, Liberman L, Dershaw DD, et al. Preoperative MR imaging-guided needle localization of breast lesions. AJR. 2002;178:1211-20.

Liberman L. Magnetic resonance imaging guided needle localization. In: Morris EA, Liberman L. Breast MRI – Diagnosis and Intervention. Springer; 2005. p. 280-96.

Jackman RJ, Marzoni FA. Needle-localized breast biopsy: why do we fail? Radiology. 1997;204:677-84.

Helvie MA, Ikeda D, Adler DD. Localization and needle aspiration of breast: complications in 370 cases. AJR. 1991;157:711-4.

Davis PS, et al. Migration of breast biopsy localization wire. AJR. 1988;150:787-8.

Cavalcanti TS, Budel VM, Gasperin Jr. P. The use of charcoal suspension labeling as an adjunct in the detection of non-palpable breast lesions. In: 33rd Annual San Antonio Breast Cancer Symposium, 2010, Texas. Cancer Research. 2010;70:420-20.

Spautz CC, Budel LR, Louveira MH, et al. Marking axillary nodes with 4% carbon microparticle suspension before neoadjuvante chemoterapy improves sentinel node identification rate and axillary staging. J Surg Oncol. 2020:1-6.

Salvador GLO, Barbieri PP, Maschke L, et al. Charcoal granuloma mimicking breast cancer: an emerging diagnosis. Acta Radiologica Open. 2018;7(12):1-9.

MASTITES NÃO PUERPERAIS

Jean Alexandre Furtado Corrêa Francisco ▪ Marina Saad Francisco ▪ Luisa Weffort Vicente
Maria Cecilia Roncato Araújo Lima

INTRODUÇÃO

A mastite e o abscesso subareolar não puerperal, também conhecidos como doença de Zuska, é uma entidade de mama benigna relativamente incomum, representando 1 a 2% de todos os processos mamários sintomáticos.[1] Apesar de benigna, é uma importante fonte de morbidade prolongada. Os achados clínicos, físicos e de imagem observados nesses pacientes receberam pouca atenção na literatura. Como alguns médicos não estão familiarizados com o processo da doença, que pode apresentar grande variedade de sintomas, o diagnóstico pode ser adiado e o tempo para iniciar o tratamento médico ou cirúrgico adequado prolongado.

A mastite periductal e a ectasia do ducto são consideradas parte do espectro do processo inflamatório. No entanto, acredita-se que a causa subjacente do abscesso e da formação de fístula seja a obstrução do ducto lactífero ou do folículo periareolar, associada à metaplasia escamosa e hiperplasia.[1-8] Quando a patogênese desse processo da doença é compreendida, torna-se mais fácil reconhecer os achados sutis, mas típicos, durante a avaliação diagnóstica desses pacientes.

PATOGÊNESE

Embora vários casos de mastite e abscessos subareolares não puerperais tenham sido descritos no final do século XIX, a doença é creditada a Zuska, que com seus colegas publicou em 1951 os achados clínicos e patológicos de 5 pacientes com mastite complicada por abscesso recorrente e fístula. Os 5 pacientes descritos tinham drenagem recorrente dos seios da aréola, massas subareolares e secreção mamilar anormal.

Na revisão patológica, Zuska *et al.* encontraram vários achados microscópicos importantes, incluindo inflamação aguda e crônica do ducto lactífero, dilatação do ducto, estase e epitélio queratinizado descamado no lúmen do ducto. Eles atribuíram o processo da doença à estase de secreções dentro do ducto que levou à dilatação e inflamação ou infecção da ampola com ulceração e formação de abscesso. A ruptura do abscesso através da pele resultou na formação de uma faixa fistulosa.

Em 1955, Atkins[3] levantou a hipótese de que o bloqueio do ducto (por conta de mamilos invertidos ou algum outro processo de doença relacionado com a lactação) e não a estase foi a principal causa deste processo da doença. Patey e Thackray[4] e Habif *et al.*[5] teorizaram que a metaplasia escamosa do ducto com extensão proximal no ducto subareolar levou à formação de tampões de queratina, que então obstruíam a luz do ducto, fazendo com que o material queratinizado extrudido incitasse uma reação de corpo estranho no tecido periductal. Eles acreditavam que o processo era responsável por entidades como o comedão inflamado, cistos sebáceos infectados e cistos de inclusão epitelial do mamilo.

Uma hipótese alternativa de origem foi apresentada por Kilgore e Fleming,[6] Maier *et al.*[7] e Berná-Serna e Berná-Mestre.[8] Eles teorizaram que o abscesso subareolar com fístula poderia ser causado pela obstrução folicular da unidade pilossebácea do tecido periareolar, levando à hiperqueratinização e à dilatação do folículo. A ruptura da parede do folículo com vazamento de queratina para o tecido adjacente causaria, então, um processo inflamatório químico secundário, que sobreposto à infecção bacteriana e à formação de abscessos resultaria na formação de uma trilha de fístula se estendendo até a borda da aréola. A aparência final seria idêntica ao aparecimento de abscessos e fístulas causados por obstrução do ducto.

ACHADOS HISTOPATOLÓGICOS

A mama é uma glândula sudorípara modificada contendo 16 a 18 ductos lactíferos maiores que drenam múltiplos ácinos dentro de um lóbulo. Os principais ductos se unem e se abrem no ápice do mamilo e convergem, dilatando-se levemente para formar uma ampola que funciona para armazenamento secretório.[9] Em um ducto lactífero normal, o epitélio escamoso está presente em 1 a 2 mm da superfície epidérmica do mamilo. No fundo, há uma mudança abrupta do epitélio escamoso para uma dupla camada de epitélio cuboide ou colunar baixo.

Em um abscesso subareolar não puerperal, a camada normal de uma ou duas células do epitélio cuboidal do ducto distal se transforma em epitélio escamoso. O revestimento escamoso produz grandes quantidades de queratina, formando plugues de queratina que obstruem o ducto principal, fazendo com que ele se dilate à medida que acumula material secretor (Fig. 18-1a). Com dilatação progressiva, o revestimento fino do epitélio se rompe e a queratina é expelida, incitando uma resposta inflamatória ao seu conteúdo (Fig. 18-1b). O tecido mamário reage à queratina extrusada como uma substância estranha, levando os macrófagos a se fundirem e formarem células gigantes de corpo estranho enquanto tentam remover os detritos (Fig. 18-1c). A invasão de bactérias pode levar ao desenvolvimento de um abscesso subareolar.

O abscesso subareolar pode drenar espontaneamente, formando uma trilha que geralmente leva ao vermelhão do

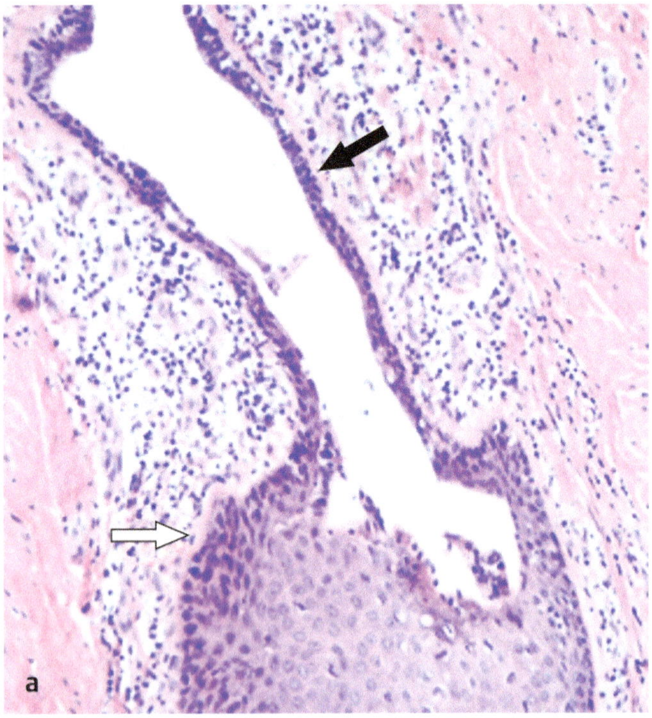

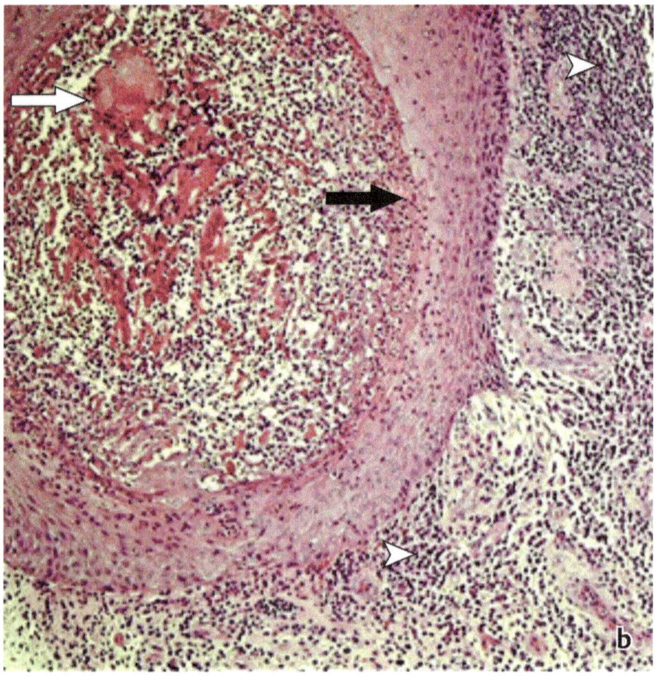

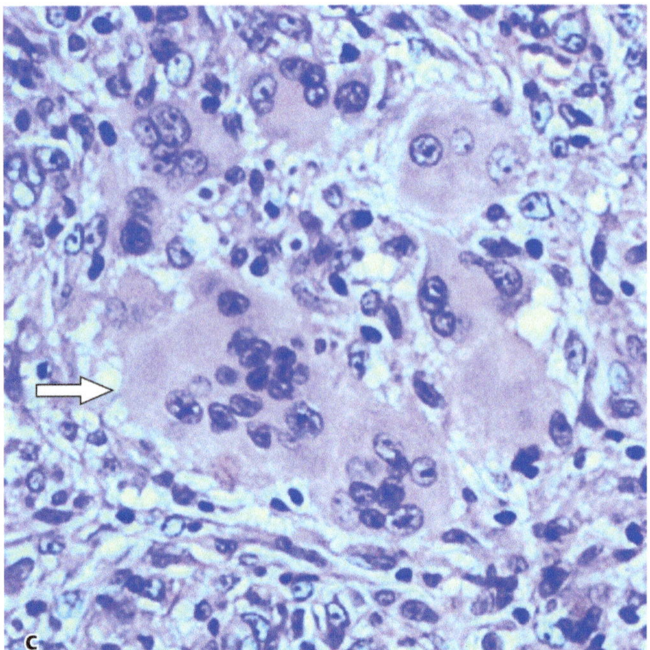

Fig. 18-1. Abscesso subareolar não puerperal. (**a**) A.V.F, 38 anos, tabagista, com secreção mamilar direita há vários anos e fístula drenante que não resolveu com múltiplos cursos de antibióticos e drenagem. A excisão cirúrgica do abscesso finalmente foi realizada. Fotomicrografia de espécime histológico mostra achados típicos de metaplasia escamosa: camada normal de epitélio cuboide de uma ou duas células (seta preta) transicionando para a região do epitélio escamoso hiperplásico (seta branca), produzindo grandes quantidades de queratina, que formam plugues e obstruem grandes ductos. (**b**) B.F.G, 33 anos, tabagista, com abscesso recorrente do complexo areolopapilar esquerdo. A fotomicrografia do espécime extirpado mostra a secção transversal do ducto lactífero dilatado na mama esquerda e o ducto de revestimento das células escamosas hiperplásicas e metaplásicas (seta preta). No lúmen do ducto dilatado e no ducto externo há ilhas de restos de queratina corados com rosa (seta branca). Múltiplos monócitos pequenos com coloração azul (pontas de setas) estão presentes no lúmen e no ducto externo. Eles são produzidos como resposta inflamatória aguda aos restos de queratina e conteúdo acinar extrusado. (**c**) C.A.S, 33 anos, tabagista, com abscesso subareolar esquerdo crônico. Fotomicrografia de espécimes extirpados mostra células gigantes multinucleadas (seta), formadas por inflamação crônica e restos de queratina.

mamilo. Com o tempo, pode-se formar um *sinus* ou fístula crônica. Abscesso recorrente e obstrução persistente do ducto distal levam ao acúmulo contínuo de restos de queratina e inflamação crônica. A persistência dos monócitos e a infiltração de tecido com linfócitos denotam um processo inflamatório crônico. À medida que o tecido mamário cicatriza, as citocinas são secretadas pelos macrófagos e outras células inflamatórias, induzindo à fibrose.

A formação de um abscesso subareolar formado como resultado da oclusão folicular da unidade pilossebácea da aréola é semelhante à formação de lesões inflamatórias da pele na hidradenite supurativa. A inflamação crônica da unidade pilossebácea de um folículo ao longo da borda da aréola incita a metaplasia escamosa do folículo, fazendo com que ela se torne obstruída. O folículo se dilata e sua parede se rompe, expulsando a queratina e vazando o conteúdo do folículo para o tecido subcutâneo adjacente, provocando uma resposta inflamatória. A infecção sobreposta pode resultar em formação de abscessos subareolares e fístula. Histologicamente, a aparência é semelhante à de um abscesso formado por obstrução importante do ducto.

APRESENTAÇÃO CLÍNICA

A mastite e o abscesso periareolar não puerperal difere da mastite lactacional e do abscesso em muitos aspectos. Abscessos puerperais acometem mulheres em idade fértil, tendem a ser periféricos em localização e estão associados a infecções por *Staphylococcus aureus, S. albus e Streptococcus.* Por serem prontamente reconhecidos e tratados pelos médicos, os abscessos puerperais representam a minoria (< 15%) dos abscessos de mama vistos nas clínicas de mama.[10,11] A recorrência é rara, pois os abscessos lactacionais respondem bem à antibioticoterapia e, quando indicados, à drenagem percutânea.

Dois tipos de abscesso não puerperal foram descritos e são diferenciados por localização. Os abscessos periféricos não puerperais ocorrem com pouca frequência e estão associados a trauma, cistos epidérmicos e condições crônicas, como diabetes e artrite reumatoide.[12] Comparado com o abscesso lactacional, os abscessos subagudos não puerperais afetam uma faixa etária mais ampla (metade da adolescência até a oitava década), com pico de incidência entre a metade e o final da quarta década.[13,14] Embora o processo da doença tenha sido relatado em homens, mais de 95% dos pacientes são mulheres.[13,15-17] Uma forte correlação tem sido relatada com o tabagismo,[18,19] e uma associação à suplementação inadequada de vitaminas (particularmente vitamina A) também tem sido sugerida.[9] Paridade e lactação não tiveram associação significativa.[20]

Os sintomas de mastite subarolar não puerperal e abscesso estão intimamente relacionados com a idade do paciente. Pacientes mais jovens tendem a ter mais dor no peito, possivelmente em decorrência de inflamação aguda periductal. A dor mamária pode preceder o desenvolvimento de massas inflamatórias. Massas palpáveis relacionadas com a inflamação e abscesso não são raras e representam 3-4% de todas as massas mamárias benignas.[1] Quando as massas estão presentes, frequentemente estão associadas ao eritema (Fig. 18-2). Pacientes idosos geralmente descrevem menos dor associada a massas mamilares palpáveis (possivelmente refletindo menos inflamação aguda e maiores quantidades de fibrose). À palpação, as massas podem ser mal definidas e fixadas ao tecido adjacente (em decorrência de fibrose), o que também pode levar à retração do mamilo, aumentando a preocupação com a malignidade. Aproximadamente 15 a 20% dos pacientes relatam alta, cor variável e consistência.[1] Pacientes mais jovens tendem a ter uma descarga mais fina, enquanto que em pacientes mais velhos a descarga pode ser mais viscosa.

Em comparação com os abscessos lactacionais da mama, os abscessos subareolares não puerperais, recorrem com mais frequência (> 50%) e, muitas vezes, exigem múltiplos procedimentos de drenagem ou cirúrgicos.[10] Os casos iniciais de abscesso subareolar geralmente estão associados a infecções por *Staphylococcus,*[12,21] mas os episódios recorrentes geralmente apresentam flora mista, incluindo organismos anaeróbicos.[10,11,15,19,22] As fístulas se formam em até um terço dos pacientes.[10] As trilhas se estendem da cavidade do abscesso ou do ducto dilatado até a superfície da pele do mamilo, geralmente formando uma lesão elevada e incrustada na borda da aréola ou borda avermelhada (Fig. 18-3). Embora fístulas possam se formar espontaneamente, em dois terços dos pacientes elas se formam após a aspiração ou um procedimento de incisão e drenagem.[1] Taxas mais altas de recorrência da doença e subsequente recuperação complicada foram associadas à presença de flora mista, bactérias anaeróbias, organismos *Proteus* e tabagismo. Idade, sexo, raça, uso de álcool ou drogas ilícitas e comorbidades não foram associados à recorrência da doença.[11,19]

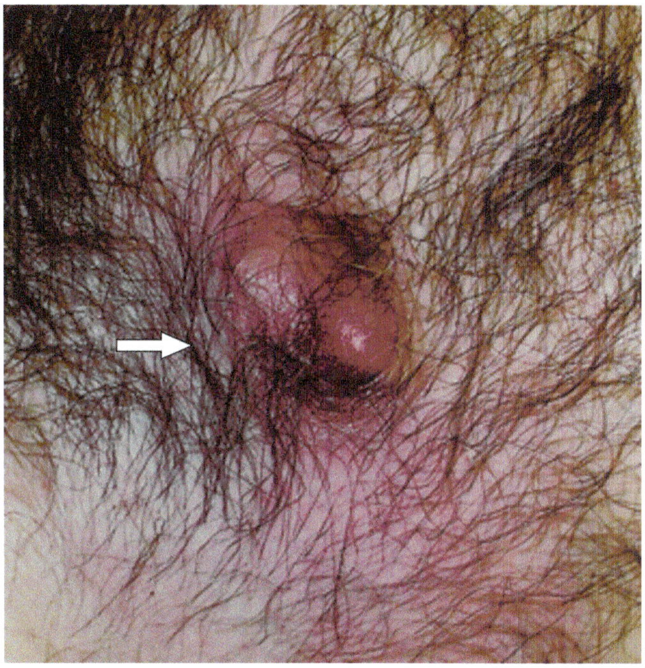

Fig. 18-2. Homem de 44 anos com dor mamária em virtude de abscesso subareolar. Exame físico mostra massa palpável com eritema (seta).

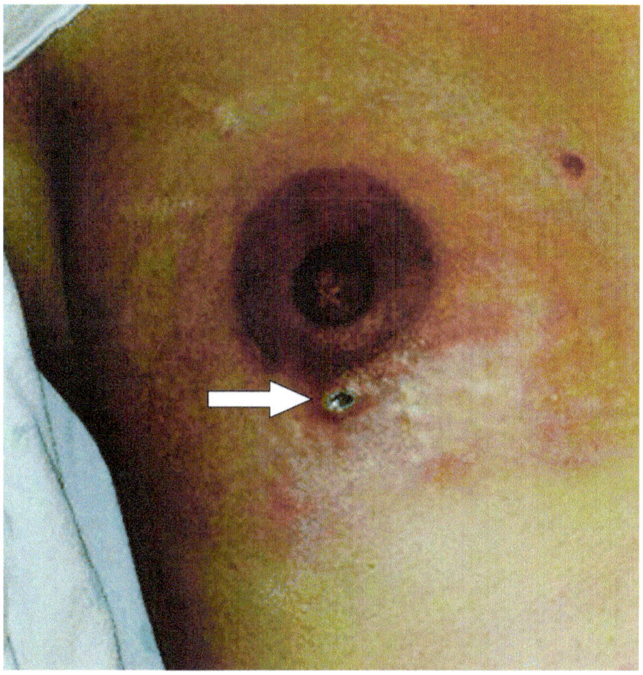

Fig. 18-3. Mulher de 35 anos com abscesso subareolar e fístula láctea. A foto mostra eritema e pequena ulceração formada por faixa de fístula (seta) na borda da aréola e borda avermelhada.

ACHADOS DE IMAGENS

Pouco foi publicado sobre os achados de imagem da doença de Zuska. Os achados mamográficos mais frequentemente descritos incluem uma massa (geralmente mal definida), assimetria focal ou difusa e achados mamográficos normais.[23-25] As lesões variam em tamanho de 1 a 5 cm (mediana, 2 cm).[23] Os achados ultrassonográficos incluem lesões císticas complexas (≈ 50% dos casos) e massas hipoecoicas heterogêneas e inespecíficas.[23-25]

Em uma revisão retrospectiva dos achados mamográficos e de ultrassonografia em 26 pacientes com mastite subareolar não puerperal. Imagens de um total de 16 exames mamográficos e 21 de ultrassom estavam disponíveis para 23 pacientes.

Na mamografia, os achados mais comuns foram o espessamento anterior da pele (7/16, 44%) e a mamografia normal (3/16, 19%). Apenas 3 dos 16 pacientes tinham massas visíveis mamograficamente (uma redonda e circunscrita, uma oval com bordas indistintas e uma irregular). Um paciente teve assimetria focal na mamografia.

Na ultrassonografia, 16 dos 21 pacientes (76%) tinham coleções evidentes de pele subarolar ou areolar, e 13 das 16 coleções (81%) estavam associadas ao espessamento da pele. Espessamento da pele isolado foi observado em 2 dos 21 pacientes (10%) (Fig. 18-4). Em muitos casos, mesmo quando os achados mamográficos eram normais, o ultrassom revelou pequenas coleções.[26,27]

DIFERENCIANDO MASTITE SUBAREOLAR DE MALIGNIDADE

Na avaliação de pacientes com achados clínicos de mastite subareolar (espessamento da pele e massa subareolar), a principal preocupação é se o paciente tem malignidade, particularmente carcinoma inflamatório da mama.

Clinicamente, existem pequenas diferenças nas populações de pacientes. Primeiro, a idade média das mulheres com câncer de mama inflamatório é cerca de uma década mais velha que a das mulheres com mastite subalveolar.[28] Ao exame físico, o câncer de mama inflamatório mais comumente se apresenta com alterações na pele (*peau d'orange* ou eritema) e uma massa palpável, esta última mais frequentemente encontrada no quadrante superior externo.[28]

A mastite subareolar mais comumente se apresenta com espessamento e edema da pele e massa retroareolar.[1]

Os achados mamográficos do câncer de mama inflamatório (espessamento da pele, proeminência trabecular ou edema, densidade assimétrica) são semelhantes aos da mastite subareolar.[28] Achados mamográficos normais não são raros em nenhuma das duas entidades. No ultrassom, tanto a mastite subareolar quanto o câncer de mama inflamatório exibem espessamento da pele com alta frequência. Massas subareolares (císticas e sólidas mistas) ou colecções são frequentemente evidentes à ecografia na mastite subalveolar,[23] enquanto 80% dos carcinomas associados ao câncer da mama inflamatório parecem sólidos.[29] Em comparação com a mastite, o câncer inflamatório tem maior probabilidade de exibir uma massa na ultrassonografia.[28]

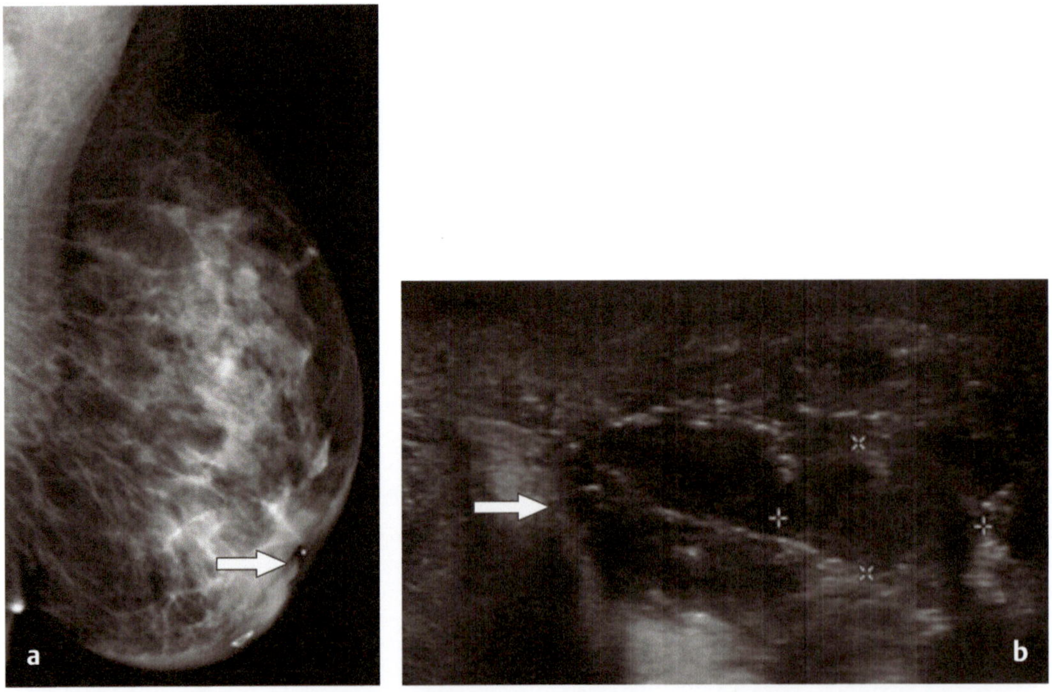

Fig. 18-4. Tabagista de 35 anos com abscesso subareolar de mama esquerda submetida à mamografia diagnóstica para avaliação de nódulo mamário esquerdo em rápido desenvolvimento associado a eritema de mamilo. (**a**) Mamografia médio-lateral oblíqua mostra espessamento da pele e retração do mamilo (seta). (**b**) Imagem de ultrassonografia de mama esquerda mostra espessamento da pele e coleção subareolar (seta), e indica componente sólido dentro da coleção.

Vários estudos avaliaram a utilidade de outras modalidades de imagem na diferenciação do carcinoma inflamatório da mastite. A cintilografia com tecnécio 99 m–sestamibi não foi considerada útil porque tanto o carcinoma como a inflamação aguda (na ausência de malignidade) frequentemente causam resultados positivos.[30] A ressonância magnética de mama, no entanto, mostra-se promissora.

Em pacientes com câncer de mama inflamatório, a RM com contraste tem alta precisão na definição da lesão primária.[31] Vários estudos também mostraram que as características da ressonância magnética diferem entre pacientes com mastite e aqueles com câncer de mama inflamatório. As características morfológicas das lesões (realce em massa e sem massa), espessamento da pele, edema e configuração do mamilo são semelhantes em ambos os grupos.[28] No entanto, características de realce foram relatadas como diferentes entre os dois grupos.[28,32] Renz *et al.*[28] relataram que 85% dos tumores encontrados no câncer de mama inflamatório exibiram aumento inicial maior que 100%, enquanto apenas 45,2% das lesões visíveis à RM em pacientes com mastite foram superiores a 100% ($p < 0{,}0001$). As curvas após o realce inicial também diferiram, mostrando o *washout* com maior frequência no carcinoma (68,8%), enquanto a mastite exibiu platô ou persistência em 42,9% dos casos.[28] Além disso, a localização das lesões (tanto de realce como massas não massivas) evidentes na RM também diferiu. As lesões localizavam-se centralmente dentro da mama ou eram dorsais em pacientes com câncer de mama inflamatório, enquanto as lesões de mastite eram mais frequentemente subareolares.[28] Apesar dessas diferenças, o diagnóstico histológico (por meio de aspiração e cultura ou biópsia com agulha grossa) continua sendo essencial ao tratamento desses pacientes.[32]

TRATAMENTO

O tratamento da mastite não puerperal e do abscesso subarolar da mama é debatido na literatura. Embora os abscessos puerperais sejam prontamente administrados antibióticos e aspiração e drenagem guiada por ultrassonografia, esses esquemas frequentemente falham no tratamento de abscessos não puerperais. Muitos autores defendem a intervenção cirúrgica precoce com a excisão do abscesso, do trato sinusal e da porção terminal envolvida do ducto subareolar, em razão da alta taxa de recorrência com tratamento médico.[15,33] Outros enfatizam que o manejo médico, incluindo cobertura antibiótica apropriada e drenagem de abscesso, deve, inicialmente, ser tentado e que a intervenção cirúrgica seja reservada para casos em que o manejo médico falha e casos de descarga de múltiplos ductos.[13,14]

A aspiração e a drenagem guiadas por ultrassom com antibioticoterapia têm-se mostrado eficazes no tratamento de abscessos puerperais e não puerperais.[21,33-37] Foram relatadas taxas de sucesso de 98% para abscessos puerperais de mama e 81% para abscessos não puerperais de mama tratados com um procedimento de drenagem guiado por ultrassonografia, sendo mais bem associado à presença de abscesso puerpera.[33]

Berná-Serna *et al.*[34,38] relataram taxas de sucesso semelhantes em dois estudos separados do tratamento de múltiplos pacientes com abscessos mamários. Aspiração simples para coletas menores que 3 cm e drenagem por cateter percutâneo ou incisão e drenagem de coleções maiores que 3 cm foram bem-sucedidas no manejo de abscessos lactacionais e não lactacionais. Entretanto, os autores enfatizaram que, nos abscessos crônicos, o tratamento de escolha era a excisão cirúrgica e que a drenagem percutânea era uma opção terapêutica. Eles também enfatizaram que, nos abscessos não puerperais, múltiplos procedimentos de aspiração ou drenagem eram frequentemente necessários.

Um corpo crescente de literatura apoia a ressecção do ducto ou ductos subareolares obstruídos e abcessos associados e fístula da apresentação inicial em pacientes com abscesso subareolar não puerperal. Baixas taxas de recorrência foram relatadas entre pacientes cujo tratamento incluiu a excisão dos ductos lactíferos (28%) do que entre aqueles cujo tratamento não (79%).[15]

Três principais técnicas cirúrgicas foram enfatizadas na literatura cirúrgica. Meguid *et al.*[9] descreveram o uso de uma incisão transversal do meio do mamilo (incluindo o ducto doente) lateralmente através da aréola até a borda vermelha. No procedimento de Hadfield, uma incisão cutânea circunferencial é feita ao longo da margem inferior da aréola e inclui a abertura de qualquer fístula ou fístula que possa estar presente, permitindo que o mamilo seja refletido para longe da mama.[39,40] A técnica radial promovida por Urban[41] implica uma incisão radialmente orientada para produzir uma elipse de pele que se estende desde a base do mamilo até a região anormal. O defeito ovoide produzido com essa técnica é então obliterado pela aproximação do tecido mole remanescente para formar uma estrutura de apoio para a aréola e o mamilo, pois as margens do defeito cutâneo são fechadas, produzindo bom resultado estético.[14]

O principal objetivo de todos os três procedimentos cirúrgicos é o isolamento e ressecção dos ductos e fístulas afetados. Cada abordagem requer o empacotamento da ferida ou a colocação temporária do dreno no período imediatamente pós-operatório. Antes da cirurgia, a avaliação com ressonância magnética contrastada pode fornecer informações detalhadas sobre a localização do abscesso e da fístula e a extensão global da doença, melhorando o planejamento cirúrgico para esses pacientes.[25]

Os resultados em longo prazo entre pacientes com abscesso subareolar não foram totalmente examinados. Em um estudo, o rastreamento do câncer de mama em 277 pacientes com mastite não puerperal em um ano após o diagnóstico de mastite mostrou que 5 mulheres tinham câncer de mama não inflamatório, todas menos 1 localizada em um local diferente do local da mastite. As mulheres não estavam em alto risco de acordo com a história. Em comparação com a incidência local de câncer de mama entre as mulheres, isso representou aumento de 37 vezes no risco, sugerindo que essas mulheres podem ter risco aumentado de diagnóstico de câncer dentro de 12 meses após o tratamento da mastite.[42]

CONCLUSÃO

A mastite e os abscessos subareolares não puerperais são processos infrequentes, mas debilitantes, que causam considerável morbidade. Com o reconhecimento imediato dos achados de imagem, sinais clínicos muitas vezes sutis, o diagnóstico apropriado pode ser feito, agilizando o tratamento. Várias opções terapêuticas, incluindo cobertura antibiótica, drenagem guiada por ultrassonografia e excisão cirúrgica, podem então ser iniciadas mais rapidamente, melhorando o atendimento ao paciente e reduzindo a morbidade prolongada geralmente associada ao processo da doença.

REFERÊNCIAS BIBLIOGRÁFICAS

1. Dixon JM. Periductal mastitis/duct ectasia. World J Surg. 1989;13:715-20.
2. Zuska JJ, Crile G Jr., Ayres WW. Fistulas of lactiferous ducts. Am J Surg. 1951;81:312-7.
3. Atkins HJ. Mammillary fistula. BMJ. 1955;2:1473-4.
4. Patey DH, Thackray AC. Pathology and treatment of mammary duct fistula. Lancet. 1958;2:871-3.
5. Habif DV, Perzin KH, Lipton R, et al. Subareolar abscess associated with squamous metaplasia of the lactiferous ducts. Am J Surg. 1970;119:523-6.
6. Kilgore AR, Fleming R. Abscesses of the breast: recurring lesions in the areolar area. Calif Med. 1952;77:190-1.
7. Maier WP, Berger A, Derrick BM. Periareolar abscess in the nonlactating breast. Am J Surg. 1982;144:359-61.
8. Berná-Serna JD, Berná-Mestre JD. Follicular occlusion due to hyperkeratosis: a new hypothesis on the pathogenesis of mammillary fistula. Med Hypotheses. 2010;75:553-4.
9. Meguid MM, Oler A, Numann PJ, Khan S. Pathogenesis-based treatment of recurring subareolar breast abscesses. Surgery. 1995;118:775-82.
10. Scholefield JH, Duncan JL, Rogers K. Review of a hospital experience of breast abscesses. Br J Surg. 1987; 74:469-70.
11. Bharat A, Gao F, Aft R L, et al. Predictors of primary breast abscesses and recurrence. World J Surg. 2009;33:2582-6.
12. Ekland DA, Zeigler MC. Abscess in the nonlactating breast. Arch Surg. 1973;107:398-401.
13. Hanavadi S, Pereira G, Mansel RE. How mammillary fistulas should be managed. Breast J. 2005;11:254-6.
14. Lannin DR. Twenty-two year experience with recurring subareolar abscess and lactiferous duct fistula treated by a single breast surgeon. Am J Surg. 2004;188:407-10.
15. Versluijs-Ossewaarde FN, Roumen RM, Goris RJ. Subareolar breast abscesses: characteristics and results of surgical treatment. Breast J. 2005;11:179-82.
16. Tedeschi LG, McCarthy PE. Involutional mammary duct ectasia and peri-ductal mastitis in a male. Hum Pathol. 1974;5:232-6.
17. Dennison G, Kan T, Walters TK, Reyes RJ. Male mammary fistula complicating senescent gynecomastia. Breast J. 2004;10:237-9.
18. Schäfer P, Fürrer C, Mermillod B. An association of cigarette smoking with recurrent subareolar breast abscess. Int J Epidemiol. 1988;17:810-3.
19. Bundred NJ, Dover MS, Coley S, Morrison JM. Breast abscesses and cigarette smoking. Br J Surg. 1992;79:58-9.
20. Dixon JM, Anderson TJ, Lumsden AB, et al. Mammary duct ectasia. Br J Surg. 1983;70:601-3.
21. Karstrup S, Solvig J, Nolsøe CP, et al. Acute puerperal breast abscesses: US-guided drainage. Radiology. 1993;188:807-9.
22. Edmiston CE Jr., Walker AP, Krepel CJ, Gohr C. The nonpuerperal breast infection: aerobic and anaerobic microbial recovery from acute and chronic disease. J Infect Dis. 1990;162:695-9.
23. Lequin MH, van Spengler J, van Pel R, et al. Mammographic and sonographic spectrum of non-puerperal mastitis. Eur J Radiol. 1995;21:138-2.
24. Tan H, Li R, Peng W, et al. Radiological and clinical features of adult non-puerperal mastitis. Br J Radiol. 2013;86:20120657.
25. Fu P, Kurihara Y, Kanemaki Y, et al. High-resolution MRI in detecting subareolar breast abscess. AJR. 2007;188:1568-72.
26. Stavros AT, Rapp CL, Parker SH. Breast ultrasound. Philadelphia, PA: Lippincott Williams and Wilkins; 2004. p. 83-8.
27. Da Costa D, Taddese A, Cure ML, et al. Common and unusual diseases of the nipple-areolar complex. RadioGraphics. 2007;27:S65-S77.
28. Renz DM, Baltzer PA, Bottcher J, et al. Magnetic resonance imaging of inflammatory breast carcinoma and acute mastitis: a comparative study. Eur Radiol. 2008;18:2370-80.
29. Gunhan-Bilgen I, Ustün EE, Memiş A. Inflammatory breast carcinoma: mammographic, ultrasonographic, clinical and pathologic findings in 142 cases. Radiology. 2002;223:829-38.
30. Pappo I, Horne T, Weissberg D, et al. The usefulness of MIBI scanning to detect underlying carcinoma in women with acute mastitis. Breast J. 2000;6:126-9.
31. Le-Petross HT, Cristofanilli M, Carkaci S, et al. MRI features of inflammatory breast cancer. AJR. 2011;197:W769–W776.
32. Rieber A, Tomczak RJ, Mergo PJ, et al. MRI of the breast in the differential diagnosis of mastitis versus inflammatory carcinoma and follow-up. J Comput Assist Tomogr. 1997;21:128-32.
33. Christensen AF, Al-Suliman N, Nielsen KR, et al. Ultrasound-guided drainage of breast abscesses: results in 151 patients. Br J Radiol. 2005;78:186-8.
34. Berná-Serna JD, Madrigal M, Berná-Serna JD. Percutaneous management of breast abscesses: an experience of 39 cases. Ultrasound Med Biol. 2004;30:1-6.
35. Dixon JM. Outpatient treatment of non-lactational breast abscesses. Br J Surg. 1992;79:56-7.
36. O'Hara RJ, Dexter SPL, Fox JN. Conservative management of infective mastitis and breast abscesses after ultrasonographic assessment. Br J Surg. 1996;83:1413-4.
37. Trop I, Dugas A, David J, et al. Breast abscesses: evidence-based algorithms for diagnosis, management, and follow-up. RadioGraphics. 2011;31:1683-99.
38. Berná JD, Garcia-Medina V, Madrigal M, et al Percutaneous catheter drainage of breast abscesses. Eur J Radiol. 1996;21:217-9.
39. Hadfield J. Excision of the major duct system for benign disease of the breast. Br J Surg. 1960;47:472-7.
40. Hadfield GJ. Further experience of the operation for excision of the major duct system of the breast. Br J Surg. 1968;55:530-5.
41. Urban JA. Excision of the major duct system of the breast. Cancer. 1963;16:516-20.
42. Peters F, Kiesslich A, Pahnke V. Coincidence of nonpuerperal mastitis and noninflammatory breast cancer. Eur J Obstet Gynecol Reprod Biol. 2002;105:59-63.

CÂNCER DE MAMA E GESTAÇÃO

Eduardo Schunemann Júnior

INTRODUÇÃO

Câncer de mama e gestação é definido como aquele que ocorre durante a gestação ou até 12 meses após o parto. É um grande desafio a ser enfrentado, pois em seu planejamento terapêutico temos que pensar tanto na segurança da mãe como na do feto.

EPIDEMIOLOGIA

Excluindo os tumores de pele, o câncer de mama é o de ocorrência mais frequente na mulher. Em torno de 25 a 30% dos cânceres de mama ocorrem em mulheres na menacme e menos de 5% destes podem ocorrer concomitantes com gestação.[1,2] A incidência do câncer de mama na gestação varia na literatura de 15 a 35 casos/100.000 gestações.[3] Parece que a incidência de câncer de mama e gestação está aumentando e há dois motivos para a explicação deste fato: 1) diagnóstico cada vez mais precoce; 2) a mulher tem gestado cada vez mais tardiamente aproximando a idade de gestação da faixa dos 25 a 30% dos tumores de mama que ocorrem na pré-menopausa.[4] Pesquisa realizada na Suíça, em 2013, mostrou que um terço (1/3) das gestantes tem idade superior a 34 anos.[5]

ASPECTOS ANATOMOPATOLÓGICOS

A maioria dos cânceres de mama em gestantes é de tumores ductais invasores, indiferenciados, receptores hormonais negativos e encontram-se em estádios mais avançados. Estudo de Middleton *et al.*[6] mostrou que 72% eram receptores hormonais negativos, 70% com Ki-67 elevado e que 84% eram indiferenciados. É muito raro encontrar-se metástases placentárias do câncer de mama.

DIAGNÓSTICO E ESTADIAMENTO

O diagnóstico precoce é dificultado pelas mudanças fisiológicas que ocorrem na mama no período gestacional e de lactação (aumento de densidade, edema, hipertrofia), dificultando muito a palpação e os exames de imagem. Em geral ocorre atraso de meses no diagnóstico em relação a pacientes não grávidas, com consequente detecção em estádio mais avançado. Por isso é importante que nódulos mamários em pacientes gestantes não devam ser negligenciados, mas ser investigados corretamente e, se necessário, biopsiados. Os principais diagnósticos diferenciais de nódulo de mama em gestante incluem: adenoma lactacional, fibroadenoma, cisto mamário, galactocele, hamartoma e câncer de mama. Como curiosidade tem sido relatado o sinal da Rejeicão do Leite, em que o lactente recusa amamentação em uma das mamas na qual, posteriormente, se descobre um carcinoma mamário.[7]

- *Mamografia:* a mamografia não está contraindicada durante a gestação pela quantidade mínima de radiação necessária para algum comprometimento fetal. Mas pela alta densidade mamária e pela perda de contraste gorduroso que ocorre na gestação, a mamografia é de pouca utilidade e efetividade;
- *Ultrassonografia:* é o exame mais indicado, pois consegue definir melhor as alterações mamárias, não tem radiação para o feto e, além disso, é bastante utilizada para guiar as biópsias das lesões suspeitas;[8]
- *Ressonância nuclear magnética:* não tem sido usada sistematicamente para avaliação de alterações mamárias na gestação. Além disso, o contraste da RM, o gadolínio, tem demonstrado ser danoso para o feto e, portanto, deve ser evitado.[9]

BIÓPSIA

A biópsia de lesões mamárias suspeitas é imperiosa. A *core biopsy* é o método mais empregado. A mamotomia e eventual biópsia cirúrgica também podem ser empregadas. A biópsia cirúrgica tem maior a chance de fístula láctea por isso damos preferência a *core biopsy* ou a mamotomia. Normalmente não empregamos punção aspirativa de agulha fina (PAAF) no diagnóstico de lesão mamária suspeita, porque a PAAF negativa não exclui malignidade e caso seja positiva não permite definir tipo histológico nem a imuno-histoquímica, que são fundamentais para o planejamento terapêutico. A PAAF dirigida pela ecografia tem sido bastante usada para o diagnóstico de gânglios axilares suspeitos e também para a sua marcação com carvão para posterior identificação do mesmo durante o ato cirúrgico. No caso de biópsia do linfonodo com mamatomia, o mesmo pode ser marcado com *clip* metálico.

INVESTIGAÇÃO SISTÊMICA

Como já citado, o câncer de mama gestacional geralmente é diagnosticado em estádios mais avançados, por isso a investigação sistêmica é necessária. Alguns exames não devem ser usados no sentido de evitar radiação com potencial dano para o feto.

Podem ser usados na gestação:

A) Radiografia de tórax;
B) Ecografia;
C) Ressonância magnética (sem o uso do gadolínio).

Devem ser evitados durante a gestação, pois a quantidade de radiação ultrapassa o nível de segurança aceitável para a segurança do feto (calculada em 10 rads):

A) Tomografia computadorizada;
B) Cintilografia óssea;
C) PET-CT.

TRATAMENTO

Em geral o tratamento é o mesmo indicado para pacientes não gestantes. É importante salientar que a gestação não piora o câncer de mama e que a interrupção da gestação não melhora em nada o prognóstico. A tendência atual é fazer o tratamento com a manutenção da gestação sempre que possível e, na maioria dos casos, isso é possível.

Tratamento Locorregional

A cirurgia radical ou conservadora pode ser realizada em qualquer fase da gestação com riscos mínimos para o feto. O esvaziamento axilar não traz risco para a gestação. A realização do linfonodo sentinela (LS) na gestação é assunto controverso na literatura. Vários trabalhos mostram segurança e eficácia no procedimento.[10] A realização de LS com material radioativo (tecnécio 99) é bastante segura, pois a dose que o feto recebe é bem menor que a dose de segurança. Parece que o LS realizado com azul patente possui risco maior para o feto pela possibilidade de choque anafilático e metemoglobinemia.[11,12] A radioterapia, ao contrário, deve ser evitada em todas as fases da gestação e, portanto, deve ser usada após o parto. A radioterapia tem efeitos indesejáveis durante toda a gestação, podendo causar abortamento, parto prematuro, malformações, cranioestenose, catarata e alterações do sistema nervoso central.[13-15]

Tratamento Sistêmico

Os trabalhos sugerem que várias drogas antineoplásicas, quando usadas no 2° e 3° trimestres da gestação são bastante seguras para o feto.[16,17] A droga mais avaliada durante a gestação foi a adriblastina e não houve maiores riscos de malformações quando usadas no 2° e 3° trimestres gestacionais. O consenso é que se deve evitar uso de quimioterápicos na fase de organogênese fetal (1° trimestre) quando há aumento das anormalidades congênitas, abortamento e parto prematuro. Algumas drogas podem ser usadas com bastante segurança durante o 2° e 3° trimestres, como: adriamicina, ciclofosfamida, taxanes e platina. Devem ser evitados durante a gestação trastuzumabe, metotrexato e Serms.[18,19] A quimioterapia deve ser suspensa 3 a 4 semanas antes do parto programado para diminuir as complicações relacionadas com leucopenia tanto materna quanto fetal. Como a maior parte das drogas é excretada no leite materno, deve-se evitar amamentação durante a quimioterapia.

INTERRUPÇÃO DA GESTAÇÃO

É importante salientar, mais uma vez, que a gestação e a sua interrupção não têm impacto nem na sobrevida nem na recidiva do câncer de mama na gestação.[20] A interrupção da gestação pode ser discutida com a paciente e a família, nos raríssimos casos em que o diagnóstico seja feito no início do 1° trimestre e que haja necessidade de iniciar o tratamento com quimioterapia ou radioterapia. Na maioria das vezes podemos iniciar com cirurgia e, após a recuperação cirúrgica (3 a 4 semanas), podemos iniciar a quimioterapia no 2° e 3° trimestres e deixamos para fazer a radioterapia após a interrupção da gestação com parto programado em torno de 38 semanas.

GESTAÇÃO APÓS CÂNCER DE MAMA

Os trabalhos mais recentes não mostram piora do prognóstico nos casos de gestação após câncer de mama. Inclusive trabalho apresentado recentemente na ASCO[21] relata que a gravidez parece ser segura após câncer de mama, mesmo em pacientes portadoras de mutações do *BRCA*.

DIRETRIZES PARA O TRATAMENRO DO CÂNCER DE MAMA DURANTE A GESTAÇÃO

A) O câncer de mama não afeta a gestação nem a gestação piora o câncer de mama;
B) A interrupção da gestação não altera a evolução nem o prognóstico do câncer de mama;
C) O uso de alguns quimioterápicos no 2° e 3° trimestres da gestação é bastante seguro;
D) Deve-se evitar quimioterapia pelo menos 3 semanas antes do parto programado;
E) Não se deve amamentar durante a quimioterapia;
F) A tendência atual é preservar a vida da mãe e do feto, pois na imensa maioria das vezes isto é possível.

A ocorrência de câncer de mama e gestação é evento dos mais dramáticos, colocando a paciente, sua família e a equipe médica em uma situação de limite. Na mesma pessoa convive a ameaça de morte e o surgimento de uma nova vida. As decisões deverão seguir princípios científicos, éticos, legais e religiosos. Em alguns casos esses princípios são conflitantes, tornando tanto a decisão quanto a conduta mais difícil.

REFERÊNCIAS BIBLIOGRÁFICAS

1. Wallack MK, Wolf JA, Bedwinek J, et al. Gestacional carcinoma of the female breast. Curr Probl Cancer. 1983;7:1.
2. Anderson BO, Petrek JA, Bird DR, et al. Pregnancy influences breast cancer stage at diagnosis in woman 30 years of age and younger. Ann Surg Oncol. 1986;3:204.
3. Stenscheim H, Moller B, Van Dijk T, Fossa SD. Cause – Specific survival for women diagnosed with cancer during pregnancy or lactation: a registry based chort study. J Clin Oncol. 2009;27:45.
4. Ventura SJ. First births to old mothers. Am J public Health. 1989;79:1675.
5. Csonka Y, Mosimann A. Familien in der Schweis- Statistischer Bericht 2017. Neuchatel: Swiss Federal Statistical Office. 2017.
6. Middleton LP, Amin M, Cwyn K, et al. A breast carcinoma in pregnant women: assessment of clinicopathologic and imunohistochemical features. Cancer. 2003;98:1055.
7. Saber A, Dardik H, Ibrahim IM, et al. The milk rejection sign: a natural tumor marker. Am Surg. 1996;85:312.
8. Yang WT, Dryden MJ, Gwyn K, et al. Imaging of breast cancer diagnosed and treated with chemotherapy during pregnancy. Radiology. 2006;239:52.
9. Ray JG, Vermeulen MJ, Bharatha A, et al. Association Between MRI Exposure During Pregnancy and Fetal and Childhood Outcomes. JAMA. 2016;316:952.

10. Grooper AB, Calvillo KZ, Dominici L, et al. Sentinel linph node biopsy in pregnant women with breast cancer. Ann Surg Oncol. 2014;21:2506.
11. Spanheimer PM, Graham MM, Sugg SL, et al. Measurement of uterine radiation exposure from linphoscintigraphy indicates safety of sentinel limph node biopsy during pregnancy. Ann Surg Oncol. 2009;16;1143.
12. Gropper AB, Kalvillho KZ, Dominicci L, et al. Sentinel limpho node biopsy in pregnant women with breast cancer. Ann surg Oncol. 2014;21:2506.
13. Loibl S, Han SN, von Minckwitz C, et al. Treatment of breast cancer during pregnancy: an observational study. Lancet Oncol. 2012;13:887.
14. Loibl S, Schimidt A, Kaufman B, et al. Breast cancer diagnosed during pregnancy: adapting recent advances in breast care for pregnant patients. JAMA Oncol. 2013;1:1145.
15. Antypas C, Sandilos P, kouvaris J, et al. Fetal dose evaluation during breast cancer rardiotherapy. Int j Radiat Oncol Biol Phys. 1998;40:995.
16. Amant F, Vanderbroucke, Verheecke M, et al. Pediatric outcome after maternal cancer diagnosed during pregnancy. N Engl J Med; 2015;373:1824.
17. Ring AE, Smith IE, jones A, et al. Chemotherapy for breast cancer during pregnancy: an 18-yearexperience from five London teaching hospitals. J Clin oncol. 2005;373:1824.
18. Zagouri F, Sergentanis TN, Crysikos D, et al. Trastuzumabe administration during pregnancy: a systematic review and meta-analysis. Breast Cancer Res Treat. 2012;137:349.
19. Cullins SL, Pridjian G, Sutherland CM. Goldenhar's Syndrome associated with tamoxifen given to the mother during gestation. J Am Med Assoc. 1994;271:1905.
20. Amant F, Von Minchevitz G, Han SN, et al. Prognosis of women with primary breast cancer diagnosed during pregnancy: results from an internacional collaborative study. J Clin Oncol. 2013;31:2532.
21. Lambertini M, Ameye L, Hamy AS, et al. Safety of pregnancy following breast cancer in patients carrying a BRCA mutation: results of a international co-hoort sudy. ASCO Annual Meeting. Abstract. 2019:11506.

DOENÇAS DERMATOLÓGICAS NA MAMA

Anelise Roskamp Budel ▪ Fernanda Barbosa Koga ▪ Lucas Roskamp Budel

INTRODUÇÃO

Este capítulo tem como objetivo relacionar as patologias de pele da região mamária. Buscar a melhor conduta que o médico não dermatologista pode assumir a partir da localização topográfica, a mama, quando no atendimento ao paciente. Os critérios utilizados para a escolha dos temas neste capítulo, entre as mais de 2.000 patologias estudadas na dermatologia, são: maior frequência e resolução possível a partir do diagnóstico clínico, relação com doenças primariamente de mama e aquelas em que o profissional deve reconhecer como sinal de alerta pela gravidade ou comprometimento sistêmico. Para relacionar as patologias com a localização mamária nos valemos de algumas classificações. Sabemos que estas classificações são imperfeitas, então, optamos pelo critério de serem didáticas e práticas para facilitar ao médico a tomada de decisões.

Vamos dividi-las a partir da seguinte classificação:

- Inflamatórias: infecciosas (bacterianas, fúngicas, virais e por protozoários) e não infecciosas;
- Neoplásicas: benignas e malignas;
- Miscelânea.

DOENÇAS CUTÂNEAS INFLAMATÓRIAS

Inflamação/Infecção de Anexos

Acne Vulgar

É a inflamação da **unidade pilossebácea**, muito comum no adulto jovem. Acomete face, tronco e raramente glúteos. Apresenta-se como cômedos, pápulas, pústulas, nódulos e/ou cistos em estágios diferentes de evolução. Podem deixar cicatrizes hipercrômicas, atróficas e hipertróficas. O tratamento se baseia em diminuir a oleosidade e tratar a colonização bacteriana, prevenindo, assim, as cicatrizes. São utilizados com esse objetivo, retinoides tópicos, peróxido de benzoíla tópico, antibióticos tópicos e orais em associação e isotretinoína oral nos casos moderados e graves. Os antibióticos tópicos nunca devem ser usados isolados em monoterapia. O tratamento precoce nas acnes moderadas e graves com isotretinoína oral evita o aparecimento de cicatrizes. A contracepção efetiva durante o uso de isotretinoína deve ser realizada.

Furúnculo

Os furúnculos têm origem na unidade pilossebácea e são infecções foliculares. O principal patógeno é o *Staphylococcus aureus*. Apresentam-se como nódulos firmes, inflamatórios com calor local, que evolui com ponto purulento. Acomete qualquer região corpórea com pelos. Medem 1 a 2 cm de diâmetro. Fazem diagnóstico diferencial com cisto epidermoide infectado e hidradenite supurativa. O tratamento consiste na higiene local, uso de antibióticos tópicos, como a mupirocina, quando há poucas lesões. Casos mais extensos exigem o uso de antibióticos sistêmicos.

Hidradenite Supurativa

É uma inflamação crônica, supurativa, cicatricial nas glândulas apócrinas e folículo piloso. Pode envolver região axilar, mamária, periareolar, inguinocrural e anogenital. Acomete mais mulheres que homens, tendo como fatores predisponentes o fumo, obesidade e presença de acne. Clinicamente, apresenta-se como pápulas, pústulas, nódulos, que podem evoluir para cavidades e fístulas. Lesões dolorosas, a localização, gravidade das lesões, o curso crônico e as cicatrizes e fístulas auxiliam no diagnóstico. Dentre os diagnósticos diferenciais estão o abscesso e o furúnculo. O tratamento pode ser clínico, com corticoide intralesional, antibióticos orais, isotretinoína oral ou pode ser cirúrgico. Na maioria dos casos os resultados são pouco efetivos. Evitar o fumo e perder peso são medidas básicas que devem ser tomadas. O uso de imunobiológicos vem crescendo no tratamento da hidradenite moderada e grave (Fig. 20-1). As principais opções são adalimumabe, infliximabe, ustequinumabe.

INFECÇÃO E COLONIZAÇÃO SUPERFICIAL

Intertrigo

Inflamações de pele em região de dobras axilares, inframamárias, inguinais, glúteas são chamadas de intertrigo. Podem ser inflamatórias, como a dermatite seborreica e psoríase *gutata*, ou infeciosas por fungos (como a candidose) ou bacterianas.

A presença de infecção bacteriana em região inframamária pode ser primária; impetigo por estafilococo e estreptococo ou secundária à dermatose preexistente chamada, nesses casos, impetiginização.

As infeções por estreptococo se apresentam clinicamente como úmidas e crostosas e as por estafilococo bolhosas e pustulosas. O tratamento deve ser baseado na identificação do agente e antibiograma. A retirada dos fatores locais e sistêmicos que predispõe a infecção é fundamental.

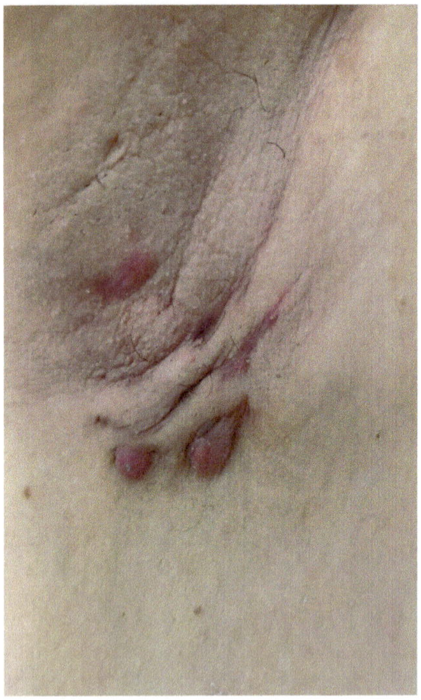

Fig. 20-1. Hidradenite supurativa. Nódulos e fístulas em axila.

Abscesso

Os abscessos têm origem na derme no subcutâneo ou no músculo e são nódulos inflamatórios com coleção de pus e flutuação. Têm origem, principalmente, a partir de **trauma local.**

O tratamento do abscesso é predominantemente cirúrgico com incisão e drenagem. O uso de antibióticos a partir do isolamento e cultura do agente pode se fazer necessário a partir de fatores predisponentes sistêmicos e/ou locais, se existentes.

Erisipela e Celulite

A erisipela é uma infecção de derme e do tecido celular subcutâneo superior que pode evoluir para celulite quando acomete, também, subcutâneo profundo. É acompanhada de linfonodomegalia, drenagem linfática acometida e edema superficial (*peau d'orange*). É rapidamente progressiva e se acompanha de febre, leucocitose e marcadores de inflamação: eritema, calor local e dor local ou queimação. Os patógenos envolvidos são *Streptococcus pyogenes* beta-hemolítico, e mais raramente pelo *Staphylococcus aureus*, este associado a casos de celulite pós trauma e abscesso. As portas de entrada mais comuns são: trauma, ferida operatória e linfedema crônico quando no tronco. Na erisipela estes sinais são bem delimitados, quando a lesão perde os bordos definidos e o eritema se torna menos intenso é sinal de evolução para celulite, tendo assim seu prognóstico agravado. São fatores predisponentes: imunossupressão, diabete melito, neutropenia. O diagnóstico diferencial não infecioso inclui dermatite de contato, estase venosa, trombose venosa profunda e vasculite. As complicações são linfadenite, recorrência pelo dano linfático, glomerulonefrite e endocardite quando causada pelos estreptococos.

O tratamento é com antibióticos. A penicilina e derivados são de primeira escolha na erisipela e celulite não complicada causada por estreptococos. Os macrolídios devem ser evitados como monoterapia pela possibilidade de resistência. Nos pacientes com estado geral comprometido a hemocultura deve ser realizada com antibiograma. Em caso de suspeita de resistência, a antibioticoterapia *Staphylococcus aureus* meticilina-resistente (MRSA) deve ser considerada.

Infeções Fúngicas Superficiais

São causadas por fungos do gênero *Candida* (principalmente *Candida albicans*), malassezia (pitiríase versicolor) e dermatófitos. Seu diagnóstico é clínico e laboratorial por meio do exame micológico direto em hidróxido de potássio (KOH).

O parasitismo da *Candida* e da pitiríase versicolor depende de aumento na colonização que se deve a fatores locais e/ou sistêmicos. Ocorre em regiões de oclusão e/ou intertrigo.

Intertrigo por *Candida*

O intertrigo por *Candida* pode ser axilar, infra ou intermamário e inguinal. Apresenta eritema, erosão e pequenas pústulas satélites, que facilitarão o diagnóstico clínico. Os principais sintomas são prurido e queimação. O tratamento se faz com medidas locais que diminuam a oclusão, a umidade local e aumentem pH da região de dobras, e medicamentoso com antifúngicos tópicos e sistêmicos (Fig. 20-2).

Pitiríase Versicolor

A pitiríase versicolor é uma infecção fúngica superficial, causada por leveduras do gênero *Malassezia*. Apresenta-se como máculas confluentes eritematosas, hipocrômicas ou hipercrômicas que variam no tamanho e formato, com descamação fina. Na maioria das vezes é assintomática. As principais áreas afetadas são tronco, ombros, braços, pescoço, face e flexuras. Tem como fator predisponente principal a hiperoleosidade e ocorrem mais nos meses de verão em regiões tropicais e subtropicais (Fig. 20-3).

Seu tratamento se faz à base de xampus de sulfeto de selênio e cetoconazol. Se o quadro se apresenta muito extenso pode ser usado fluconazol ou itraconazol via oral.

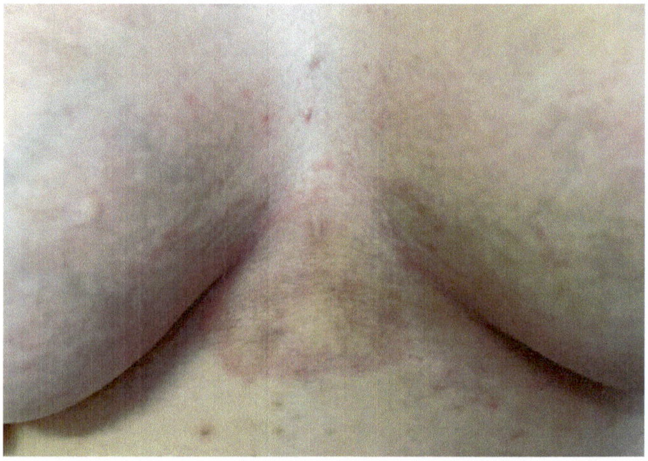

Fig. 20-2. Intertrigo por *Candida*. Placa eritematosa com pústulas em região intermamária.

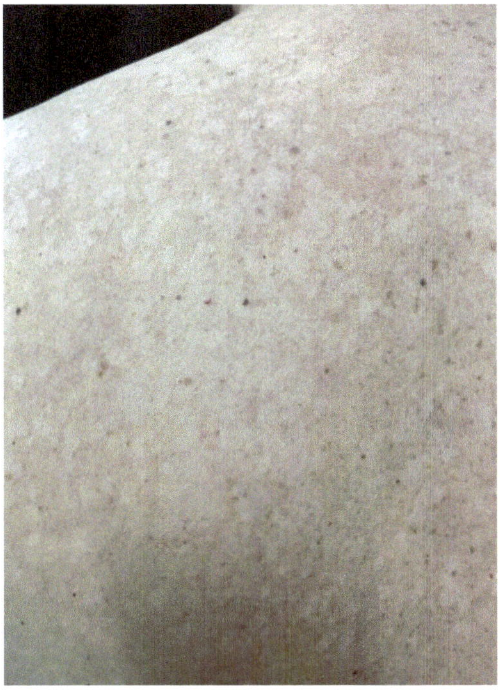

Fig. 20-3. Pitiríase versicolor. Máculas hipocrômicas com descamação fina em dorso.

Tinha do Corpo

A tinha do corpo, ou *tinea corporis*, é uma dermatofitose causada por fungos de transmissão zoofílica, por cão e gato, ou antropofílica, de homem para homem ou fômites. Apresenta-se como placas eritematodescamativas, bem delimitadas, anulares, bordos circinados, pouco pruriginosas. Tem como diagnóstico diferencial os eczemas, pitiríase rósea, psoríase (Fig. 20-4).

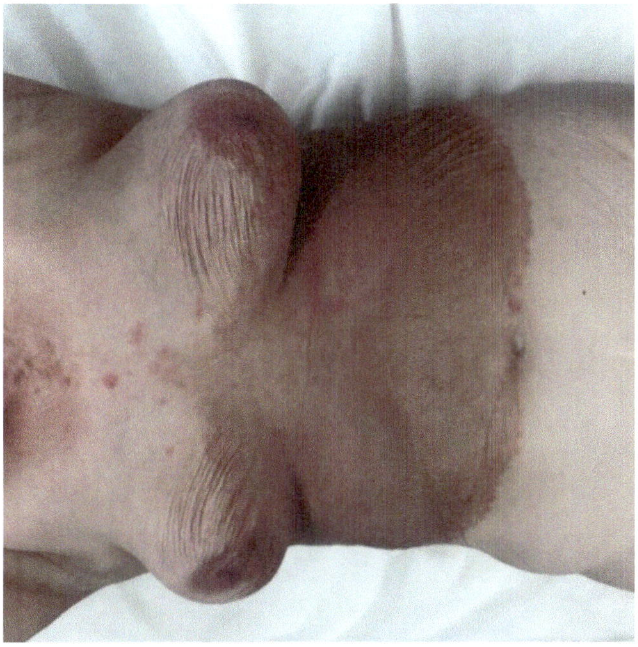

Fig. 20-4. Tinha do corpo. Placa eritemato-amarronzada, com bordos circinados em tronco.

O tratamento é com antifúngicos imidazólicos tópicos e antifúngicos orais como a terbinafina, itraconazol e fluconazol.

INFECÇÕES VIRAIS

Molusco contagioso

É uma doença viral autolimitada causada pelo vírus MCV, membro do gênero Molluscipox da família Poxviridae. O molusco contagioso acomete principalmente crianças, mas pode ocorrer em adultos, geralmente como uma doença sexualmente transmissível. Clinicamente são nódulos normalmente múltiplos, pequenos, perolados, firmes e umbilicados. Raramente ocorre em mucosas. No tronco, acomete mais frequentemente a região axilar. Em pacientes imunossuprimidos podem confluir. As lesões regridem espontaneamente em pacientes imunocompetentes, com intervalo de muitos meses a anos. Quando há muitas lesões, o tratamento deve ser instituído e pode ser feito por curetagem, crioterapia, eletrocauterização ou imiquimode.

Herpes-Zóster

Doença viral causada pela reativação do herpes vírus varicela-zóster. Caracteriza-se pela dor nevrálgica, seguida de febre, cefaleia e mal-estar durante o pródromo. Por vezes ocorre prurido e queimação no local acometido. Desta forma, ocorre alteração de sensibilidade dolorosa seguindo dermátomo único e unilateral associado à erupção vesicobolhosa, em cachos, autolimitada em aproximadamente 3 semanas. A complicação mais frequente é a nevralgia pós-herpética cuja duração pode ser de até 6 meses após o início do quadro. Os sinais prodrômicos da infecção devem ser valorizados pois a instituição do tratamento precoce melhora o prognóstico do paciente. Dor em queimação, calor local e modificação da sensibilidade seguindo o nervo envolvido precede o aparecimento das vesículas em 24 a 48 horas. Pode, em alguns casos, ser nessa fase confundida com angina. Os pacientes idosos e imunossuprimidos apresentam quadro mais severo.

O tratamento é terapia antiviral: famciclovir, valaciclovir, aciclovir e medidas de controle da dor. A nevralgia pode ser tratada com gabapentina, pregabalina, antidepressivos tricíclicos. A prevenção se faz com vacina atenuada contra o vírus.

DOENÇAS CAUSADAS POR PROTOZOÁRIOS

Escabiose

A escabiose é uma infestação superficial da pele causada pelo *Sarcoptes scabiei var. hominis*. Sua transmissão se dá de indivíduo para indivíduo ou fômites. O prurido intenso é a manifestação clínica maior, interferindo no sono e levando o indivíduo a provocar escoriações e/ou infecções secundárias.

A localização do prurido predominando nas áreas quentes do corpo ajuda a estabelecer o diagnóstico. Diante de um quadro clínico de prurido, a escabiose deve entrar sempre no diagnóstico diferencial. A epidemiologia, investigação de contatos e o tempo de aparecimento dos sintomas entre 4 a 6 semanas do contato na primeira infestação e 24 horas na reinfestação auxiliam no diagnóstico que é clínico. O tratamento no indivíduo adulto pode ser feito com deltametrina, lindane, permetrina, benzoato de benzila, monusulfiran. A ivermectina pode ser utilizada via oral.

DOENÇAS INFLAMATÓRIAS NÃO INFECIOSAS

Eczemas ou Dermatites

O termo **eczema ou dermatite** pode ser usado indistintamente e se refere à inflamação da derme e epiderme com aparecimento de eritema, vesículas e, na sua forma crônica, descamação. Quando crônico pode fazer liquenificação, que corresponde ao espessamento da epiderme. Tem como sintomas principais o prurido e a queimação.

Dermatite de Contato

A dermatite de contato pode ser alérgica ou por irritante primário e ocorre no local de exposição ao agente causal, sendo mais comum na área mamária a alergia a sabonetes, perfumes, cremes e tecidos. O tratamento consiste no afastamento do agente causal, uso de cremes de barreira e glicocorticoides tópicos que podem ser associados a inibidores de calcineurina, como o tacrolimo. O uso prolongado de corticoide tópico deve ser evitado.

Dermatite Atópica

A dermatite atópica tem início na infância e se caracteriza pela xerose da pele e prurido intenso, evoluindo em surtos com piora no inverno. É associada a uma disfunção de barreira cutânea, com aumento de IgE, história familiar e/ou pessoal de atopia: rinite, asma e conjuntivite. O desencadeamento das crises é multifatorial. O tratamento se faz com controle dos desencadeantes, uso de anti-histamínicos, emolientes, corticoides tópicos e tacrolimo. O paciente atópico pode apresentar uma forma clínica chamada eczema numular de forma discoide pruriginoso e que também pode ser tratado com emolientes e corticoide tópico. O paciente com quadro de dermatite atópica deve ser referenciado para acompanhamento com dermatologista.

Líquen Simples Crônico

O líquen simples crônico é uma dermatite crônica cujas lesões são placas eritematosas, descamativas com acentuação dos sulcos cutâneos e escoriação, com liquenificação, circunscrita (Fig. 20-5). É mais comum na mulher adulta pelo hábito de coçar consciente ou reflexivo. O curso é crônico e o manejo difícil. Pode ser utilizado corticoide tópico em oclusão. O diagnóstico diferencial com doença de Paget mamária deve ser pensado quando unilateral e periareolar.

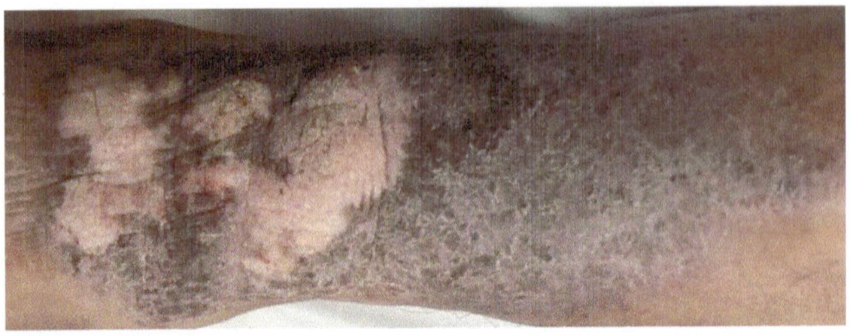

Fig. 20-5. Líquen simples crônico. Placa liquenificada em membro inferior.

Dermatite Seborreica

A dermatite seborreica é uma dermatite crônica por fatores genéticos e ambientais. Ocorre em regiões onde as glândulas seborreicas são mais numerosas como face, couro cabeludo e pré-esternal. Tem maior gravidade nos pacientes com doença de Parkinson e HIV positivos. O calor, estresse e aumento da transpiração são fatores desencadeantes. É de curso crônico e recorrente e seu tratamento é feito com xampu de cetoconazol, creme de cetoconazol na manutenção e, em fases agudas, pode-se iniciar o tratamento com glicocorticoides tópicos por tempo curto, associados aos antifúngicos.

Psoríase – Forma Invertida

A psoríase é uma doença crônica com várias formas de apresentação. A forma em placas maceradas, bem delimitadas e não descamativas em regiões úmidas com pouco ou sem prurido é chamada de **psoríase invertida**. Faz seu diagnóstico diferencial com intertrigo e eczema de contato na região mamária. Uma vez confirmado o diagnóstico o paciente pode ser tratado com glicocorticoide tópico e/ou calcipotriol. Esse paciente deve ser referenciado ao dermatologista para acompanhamento.

Pitiríase Rósea

Pitiríase rósea é uma doença inflamatória com lesões ovaladas, eritemato-descamativas, bordas elevadas e centro amarelado (colarete com descamação interna). Geralmente há uma lesão maior que precede as demais, denominada placa primária ou inicial. É comum a placa inicial ser no tronco, na mama ou próximo e preceder a instalação do quadro por uma a duas semanas. O quadro entra em remissão em mais ou menos 6 semanas sem tratamento. A causa mais provável é a reativação do herpes-vírus 7 e 6. É mais comum na gestante, 18%, comparando com a população em geral, 6%. É importante o reconhecimento da entidade uma vez que faz diagnóstico diferencial com sífilis secundária, psoríase *gutata*, farmacodermias, tinha *corporis*. O tratamento medicamentoso não é necessário. Quando houver prurido importante, podem ser feitos corticoides tópicos e anti-histamínicos.

Vitiligo

O vitiligo é uma doença crônica com comprometimento estético importante para o paciente. Apresenta máculas ou **manchas acrômicas**, bem delimitadas. É de etiologia multifatorial, autoimune que se caracteriza pela perda de melanócitos. O paciente deve ser orientado para uso de protetores solar, bases de proteção com cor para maquiagem. O paciente com vitiligo deve ser referenciado ao dermatologista (Fig. 20-6).

Urticária

A urticária caracteriza-se por pápulas e placas eritematosas, pruriginosas, com edema e morbiliforme que desaparecem a vitro pressão, podendo ser agudas ou crônicas, com múltiplas etiologias. A anamnese é fundamental para o diagnóstico e a investigação laboratorial pode auxiliar. A identificação e retirada da causa, sempre que possível, bem como o uso de anti-histamínicos são os pilares iniciais do tratamento. Na urticária crônica o uso de biológicos, como omalizumabe, tem se mostrado efetivo.

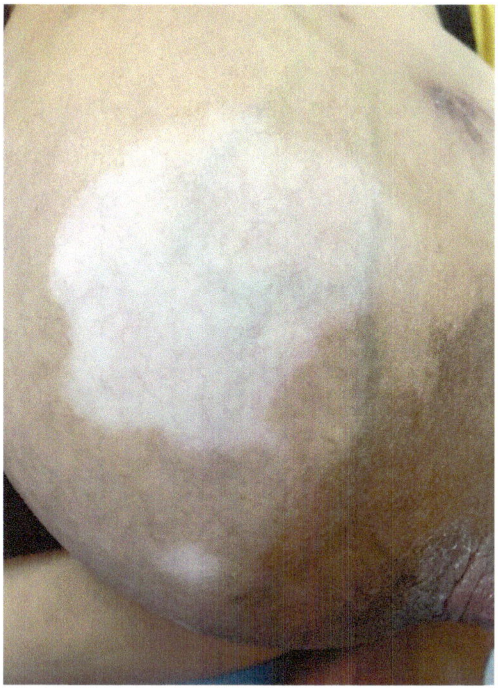

Fig. 20-6. Vitiligo. Macha acrômica em mama.

NEOPLASIA

Benignas

Nevo Melanocítico

O nevo melanocítico é um tumor pigmentado benigno, circunscrito, geralmente com aparecimento na infância podendo aparecer na fase adulta. É comum o mesmo paciente apresentar múltiplos nevos. Forma-se a partir de grupos de melanócitos na epiderme, derme ou junção dermoepidérmica e raramente no subcutâneo. Comum em paciente de fotótipos I e II, podendo ser induzido pela exposição solar (Fig. 20-7).

Seu diagnóstico diferencial mais importante é com melanoma. Sendo assim, uma modificação em um nevo preexistente como crescimento, assimetria, alteração de bordos, cor, diâmetro (ABCDE), sangramento, prurido, ardência deve ser avaliado por dermatoscopia e/ou biópsia, se possível, excisional. Outros diagnósticos diferenciais de nevo melanocítico são ceratose seborreica, carcinoma basocelular pigmentado, dermatofibroma.

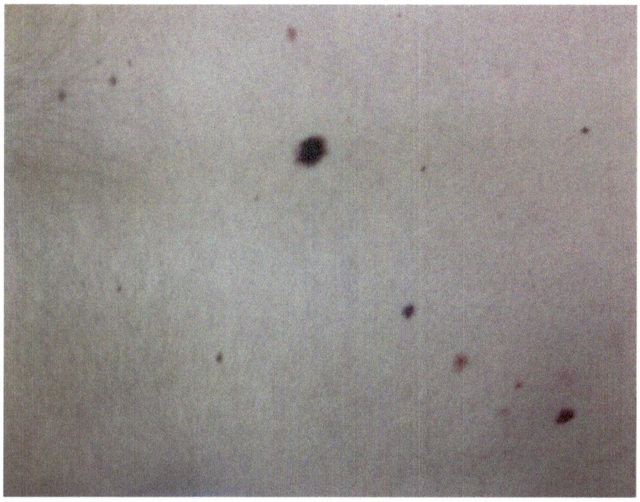

Fig. 20-7. Nevo melanocítico. Mácula hipercrômica bem delimitada em tronco.

Angiomas Rubis ou Cerejas

São tumores benignos, geralmente múltiplos, comuns, assintomáticos que se apresentam como pápulas vermelhas ou violáceas. Podem ser retirados, quando a opção for estética, por *laser* ou eletrocauterização (Fig. 20-8).

Ceratose Seborreica

É um tumor epitelial, benigno, hipercrômico, normalmente múltiplo. É comum em pacientes idosos. Quando na região inframamária, em região de intertrigo, pode confluir em placas. Em razão do aspecto pigmentado, faz diagnóstico diferencial com carcinoma basocelular pigmentado e melanoma. Pode, também, não ter o aspecto pigmentado e, quando irritado, fazer diagnóstico diferencial com carcinoma espinocelular (Fig. 20-9).

Quando o diagnóstico é estabelecido, a conduta é de orientação quanto a não possibilidade de malignização. As opções de retirada da lesão podem ser por curetagem com envio da lesão para exame anatomopatológico e crioterapia ou fulguração (eletrocauterização superficial).

Cisto Epidermoide

É um cisto derivado da epiderme do folículo piloso, rico em queratina e lipídios, frequentemente conectado pela pele por um poro de onde pode drenar seu conteúdo, com consistência pastosa e odor de gordura racemosa. A ruptura da parede e ou infecção podem causar dor e desconforto. O tratamento consiste na exérese da lesão.

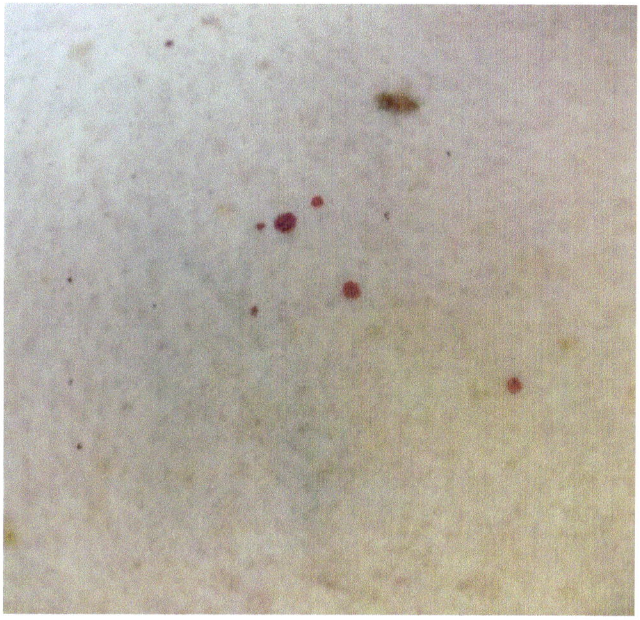

Fig. 20-8. Angiomas rubi. Pápulas vermelhas em tronco.

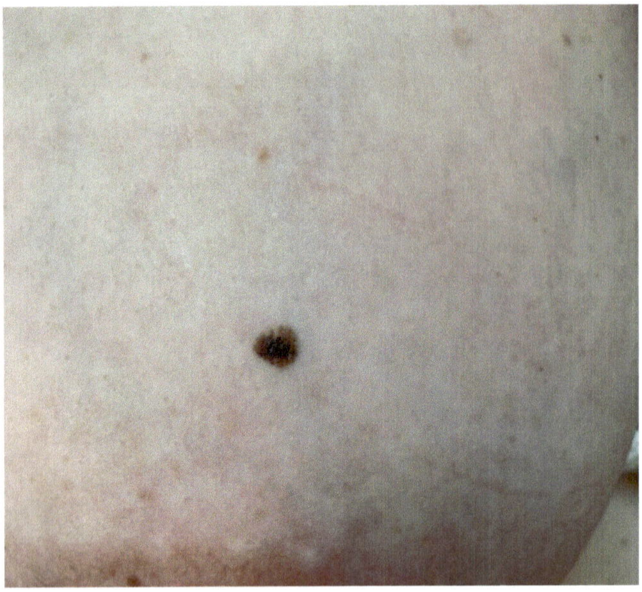

Fig. 20-9. Queratose seborreica. Pápula ceratósica em mama.

Lipoma

É um tumor de células adiposas, localizado no subcutâneo. É benigno, único ou múltiplo, arredondado, móvel, elástico e não aderido ao plano profundo. Na dúvida diagnóstica pode ser feita exérese e biópsia.

Dermatofibroma

Tumor benigno, derivado de histiócitos, único ou múltiplo. Tem consistência firme aderido ao plano superficial. É um tumor pigmentado podendo fazer diagnóstico diferencial com melanoma. Não tem rede pigmentar na dermatoscopia, portanto, não é uma lesão de origem melanocítica.

TUMORES MALIGNOS DE PELE NÃO MELANOMA

Carcinoma Espinocelular (CEC)

Tumor maligno de pele derivado de queratinócitos. Pode ocorrer a partir de lesões pré-cancerosas como ceratoses actínicas em 1% dos casos. Pode ser relacionado com infecção por HPV e/ou irradiação ultravioleta. Comum em regiões fotoexpostas como região pré-esternal e tórax. Tem maior ou menor agressividade, dependendo da localização e grau de diferenciação celular. É de tratamento preferencialmente cirúrgico (Fig. 20-10).

As ceratoses actínicas ocorrem em pacientes de fotótipos baixos em regiões fotoexpostas. São lesões eritematosas ásperas muitas vezes mal delimitadas. O tratamento pode ser feito com crioterapia, ácido tricloroacético 10 a 30% em lesões isoladas ou 5 fluorouracil tópico, imiquimode, terapia fotodinâmica quando tratadas por campo atingido.

Carcinoma Basocelular (CBC)

Tumor maligno de pele que ocorre em áreas fotoexpostas e indivíduos de fotótipos baixos. É de crescimento lento podendo invadir estruturas contíguas. Raramente faz metástase. Apresenta várias formas clínicas como nodular, pigmentado, superficial e esclerodermiforme, este de mais difícil tratamento. O tratamento pode ser feito por curetagem e eletrocirurgia, criocirurgia quando menor que 1 cm, cirurgia excisional, cirurgia micrográfica de Mohs ou com imiquimode. Na suspeita de um câncer de pele, o paciente deve ser encaminhado ao dermatologista (Fig. 20-11).

Melanoma primário de pele

O melanoma cutâneo é o mais grave dos tumores de pele. Sua incidência é de 3,3 por 100 mil habitantes no mundo. Tem como célula de origem o melanócito dérmico, epidérmico ou dermoepidérmico. Pode ocorrer a partir de nevo displásico, nevo congênito ou sem lesão preexistente. Os indivíduos de risco são aqueles com fotótipos baixos que, quando crianças, se expuseram intempestivamente ao sol, aqueles com múltiplos nevos e com marcadores genéticos, alguns comuns ao câncer de mama como *p53, BRCA1 e 2, PCNA*. Sua incidência

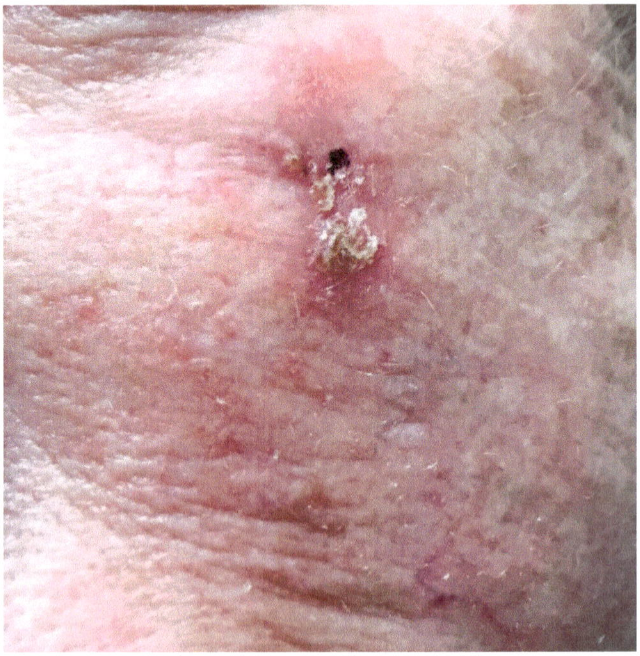

Fig. 20-10. Carcinoma espinocelular. Placa ceratósica, eritematosa em face.

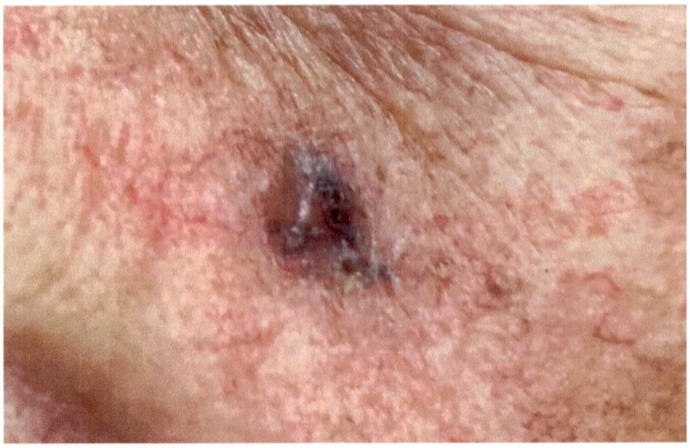

Fig. 20-11. Carcinoma basocelular. Pápula perolada, eritematoacastanhada em face.

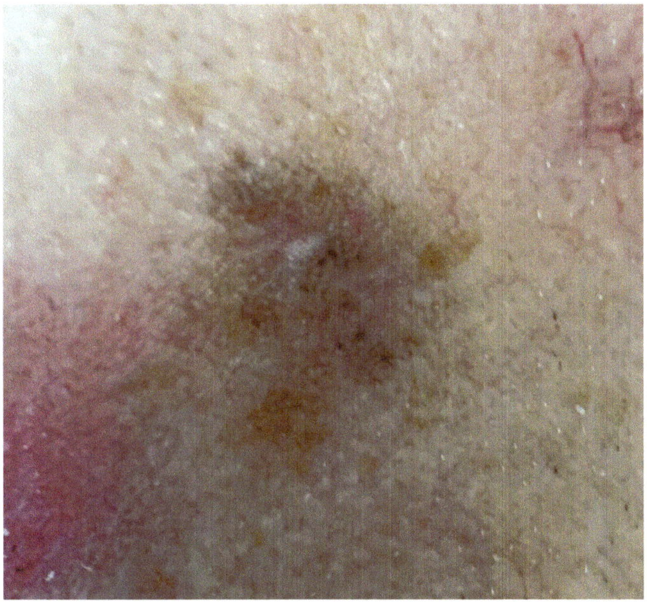

Fig. 20-12. Melanoma cutâneo.

vem aumentando em todo o mundo. Quanto mais precoce o reconhecimento e o tratamento do tumor primário de pele melhor a possibilidade de cura. É um tumor invasivo que faz metástase. Quando menor de 0,75 mm a porcentagem de cura é 98% em 5 anos (Fig. 20-12).

O treinamento para detecção precoce é fundamental. A regra do ABCDE é válida como triagem. Se o diagnóstico diferencial entre nevo melanocítico, ceratose seborreica, lentigo solar não for clinicamente estabelecido, os pacientes com lesões suspeitas devem ser referenciados para dermatoscopia e biópsia ou exérese. Os *guidelines* para biópsia e tratamento do melanoma primário podem ser consultados no *site* do grupo brasileiro de melanoma (GBM).

MISCELÂNEA

Estrias

As estrias são lesões atróficas de epiderme e derme, onde o colágeno se arranja em linhas retas e paralelas. A atrofia e a fragilidade são decorrentes de alterações nas fibras colágenas. Inicialmente as lesões são eritematovioláceas, inflamatórias, que com a evolução tornam-se brancas nacaradas pela atrofia secundária. Os fatores predisponentes são uso de corticoides tópicos os sistêmicos, aumento do volume corpóreo como na gestação, obesidade ou crescimento. O uso de próteses mamárias pode, pelo estiramento, salientar as estrias preexistentes e desenvolver novas lesões na mulher jovem. Seu diagnóstico é clínico e existe uma grande demanda por opção terapêutica eficaz, não existe estudo de nível de evidência 1. O tratamento tem por objetivo aumentar produção de colágeno, diminuir o eritema e aumentar a pigmentação na estria branca. Quanto mais precoce o tratamento mais chances tem em reduzir as alterações tardias. O tratamento depende do tipo de estria e do fotótipo do indivíduo pela classificação de Fitzpatrick. Pode ser usado o ácido retinoico tópico nas estrias vermelhas, silicone gel associado a hidratante para massagear as lesões combinado a terapia de luzes: luz pulsada e *lasers* (Fig. 20-13).

Cicatriz Hipertrófica e Queloide

Ocorrem em decorrência da proliferação fibrosa dérmica espessa e excessiva, por conta do depósito de colágeno hialinizado com desequilíbrio entre a degradação e a produção de componentes da matriz extracelular. É decorrente do processo de cicatrização, seja após cirurgia, trauma ou espontaneamente. Os pacientes apresentam predisposição a desenvolverem estes tipos de lesões. A cicatriz hipertrófica é aquela

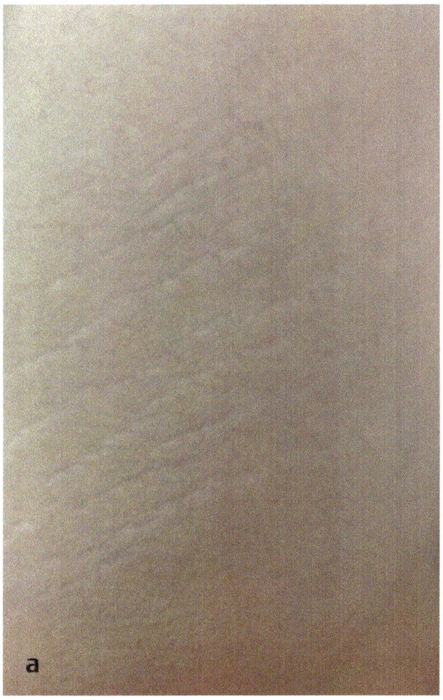

a

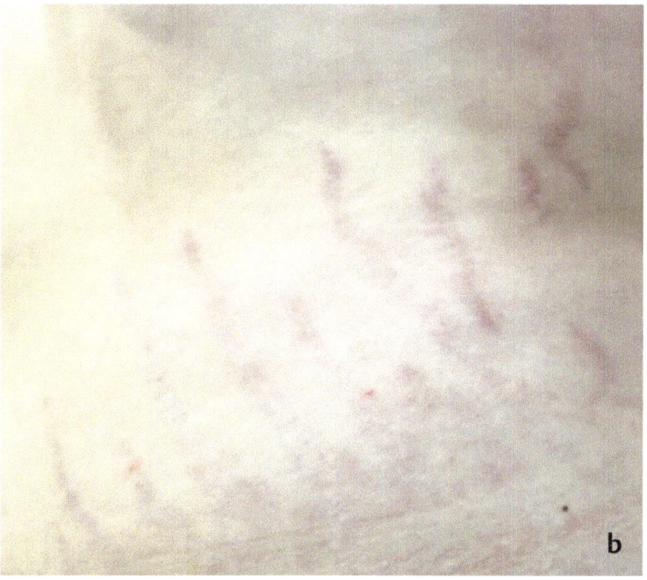

b

Fig. 20-13. Estria. (a) Lesões atróficas, branco nacaradas. (b) Lesões eritematovioláceas.

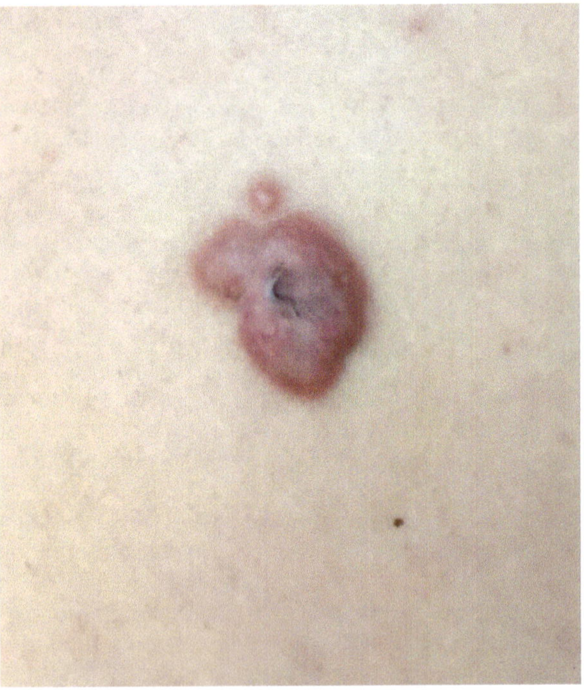

Fig. 20-14. Queloide. Placa eritematosa em dorso.

que não se estende das margens da ferida original, evoluindo para atrofia espontaneamente no período de 1 ano ou mais. Difere do queloide que ultrapassa as margens cirúrgicas. As lesões são placas eritematoacastanhadas, elevadas e endurecidas assintomáticas ou com prurido e desconforto no local. O tratamento é desafiador e deve ser feito de preferência com abordagem clínica, com luzes e cirúrgico. O tratamento clínico é feito com uso de corticoides tópicos oclusivos ou intralesionais, de preferência a triancinolona, bleomicina intralesional pode também ser utilizada. O uso de luzes como luz pulsada, estimulação elétrica e *lasers* pode ser utilizado combinado, porém, não apresenta evidência de efetividade. A exérese cirúrgica com técnica adequada pode ser realizada e deve ser combinada a outros tratamentos. O uso de silicone em gel ou placa deve ser utilizado na prevenção e manutenção pós-procedimentos de tratamento do queloide, sempre na cicatriz hipertrófica. A expectativa futura de tratamento se encontra na interferência na cascata fibrótica (Fig. 20-14).

Radiodermite

A radiodermite é uma das complicações mais comuns da radioterapia utilizada para tratamentos de câncer, principalmente dos pacientes com câncer de mama, cabeça e pescoço, pulmão. As mudanças na pele dependerão da dose da radiação. Podem ocorrer eritema, edema persistente, fibrose, alterações pigmentares, epilação, xerose e descamação. A radiodermite pode ocorrer imediatamente ou anos após a irradiação. O diagnóstico é clínico, considerando a história da radioterapia local. As orientações iniciais são: hidratação, limpeza com sabonete neutro, evitar exposição solar, evitar epilação local, evitar roupas sintéticas. Podem ser utilizadas compressas com *aloe vera* ou camomila, alginato de cálcio, sulfadiazina de prata. O uso de placas de hidrocoloide em curativo oclusivo reduz o desconforto e ardência. Em casos de infecção bacteriana secundária, esta deve ser tratada com antibióticos. Se houver necrose, o tratamento cirúrgico pode ser necessário. Hiperpigmentação, telangectasias e infiltração local podem persistir.

Rashes/Eritemas

As lesões eritematosas podem-se apresentar como eritema agudo generalizado, como os exantemas morbiliformes ou escarlatiniformes, eritema cianótico, eritema rubro. Diversas patologias cursam com lesões eritematosas, sendo de grande importância os diagnósticos diferenciais com sífilis secundárias, exantemas virais, farmacodermias.

CONSIDERAÇÕES FINAIS

A anamnese básica dermatológica de como, quando e onde a lesão se iniciou, o que o paciente já utilizou sobre a lesão é fundamental para o diagnóstico dermatológico. Bem como o reconhecimento das lesões elementares: mácula, mancha, pápula, placa, nódulo, vesícula, bolha, atrofia, liquenificação, erosão e fissura. O padrão das lesões pode apresentar modificações por muitos fatores, sobretudo na vigência da imunossupressão local ou sistêmica.

As farmacodermias são as reações medicamentosas cutâneas causadas por drogas de uso sistêmico ou local podendo ocorrer na pele, mucosas e anexos. Pode ocorrer imediata ou tardiamente e ser causadas por medicamentos isolados, pela interação entre medicamentos ou patologia. Apresentam-se como qualquer das lesões elementares citadas anteriormente, sendo o exantema e a urticária as mais comuns.

Na dúvida diagnóstica, o exame anatopatológico é de grande valia, devendo, preferencialmente, ser realizado pelo dermatopatologista.

BIBLIOGRAFIA

Bolognia JL, Joriz zo JL, Schaffer JV. Dermatology. 3rd ed. Philadelphia, PA: Elsevier Saunders; 2012.

Wolff K, Goldsmith LA, Katz SI, et al. Fitzpatrick's Dermatology in General Medicine. 8th ed. New York: Ed. MacGraw Hill; 2012.

Wolf JR. Radiation dermatitis. In: UpToDate. Waltham, Mass.: UpToDate, 2018.

Belda Jr. W, Di Chiacchio N, Criado PR. Tratado de Dermatologia. 2. ed. São Paulo: Ed. Atheneu; 2014.

Azulay RD, Azulay DR. Dermatologia. 6. ed. Rio de Janeiro: Ed. Guanabara Koogan; 2013.

SiRNA knockdown of tissue inhibitor of metalloproteinase-1 in keloid fibroblasts leads to degradation of collagen type I.

Aoki M, Miyake K, Ogawa R, Dohi T, Akaishi S, Hyakusoku H, Shimada T. J Investigat Dermatol. 2014;134(3):818-26.

Limandjaja G, Broek L, Waaijman T, et al. Increased epidermal thickness and abnormal epidermal differentiation in keloid scars. Br J Dermatol. 2017;176:116-26.

Mamalis AD, Lev-Tov H, Nguyen DH, Jagdeo JR. Laser and light-based treatment of Keloids-a review. J Eur Acad Dermatol Venereol. 2014;28(6):689-99.

Kwon S, Park S, Park K. Comparative effect of topical silicone gel and topical tretinoin cream for the prevention of hypertrophic scar and keloid formation and the improvement of scars. J Eur Acad Dermatol Venereol. 2014;28:1025-33.

Andrews JP, Marttala J, Macarak E, et al. The paradigm of skin fibrosis – Pathomechanisms and treatment. Matrix Biology. 2016;51:37-46.

Blecha FP, Guedes MTS. Tratamento de radiodermite no cliente oncológico: subsídios para intervenções de enfermagem. Rev Bras de Cancerologia. 2006;52(2):151-63.
Al-Himdani S, Ud-Din S, Gilmore S, Bayat A. Striae distensae: a comprehensive review and evidence-based evaluation of prophylaxis and treatment. Br J Dermatol. 2014;170: 527-47.
Hague A, Bayat A. Therapeutic targets in the management of striae distensae: A systematic review. J Am Acad Dermatol. 2017;77(3):559-68.
Ud-Din S, McGeorge D, Bayat A. Topical management of striae distensae (stretch marks): prevention and therapy of striae rubrae and albae. J Eur Acad Dermatol Venereol. 2016;30(2):211-22.
Ud-Din S, Bayat A. New insights on keloids, hypertrophic scars, and striae. Dermatol Clin. 2014;32(2):193-209.
Tsai TL, Castillo AC, Moliver CL. Breast striae after cosmetic augmentation. Aesthet Surg J. 2014;34(7):1050-8.
de Melo AC, Wainstein AJA, Buzaid AC, Thuler LCS. Melanoma signature in Brazil: epidemiology, incidence, mortality, and trend lessons from a continental mixed population country in the past 15 years. Melanoma Res. 2018;28(6):629-36.
Elbendary A, Xue R, Valdebran M, et al. Diagnostic criteria in intraepithelial pagetoid neoplasms: a histopathologic study and evaluation of select features in paget disease, bowen disease, and melanoma in situ. Am J Dermatopathol. 2017;39(6):419-27.
Kalra MG, Higgins KE, Kinney BS. Intertrigo and secondary skin infections. Am Fam Physician. 20141;89(7):569-73.
Huang L, Gao R, Yu N, et al. Dysbiosis of gut microbiota was closely associated with psoriasis. Sci China Life Sci. 2019;62(6):807-15.
Shelton ME, Adamson AS. Review and update on evidence-based surgical treatment recommendations for nonmelanoma skin cancer. Dermatol Clin. 2019;37(4):425-33.
Huang A, Nguyen JK, Austin E, et al. Updates on treatment approaches for cutaneous field cancerization. Curr Dermatol Rep. 2019;8(3):122-32.
Alikhan A, Sayed C, Alavi A, et al. North American clinical management guidelines for hidradenitis suppurativa: A publication from the United States and Canadian Hidradenitis Suppurativa Foundations: Part I: Diagnosis, evaluation, and the use of complementary and procedural management. J Am Acad Dermatol. 2019;81(1):76-90.
Eisenberg ALA, Koifman S. Câncer de mama: marcadores tumorais (revisão de literatura). Rev Bras Cancerologia. 2001;47(4):377-88.
Figueiredo LC, Cordeiro LN, Arruda AP, et al. Câncer de pele: estudo dos principais marcadores moleculares do melanoma cutâneo. Rev Bras Cancerol. 2003;49(3):179-218.
Mersch J, Jackson MA, Park M, et al. Cancers associated with BRCA1 and BRCA2 mutations other than breast and ovarian. Cancer. 2015 July 15;121(14):2474-5.

TUMORES NÃO EPITELIAIS DA MAMA – TUMORES DO ESTROMA MAMÁRIO

Jan Pawel Andrade Pachnicki

INTRODUÇÃO

Desde o início dos anos 20 do século passado, quando, segundo o Dr. Borst, apenas cinco subtipos de tumores de mama haviam sido identificados, a classificação histopatológica dos carcinomas de mama foi profundamente modificada, a fim de refinar sua eficiência diagnóstica e incorporar os resultados que floresciam de informações da ciência básicas.[1,2] A histopatologia tem, portanto, evoluído incansavelmente para a realização de duas tarefas principais: fornecer informações prognósticas e prever a resposta a tratamentos clínicos e cirúrgicos. No início dos anos 70, o Dr. Haagensen apontou em seu livro, intitulado Doenças da Mama, sua "...esperança de separar entre eles (tumores da mama). tipos característicos adicionais de carcinomas mamários," na tentativa de verificar sua correlação clínico-patológica. Ele enfatizou a necessidade de considerar as lesões *in situ* como "totalmente malignas", recomendando a mesma cura cirúrgica "drástica" geralmente aplicada a tumores invasivos.[3] Essa atitude ilustra claramente como os médicos têm adaptado o tratamento do câncer de mama às características histopatológicas desde o início da oncologia moderna.

Os patologistas estavam profundamente envolvidos no tratamento do câncer de mama até então, desenvolvendo o conceito de câncer de mama invasivo do tipo especial, que carregava óbvias relações clínicas úteis com implicações prognósticas.[4] A avaliação minuciosa da histologia do tumor permitia o reconhecimento de diferentes padrões coexistentes.[5] Em particular, características combinadas de carcinomas do tipo especial foram descritas em até 30% dos carcinomas de mama sem nenhum tipo especial. A ocorrência frequente de heterogeneidade morfológica do tumor levou os patologistas a reconhecer tipos mistos de tumores da mama, o que pode dificultar a relevância clínica da classificação histológica. A porcentagem geral do componente especial foi descrita de acordo com diferentes séries e autores, variando de mais de 50% a pelo menos 90%.[4] Na verdade, a falta de concordância no ponto de corte pelo qual um subtipo histológico específico deve ser considerado como predominante enfraqueceu o impacto clínico do subgrupo de carcinomas de mama.[6,7]

Epidemiologicamente, sabe-se que o tipo histológico é predominantemente ductal em 70 a 80% de todos os casos, seguido de carcinoma lobular invasivo em 5 a 15% dos pacientes.[8] Esses tumores foram estudados em estudos randomizados para determinar a melhor abordagem de tratamento, incluindo cirurgia, hormonoterapia, quimioterapia ou radioterapia. Nestes tipos de tumores a abordagem terapêutica é geralmente bem definida. No entanto, os tumores de mama exibem uma ampla gama de fenótipos morfológicos e os tipos histopatológicos específicos raros (menos de 2% de todos os cânceres de mama) têm características clínicas ou prognósticas específicas.[9-11] Por conta da raridade desses tumores, não há consenso em relação ao tratamento e é difícil permitir que grandes estudos definam o tratamento adjuvante ideal. A maioria dos casos foi tratada com terapia padrão, pois não existem dados para indicar protocolos especiais. O manejo de tumores incomuns frequentemente é controverso em razão da falta de grandes estudos de uma instituição ou de ensaios randomizados para definir o tratamento ideal. Neste capítulo, descrevemos o espectro de tumores mamários não epiteliais, resumindo suas características clínicas, epidemiológicas e de tratamento.[9]

TUMORES NÃO EPITELIAIS/ESTROMAIS DA MAMA

O tumor mesenquimal primário da mama representa um grupo heterogêneo de neoplasias com expressão muito menos frequente do que a neoplasia epitelial pura. Estes tumors não epiteliais podem ser subdivididos em: forma mesenquimal mista (neoplasias fibroepiteliais) e forma mesenquimal pura.[12]

Forma Mesenquimal Mista

Fibroadenoma

As entidades mais relevantes do primeiro grupo são os fibroadenomas e os tumores filoides. O fibroadenoma, já abordado em capítulo anterior e representado na Figura 21-1, é uma neoplasia bifásica (fibroepitelial) bem circunscrita que mostra proliferação estromal em torno das glândulas (padrão pericanalicular) ou comprimindo ductos do tipo fenda (padrão intracanalicular). Os ductos são revestidos por duas camadas celulares de células epiteliais luminais e células mioepiteliais. Os fibroadenomas e os tumores *Phyllodes* (ou filoides) podem ser considerados um grau contínuo de malignidade progressiva do componente estromal, o qual, nos tumores filoides de alto grau, é definitivamente sarcomatoso (por isso chamados Cistossarcoma *Phyllodes*). O estroma é vagamente celular, com células fusiformes regulares e colágeno, e às vezes pode exibir células gigantes multinucleadas, extensas alterações mixoides ou hialinização.[13]

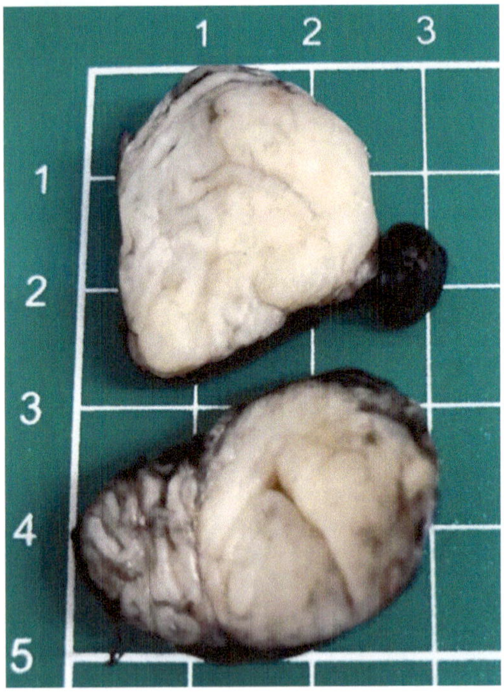

Fig. 21-1. Macroscopia de um fibroadenoma.

Áreas de hipercelularidade estromal podem ser vistas dentro de um fibroadenoma, levando ao diagnóstico de fibroadenomas celulares, porque esta arquitetura típica nos tumores filoides é ausente ou focal. Figuras mitóticas são incomuns. O componente epitelial do fibroadenoma pode mostrar graus variados de hiperplasia epitelial, particularmente em mulheres jovens. Metaplasia escamosa ou apócrina também pode ser ocasionalmente observada. Sempre que ocorrem alterações apócrinas papilares, cistos, calcificações epiteliais e adenose esclerosante, esses tumores são classificados como fibroadenomas complexos. Raramente, hiperplasia ductal atípica, neoplasia lobular, neoplasia intraepitelial ductal (DIN) ou carcinoma podem ocorrer dentro dos fibroadenomas.[14]

Tumor *Phyllodes*

Os tumores *Phyllodes* representam menos de 1% de todas as neoplasias primárias da mama. Esses tumores são neoplasias bifásicas, basicamente análogas aos fibroadenomas, compostas por elementos estromais e epiteliais, estando exemplificados na Figura 21-2. Existem nos subtipos benigno (35-64%), *borderline* e maligno, embora não haja concordância uniforme nos critérios para atribuir um subtipo ou para prever o comportamento biológico.[15] O subtipo destes tumores filoides parece ser menos importante para o risco de recorrência do que a margem de ressecção livre de tumor obtida pelo tratamento cirúrgico. Os tumores de *Phyllodes* são geralmente benignos, mas as recorrências não são incomuns e um número relativamente pequeno de pacientes desenvolverá metástases hamatogênicas.

Geralmente, o tumor *Phyllodes* se apresenta como um nódulo mamário de rápido crescimento e clinicamente benigno, em mulheres na quarta ou quinta década de vida.[16] O diagnóstico deste tumor antes da biópsia excisional/setorectomia é incomum. Os tumores filoides normalmente aparecem no exame ultrassonográfico e na mamografia como fibroadenomas, e a biópsia por agulha grossa (*core biopsy*) parece inadequada para distinguir de maneira confiável o este tumor do fibroadenoma.[15] O Quadro 21-1, sugere escore de suspeita para diagnóstico de tumor *Phyllodes*.[17]

As recorrências locais dos tumores *Phyllodes* são o sítio mais comum de nova manifestação da mesma doença. Margens positivas, fibroproliferação no tecido mamário circundante e necrose estão associadas a aumento acentuado nas taxas de recorrência local. A maioria das recorrências à distância ocorre no pulmão e podem ser representadas por nódulos sólidos ou cavidades de paredes finas. Pacientes com crescimento excessivo de estroma, particularmente com tamanho de tumor maior que 5 cm, demonstraram uma alta taxa de falha à distância. Os fatores prognósticos implicados no risco de recorrência são resumidos no Quadro 21-2.[17]

A morte por tumor *Phyllodes* é rara (2%), e apenas aqueles tumores que demonstram características patológicas uniformemente agressivas parecem estar associados a esta taxa de mortalidade. A excisão local ampla com margens livres de tumor de 1 cm ou mais é a terapia cirúrgica preferida para

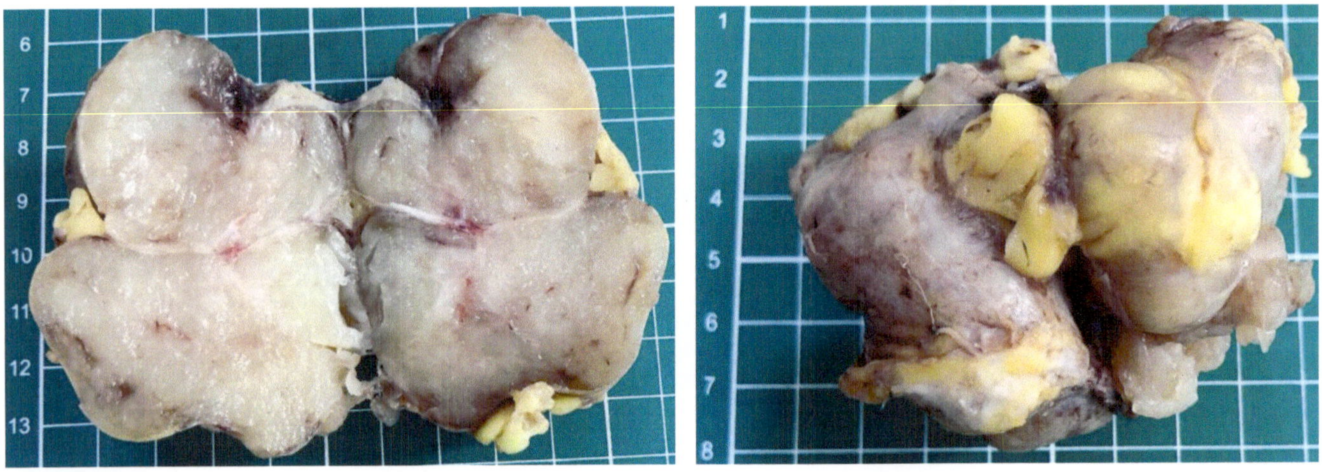

Fig. 21-2. Macroscopia de um tumor *Phyllodes* benigno e maligno.

Quadro 21-1. Escore de Suspeita Clinicopatológica de Paddington[17]

Achados clínicos

- Aumento súbito de volume em lesão mamária antiga
- Aparente fibroadenoma > 3 cm de diâmetro ou em paciente > 35 anos

Achados em exame de imagem

- Bordos arredondados/aparência lobulada em mamografia
- Atenuação de áreas císticas dentro de massa sólida na ultrassonografia

Achados em PAAF

- Presença de fragmentos hipercelulares no estroma
- Achados indeterminados/inconclusivos

Obs.: Se dois ou mais achados presentes = *core biopsy.*

Quadro 21-2. Fatores Prognósticos Implicados no Risco de Recorrência Local e Distância no Tumor *Phyllodes*[17]

Fator prognóstico	Risco de recorrência local	Risco de recorrência à distância
Tamanho tumoral	Não	Sim
Grau histológico	Incerto	Sim
Margem positiva	Sim	-
Hiperproliferação estromal	-	Sim
Recorrência local prévia	Não se aplica	Não

pacientes com tumores filoides, independentemente do subtipo histológico. A mastectomia total é necessária apenas se as margens negativas não puderem ser obtidas por cirurgia conservadora de mama.[18,19] Como estas neoplasias raramente metastatizam para os linfonodos axilares (10-15%), o estadiamento axilar cirúrgico não é necessário, a menos que os linfonodos sejam patológicos no exame clínico.[19] O papel da radioterapia adjuvante é incerto e requer investigação adicional.[16] Existem poucos tratamentos bem-sucedidos relatados com irradiação pós-operatória em tumores filoides malignos, seu papel permanecendo indefinido em razão da raridade da condição. Embora o componente epitelial da maioria destes tumores contenha receptor de estrogênio (58%) e/ou receptor de progesterona (75%), a terapia endócrina não tem papel comprovado no tratamento do tumor *Phyllodes*. Da mesma forma, não há evidências de que a quimioterapia citotóxica adjuvante forneça um benefício na redução de recorrências ou morte. Nos pacientes que apresentam recidiva local, deve-se ressecar a recidiva com amplas margens cirúrgicas livres de tumor. Alguns membros do painel da National Comprehensive Cancer Network (NCCN) recomendam terapia de radiação parcial após a ressecção de uma recorrência local, mas essa recomendação ainda é controversa. O painel alemão discutiu quimioterapia e radioterapia como uma opção após a ressecção para recorrência local, mas não deu nenhuma recomendação geral para essas terapias.[15]

Forma Mesenquimal Pura

O segundo grupo, o de tumores mesenquimais puros, reflete as características morfológicas de suas contrapartes que surgem principalmente nos tecidos moles.[20] Os sarcomas mamários devem ser diferenciados do carcinoma metaplásico por conta do diferente manejo cirúrgico e clínico. De fato, o componente sarcomatoso de um carcinoma triplo-negativo com características metaplásicas extensas pode superar o componente epitelial, levando a um diagnóstico errado de sarcoma puro primário. Portanto, remanescentes focais de carcinoma devem ser examinados em tumores que apresentem diferenciação mesenquimal proeminente.

Sarcomas

Os sarcomas da mama são um grupo raro de diversos tumores mesenquimais, responsáveis por menos de 1% de todos os tumores da mama. Foram descritos vários tipos histológicos, incluindo fibrossarcoma, histiocitoma fibroso maligno, lipossarcoma, rabdomiossarcoma, leiomiossarcoma, hemangiossarcoma, schwannoma maligno, sarcoma osteogênico e condrossarcoma.[21] O tumor ocorre frequentemente entre a quinta e sexta décadas de vida e apresenta-se clinicamente como um nódulo mamário indolor.[22] O tamanho do tumor pode variar de menos de 1 cm a mais de 40 cm. O prognóstico dos sarcomas primários da mama depende do tamanho e do grau histológico. Os tumores podem se espalhar diretamente ou por meio de invasão hematogênica.[23,24] No entanto, o envolvimento nodal axilar é raro.[22,25]

O tratamento é baseado em uma abordagem multidisciplinar, incluindo cirurgia, radiação e quimioterapia. Em uma pequena série retrospectiva do American National Cancer Institute, foi avaliado o papel da radioterapia adjuvante no tratamento de pacientes com sarcoma primário não metastastático de alto grau. Neste estudo, o prognóstico do sarcoma mamário foi semelhante ao da extremidade, após 99 meses de acompanhamento. Quando a radioterapia foi adicionada, um excelente controle foi alcançado. Os dois tipos histológicos mais citados de sarcomas primários da mama compreendem:

1. O fibrossarcoma primário da mama é uma neoplasia rara, com incidência não estabelecida. Clinicamente, esse tumor se apresenta como um nódulo que pode ser doloroso em um terço dos casos;
2. Leiomiossarcoma primário da mama: este tumor é uma neoplasia rara, com menos de 20 casos relatados na literatura médica.[24] Assemelha-se clinicamente a um tumor *Phyllodes* maligno, com uma massa lobulada firme. A cirurgia é a principal abordagem do tratamento. Como o leiomiossarcoma geralmente invade os tecidos periféricos, como a pele e a fáscia, a cirurgia curativa requer uma ampla ressecção. A dissecção do bloco axilar geralmente não é recomendada, pois nenhum dos casos relatados apresentou metástases nodais.[24] A progressão metastática geralmente ocorre por via hematogênica. Os benefícios da quimioterapia e da radioterapia ainda não foram confirmados.[25] Em comparação com outros sarcomas da mama, o prognóstico do leiomiossarcoma é melhor. No entanto, o acompanhamento a longo prazo é recomendado, porque a recorrência local e metástases à distância podem aparecer até 20 anos.[24]

Linfoma Primário da Mama

O linfoma primário de mama é um linfoma maligno que ocorre principalmente na mama na ausência de linfoma previamente detectado em outras localizações. É responsável por menos de 0,5% de todos os linfomas malignos.[26] O linfoma de células B é mais frequentemente observado que o linfoma de células T na glândula mamária. Histologias como linfoma folicular não Hodgkin ou linfoma da zona marginal extranodal (MALT) ocorrem com menos frequência.[27] A característica clínica usual do linfoma de mama é uma massa indolor de rápida expansão.[26] A diferenciação entre linfoma primário e secundário é difícil e alguns critérios são usados para determinar a localização primária do linfoma mamário:

A) A disponibilidade do material patológico adequado;
B) Tanto o tecido mamário quanto o infiltrado linfomatoso estão presentes;
C) Nenhuma doença disseminada ou linfoma extramamário anterior;
D) O envolvimento de linfonodo axilar ipsilateral é considerado aceitável.[28]

As opções de tratamento incluem cirurgia, quimioterapia e radioterapia. Não há consenso sobre o tratamento apropriado. A recomendação de quimioterapia para doença volumosa ou estadio II é encontrada na literatura. A radioterapia pode ser usada para fornecer controle local ou pode ser adjuvante à quimioterapia.[26] As séries clínicas mostram que a sobrevida global em 5 anos foi de 53%. Os fatores que influenciam um melhor prognóstico são: estadio inicial, cirurgia conservadora, radioterapia e modalidade combinada.[29]

Outros Tumores Mesenquimais que Valem Ser Lembrados...

As lesões vasculares incluem hemangioma benigno e angiomatose, proliferações vasculares atípicas e angiossarcomas. Os angiossarcomas podem se desenvolver após a radioterapia para câncer de mama ou, menos comumente, como neoplasias primárias que surgem em pacientes sem histórico prévio de radiação.[30-33]

Os tumores que mostram diferenciação de adipócitos incluem lipoma, um tumor benigno composto de adipócitos maduros sem atipia, às vezes incorporando pequenos vasos (angiolipoma), e lipossarcoma que representa sua contraparte maligna.[34]

Schwannoma e neurofibroma da mama derivam da bainha dos nervos periféricos; a maioria delas surge no tecido subcutâneo mamário, mesmo que lesões parenquimatosas também tenham sido descritas.[35] O tumor primário de células granulares da mama é uma neoplasia benigna derivada das células Schwann dos nervos periféricos e composta por ninhos compactos de células com grânulos citoplasmáticos eosinofílicos proeminentes, que são positivos à PAS e fortemente imunorreativos à proteína CD68 e S100.[36]

O miofibroblastoma é um tumor de células fusiformes do estroma mamário, benigno, bem circunscrito e pseudoencapsulado, com importante diferenciação miofibroblástica, imunorreativo à desmina, actina do músculo liso e CD34. Eles mostram bandas amplas de colágeno hialinizado na ausência de qualquer ducto e lóbulo mamário.[37]

A fibromatose do tipo desmoide da mama é uma proliferação localmente infiltrativa e histologicamente de baixo grau, composta de células fusiformes e colágeno. Raramente ocorre dentro do parênquima mamário, frequentemente surgindo da fáscia peitoral.[38]

A fascite nodular é uma proliferação fibroblástica/miofibroblástica autolimitada e formadora de massa. O tumor miofibroblástico inflamatório é uma neoplasia geralmente de baixo grau composta por células fusiformes miofibroblásticas com células inflamatórias mescladas proeminentes, mais comumente células plasmáticas.[39]

A hiperplasia estromal pseudoangiomatosa é uma doença benigna na qual as células estromais formam um padrão complexo de espaços vazios anastomosados em um estroma de colágeno denso coexistindo com ducto e epitélio lobular. Os espaços raramente contêm alguns glóbulos vermelhos. Miofibroblastos (geralmente CD34 e calponina imunorreativos) revestem os espaços semelhantes a fendas, lembrando células endoteliais.[40]

O leiomioma da mama, bem como o leiomiossarcoma, mostram diferenciação distinta do músculo liso.[41,42]

Rabdomiossarcoma puro e osteossarcoma da mama são compostos de células que mostram diferentes graus de diferenciação muscular esquelética ou formação de osteoides.[43,44]

O tumor estromal periductal é uma lesão rara do comportamento de sarcoma de baixo grau.[45]

O tratamento recomendado para todos estes tumores mesenquimais citados, em virtude da escassez de literatura, inclui exérese alargada e ampla, frequentemente com mastectomia associada à radioterapia e quimioterapia para doenças avançadas e/ou metastáticas, sendo a adjuvância ainda bastante questionada em seu efeito prognóstico.[17,45]

REFERÊNCIAS BIBLIOGRÁFICAS

1. Lakhani SR, Ellis IO, Schnitt SJ, et al. WHO classification of tumours of the breast. 4th ed. IARC, Lyon; 2012.
2. Max Borst. "Istologia Patologica" Zanichelli, Bologna. 1936.
3. Haagensen CD. Disease of the breast, 3rd edn. W. B. Saunders Company Ltd, London. 1976:382-384.
4. Page DL, Anderson TJ. Diagnostic histopathology of the breast. New York: Churchill Livingstone; 1987:193-197.
5. Rosen PP. The pathological classification of human mammary carcinoma: past, present and future. Ann Clin Lab Sci. 1979;9(2):144-156.
6. Colleoni M, Rotmensz N, Maisonneuve P, et al. Outcome of special types of luminal breast cancer. Ann Oncol. 2012;23(6):1428-1436.
7. Maisonneuve P, Disalvatore D, Rotmensz N, et al. Proposed new clinicopathological surrogate definitions of luminal A and luminal B (HER2- negative) intrinsic breast cancer subtypes. Breast Cancer Res. 2014;16(3):R65.
8. Yerushalmi R, Hayes MM, Gelmon KA. Breast carcinoma – rare types: review of the literature. Ann Oncol. 2009;20:1763-70.
9. Reimer T. Management of rare histological types of breast tumours. Breast Care (Basel). 2008;3:190-6.
10. Carbone S, Lobo Alvarez R, Lamacchia A, et al. Primary squamous cell carcinoma of the breast: a rare case report. Rep Pract Oncol Radiother. 2012;17:363-6.
11. Soares A, Gonc¸alves J, Azevedo I, et al. Lobular ectopic breast carcinoma: a case-report. Rep Pract Oncol Radiother. 2013;18:189-91.
12. Mazzarol G, Pirola S. Special Types of Breast Cancer and Non-epithelial Tumors. In: Veronesi U, Goldhirsch A, Veronesi P,

Gentilini O, Leonardi M. (eds) Breast Cancer. Springer, Cham. 2017.

13. Kuijper A, Mommers E C, van der Wall E, van Diest P J. Histopathology of fibroadenoma of the breast. Am J Clin Pathol. 2001;115(5):736-742.
14. Sklair-Levy M, Samuels T H, Catzavelos C, et al. Stromal fibrosis of the breast. Am J Roentgenol. 2001;177(3):573-577.
15. Acevedo C, Amaya C, López-Guerra J L. Rare breast tumors: Review of the literature. Rep Pract Oncol Radiother. 2013;19(4):267-274.
16. Jeanneret-Sozzi W, Taghian A, Epelbaum R, *et al.* Primary breast lymphoma: patient profile, outcome and prognostic factors. A multicentre Rare Cancer Network study. BMC Cancer. 2008;8:86.
17. Telli M L, Horst K C, Guardino A E, et al. Phyllodes Tumors of the Breast: Natural History, Diagnosis, and Treatment. Journal of the National Comprehensive Cancer Network. 2007;5(3):324-330.
18. Macdonald O K, Lee C M, Tward J D, et al. Malignant phyllodes tumor of the female breast. Cancer. 2006;107:2127-33.
19. Chaney A W, Pollack A, Mcneese M D, et al. Primary treatment of cystosarcoma phyllodes of the breast. Cancer. 2000;89:1502-11.
20. Callery C D, Rosen P P, Kinne D W. Sarcoma of the breast. A study of 32 patients with reappraisal of classification and therapy. Ann Surg. 1985;201(4):527-532.
21. Barnes L, Pietruszka M. Sarcomas of the breast: a clinicopathologic analysis of ten cases. Cancer. 1977;40:1577-85.
22. Lee J Y, Kim D B, Kwak B S, Kim E J. Primary fibrosarcoma of the breast: a case report. J Breast Cancer. 2011;14:156-9.
23. Adem C, Reynolds C, Ingle J N, Nascimento A G. Primary breast sarcoma: clinicopathologic series from the Mayo Clinic and review of the literature. Br J Cancer. 2004;91:237-41.
24. Sandhya B, Babu V, Parthasarathy G, et al. Primary leiomyosarcoma of the breast: a case report and review of literature. Indian J Surg. 2010;72(1):286-8.
25. Madigan MN, Dempsey PJ, Krishnamurthy S. Ultrasound-guided fine needle aspiration cytodiagnosis of leiomyosarcoma metastatic to the breast: a case report. Acta Cytol. 2003;47:783-6.
26. Meerkotter D, Rubin G, Joske F, et al. Primary breast lymphoma: a rare entity. J Radiol Case Rep. 2011;5:1-9.
27. Feder JM, Paredes ES, Hogge JP, Wilken JJ. Unusual breast lesions: radiologic-pathologic correlation. Radiographics. 1999;19:S11-26.
28. Wiseman C, Liao KT. Primary lymphoma of the breast. Cancer. 1972;29:1705-12.
29. Jeanneret-Sozzi W, Taghian A, Epelbaum R, et al. Primary breast lymphoma: patient profile, outcome and prognostic factors. A multicentre Rare Cancer Network study. BMC Cancer. 2008;8:86.
30. Billings SD, McKenney JK, Folpe AL, et al. Cutaneous angiosarcoma following breast-conserving surgery and radiation: an analysis of 27 cases. Am J Surg Pathol. 2004;28(6):781-788.
31. Brenn T, Fletcher CD. Radiation-associated cutaneous atypical vascular lesions and angiosarcoma: clinicopathologic analysis of 42 cases. Am J Surg Pathol. 2005;29(8):983-996.
32. Jozefczyk MA, Rosen PP. Vascular tumors of the breast. II. Perilobular hemangiomas and hemangiomas. Am J Surg Pathol. 1985;9(7):491-503.
33. Rosen PP. Vascular tumors of the breast. III. Angiomatosis. Am J Surg Pathol. 1985;9(9):652-658.
34. Terrier P, Terrier-Lacombe MJ, Mouriesse H, et al. Primary breast sarcoma: a review of 33 cases with immunohistochemistry and prognostic factors. Breast Cancer Res Treat. 1989;13(1):39-48.
35. Bellezza G, Lombardi T, Panzarola P, et al. Schwannoma of the breast: a case report and review of the literature. Tumori. 2007;93(3):308-311.
36. Brown AC, Audisio RA, Regitnig P. Granular cell tumour of the breast. Surg Oncol. 2011;20(2):97-105.
37. Wargotz ES, Weiss SW, Norris HJ. Myofibroblastoma of the breast. Sixteen cases of a distinctive benign mesenchymal tumor. Am J Surg Pathol. 1987;11(7):493-502.
38. Rosen PP, Ernsberger D. Mammary fibromatosis. A benign spindle-cell tumor with significant risk for local recurrence. Cancer. 1989;63(7):1363-1369.
39. McMenamin M E, DeSchryver K, Fletcher C D. Fibrous lesions of the breast: a review. Int J Surg Pathol. 2000;8(2):99-108.
40. Vuitch MF, Rosen PP, Erlandson RA. Pseudoangiomatous hyperplasia of mammary stroma. Hum Pathol. 1986;17(2):185-191.
41. Ende L, Mercado C, Axelrod D, et al. Intraparenchymal leiomyoma of the breast: a case report and review of the literature. Ann Clin Lab Sci. 2007;37(3):268-273.
42. Falconieri G, Della Libera D, Zanconati F, Bittesini L. Leiomyosarcoma of the female breast: report of two new cases and a review of the literature. Am J Clin Pathol. 1997;108(1):19-25.
43. Hays DM, Donaldson SS, Shimada H, etal. Primary and metastatic rhabdomyosarcoma in the breast: neoplasms of adolescent females, a report from the Intergroup Rhabdomyosarcoma Study. Med Pediatr Oncol. 1997;29(3):181-189.
44. Silver SA, Tavassoli FA. Primary osteogenic sarcoma of the breast: a clinicopathologic analysis of 50 cases. Am J Surg Pathol. 1998;22(8):925-933.
45. Burga AM, Tavassoli FA. Periductal stromal tumor: a rare lesion with low-grade sarcomatous behavior. Am J Surg Pathol. 2003;27(3):343-348.

LINFADENOPATIAS AXILARES

Fabio Postiglione Mansani ▪ Janiceli B. H. Silvestre ▪ Thaís D. M. Paçam

INTRODUÇÃO

Desde o trabalho pioneiro de Halsted,[1] a importância da drenagem axilar das mamas tem feito parte do tratamento (cirúrgico e radioterápico) e como fator prognóstico no câncer de mama, mas pode, também, estar associada a outras doenças que acometem o sistema linfático e a glândula mamária. Para o melhor conhecimento das doenças que acometem estas estruturas axilares necessitamos dominar a anatomia local e, principalmente, os elementos vasculares, responsáveis pela maior parte das doenças que envolvem a axila.

A linfadenopatia axilar se demonstra, clinicamente, como massa axilar, e o diagnóstico diferencial pode ser desafiador, uma vez que outras condições não tumorais (como tecido mamário acessório, inflamação crônica granulomatosa, sequelas de trauma como seroma ou hematoma) e condições tumorais benignas e malignas (como lipomas, cistos de inclusão epidérmica, linfangiomas, fibroadenomas, schwannomas, entre outros) podem acometer a região axilar.[2]

ANATOMIA

A axila é constituída por compartimento de forma piramidal limitado pela porção proximal do membro superior e a parede torácica, ocupada por tecido fibroadiposo e onde se localizam plexo braquial, artéria e veia axilar, vasos linfáticos e linfonodos.

A drenagem linfática que converge para a região axilar provém do membro superior, região dorsal alta, parede anterior do tórax e, principalmente, das mamas.

Quando avaliamos a drenagem linfática proveniente da mama observamos que os vasos linfáticos da glândula se aglutinam aos linfáticos subdérmicos em direção ao plexo subareolar de Sappey e, a partir deste ponto, de forma centrífuga, drenam a cadeia linfonodal axilar. Cerca de 3% da drenagem linfática mamária, principalmente proveniente da porção profunda e da região medial, é direcionada para cadeia mamária interna.[3]

Na axila a drenagem linfática segue as estruturas venosas e, de acordo com a anatomia cirúrgica, tendo como referência o músculo peitoral menor, classificada em níveis de Berg:[4]

- *Nível 1*: linfonodos que se situam abaixo da borda lateral do pequeno peitoral. Inclui os grupos da mamária externa, da veia axilar e os escapulares;
- *Nível 2*: compreende os linfonodos que se situam atrás ou posteriores ao pequeno peitoral e envolve o grupo central e alguns gânglios do grupo subclavicular;
- *Nível 3*: inclui os linfonodos que se situam medialmente, ou acima da borda medial do pequeno peitoral, correspondendo aos gânglios do grupo subclavicular ou apical.[4]

PATOLOGIA

As alterações clínicas que acometem a região axilar geralmente se apresentam como massas ou linfonodomegalias provenientes dos tecidos que compõem essa região anatômica, ou seja, gordura, vasos, nervos e linfonodos.[3] Podem ser inflamatórias, tumorais ou apenas variações do normal (tecido glandular ectópico) e são classificadas como veremos a seguir.[5-6]

Tecido Linfático

- Reativo (13-24%): representa resposta ganglionar linfática a processo inflamatório ou infeccioso em área de drenagem para região axilar, muitas vezes o fator causal não consegue ser observado ou sofreu regressão espontânea;
- Infeccioso (< 5%): abcesso formado por acometimento direto da infecção no gânglio linfático;
- Miscelânea (5%): doença autoimune (reumatológica, dermatológica ou vascular), doença granulomatosa (sarcoidose, tuberculose), doença linfoproliferativa, corpo estranho (silicone), e drogas;[3,4]
- Neoplasia maligna:
  - Metástase a distância (6-23%);
  - Metástase regional (12-33%): mama, tumores pele do dorso, parede torácica ou membro superior (melanoma, células escamosas);
  - Linfomas (5%);
  - Leucemias (5%);
  - Angiossarcoma (0,1%);
  - Outros tumores (raros).

Tecido Mamário Acessório (< 19%)

- Tecido glandular normal;
- Lesões benignas dentro do tecido mamário acessório: esteatonecrose;
- Tumores benignos da mama acessória (fibroadenoma, lipoma, hemangioma – na infância);
- Tumores malignos da mama acessória.

Lesões Tumorais

- Origem vascular;
- Hemangioma;
- Angiossarcoma;
- Linfangioma;

- Origem neural;
- Neuroma;
- Tumores bainha de nervos periféricos (Neurofibroma/Schwannoma);
- Origem tecido adiposo;
- Lipoma (2-6%);
- Lipossarcoma;
- Origem muscular/osteocartilaginosa;
- Rabdomioma/rabdomiossarcoma;
- Osteocondroma/Condroma/Condrossarcoma;
- Origem fibrosa/Fibro-histocítica;
- Fibroma;
- Histiocitoma fibroso maligno.

Lesões de Origem Cutânea (< 2%)

- Cistos de inclusão epidérmica;
- Cistos sebáceos.

DIAGNÓSTICO

Cerca de 80% das lesões axilares são determinadas por linfadenopatia nas suas mais variadas formas. Linfonodos normais usualmente são menores que 1 cm em diâmetro. Linfadenopatia descreve a condição em que linfonodos tornam-se anômalos em tamanho e consistência, correspondendo a um sinal presente em muitas doenças.[7]

A investigação diagnóstica deve ser determinada pela avaliação clínica, que, baseada nos achados do exame físico, pode excluir a necessidade de exames complementares (laboratorial, imagem e ou biópsia) e orientar o tratamento.

A história clínica do paciente com linfadenopatia deve incluir investigação de sinais e sintomas que sugiram infecção, bem como fatores epidemiológicos como exposição a patógenos (ingestão de carne malpassada, arranhões de gato), viagens para áreas endêmicas, uso de medicações que possam causar linfonodomegalias (p. ex., alopurinol, hidralazina, sulindac). Sintomas constitucionais como febre, sudorese noturna, perda de peso, podem sugerir doença maligna.[7]

O exame físico deve compreender análise do tamanho do linfonodo, que quando anormais geralmente medem mais de 1 cm; consistência, que pode ser fibroelástica, sugerindo processo reacional, ou endurecida, sugerindo processo maligno; alterações de sensibilidade que se justificam por crescimento rápido da lesão, mais frequente em processos inflamatórios; fixação do linfonodo a tecidos adjacentes, comuns em lesões malignas, podendo, inclusive, formar blocos linfonodais. Além do exame físico local, é importante avaliar outros sítios linfonodais a fim de excluir linfadenopatia generalizada, bem como realizar exame das mamas, palpação abdominal para avaliar esplenomegalia, inspeção de lesões de pele em membros superiores e tronco em busca da etiologia da alteração linfonodal.

Linfadenopatia generalizada é mais comumente observada em doenças sistêmicas. Na ausência de lesões nos membros superiores, câncer frequentemente é encontrado.[8,9] As massas axilares mais comuns são metástases linfonodais por câncer de mama.[2] Outras neoplasias que podem se apresentar como linfadenopatia axilar são linfomas, melanomas, sarcomas, câncer de tireoide, câncer de pele, câncer de pulmão, e menos frequentemente câncer uterino, ovariano, de glândulas sudoríparas e gástrico. Ainda em aproximadamente 30% dos casos, o sítio primário não é identificado.[9]

Exames de laboratório devem ser direcionados de acordo com a suspeita clínica.

Exames de imagem incluem mamografia digital (MG), ultrassonografia (US) da mama e da axila na investigação inicial, deixando a ressonância magnética (RM) reservada aos casos em que os exames iniciais não sejam capazes de definir o diagnóstico e determinar a orientação terapêutica. A utilização da tomografia computadorizada está indicada na suspeita de lesões primárias pulmonares e linfomas. Tomografia per emissão de pósitrons (PET-TC) é utilizada em casos selecionados na dependência do diagnóstico da lesão primária.

Quando comparado ao exame clínico, os exames de imagem podem definir mais precisamente o tamanho, a distribuição, e a relação anatômica com outras estruturas tanto das massas como dos linfonodos, fornecendo pistas para o diagnóstico, mas não substituem a biópsia.[2]

US é o método mais utilizado, pois é amplamente disponível, de fácil manuseio e de menor custo e tem o benefício de não empregar radiação ionizante.[4,5]

Diferentes critérios são usados para determinar se um LN é normal ou patológico, incluindo diâmetro mínimo, formato arredondado anormal com relação diâmetros curto e longo, anormalidades da ecogenicidade do córtex e espessura cortical, obliteração da gordura do hilo e aumento do fluxo vascular. O espessamento cortical é a principal ferramenta para distinguir um LN normal de um anormal.[2] A comparação das características dos linfonodos benignos e malignos à US é demonstrada no Quadro 22-1.

Na mamografia o LN tumoral se apresenta denso e redondo com bordos irregulares ou espiculados e com ausência de gordura hilar. Microcalcificacões podem ocorrer, mas não são específicas uma vez que podem ser vistas em doenças granulomatosas, artrite reumatoide e outras.

Características ultrassonográficas compreendem espessamento cortical (> 2,5-3 mm), relação anormal entre córtex e hilo (> 1 ou LSR < 2), bordos bem definidos ou irregulares e hipertrofia cortical denotando infiltração tumoral intranodal e disseminação extranodal. Na doença mais avançada a obliteração hilar é comum, causando hipoecogenicidade (86%). Halos periféricos são vistos em aproximadamente 50% dos casos. Vascularização periférica e a presença de fluxo transcapsular

Quadro 22-1. Comparação entre Linfonodos Benignos Reativos e Metastáticos

	LN reativos benignos	LN metastáticos
Tamanho	Tendem a ser menores	Tendem a ser maiores
Formato	Elípticos	Redondos, com cortical espessada
Relação diâmetros	Menos (< 0,5)	Maior (> 0,5)
Bordos	Bem definidos	Pouco para mal definidos
Ecogenicidade	Hiperecoico	Predominantemente hipoecoico
Hilo gorduroso	Presente	Geralmente ausente
Necrose intranodal	Não	Pode estar presente

em razão da neoangiogênese tumoral são altamente sugestivas de malignidade.

Os achados tomográficos e de ressonância magnética são similares aos encontrados na US. Extensão extranodal é demonstrada como edema perinodal formando um halo hiperecoico na US, como margem irregular e apagada do linfonodo na TC e como áreas de hiperintensidade em T2 na RM. Ainda na RM, LN metastáticos geralmente demostram captação heterogênea do contraste.

Se a massa não apresentar características de linfonodopatia, RM ou TC podem ajudar a identificar o órgão de origem, características patognomônicas, como as encontradas em tumores neurais, podem prevenir uma punção ou biópsia desnecessária, pois essas lesões são de tratamento cirúrgico definitivo.[10]

Estudo cito-histológico pode ser necessário, principalmente na suspeita ou presença de lesões tumorais, preferencialmente guiado por imagem. Nos casos de coleções líquidas e suspeita de lesões metastáticas ou infecciosa, a punção aspirativa de agulha fina (PAAF) tem alta sensibilidade, associada a menor risco de complicações determinadas pelo procedimento, e deve ser a metodologia escolhida. Quando na presença de lesões sólidas primárias ou indeterminadas, a biópsia de fragmento por agulha grossa deve ser indicada, por ser análise histológica e possibilitar maior segurança na realização de estudo imuno-histoquímico e permitir estudos de biologia molecular.[11] Biópsia cirúrgica pode ser feita caso o diagnóstico não seja possível pelas técnicas supracitadas, e especialmente útil na suspeita de linfoma, uma vez que permite a avaliação da arquitetura nodal.

Na avaliação dos pacientes com linfonodomegalias, se inicialmente nenhuma etiologia é identificada, pode-se observar por 3-4 semanas. Biópsia é mandatória se não houver resolução espontânea da linfonodomegalia após este período.

A Figura 22-1 sugere a abordagem para massas axilares e pode ser útil na tomada de decisões quanto à escolha de métodos de investigação.

DOENÇAS LINFONODAIS

Linfonodo Reacional ou Infeccioso

Podem ser em decorrência de infecções de pele e tecidos moles, bem como por infecções sistêmicas específicas (toxoplasmose, brucelose, tuberculose, HIV entre outras) ou inespecíficas. Na avalização por imagem apresentam > 1 cm e radiodensos na MG, embora sejam mais bem avaliados pela USG que mostra espessamento da cortical e preservação da ecogenicidade hilar, vascularização aumentada ao Doppler. Na RM um linfonodo reacional pode-se apresentar com baixa intensidade de sinal em T1 e moderada/alta em T2, com aumento da captação do contraste.

Não há padrão característico para diferenciar linfadenopatia reativa de causas específicas, entretanto, alguns padrões podem sugerir determinada doença: nas infecções pela tuberculose ou outras doenças granulomatosas pode ser observada presença de calcificações, também presentes na presença de embolização por corpo estranho (silicone de implante rompido e silicose),[2] linfadenopatia unilateral geralmente está relacionada com infecções de pele, mastite ou abscessos de mama.[10] Compostos inorgânicos como carvão também podem aumentar linfonodos.

Arranhadura do Gato

A doença da arranhadura do gato é causada por 3 espécies de *Bartonella*, um ROD gram-negativa:

1. *Bartonella henselae* (mais frequente);
2. *Bartonella quintana*;
3. *Bartonella bacilliformis*.

Essas bactérias residem em pulgas de gatos infectados e são inoculados por arranhadura ou mordedura de gatos jovens. A infecção bacteriana geralmente leva à linfadenopatia subaguda localizada na via linfática proximal à região de inoculação.[12,13]

O tratamento do agente causal deve ser realizado conforme protocolos específicos e indicação clínica. Quanto aos linfonodos reacionais é recomendado tratamento expectante com controle seriados clínicos e por imagem.

Linfadenopatia por Silicone

A linfadenopatia por silicone após mamoplastia de aumento é uma reação a corpo estranho causada pela liberação ou migração de silicone nos tecidos circunjacentes ao implante. Não justifica tratamento a menos que seja sintomático ou interfira na detecção precoce do câncer de mama.[14]

Silicone é transportado para os LN regionais pelos macrófagos e induz a reação granulomatosa. Na mamografia os LN apresentam-se aumentados e radiodensos, USG mostra uma aparência clássica de *snowstorm*. A TC não adiciona benefício, pois silicone tem uma densidade similar aos tecidos moles, demonstrando-se com densidade de massa. Na RM, o silicone livre aparece como focos de intensidade de baixo sinal na sequência T1 de supressão de gordura, e alta intensidade de sinal na sequência STIR com supressão de água.

Sarcoidose

Condição inflamatória sistêmica que afeta, primeiramente, os pulmões e linfonodos hilares, mas pode acometer linfonodos axilares e outros. Os achados tomográficos não são específicos, e embora os linfonodos possam apresentar calcificações, isto não é comumente encontrado no acometimento extratorácico da doença.[10]

Tuberculose Sistêmica

Na tuberculose sistêmica (TB) o envolvimento axilar é raro e se manifesta de 2 formas: linfadenopatia axilar e mastite tuberculosa. No envolvimento linfonodal, esses são grandes, o córtex é hipoecoico e pode haver calcificações.[15]

Linfadenopatia por Toxoplasmose

Toxoplasmose é causada pela infecção do protozoário intracelular obrigatório *Toxoplasma Gondii*, sendo que a linfadenopatia é um achado comum na doença, que se apresenta com linfonodos aumentados de tamanho, firmes e não dolorosos, acometendo principalmente a região cervical, mas podendo, também, acometer a região axilar. O diagnóstico pode ser confirmado por testes sorológicos se a PAAF ou *core biopsy* sugerirem esta possibilidade.

Doença de Kikucki (Linfadenite Histiocítica Necrotizante)

É uma doença rara autolimitada que afeta asiáticos jovens com menos de 40 anos, de etiologia desconhecida, acomete mais

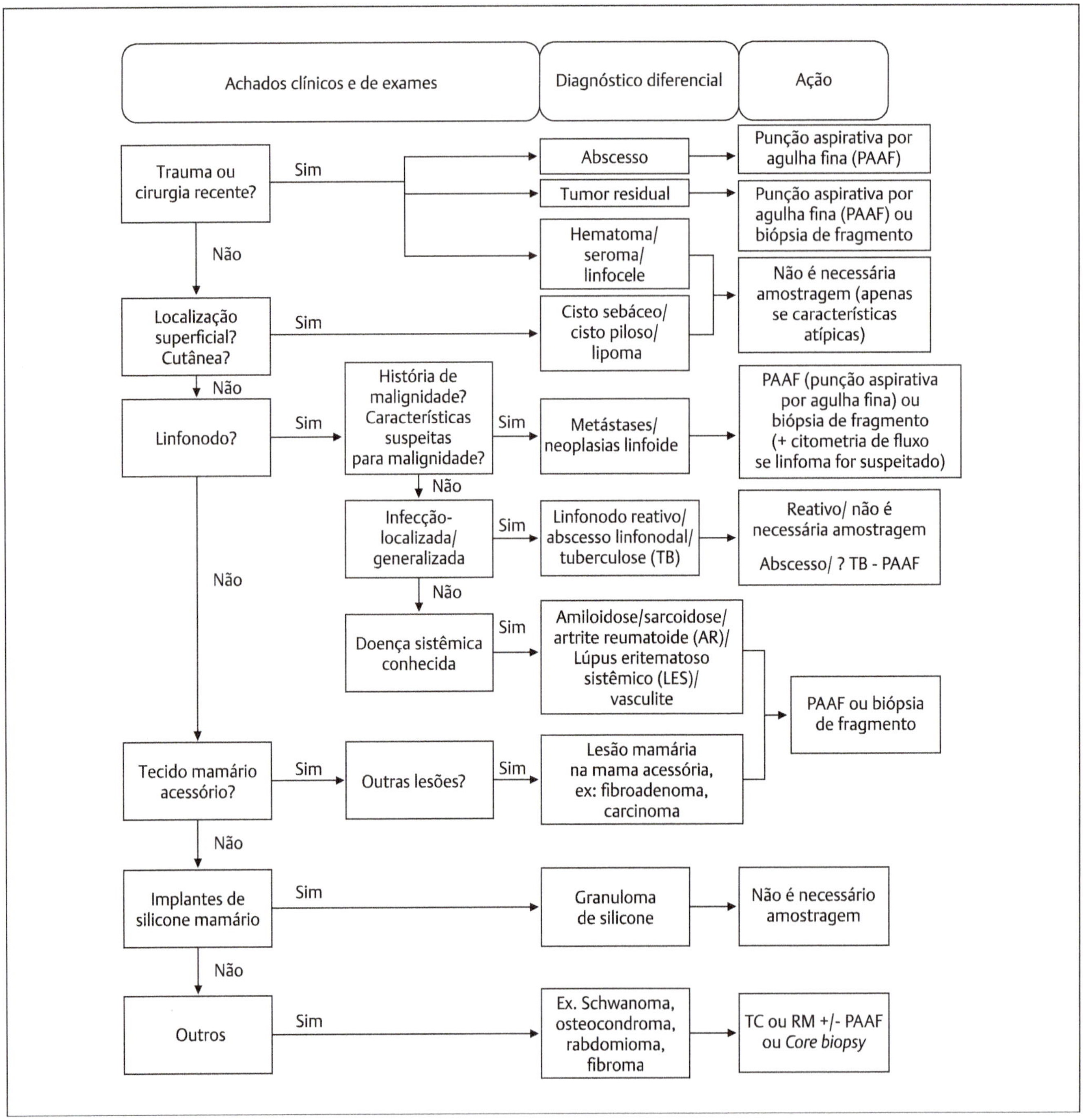

Fig. 22-1. Algoritmo para abordagem das massas axilares (Adaptada.)[10]

os linfonodos cervicais, podendo, ocasionalmente, aparecer como linfadenomegalia axilar. As manifestações clínicas são inespecíficas com quadro de febre, sudorese e perda de peso.

Doenças do Tecido Conjuntivo

A linfonodopatia pode ser uma característica das doenças do tecido conjuntivo, como artrite reumatoide, lúpus eritematoso sistêmico (LES), esclerose múltipla, psoríase, esclerodermia e dermatomiosite.

O aumento dos linfonodos ocorre em aproximadamente 50% dos pacientes com LES (principalmente em região axilar, inguinal e cervical), sendo mais comum no início da doença ou na sua exacerbação. Caracteristicamente são linfonodos de consistência fibroelástica com aumento discreto do tamanho. À MG os linfonodos podem apresentar calcificações internas. À US observa-se espessamento e hipoecogenicidade da cortical.[2]

Doença Metastática

A mais frequente causa de linfadenopatia axilar é metástase sistêmica ou regional principalmente de tumor primário mamário, mas também cabeça e pescoço, pulmão, estômago, ovário e membro superior ipsilateral. Este acometimento ocorre inicialmente nos linfonodos da cadeia lateral (nível I) e progredindo de modo a alcançar o ápice da axila (nível III), embora estudos sobre linfonodo sentinela da mama tenham mostrado que o acometimento pode ocorrer sem respeitar esta progressão anatômica em até 5% dos casos.[16,17]

No exame de mamografia, linfonodo metastático aparece como massa densa, arredondada, contornos irregulares ou espiculados e com perda da gordura hilar.[10]

No estudo ultrassonográfico o acometimento linfonodal pode ocorrer em vários níveis. Na invasão mais inicial o espessamento da cortical (> 2,5-3 mm) e o aumento da relação maior/menor diâmetro (> 2) sugerem comprometimento metastático. Na infiltração maciça do linfonodo a obliteração do hilo é bastante comum (> 86%) e hipervascularização transcapsular determinada por neoangiogênese ao Doppler são observadas.[10]

Carcinoma de mama se apresentando como linfadenopatia axilar com tumor de mama clinicamente oculto foi primeiro descrito em 1907, por Halsted. Nas séries mais recentes, carcinoma oculto de mama corresponde a 0,1 a 0,8% de todos os cânceres de mama diagnosticados e sua incidência tem diminuído com a melhora dos exames de imagem. RM podem detectar um tumor primário de mama em aproximadamente 75% das mulheres que se apresentam com carcinoma metastático em linfonodos axilares.[18]

A abordagem do linfonodo axilar relacionada com neoplasia maligna mamária será discutida em capítulo à parte.

Linfomas

Linfomas são tumores derivados do sistema reticuloendotelial ou linfático e podem representar lesão primária axilar (9%) ou decorrente de disseminação de lesão de outra localização (30%), e representados, na maioria das vezes, por histologia não Hodgkin.

Quando observado na mamografia, o linfonodo acometido por linfoma tem volume aumentado (maior que 10 mm no menor diâmetro), bem delimitado, homogêneo e radiodenso. Na ultrassonografia também bem delimitado e com preservação da ecogenicidade hilar (em até 72% dos casos) com vascularização periférica ou mista (periférica e central).

A confirmação diagnóstica pode ser realizada pela obtenção de fragmento por biopsia de agulha grossa guiada por ultrassonografia, mas, em decorrência da heterogenicidade da lesão, a remoção de todo o linfonodo pode ser necessária para a confirmação diagnóstica pelo exame histopatológico e imuno-histoquímico.[2]

No linfoma anaplásico associado à prótese mamária, linfadenopatia é um achado pouco comum, encontrado em apenas 1 de cada 8 pacientes.[19]

DIAGNÓSTICO DIFERENCIAL (NÃO RELACIONADA COM O LINFONODO)

Tecido Mamário Acessório

Nos casos de massa axilar, a presença de tecido mamário acessório deve ser considerada no diagnóstico diferencial de linfonodomegalia. Ocorre em 0,4-6% da população geral, sendo bilateral em 1/3 das mulheres.

A mama acessória consiste no tecido mamário ectópico que tem sua origem na falha na regressão no tecido mamário primitivo ao longo da linha láctea e consiste, também, em tecido glandular e/ou fibroso, sendo a axila o local mais frequente. Na maioria dos casos é assintomática, tendo apenas abaulamento local. Ocasionalmente podem causar dor e desconforto principalmente durante a menstruação, gestação e lactação. As doenças que acometem o tecido mamário tópico são as mesmas que podem acometer o tecido ectópico (tumores, doenças inflamatórias, fibroadenomas).

Nos exames de imagem (MG e USG), aparecem como tecido fibroglandular normal.[20] Podem desenvolver as mesmas alterações patológicas que o tecido mamário localizado ectopicamente, como inflamação, fibrose, fibroadenomas, *Phyllodes* e carcinoma.[2,21]

Lesões de Origem Cutânea

Cisto de inclusão epidérmico: podem ser congênitos ou ocorrer no pós-trauma. É formado pelo acúmulo de produtos cutâneos como queratina, proteína, colesterol e lipídios de membrana celular. Apresentam-se como massas císticas cutâneas ou subcutâneas móveis localizadas logo abaixo da pele.

Linfadenopatia dermatopática é uma forma de hiperplasia linfonodal paracortical que pode ocorrer nas doenças dermatológicas crônicas.[22]

Lesões de Origem Vascular

Hemangioma cavernoso

São os tumores vasculares (endoteliais) benignos mais comuns, porém, são raros na mama e mais raros ainda na axila. São formados por vasos sanguíneos dilatados revestidos por células endoteliais. Podem conter elementos não vasculares como gordura, músculo liso, tecido fibroso, osso, hemossiderina e trombos. Clinicamente se apresentam como massa superficial palpável com ou sem eritema ou despigmentação da pele sobrejacente. São mais comuns em jovens e na região craniofacial. Os achados ultrassonográficos são massas ovoides lobuladas, bem circunscritas, superficiais, que são predominantemente hipoecoica, mas podem ter ecogenicidade interna variável. Áreas de calcificação podem estar presentes.[10]

Linfangioma

São malformações vasculares produzidas pelo sequestro de tecido linfático que falha na drenagem linfática no sistema venoso. Ocorrem mais comumente em crianças e na região da cabeça e pescoço, sendo a axila o segundo sítio de acometimento (20%). Em adultos, fatores predisponentes incluem trauma, infecção e crescimento tumoral, porém, um linfangioma frequentemente se forma sem eventos precedentes. Clinicamente se apresenta como massa axilar e pode crescer rapidamente secundário a sangramento. Ao US tem aparência de cistos multiloculares ou septados que podem mostrar ecos internos representando hemorragia ou conteúdo proteico, com ausência de fluxo sanguíneo ao Doppler (o que os distingue de hemangiomas).[10]

Tumor Neurogênico

Aproximadamente 20% dos tumores de nervo periférico crescem no plexo braquial, sendo neurofibromas a histologia mais comum. Schwannoma é a outra histologia. RM é a modalidade de escolha na avaliação de imagem dessas lesões.[10]

Lipoma

Tumores benignos comuns compostos de adipócitos que se apresentam como massa bem circunscrita de gordura dividida por septos de tecido conjuntivo. Usualmente crescem no tecido subcutâneo superficial, mas podem raramente acometer estruturas profundas. À US tem ecogenicidade variável e a cápsula é difícil de distinguir.[10]

Lesões Pós-Traumáticas e Pós-Cirúrgicas

Seromas

É a complicação mais frequente por cirurgia axilar para câncer de mama, com índices de até 25% após manipulação axilar (biópsia de linfonodo sentinela ou linfadenectomia).

Necrose Gordurosa

Processo inflamatório benigno resultante de trauma, cirurgia ou irradiação. A RM é de valor para distinguir alterações pós cirúrgicas de recorrência tumoral.[2]

Abscessos

Podem ocorrer seguindo trauma local, obstrução de glândulas sudoríparas ou sebáceas, infecção dos folículos pilosos ou, ainda, secundariamente à linfadenite provocada por tuberculose e/ou infecção bacteriana.

Outros Diagnósticos Diferenciais Raros

Febre Mediterrânea Familiar

Doença congênita causada pela perda da função no gene MEFV. Caracterizada por febre recorrente e dor autolimitada nas juntas, tórax e abdominal, enquanto linfadenenopatia é uma manifestação clínica infrequente.[23]

Leiomioma Axilar

Tumores benignos da musculatura lisa, há descrição na literatura médica de caso em criança mimetizando linfonodopatia axilar.[24]

Cisto Hidático Primário

Também descrição isolada na literatura, relata um caso deste achado acometendo mulher de 40 anos.[25]

Linfonodopatia de Origem Desconhecida

Em pacientes com linfonodopatia localizada cuja etiologia não seja definida com anamnese, exame físico e exames laboratoriais dirigidos, deve-se observar a evolução por 3-4 semanas. A biópsia é apropriada se não houver regressão nesse período. Esta abordagem é segura, não tendo impacto prognóstico e evitando biópsias desnecessárias.

REFERÊNCIAS BIBLIOGRÁFICAS

1. Halsted WS. The results of operation for the cure of cancer of the breast performed at the John Hopkins Hospital from June, 1989, to January, 1894. Ann Surg. 1894;20(5):497-555.
2. Park SH, et al. Imaging findings of variable axillary mass and axillary lymphadenopathy. Ultrasound in Med & Biol. 2014:40(9):1934-48.
3. Osborne MP, Boolbol SK. Brest Anatomy and Development. In: Harris JR, et al. Diseases of the breast, 4th ed. Philadelphia: Lippincott Willians & Wilkins, 2010. p. 1-11.
4. Biazus JV. Anatomia da Mama. In: Biazus JV, Zucatto AE, Melo MP. Cirurgia da mama. 2. ed. Porto Alegre: Artmed, 2012. p. 13-38.
5. Muttarak M, Chaiwun B, Peh WC. Role of mammography in diagnosis of axillary abnormalities in women with normal breast examination. Australas Radiol. 2004;48:306-10.
6. Walsh R, Kornguth PJ, Soo MS, et al. Axillary lymphnodes: mammographic, pathologic, and clinical correlation. AJR Am J Roentgenol. 1997;168:33-8.
7. Ferrer R. Lymphadenopathy: differential diagnosis and evaluation. Am Fam Physician. 1998;58:1313.
8. de Andrade JM, Marana HR, Sarmento Filho JM, et al. Diferential diagnosis of axillary masses. Tumori. 1996;82:596.
9. Copeland EM, McBride CM. Axillary metastases from unknown primary sites. Ann Surg. 1973:178-25.
10. Gupta A, Metcalf C, Taylor D. Review of axillary lesions emphasising some distinctive imaging and pathology findings. J Med Imaging Radiat Oncol. 2017;61:571-81.
11. Zosimas D, Lykoudis PM, Vashisht R. Preoperative ultrasound guided percutaneous axillary biopsy in breast cancer patients: fine need aspiration cytology *versus* core biopsy. Ann Ital Chir. 2016;87:509-16.
12. Balakumar A, Lao B, Papanagnou D, Zhang XC. Isolated Axillary Lymphadenitis Due to Bartonella Infection in an Immunocompromised Patient. Cureus. 2019;11(8):e5456.
13. Marques LC, Pincerato K, Yoshimura AA, et al. Cat scratch disease presenting as axillary lymphadenopathy and a palpable benign mammary nodule mimicking a carcinoma. Rev Soc Soc Bras Med Trop. 2018;51(2):247-8.
14. Zambacos GJ, Molnar C, Mandrekas AD. Silicone lymphadenopathy after breast augmentation: case reports, review of the literature, and current thoughts. Aesthetic Plast Surg. 2013;37(2):278-89.
15. Matsumoto RAEK, Catani JH, et al. Radiological findings of breast involvement in benign and malignant systemic diseases. Radiol Bras. 2018;51(5):328-33.
16. Ecanow JS, Abe H, Newstead GM, et al. Axillary staging of breast cancer. Radiographics. 2013;33:1589-612.
17. Giuliano AE, Hunt KK, et al. Sentinel lymph node dissection with and without dissection in women with invasive breast cancer and sentinel lymph node metastasis: a randomized clinical trail. JAMA. 2011;305(6):569-75.
18. Olson JA Jr., Morris EA, Van Zee KJ, et al. Magnetic resonance imaging facilitates breast conservation for occult breast cancer. Ann Surg Oncol. 2000;7(6):411.
19. Clemens MW, Miranda RN. Coming of age: breast implant-associated anaplastic large cell lymphoma after 18 years of investigation. Clin Plast Surg. 2015;42(4):605-13.
20. Stavros AT. Breast ultrasound. Philadelphia: Lippincott Williams and Wilkins, 2003.
21. Terada M, Adachi Y, Sawaki M, et al. Occult breast cancer may originate from ectopic breast tissue present in axillary lymph nodes. Breast Cancer Res Treat. 2018;172(1):1-7.
22. Garces S, Yin CC, Miranda RN, et al. Clinical, histopathologic and immunoarchitectural features of dermatopathic lymphadenopathy: an update. Modern Pathology. 2020;33(6):1-18.
23. Al-Khafaji J, Ganz-Lord F, Konjeti VR, Viny AD. A case of familial mediterranean fever with extensive lymphadenopathy and complex heterozygous genotype presenting in the fourth decade. Case Rep Rheumatol. 2018;1:9670801.
24. Cevizci MN, Fettah A, Kabalar ME. Leiomioma axillar: A case of atypically located leiomyoma mimicking axillary lymphadenomegaly. Turk J Pediatr. 2018;60(3):319-21.
25. Karadeniz E, Yur M, Akçay MN, Atamanalp SS. Primary hydatid cyst in the axillary region: a case report. Iran J Parasitol. 2018;13(2):328-30.

TRATAMENTO DO CARCINOMA DUCTAL *IN SITU*

CAPÍTULO 23

Felipe Eduardo Martins de Andrade ▪ Gustavo Nader Marta ▪ Larissa Cabral Marques
Thamyse Fernanda de Sá Dassie

EPIDEMIOLOGIA

O termo carcinoma ductal *in situ* (CDIS) é definido pela Organização Mundial da Saúde como uma proliferação de células epiteliais confinadas ao sistema ductolobular e caracterizada por marcada atipia citológica e inerente, mas não necessária, tendência à progressão para carcinoma invasivo. Engloba um conjunto heterogêneo de lesões com comportamento biológico distinto. A heterogeneidade biológica desta entidade explica as características clínicas distintas, os potenciais diversos de malignidade e recorrência.[1] A incidência de CDIS da mama vem aumentando acentuadamente em todo o mundo desde a década de 1980, coincidente com o aumento do rastreamento mamográfico em diversos países.[2] A incidência estimada nos Estados Unidos era de 5,8 casos para cada 100.000 mulheres com diagnóstico de câncer de mama em 1975, enquanto, em 2004, esse número subiu para 32,5 para 100.000 mulheres. Atualmente, o CDIS responde por até 25% dos diagnósticos de câncer de mama detectados por rastreamento. Em 2015, nos Estados Unidos, ocorreram 60.290 novos casos, sendo a maioria em pacientes entre 50-60 anos de idade, raça branca. No Brasil ocorrem aproximadamente 50 novos casos para cada 100.000 mulheres/ano.[3,4] Antes dos programas de rastreamento mamográfico, a frequência de CDIS era baixa, chegando a 2-3% dos tumores com massa palpável.

DIAGNÓSTICO

A maior parte dos casos, por volta de 90%, é diagnosticada na forma assintomática por meio de alteração nos exames de imagem. Em cerca de 60 a 90% dessas pacientes detectadas por rastreamento, a mamografia (MMG) apresenta calcificações suspeitas como principal achado radiológico.[5] Em poucos casos, cerca de 10%, temos achados ao exame clínico, sendo os principais sinais e sintomas: massa palpável (espessamento ou nodularidade), fluxo papilar ou doença de Paget. Os casos de CDIS, no passado, eram pouco diagnosticados na forma assintomática e a quase totalidade apresentava-se na sua forma sintomática. Quanto à morfologia das calcificações mais associada a CDIS, os tipos grosseira e heterogênea, fina/pleomórfica e fina/linear são as mais comuns. A biologia tumoral pode ser correlacionada com os achados de imagem. Rauch *et al.* observaram que os tumores com grau nuclear 3 e comedonecrose estavam mais associados a calcificações finas/lineares e finas/pleomórficas, lesões extensas e distribuição linear ou segmentar. Ainda na MMG, porém, com uma frequência menor, o CDIS pode aparecer na forma de assimetria focal ou distorção arquitetural.[6,7] Na ultrassonografia é possível detectar nódulos sólidos. Rauch *et al.*[8] demonstraram que 49% das pacientes assintomáticas e com diagnóstico de CDIS tinham ultrassonografia com nódulos suspeitos. Esses nódulos apresentavam-se principalmente hipoecogênicos, contornos irregulares, hipervascularizados, com maior eixo paralelo à pele e sem efeito acústico posterior. Nódulos hipoecogênicos, com contornos espiculados, estavam mais relacionados com CDIS associado a carcinoma micro invasor/invasor. Em até 40% dos casos, o CDIS pode ser oculto tanto na MMG quanto na ultrassonografia. O papel da ressonância magnética (RM) no manejo do CDIS ainda não foi bem estabelecido. O principal achado nesse método é o realce não nodular, e a RM é mais útil na avaliação de lesões de alto grau ou quando associado a componente microinvasor.[9] Diante de lesões suspeitas, a realização de biópsia é mandatória. O diagnóstico histopatológico pode ser obtido por métodos minimamente invasivos como as biópsias percutâneas, *core biopsy* ou biópsia a vácuo, guiadas por métodos de imagem, que podem ser ultrassonografia, estereotaxia ou ressonância magnética a depender daquele que melhor caracteriza a lesão. As biópsias cirúrgicas (excisional ou incisional) são realizadas na impossibilidade de utilizar as punções percutâneas. O método radioguiado, com injeção de Tecnécio 99m, ou a orientação por fio metálico são utilizados como guia nesses procedimentos. Em razão da limitada amostra de tecido nos espécimes de biópsia, pode ocorrer subestimação de invasão estromal em 1 a cada 3 diagnósticos de CDIS. Brennan *et al.*,[10] em uma metanálise compilando 52 estudos, encontraram taxa de subestimação diagnóstica em 25,9% dos casos. Os fatores mais associados foram: lesões maiores que 20 mm, nódulo como apresentação radiológica inicial, *core* biópsia como método de biópsia. Marques *et al.*[11] encontraram uma taxa de subestimação de 31,4% cujos fatores mais associados foram presença de comedonecrose e *core* biópsia como método de biópsia.

PATOLOGIA

A descrição do exame anatomopatológico no CDIS é muito importante para o planejamento terapêutico. A avaliação histopatológica adequada foi padronizada pelo Colégio Americano de Patologistas[12-14] e deve incluir a descrição do grau nuclear, presença e tipo de necrose, padrão morfológico arquitetural, tamanho da lesão, presença e extensão de microcalcificações (para correlação clínica/radiológica) e distância do tumor às margens cirúrgicas. Atualmente não existe uma classificação patológica universalmente aceita, mas as principais características devem ser sempre reportadas.

Grau Nuclear

Gradua-se em três graus:

1. *Baixo grau*: núcleos monótonos, cromatina fina e dispersa, raras figuras de mitose;
2. *Grau intermediário*: características intermediárias entre o baixo e alto grau;
3. *Alto grau*: pleomorfismo nuclear intenso, cromatina irregular, nucléolos proeminentes.

O grau tem significado prognóstico bem estabelecido.

Padrão Arquitetural de Crescimento

Tradicionalmente é classificado conforme o padrão de crescimento arquitetural da proliferação epitelial. Os tipos principais são: sólido, micropapilar, cribriforme, papilífero, apócrino e misto. O padrão misto ocorre em até 62% dos casos, seguido pelo tipo sólido (31%). Essa classificação tem pouca implicação prognóstica e mínima expressão clínica, além de baixa reprodutibilidade, uma vez que o CDIS se mostra como lesão heterogênea.

Presença e Tipo de Necrose

A presença de necrose é correlacionada com o achado de calcificações na MMG, ou seja, a maioria das áreas de necrose é calcificada. Pode ser classificada em central (comedonecrose) e focal (pontual). Na comedonecrose a porção central de um espaço intraductal comprometido é preenchida por células mortas e debris celulares. Embora a necrose central esteja mais relacionada com alto grau nuclear, ela também pode ocorrer nos graus baixo e intermediário; este tipo de necrose geralmente correlaciona-se com calcificações de padrão linear na MMG. O outro tipo de necrose é a pontual (não comedo), quando o processo acomete, individualmente, células apoptóticas e é caracterizado por pequenos focos na luz intraductal.[12,13,15]

Historicamente, existem classificações com o objetivo de melhor identificar o comportamento biológico dos diferentes subtipos. São essencialmente baseadas em aspectos clínicos e morfológicos, fornecendo, assim, subsídios para orientar o tratamento. Uma das principais é a classificação de Van Nuys.[16] Criada originalmente em 1996 e posteriormente modificada em 2002, combina quatro preditores de recorrência local (tamanho do tumor, distância do tumor às margens, classificação patológica e idade). Escores de 1 a 3 são atribuídos a cada variável, a soma mínima será 4 e no máximo 12, os tumores são considerados de baixo risco quando a pontuação é menor ou igual a 6. Nestes casos, a taxa de recorrência é de 1% em 5 anos e 3% em 10 anos. Considera-se o risco de recorrência tanto maior quanto maior a pontuação.

São estabelecidos três grupos:

1. *Baixo risco*: pontuação inferior a 6. Tumor medindo até 15 mm; grau nuclear 1 ou 2 e ausência de necrose; distância do tumor até a margem superior a 10 mm e idade superior a 60 anos. Nesse grupo a cirurgia conservadora pode ser considerada e a radioterapia não adiciona benefício;
2. *Risco intermediário:* pontuação entre 7 e 9. Tumor medindo de 16 a 40 mm; grau nuclear 1 ou 2 com presença de necrose; distância do tumor à margem entre 1 e 9 mm e idade entre 40 e 60 anos. Esses pacientes apresentam diminuição da recorrência local em 17% com a adição da radioterapia ao tratamento cirúrgico conservador;
3. *Alto risco:* pontuação superior a 10. Tumor medindo pelo menos 40 mm; grau nuclear 3 com necrose central presente; distância do tumor à margem inferior a 1 mm e idade abaixo de 40 anos. Esses pacientes apresentam chance de recorrência local de 60%.

ASPECTOS MOLECULARES

Diversos estudos têm tentado identificar marcadores prognósticos e preditivos no CDIS. Além dos fatores histológicos já citados, os marcadores imuno-histoquímicos também têm sua importância. A expressão dos receptores de estrogênio (RE) e progesterona (RP) no CDIS puro tem frequência semelhante ao carcinoma invasivo, em torno de 68,7% e 59,6%, respectivamente.[17] Ambos parecem ser fatores prognósticos: a ausência de expressão está relacionada com aumento de risco de recorrência ipsilateral.[18] Além disso, RE é também um fator preditor de resposta à terapia endócrina.[19] A superexpressão de Her2 parece ser mais frequente no CDIS, cerca de 40% dos casos. Ela está associada a carcinoma invasor coexistente e maiores taxas de recorrência local.[20] Existe um teste de assinatura genética já validado para CDIS: Oncotype DX Breast DCIS Escore. Ele é baseado na análise de 12 genes: 7 genes relacionados com tumor (*Ki-67, STK15, survivina, CCNB1, MYBL2, RP e GSTM1*) e 5 genes referência (*ACTB, GAPDH, RPLPO, GUS e TFRC*); e pode ser utilizado para quantificar o risco de qualquer evento ipsilateral em 10 anos do CDIS tratado com cirurgia conservadora, tentando identificar pacientes em que a radioterapia possa ser omitida. Ele foi validado no estudo E5194, que dividiu o escore em 3 grupos: baixo risco (< 39), risco intermediário (39-54) e alto risco (> 54), com risco de recorrência local de 12%, 25% e 27%, respectivamente.[21] Dados similares foram encontrados em um estudo de 1.200 pacientes com CDIS tratadas com cirurgia conservadora com ou sem radioterapia.[22] A radioterapia foi capaz de reduzir o risco de recorrência local em todos os grupos, mas foi mais expressiva no grupo alto risco (33% × 20% recorrência com e sem radioterapia). Até o momento, existe limitada experiência a cerca da utilidade clínica dessa assinatura genética, já que ela parece ser mais prognóstica do que preditiva de reposta a radioterapia. Apesar dos avanços, até o momento, no Brasil, o único marcador que tem impacto em decisão terapêutica é o RE.

TRATAMENTO CIRÚRGICO

O tratamento do CDIS é essencialmente cirúrgico e o objetivo principal é a profilaxia de uma invasão. Todas as estratégias de tratamento têm esse objetivo, e a cirurgia é de suma importância para que isso aconteça. A tentativa de submeter o paciente a uma cirurgia conservadora, deverá sempre ser o objetivo do mastologista que enfrenta um paciente com CDIS. Para isso temos sempre que ter claro o tamanho da lesão em relação ao tamanho da mama. Essa proporção é que nos dará o caminho a seguir. O NCCN, em sua última versão, deixa claro e, de forma simples, as possibilidades cirúrgicas, como a cirurgia conservadora e a própria mastectomia, ambas associadas ou não à reconstrução mamária imediata.

Não existem estudos prospectivos comparando a cirurgia conservadora com a mastectomia no cenário do CDIS, sendo dados extrapolados de outros estudos de carcinoma mamário invasor. Em alguns estudos a cirurgia conservadora se associou à maior taxa de recidiva local, porém, sem impacto na sobrevida global.[23] As cirurgias preservadoras de pele foram avaliadas em algumas séries e se mostraram seguras, como a mastectomia preservadora de pele (*skin sparing mastectomy*) e a própria adenectomia (mastectomia preservadora de aréola e papila). A associação das técnicas de reconstrução mamária também é importante para a qualidade de vida e não tiveram desfechos piores. A mastectomia preservadora de pele foi avaliada no cenário do CDIS em alguns estudos retrospectivos e se mostrou segura em relação as taxas de recidiva local e sobrevida global.[24,25] Lanitis *et al.*,[26] em metanálise de 2010, também mostraram a segurança da mastectomia preservadora de pele. A adenectomia também foi avaliada em diversos estudos retrospectivos e revelou-se com mesmas taxas de recorrência do que a mastectomia.[27,28] Em 2016, uma metanálise de Headon *et al.*[29] revelou também a segurança deste procedimento, considerando sempre algumas questões importantes como a distância do tumor ao complexo areolopapilar e a presença do patologista em sala operatória para realizar a congelação de margens. Algumas publicações que analisaram a segurança das técnicas de oncoplastia no cenário do CDIS, apesar de um número restrito, revelaram segurança oncológica, apesar de um número discretamente maior de recidivas locais. As indicações clássicas de uma mastectomia em pacientes com CDIS ficam restritas a situações como: calcificações difusas e extensas × proporção da mama; doença multicêntrica; margens persistentemente positivas e pacientes com mutação patogênica já comprovada e com desejo de redução de risco contralateral. Dentro desse tópico, cabe pontuar a evolução dos conceitos de margens cirúrgicas na condução do CDIS. A metanálise[30] deixou claro que 2 mm de margem seria o suficiente para termos uma segurança oncológica. Algumas situações específicas como comprometimento de margens anteriores, posteriores ou menores que o consenso de 2 mm, podem ser discutidas multidisciplinarmente (radiologista/patologista/radioncologista/mastologista) e em casos selecionados não optarmos por nova ampliação cirúrgica. Algumas publicações, como a de Mullen *et al.*[31] e Morrow *et al.*,[32] que, respectivamente, avaliaram a necessidade de reabordar margem anterior ou margem menor que 2 mm, revelaram que a radioterapia poderia trazer uma segurança definitiva. Portanto, cabe um julgamento clínico multidisciplinar em situações como: calcificações residuais; extensão do CDIS e proximidade com a margem; localização da margem comprometida, impacto cosmético da reexcisão e expectativa de vida da paciente.

AVALIAÇÃO AXILAR

O *status* linfonodal é um dos principais fatores prognósticos no câncer de mama. Como o CDIS puro é uma lesão mamária não invasiva, por definição, não teria potencial metastático. No entanto, existem relatos de acometimento linfonodal em pacientes com CDIS, com taxas que variam de 1-17%,[33] sendo, na maioria deles, micrometástases ou células tumorais isoladas. Uma das explicações é a possibilidade de subestimação da biópsia de CDIS, variando de 10-25%. Uma metanálise[33] recente, de 48 estudos e 9.803 pacientes, avaliou a taxa de positividade da biópsia do linfonodo sentinela (BLS) em casos de CDIS, sendo 5,95% naqueles com diagnóstico pré-operatório e 3,02% pós-operatório ($p = 0,021$). Omitindo os casos de células tumorais isoladas, a taxa de positividade linfonodal era ainda menor. Alguns grupos têm tentado avaliar fatores preditores de doença invasiva ou acometimento linfonodal no CDIS. Extensão da doença (> 5 cm), presença de comedonecrose, doença multifocal, massa palpável, tipo de biópsia e alto grau nuclear são alguns dos fatores que mostraram associação à presença de doença invasiva no pós-operatório.[34-36] Atualmente, de acordo com as recomendações da American Society of Oncology (ASCO) e do National Comprehensive Cancer Network (NCCN) o esvaziamento axilar não deve ser realizado em pacientes com CDIS. A BLS está indicada em pacientes que serão submetidas a mastectomia, considerando a impossibilidade de estadiamento axilar futuro em casos de diagnóstico pós-operatório de doença invasiva. Para pacientes tratadas com cirurgia conservadora, a BLS pode ser considerada na presença de fatores preditores de doença invasiva (massa palpável, lesões extensas > 5 cm) ou quando a área de ressecção cirúrgica possa comprometer, anatomicamente, uma avaliação axilar futura.[36,37] É imprescindível que esses casos sejam individualizados, com uma rigorosa avaliação pré-operatória, considerando os riscos e benefícios da morbidade de uma cirurgia axilar "desnecessária" e da necessidade de reabordagem cirúrgica em alguns casos.

TERAPIA ENDÓCRINA

Cerca de 75% dos CDIS têm expressão positiva de receptores de estrogênio (RE). O papel da terapia sistêmica, nesse cenário, fica restrito à terapia endócrina, com benefício comprovado na redução de recidiva local ipsilateral e contralateral nas pacientes tratadas com cirurgia conservadora, demonstrado nos estudos NSABP B-24 e UK-ANZ.[19,38] Ambos avaliaram o uso de tamoxifeno adjuvante na dose de 20 mg por dia durante 5 anos em pacientes submetidas a cirurgia conservadora. A redução de risco relativo na recorrência local ipsilateral foi de aproximadamente 25% e redução em câncer de mama contralateral de 50%, no entanto, não houve diferença em sobrevida global. Esse benefício foi ainda maior nas pacientes com RE positivo, em uma análise retrospectiva do NSABP B-24. Considerando os dados atuais, não existe benefício do uso de hormonoterapia em pacientes submetidas à mastectomia bilateral, já que sua eficácia está restrita à prevenção de recidiva local. Cerca de um terço das mulheres descontinuam o uso de tamoxifeno em razão dos efeitos colaterais.[38] Uma interessante opção terapêutica nesses casos é o uso de doses reduzidas da medicação por um intervalo de tempo também menor. Um grupo italiano avaliou o uso de tamoxifeno na dose de 5 mg por dia durante 3 anos em pacientes com hiperplasia ductal atípica, carcinoma lobular *in situ* ou CDIS (cerca de 70% das pacientes). A redução de recorrência local foi de 50%, quando comparada ao placebo, semelhante à dose habitual.[39]

O anastrozol tem benefício semelhante ao tamoxifeno na proteção de recidiva local, conforme dados dos trabalhos NSABP B-35[40] e IBIS II CDIS.[41] No entanto, os efeitos colaterais dos inibidores de aromatase são mais impactantes na qualidade de vida, por essa razão, eles podem ser considerados como alternativa nas pacientes pós-menopausa com contraindicação ao uso de tamoxifeno.

RADIOTERAPIA NO CDIS

Ensaios Clínicos Randomizados

Quatro ensaios clínicos randomizados que incluíram mais de 4.000 pacientes demonstraram o benefício em controle local ao se acrescentar radioterapia adjuvante nas pacientes com CDIS submetidas à cirurgia conservadora.

O estudo NSABP B-17 incluiu 818 pacientes que foram randomizadas entre cirurgia isolada ou associada à radioterapia de toda a mama. O principal desfecho foi recidiva local (invasiva ou intraductal). Com 12 anos de acompanhamento, a utilização de radioterapia reduziu a taxa de recidiva local cumulativa (16% *versus* 32%). Quando estratificado em termos de recidivas invasiva e não invasiva, em ambos os subgrupos, este ganho foi mantido, embora a redução da recidiva invasiva tenha sido maior do que a recidiva não invasiva (16,8 *versus* 7,7% e 14,6 *versus* 8%, respectivamente). Não houve impacto em sobrevidas global e câncer-específica.[42] A atualização desse estudo (com a análise conjunta dos dados NSABP B-24) corrobora o benefício da radioterapia adjuvante.[38] O estudo da European Organisation for Research and Treatment of Cancer (EORTC) 10853, avaliou 1.010 pacientes portadoras de CDIS (tumores de 5 cm) tratadas com cirurgia conservadora. As pacientes foram randomizadas para receber radioterapia de toda a mama ou acompanhamento clínico. Após 4,3 anos de acompanhamento, as pacientes que receberam radioterapia tiveram menores taxas de recidiva invasiva (4,8 *versus* 8%) e não invasiva (5,8 *versus* 8,8%), quando comparadas ao grupo sem adjuvância.[43] A redução do risco de recidiva local em 15 anos foi de 48% com taxa de recidiva livre de recorrência em 15 anos maior no grupo da radioterapia (82 *versus* 69%). Nenhuma diferença em mortalidade câncer-específica e sobrevida global foi observada.[44] O estudo cooperativo (Inglaterra – Austrália – Nova Zelândia) randomizou 1.701 pacientes submetidas à cirurgia por CDIS com margens livres nos seguintes grupos: cirurgia isolada, cirurgia com radioterapia de toda a mama, cirurgia com tamoxifeno, cirurgia com radioterapia de toda a mama e tamoxifeno. Após 53 meses de acompanhamento mediano, a radioterapia diminuiu as incidências de recidiva de doença *in situ* e invasiva ipsilateral. A utilização da hormonoterapia não reduziu a ocorrência de tumores invasivos ipsilaterais, mas diminuiu a recidiva global do CDIS.[45] Após 12,7 anos de acompanhamento, novamente foi demonstrado que a radioterapia reduziu a incidência de recorrências ipsilateral invasiva (*hazard ratio* 0,32; IC95% 0,19-0,56; $p < 0,0001$) e *in situ* (*hazard ratio* 0,38; IC95% 0,22-0,63; $p < 0,0001$.[19] O estudo do Swedish Breast Cancer Group avaliou o papel da radioterapia de toda a mama após cirurgia conservadora em 1.046 pacientes com CDIS. Após 5,2 anos de acompanhamento, houve menos recorrência no grupo que recebeu radioterapia (44 *versus* 117 eventos). Nenhuma diferença em relação às taxas de câncer de mama contralateral, metástase a distância e morte foram demonstradas entre os dois grupos.[46] A recente atualização desse estudo com 20 anos de acompanhamento mostrou que a radioterapia está relacionada com uma redução de risco de recidiva ipsilateral de 37,5%. Novamente, nenhum impacto em sobrevida global foi demonstrado.[47]

O estudo do RTOG 9.804 randomizou 636 pacientes com CDIS (tumor unicêntrico menor que 2,5 cm; baixo ou intermediário grau nuclear) entre receber radioterapia de toda a mama ou observação. A utilização de tamoxifeno era opcional (62% receberam o tratamento). Com acompanhamento mediano de 7,17 anos, a falha local ipsilateral foi menor no grupo da radioterapia (2 eventos *versus* 19 eventos). A taxa de recorrência local em 7 anos foi de 0,9 e 6,7% para os grupos da radioterapia e observação, respectivamente (*hazard ratio* 0,11; IC95%, 0,03-0,47; $p < 0,001$).[48]

Vale ressaltar que os estudos NSABP B-17[38] e EORTC[44] demonstraram benefício da radioterapia mesmo na avaliação de subgrupo de pacientes consideradas de baixo risco (margens cirúrgicas livres, tumor < 2 cm e lesão de baixo grau). Outro fator importante é que apesar de não haver benefício direto em sobrevida global, as pacientes que tiveram recidivas de doença invasiva na mama ipsilateral tiveram maior taxa de mortalidade por câncer de mama.

Alguns dos estudos descritos, no entanto, apresentam algumas limitações relativas principalmente à avaliação patológica (mensuração do tamanho tumoral, definição de margens livres) e prática restrita de radiografar o espécime cirúrgico e realizar MMG pós-operatória.

Metanálises

O Early Breast Cancer Trialists' Collaborative Group publicou, em 2010, uma metanálise compilando os dados dos ensaios clínicos disponíveis e demonstrou uma redução de risco absoluto de 15,2% em 10 anos quando a radioterapia de toda a mama foi adicionada à cirurgia conservadora. Além disso, o benefício da radioterapia foi mantido independente dos fatores idade, tipo de cirurgia (quadrantectomia ou setorectomia), uso de tamoxifeno, método de diagnóstico (clínico ou radiológico), da margem cirúrgica (livre, exígua ou desconhecida), grau nuclear, presença de comedonecrose, subtipo arquitetural e tamanho tumoral. Ademais, o impacto da radioterapia no desfecho foi equivalente em termos de recidiva local *in situ* e invasiva: 6,5 *versus* 14,9%; 6,9 *versus* 15,4%, respectivamente. Na análise de subgrupo das pacientes classificadas como de baixo risco (tumor ≤ 2 cm, grau 1 e margens livres), a radioterapia reduziu o risco absoluto de recorrência local em 18% (12 *versus* 30%; $p = 0,002$).[49] Outra metanálise, conduzida pelo grupo da Cochrane, confirmou os achados de benefícios estatisticamente significantes em relação à adição da radioterapia em qualquer recorrência local ipsilateral (*hazard ratio* 0,49; IC95%: 0,41-0,58; $p < 0,00001$), recorrência invasiva ipsilateral (*hazard ratio* 0,50; IC95%: 0,32-0,76; $p = 0,001$) e recorrência *in situ* ipsilateral (*hazard ratio* 0,61; IC95%: 0,39-0,95; $p = 0,03$). Toda a análise de subgrupo realizada beneficiou a adição da radioterapia e nenhuma toxicidade em longo prazo relacionada com o tratamento foi encontrada.[50]

Complemento de Dose (BOOST) Após Radioterapia de Toda a Mama no CDIS

O papel do *boost* para os tumores invasivos de mama já foi estabelecido por meio de ensaios clínicos randomizados.[51]

Para CDIS, um estudo retrospectivo multicêntrico demonstrou, após 72 meses de acompanhamento, que em mulheres com menos de 45 anos as taxas de recorrência local após tratamento conservador da mama eram 54, 28 e 16% para as pacientes tratadas com cirurgia exclusiva, cirurgia e radioterapia de toda a mama, cirurgia e radioterapia de toda a mama com *boost* em leito operatório, respectivamente.[52] Corroborando com esses resultados, outros estudos retrospectivos mostraram baixas taxas de recidiva local quando o *boost* foi realizado de forma sistemática.[53,54] Entretanto, existem também séries institucionais em que não se observou qualquer benefício da adição do *boost* no tratamento das pacientes com CDIS.[55,56]

Essa questão ainda está em aberto e existem em andamento dois ensaios clínicos randomizados que têm por objetivo avaliar o papel do *boost* nas pacientes com CDIS.

Radioterapia Hipofracionada de Toda a Mama em CDIS

A radioterapia hipofracionada, ou seja, em um número menor de frações que o padrão de 25 a 30, vem se popularizando após os resultados relatados em dois estudos publicados que avaliaram a evolução em longo prazo das pacientes submetidas a esse procedimento.[57,58] Esses estudos avaliaram esquemas de tratamento com 15 e 16 frações de radioterapia e não se observaram diferenças em controle local, sobrevida e toxicidade, sendo considerado equivalente ao esquema padrão e talvez até melhor em termos de toxicidade tardia. A população incluída nesses estudos era, na sua maioria, acima de 50 anos e com tumores invasivos em estádios iniciais, de baixo risco. Especificamente para CDIS, no entanto, os esquemas de hipofracionamento não foram testados de maneira randomizada.

Apesar disso, em virtude do apelo de um tratamento mais curto e de mesma eficácia, vários centros já avaliaram o efeito do hipofracionamento para o CDIS e os resultados foram compilados em uma metanálise de estudos observacionais publicada em 2015. Entre os 13 estudos incluídos, quatro (2.534 pacientes) compararam o hipofracionamento com o fracionamento convencional e não houve diferença em recidiva local entre os grupos (*Odds ratio*: 0,78, IC95%: 0,58-1,03). Os autores concluem que o hipofracionamento parece ser seguro e eficaz para CDIS, e que pode ser utilizado, com a ressalva do baixo nível de evidência dos estudos incluídos na metanálise.[59]

Radioterapia Acelerada Parcial no CDIS

A radioterapia acelerada parcial da mama (RAPM) vem sendo avaliada em diversos ensaios clínicos randomizados. Quando comparada com a radioterapia de toda a mama, RAPM tem resultados controversos em relação às taxas de controle local: alguns estudos mostraram taxas de recorrência local semelhantes; outros, inferiores no grupo de pacientes submetidas à RAPM. É importante ressaltar que a quantidade de pacientes com CDIS de mama incluídas nesses estudos é pequena, sendo, portanto, difícil inferir o real papel da RAPM nesse subgrupo de pacientes.[60]

Apesar disso, as Sociedades Americanas de Radio-Oncologia (ASTRO)[61] e de Braquiterapia (ABS)[62] consideram como boas candidatas à RAPM as pacientes com CDIS. Entretanto, a Sociedade Europeia de Radio-Oncologia (ESTRO) afirma que há necessidade de novos estudos para se comprovar a eficácia da RAPM nas pacientes com CDIS, não recomendando que a modalidade seja realizada de rotina.[63]

ESTUDOS EM ANDAMENTO – *WATCH AND WAIT*

Estudos comprovavam que alguns grupos específicos de pacientes não evoluíam, mesmo com a ausência de tratamento, para o carcinoma mamário invasivo, e isto poderia ser uma janela de oportunidade para "de-escalonar" o tratamento do CDIS. Alguns estudos mostraram baixas taxas de mortalidade quando comparavam pacientes submetidas à cirurgia ou não. Hipóteses foram formuladas, de um *watch and wait* para perfis específicos de pacientes que apresentavam menores taxas de progressão, como as pacientes com tumores menores e de menor grau. Diversos estudos ainda em recrutamento têm como hipótese um tratamento observacional, em casos selecionados, que podem resultar em segurança oncológica para os pacientes. Basicamente são 3 estudos: LORIS, LORD e COMET TRIAL. Em análise apresentada no Congresso da ASBrS de 2019, foram apresentados números de recrutamento e ainda existe um longo caminho a percorrer. Consideraremos abaixo, resumidamente, aspectos específicos de cada TRIAL em andamento:

LORD (LOw Risk DCIS)[64]

Estudo randomizado, internacional, multicêntrico, fase III, de não inferioridade. *Aberto em 2016.*

Endpoint Primário

Taxa de ausência de recorrência ipsilateral invasiva em 10 anos.

Critérios de Inclusão

Maiores de 45 anos; calcificações por rastreamento; biópsia a vácuo; CDIS grau 1, unilateral, qualquer tamanho, sem história pregressa de carcinoma mamário invasivo ou CDIS.

Randomização

Cirurgia (conservadora/mastectomia): qualquer terapia adjuvante (terapia endócrina e radioterapia a critério). MMG anual por 10 anos × Vigilância ativa (sem terapia endócrina e sem radioterapia). MMG anual por 10 anos.

The Low Risk DCIS Trial[65]

Endpoint Primário

Desenvolvimento de carcinoma mamário invasivo (CAI) em 5 anos. Recrutamento de 932 pacientes em 6 anos. Não inferioridade.

Critérios de Inclusão

Maiores de 46 anos; calcificações por rastreamento, *core* biópsia; não alto grau; qualquer tamanho e sem massa palpável.

Randomização

Cirurgia, qualquer terapia adjuvante (terapia endócrina e radioterapia a critério). MMG e/ou outros × Observação (sem terapia endócrina e sem radioterapia). MMG e/ou outros.

COMET (Comparison of Operative to Monitoring and Endocrine Therapy)[66]

Endpoint Primário

Comparar o número de pacientes que desenvolvem recorrência ipsilateral invasiva no grupo de tratamento padrão × vigilância ativa.

Critérios de Inclusão

Maiores ou iguais a 40 anos; sem história prévia de CDIS ou CAI; CDIS (puro); unilateral, bilateral, unifocal ou multifocal; hiperplasia ductal atípica/CDIS *borderline*; setor prévio com margens positivas pode ser incluído, no entanto, deve ter uma nova imagem (MMG); ECOG *performance status* 0 ou 1 e sem CI para cirurgia

Randomização

Cirurgia. Qualquer terapia adjuvante (terapia endócrina e radioterapia) conforme prática local × vigilância ativa com terapia endócrina. Em maio de 2019 tivemos uma atualização no Congresso da American Society of Breast Surgeons (ASBrS) do *status* dos estudos revelado no Quadro 23-1.

Quadro 23-1. Comparação

	LORIS	LORD	COMET
País	UK	Europa	USA
Idade	> 48	> 45	> 40
Terapia endócrina	Não	Não	Possível
Tempo até desfecho primário	10	10	2,5,7
Início	2014	2017	2017
Participantes	63/63	25	78/100
Pacientes recrutados	128	25	251
Número necessário	932	1.240	1.200 (900)
Comedonecrose	Não	Não	Elegível
Standards of care	*Standard local care*	*Standard local care*	*Guideline concordant*
***Follow-up* por imagem**	12 meses	12 meses	6 meses

ACOMPANHAMENTO

O acompanhamento de uma paciente operada de CDIS deverá ser realizado por um bom exame físico e uso de exames radiológicos, como MMG e ultrassonografia de mamas, sempre considerando a densidade mamária. A periodicidade deverá ser de um exame físico a cada 6-12 meses nos primeiros 5 anos. Após esse período poderá ser realizado anualmente. A MMG deverá ser realizada sempre após o tratamento inicial e considerando a espera de 6 meses pós-tratamento radioterápico.[67]

REFERÊNCIAS BIBLIOGRÁFICAS

1. Wadsten C, Garmo H, Fredriksson I, et al. Risk of death from breast cancer after treatment for ductal carcinoma in situ, 2017.
2. Shah C, et al. Management of ductal carcinoma in situ of the breast a review. JAMA Oncology. 2016.
3. Siegel RL, Miller KD, Jemal A. Cancer statistics, 2015: Cancer Statistics, 2015. CA. Cancer J Clin. 2015.
4. Martins E, et al. Temporal evolution of breast cancer stages in a population-based cancer registry in the Brazilian central region. Rev Bras Ginecol Obstet. 2009.
5. Szynglarewicz B, Kasprzak P, Biecek P, et al. Screen-detected ductal carcinoma in situ found on stereotactic vacuum-assisted biopsy of suspicious microcalcifications without mass: Radiological-histological correlation. Radiol Oncol. 2016.
6. Rauch GM, et al. Microcalcifications in 1657 patients with pure ductal carcinoma in situ of the breast: correlation with clinical, histopathologic, biologic features, and local recurrence. Ann Surg Oncol. 2016.
7. Grimm LJ, et al. Growth dynamics of mammographic calcifications: differentiating ductal carcinoma in situ from benign breast disease. Radiology. 2019.
8. Rauch GM, et al. Clinicopathologic, mammographic, and sonographic features in 1,187 patients with pure ductal carcinoma in situ of the breast by estrogen receptor status. Breast Cancer Research and Treatment. 2013.
9. Tajima CC, et al. Magnetic resonance imaging of the breast: Role in the evaluation of ductal carcinoma in situ. Radiologia Brasileira. 2019.
10. Brennan ME, et al. Ductal carcinoma in situ at core-needle biopsy: Meta-analysis of underestimation and predictors of invasive breast cancer. Radiology. 2011.
11. Marques LC, et al. Is it possible to predict underestimation in ductal carcinoma in situ of the breast? Yes, using a simple escore! Eur J Surg Oncol. 2019.
12. Fitzgibbons PL, et al. Protocol for the examination of specimens from patients with Ductal Carcinoma In Situ (DCIS) of the Breast. Coll Am Pathol. 2018.
13. Allred DC. Ductal carcinoma in situ: Terminology, classification, and natural history. J. Natl. Cancer Inst. – Monogr. 2010.
14. Hanna WM, et al. Ductal carcinoma in situ of the breast: an update for the pathologist in the era of individualized risk assessment and tailored therapies. Modern Pathology. 2019.
15. Lakhani SR, Schnitt SJ, Tan PH VM. World Health Organization Classification of Tumours of the Breast. Pathol. Genet. Tumours Breast. 2012.
16. Silverstein MJ, et al. A prognostic index for ductal carcinoma in situ of the breast. Cancer. 1996.
17. Lari SA, Kuerer HM. Biological markers in DCIS and risk of breast recurrence: A systematic review. J Cancer 2011.
18. Punglia RS, et al. Clinical risk escore to predict likelihood of recurrence after ductal carcinoma in situ treated with breast-conserving surgery. Breast Cancer Res. Treat. 2018.

19. Cuzick J, et al. Effect of tamoxifen and radiotherapy in women with locally excised ductal carcinoma in situ: Long-term results from the UK/ANZ DCIS trial. Lancet Oncol. 2011.
20. Han K, et al. Expression of HER2neu in Ductal Carcinoma in situ is Associated with Local Recurrence. Clin Oncol. 2012.
21. Solin LJ, et al. A multigene expression assay to predict local recurrence risk for ductal carcinoma in situ of the breast. J Natl Cancer Inst. 2013.
22. Rakovitch E, et al. A population-based validation study of the DCIS Escore predicting recurrence risk in individuals treated by breast-conserving surgery alone. Breast Cancer Res Treat. 2015.
23. Andrea V, Barrio Kimberly J, Zee V. Controversies in the Treatment of DCIS. Annu Rev Med. 2017;68:197-211.
24. Lhenaff M, et al. A single-center study on total mastectomy versus skin-sparing mastectomy in case of pure ductal carcinoma in situ of the breast. Eur J Surg Oncol. 2019.
25. Carlson GW, et al. Local recurrence of ductal carcinoma in situ after skin-sparing mastectomy. J Am Coll Surg. 2007.
26. Lanitis S, et al. Comparison of skin-sparing mastectomy versus non-skin-sparing mastectomy for breast cancer: A meta-analysis of observational studies. Ann Surg. 2010.
27. Galimberti V, et al. Nipple-sparing and skin-sparing mastectomy: Review of aims, oncological safety and contraindications. Breast. 2017;34:S82-S84.
28. Mitchell SD, Willey SC, Beitsch P, Feldman S. Evidence based outcomes of the American Society of Breast Surgeons Nipple Sparing Mastectomy Registry. 2017;7:247-57.
29. Headon HL, Kasem A, Mokbel K. The oncological safety of nipple-sparing mastectomy: A systematic review of the literature with a pooled analysis of 12,358 procedures. Arch Plast Surg. 2016.
30. Marinovich ML, et al. The Association of Surgical Margins and Local Recurrence in Women with Ductal Carcinoma In Situ Treated with Breast-Conserving Therapy : A Meta-Analysis. Ann Surg Oncol. 2016;23(12):3811-21.
31. Mullen R, et al. Involved anterior margins after breast conserving surgery: Is re-excision required? Eur J Surg Oncol. 2012;38:302-6.
32. Morrow M, et al. Society of Surgical Oncology – American Society for Radiation Oncology – American Society of Clinical Oncology Consensus Guideline on Margins for Breast-Conserving Surgery With Whole-Breast Irradiation in Ductal Carcinoma In Situ. 2016.
33. El Hage Chehade H, et al. Is sentinel lymph node biopsy indicated in patients with a diagnosis of ductal carcinoma in situ? A systematic literature review and meta-analysis. Am J Surg. 2017.
34. Lyman GH, et al. Sentinel lymph node biopsy for patients with early-stage breast cancer: American Society of Clinical Oncology clinical practice guideline update. J Clin Oncol. 2014;32:1365-83.
35. Ansari B, et al. Meta-analysis of sentinel node biopsy in ductal carcinoma in situ of the breast. Br J Surg. 2008.
36. Huang NS, et al. Trends and clinicopathological predictors of axillary evaluation in ductal carcinoma in situ patients treated with breast-conserving therapy. Cancer Med. 2018.
37. Gradishar WJ, et al. Clinical practice guidelines in oncology. JNCCN J Natl Compr Cancer Netw. 2018.
38. Wapnir IL, et al. Long-term outcomes of invasive ipsilateral breast tumor recurrences after lumpectomy in NSABP B-17 and B-24 randomized clinical trials for DCIS. J Natl Cancer Inst. 2011.
39. DeCensi A, et al. Randomized Placebo Controlled Trial of Low-Dose Tamoxifen to Prevent Local and Contralateral Recurrence in Breast Intraepithelial Neoplasia. J Clin Oncol. 2019;37:1629-37.
40. Margolese R G, et al. Anastrozole versus tamoxifen in postmenopausal women with ductal carcinoma in situ undergoing lumpectomy plus radiotherapy (NSABP B-35): A randomised, double-blind, phase 3 clinical trial. Lancet. 2016.
41. Forbes JF, et al. Anastrozole versus tamoxifen for the prevention of locoregional and contralateral breast cancer in postmenopausal women with locally excised ductal carcinoma in situ (IBIS-II DCIS): A double-blind, randomised controlled trial. Lancet. 2016.
42. Fisher B, et al. Prevention of invasive breast cancer in women with ductal carcinoma in situ: An update of the National Surgical Adjuvant Breast and Bowel Project experience. Semin Oncol. 2001.
43. Bijker N, et al. Risk factors for recurrence and metastasis after breast-conserving therapy for ductal carcinoma-in-situ: Analysis of European Organization for Research and Treatment of Cancer Trial 10853. J Clin Oncol. 2001.
44. Donker M, et al. Breast-conserving treatment with or without radiotherapy in ductal carcinoma in situ: 15-year recurrence rates and outcome after a recurrence, from the EORTC 10853 randomized phase III trial. J Clin Oncol.2013.
45. Houghton J. Radiotherapy and tamoxifen in women with completely excised ductal carcinoma in situ of the breast in the UK, Australia, and New Zealand: Randomised controlled trial. Lancet. 2003.
46. Emdin S, et al. SweDCIS: Radiotherapy after sector resection for ductal carcinoma in situ of the breast. Results of a randomised trial in a population offered mammography screening. Acta Oncol. (Madr). 2006.
47. Wärnberg F, et al. Effect of radiotherapy after breast-conserving surgery for ductal carcinoma in situ: 20 years follow-up in the randomized SweDCIS trial. J Clin Oncol. 2014.
48. McCormick B, et al. RTOG 9804: A prospective randomized trial for good-risk ductal carcinoma in situ comparing radiotherapy with observation. J Clin Oncol. 2015.
49. Davidson N, et al. Overview of the randomized trials of radiotherapy in ductal carcinoma in situ of the breast. J. Natl. Cancer Inst. – Monogr. 2010.
50. Goodwin A, Parker S, Ghersi D, Wilcken N. Post-operative radiotherapy for ductal carcinoma in situ of the breast. Cochrane Database of Systematic Reviews. 2013.
51. Bartelink H, et al. Whole-breast irradiation with or without a boost for patients treated with breast-conserving surgery for early breast cancer: 20-year follow-up of a randomised phase 3 trial. Lancet Oncol. 2015.
52. Omlin A, et al. Boost radiotherapy in young women with ductal carcinoma in situ: a multicentre, retrospective study of the Rare Cancer Network. Lancet Oncol. 2006.
53. Alvarado R, et al. Biology, treatment, and outcome in very young and older women with DCIS. Ann. Surg. Oncol. 2012.
54. Halasz LM, et al. Improved outcomes of breast-conserving therapy for patients with ductal carcinoma in situ. Int J Radiat Oncol Biol Phys. 2012.
55. Rakovitch E, et al. Impact of boost radiation in the treatment of ductal carcinoma in situ: A population-based analysis. Int J Radiat Oncol Biol Phys. 2013.
56. Meattini I, et al. Role of radiotherapy boost in women with ductal carcinoma in situ: A single-center experience in a series of 389 patients. Eur J Surg Oncol. 2013.
57. Haviland JS, et al. The UK Standardisation of Breast Radiotherapy (START) trials of radiotherapy hypofractionation for treatment of early breast cancer: 10-year follow-up results of two randomised controlled trials. Lancet Oncol. 2013.
58. Whelan TJ, et al. Long-term results of hypofractionated radiation therapy for breast cancer. N Engl J Med. 2010.

59. Nilsson C, Valachis A. The role of boost and hypofractionation as adjuvant radiotherapy in patients with DCIS: A meta-analysis of observational studies. Radiother Oncol. 2015.
60. Marta GN, et al. Accelerated partial irradiation for breast cancer: Systematic review and meta-analysis of 8653 women in eight randomized trials. Radiotherapy and Oncology. 2015.
61. Correa C, et al. Accelerated Partial Breast Irradiation: Executive summary for the update of an ASTRO Evidence-Based Consensus Statement. Pract Radiat Oncol. 2017;7:73-9.
62. Hepel JT, et al. American Brachytherapy Society consensus report for accelerated partial breast irradiation using interstitial multicatheter brachytherapy. Brachytherapy. 2017.
63. Polgár C, et al. Patient selection for accelerated partial-breast irradiation (APBI) after breast-conserving surgery: Recommendations of the Groupe Européen de Curiethérapie-European Society for Therapeutic Radiology and Oncology (GEC-ESTRO) breast cancer working group ba. Radiotherapy and Oncology. 2010.
64. Elshof LE, et al. Feasibility of a prospective, randomised, open-label, international multicentre, phase III, non-inferiority trial to assess the safety of active surveillance for low risk ductal carcinoma in situ – The LORD study. Eur J Cancer. 2015;51:1497-510.
65. Francis A, et al. Addressing overtreatment of screen detected DCIS; The LORIS trial. Eur J Cancer. 2015.
66. Hwang ES, et al. The COMET (Comparison of Operative versus Monitoring and Endocrine Therapy) trial: a phase III randomised controlled clinical trial for low-risk ductal carcinoma in situ (DCIS). BMJ Open. 2019.
67. Carlson R W. The NCCN 2019 Annual Conference: Improving the Quality, Effectiveness, and Efficiency of Cancer Care. J Natl Compr Canc Netw. 2019.

CARCINOMA LOBULAR INVASIVO

Gil Facina ▪ Ângela Flávia Logullo Waitzberg

INTRODUÇÃO

O carcinoma lobular invasivo (CLI) é considerado o subtipo especial de câncer mamário mais comum e corresponde a cerca de 5 a 15% dos casos.[1] Nas últimas quatro décadas a incidência do CLI tem aumentado relativamente quando comparado ao carcinoma invasivo não especial (CINE).[2] Alguns autores atribuem esse fato ao maior uso de terapia hormonal e, possivelmente, ao aumento do consumo de álcool.[3-5] Geralmente acomete pacientes mais idosas quando comparado ao CINE, tende a se apresentar como tumor volumoso, com margens mal definidas, mais frequentemente são multicêntricos e bilaterais, têm mais acometimento linfonodal e possui padrão de metástase única com envolvimento de sítio gastrointestinal e peritoneal.[6,7] Estudos mostram que o prognóstico pode ser similar ou pior do que pacientes com diagnóstico de CINE.[8]

O CLI composto por células descoesas dispersas isoladas ou distribuídas em arranjos celulares lineares associados à fibrose estromal.[1] Suas células geralmente são pequenas, monomórficas, possuem núcleo redondo ou oval com atipia leve e com frequência apresentam perda de adesividade intercelular.[8] Podem estar dispostas de forma alinhada, classicamente descrita como distribuição em fila indiana (Fig. 24-1).

Possui morfologia e comportamento distintos do CINE. Comumente apresenta imunoexpressão preservada aos receptores hormonais, estrogênio e progesterona, e perda da adesividade intercelular (Fig. 24-2).

A E-caderina é uma proteína transmembrana cálcio-dependente, codificada pelo gene supressor tumoral *CDH1* que está localizado no cromossomo 16q22, que mantém a integridade tissular epitelial pela adesão célula-célula, além de impedir a invasão tecidual.[9,10] Há forte associação entre mutação do gene *CDH1* e carcinoma lobular invasivo nos tumores esporádicos. O CLI ocorre entre 20 e 54% das mulheres que pertencem às famílias com síndrome do câncer gástrico difuso hereditário que carregam a mutação germinativa do gene *CDH1*, entretanto a presença do câncer gástrico não é obrigatória.[11]

A perda da adesão intercelular por disruptura das moléculas E-caderina pode ser sugerida por meio da microscopia óptica na clássica coloração de HE (hematoxilina e eosina), a perda de coesividade, característica desta neoplasia, pode ser evidenciada pelo H&E, mas a identificação da ausência de expressão de E-caderina como causa é demonstrada por imuno-histoquímica. Este método permite distinguir o CLI e a Neoplasia Lobular *in situ* (NLIS) (há perda da expressão da proteína E-caderina) dos CINE e carcinoma ductal *in situ* (CDIS) (E-caderina positiva) (Fig. 24-3).[12]

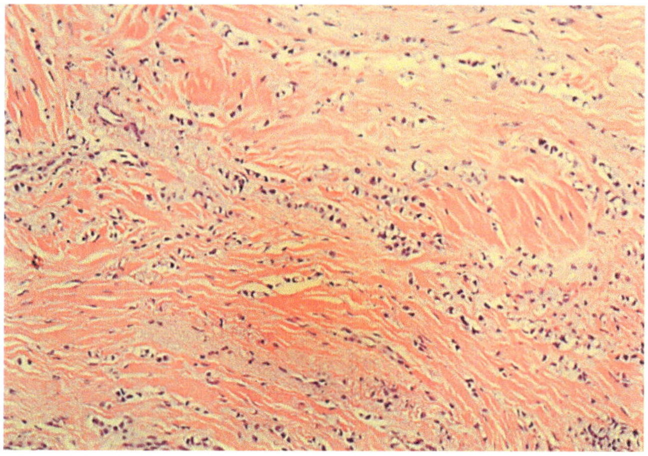

Fig. 24-1. Carcinoma lobular invasivo. Detalhe das células com núcleo em anel de sinete e disposição em fila indiana. Aumento de 20x.

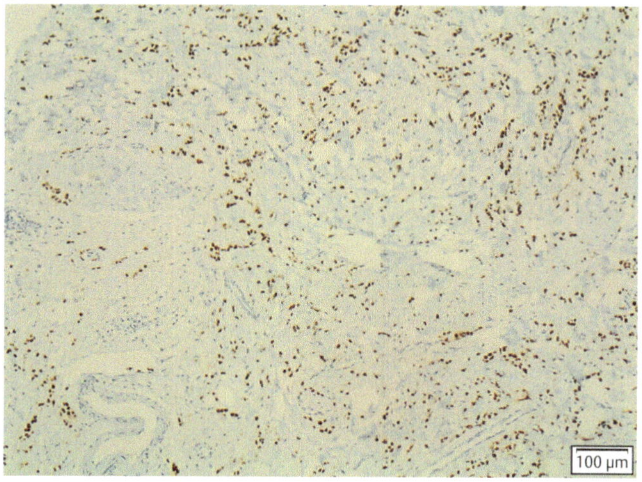

Fig. 24-2. Carcinoma lobular invasivo com forte imunoexpressão para receptor de estrogênio.

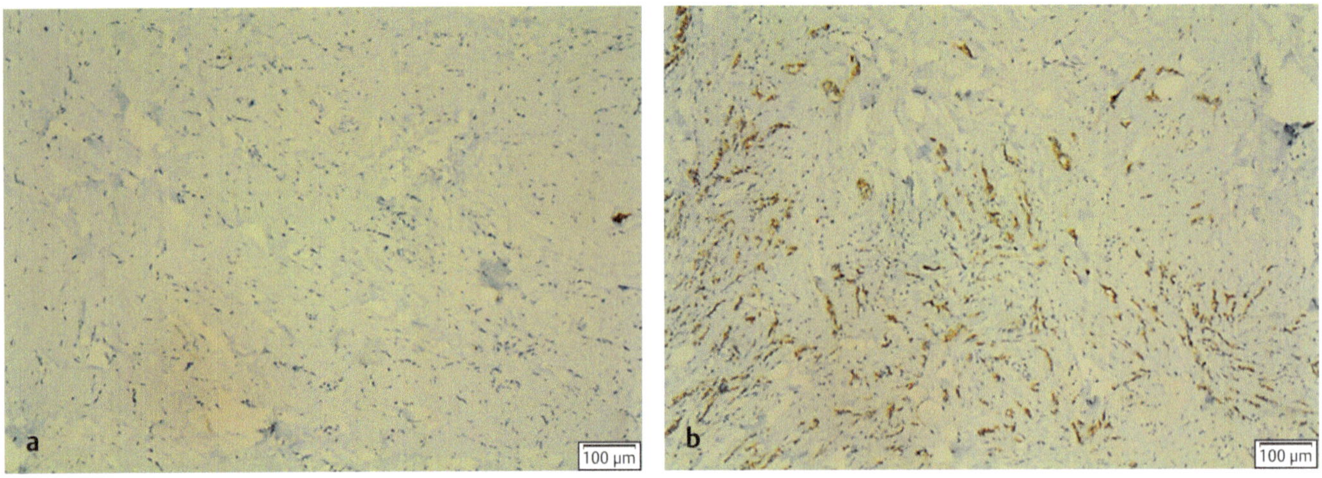

Fig. 24-3. Imunoexpressão para E-caderina. (a) E-caderina negativa no carcinoma lobular invasivo. (b) E-caderina positiva no carcinoma invasivo não especial (observam-se pontes de adesão intercelular coradas em castanho).

Entretanto, sabe-se que 15% dos CLI pode apresentar expressão aberrante da E-caderina, como por exemplo, na variante tubulolobular.[13] Para auxiliar na distinção dos subtipos histopatológicos, a morfologia é soberana nos tumores invasivos. Casos raros de fenótipo lobular com expressão aberrante de E-caderina podem ser reavaliados segundo outros membros do complexo caderina-catenina e permitir, assim, melhor diferenciação entre as neoplasias lobulares e ductais. As proteínas p120-catenina e β-catenina podem ser empregadas para este fim.[14] O Quadro 24-1 apresenta os padrões imuno-histoquímicos mais frequentes empregados para a diferenciação entre lesões lobulares e ductais da mama.[12]

Os carcinomas lobulares estão divididos em sete variantes histológicas que são apresentadas no Quadro 24-2.

Quadro 24-1. Padrões Mais Frequentes de Expressão de Imuno-Histoquímica da E-caderina, p120-catenina e β-catenina no Epitélio Mamário Normal e nas Lesões Lobulares e Ductais (Modificado de Canas-Marques & Schinitt S)[12]

	Epitélio normal	CLI e CLIS	CINE e CDIS
E-caderina	Membranas coradas	Ausência de coloração das membranas	Membranas coradas
p120-catenina	Membranas coradas	Citoplasmas corados	Membranas coradas
β-catenina	Membranas coradas	Ausência de coloração das membranas	Membranas coradas

CLI: Carcinoma lobular invasivo; CLIS: neoplasia lobular *in situ*; CINE: carcinoma invasivo não especial; CDIS: carcinoma ductal *in situ*.

Quadro 24-2. Subtipos Histológicos do Carcinoma Lobular Invasivo e suas Principais Características (Modificado de Thomas M *et al.*)[6]

Subtipo	Características	Comentários
Clássico	4-15% dos casos de CLI; frequente em mulheres menopausadas; frequente associação a carcinoma lobular *in situ*; fraca reação desmoplásica; multifocalidade; risco de contralateralidade de 0,5-1% ao ano; 10-20% de bilateralidade; 85% de perda da expressão da E-caderina; ausência de formação tubular; presença frequente de células em anel de sinete	Prognóstico tende a ser melhor do que as variantes não clássicas; pode ter prognóstico similar ao carcinoma invasivo não especial (CINE)
Pleomórfico	Pacientes mais idosas; maior grau nuclear; maior incidência de acometimento axilar; maior incidência de fenótipo triplo-negativo; moderado ou grau severo de pleomorfismo; presença histológica de necrose	Pior prognóstico quando comparado ao CINE; maior proporção de metástases
Anel de sinete	Raro; comportamento agressivo; pior prognóstico; metástases para trato gastrointestinal e genital; ≥ 20% das células neoplásicas se apresentam com anel de sinete	Falha enzimática bloqueia a secreção favorecendo a formação de células em anel de sinete
Sólido	Alta positividade para receptores hormonais (estrogênio e progesterona); lembra linfoma	Em 1989 representava 6% de todas as variantes do CLI e tem a pior sobrevida entre os CLI
Alveolar	4 a 15% dos CLI; geralmente em mulheres menopausadas	Pode ter prognóstico pior que o CLI clássico
Tubulolobular	Similar ao clássico, mas com formação tubular; os verdadeiros tubuloalveolares são E-caderina negativos ou fracamente positivos	Frequentemente é classificado erroneamente como carcinoma misto com características lobulares e ductais
Histocitoide	Crescimento difuso de células tumorais com abundante granularidade; citoplasma espumoso (vacúolos) e pequenos núcleos; se assemelha a histiócitos ou tumor de células granulares	

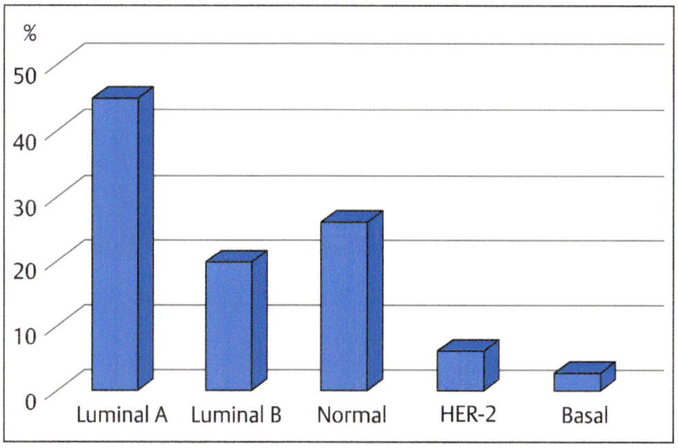

Fig. 24-4. Distribuição genômica de 148 carcinomas lobulares invasivos clássicos.[15]

Curtis *et al.* avaliaram a arquitetura genômica e transcriptômica de 2.000 cânceres de mama, dentre os quais se encontrava 148 CLI clássicos que tiveram os receptores de estrogênio (RE) positivos em 88,5% dos casos e foram classificados, sob o ponto de vista molecular, em: luminal A (44,9%); luminal B (19,7%), basal (2,7%); HER-2 (6,1%) e normal-*like* (25,9%) (Fig. 24-4).[15]

DIAGNÓSTICO IMAGINOLÓGICO

Mamografia

A sensibilidade para a detecção do CLI varia de 57 a 81%, com 35% dos casos com alteração apenas em uma incidência. Cerca de 30% das vezes a lesão não é observada em nenhuma incidência. Os achados mais comuns são opacidades espiculadas, distorção arquitetural e densidades mal definidas. Achados com lesões circunscritas e presença de microcalcificações são raras.[16]

Ultrassonografia (US)

A sensibilidade para a detecção do CLI varia de 68 a 98%. Os principais achados incluem lesão hipoecoica, heterogênea, com margens mal definidas ou anguladas, com ou sem sombra acústica posterior. Estudos têm demonstrado que a US tem maior acurácia para estimar o tamanho do CLI quando comparada à mamografia ou ressonância magnética (RM).[6,17]

Ressonância Magnética

A sensibilidade é alta e varia de 93 a 96% para o CLI.[18] Este exame é efetivo para detectar lesão na mama contralateral e focos de multicentricidade que são frequentes nesse tipo de câncer. Os achados mais comuns na RM são lesões com margens irregulares ou espiculadas ou presença de realce não nodular que pode ocorrer em 20 a 40% dos casos. Recomenda-se para o CLI o emprego da RM na avaliação pré-operatória, em especial para os casos em que a lesão é mal representada na mamografia, ultrassonografia e exame clínico.[19]

TESTES GENÔMICOS

São utilizados para se estimar o benefício da quimioterapia adjuvante e auxiliar na decisão terapêutica.

ONCOTYPE DX

É um teste prognóstico baseado em 21 genes que pode estimar o benefício da quimioterapia. O escore de recorrência varia de 0 a 100 e é dividido em baixo risco (0-10), intermediário (11-25) e alto risco (≥ 26). Wu *et al.* estudaram o *status* do receptor de progesterona e correlacionaram com o escore de recorrência em 9.030 pacientes com CLI identificados na base de dados do *Surveillance, Epidemiology and End Results* (SEER). Os autores identificaram escore de alto risco em pacientes com tumores receptor de progesterona positivo em 3, 6 e 15% para tumores bem diferenciados (G1), moderadamente diferenciados (G2) e indiferenciados (G3), respectivamente. Para os cânceres receptores de progesterona negativos, o alto risco foi de 16% (G1), 24% (G2) e 41% (G3). Os autores concluíram que o teste Oncotype DX pode não ser necessário para os carcinomas lobulares invasivos G1 ou G2 que apresentam expressão do receptor de progesterona.[20]

MAMMAPRINT

Mammaprint é um teste baseado em estudo de *microarray* que avalia a expressão de 70 genes associados ao prognóstico do câncer de mama. Beumer *et al.* correlacionaram o resultado do teste de 217 pacientes com diagnóstico de CLI com fatores prognósticos e dados de sobrevida, e concluíram que para pacientes portadoras de CLI em estádio inicial e axila negativa, o exame possui aplicabilidade para auxiliar na decisão terapêutica.[21]

TRATAMENTO

O tratamento é multidisciplinar e envolve mastologistas, oncologistas e radioterapêutas. A terapia varia de acordo com o estádio anatômico, biologia tumoral e testes genômicos.

Nos estádios I e II geralmente se inicia o tratamento com a cirurgia do tumor primário. Se possível realiza-se a cirurgia conservadora (quadrantectomia) com a biópsia do linfonodo sentinela. Se houver relação desfavorável entre os volumes do tumor e mama, opta-se pela mastectomia. Nos casos onde há comprometimento axilar a linfonodectomia é indicada. Fodor *et al.* compararam os resultados entre cirurgia conservadora e mastectomia para 235 pacientes com diagnóstico de CLI. Após 15 anos de acompanhamento os autores observaram resultados similares em relação à sobrevida livre de metástases à distância, sobrevida específica para câncer de mama e sobrevida livre de recorrência locorregional. Vale ressaltar que a sobrevida global foi significativamente melhor no grupo que realizou a cirurgia conservadora associada à radioterapia (63% × 49%; p = 0,0122).[22] Mamtani *et al.*, em 2019, estudaram pacientes com diferentes tipos histológicos de câncer de mama e concluíram que a presença de carcinoma lobular invasivo não contraindica a pesquisa do linfonodo sentinela em pacientes que preenchem os critérios de inclusão do ensaio ACOSOG Z0011, ou seja, o CLI *per se* não prediz a necessidade de linfadenectomia.[23]

Em 2015 foram publicados pelo The Breast International Group (BIG 1-98) resultados do braço de estudo que avaliou pacientes com carcinoma lobular invasivo inicial em ensaio clínico randomizado, duplo-cego, fase III, que comparou 5 anos de monoterapia com tamoxifeno ou letrozol. Os autores observaram que, após 8,1 anos de acompanhamento, para as pacientes portadoras de CLI que usaram o letrozol, houve benefício significativo de 66% na sobrevida livre de doença para o subtipo luminal B e 50% de benefício para o luminal A. Foi possível concluir que a magnitude do benefício do letrozol no tratamento adjuvante da paciente com CLI foi superior quando comparado ao tamoxifeno.[24]

Na doença localmente avançada (estádios IIB e III) geralmente se escolhe tratamento sistêmico neoadjuvante que pode ser a quimioterapia ou a endocrinoterapia. Vários autores acreditam que o CLI é menos quimiossensível que o CINE. Caso haja resposta satisfatória, a paciente poderá ter conversão da cirurgia radical para a conservadora, tanto na mama quanto na axila.

Thornton *et al.*, em 2019, compararam a eficácia da quimioterapia neoadjuvante (QNeo) com a endocrinoterapia neoajuvante (ENeo) em pacientes portadoras de carcinoma lobular invasivo com comprometimento axilar. Analisaram dados de 5.942 pacientes com CLI cT1-4c, cN1-3 e receptor hormonal positivo (RH+) tratadas entre 2004 a 2014 e notaram que pacientes com CLI com axila positiva que receberam ENeo apresentavam, significativamente, tumores menores, maior idade e mais comorbidades, todavia, ao se ajustar os dados, não houve diferença significativa na sobrevida global entre os grupos que receberam ENeo ou QNeo.[25]

PROGNÓSTICO

Wasif *et al.*, em 2010, empregaram base de dados do SEER para comparar dados prognósticos entre 263.408 pacientes com cânceres invasivos, CINE ou CLI, tratadas entre 1993 e 2003. Notaram que os CLI são maiores, possuem mais frequentemente receptores de estrogênio positivos e axila acometida. Análise multivariada identificou 14% de benefício na sobrevida global para portadoras de CLI.[26] Os principais achados e taxas de sobrevida estão apresentados no Quadro 24-3.

Vale ressaltar que pacientes com carcinoma lobular pleomórfico tendem a ter receptor de estrogênio negativo, HER-2 positivo e pior sobrevida global quando comparado ao carcinoma lobular clássico ou ao CDI.[27]

Quadro 24-3. Características Patológicas e Taxas de Sobrevida Livre de Doença entre Pacientes Portadoras de Carcinoma Lobular Invasivo ou CINE (Modificado de Wasif *et al.*)[26]

Características patológicas	CLI (%)	CINE (%)	Valor p
T > 2 cm	43,1	32,6	p < 0,001
Linfonodo positivo	36,8	34,4	p < 0,001
RE positivo	93,1	75,6	p < 0,001
Sobrevida específica (SLD) por estádio clínico (5 anos)			
T1 N0	98	96	p < 0,001
T2 N0	94	88	p < 0,001
T3 N0	92	83	p < 0,001
T1 N1	89	88	p = NS
T2 N1	81	73	p < 0,001
T3 N1	72	56	p < 0,001

CLI: carcinoma lobular invasivo; CINE: carcinoma invasivo não especial; RE: receptor de estrogênio; SLD: sobrevida livre de doença; T: tamanho; N: linfonodo; NS: não significante.

REFERÊNCIAS BIBLIOGRÁFICAS

1. Lakhani S, Ellis I, Schnitt S, et al. WHO Classification of Tumours of the Breast. IARC, editor. Lion. 2012:240.
2. Li CI, Anderson BO, Daling JR, Moe RE. Trends in incidence rates of invasive lobular and ductal breast carcinoma. JAMA. 2003;289(11):1421-4.
3. Li CI, Weiss NS, Stanford JL, Daling JR. Hormone replacement therapy in relation to risk of lobular and ductal breast carcinoma in middle-aged women. Cancer. 2000;88(11):2570-7.
4. Li CI, Malone KE, Porter PL, et al. Relationship between menopausal hormone therapy and risk of ductal, lobular, and ductal-lobular breast carcinomas. Cancer Epidemiol Biomarkers Prev. 2008;17(1):43-50.
5. Li CI, Daling JR, Malone KE, et al. Relationship between established breast cancer risk factors and risk of seven different histologic types of invasive breast cancer. Cancer Epidemiol Biomarkers Prev. 2006;15(5):946-54.
6. Thomas M, Kelly ED, Abraham J, Kruse M. Invasive lobular breast cancer: A review of pathogenesis, diagnosis, management, and future directions of early stage disease. Semin Oncol. 2019;46(2):121-32.
7. Korhonen T, Kuukasjärvi T, Huhtala H, et al. The impact of lobular and ductal breast cancer histology on the metastatic behavior and long term survival of breast cancer patients. Breast. 2013;22(6):1119-24.
8. McCart Reed AE, Kutasovic JR, Lakhani SR, Simpson PT. Invasive lobular carcinoma of the breast: morphology, biomarkers and 'omics. Breast Cancer Res. 2015;17:12.
9. Singhai R, Patil VW, Jaiswal SR, et al. E-Cadherin as a diagnostic biomarker in breast cancer. N Am J Med Sci. 2011;3(5):227-33.
10. Ashaie MA, Chowdhury EH. Cadherins: The superfamily critically involved in breast cancer. Curr Pharm Des. 2016;22(5):616-38.
11. Desmedt C, Zoppoli G, Gundem G, et al. Genomic characterization of primary invasive lobular breast cancer. J Clin Oncol. 2016;34(16):1872-81.
12. Canas-Marques R, Schnitt SJ. E-cadherin immunohistochemistry in breast pathology: uses and pitfalls. Histopathology. 2016;68(1):57-69.
13. Sinn HP, Kreipe H. A Brief Overview of the WHO Classification of Breast Tumors, 4th Edition, Focusing on Issues and Updates from the 3rd Edition. Breast Care (Basel). 2013;8(2):149-54.
14. Dabbs DJ, Bhargava R, Chivukula M. Lobular versus ductal breast neoplasms: the diagnostic utility of p120 catenin. Am J Surg Pathol. 2007;31(3):427-37.
15. Curtis C, Shah SP, Chin SF, et al. The genomic and transcriptomic architecture of 2,000 breast tumours reveals novel subgroups. Nature. 2012;486(7403):346-52.
16. Porter AJ, Evans EB, Foxcroft LM, et al. Mammographic and ultrasound features of invasive lobular carcinoma of the breast. J Med Imaging Radiat Oncol. 2014;58(1):1-10.
17. Cortadellas T, Argacha P, Acosta J, et al. Estimation of tumor size in breast cancer comparing clinical examination, mammography, ultrasound and MRI-correlation with the pathological analysis of the surgical specimen. Gland Surg. 2017;6(4):330-5.
18. Mann RM, Hoogeveen YL, Blickman JG, Boetes C. MRI compared to conventional diagnostic work-up in the detection and evaluation of invasive lobular carcinoma of the breast: a review of existing literature. Breast Cancer Res Treat. 2008;107(1):1-14.
19. Lobbes MB, Vriens IJ, van Bommel AC, et al. Breast MRI increases the number of mastectomies for ductal cancers, but decreases them for lobular cancers. Breast Cancer Res Treat. 2017;162(2):353-64.

20. Wu SG, Zhang WW, Wang J, et al. Progesterone receptor status and tumor grade predict the 21-gene recurrence escore of invasive lobular breast cancer. Biomark Med. 2019;13(12):1005-12.
21. Beumer IJ, Persoon M, Witteveen A, et al. Prognostic Value of MammaPrint. Biomark Insights. 2016;11:139-46.
22. Fodor J, Major T, Tóth J, et al. Comparison of mastectomy with breast-conserving surgery in invasive lobular carcinoma: 15-Year results. Rep Pract Oncol Radiother. 2011;16(6):227-31.
23. Mamtani A, Zabor EC, Stempel M, Morrow M. Lobular Histology Does Not Predict the Need for Axillary Dissection Among ACOSOG Z0011-Eligible Breast Cancers. Ann Surg Oncol. 2019;26(10):3269-74.
24. Metzger Filho O, Giobbie-Hurder A, Mallon E, et al. Relative Effectiveness of Letrozole Compared With Tamoxifen for Patients With Lobular Carcinoma in the BIG 1-98 Trial. J Clin Oncol. 2015;33(25):2772-9.
25. Thornton MJ, Williamson HV, Westbrook KE, et al. Neoadjuvant endocrine therapy versus neoadjuvant chemotherapy in node-positive invasive lobular carcinoma. Ann Surg Oncol. 2019;26(10):3166-77.
26. Wasif N, Maggard MA, Ko CY, Giuliano AE. Invasive lobular vs. ductal breast cancer: a stage-matched comparison of outcomes. Ann Surg Oncol. 2010;17(7):1862-9.
27. Haque W, Arms A, Verma V, et al. Outcomes of pleomorphic lobular carcinoma versus invasive lobular carcinoma. Breast. 2019;43:67-73.

DOENÇA DE PAGET DA MAMA

Cesar Cabello dos Santos ▪ Karin Kneipp Costa Rossi ▪ Thiago Fortes Cabello ▪ Marcelo Alvarenga

INTRODUÇÃO

A doença de Paget de mama (DPM) é uma manifestação incomum de uma neoplasia mamária, caracterizada clinicamente por alterações eczematosas do complexo areolopapilar (CAP) e, histologicamente, pela presença de células malignas na epiderme da papila, conhecidas como células de Paget. Esta doença está associada, em mais de 90% das vezes, a um carcinoma intraductal ou invasor no parênquima mamário subjacente.

Embora tenha sido Velpeau, o primeiro a descrever a presença de crosta, sangramento e ulceração no CAP, em 1856, ele falhou em reconhecer a relação entre as suas observações e o câncer de mama subjacente.

James Paget, 20 anos depois, publicou um estudo descritivo de 15 mulheres com idade entre 40 e 60 anos. Essas mulheres apresentavam, inicialmente, erupções eczematosas na papila e na aréola, que em um período subsequente de no mínimo 2 anos eram sucedidas por um câncer na glândula mamária. Evidenciou, assim, a associação entre a lesão de pele do CAP e o câncer de mama subjacente, recebendo esta patologia o seu nome.

É uma moléstia rara, incidindo em 0,5 a 5% das pacientes com câncer de mama. A DPM é ainda mais rara no sexo masculino, com 51 casos descritos até 1982, mas somente alguns foram confirmados por meio de exame histológico.

Nas mulheres, a média de idade no momento do diagnóstico foi descrita entre 53 e 59 anos. Esta média tende a ser 5 a 10 anos mais alta do que a observada em pacientes com câncer de mama sem DPM. A doença é extremamente rara nas primeiras 3 décadas de vida. Quando a DPM é diagnosticada, até dois terços das mulheres encontram-se na pós-menopausa.

As principais queixas das pacientes com DPM são: prurido, dor, sensação de queimação, ardência e descarga papilar serosa ou sanguinolenta. Clinicamente, a doença caracteriza-se como uma lesão cutânea eczematosa do CAP, geralmente unilateral e de evolução crônica, sendo bem delimitada e demarcada com infiltrado eritematoso fino. Pode-se observar, ainda, áreas de descamações com fissuras ou escoriações recidivantes, além da presença de crosta ou escamocrostas, semelhantes às lesões psoriasiformes. Lesões bilaterais são excepcionais e foram descritos dois casos em mamilos supernumerários.

Evolutivamente, as alterações iniciam-se na papila, espalhando-se para a aréola e raramente envolvem a pele ao redor. As primeiras manifestações podem ser insignificantes e apresentam-se como vesículas pequenas que surgem e cicatrizam, recorrem ou progridem. Na época do diagnóstico aproximadamente metade das pacientes também apresentam nodulações palpáveis na mama e linfonodos suspeitos na axila. A presença de descarga papilar serosa ou sanguinolenta, ulcerações, retrações e destruições do CAP tendem a ocorrer em casos mais avançados.

Por exame clínico podem-se identificar três formas de apresentação da doença:

1. Onde se observam apenas alterações no CAP (Fig. 25-1);
2. Com alterações do CAP associadas à presença de tumor palpável na mama (Fig. 25-2);

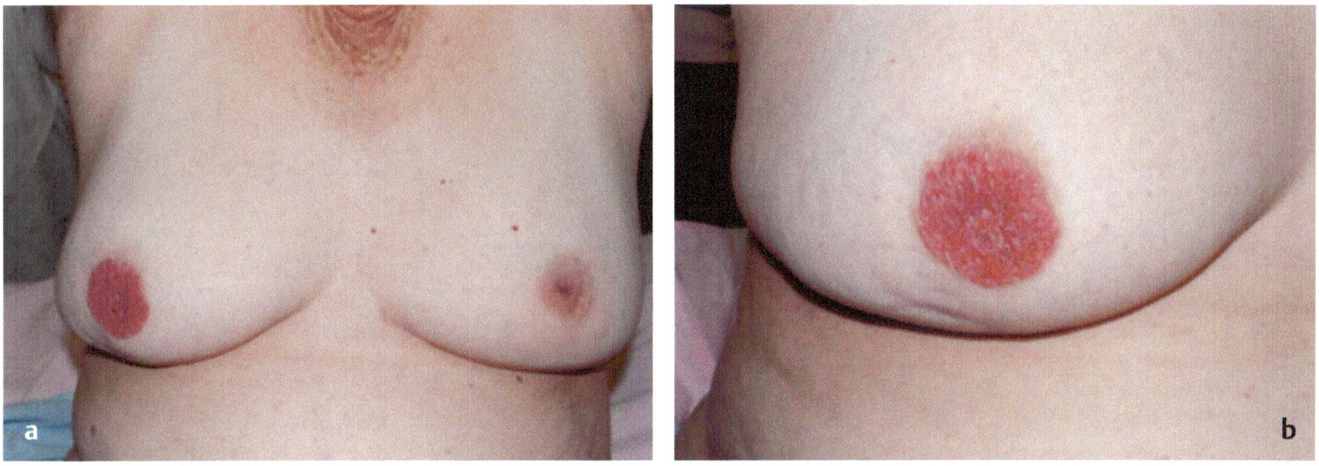

Fig. 25-1. Doença de Paget: (a) Aspecto clínico da mama. (b) Detalhe do complexo areolopapilar.

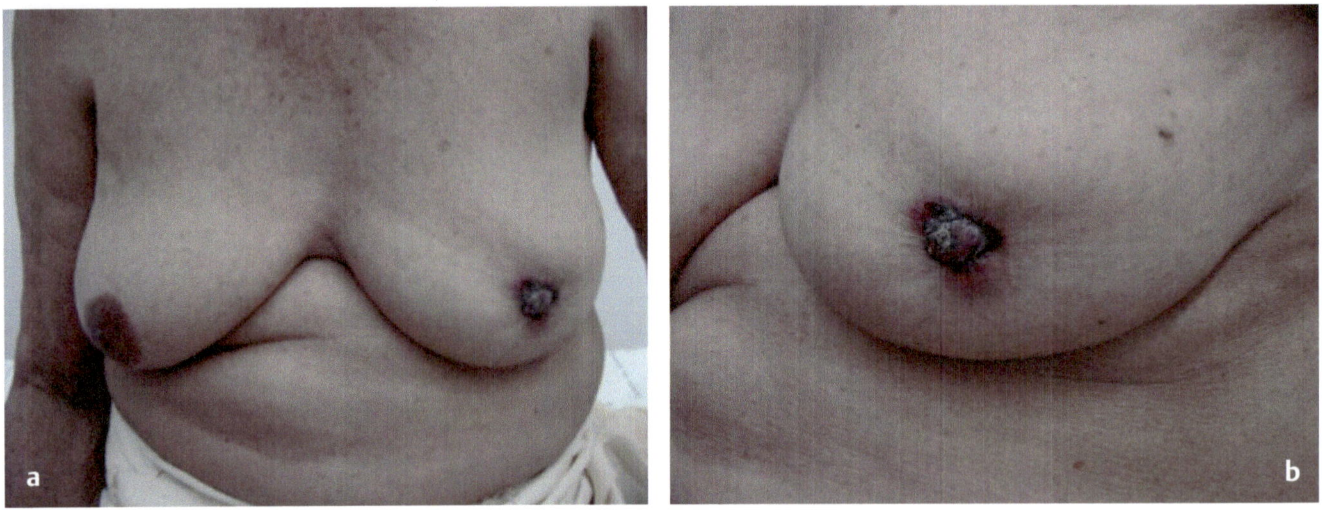

Fig. 25-2. (a, b) Aspecto clínico da doença de Paget de mama associada a abaulamento provocado por nódulo.

3. Também chamada de doença de Paget subclínica – onde o exame clínico do CAP é normal, e o diagnóstico é realizado, exclusivamente, pelo estudo anatomopatológico de espécimes de mastectomias, onde são encontradas células de Paget.

Além da avaliação clínica, o exame mamográfico (Fig. 25-3) é de fundamental importância para o diagnóstico de lesões na mama associadas às alterações no CAP. Este exame influencia a estratégia cirúrgica por avaliação da multicentricidade e tamanho do tumor mamário, além de achados suspeitos na mama contralateral. As alterações mamográficas nas pacientes com DPM não são específicas desta doença. Encontram-se os seguintes achados: espessamentos de pele, papila e aréola, retração da papila, microcalcificações agrupadas subareolares (mais frequentes) ou difusas na mama, densidades assimétricas, nódulos, distorções arquiteturais e dilatação ductal retroareolar.

A capacidade da mamografia em detectar achados sugestivos de malignidade na DPM mostra-se significativamente maior na presença de nódulos palpáveis ao exame físico, por volta de 97%, opondo-se à baixa sensibilidade (50%) nas

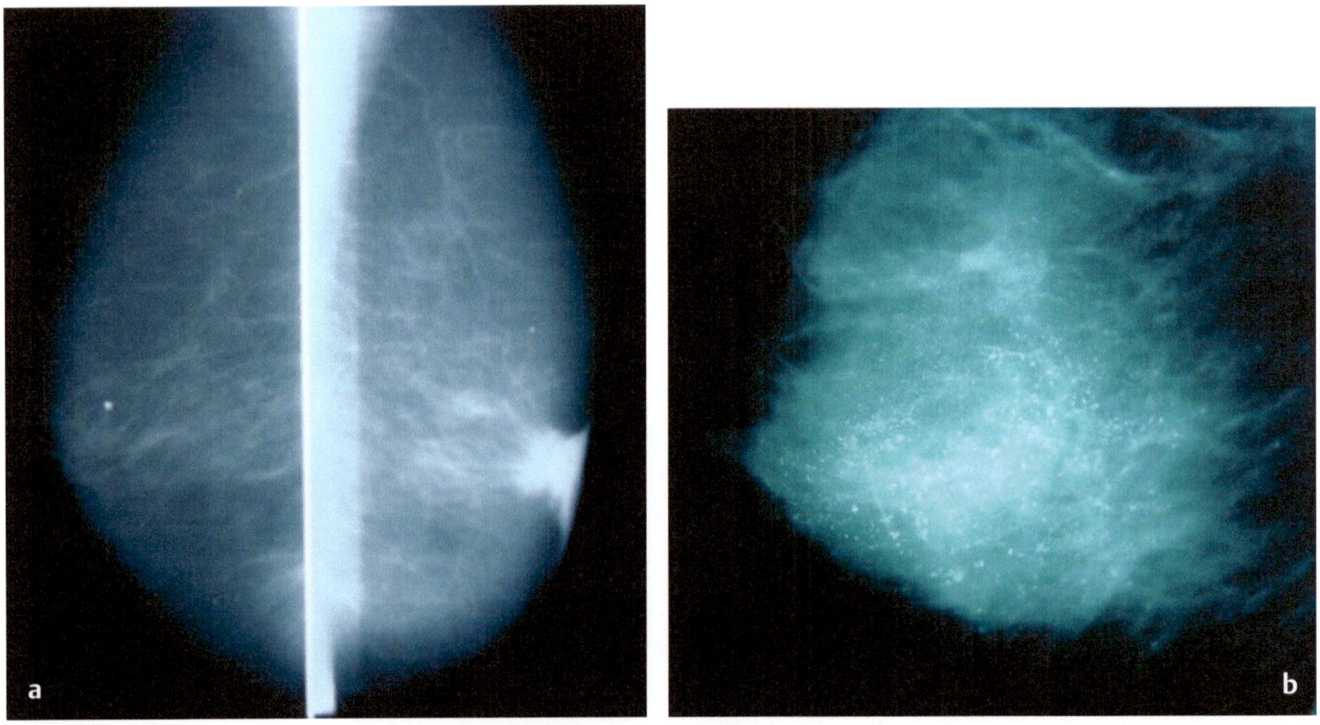

Fig. 25-3. Mamografia em visão médio-lateral. (a) Radiopacidade nodular de limites imprecisos e contornos espiculados retroareolares esquerdos, com espessamento do complexo areolopapilar – doença de Paget de mama associada a carcinoma ductal invasivo. (b) Microcalcificações pleomórficas extensas com distribuição regional, sem alteração no complexo areolopapilar. Doença de Paget de mama associada a carcinoma ductal *in situ*.

pacientes com alterações exclusivamente no CAP. A eficácia deste exame em detectar o envolvimento do CAP na doença de Paget mostra-se insatisfatória.

Além da mamografia, outros exames complementares podem ser utilizados para estudar esta doença. A ultrassonografia de mama pode ser útil e deve ser considerada, especialmente quando a mamografia apresenta-se com padrão denso e insatisfatório.

A ressonância magnética pode ser considerada como um método de alta sensibilidade para a detecção de câncer de mama, podendo ser de grande valor nos casos em que o exame clínico e a mamografia são prejudicados pela densidade das mamas, tornando-se inconclusivos. O alto custo e a baixa especificidade do exame (30 a 67%) são suas maiores limitações. O exame pode mostrar envolvimento do CAP em situações clinicamente normais, assim como diferenciar os tumores confinados ao tecido retroareolar.

A cintilografia mamária parece poder ser útil no diagnóstico e avaliação de pacientes com DPM. As células de Paget possuem forte captação do Tecnécio 99m-MIBI, em decorrência da proliferação e crescimento tumoral. Os benefícios com o seu uso na DPM ainda necessitam ser avaliados.

Apesar dos métodos diagnósticos disponíveis e das manifestações clínicas externas das lesões, o atraso no diagnóstico definitivo da doença é comum. As alterações precoces no CAP são semelhantes a eczemas ou alterações inflamatórias e os sintomas são tratados com medicações tópicas. Além disso, podem ocorrer resoluções temporárias das alterações da papila e aréola, com ou sem aplicações de corticoesteroides.

O diagnóstico diferencial inclui: eczema crônico, dermatite de contato, papiloma intraductal benigno, carcinoma de células basais, carcinoma de células escamosas, melanomas, cancro sifilítico, doença de Bowen, psoríase, adenoma de mamilo, leiomioma do mamilo, adenomatose erosiva do mamilo, hiperplasias de células Torker e ectasia ductal mamária, em que a descarga crônica da papila pode induzir a alterações eczematosas.

É possível reconhecer células carcinomatosas de Paget na citologia esfoliativa do CAP *(imprint)*, mas este método não é adequado para o diagnóstico definitivo da DPM, ou seja, quando os achados são negativos, não se exclui a doença. A confirmação do diagnóstico da DPM pode ser feita com biópsia em cunha ou *punch*. Prefere-se a biópsia em cunha para que a epiderme seja adequadamente representada e, neste espécime, deve haver secção de ductos lactíferos. Na biópsia com *punch* obtém-se pouca epiderme, prejudicada por exsudato inflamatório e debris queratinizados superficiais.

Paget não estudou as lesões por meio de histologia e não reconheceu a erupção da papila como um carcinoma intraepitelial. Em 1876, Butlin foi o primeiro a descrever a histologia da doença.

Considerou o eczema como a lesão primária e o câncer profundo como lesão secundária (Fig. 25-4). Mais tarde, Darier, em 1899, após alguns estudos contraditórios, foi quem primeiro descobriu as células de Paget. No início, anunciou que a DPM era causada por um agente infeccioso *(psorosperms – Coccidia)* e depois concluiu, também erroneamente, que os elementos celulares anormais que ele tinha interpretado como sendo um parasita eram células epidérmicas degeneradas.

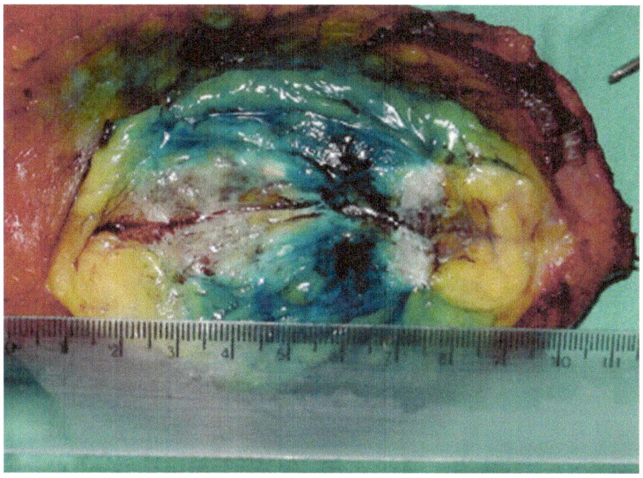

Fig. 25-4. Tumor mamário em associação à doença de Paget de mama (macroscopia).

Estas células alteradas foram identificadas ao microscópio óptico por George Thin, em 1881, como malignas, sendo o primeiro a implicar o carcinoma intraductal na etiologia da DPM, posteriormente confirmados por Jacobeus, em 1904.

Ao microscópio óptico as células de Paget (Fig. 25-5) são arredondadas ou ovoides, com citoplasma pálido e abundante, com núcleo pleomórfico e hipercromático, além de nucléolo aumentado.

As figuras de mitoses são frequentemente observadas. Estas células podem ser encontradas isoladas, preferencialmente nas partes profundas da camada de Malpighi, em cristas interpapilares e entre as células basais. Estas células formam ninhos, estruturas glandulares ou ductais e o seu número varia desde algumas células isoladas até o completo preenchimento das camadas da epiderme. Sua distribuição é similar a melanócitos em nevos ou melanomas. As células de Paget não invadem o córion que apresenta sinais de inflamação crônica. Alguns aspectos da DPM podem dificultar o diagnóstico histológico, como hiperplasias, hiperqueratoses e ulcerações da epiderme.

Curiosamente, na descrição original, James Paget referiu a possibilidade da existência de formas extramamárias da doença de Paget, podendo estar presente na vulva, região perianal, pálpebras, esôfago, canal auricular e cavidade oral, áreas onde se observam maior densidade de glândulas apócrinas. As formas mamárias e extramamárias desta doença guardam entre si uma relação quanto à histogênese e à morfologia, sendo a presença das células de Paget em meio à epiderme, fator fundamental e patognomônico para o diagnóstico. Nestas formas extramamárias pode-se observar, originando-se em epitélios glandulares apócrinos subjacentes, adenocarcinomas em até 30% dos casos. Além disso, a doença de Paget + extramamária pode estar associada a malignidades em órgãos internos como útero, bexiga, reto e ânus.

Há, também, outra entidade nosológica conhecida como doença de Paget descrita pelo mesmo autor em 1877, como um processo patológico do aparelho locomotor (osteíte deformante) que não guarda nenhuma relação com as patologias já descritas.

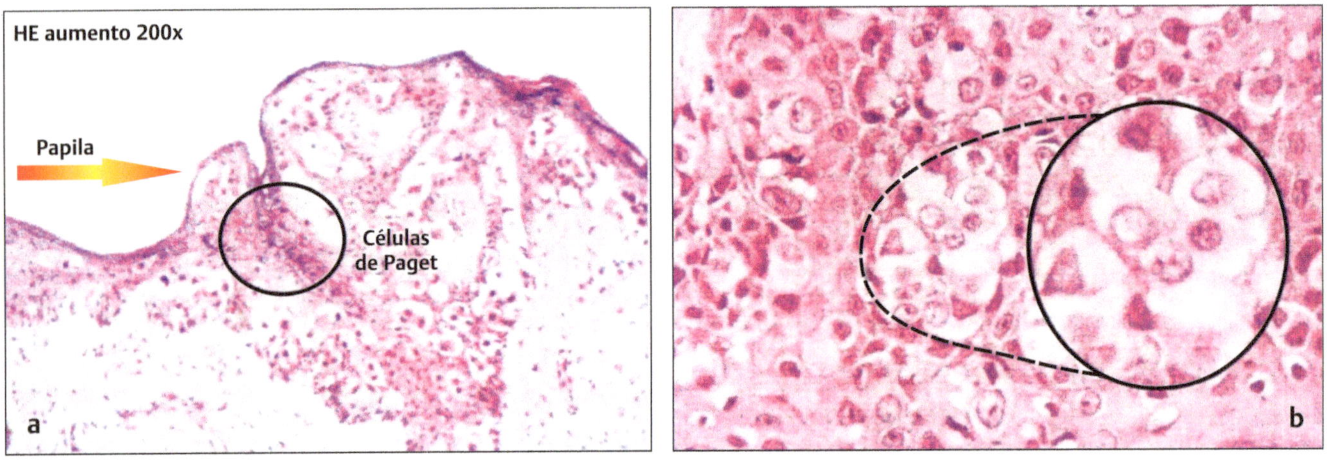

Fig. 25-5. (a) Microscopia da doença de Paget de mama: células neoplásicas com citoplasma claro no interior da epiderme da papila. Fotomicroscópio Zeiss, 200x, coloração por H.E. (b) Detalhe das células de Paget intraepidérmicas com núcleos volumosos, hipercromados, nucléolos proeminentes e citoplasma claro. Fotomicroscópio Zeiss, 400x, HE.

Quanto aos achados histológicos, a doença de Paget de mama pode apresentar-se de três formas:

1. Doença confinada ao CAP sem nenhuma evidência de carcinoma subjacente na mama – que é rara e ainda discute-se a sua apresentação;
2. Lesão no CAP associada a carcinoma intraductal que pode encontrar-se limitado à região subareolar ou de forma extensa comprometendo vários ductos;
3. Lesão no CAP associada a um carcinoma invasor.

Os carcinomas mamários associados à lesão no CAP quase sempre são do tipo ductais e os carcinomas intraductais mais frequentes são do tipo comedocarcinoma, sendo biologicamente mais agressivos, com alto grau nuclear, grande número de mitoses e amplificação do oncogene *cerbB2*.

Existem poucas informações sobre a distribuição da localização do carcinoma subjacente na mama. O tumor invasivo da mama tende a ser central, mas podem ocorrer tumores localizados na periferia da mama. Cerca de 45% dos carcinomas invasivos associados a Paget foram localizados no quadrante superior externo.

A histogênese das células de Paget ainda é obscura. Postulam-se duas principais teorias: a do epidermotropismo e da transformação *in situ*. Na teoria do epidermotropismo as células de Paget seriam derivadas do epitélio ductal da mama e invadiriam a epiderme por meio de migração ou metástase. Estas células do carcinoma ductal intramamário migrariam ao longo das membranas basais dos ductos subjacentes à epiderme do mamilo.

Achados imuno-histoquímicos apresentam forte evidência a favor da teoria do epidermotropismo, pois mostram uma variedade de anticorpos monoclonais específicos contra citoceratinas 8, 18, 19, 40, 45 e 52 kd, que foram expressos tanto no epitélio dos ductos da mama normal quanto nas células de Paget, não sendo expressos em outras células da epiderme. Além disso, tem sido demonstrado que as células de Paget e o carcinoma de mama apresentam imunorreatividade à caseína, às globulinas do leite, às lecitinas, ao antígeno epitelial de membrana, ao antígeno carcinoembrionário, à proteína S-100 e à proteína HER-2 mostrando que o carcinoma subjacente, usualmente do tipo comedo, tem fenótipo similar às células de Paget. O comportamento em nível da biologia molecular da DPM tem algumas particularidades. As células de Paget apresentam colorações positivas para azul de toluidina, azul alcian em pH 2,5 e fucsina-aldeído, o que é característico de células glandulares apócrinas e écrinas, semelhantes às glandulares mamárias e não da epiderme.

A atividade de receptor de estrógeno observada no carcinoma subjacente também exibe características semelhantes às observadas nas células de Paget. Sugere-se, então, que as células de Paget e o carcinoma subjacente possam ser histológica e biologicamente semelhantes.

Na teoria da transformação *in situ* as células são primariamente epidermais, resultantes da transformação maligna dos ceratinócitos ou dos melanócitos localizados na camada basal da epiderme da papila. Acredita-se que em resposta a um estímulo desconhecido, estas células poderiam adquirir propriedades características de células apócrinas atípicas dos ductos mamários. Nestes casos, a DPM seria independente do carcinoma da mama e, possivelmente, faria parte do fenômeno de multicentricidade do câncer de mama.

Esta hipótese baseia-se, principalmente, em achados da microscopia eletrônica que revela que as células de Paget apresentam várias organelas citoplasmáticas (ribossomas livres, retículo endoplasmático liso e rugoso, lisossomas, mitocôndrias e complexo de Golgi). Foram também observados desmossomas e tonofilamentos rudimentares entre as células de Paget e os ceratinócitos, mas em menor quantidade do que entre queratinócitos adjacentes. Nenhum desmossoma foi observado entre as células de Paget e os melanócitos, mas foram vistos grânulos de melanina dentro das células de Paget, simulando um melanoma. Outro fator a favor desta teoria é a presença de células com características intermediárias entre as células de Paget e as células escamosas foram observadas, bem como queratinização das células de Paget.

De forma geral, o modelo de classificação mais universalmente utilizado é o estadiamento clinicopatológico proposto pela União Internacional de Combate ao Câncer – American Journal Cancer Cometee (UICC/AJCC). Esta classificação considera estádio 0 os tumores intraductais e a DPM quando associada ou não a tumores intraductais subjacentes ao CAP. Quando a DPM está associada ao tumor invasor, essa classificação considera as características da lesão invasora.

A história natural e o prognóstico das pacientes que se apresentam ao exame clínico com tumor palpável na mama subjacente é diferente das pacientes com ausência do mesmo.

Sabe-se que a lesão no CAP sem tumor palpável na mama subjacente associa-se a carcinoma *in situ* em 65 a 100% dos casos. Por outro lado, a presença de tumor palpável na mama é sinal quase que certo de um carcinoma invasivo. Quanto às metástases em linfonodos axilares, observa-se que as mulheres com alteração do mamilo e sem nódulos no parênquima apresentam 8,3% de comprometimento, ao contrário das pacientes com nódulos palpáveis que apresentam 50 a 60% de metástases axilares. A taxa de sobrevida em 10 anos das pacientes com carcinoma intraductal foi cerca de 90%, contrastando com 44% naquelas com carcinoma invasivo e ausência de metástases em linfonodos axilares e 10% com carcinoma invasivo e linfonodos axilares metastáticos.

As pacientes que apresentam tumor detectável na mama e que cursam com câncer invasivo e alto risco de metástases axilares evoluem com prognóstico ruim, justificando terapia baseada nos achados histológicos do tumor e dos linfonodos axilares.

Existem controvérsias a respeito de qual tratamento cirúrgico seria mais adequado às pacientes com doença clinicamente confinada ao CAP e com mamografias normais. O aumento do diagnóstico precoce do câncer de mama e a conclusão de múltiplos ensaios clínicos aleatórios e prospectivos em pacientes com câncer de mama e sem DPM demonstram que as pacientes submetidas à cirurgia conservadora da mama têm taxas de sobrevida semelhantes àquelas submetidas a mastectomias. Sendo assim, a terapia conservadora da mama poderia ser considerada em alguns casos selecionados de DPM e consistiria em excisão parcial ou completa do mamilo, quadrantectomia central, seguidas ou não de tratamento actínico, ou radioterapia exclusiva da mama.

Nos tratamentos cirúrgicos conservadores das pacientes com DPM observa-se recidivas locais entre 20 a 60% em uma média de oito a 19 meses. A presença de carcinomas multicêntricos pode ser responsável pelo alto risco de recidivas.

Os resultados dos estudos da utilização da radioterapia exclusiva na DPM sugerem que a irradiação do tecido mamário (papila e a pele ao redor) com dose curativa pode ter benefício no carcinoma intraductal, sendo utilizado em um seleto número de pacientes com DPM confinada à papila, sem tumor de mama detectado por meio de exames clínico e mamográfico. Nestes casos preconizam-se altas doses de teleterapia 55-60 Gy.

Apesar dos resultados encorajadores, as experiências com tratamento conservador da mama na DPM permanecem limitadas. Não existem trabalhos prospectivos randomizados comparando a mastectomia e o tratamento conservador da mama, em razão, principalmente, à raridade da doença. Recomenda-se que ao se optar pelo tratamento conservador, deva-se levar em conta alguns fatores:

- Um câncer de mama intraductal ou invasor está presente em quase todas as pacientes com DPM e sem tumorações palpáveis na mama;
- Carcinoma intraductal da mama associado a DPM é frequentemente difuso, multicêntrico e extenso e muitas destas pacientes apresentam exames clínico e mamográfico normais;
- A biópsia do CAP pode identificar carcinoma subjacente, mas não identifica doença multifocal;
- Em um pequeno número de pacientes com DPM e sem tumoração palpável na mama podem ocorrer metástases para linfonodos axilares, originadas de áreas de microinvasão que permanecem indetectadas;
- É relativamente alta a proporção de pacientes com câncer de mama localizado distante do CAP.

Embora o melhor fator prognóstico nas pacientes com câncer de mama seja o estado dos linfonodos axilares, a linfadenectomia axilar apresenta inúmeras complicações. A biópsia de linfonodo-sentinela em pacientes com carcinomas de mama iniciais é advogada, para que haja redução destas complicações. Como é muito comum a presença do câncer mamário subjacente na DPM, a biópsia do linfonodo-sentinela poderia teoricamente ser aplicada, especialmente nas doentes com tumor clinicamente palpável e alterações mamográficas.

A DPM representa um verdadeiro marcador cutâneo de risco de câncer glandular profundo, mas com o prognóstico ligado à agressividade do carcinoma subjacente. Sua histogênese e fatores de risco não foram estabelecidos por completo e, sendo uma doença rara, existem poucos estudos conclusivos. Apesar de esta doença, quando limitada ao CAP, ser classificada como estádio 0, existem evidências de apresentar prognóstico pior do que os outros tipos de carcinomas *in situ*. Estabelecem-se assim, dúvidas a respeito da segurança do tratamento conservador de mama nessas mulheres.

BIBLIOGRAFIA

Altman DG. Comparing groups categorical data. In: Altman DG. Statistics for medical research. London: Chapman and Hall. 1987a. p. 229-323.

Altman DG. Comparing groups categorical data. In: Altman DG. Analysis of survival times. London: Chapman and Hall; 1987b. p. 365-95.

Americam Joint Committee on Cancer. – Manual for Staging of Cancer. 3rd ed. Philadelphia: J.B. Lippincott; 1997.

American College of Radiology. Breast imaging reporting and data system (BIRADS). Reston, Va: American College of Radiology, 3rd ed., 1998. p. 233.

Andrade JC. Estudo anatomoclínico do carcinoma de Paget da mama. Botucatu, [Dissertação – Mestrado – Faculdade de Medicina de Botucatu/UNESP], 1999.

Ascensão AC, Marques MSJ, Capitão-Mor M. Paget's disease of the nipple: Clinical and pathological review of 109 female patients. Dermatologica. 1985;170:170-9.

Ashikari R, Park K, Huvos AG, Urban JA. Paget's disease of the breast. Cancer. 1970;26:680-5.

Auchincloss H. Significance of location and number of axillary metastases in carcinoma of the breast: a justification for a conservative operation. Ann Surg. 1963;138:37-46.

Barros ACSD, Silva HMS, Dias EN, et al. Mastologia condutas. Rio de Janeiro: Revinter, 1999. p. 214.

Bland KI, Copeland ME. The breast- comprehensive management of bengn and malignant diseases. United States of America: W. B. Saunders Company; 1998. p. 765.

Body G, Granger M, Fentissoff F, Lansac J. Association d'une maladie de Paget vulvaire et mammaire: a propos d'un cas. Revue de la literature. J Gyn Obst Biol Repr. 1982;11:815-21.

Bullens P, Vanuytsel L, Rijnders A, Van Der Schueren E. Breast conserving treatment of Paget's disease. Radiother Oncol. 1990;17:305-9.

Bussolati G, Pich A. Mammary and extramammary Paget's disease. Am J Pathol. 1975;80:117-28.

Campbell G, Santos SM, Sampaio AM, et al. Doença de Paget – Relato dois casos. Ann. Bras. Dermatol. 1991;66:251-3.

Chaudary MA, Millis RR, Lane EB, Miller NA. Paget´s disease of the nipple: a ten year review including clinical, pathological, and immunohistochemical findings. Breast Cancer Res Treat. 1986;8:139-46.

Cheatle GL, Cutler M. Paget's disease of the nipple: Review of literature; clinical and microscopic study of seventeen breasts by means of whole serial sections. Arch Pathol. 1931;12:435-66.

Chu KU, Turner RR, Hansen NM. Do all patients with sentinel node metastasis from breast carcinoma need complete axillary node dissection? Ann Surg. 1999;229:536-41.

Colcock BP, Sommers SC. Prognosis in Paget's disease of the breast. Surg Clin N Am. 1954;35:773-83.

Crichlow RW, Czernobilsky B. Paget's disease of the male breast. Cancer. 1969;24:1033-40.

Culberson JD, Horn RC. Paget's disease of the nipple. Review of 25 cases with special reference to melanin pigmentation of Paget cells. Arch Surg. 1956;72:224-31.

Decaussin M, Laville M, Mathevet P, Frappart L. Paget's disease versus Toker cell hyperplasia in a supernumerary nipple. Virchows Arch. 1998;432:289-91.

Declaração de Helsinke III: Sobre os princípios éticos para pesquisas em seres humanos. (online) Edimburgo, Escócia. Avaliável na Internet. 2000.

Dixon AC, Galea MH, Ellis IO, et al. Paget's disease of the nipple. Br J Surg. 1991;78:722-3.

Dockerty MB, Harrington SW. Preclinical Paget's disease of the nipple. Surg. Gynecol Obstet. 1951;93:317-20.

Ellis H. Eponyms in oncology: Sir James Paget (1814-1899). Eur J Surg Oncol. 1986;12:393-6.

El-Sharkawi A, Waters JS. The place for conservative treatment in the management of Paget's disease of the nipple. Eur J Surg Oncol. 1992;18:301-3.

Ferenczy A, Richart RM. Ultrastructure of perianal Paget's disease. Cancer. 1972;29:141-9.

Fernandes FJ, Costa MM, Bernardo M. Rarities in breast pathology. Bilateral Paget's disease of the breast – a case report. Eur J Surg Oncol. 1990;16:172-4.

Fisher B, Anderson S, Bryant J, et al. Twenty-year follow-up of randomized trial comparing total mastectomy, lumpectomy, and lumpectomy plus irradiation for the treatment of invasive breast cancer. N Engl J Med. 2002;347:1233-41.

Fourquet A, Campana F, Vielh P. Paget's disease of the nipple without detectable breast tumor: conservative management with radiation therapy. Int J Surg. 1987:10-5.

Freund H, Maydovnik M, Laufer N, Durst AL. Paget's disease of the breast. J Surg Oncol. 1998;9:93-8.

Giannotti Filho O. Doença de Paget do mamilo – Considerações sobre 80 casos. São Paulo. [Tese – Mestrado – Escola Paulista de Medicina], 1988.

Gupta S, Khanna S, Khanna NN, Gupta S. Paget's disease of the male breast: a clinicopathologic study and a collective review. J Surg Oncol. 1983;22:151-6.

Haagensen CD. Anatomy of the mammary glands. In: Haagensen CD. Diseases of the breast, 3rd ed. Philadelphia: Saunders, 1986. p. 112-45.

Halsted WS. The results of operations for the cure of cancer of the breast performed at the Johns Hopkins Hospital from June 1889 a January 1894. Ann Surg. 1894;20:497-555.

Handley RS, Thackray AC. Conservative radical mastectomy (Patey's operation). Ann Surg. 1963;157:162-4.

Harms SE, Flaming DP, Hesley KL, et al. MR imaging of the breast with rotating delivery of excitation of resonance: clinical experience with pathological correlation. Radiology. 1993;187:493-501.

Helman P, Kliman M. Paget's disease of the nipple. Br J Surg. 1956;43:481-6.

Hitchcock A, Topham S, Bell J, et al. O. Routine diagnosis of mammary Paget's disease. A modern approach. Am J Surg Pathol. 1992;16:58-61.

Ho T, Jacques MS, Schopflocher P. Pigmented Paget's disease of the male breast. J Am Academy Dermatol. 1990;23:338-41.

Holloway KB, Ramos-Caro FA, Flowers FP. Paget's disease of the breast in a man with neurofibromatosis. Int J Dermatol. 1997;36:604-18.

Ikeda DM, Helvie MA, Frank TS, et al. Paget disease of the nipple: Radiologic- pathologic correlation. Radiology. 1993;189:89-94.

Imam A, Yoshida SO, Taylor CD. Distinguishing tumour cells of mammary from extramammary Paget's disease using antibodies to two different glycoproteins from human milk-fat-globule membrane. Br J Cancer. 1988;58:373-8.

Inglis K. Paget's disease of the nipple with special reference to the changes in the ducts. Am J Pathol. 1946;22:1-21.

Inwang ER, Fentiman IS. Paget's disease of the nipple. Br J Hosp Med. 1992;44:392-5.

Jamali FR, Ricci AJ, Deckers PJ. Paget's disease of the nipple- areola complex. Surg Clin North Am. 1996;76:365-80.

Kariniemi AL, Ramaekers F, Lehto VP, Virtanen I. Paget cells express cytokeratins typical of glandular epithelia. Br J Dermatolo. 1985;112:179-83.

Kariniemi AL, Forsman L, Wahistrom T. Expression of differentiation antigens in mammary and extramammary Paget's disease. Br J Dermatol. 1984;110:203-10.

Kay S. Paget's disease of the nipple. Surg Gynecol Obstet. 1966;123:1010-4.

Keatings L, Sinclair J, Wright C, et al. C-erbB-2 oncoprotein expression in mammary and extramammary Paget's disease: immunohistochemical study. Histopathology. 1990;17:243-7.

Kister SJ, Haagensen CD. Paget's disease of the breast. Am J Surg. 1970;119:606-9.

Kollmorgen DR, Varanasi JS, Edge SB, Carson III WE. Paget's disease of the breast: A 33- Year experience. J Am Coll Surg. 1998;187:171-6.

Lagios MD, Margolin FR, Westdahl PR, Rose MR. Paget's disease of the nipple: Alternative management in cases withouth or with minimal extent of underlying breast carcinoma. Cancer. 1984;54:545-8.

Lammie GA, Barnes DM, Millis RR, Gullick WJ. Na immunohistochemical study of presence of c-erbB-2 protein in Paget's disease of the nipple. Histopathology. 1989;15:505-14.

Lancer HA, Moschella SL. Paget's disease of the male breast. J Am Acad Dermatol. 1982;7:393-6.

Lundquist K, Kohler S, Rouse RV. Intraepidermal cytokeratin 7 expression is not restricted to Paget cells but is also seen in Torker cells and Merkel cells. Am J Surg Pathol. 1999;23:212-9.

Maier WP, Rosemond GP, Harasym EL, et al. Paget's disease of the female breast. Surg Gynecol Obstet. 1969;128:1253-63.

Malàk G, Tapolcsànyi L. Characteristics of Paget's carcinoma of the nipple and problems of its negligency. Oncology. 1974;30:278-93.

Mariani-Constantini R, Andreola S, Rilke F. Tumour-associated antigens in mammary and extramammary Paget's disease. Virchows Arch. 1985;405:333-40.

Mcgregor JK, Mcgregor DD. Paget's disease of the breast. Surgery. 1959;45:562-8.

Mezi S, Scopinaro F, Marzullo A. Tecnézio MIBI prone scintimammography in breast Paget`s disease: a case report. Oncol Rep. 1999;6:45-8.

Moll I, Moll R. Cells of extramammary Paget's disease express cytokeratins different from those of epidermal cells. J Invest Dermatol. 1985;84:3-8.
Montoro AF, Monteiro DM, Montoro FF. Carcinoma de Paget da papila areolar. Rev Bras Ginec Obstetr. 1981;3:170-4.
Nadji FC, Morales AR, Girtanner RA, et al. Paget's disease of the skin. A unifying concept of histogenesis. Cancer. 1982;50:2203-6.
Nance FC, Deloach DH, Welsh RA, Becker WF. Paget disease of the breast. Ann Surg. 1970;171:864-74.
Nehme A. Paget's disease of the male breast: A collective review and case report. Am Surg. 1976;42:289-95.
Ordóñez NG, Awalt H, Mackay B. Mammary and extramammary Paget's disease. A immunocytochemical and ultrastructural study. Cancer. 1987;59:1173-83.
Orel SG, Kay N, Reynolds C, Sullivan DC. BI-RADS Categorization As a Predictor of malignancy. Radiology. 1999;211:845-9.
Osther PJ, Balslev E, Blichert-Toft M. Paget's disease of the nipple. A continuing enigma. Acta Chir Scand. 1990;156:343-52.
Paget J. On the disease of the mammary areola preceding cancer of the mammary gland. St Bartholomew Hospital Reports. 1874;10:87.
Paone JF, Baker RR. Pathogenesis and treatment of Paget's disease of the breast. Cancer. 1981;48:825-9.
Piato JRM. Linfonodo sentinela no carcinoma infiltrativo inicial de mama: estudo de sua localização e de sua capacidade preditiva em relação ao estado da axila. São Paulo, [Tese – Doutorado – Faculdade de Medicina da Universidade de São Paulo], 2001.
Pierce LJ, Haffty BG, Solin LJ, et al. The conservative management of Paget's disease of the breast with radiotherapy. Cancer. 1997;80:1065-72.
Porto CC. Semiologia médica. 3. ed. Rio de Janeiro: Guanabara Koogan; 1977. p. 751-3.
Powell FC, Bjornsson J, Doyle JA, Cooper AJ. Genital Paget's disease and urinary tract malignancy. J Am Acad Dermatol. 1985;13:84-90.
Rissanen PM, Holsti P. Paget's disease of the breast. The influence of presence or absence of an underlying palpable tumor on the prognosis and of the choice of treatment. Oncology. 1969;23:209-16.
Rosen PP. Paget's disease of the nipple. In: Rosen PP. Rosen's Breast pathology. 2. ed. New York: Lippincott Williams Wilkins; 2001. p. 564-79.
Sagebiel RW. Ultrastructural observations on epidermal cells in Paget's disease of the breast. Am J Pathol. 1969;57:49-65.
Sakorafas GH, Blanchard K, Sarr MG, Farley DR. Paget's disease of the breast. Cancer Treat Rev. 2001;27:9-18.
Salvadori B, Fariselli G, Sacozzi R. Analysis of 100 cases of Paget's disease of the breast. Tumori. 1976;62:529-35.
Santiani B, Powell RW, Mathews WH. Paget's disease of the male breast. Arch Surg. 1977;112:587-92.
Sawyer RH, Asburi DL. Mammographic Appearances in Paget's disease of the breast. Clin Radiol. 1993;49:185-8.
Seer – National Cancer Institute Surveillance, Epidemiology, and results. 2000.
Serour F, Birkenfeld S. Amsterdam E, et al. Paget's disease of the male breast. Cancer. 1988;62:601-5.
Sheen-Chen S, Chen H, Chen W, et al. Paget's disease of the breast – an easily overlooked disease? J Surg Oncol. 2001;76:261-5.
Silva Neto JB, Filho OG, Morioka H, Junior NB. Carcinoma de Paget da mama. Considerações clínico-patológicas sobre 85 casos. Rev Ass Med Bras. 1986;32:165-8.
Sitakalin C, Askerman AB. Mammary and extramammary Paget's disease. Am J Dermatopathol. 1985;7:335-40.
Solheim O. Paget's disease of the nipple. Nord Med. 1960;11:1442-6.
Stockdale AD, White B. Radiotherapy for Paget's disease ofthe nipple: a conservative alternative. Lancet. 1989;16:646-6.
Stomper P, Penetrante R, Carson W. Sensitivity of mammography on patients with Paget's disease of he nipple; Breast Dis. 1995;8:173-8.
Sugandha B, Romil S, Nirmala J. Paget's disease of the breast: a study of 43 cases. Indian J Cancer. 1992;29:90-5.
Tamaki K, Hino H, Ohara K, Furue M. Lectin-binding sites in Paget's disease. Br J Dermatol. 1985;113:17-24.
Tani EM, Skoog L. Immunocytochemical detection of estrogen receptors inmammary Paget cells. Acta Cytol. 1988;32:825-8.
Tilanus-Linthorst MMA, Obdeinj AIM, Bontenbal M, Oudkerk M. MRI in patients with axillary metastases of occult breast carcinoma. Breast Cancer Res Treat. 1997;44:179-82.
Toker C. Further observations on Paget's disease of the nipple. J Natl Cancer Inst. 1967;38:79-84.
UICC – União Internacional de Combate ao Câncer. Câncer de mama. Rio de Janeiro. 1991:159-278.
Vanstabel MJ, Gatter KC, De Wolf- Peeters C, et al. Immunohistochemical study of mammary and extramammary Paget's disease. Histopathology. 1984;8:1013-23.
Velpeau S. A treatise on diseases of breast and mammary region. London: Sydenham Society. 1856.
Veronesi U, Cascinelli N, Mariani L, et al. Twenty-year follow-up of randomized study comparing breast- conserving surgery with radical mastectomy for early breast câncer. N Engl J Med. 2002;347:1227-32.
Veronessi U, Saccozzi R, Del Vecchio M, et al. – Comparing radical mastectomy with quadrantectomy, axillary dissection, and radiotherapy in pacients with small cancers of the breast. N Engl J Med. 1981;2:6-11.
Vianna LL, Millis RR, Fentinan IS. Adenoma of the nipple: a diagnostic dilemma. Br J Hosp Med. 1993;50:639-42.
West JP, Nickel WF. Paget's disease of the nipple. Ann Surg. 1942;116:19-25.
Wilking N, Rutqvist LE, Carstensen J. Prognostic significance of axillary nodal status in primary breast cancer in relation to the number of resected nodes. Acta Oncol. 1992;31:29-35.
Wilson IB. Onuigbo The Paget Cell: Mistaken for a parasite in the 19th Century. Am J Dermatopathol. 1986;8:520-1.
Wolber RA, Dupuis BA, Wick MR. Expression of c-erb-B-2 oncoprotein in mammary and extramammary Paget's disease. Am J Clin Pathol. 1991;96:243-7.
World Health Organization – International Histological Classification of Tumours, Histological Typing of Breast Tumours. 2nd ed. Geneva: WHO; 1981.
World Health Organization – Research on the menopause. WHO – Technical report. Geneva: WHO; 1981.
World Medical Association, World Medical Association Declaration of Helsink: Recommendation guiding physicians in biomedical research involving human subjects. Somerset West, Republic of South Africa, 1996.
Yang WT, King W, Metreweli C. Clinically and mammographically occult invasive ductal carcinoma diagnosed by ultrasound: the focally dilated duct. Austr Radiol. 1997;41:73-5.

CARCINOMA INFLAMATÓRIO DE MAMA

Lucas Roskamp Budel ▪ Camila Vitola Pasetto ▪ Isabela Roskamp Sunye

INTRODUÇÃO

O carcinoma inflamatório de mama (CIM) é uma forma rara e agressiva de carcinoma localmente avançado de mama, em geral de rápido aparecimento. Caracteriza-se por eritema dermatológico difuso e edema (*peau d'orange*) que acomete mais de um terço da mama. Além disso, nodulações e aumento de temperatura do tecido podem estar associados. Histologicamente, é determinado por embolização tumoral maciça de vasos linfáticos subdérmicos.[1,2]

EPIDEMIOLOGIA E FATORES DE RISCO

O CIM primário é uma entidade rara, responsável por aproximadamente 0,5 a 2% dos cânceres de mama invasivos.[1,2]

Até o momento foram estabelecidos poucos fatores de risco específicos. Entretanto, a neoplasia parece estar especialmente relacionada com diagnóstico em paciente jovem, etnia negra e índice de massa corporal elevado, conforme sumarizado no Quadro 26-1.[1,3]

Quadro 26-1. Fatores de Risco Relacionados com Carcinoma Inflamatório de Mama[1]

Fatores de risco selecionados	**Associação**
Jovem ao diagnóstico	+++
Menarca precoce	+
Primiparidade precoce	+
IMC > 30	+++
Uso de anticoncepcional oral combinado	+
Histórico de gestação	+
Maior período de amamentação	+
Raça negra	+++
Receptores hormonais negativos	+
Residência em países norteafricanos	+
Fatores de risco propostos (poucos estudos para determinar consistência nos dados)	**Associação**
História familiar de câncer de mama	-
Status de portadora do vírus do HPV ou HHV	-
Uso de álcool	-
Tabagismo	-

O CIM tem maior incidência em pacientes negras, acometendo-as pelo menos 50% a mais do que a mulheres brancas.[3] Quando comparado ao câncer de mama localmente avançado, o CIM é diagnosticado em idade mais precoce (mediana de 59 anos *versus* 66 anos de idade).[4]

Estudos epidemiológicos demostram relação positiva entre obesidade e CIM.[5,6] Um levantamento do M. D. Anderson Cancer Center revelou que 50% das pacientes com CIM apresentam índice de massa corporal maior ou igual a 30.[5]

Não parece haver relação entre história familiar e CIM, nem foi observado possível traço genético determinante. Até o momento tampouco pode-se relacionar a neoplasia com o *status* menopausal da paciente.[5-7]

CLÍNICA

As principais características que diferenciam o CIM são a agressiva progressão e a embolização tumoral nos vasos linfáticos da derme. Tais alterações repercurtem clinicamente como eritema, edema e calor local (*peau d'orange*), determinando aspecto semelhante a uma erisipela de rápida instalação, capaz de alterar volume e forma global da mama (Fig. 26-1). A pele de cor avermelhada e espessa adquire um aspecto brilhoso causado pelo transudato. A mama pode ficar endurecida, muitas vezes associada à massa palpável e acometimento de linfonodos regionais (Quadro 26-2).[1] Outros

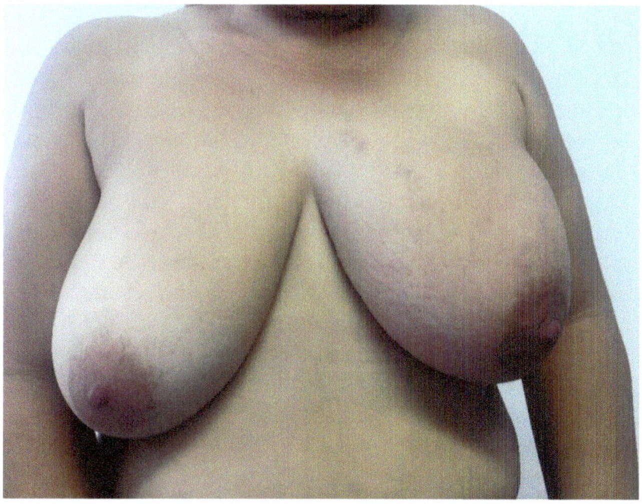

Fig. 26-1. Carcinoma inflamatório de mama à esquerda, com aspecto em *peau d'orange*.

Quadro 26-2. Critérios Diagnósticos para Carcinoma Inflamatório da Mama

Início rápido de eritema mamário, edema e/ou *peau d'orange* e/ou mama quente, com ou sem uma massa palpável subjacente
Duração da história não superior a seis meses
Eritema ocupando pelo menos um terço da mama
Confirmação patológica de carcinoma invasivo

achados incluem retração da papila, descarga papilar em água de rocha, bolhas e crostas no complexo areolopapilar.[2]

Várias condições podem ser confundidas com o CIM levando a atrasos potencialmente evitáveis no diagnóstico e tratamento. As infecções da mama, que geralmente ocorrem em mulheres em lactação, podem ter aparência clínica e mamográfica semelhante. Tais infecções geralmente estão associadas à febre e leucocitose,[3] enquanto o carcinoma inflamatório não é um verdadeiro processo inflamatório. Mastites geralmente apresentam boa resposta a antibióticos e podem apresentar coleções na avaliação com ultrassonografia.

Para ser classificado como T4d (TNM) pela American Joint Committee on Cancer (AJCC),[4] todos os seguintes critérios devem estar presentes, conforme o Quadro 26-2.

A avaliação inicial consiste no estabelecimento de um diagnóstico de câncer de mama invasivo, com avaliações subsequentes para confirmar a histologia e identificar a extensão do envolvimento. Todas as pacientes com suspeita de CIM devem ser submetidas à imagem e à biópsia da mama.

Deve ser realizada mamografia diagnóstica no lado afetado e de rastreamento no lado contralateral, com ultrassonografia complementar da mama e linfonodos regionais. Os achados mamográficos do CIM podem incluir massa tumoral, grande área de calcificação, distorção do parênquima e espessamento da pele.[5]

A ultrassonografia da mama pode auxiliar na interpretação da mamografia e do exame físico, tendo como achados principais o espessamento da pele, múltiplos espaços anecoicos entre a derme e o parênquima (que podem se correlacionar com os achados anatomopatológicos patognomônicos do CIM de dilatação e invasão dos linfáticos da derme), edema e alteração da ecogenicidade do parênquima da mama,[6] além de um ou mais nódulos suspeitos no interior da mama.

A ressonância magnética das mamas no CIM não é um exame mandatório para diagnóstico e estadiamento.[7] Entretanto, pode ser útil na comparação pré e pós-tratamento sistêmico neoadjuvante, com o intuito de avaliar a resposta à terapia empregada. A partir de uma fotografia da mama na apresentação, é possível monitorar as alterações macroscópicas ao longo do tempo.

Uma *core biopsy* da mama deve ser obtida para o diagnóstico inicial de carcinoma invasivo. A biópsia de pele com espessura total pode ser realizada em casos em que o diagnóstico histológico não for estabelecido.[8] O procedimento visa avaliar a invasão linfática dérmica por células tumorais observada na maioria dos casos, ainda que não determinante para o diagnóstico.

Pacientes com CIM têm alta incidência de metástases no momento da apresentação, sendo necessário o correto estadiamento ao diagnóstico. Deve-se atentar a queixas como dispneia, dores ósseas e possíveis déficits neurológicos na avaliação clínica inicial. No rastreamento de doença à distância, sugere-se a solicitação de tomografia de tórax, abdome e pelve, bem como de cintilografia óssea.[8] Existem dados limitados sobre o valor de testes adicionais, como a tomografia por emissão de pósitrons (PET-TC) e ressonância magnética de crânio, não sendo recomendados rotineiramente.[9]

ASPECTOS PATOLÓGICOS

O achado histológico clássico do CIM é a embolização linfática na derme por células tumorais, característica que também pode-se apresentar na pele normal.[10] As células malignas formam êmbolos tumorais, responsáveis pelos sinais e sintomas locais, assim como pelo desenvolvimento de doença metastática.

É, portanto, conveniente observar que a presença de êmbolos tumorais na derme não é obrigatória nem se traduz no diagnóstico de CIM, já que este depende da soma de achados clínicos e patológicos.

Histologicamente, não há subtipo específico, ainda que se encontre, frequentemente, carcinoma ductal. Tais tumores geralmente têm alto grau histológico, com células tumorais pleomórficas e figuras mitóticas altamente atípicas.

Na imuno-histoquímica os receptores hormonais são regularmente negativos. Aproximadamente 60% dos CIM são HER-2 superexpressos,[11] além de serem caracterizados por altas taxas proliferativas. Embora inespecíficos, os marcadores moleculares seriam capazes de identificar pacientes com pior prognóstico (Fig. 26-2).

TRATAMENTO

O tratamento para o CIM não metastático deve ser multimodal, seguindo as normas do carcinoma de mama localmente avançado, com exceção da abordagem cirúrgica. Pacientes com metástase a distância recebem o mesmo tratamento que aquelas com carcinoma mamário não inflamatório.

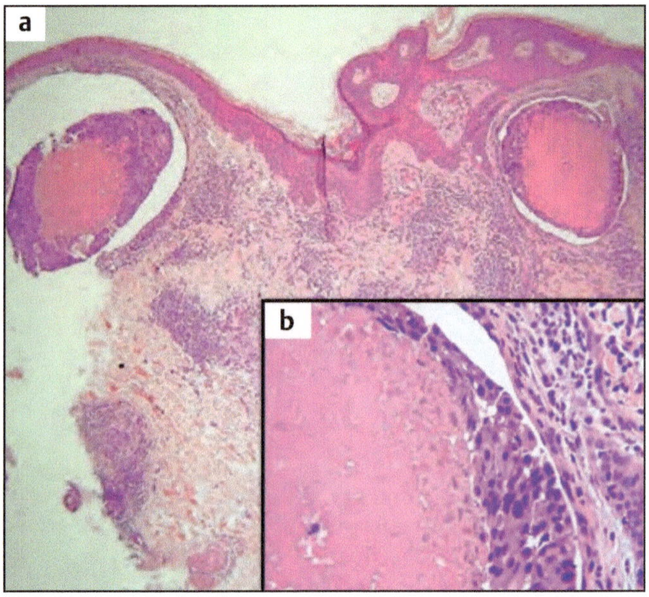

Fig. 26-2. Diagnóstico histológico do carcinoma inflamatório de mama. Hematoxilina & eosina: (a) X100. (b) X400.[23]

A terapia sistêmica neoadjuvante (TSN) deve ser a primeira etapa no tratamento. O regime de quimioterapia com base em antracíclicos e taxanos (AC-T) é o mais amplamente utilizado,[8] adicionando-se drogas-alvo anti-HER-2 caso a paciente tenha superexpressão. Nestes casos, o trastuzumab deve ser administrado com ou sem a associação do pertuzumab. O racional da TSN é reduzir o volume tumoral, facilitando assim a cirurgia. Também visa avaliar o comportamento da lesão, a terapia empregada e, em casos selecionados, a possibilidade de adição de uma nova droga na dependência da resposta e biologia tumoral.[12,13]

Para pacientes nas quais a cirurgia não é viável mesmo após a quimioterapia neoadjuvante, esforços adicionais são direcionados para reduzir o diâmetro do tumor, de modo a torná-lo operável. Para tal, destaca-se como opção a quimioterapia com droga única como carboplatina ou vinarelbina. Outra abordagem possível é a radioterapia neoadjuvante,[8] visando diminuir a extensão da doença.

O tratamento cirúrgico recomendado é a mastectomia radical modificada, mesmo com resposta clínica completa após a TSN.[14] A cirurgia conservadora da mama e a mastectomia poupadora de pele são inadequadas para o tratamento local no CIM.[15] Para a abordagem axilar, a linfadenectomia permanece como padrão-ouro, uma vez que a acurácia e a taxa de identificação do linfonodo sentinela são baixos.[16]

A reconstrução mamária não é contraindicada e deve, preferencialmente, ser realizada após o término da radioterapia adjuvante. Por ameaçar e potencialmente atrasar a radioterapia,[17] a reconstrução imediata não é opção na maioria dos centros especializados.[8]

Embora o benefício de sobrevida com radioterapia não tenha sido comprovado em pacientes com CIM, a melhora no controle locorregional faz dela uma parte importante da terapêutica.[18] Tradicionalmente, a dose distribuída é 50,4 ou 50 Gy em frações de 1,8 ou 2 Gy incluindo parede torácica, cadeia axilar, fossa supraclavicular e cadeia torácica interna. Uma dose de reforço no plastrão da mastectomia de 10 Gy pode ser aplicada.

A terapia hormonal adjuvante compõe o tratamento das pacientes com receptores hormonais positivos de forma similar à do carcinoma de mama localmente avançado.

PROGNÓSTICO

O prognóstico do carcinoma inflamatório da mama é notadamente insatisfatório quando comparado ao de outros tipos histológicos. O tempo livre de doença médio encontrado em grandes estudos populacionais se aproximou de apenas 2,3 anos, enquanto somente um terço das pacientes permanecem vivas em 5 anos.[19] Entretanto, graças, provavelmente, ao recente aumento no emprego de ferramentas de rastreio e aperfeiçoamento no tratamento, tais índices têm indicado progressiva melhora.[20]

Pesquisas vêm demonstrando a associação entre fatores étnicos/raciais e sobrevida pela doença, sendo a raça negra, em geral, considerada como fator de pior prognóstico. Também obesidade e presença de comorbidades contribuem com aumento da mortalidade.[19,20]

Quanto à biologia tumoral, pacientes com tumor triplo-negativo demonstraram prognóstico significativamente menos favorável, quando comparadas aos outros três subtipos.[19,20]

Os tumores HR+/HER-2+ e HR-/HER-2+ são os que parecem apresentar as melhores taxas de sobrevida.[21] O potencial metastático, medido pelo número de linfonodos axilares acometidos, também é um importante fator na determinação do desfecho clínico.[22] Sugere-se que pacientes com menos de quatro linfonodos envolvidos antes da quimioterapia irão apresentar maior tempo livre de doença.[22,23]

Fatores relativos ao tratamento que podem impactar na sobrevivência geral são a ausência de cirurgia ou cirurgia com margem comprometida e falta de radioterapia ou de hormonoterapia sistêmica.[21] Por outro lado, uma resposta completa após terapia neoadjuvante está associada a benefício no prognóstico.[19]

REFERÊNCIAS BIBLIOGRÁFICAS

1. Matro JM, Li T, Cristofanilli M, et al. Inflammatory breast cancer management in the national comprehensive cancer network: the disease, recurrence pattern, and outcome. Clin Breast Cancer. 2015;15:1.
2. Walshe JM, Swain SM. Clinical aspects of inflammatory breast cancer. Breast Dis. 2005-2006;22:35.
3. Dener C, Inan A. Breast abscesses in lactating women. World J Surg. 2003;27:130.
4. Breast. In: American Joint Committee on Cancer Staging Manual, Eighth editionAmin, Mahul (Eds). 2017.
5. Smoot RL, Koch CA, Degnim AC, et al. A single-center experience with inflammatory breast cancer, 1985-2003. Arch Surg. 2006;141:567.
6. Aberywardhana DY, Nascimento VC, Dissanayake D, et al. Review of ultrasound appearance in inflammatory breast cancer: a pictorial essay. J Med Imaging Radiat Oncol. 2016;60(1):83-7.
7. Houssami N, Ciatto S, Macaskill P, et al. Accuracy and surgical impact of magnetic resonance imaging in breast cancer staging: systematic review and meta-analysis in detection of multifocal and multicentric cancer. J Clin Oncol. 2008;26:3248.
8. Dawood S, Merajver SD, Viens P, et al. International expert panel on inflammatory breast cancer: consensus statement for standardized diagnosis and treatment. Ann Oncol. 2011;22:515.
9. Chow CK. Imaging in inflammatory breast carcinoma. Breast Dis. 2005-2006;22:45.
10. Lê MG, Arriagada R, Contesso G, et al. Dermal lymphatic emboli in inflammatory and noninflammatory breast cancer: a French-Tunisian joint study in 337 patients. Clin Breast Cancer. 2005;6:439.
11. Nguyen DM, Sam K, Tsimelzon A, et al. Molecular heterogeneity of inflammatory breast cancer: a hyperproliferative phenotype. Clin Cancer Res. 2006;12:5047.
12. Masuda N, Lee SJ, Ohtani S, et al. Adjuvant Capecitabine for Breast Cancer after Preoperative Chemotherapy. N Engl J Med. 2017;376:2147.
13. von Minckwitz G, Huang CS, Mano MS, et al. Trastuzumab Emtansine for Residual Invasive HER2-Positive Breast Cancer. N Engl J Med. 2019;380:617.
14. Panades M, Olivotto IA, Speers CH, et al. Evolving treatment strategies for inflammatory breast cancer: a population-based survival analysis. J Clin Oncol. 2005;23:1941.
15. Bristol IJ, Buchholz TA. Inflammatory breast cancer: current concepts in local management. Breast Dis. 2005-2006;22:75.
16. Stearns V, Ewing CA, Slack R, et al. Sentinel lymphadenectomy after neoadjuvant chemotherapy for breast cancer may reliably represent the axilla except for inflammatory breast cancer. Ann Surg Oncol. 2002;9:235.

17. Motwani SB, Strom EA, Schechter NR, et al. The impact of immediate breast reconstruction on the technical delivery of postmastectomy radiotherapy. Int J Radiat Oncol Biol Phys. 2006;66:76.
18. Woodward WA, Debeb BG, Xu W, Buchholz T A. Overcoming radiation resistance in inflammatory breast cancer. Cancer. 2010;116:2840.
19. Dawood S, Ueno NT, Valero V, et al. Differences in survival among women with stage III inflammatory and noninflammatory locally advanced breast cancer appear early. Cancer. 2011;117(9):1819-26.
20. Tai P, Yu E, Shiels R, et al. Short- and long-term cause-specific survival of patients with inflammatory breast cancer. BMC Cancer. 2005;5.
21. Liu J, Chen K, Jiang W, et al. Chemotherapy response and survival of inflammatory breast cancer by hormone receptor- and HER2-defined molecular subtypes approximation: an analysis from the National Cancer Database. J Cancer Res Clin Oncol. 2017;143(1):161-8.
22. Somlo G, Frankel P, Chow W, et al. Prognostic indicators and survival in patients with stage IIIB inflammatory breast carcinoma after dose-intense chemotherapy. J Clin Oncol. 2004;22(10):1839-48.
23. Vallone MG, Casas JG, González VM, Larralde M. Dermoscopy of inflammatory breast cancer. An Bras Dermatol. 2018;93(2):289-90.

CÂNCER DE MAMA EM HOMEM

Lincon Jo Mori

INTRODUÇÃO

O câncer de mama em homem é uma doença rara, cuja terapêutica recomendada é extrapolada do tratamento aplicado em mulheres.[1,2] Contudo, existem diferenças epidemiológicas, histológicas, aspectos clínicos, moleculares, genéticos e epigenéticos entre os dois sexos.[3]

A American Cancer Society estimou, para 2019, nos Estados Unidos, 2.670 novos casos de câncer de mama em homens, e cerca de 500 mortes.[4] O risco em vida de um americano ter câncer de mama, é cerca de 1 para 1.000, quando comparado com mulheres que é 1 para 8 casos. A média de idade para o diagnóstico é de aproximadamente 67 anos (5 anos a mais que as mulheres).

O câncer de mama é cerca de 100 vezes menos comum entre homens brancos do que entre mulheres brancas e cerca de 70 vezes menos comum entre homens negros do que mulheres negras.[4] Assim como nas mulheres negras, os homens negros com câncer de mama tendem a ter pior prognóstico.

Os dados do SEER (USA) indicam que a taxa de incidência ajustada por idade tem aumentado de 0,85 casos por 100.000 homens, em 1975, para 1,21 em 2016 (Quadro 27-1).[5]

Este padrão de incidência mostra que a biologia do câncer mamário masculino tem o comportamento semelhante aos casos femininos pós-menopausa. O declínio de taxa de mortalidade é mais proeminente nas mulheres, em decorrência de maior uso da terapia adjuvante, a realização de exames de rastreamento e menor estadiamento no início do diagnóstico.[6]

O prognóstico de sobrevida entre homens e mulheres é semelhante quando pareados por estadiamento e outros parâmetros clínicos.[7,8]

FATORES DE RISCO

Existem fatores de risco comuns ao sexo feminino, como aumento na incidência com a idade, casos de história familiar positivos para câncer de mama, alterações genéticas, exposição à radiação e estilo de vida (como obesidade, sedentarismo e ingesta de álcool).[1,9,10]

Entretanto, notamos diferenças de risco quanto a fatores endócrinos, genéticos e epigenéticos.

Endócrino

O consórcio internacional Male Breast Cancer Pooling Project analisou 7 estudos (101 casos coorte e 217 casos controles), divididos em quatro quartis. O nível sérico de estradiol mais elevado, no quarto quartil, apresentava razão de chance de 2,47 (IC 1,10 a 5,58). Estas relações não foram modificadas significativamente pela idade no diagnóstico ou índice de massa corpórea, e os resultados mostraram uma importante relação dos níveis de estradiol e fator de risco.[11]

As condições clínicas que aumentam a relação dos níveis hormonais estrogênicos em relação aos derivados de testosterona são importantes fatores de risco para câncer mamário masculino; com destaque as seguintes alterações: uso exógeno de estrógeno, obesidade, lesão testicular, e doença hepática. A síndrome de Klinefelter (cromossomo 47 XXY, hipogonadismo hipergonadotrófico que causa azoospermia + disgenesia testicular + hipodesenvolvimento das características sexuais secundárias masculinas + ginecomastia), com aumento de risco relativo de até 50 vezes, e com risco cumulativo de 0,9% para pacientes até 75 anos.[1,11]

Quadro 27-1. Câncer de Mama (Invasivo): Taxas de Incidência SEER Ajustadas por Idade

Ano do diagnóstico	Todas as raças			Brancos			Negros		
	Ambos os sexos	Masculino	Feminino	Ambos os sexos	Masculino	Feminino	Ambos os sexos	Masculino	Feminino
1975-2016	69,08	1,11	126,55	70,57	1,10	130,09	68,50	1,75	119,25
1975	58,06	0,85	105,08	59,48	0,88	107,40	52,10	-	93,57
1985	69,13	0,96	124,27	70,97	0,98	127,76	64,21	-	111,89
1995	72,90	0,96	132,73	75,13	0,92	137,63	71,77	-	124,01
2005	68,47	1,05	126,73	70,24	1,15	131,38	68,28	-	119,12
2015	70,00	1,18	131,42	70,37	1,18	134,13	73,74	1,59	129,14
2016	69,16	1,21	129,81	69,54	1,05	132,71	73,71	3,02	128,21

(Traduzido e Adaptado de: National Cancer Institute.)[2]

Genético

As alterações genéticas mais frequentes nos tumores masculinos são os ganhos genômicos, geralmente envolvendo o braço inteiro do gene, enquanto a perda de material genômico é menos frequente.

As aberrações genômicas mais frequentes são similares entre os gêneros, com processo de amplificação maior nas mulheres.[12]

Alguns genes apresentam alteração germinativa no sexo masculino com frequência e características diferentes do sexo feminino e, cerca de 10 a 20% dos casos têm um familiar de primeiro grau com câncer de mama.[1,13]

O maior fator de risco para câncer de mama masculino é a mutação no gene *BRCA1* e *BRCA2*.[1] A mutação germinativa do *BRCA* ocorre em cerca de 2 a 3% de todos os cânceres, e cerca de 10 a 15% das mutações nos cânceres hereditários.[1,14,15]

O risco cumulativo de ter câncer de mama nas mulheres até a idade de 80 anos é 72% para *BRCA1* e 69% para *BRCA2*.[7]

Em relação aos casos masculinos, o risco acumulativo até a idade de 70 anos é cerca de 0 a 4% para as mutações em *BRCA1* e cerca de 4 a 16% para as mutações em *BRCA2*.[15-19] comparado a 0,1% da população em geral.

Um estudo multi-institucional avaliando 419 casos masculinos *BRCA* mutados, comparado com 9.675 casos femininos de *BRCA* mutado e 6.351 casos masculinos de câncer de mama mostrou diferenças entre:

- *BRCA2* mutado no homem são receptores hormonais mais positivos e com grau histológico e de estadiamamento maior, comparado com mulheres *BRCA2* mutado;
- *BRCA1* mutado masculino apresenta maior estadiamento e positividade para receptores hormonais que nas mulheres com *BRCA1* mutado.[20]

Em homens, outras mutações germinativas de determinados genes são descritas, mas com menor frequência.

Alterações em *CHEK2*, que codifica uma quinase checkpoint na fase G2/M atuando com o *BRCA1* é associado ao reparo do DNA, aumentando modestamente o risco.[21,22]

O *PALB2* que codifica a proteína que interage com o *BRCA2* e, capacitando o reparo do DNA, apresenta prevalência entre 1 e 2%.[23-25]

Outras mutações germinativas gênicas descritas e em menor proporção são o *PTEN* (Síndrome de Cowden) e o gene de receptor androgênico (RA) (síndrome Reifenstein).[26-28]

Polimorfismo em nucleotídeos simples (Single-Nucleotide Polymorphism – SNP) também são alterados em CYP17, RAD51B e nos cromossomos 2q35, 5p12, 6q25.1, 10q26.13 e 16q12.1.[29-31]

Epigenética

O termo epigenética, em geral, se refere às mudanças herdáveis na expressão gênica que ocorrem sem modificação no código genético subjacente. Inicialmente, acreditava-se que o câncer resultasse apenas de um acúmulo de mutações genéticas. Os mecanismos epigenéticos mais amplamente aceitos na biologia do tumor são a metilação do DNA, a modificação de histonas e o miRNA, pequenas moléculas de RNA reguladoras não codificadoras, que têm como alvo o RNA mensageiro e controlam a expressão gênica, impedindo a tradução ou degradação.[26]

Há diferenças de expressão de miRNA entre os tumores de mama masculino e feminino, e implicações no comportamento biológico tumoral, o que permitirá possíveis alvos terapêuticos específicos no futuro.[32-34]

A hipermetilação do tumor mamário masculino quando presente, confere pior prognóstico em determinados genes, como o *GSTP1* e *ESR1*.[35]

Nos portadores da mutação de *BRCA2* com níveis elevados de metilação têm sido associados a características agressivas do tumor, como contagem mitótica, grau histológico e pior prognóstico. Além disso, o índice de metilação foi positivamente correlacionado com tamanho do tumor.[36]

PERFIL MOLECULAR

Sorlie *et al.*[37] investigaram 115 cânceres de mama feminino tendo selecionado, por análise de agrupamento hierárquico, a expressão de 534 genes. Foram identificados 4 grupos principais: luminal A (43%), luminal B (20%), HER-2 (10%) e basal (46%). O perfil molecular dos tumores mamários masculinos é mais positivo para receptores hormonais (inclusive com maior positividade para RA, podendo ser explorado no futuro como alvo terapêutico) e com menor expressão de triplo-negativo e HER-2+.

Shaaban *et al.* analisaram 251 tumores masculinos e 263 tumores femininos, por técnica de *microarray*, e mostraram que os casos Luminal A com RA+ tinham melhor sobrevida em 5 anos.[38]

Kornegoor *et al.*[35] analisaram, por técnica de *microarray*, 134 casos de cancer mamários masculinos, mostrando 75% de subtipo luminal A, 21% luminal B e 4% tipo basal. Existe uma distribuição diferente em relação aos casos femininos e o subtipo Luminal B apresenta fenótipo mais agressivo e sugerindo uma possível diferença na carcinogenese comparado ao tumor mamário feminino.

Nilsson *et al.*,[39] examinando 197 casos de tumores mamários masculinos, por imuno-histoquímica e técnica de *microarray*, identificaram 81% Luminal A, 11% Luminal B, apenas 1% do tipo basal e nenhum subtipo HER-2 (7% dos casos não foram considerados). Demonstraram que os casos com RE negativo, tumor > 2 cm e linfonodos compremetidos são fatores de risco independentes para morte específica e a necessidade de outros marcadores prognósticos a serem identificados no subtipo Luminal.

CARACTERÍSTICAS CLÍNICAS

Os tumores de mama masculino, geralmente, estão localizados na região retroareolar, podendo estar acompanhados por derrame papilar e outros sinais de doença localmente avançada (ulceração, retração do mamilo, alterações flogísticas e comprometimento axilar). O principal diagnóstico diferencial é a ginecomastia, condição esta, frequentemente, presente com o tumor.[1]

O exame radiológico padrão, na suspeita de tumor, é a mamografia, com ultrassonografia mamária complementar, se necessário.[1] As lesões tumorais, geralmente, são unilaterais, próximas ao CAP, excêntricas e com margens indistintas, podendo ser identificadas com calcificações agrupadas associadas em um terço dos casos. Nos casos avançados, outras alterações podem ser encontradas como aumento trabecular, espessamento cutâneo, e suspeita de infiltração linfonodal axilar.[40]

A ressonância mamária não deveria ser usada rotineiramente nos tumores mamários masculinos, mas em determinados casos (tumores pequenos, avaliação e distância do complexo areolopapilar (CAP) e risco de bilateralidade, nos casos *BRCA*) pode ser útil.[41]

PATOLOGIA E BIOLOGIA MOLECULAR

A maioria dos subtipos histológicos é de carcinomas ductais invasivos, porém, todos os outros subtipos de tumores mamários femininos também podem estar presentes nos tumores masculinos.[42] O carcinoma lobular invasivo em homens é menos frequente (< 2%) e a ocorrência lobular *in situ* é bastante rara, em virtude da falta de ácinos e lóbulos no tecido mamário normal masculino.

Os carcinomas papilíferos (2 a 3%), mucinosos (1 a 2%), e lesões de Paget (até 5%) são mais frequentes em homens do que em mulheres.[43]

O International Male Breast Cancer Program, após análise de 1.483 casos, mostrou que a maioria dos tumores mamários masculinos é mais positiva para os receptores de estrógeno (99%), progesterona (82%) e receptores androgênicos (97%), sendo 9% dos casos positivos para HER-2 e 1% de triplo-negativo. No mesmo estudo, 42% eram luminal A e 49% luminal B.[1]

Johansson *et al.*[42] têm sugerido nova classificação molecular para tumores mamários masculinos, pela técnica de *microarray*, divididos em dois subgrupos: Luminal M1 e Luminal M2; identificando, inclusive, um possível biomarcador prognóstico N-acetiltransferase-1 (NAT1), que quando positivo tem melhor prognóstico.

TRATAMENTO

Atualmente, o tratamento para câncer mamário masculino é extrapolado do tratamento para mulheres.

Tratamento Cirúrgico

O **tratamento cirúrgico** mais comum, no estágio inicial, é a mastectomia, em razão de menor volume mamário e proximidade de acometimento do CAP. Em casos selecionados a cirurgia conservadora de mama (tumor pequeno, margem segura do CAP), pode ser realizada sem comprometer a segurança oncológica, porém, menos utilizada.[44,45]

Raros casos de adenomastectomia (*nipple sparing*) com preservação do CAP em tumores mamários masculinos têm sido descritos, a maioria com indicação prévia para ginecomastia com achados incidentais de neoplasia mamária.[46-48] Esta técnica foi utilizada com sucesso em nossa Instituição, em um caso específico.

Caso Clínico

Paciente, 75 anos, carcinoma ductal invasivo, grau nuclear 2, *BRCA2*+ com tumor inicial T1N0, RE+ 98%, RP 10%, Ki-67 30% e HER-2+. Recebeu quimioterapia adjuvante associada à herceptina evoluindo com bom resultado estético e sem indícios de recorrência locorregional e à distância (Fig. 27-1).

A **reconstrução mamária** em homens segue as mesmas indicações para mulheres, com descrição do uso da técnica de retalho (TRAM ou grande dorsal) para fechamento da ferida cirúrgica, principalmente, nos tumores avançados.

Uma variedade de técnicas oncoplásticas também pode ser utilizada em homens, permitindo melhor resultado estético.[48]

Estudos recentes mostram que o uso da biópsia do linfonodo sentinela em homens é viável e com boa acurácia, com conduta semelhante ao câncer de mama feminino, sendo boa opção para abordagem axilar nos casos de estágio inicial e axila clinicamente sem comprometimento.[1,20]

Radioterapia

As indicações para tratamento com **radioterapia adjuvante** deveriam ser semelhantes aos casos femininos.[1] Contudo, são menos oferecidas como opção de tratamento complementar e indicadas, na sua maioria, para os casos avançados.[13,49] A radioterapia pós-mastectomia pode melhorar a sobrevida nos casos N+, incluindo aqueles com 1-3 linfonodos positivos e aqueles com mais de 4 linfonodos comprometidos.[50]

Quimioterapia

As diretrizes para *tratamento quimioterápico*, seja neoadjuvante ou adjuvante, sugerem os mesmos critérios de indicação dos casos femininos; incluindo as terapias-alvo para HER-2, contudo são menos oferecidos.[51]

Historicamente, o diagnóstico mais tardio e menor expectativa de vida, nos casos masculinos, justificavam menor indicação quimioterápica. A adequada avaliação geriátrica oncológica e o risco de recorrência ou morte permitirão melhor tratamento.

Dados existentes em relação ao uso de testes genômicos prognósticos e risco de recorrência, para os tumores mamários masculinos, mostram maior proporção de escore de alto risco e menor sobrevida específica. Contudo, apresentam um número discrepante entre tumores masculinos e femininos podendo tratar-se de um viés de análise.[52-54]

Hormonoterapia

A *hormonoterapia* é a base, seja no tratamento adjuvante de tumor inicia ou metastático, em decorrência da alta positividade dos receptores hormonais dos tumores masculinos, com duração de 5 a 10 anos; conforme risco de recorrência e efeitos colaterais;[1] apesar de maior positividade de receptores hormonais em relação às mulheres, também são menos oferecidas.[51]

O tamoxifeno é a droga padrão para tratamento de tumores mamários em homens (tumores iniciais ou localmente avançado/metastático), sendo mais eficaz quando comparado ao uso isolado de inibidor de aromatase, pois inibe a produção de estrogênio periférica e gonadal de forma mais eficiente e não aumenta o nível de FSH e LH, como ocorre com o uso isolado de inibidor de aromatase. Os principais efeitos colaterais do tamoxifeno são: ganho de peso, diminuição da libido, fogacho, alterações do humor e eventos tromboembólicos, e 20 a 25% dos casos descontinuam o medicamento. Na necessidade do uso de inibidor de aromatase o mesmo deve ser associado ao análogo GnRH para aumentar sua eficácia.[1,26,54]

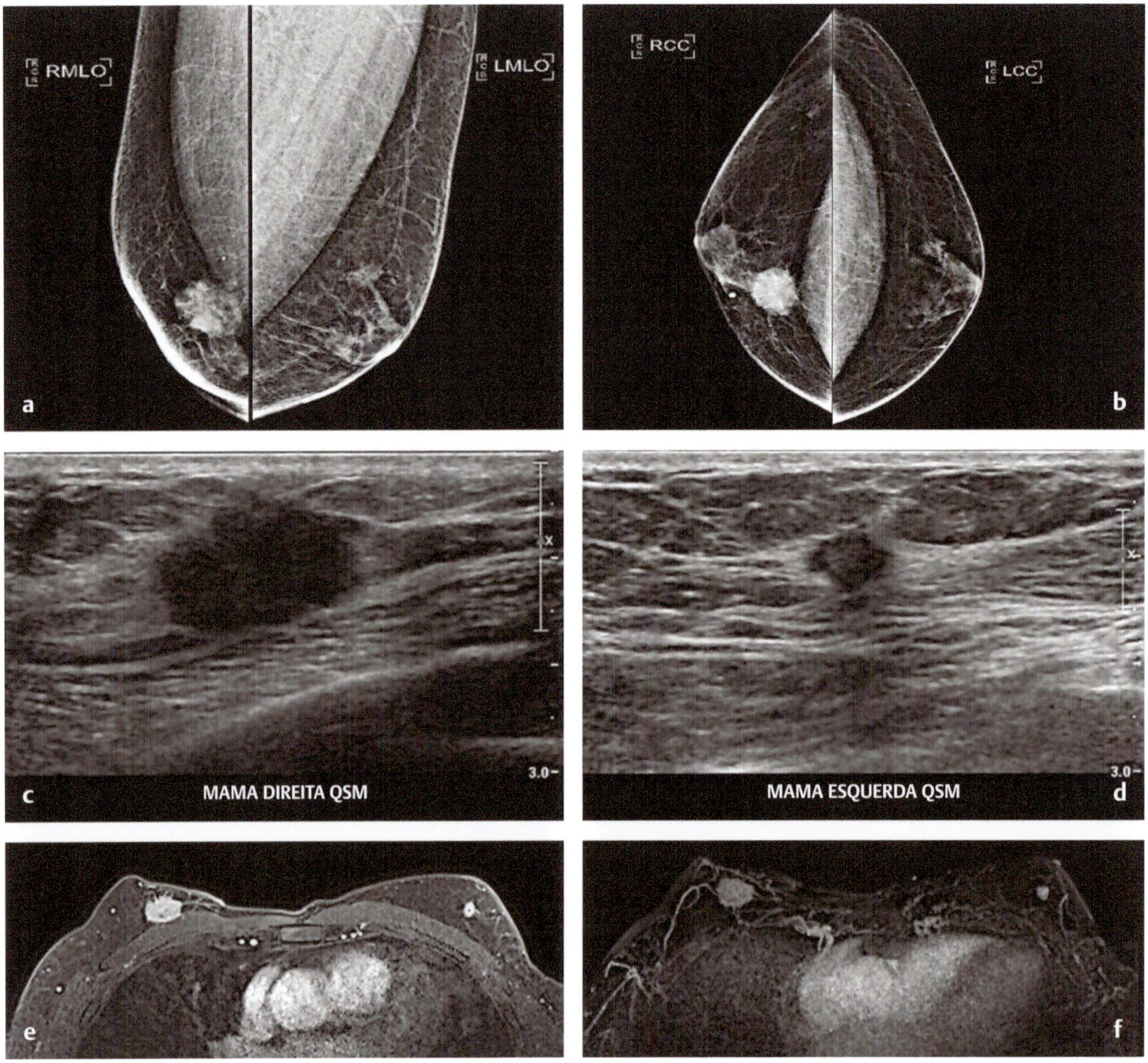

Fig. 27-1. Carcinoma ductal invasivo: paciente masculino, 75 anos. (**a,b**) Mamografia. (**c,d**) Ultrassonografia de mama. (**e,f**) Ressonância magnética de mama. *(Continua.)*

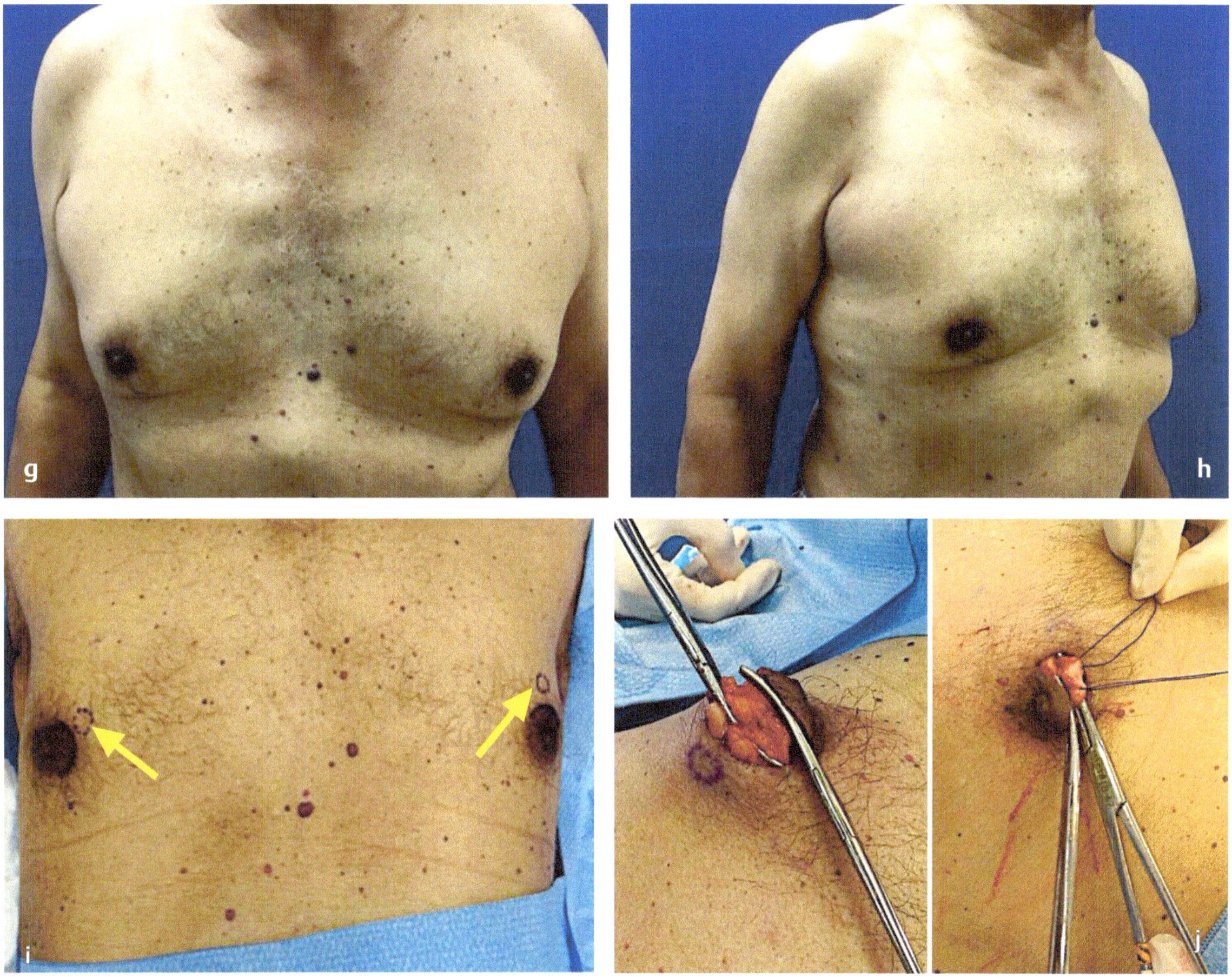

Fig. 27-1. *(Cont.)* (g,h) Exame pré-operatório. (i) Os dois círculos correspondem à área de projeção do tumor. (j) Dissecção da margem da papila.

A maioria dos tumores avançado/metastático é de receptores hormonais positivos, e a base do tratamento é a hormonoterapia, que inclui o uso do tamoxifeno, quando este não foi utilizado. Outras opções hormoterápicas, nesses casos, são o uso de inibidor de aromatase associado ao GnRH, uso de fuvestranto e bloqueio da via androgênica.[1,55-59]

Tumores HER-2+ merecem bloqueio dessa via e seguem as mesmas diretrizes utilizadas para as mulheres. A quimioterapia deve ser considerada, principalmente, nos casos de triplo-negativo, naqueles de cinética progressiva e metástase com crise visceral, e dependente das condições clínicas do paciente.[60,61]

Novos agentes como inibidores de CDK-4/6, inibidor de mTOR, não têm sido avaliados em homens, mas é razoável a sua recomendação nos casos avançados e metastáticos.[2]

ACONSELHAMENTO GENÉTICO

Todo paciente, do sexo masculino, com câncer de mama tem indicação de teste oncogenético. O manejo do paciente *BRCA* positivo em homens, de acordo com o NCCN, são o autoexame e o exame clínico das mamas a partir dos 35 anos; a partir dos 40 anos é recomendado rastreamento de câncer prostático; e a orientação sobre outros tumores associados (pâncreas, melanoma etc.). A mastectomia profilática para os pacientes *BRCA* mutado não é recomendada pelo NCCN.[2]

ACOMPANHAMENTO

Os cuidados, em geral, para os casos masculinos devem ser semelhantes aos cuidados aplicados em mulheres. A mamografia de rotina não é requerida após tratamento dos tumores iniciais, por conta da baixa incidência de segundo tumor e a maioria dos casos terem sido mastectomizados. É recomendável a pesquisa da densidade mineral óssea, principalmente, quando utilizado inibidor de aromatase.[1,2]

CONCLUSÃO

Embora a literatura apresente dados que mostram diferenças entre os gêneros nos tumores mamários, ainda hoje o tratamento instituído é baseado na extrapolação dos casos femininos, em decorrência de os casos masculinos serem provenientes de estudos retrospectivos e de pequena amostragem.

Um melhor entendimento da biologia tumoral e das diferenças entre os tumores mamários masculinos e femininos é fundamental no manejo e tratamento individualizado (deescalonamento e escalonamento terapêutico), para melhorar o resultado e a sobrevida.

Estimular um estilo de vida mais saudável e controle do índice de massa corpórea, pelo binômio dieta e atividade física são essenciais à semelhança das mulheres.

FUTURAS DIREÇÕES

- A conscientização sobre o tumor mamário em homens e os fatores de risco auxiliarão na detecção precoce da doença e seu tratamento;
- Estudos prospectivos randomizados e/ou estudos multi-institucionais são essenciais, não só para ampliar o número de casos masculinos, como também para o melhor entendimento dos desfechos clínicos;
- O uso de banco de tumores;
- Tratamento neoadjuvante poderá identificar melhor abordagem e oportunidades para novas terapias;
- Investigar outros tratamentos hormonoterápicos;
- Pesquisa médica translacional.

REFERÊNCIAS BIBLIOGRÁFICAS

1. Giordano SH. Breast cancer in men. N Engl J Med. 2018;378(24):2311-20.
2. National Comprehensive Cancer Network NCCN Guidelines Version 3.2019: Invasive Breast Cancer. Internete. 2019.
3. Rizzolo P, Silvestri V, Tommasi S, et al. Male breast cancer: genetics, epigenetics, and ethical aspects. Ann Oncol. 2013;24(8):viii75-viii82.
4. American Cancer Society. Key Statistics for breast cancer. Internete. 2021.
5. SEER – Cancer Statistics Review 1975-2016. Cancer of the Breast (Invasive). Table 4.5. Age-adjusted. Internete.
6. Anderson WF, Jatoi I, Tse J, Rosenberg P S. Male breast cancer: a population-based comparison with female breast cancer. J Clin Oncol. 2010;28(2):232-9.
7. Korde LA, Zujewski JA, Kamin L, et al. Multidisciplinary meeting on male breast cancer: summary and research recommendations. J Clin Oncol. 2010;28(12):2114-22.
8. Losurdo A, Rota S, Gullo G, *et al.* Controversies in clinicopathological characteristics and treatment strategies of male breast cancer: A review of the literature. Crit Rev Oncol Hematol. 2017;113:283-91.
9. Ruddy KJ, Winer EP. Male breast cancer: risk factors, biology, diagnosis, treatment, and survivorship. Ann Oncol. 2013;24(6):1434-43.
10. Brinton LA, Cook MB, McCormack V, et al. Anthropometric and hormonal risk factors for male breast cancer: male breast cancer pooling project results. J Natl Cancer Inst. 2014;106(3):djt465.
11. Brinton LA, Key TJ, Kolonel LN, et al. Prediagnostic sex steroid hormones in relation to male breast cancer risk. J Clin Oncol. 2015;33(18):2041-50.
12. Johansson I, Nilsson C, Berglund P, et al. High-resolution genomic profiling of male breast cancer reveals differences hidden behind the similarities with female breast cancer. Breast Cancer Res Treat. 2011;129(3):747-60.
13. Fentiman IS. Male breast cancer is not congruent with the female disease. Crit Rev Oncol Hematol. 2016;101:119-24.
14. Antoniou A, Pharoah PD, Narod S, et al. Average risks of breast and ovarian cancer associated with BRCA1 or BRCA2 mutations detected in case Series unselected for family history: a combined analysis of 22 studies. Am J Hum Genet. 2003;72(5):1117-30.
15. Kuchenbaecker KB, Hopper JL, Barnes DR, et al. Risks of Breast, Ovarian, and contralateral breast cancer for BRCA1 and BRCA2 mutation carriers. JAMA. 2017;317(23):2402-16.
16. Friedman LS, Gayther SA, Kurosaki T, et al. Mutation analysis of BRCA1 and BRCA2 in a male breast cancer population. Am J Hum Genet. 1997;60(2):313-9.
17. Ottini L, Masala G, D'Amico C, et al. BRCA1 and BRCA2 mutation status and tumor characteristics in male breast cancer: a population-based study in Italy. Cancer Res. 2003;63(2):342-7.
18. Basham VM, Lipscombe JM, Ward JM, et al. BRCA1 and BRCA2 mutations in a population-based study of male breast cancer. Breast Cancer Res. 2002;4(1):R2.
19. Ding YC, Steele L, Kuan CJ, et al. Mutations in BRCA2 and PALB2 in male breast cancer cases from the United States. Breast Cancer Res Treat. 2011;126(3):771-8.
20. Silvestri V, Barrowdale D, Mulligan AM, et al. Male breast cancer in BRCA1 and BRCA2 mutation carriers: pathology data from the Consortium of Investigators of Modifiers of BRCA1/2. Breast Cancer Res. 20169;18(1):15.
21. Neuhausen S, Dunning A, Steele L, et al. Role of CHEK2*1100delC in unselected series of non-BRCA1/2 male breast cancers. Int J Cancer. 2004;108(3):477-8.
22. Wasielewski M, den Bakker MA, van den Ouweland A, et al. CHEK2 1100delC and male breast cancer in the Netherlands. Breast Cancer Res Treat. 2009;116(2):397-400.
23. Ding YC, Steele L, Kuan CJ, et al. Mutations in BRCA2 and PALB2 in male breast cancer cases from the United States. Breast Cancer Res Treat. 2011;126(3):771-8.
24. Erkko H, Xia B, Nikkilä J, et al. A recurrent mutation in PALB2 in Finnish cancer families. Nature. 2007;446(7133):316-9.
25. Blanco A, de la Hoya M, Balmaña J, et al. Detection of a large rearrangement in PALB2 in Spanish breast cancer families with male breast cancer. Breast Cancer Res Treat. 2012;132(1):307-15.
26. Fentiman IS. The biology of male breast cancer. Breast. 2018;38:132-5.
27. Fackenthal JD, Marsh DJ, Richardson AL, et al. Male breast cancer in Cowden syndrome patients with germline PTEN mutations. J Med Genet. 2001;38(3):159-64.
28. Wooster R, Mangion J, Eeles R, et al. A germline mutation in the androgen receptor gene in two brothers with breast cancer and Reifenstein syndrome. Nat Genet. 1992;2(2):132-4.
29. Young IE, Kurian KM, Annink C, et al. A polymorphism in the CYP17 gene is associated with male breast cancer. Br J Cancer. 1999;81(1):141-3.
30. Orr N, Cooke R, Jones M, et al. Genetic variants at chromosomes 2q35, 5p12, 6q25.1, 10q26.13, and 16q12.1 influence the risk of breast cancer in men. PLoS Genet. 2011;7(9):e1002290.
31. Orr N, Lemnrau A, Cooke R, et al. Genome-wide association study identifies a common variant in RAD51B associated with male breast cancer risk. Nat Genet. 2012;44(11):1182-4.
32. Fassan M, Baffa R, Palazzo JP, et al. MicroRNA expression profiling of male breast cancer. Breast Cancer Res. 2009;11(4):R58.
33. Lehmann U, Streichert T, Otto B, et al. Identification of differentially expressed microRNAs in human male breast cancer. BMC Cancer. 2010;10:109.
34. Pinto R, Pilato B, Ottini L, et al. Different methylation and microRNA expression pattern in male and female familial breast cancer. J Cell Physiol. 2013;228(6):1264-9.
35. Kornegoor R, Verschuur-Maes AH, Buerger H, et al. Molecular subtyping of male breast cancer by immunohistochemistry. Mod Pathol. 2012;25(3):398-404.

36. Deb S, Gorringe KL, Pang JB, et al. BRCA2 carriers with male breast cancer show elevated tumour methylation. BMC Cancer. 2017;17(1):641.
37. Sorlie T, Tibshirani R, Parker J, et al. Repeated observation of breast tumor subtypes in independent gene expression data sets. Proc Natl Acad Sci U S A. 2003;100(14):8418-23.
38. Shaaban AM, Ball GR, Brannan RA, et al. A comparative biomarker study of 514 matched cases of male and female breast cancer reveals gender-specific biological differences. Breast Cancer Res Treat. 2012;133(3):949-58.
39. Nilsson C, Johansson I, Ahlin C, et al. Molecular subtyping of male breast cancer using alternative definitions and its prognostic impact. Acta Oncol. 2013;52(1):102-9.
40. Harvey JA, March DE. Making the diagnosis: a practical guide to breast imaging. In: Harvey JA, March. The male breast. Philadelphia: Saunders/Elsevier, 2013. p. 417-36.
41. Shin K, Martaindale S, Whitman GJ. Male breast magnetic resonance imaging: When is it Helpful? Our experience over the last decade. Curr Probl Diagn Radiol. 2019;48(3):196-203.
42. Johansson I, Nilsson C, Berglund P, et al. Gene expression profiling of primary male breast cancers reveals two unique subgroups and identifies N-acetyltransferase-1 (NAT1) as a novel prognostic biomarker. Breast Cancer Res. 2012;14(1):R31.
43. Jain S, Gradishar WJ. Male breast cancer. In: Bland KI, Copeland EM, Klimberg VS, Gradishar WJ, editors. The breast: comprehensive management of benign and malignant diseases, 5th ed. Philadelphia, PA: Elsevier, 2018. p. 974-80.e2.
44. Fields EC, DeWitt P, Fisher CM, Rabinovitch R. Management of male breast cancer in the United States: a surveillance, epidemiology and end results analysis. Int J Radiat Oncol Biol Phys. 2013;87(4):747-52.
45. Zaenger D, Rabatic BM, Dasher B, Mourad WF. Is Breast Conserving Therapy a Safe Modality for Early-Stage Male Breast Cancer? Clin Breast Cancer. 2016;16(2):101-4.
46. Luini A, Gatti G, Brenelli F, et al. Male breast cancer in a young patient treated with nipple-sparing mastectomy: case report and review of the literature. Tumori. 2007;93(1):118-20.
47. McCoubrey G, Fiddes R, Clarke PJ, Coleman DJ. Ductal carcinoma in situ of the male breast presenting as adolescent unilateral gynaecomastia. J Plast Reconstr Aesthet Surg. 2011;64(12):1684-6.
48. Noor L, McGovern P, Bhaskar P, Lowe JW. Bilateral DCIS following gynecomastia surgery. Role of nipple sparing mastectomy: a case report and review of literature. Int J Surg Case Rep. 2011;2(6):106-8.
49. Fentiman IS. Surgical options for male breast cancer. Breast Cancer Res Treat. 2018;172(3):539-44.
50. Leone JP, Leone J, Zwenger AO, et al. Locoregional treatment and overall survival of men with T1a,b,cN0M0 breast cancer: A population-based study. Eur J Cancer. 2017;71:7-14.
51. Cardoso F, Bartlett JMS, Slaets L, et al. Characterization of male breast cancer: results of the EORTC 10085/TBCRC/BIG/NABCG International Male Breast Cancer Program. Ann Oncol. 2018;29(2):405-17.
52. Abrams MJ, Koffer PP, Wazer DE, Hepel JT. Postmastectomy radiation therapy is associated with improved survival in node-positive male breast cancer: a population analysis. Int J Radiat Oncol Biol Phys. 2017;98(2):384-91.
53. Dubrovsky E, Raymond S, Chun J, et al. Genomic testing in early stage invasive male breast cancer: An NCDB analysis from 2008 to 2014. Breast J. 2019;25(3):425-33.
54. Massarweh SA, Sledge GW, Miller DP, et al. Molecular characterization and mortality from breast cancer in men. J Clin Oncol. 2018;36:1396-404.
55. Grenader T, Yerushalmi R, Tokar M, et al. The 21-gene recurrence escore assay (Oncotype DX™) in estrogen receptor-positive male breast cancer: experience in an Israeli co-hort. Oncology. 2014;87(1):1-6.
56. Eggemann H, Altmann U, Costa SD, Ignatov A. Survival benefit of tamoxifen and aromatase inhibitor in male and female breast cancer. J Cancer Res Clin Oncol. 2018;144(2):337-41.
57. Zagouri F, Sergentanis TN, Azim HA Jr, et al. Aromatase inhibitors in male breast cancer: a pooled analysis. Breast Cancer Res Treat. 2015;151(1):141-7.
58. Zagouri F, Sergentanis TN, Chrysikos D, et al. Fulvestrant and male breast cancer: a case series. Ann Oncol. 2013;24(1):265-6.
59. Di Lauro L, Vici P, Barba M, et al. Antiandrogen therapy in metastatic male breast cancer: results from an updated analysis in an expanded case series. Breast Cancer Res Treat. 2014;148(1):73-80.
60. Di Lauro L, Pizzuti L, Barba M, et al. Efficacy of chemotherapy in metastatic male breast cancer patients: a retrospective study. J Exp Clin Cancer Res. 2015;34:26.

ESTADIAMENTO DO CÂNCER DE MAMA

Anna Paula de Almeida Maiato ▪ Danúbia Ariana de Andrade ▪ Sabrina Lima

INTRODUÇÃO

Diante do diagnóstico de uma lesão maligna da mama, deve-se sempre prosseguir ao estadiamento da doença. Isto possibilitará a avaliação prognóstica, assim como auxiliará na decisão sobre o melhor tratamento local e/ou sistêmico para cada paciente. A American Joint Committee on Cancer (AJCC) é a maior referência usada para o estadiamento de pacientes com câncer, incluindo o câncer de mama.

No que concerne à doença da mama, o estadiamento compreende parâmetros anatômicos, referentes ao tamanho da lesão, ao comprometimento axilar e ao diagnóstico de doença à distância. É importante destacar que recentemente foram incorporados fatores prognósticos ao modelo de estadiamento da AJCC, em sua oitava edição. Esses novos parâmetros são características biológicas da neoplasia como grau tumoral, *status* do receptor hormonal e superexpressão ou amplificação do oncogene HER-2, além dos painéis de assinaturas genômicas, como o OncotypeDx. Dessa forma, podemos hoje subdividir o estadiamento entre anatômico e prognóstico, sendo ambos abordados neste capítulo.

As discussões sobre estadiamento são especialmente importantes na definição da conduta terapêutica, visto que influenciam tanto na escolha definição do tratamento sistêmico, muitas vezes realizado de forma neoadjuvante, quanto em não realizar uma quimioterapia. Por exemplo, para tumores HER-2 superexpressos e triplo-negativos observa-se uma tendência em se indicar tratamento quimioterápico neoadjuvante mesmo em estágios iniciais da doença.

Tanto os carcinomas invasivos quanto os ductais *in situ* devem ser submetidos ao estadiamento. Uma alteração recente na classificação da AJCC diz respeito aos carcinomas lobulares *in situ*, que foram retirados da última atualização do manual por serem hoje considerados lesões benignas. É importante lembrar que lesões mamárias do tipo *Phyllodes*, sarcoma e linfoma apresentam características peculiares, de modo que a classificação de estadiamento para carcinomas mamários não corresponde à avaliação correta referente ao comportamento destas lesões.

ESTADIAMENTO ANATÔMICO

O estadiamento anatômico é representado pelo sistema TNM, de forma a descrever a extensão da doença, sendo atribuídas categorias para o tamanho do tumor (T), *status* dos linfonodos regionais (N) e identificação de metástases à distância (M).

A avaliação pode ser feita de forma clínica, por meio de exame físico ou exames de imagem, e deve ser identificada pela letra "c" antes da descrição dos achados, ou após a ressecção cirúrgica, em que se obtém o resultado anatomopatológico da lesão, identificado pela letra "p". Muitas vezes, os achados clínicos e patológicos são classificados da mesma forma, sendo expostos em conjunto.

Tamanho Tumoral (T)

O tamanho tumoral corresponde ao maior diâmetro da lesão neoplásica, avaliado pelo exame clínico, imaginológico e/ou exame anatomopatológico. A combinação dos três métodos é o ideal para definir a extensão do componente invasivo do tumor. Em casos de tumores multicêntricos e/ou multifocais, considera-se o tamanho da lesão invasiva mais extensa, identificando essa condição pela letra "m" após o $T_{(m)}$.

As neoplasias *in situ* também são contempladas pela classificação T quando não estão associadas ao carcinoma invasivo, englobando o carcinoma ductal *in situ* e a doença de Paget. Casos de doença *in situ* e doença invasiva associados, considera-se apenas o tamanho da doença invasiva.

A classificação clínica e patológica se sobrepõe quando avaliamos o tamanho tumoral (Quadro 28-1).

Linfonodos Regionais (N)

A categorização clínica dos linfonodos regionais baseia-se no exame físico ou imaginológico. Compreende linfonodos axilares, infraclaviculares, supraclaviculares, e de mamária/torácica interna ipsilaterais.

A avaliação clínica inclui ainda a confirmação histológica por meio de punção aspirativa com agulha fina/*core biopsy* ou biópsia do linfonodo sentinela, sendo identificados pelos prefixos "f" e "sn", respectivamente. Quando os linfonodos não puderem ser avaliados, seja por uma ressecção prévia ou por não haver descrição do exame clínico da axila, considera-se cNx (Quadro 28-2).

A categorização anatomopatológica dos linfonodos regionais (pN) é descrita sempre em conjunto com o tumor (pT), após a ressecção cirúrgica. São considerados os linfonodos obtidos pela biópsia do linfonodo sentinela e/ou o produto da disseção linfonodal completa. Quando menos de seis linfonodos foram dissecados e não houve dissecção linfonodal complementar, juntamente à descrição do *status* linfonodal adiciona-se a sigla "sn" (*sentinel node*), identificando apenas o estudo do linfonodo sentinela.

Quadro 28-1. Categoria T (Tamanho Tumoral Clínico e/ou Patológico) do Câncer de Mama

Categoria T	Critérios
TX	O tumor primário não pode ser avaliado
T0	Não há evidência de tumor primário
Tis (CDIS)	Carcinoma ductal *in situ*
Tis (Paget)	Doença de Paget no complexo areolopapilar não associada a carcinoma invasivo e/ou carcinoma *in situ* em parênquima mamário subjacente
T1	Tumor ≤ 20 mm em sua maior dimensão
▪ T1mi	▪ Tumor ≤ 1 mm em sua maior dimensão
▪ T1a	▪ Tumor > 1 mm, mas ≤ 5 mm em sua maior dimensão
▪ T1b	▪ Tumor > 5 mm, mas ≤ 10 mm em sua maior dimensão
▪ T1c	▪ Tumor > 10 mm, mas ≤ 20 mm em sua maior dimensão
T2	Tumor > 20 mm, mas ≤ 50 mm em sua maior dimensão
T3	Tumor > 50 mm em sua maior dimensão
T4	Tumor de qualquer tamanho com extensão direta para a parede torácica e/ou pele (ulceração ou nódulos macroscópicos)
▪ T4a	▪ Extensão para a parede torácica, exceto quando acontece somente nos músculos peitorais
▪ T4b	▪ Ulceração e/ou nódulos satélites e/ou edema cutâneo
▪ T4c	▪ Ambos T4a e T4b estão presentes
▪ T4d	▪ Carcinoma inflamatório

Quadro 28-2. Categoria cN (Linfonodos Regionais ao Exame Clínico) do Câncer de Mama

Categoria cN	Critérios
cNX	Os linfonodos regionais não podem ser avaliados
cN0	Não há comprometimento dos linfonodos regionais (ao exame clínico ou imaginológico)
cN1	Metástases em linfonodos móveis de níveis I e II de Berg na axila ipsilateral
cN2	Metástases em linfonodos fixos ou aderidos de níveis I e II de Berg na axila ipsilateral ou metástase em linfonodos de cadeia torácica interna ipsilateral na ausência de comprometimento axilar
▪ cN2a	▪ Metástases em linfonodos fixos ou aderidos de níveis I e II de Berg na axila ipsilateral
▪ cN2b	▪ Metástase em linfonodos de cadeia torácica interna ipsilateral na ausência de comprometimento axilar
cN3	Metástase em linfonodos inflaclaviculares ipsilaterais (nível I e II de Berg) ou metástase em linfonodos suplaclaviculares ipsilaterais
▪ cN3a	▪ Metástase em linfonodos inflaclaviculares ipsilaterais (nível III de Berg)
▪ cN3b	▪ Metástase em linfonodos de cadeia torácica interna e axilar
▪ cN3c	▪ Metástase em linfonodos supraclaviculares ipsilaterais

A avaliação anatomopatológica das metástases linfonodais, descrita pela AJCC, classifica a carga tumoral ganglionar em três categorias: células tumorais isoladas, micrometástases e macrometástases.

As células tumorais isoladas (ITC – *isolated tumor cell clusters*) são definidas como um pequeno agrupamento de células tumorais com até 0,2 mm de extensão ou menos de 200 células em um único corte histológico transversal, detectadas por exame histológico ou imuno-histoquímica. Quando esses agrupamentos celulares estiverem presentes nos linfonodos ressecados, o *status* linfonodal é considerado negativo para malignidade, porém, essa informação deve ser destacada no relatório anatomopatológico final, descrito da seguinte forma: pN0(i+).

As micrometátases são depósitos tumorais maiores que 0,2 mm, mas com até 2 mm. Lesões superiores a essa medida são consideradas macrometástases. Essa distinção do tamanho da metástase linfonodal em micrometástase e macrometástase é arbitrária e foi introduzida por Huvos *et al.*, após estudarem o significado clínico dessa categorização. Após 8 anos de acompanhamento de pacientes tratados por câncer de mama, as taxas de sobrevida foram significativamente melhores no grupo de pacientes que apresentavam micrometástases, quando comparadas à presença de macrometástases.

A classificação patológica final dos linfonodos regionais inclui o total de linfonodos metastáticos das cadeias axilares, infraclaviculares, supraclaviculares e da torácica interna ipsilaterais. Quando os linfonodos regionais não foram removidos, considera-se pNX (Quadro 28-3).

Metástases à Distância (M)

A avaliação de doença metastática é realizada por meio de exames de imagem complementares. Os locais mais comuns de metástases a distância são pulmões, fígado e ossos. Tumores com superexpressão de HER-2 tem um maior risco de lesões em sistema nervoso central.

A indicação de exames varia conforme o estadiamento tumoral e linfonodal. Tumores iniciais têm baixo risco de lesões à distância e, dessa forma, não têm indicação rotineira de investigação. No entanto, na presença de sintomas, a avaliação complementar deve ser realizada. Não existe um consenso em relação a quais exames devem ser indicados. Para tumores localmente avançados, estão indicadas as tomografias de tórax e abdômen total e cintilografia óssea, além de avaliação laboratorial. Estes exames de imagem podem ser substituídos pelo PET-CT, se disponível.

A Sociedade Europeia de Oncologia (ESMO) prevê a realização de exames complementares para estadiamento nos casos de axila clinicamente suspeita e para tumores com histologia mais agressiva, mesmo em estágios iniciais. É importante destacar que a escolha pelo método de estudo complementar deve considerar a sua disponibilidade, a presença de contraindicações para a sua realização (alergia ao contraste iodado ou próteses metálicas, por exemplo) e relação custo/benefício.

A ausência de metástases à distância é sempre um achado clínico, sendo descrito como cM0. Já a existência de metástases pode ser um achado de imagem (cM1) ou ainda confirmado por biópsia (pM1). Lembrando que doença em linfonodos regionais contralaterais é considerada metastática, assim como qualquer acúmulo de células tumorais superior a 0,2 mm em linfonodos

Quadro 28-3. Categoria pN (Linfonodos Regionais ao Exame Anatomopatológico) do Câncer de Mama

Categoria pN	Critérios
pNX	Os linfonodos regionais não podem ser avaliados (os linfonodos não foram removidos ou removidos previamente)
pN0	Não há comprometimento dos linfonodos regionais ou apenas células tumorais isoladas foram detectadas
pN1	Micrometástases; ou metástase em 1-3 linfonodos axilares, e/ou micro/macrometástases em linfonodos sentinela da cadeia torácica interna
▪ pN1mi	▪ Micrometástases
▪ pN1a	▪ Metástase em 1-3 linfonodos axilares, sendo pelo menos uma macrometástase
▪ pN1b	▪ Metástase em 1-3 linfonodos em linfonodos sentinela da cadeia torácica interna ipsilateral, excluindo células tumorais isoladas
▪ pN1c	▪ pN1a epN1b combinados
pN2	Metástases em 4-9 linfonodos axilares; ou metástase clínica em linfonodos da cadeia torácica interna na ausência de comprometimento axilar
▪ pN2a	▪ Metástases em 4-9 linfonodos axilares ipsilaterais, sendo pelo menos uma macrometástase
▪ pN2b	▪ Metástase clínica em linfonodos da cadeia torácica interna, com ou sem confirmação microscópica, sem comprometimento axilar
pN3	Metástases ≥ 10 linfonodos axilares; ou metástases em linfonodos infraclaviculares ou metástase clínica em linfonodos da cadeia torácica interna, e comprometimento axilar ou metástase em mais de 3 linfonodos axilares e sentinela positivo em cadeia torácica interna; ou metástases em linfonodo supraclavicular ipsilateral
▪ pN3a	▪ Metástases em 10 ou mais linfonodos axilares, sendo pelo menos uma macrometástase ou metástases em linfonodo infraclavicular ipsilateral (nível III de Berg)
▪ pN3b	▪ pN1a ou pN2a na presença de cN2b (metástase clínica em linfonodos de cadeia torácica interna); ou pN2a na presença de pN1b
▪ pN3c	▪ Metástases em linfonodo supraclavicular ipsilateral

não regionais. Lesões menores que esse tamanho, detectadas em biópsia líquida de sangue circulante, medula óssea ou em linfonodos não regionais, em pacientes sem sinais ou sintomas de metástases, não são consideradas doenças metastáticas, mas devem ser sinalizadas como cM0(i+) (Quadro 28-4).

Os grupos de estadiamento anatômico podem ser usados isoladamente apenas em localidades onde os biomarcadores não estão disponíveis. Esses grupos são uma combinação do T, N e M e serão representados no Quadro 28-5. Quando a classificação é descrita após a terapêutica sistêmica neoadjuvante acrescenta-se o sufixo "yc" ou "yp" para as categorias T e N. Não existe um grupo de estadiamento anatômico para resposta patológica completa após tratamento neoadjuvante (ypT0ypN0cM0).

Quadro 28-4. Categoria M (Metástases à Distância) do Câncer de Mama

Categoria M	Critérios
M0	Sem evidência clínica ou radiológica de metástases à distância
▪ cM0(i+)	▪ Sem evidência clínica ou radiológica de metástases à distância com a presença de depósitos celulares de até 0,2 mm detectados microscopicamente ou por técnicas moleculares em sangue circulante, medula óssea ou tecido linfonodal não regional
cM1	Metástases à distância com detecção clínica ou radiológica
pM1	Qualquer metástase com comprovação histológica, maior que 0,2 mm, em órgãos à distância ou linfonodos não regionais

Quadro 28-5. Estadiamento Anatômico

Categoria T	Categoria N	Categoria M	Estádios
Tis	N0	M0	0
T1	N0	M0	IA
T1mi	N0	M0	IA
T0	N1mi	M0	IB
T1	N1mi	M0	IB
T0	N1	M0	IIA
T1	N1	M0	IIA
T2	N0	M0	IIA
T2	N1	M0	IIB
T3	N0	M0	IIB
T0	N2	M0	IIIA
T1	N2	M0	IIIA
T2	N2	M0	IIIA
T3	N1	M0	IIIA
T3	N2	M0	IIIA
T4	N0	M0	IIIB
T4	N1	M0	IIIB
T4	N2	M0	IIIB
Qualquer T	N3	M0	IIIC
Qualquer T	Qualquer N	M1	IV

ESTADIAMENTO PROGNÓSTICO

A principal atualização da oitava edição do manual de estadiamento da AJCC foi a inclusão de fatores prognósticos na avaliação dos tumores de mama. Essa classificação também é dividida entre clínica e patológica.

A avaliação clínica e patológica inclui dados como grau tumoral, receptores hormonais e superexpressão de proteína HER-2, além do estadiamento anatômico, já comentado anteriormente.

O estadiamento prognóstico não está indicado para pacientes com tratamento sistêmico neoadjuvante. As informações utilizadas para a classificação dos pacientes é proveniente da avaliação clínica e do resultado anatomopatológico do procedimento cirúrgico.

Há ainda a possibilidade de avaliação genômica prognóstica para tumores T1 e T2 N0 M0, com receptores de estrogênio positivos e HER-2 negativo. Nesses casos, um resultado no teste OncotypeDX menor que 11 classifica qualquer tumor como estadio IA. Casos em que o escore do teste for igual ou maior que 11, devem ser classificados segundo as outras características anatômicas e prognósticas. Até o presente momento, apenas essa assinatura genômica é aprovada pelo National Comprehensive Cancer Network (NCCN) para utilização no estadiamento prognóstico, mas acredita-se que, em breve, outros testes também terão aprovação, conforme a publicação de seus estudos científicos.

Como o estadiamento prognóstico inclui muitos fatores, tornou-se quase impossível ter em mente ou acessar facilmente o estadiamento de um paciente por meio de tabelas. As tabelas completas estão disponíveis no *website* da AJCC (www.cancerstaging.org). Com o intuito de facilitar a rotina, foram desenvolvidos aplicativos para celular que fornecem o estadiamento de cada caso com a inclusão dos critérios solicitados. Eles podem ser encontrados nas lojas de aplicativos de *smartphones* e *tablets*, por valores de até US$9,99. Esses sistemas são intuitivos e fornecem, com muita agilidade, o estadiamento de cada caso.

ESTADIAMENTO APÓS TRATAMENTO SISTÊMICO NEOADJUVANTE

O tratamento sistêmico do câncer de mama desempenha um papel importante no que diz respeito à sobrevida livre de doença e sobrevida livre de progressão. Com o advento de novas drogas e o maior conhecimento sobre a doença, grandes avanços podem ser constatados, sobretudo maiores taxas de resposta patológica completa. Esta ausência de lesão tumoral residual na peça cirúrgica confere impacto inclusive nas avaliações sobre mortalidade por câncer de mama, o que se tornou um grande fator encorajador para oferecer quimioterapia neoadjuvante aos pacientes que sabidamente já teriam indicação deste tratamento. Diante das crescentes indicações da quimioterapia neoadjuvante, desde as mais clássicas como a redução do volume tumoral, por conseguinte possibilitar a conversão de uma lesão inoperável em operável, às mais atuais, como a possibilidade de oferecer tratamento de resgate nos casos de resposta patológica parcial, torna-se necessário discutir o acompanhamento dos pacientes inseridos nesse contexto.

A avaliação sistêmica é recomendada antes do início deste tratamento e compreende hemograma, análise metabólica incluindo função hepática, tomografias com contraste do tórax, abdome e pelve, cintilografia óssea, ou PET-CT. Esses exames não estão indicados, na ausência de sintomas, durante ou após a quimioterapia neoadjuvante.

A resposta tumoral deve ser avaliada rotineiramente por meio de exame clínico. É de grande importância que o leito tumoral seja identificado por um marcador visível aos exames de imagem da mama. Isto porque, nos casos com resposta clínica completa, não será possível determinar a localização do tumor, impossibilitando assim a cirurgia conservadora da mama. Previamente ao início do tratamento neoadjuvante, deve-se realizar mamografia e complementar a avaliação com ultrassonografia, e, se disponível e na presença de outras indicações, realiza-se a ressonância magnética das mamas; ainda se preconiza a biópsia de linfonodos suspeitos, se existirem. O exame clínico deve ser minucioso e realizado a cada consulta durante o tratamento sistêmico. Após o término do tratamento neoadjuvante, a resposta tumoral deve ser avaliada pelo mesmo método utilizado inicialmente. A ressonância magnética é o exame com maior acurácia para avaliar a resposta, além de ter a maior sensibilidade para detectar o câncer de mama, porém existem limitações importantes como a disponibilidade do exame. É crucial a avaliação clínica e radiológica da mama após o tratamento sistêmico para fins de programação cirúrgica, sobretudo quando da possibilidade de cirurgia conservadora.

CONSIDERAÇÕES FINAIS

Ao diagnóstico de câncer de mama, é fundamental a realização de uma avaliação clínica detalhada, com anamnese completa e exame físico bem executado. Na maioria das vezes, para lesões iniciais, não será necessário prosseguir com a investigação radiológica. Todavia, na presença de lesões mais agressivas ou localmente avançadas, os estudos imaginológicos estão indicados. Tamanho tumoral, *status* axilar e presença de metástases sempre foram aspectos prognósticos clássicos para câncer de mama e devem ser aplicados a todos os pacientes tratados ao redor do mundo. Quanto aos outros parâmetros que foram incorporados à essa avaliação (grau tumoral, *status* dos receptores de estrogênio e progesterona, HER-2 e assinaturas genômicas), devem ser utilizados sempre que disponíveis, sendo muito importante que o mastologista saiba interpretar o impacto destes marcadores para que todos os aspectos prognósticos sejam amplamente discutidos com o paciente.

BIBLIOGRAFIA

Hortobagyi G, Connolly J, Edge S, et al. Breast. In: AJCC Cancer Staging Manual, Eighth Edition. Chicago: Springer; 2017.

Giuliano A, Connolly J, Edge S, et al. Breast Cancer—Major changes in the American Joint Committee on Cancer eighth edition cancer staging manual CA. Cancer J Clin. 2017;67(4):290-303.

Dowlatshahi K, Fan M, Snider H, Habib F. Lymph node micrometastases from breast carcinoma Cancer. 1997;80(7):1188-1197.

Huvos A, Hutter R, Berg J. Significance of Axillary Macrometastases and Micrometastases in Mammary Cancer. Ann Surg. 1971;173(1):44-46.

Telli M, Gradishar W, Ward J. NCCN Guidelines Updates: Breast Cancer. JNCCN. 2019;17(5.5):552-555.

Cardoso F, Kyriakides S, Ohno S, et al. Early breast cancer: ESMO Clinical Practice Guidelines for diagnosis, treatment and follow-up. Ann Oncol. 2019.

Minckwitz G, Huang C, Mano M, et al. Trastuzumab Emtansine for Residual Invasive HER2-Positive Breast Cancer. N England J Med. 2019;380(7):617-628.

Caparica R, Lambertini M, Pondé N, et al. Post-neoadjuvant treatment and the management of residual disease in breast cancer: state of the art and perspectives. Ther Advanc Med Oncol. 2019;11.

Pusztai L, Foldi J, Dhawan A, et al. Changing frameworks in treatment sequencing of triple-negative and HER2-positive, early-stage breast Cancer. Lancet. 2019;20(7):e390-e396.

TRATAMENTO CIRÚRGICO DO CÂNCER DE MAMA

Isabela Albuquerque Severo de Miranda ▪ Betina Vollbrecht ▪ Carolina Malhone
Antonio Luiz Frasson

MASTECTOMIA

Histórico

A mastectomia radical foi descrita em 1894, por William Halsted. O procedimento consistia na retirada da glândula mamária com a pele, músculos peitorais e linfonodos axilares. O conceito baseava-se na disseminação centrípeta do câncer pelos vasos linfáticos e se acreditava que quanto maior a cirurgia melhor seria a evolução do paciente. Na publicação inicial, a taxa de controle locorregional era de 73% e a taxa de sobrevida em 5 anos de 40%, apesar do estádio avançado da maioria dos tumores e na ausência de qualquer terapia adjuvante. Existiram poucos avanços na técnica cirúrgica (Quadro 29-1) e a mastectomia radical permaneceu como padrão até a década de 1970.

O maior ímpeto para o abandono da mastectomia radical ocorreu com a publicação do estudo NSABP B04 (Projeto Nacional de Cirurgia Adjuvante de Mama e Intestino). As pacientes com axila clinicamente negativa foram aleatoriamente alocadas nos seguintes grupos: mastectomia radical, mastectomia simples com irradiação de campo axilar e mastectomia simples sem abordagem axilar. Após acompanhamento de 25 anos, não houve diferença em sobrevida entre os grupos. A partir desses resultados, a cirurgia de menor porte ganhou força.

Quadro 29-1. Evolução da Mastectomia

Cirurgia	Autor	Extensão da cirurgia		
		Mama	**Músculos peitorais**	**Linfonodos**
M. radical	Halsted, 1894	Sim	Maior e menor	Níveis 1, 2 e 3
M. radical modificada	Patey, 1948[2]	Sim	Somente menor	Níveis 1, 2 e 3
	Auchincloss, 1963	Sim	Não	Níveis 1 e 2
	Madden, 1965	Sim	Não	Níveis 1, 2 e 3
M. radical estendida	Urban, 1956	Sim	Maior e menor	Níveis 1, 2 e 3 + CMI

M: mastectomia; CMI: cadeia mamária interna.

Seleção de Pacientes

A indicação de mastectomia está fortemente relacionada com a impossibilidade de redução da carga tumoral a nível microscópico quando em cirurgias menores. Nesse contexto, incluem-se doenças multicêntricas, microcalcificações extensas e suspeitas, incapacidade de obtenção de margens livres e impossibilidade de radioterapia torácica.

Técnica Cirúrgica Convencional

A mastectomia consiste na retirada de toda a glândula mamária, com a dissecção estendendo-se superiormente até a clavícula, inferiormente até a inserção da bainha do músculo retoabdominal, medialmente até a borda do esterno, lateralmente até o músculo grande dorsal e posteriormente até a fáscia do peitoral maior. A espessura do tecido subcutâneo remanescente deve ser mínima para que não ocorra necrose de pele. A técnica convencional consiste em incisão fusiforme horizontal, conhecida como incisão de *Stewart* (Fig. 29-1).

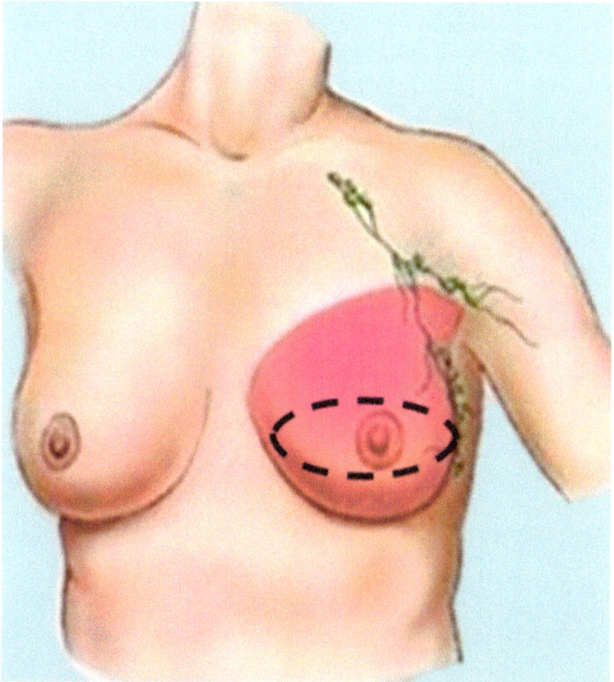

Fig. 29-1. Técnica convencional de mastectomia.

Quando a reconstrução mamária é planejada, a pele da mama sobrejacente é poupada, formando um envelope para a reconstrução. O complexo areolomamilar pode ou não ser preservado, de acordo com a extensão da patologia mamária.

Mastectomias Preservadoras

As mastectomias que preservam a pele ou o complexo areolopapilar (CAP) são denominadas mastectomias poupadoras ou preservadoras. Frequentemente, são descritas em inglês: *skin-sparing mastectomy* (SSM) e *nipple-sparing mastectomy* (NSM). Apesar das diferenças conceituais, ambas apresentam princípios oncológicos e riscos semelhantes. Não existem estudos randomizados comparando a eficácia destas técnicas, apenas coortes prospectivas.

A cirurgia objetiva a remoção completa do tecido glandular com preservação de todo o retalho de pele, subcutâneo e eventualmente do CAP. O procedimento é bastante complexo e artesanal, pois a retirada insuficiente do tecido mamário pode aumentar o risco oncológico e a retirada excessiva prejudica os resultados da reconstrução. Apesar de alguns autores defenderem espessuras fixas para o retalho, não existem estudos clínicos que comprovem esta superioridade. A dissecção é feita respeitando o limite entre o tecido subcutâneo e a fáscia mamária anterior (Fig. 29-2a). Desta forma, o retalho remanescente deve respeitar a constituição da paciente e a quantidade de tecido subcutâneo presente.

Existem vários tipos de técnicas descritas para as incisões cutâneas e a escolha da mesma deve ser individualizada. De modo geral, opta-se por incisões circulares ao redor do CAP nas SSM e no sulco inframamário ou periareolares com prolongamento radial inferior nas NSM (Fig. 29-2b,c).

Margens, Recorrência e Complicações

A margem cirúrgica sempre deve ser observada nas mastectomias preservadoras, sendo a literatura variável. De modo ideal, margens positivas são evitadas, retirando-se margem de músculo peitoral quando o tumor está próximo da margem posterior e criando finos retalhos cutâneos anteriormente. Quando margens verdadeiramente positivas, a indicação de radioterapia pós mastectomia é prudente. Glorioso *et al.*, em 2017, publicaram um estudo retrospectivo avaliando 1.206 mastectomias com margens finais negativas, entre 2006 e 2010. O risco de recorrência local em 5 anos foi de 3,8%, sendo 3,1% para margem maior que 2 mm e 11,2% para margem menor ou igual a 2 mm. No estudo, as taxas de recorrência entre SSM, NSM e mastectomia simples foram semelhantes (Fig. 29-3). Além da margem cirúrgica, subtipo tumoral está fortemente relacionado com risco de recorrência.

Nas NSM, a observação da margem retroareolar é de grande importância, pois existe o risco de disseminação intraductal do tumor. A maioria dos autores sugere que seja realizada biópsia do tecido retroareolar no intraoperatório para predizer o estado do CAP. Quando a biópsia retroareolar resulta positiva, recomenda-se a exérese da papila. Estudo de Galimberti *et al.*, em 2018,[3] envolvendo 1.989 pacientes submetidas a NSM por carcinoma invasor ou *in situ*, evidenciou que nos 450 casos submetidos à congelação de margem retroareolar e com resultado negativo, 0,6% apresentaram-se positivos na patologia final e foram então submetidos à exérese. Nos casos que haviam recebido radioterapia intraoperatória no CAP, não houve recorrência mamilar, mesmo sem a retirada do mamilo. Nesse mesmo estudo, após acompanhamento de 94 meses, a recorrência local foi de 5,3% nas pacientes com carcinoma invasor e 4% nas pacientes com doença *in situ*, sendo de 1,8% no CAP. A sobrevida global em 5 anos foi de 96,1%.

O índice de complicações cirúrgicas é maior nas mastectomias com reconstrução imediata do que nas mastectomias convencionais. O principal risco é a necrose do retalho de pele e subcutâneo ou do CAP, que ocorre entre 3 a 9% dos casos. Série de casos publicada recentemente estimou ocorrência de perda do CAP por necrose em 3,3% das pacientes. Estudo de Colwell *et al.*, em 2014,[4] envolvendo 500 NSM evidenciou que o aumento da massa corporal, tabagismo, irradiação torácica pré-operatória e incisão periareolar são preditores de complicações. Incisões inframamárias, no entanto, são fatores negativos de risco.

CIRURGIA CONSERVADORA DA MAMA

Introdução

Também conhecida por quadrantectomia, setorectomia ou ressecção segmentar de mama, a terapia conservadora da mama consiste na retirada cirúrgica do tumor com preservação do parênquima mamário remanescente e manutenção da anatomia corporal, associada à radioterapia adjuvante.

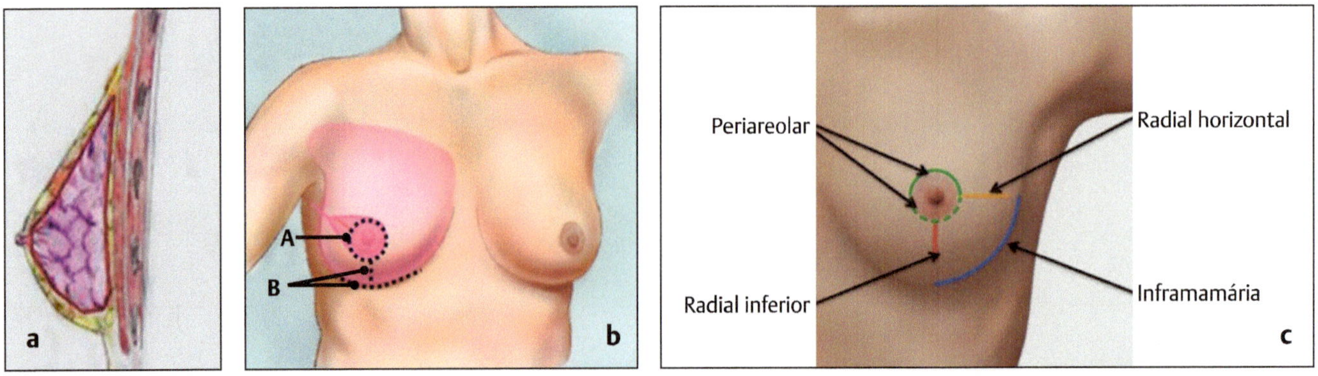

Fig. 29-2. Técnica das mastectomias preservadoras. (a) Retalho de pele e subcutâneo. (b) Incisões preferidas: *A.* periareolar; *B.* radial e sulco. (c) Tipos de incisões NSM.

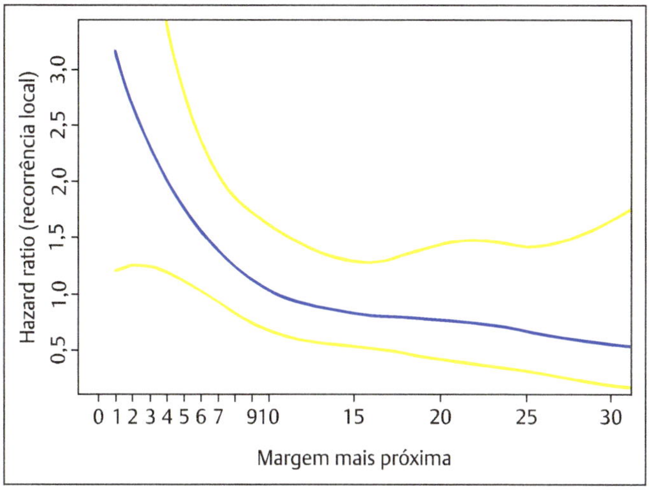

Fig. 29-3. Risco de recorrência local em função da proximidade da margem. (Adaptada de Glorioso *et al.*, 2017.)

Eficácia Oncológica

Os primeiros estudos sobre cirurgia conservadora iniciaram na década de 1970 trazendo evidências claras de que a cirurgia conservadora seguida de radioterapia total alcança sobrevida em longo prazo equivalente à mastectomia. Os estudos precursores, Milan I, II e III comprovaram equivalência de sobrevida, apesar de diferença em recorrência local. Estudo Milan I, publicado em 1973, comparou mastectomia de Halsted *versus* Quadrantectomia e Linfadenectomia axilar seguida de radioterapia. Em 20 anos, a recorrência local foi de 2,3% no primeiro grupo e 8,8% no segundo, respectivamente. No entanto não houve diferença em termos de sobrevida nesse mesmo período.

Atualmente, com a evolução da terapia sistêmica e radioterapia, a taxa de recorrência de ambas as cirurgias é semelhante, variando de 0,3 a 0,5% ao ano. Sabe-se que fatores como biologia tumoral, idade e margens comprometidas estão mais relacionados com o risco de recorrência do que o tipo de tratamento cirúrgico realizado. Os pacientes com tumores triplo-negativos apresentam maior taxa de recorrência, seja na cirurgia conservadora ou na mastectomia.

Técnica Cirúrgica

O principal objetivo do tratamento conservador, além do controle oncológico adequado, é a manutenção da estética corporal.

A cirurgia conservadora geralmente é reservada a pacientes com tumores menores do que 5 cm. No entanto, o principal fator que deve ser considerado é a relação entre tamanho do tumor e tamanho da mama, para que se permita a ressecção do tumor com margens livres e com resultado estético satisfatório. Idealmente, para que isso seja possível, considera-se que os tumores ocupem até 20% do tamanho da mama. Naqueles casos em que essa relação não permite a cirurgia conservadora, pode-se lançar mão de terapias neoadjuvantes, com objetivo de redução do tamanho tumoral para posterior cirurgia, ou de técnicas de oncoplastia.

Existem várias técnicas adequadas descritas na literatura, desde as mais simples até rebuscadas técnicas oncoplásticas. Quando técnicas mais simples são escolhidas, normalmente opta-se por incisões periareolares ou no sulco inframamário, pois são locais que permitem melhor resultado cosmético. A pele sobre o quadrante acometido deve ser liberada, seguida pela exérese do tumor com margens macroscópicas livres e orientação da peça cirúrgica para avaliação histológica. O tecido mamário adjacente deve ser reaproximado, liberando eventuais retrações de pele. Desta forma, a pele preservada se acomoda naturalmente sobre a mama remodelada, dando aspecto natural à mama. Quando há necessidade de incisão cutânea em outro local, deve-se optar por incisões arciformes em quadrantes superiores, radiais em quadrantes inferiores ou sobre o sulco lateral, evitando-se as incisões no quadrante superomedial (Fig. 29-4). Quando as incisões não são sobre a área do tumor, é importante a marcação do local da ressecção com clipe metálico a fim de guiar o *boost* da radioterapia.

Contraindicações

A cirurgia conservadora não é recomendada quando há contraindicação à radioterapia adjuvante. As contraindicações estão descritas no Quadro 29-2.

Estadiamento Tumoral

A avaliação ideal para cirurgia conservadora deve incluir história, exame físico e avaliação por imagem, a qual inclui mamografia e, eventualmente, ultrassonografia e ressonância magnética. O uso da ressonância magnética para planejamento pré-operatório de cirurgia conservadora é controverso, embora seja indicada nos casos em que há dúvida quanto à extensão da doença, não esclarecida nos exames anteriores. Alguns estudos demostraram aumento de 6 a 34% na detecção

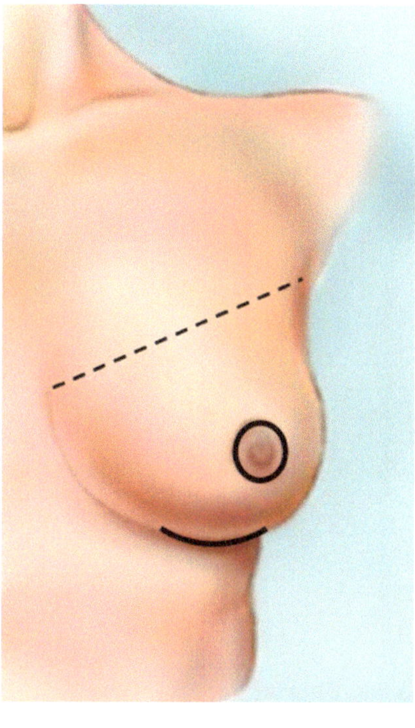

Fig. 29-4. Incisões preferenciais em cirurgias conservadoras de mama. Incisões devem ser evitadas acima da linha tracejada.

Quadro 29-2. Contraindicações Relativas e Absolutas à Radioterapia

Absolutas	Radioterapia anterior da mama ou da parede torácica
	Câncer de mama no início da gravidez que precisaria de radioterapia durante a gestação
	Microcalcificações suspeitas difusas
	Impossibilidade de margens livres com resultado cosmético aceitável
Relativas	Doença ativa do tecido conjuntivo envolvendo a pele, exceto artrite reumatoide (especialmente lúpus e esclerodermia)
	Margem focal positiva na ausência de extenso componente intraductal
	Mutação genética que predisponha ao câncer de mama

de novos focos tumorais em pacientes submetidas à ressonância magnética. Revisão sistemática de Houssami *et al.*, em 2014, mostrou que a ressonância magnética pré-operatória estava associada a aumento de chance de mastectomia ipsilateral (Fig. 29-5) e mastectomia profilática em mama contralateral, sem aumento nas taxas de reexcisão, nova cirurgia ou margens positivas.

Margens Cirúrgicas

Até pouco tempo havia grande controvérsia quanto à margem ideal após cirurgia conservadora para minimização de recorrência local. Sabe-se que aproximadamente 25% dos pacientes com carcinoma invasor e um terço daqueles com carcinoma ductal *in situ* (CDIS) são submetidos à reexcisão, sendo que, em média, metade dessas abordagens são realizadas em pacientes com margens livres, definida como *no ink on tumor* (tumor não toca o nanquim), com a crença que margens mais amplas melhoram os desfechos. Em 2018, foi publicado artigo de revisão propondo novo consenso de margens após cirurgia conservadora seguida de radioterapia. Estabeleceu-se que para carcinoma invasor tratado com cirurgia conservadora seguida de radioterapia, a margem ideal é aquela em que o tumor não toca o nanquim. Para carcinoma ductal *in situ*, em razão de diferenças no padrão de crescimento e utilização de terapia sistêmica, margem de 2 mm minimiza a taxa de recorrência local. Nos casos de CDIS com microinvasão, deve-se seguir a mesma recomendação de margem de 2 mm estabelecida para o CDIS. Quando há carcinoma invasor associado à CDIS, a recomendação segue o proposto para doença invasora. É importante o conceito de que margens negativas mais amplas não melhoram o controle local para CDIS ou carcinoma invasor tratados com cirurgia conservadora seguida

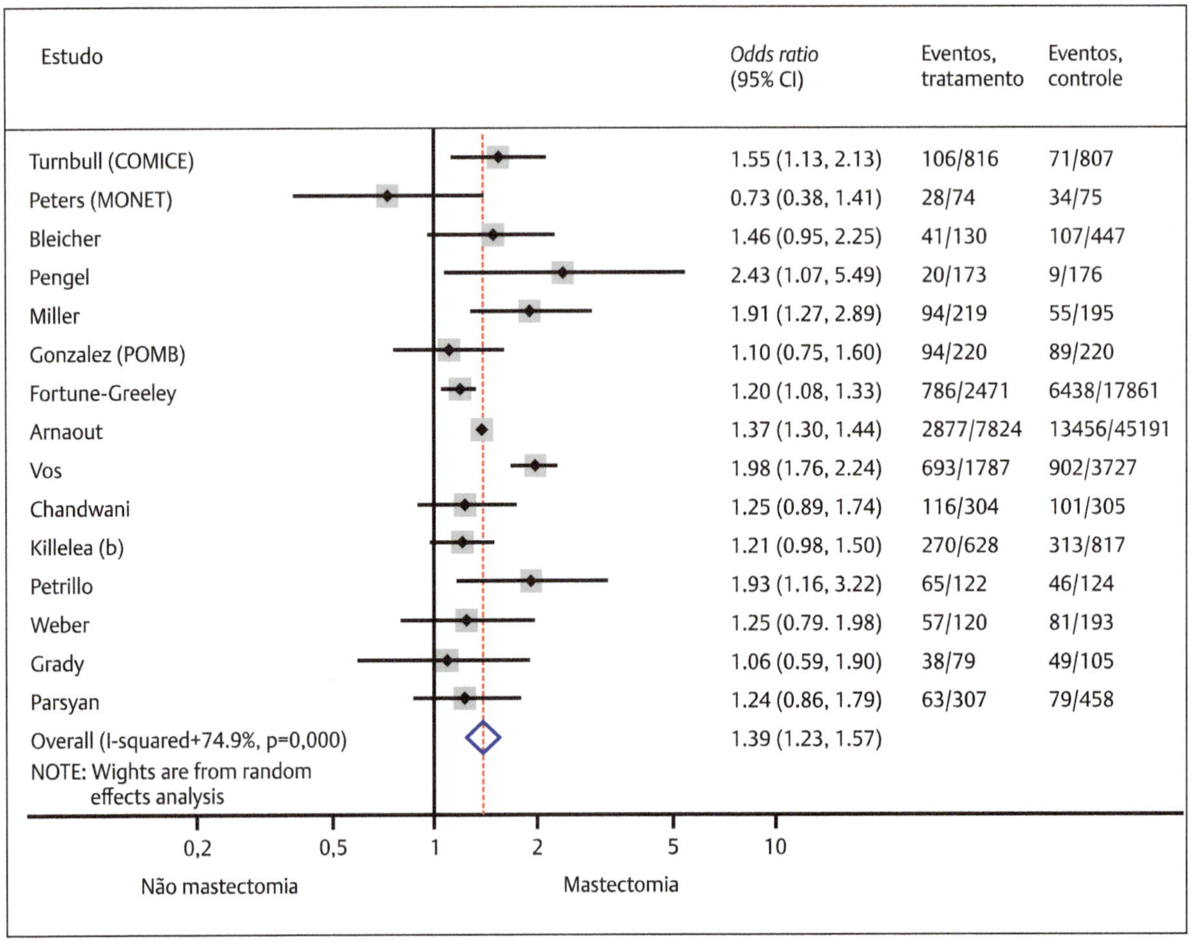

Estudo
Odds ratio (95% CI)
Eventos, tratamento
Eventos, controle
Turnbull (COMICE) 1.55 (1.13, 2.13) 106/816 71/807
Peters (MONET) 0.73 (0.38, 1.41) 28/74 34/75
Bleicher 1.46 (0.95, 2.25) 41/130 107/447
Pengel 2.43 (1.07, 5.49) 20/173 9/176
Miller 1.91 (1.27, 2.89) 94/219 55/195
Gonzalez (POMB) 1.10 (0.75, 1.60) 94/220 89/220
Fortune-Greeley 1.20 (1.08, 1.33) 786/2471 6438/17861
Arnaout 1.37 (1.30, 1.44) 2877/7824 13456/45191
Vos 1.98 (1.76, 2.24) 693/1787 902/3727
Chandwani 1.25 (0.89, 1.74) 116/304 101/305
Killelea (b) 1.21 (0.98, 1.50) 270/628 313/817
Petrillo 1.93 (1.16, 3.22) 65/122 46/124
Weber 1.25 (0.79. 1.98) 57/120 81/193
Grady 1.06 (0.59, 1.90) 38/79 49/105
Parsyan 1.24 (0.86, 1.79) 63/307 79/458
Overall (I-squared+74.9%, p=0,000) 1.39 (1.23, 1.57)
NOTE: Wights are from random effects analysis
0,2
0,5
1
2
5
10
Não mastectomia
Mastectomia

Fig. 29-5. Modelos comparando resultados cirúrgicos em pacientes com câncer de mama que tiveram ressonância magnética pré-operatória *versus* aqueles que não tinham ressonância magnética: chance de mastectomia como tratamento cirúrgico. (Adaptada de Houssami *et al.*, 2017.)

de radioterapia, sendo a realização de cirurgias adicionais para obter margem mais ampla não suportada pela literatura.

Sempre que possível, recomenda-se a avaliação intraoperatória das margens, que possui acurácia de 70 a 95% e diminui a taxa de reoperações. Pode ser realizada por macroscopia, citologia ou congelação, não havendo estudos que concluam qual a técnica ideal.

Tratamento Aduvante

Os tratamentos sistêmicos e a radioterapia são, assim como a cirurgia, pilares no tratamento do câncer de mama.

A terapia endócrina representa a primeira terapia com alvo molecular para o câncer, sendo o alvo a proteína do receptor de estrógeno. Os estudos iniciais surgiram na década de 1970 com o Tamoxifeno e, no final da década de 1990, iniciaram os estudos com os Inibidores da Aromatase. O Tamoxifeno reduz o risco de recorrência em aproximadamente 50% durante os primeiros 4 anos de uso e o benefício permanece após esse período, sendo estimado em 30% até o nono ano. A mortalidade por câncer de mama também é reduzida, em média 30% durante os primeiros 15 anos. A terapia estendida com Tamoxifeno apresenta benefício adicional em redução de recorrência e mortalidade, e a adição de um Inibidor de Aromatase após os 5 anos de uso do Tamoxifeno promove redução adicional de 40% no risco relativo de recorrência, conforme demonstrado pelo estudo MA.17.

Em pacientes de alto risco, a quimioterapia sistêmica geralmente é recomendada. Existem várias opções de quimioterapia padrão, normalmente contendo antraciclina e taxano. Metanálises demostram benefício da quimioterapia adjuvante em redução de recorrência, metástase à distância e mortalidade pelo câncer de mama, tendo o benefício de maior magnitude no câncer de mama receptor hormonal negativo. Pacientes com câncer de mama HER-2-positivo recebem terapia anti-HER-2 associada ao esquema de quimioterapia convencional, com uma redução de quase 50% na taxa de recorrência.

Todos os tratamentos adjuvantes reduzem as recidivas locais, todavia a radioterapia é considerada fundamental ao tratamento conservador, sendo a sua impossibilidade uma contraindicação ao tratamento conservador. O emprego da radioterapia após cirurgia conservadora reduz em aproximadamente 50% a taxa de recorrência local e aumenta a sobrevida específica para o câncer de mama. Metanálise do EBCTCG incluindo 17 estudos randomizados e mais de 10 mil mulheres submetidas à CC demostrou redução do risco de qualquer recorrência de 35% a 19,3% em 10 anos e redução de risco absoluto de 3,8% em 15 anos.

CIRURGIAS REDUTORAS DE RISCO

Introdução

O risco de câncer de mama está associado a três fatores principais: idade crescente, exposição a estrógenos e susceptibilidade genética. Esses fatores promovem transformação do epitélio mamário, podendo evoluir para lesões proliferativas precursoras e posteriormente ao câncer de mama. O tratamento de mulheres com risco aumentado inclui a identificação dessas mulheres de alto risco, recomendações quanto a modificações do estilo de vida que possam reduzir o risco, plano de rastreamento adequado, quimioprofilaxia e cirurgias redutoras de risco. As cirurgias redutoras de risco incluem as mastectomias (uni ou bilateral) e as salpingo-ooforectomias bilaterais (SOB).

Seleção de Pacientes

As indicações de mastectomia redutora de risco incluem: mutações em *BRCA1* e 2 ou em outros genes de susceptibilidade, história familiar importante sem mutações identificadas, lesão histológica de alto risco e pacientes com mamas de difícil acompanhamento.

Embora diversos estudos demostrem sua eficácia na redução da incidência e morte por câncer de mama, vários vieses nos estudos justificam cautela na aplicação dos resultados. Este é um procedimento cirúrgico radical que deve ser considerado apenas nas mulheres de alto risco estabelecido, não devendo ser considerado nas mulheres de risco habitual. Mesmo para portadores de mutação *BRCA*, a cirurgia deve ser apresentada como uma opção, juntamente com outras estratégias de gerenciamento de risco, incluindo salpingo-ooforectomia profilática, quimioprevenção e rastreamento rigoroso da mama. A mastectomia reduz claramente a incidência de câncer de mama, mas as mulheres também precisam entender os riscos, incluindo danos psicológicos e físicos.

Técnica Cirúrgica – Mastectomia

Quando um paciente sem câncer decide por realizar o procedimento, seu objetivo principal é a redução de risco e, portanto, a segurança oncológica é fundamental. Seu objetivo secundário é o resultado estético, a fim de minimizar o impacto na imagem corporal, qualidade de vida e intimidade.

As opções cirúrgicas são as mastectomias totais, preservadoras de pele (*skin-sparing*) ou preservadoras de pele, aréola e papila (*nipple-sparing*). Não existem comparações clínicas sobre a eficácia destes diferentes procedimentos, no entanto, os melhores resultados estéticos ocorrem nos casos de adenomastectomia (*nipple-sparing*), sendo esta cirurgia frequentemente realizada na prática clínica diária.

Ao aconselhar uma mulher sobre sua decisão pela cirurgia, é importante que vários fatores sobre mastectomia e reconstrução sejam bem explicados, devendo essa ser uma decisão conjunta do médico com a paciente.

A biópsia de linfonodo sentinela (BLS) não deve ser realizada rotineiramente no contexto de cirurgia redutora de risco.

Eficácia dos Procedimentos

Mastectomia Bilateral (mb) – Pacientes Sem Doença

Nas pacientes sem doença, é necessária a decisão de se submeter a um procedimento cirúrgico para redução de risco, uma vez que a presença de uma mutação ou de outro fator de alto risco não significa a garantia de desenvolvimento de um tumor primário da mama. Em 2001, dados referentes à realização da mastectomia redutora de risco para mulheres de alto risco para câncer de mama mostraram redução de 90% na incidência de câncer, sem conclusões claras sobre benefício em redução de mortalidade. No contexto das mutações genéticas que predispõem ao câncer de mama, há mais dados disponíveis para justificar ou não essa decisão, uma vez que o risco de desenvolver câncer ao longo da vida varia de 60 a 70%. Alguns estudos mostram redução de 90% no risco de câncer entre as pacientes de alto risco com mutação *BRCA* conhecida. O estudo PROSE mostrou que entre as pacientes portadoras de mutação *BRCA*, o risco de câncer de mama foi reduzido em 95% após mastectomia redutora de risco naquelas também submetidas à ooforectomia e 90% naquelas com ovários preservados. Corroborando com esse dado, metanálise envolvendo 2.635 mulheres portadoras de mutação *BRCA* submetidas à mastectomia redutora de risco mostrou redução significativa de câncer de mama, mesmo naquelas sem ooforectomia profilática prévia. Os *Guidelines* do NCCN (National Comprehensive Cancer Network) recomendam a discussão de mastectomia redutora de risco, nas pacientes com mutação *BRCA*, abordando grau de proteção, opções de reconstrução e riscos, devendo ser considerado a história familiar e o risco de câncer de mama de acordo com idade e expectativa de vida.

Mastectomia Contralateral (mc) – Pacientes Com Câncer

Para mulheres que já foram diagnosticadas com um tumor primário, os dados mostram uma redução da incidência de câncer de mama contralateral após a cirurgia, no entanto, há evidências limitadas sobre benefício em sobrevida. A validade de estudos observacionais que abordam o efeito da cirurgia redutora de risco contralateral na mortalidade por câncer de mama continua sendo uma consideração importante, uma vez que diversos estudos não evidenciam diferença aparente na sobrevida desse grupo de pacientes. O principal fator prognóstico das pacientes com carcinoma de mama são as características do tumor primário. Sendo assim, se a mastectomia redutora de risco contralateral for considerada, ela deve ser considerada apenas por mulheres com alto risco, como as portadoras de mutação *BRCA* com mutações de alta penetrância, e naquelas em que o tumor primário apresente risco baixo para recidivas ou morte.

Salpingo-Ooforectomia Bilateral

A SOB é a intervenção mais eficaz na redução do risco de câncer de ovário em portadores de mutações *BRCA*. O benefício se deve, provavelmente, à remoção das trompas, uma vez que estudos recentes têm atribuído a elas a origem das lesões precursoras que levam ao desenvolvimento do câncer de ovário. Dada a redução associada ao risco de desenvolver câncer de ovário e ao fato de muitas pacientes fazerem o diagnóstico do câncer em estágio inicial no momento do procedimento, as pacientes submetidas à SOB apresentam benefício em sobrevida quando comparadas àquelas que não realizaram.

O procedimento também apresenta importante papel na redução do risco de câncer de mama nesse grupo de mulheres. A redução no risco de câncer de mama varia na literatura, sendo entre 37 e 62% nos portadores da mutação *BRCA1* e 21 a 64% nos portadores *BRCA2*. A maioria desses estudos mostrou uma redução de risco de aproximadamente 50% quando o procedimento foi realizado em mulheres na pré-menopausa.

Sendo assim, o NCCN recomenda a salpingo-oforectomia redutora de risco tipicamente entre 35 e 40 anos, e após prole completa. Como o início do câncer de ovário em pacientes, com mutação *BRCA2* é, em média, de 8 a 10 anos mais tarde do que em pacientes com mutação *BRCA1*, é possível considerar a realização da cirurgia entre 40 e 45 anos, a menos que exista história familiar que justifique a realização mais precoce.

Complicações

As possíveis complicações da mastectomia redutora de risco devem sempre ser levadas em consideração, uma vez que é um procedimento não estético. Não raro, as expectativas das pacientes são superestimadas.

A possibilidade de falha oncológica é possível, uma vez que a mastectomia reduz, mas não elimina o risco de desenvolvimento do câncer de mama, que gira em torno de 5%. A morbidade do procedimento é relevante, com taxa de complicações entre 15 a 20%, como isquemia de pele ou mamilo, hematomas, infecções, falha do implante, perda parcial ou total do retalho, perda de sensibilidade do complexo mamilar, parestesias, sensação de dor e necessidade de readaptação à nova imagem corporal. Estudo de revisão envolvendo 3.716 casos estabeleceu taxa de complicações gerais de 20,5%, sendo a taxa média de necrose do mamilo de 8,1%, e do retalho de 7,1%. Os problemas psicológicos decorrentes do procedimento também são observados em número considerável de mulheres. Estudos sobre o assunto referem aumento de cancerofobia, piora da feminilidade, da autoestima e da sexualidade em cerca de 20 a 25% das pacientes.

A SOB causará infertilidade e menopausa precoce, sendo que o uso de terapia de reposição pode reduzir os sintomas climatéricos, porém, seu uso deve ser criterioso e amplamente discutido.

Sendo assim, a discussão sobre os procedimentos cirúrgicos redutores de risco deve ocorrer caso a caso, e um caminho multidisciplinar personalizado deve garantir aconselhamento genético e clínico preciso, suporte psicológico adequado e informações detalhadas sobre todas as estratégias alternativas de gerenciamento de riscos. A tomada de decisão deve envolver uma troca entre risco de câncer, expectativa de vida e qualidade de vida.

BIBLIOGRAFIA

Halsted WS. The results of radical operations for cure of cancer of the breast. Ann Surg. 1907;46:1-19.

Patey DH, Dyson WH. The prognosis of carcinoma of the breast in relation to the type of operation performed. Br J Cancer. 1948;2:7-13.

Galimberti V, Morigi C, Bagnardi V, et al. Oncological outcomes of nipple-sparing mastectomy: a single-center experience of 1989 patients. Ann Surg Oncol. 2018;25(13):3849-57.

Colwell AS, Tessler O, Lin AM, et al. Breast reconstruction following nipple-sparing mastectomy: predictors of complications, reconstruction outcomes, and 5-year trends. Plast Reconstr Surg. 2014;133(3):496-506.

. Grupo de Pesquisas em Mastologia. Doenças da mama: guia de bolso baseado em evidências. 2. ed. São Paulo: Editora Atheneu; 2017. p. 638.

Glorioso JM, Gonzalez Juarrero AB, Rodysill BR, et al. Margin proximity correlates with local recurrence after mastectomy for patients not receiving adjuvant radiotherapy. Ann Surg Oncol. 2017;24(11):3148-56.

Houssami N, Turner R, Macaskill P, et al. Uma meta-análise individual de dados de ressonância magnética pré-operatória e recorrência de câncer de mama. J Clin Oncol. 2014,32:392-401.

Morrow M, Golshan M. Terapia conservadora da mama. In: Harris JR, Lippman ME, Morrow M, Osborne CK (Eds.). Doenças da mama. 5. ed. Brasil: DiLivros; 2016. p. 637-63.
Veronesi U, Cascinelli N, Mariani L, et al. Twenty-year follow-up of a randomized study comparing breast-conserving surgery with radical mastectomy for early breast cancer. N Engl J Med. 1981;347(16):1227-32.
Goss PE, Ingle JN, Martino S, et al. A randomized trial of letrozole in postmenopausal women after five years of tamoxifen therapy for early- stage breast cancer. N Engl J Med. 2003;349(19):1793-802.
Carbine NE, Lostumbo L, Wallace J, Ko H. Risk-reducing mastectomy for the prevention of primary breast cancer. Cochrane Database Syst Ver. 2018;4:CD002748.
De Felice F, Marchetti C, Musella A, et al. Bilateral risk-reduction mastectomy in BRCA1 and BRCA2 mutation carriers: a meta-analysis. Ann Surg Oncol. 2015;22(9):2876-80.
Muller T, Baratte A, Bruant-Rodier C, et al. Oncological safety of nipple-sparing prophylactic mastectomy: A review of the literature on 3716 cases. Ann Chir Plast Esthet. 2018;63(3) e6-e13.
Rebbeck TR, Friebel T, Lynch HT, et al. Bilateral prophylactic mastectomy reduces breast cancer risk in BRCA1 and BRCA2 mutation carriers: the PROSE Study Group. J Clin Oncol. 2004;22(6):1055-62.
Stefanek M, Hartmann L, Nelson W. Risk-reduction mastectomy: clinical issues and research needs. J Natl Cancer Inst. 2001;93(17):1297-306.
National Comprehensive Cancer Network (NCCN). NCCN Clinical Practice Guidelines in Oncology. Breast Cancer Risk Reduction Version 1.2020. 2020.

MANEJO AXILAR NA CIRURGIA DE MAMA

Helio Rubens de Oliveira Filho

INTRODUÇÃO

A investigação dos linfonodos axilares deve ser rotineira no tratamento cirúrgico do câncer de mama. O adenocarcinoma de mama, a neoplasia maligna mais comum da mama, por se tratar de um tumor epitelial, dissemina-se principalmente por via linfática. Sendo assim, a drenagem ocorre pela via linfática da mamária interna ou, preferencialmente, pela via linfática axilar, que drena aproximadamente 97% da linfa mamária. A cadeia linfática axilar é anatomicamente dividida em três níveis, denominados níveis de Berg, e são delimitados pela inserção do músculo peitoral menor. A atual evidência não justifica realizar investigação ou esvaziamento da cadeia linfática da via mamária interna.

Como os exames de imagens não possuem acurácia suficiente para predizer se os linfonodos axilares estão acometidos pelas células neoplásicas do tumor primário, estes precisam ser retirados e analisados durante uma intervenção cirúrgica terapêutica para que o dado seja obtido.

A importância de se obter o dado sobre o comprometimento linfonodal tem importância no prognóstico da doença, sendo que as pacientes apresentam uma relação direta de piora de prognóstico quanto maior a carga tumoral na axila. Sendo assim, pacientes que possuem metástase em linfonodos axilares possuem prognóstico pior que aquelas que não possuem, bem como quanto mais linfonodos metastáticos e/ou o tamanho das metástases nos linfonodos, pior o prognóstico da paciente. O conhecimento do *status* linfonodal implica diretamente na decisão da terapêutica complementar a ser utilizada, como quimioterapia e/ou radioterapia adjuvante.

ESVAZIAMENTO AXILAR OU DISSECÇÃO AXILAR

A cirurgia que remove quase todos os linfonodos axilares é denominada esvaziamento axilar, dissecção axilar radical ou linfadenectomia axilar e era a única cirurgia axilar realizada no tratamento do câncer de mama até a década de 1990.

Como resultado observacional de que uma grande porcentagem de pacientes submetidas a esse tratamento não possuíam metástase em linfonodos axilares e, por esse tipo de cirurgia, acarretar muitos efeitos colaterais para a paciente, como diminuição da sensibilidade da face interna do braço, diminuição da mobilidade e, principalmente, o linfedema de membro superior (Fig. 30-1), foi desenvolvida uma técnica cirúrgica mais seletiva e muito menos agressiva chamada de biópsia do linfonodo sentinela.

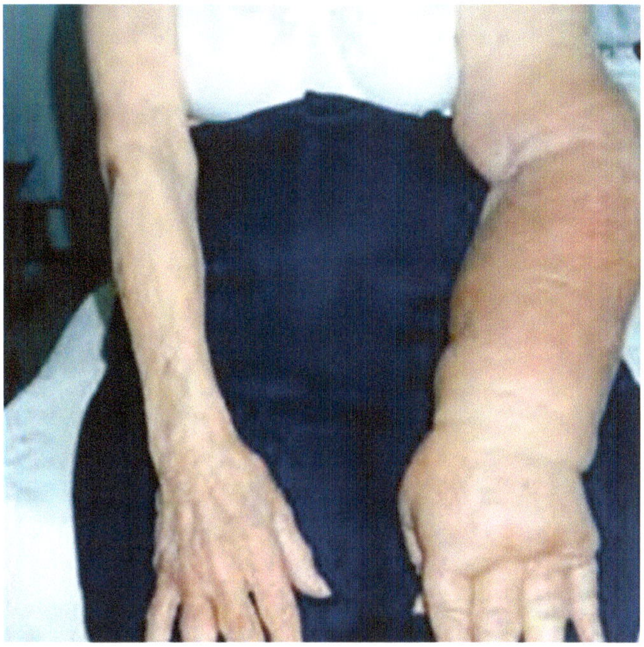

Fig. 30-1. Linfedema de membro superior.

BIÓPSIA DE LINFONODO SENTINELA

A técnica da biópsia do linfonodo sentinela consiste na identificação do primeiro ou dos primeiros linfonodos que drenam toda uma cadeia linfática e pressupõe que se esse(s) linfonodo(s) não estiver comprometido por metástase do tumor primário, os outros linfonodos também não estarão e poderão ser preservados.

Para identificar o linfonodo pode-se utilizar a técnica do azul patente em que 2 mL de azul patente são injetados na porção retroareolar ou peritumoral alguns minutos antes do início da cirurgia e/ou por meio da injeção de um radiofármaco (tecnécio 99) algumas horas antes da cirurgia. Deve-se atentar que essas técnicas podem ser feitas isoladamente ou em conjunto, sendo que a técnica conjunta apresenta uma maior acurácia e menor taxa de falso-negativo. Outro ponto importante é que deve ser levado em consideração que na técnica do azul patente existe a possibilidade de reação alérgica (0,5%), e em casos mais raros, choque anafilático. Já na realização da técnica com o radiofármaco é necessário a utilização de uma sonda detectora de radiação (*gamaprobe*) para a localização do(s) linfonodo(s) sentinela(s).

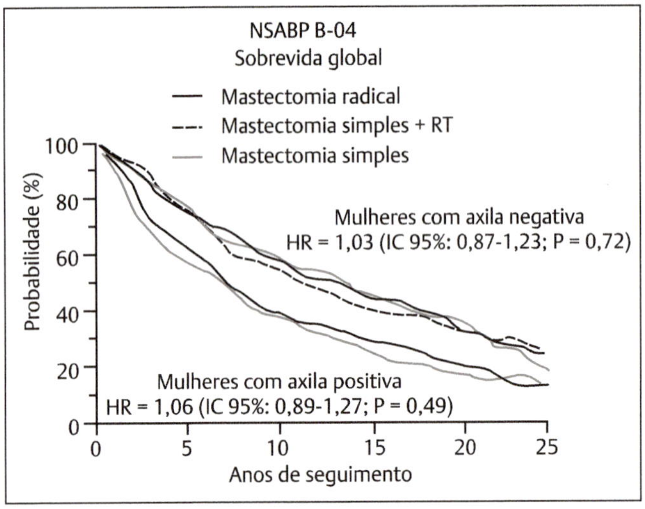

Fig. 30-2. Sobrevida comparando abordagem axilar.

POR QUE A RETIRADA DOS LINFONODOS É PROGNÓSTICA E NÃO TERAPÊUTICA?

Quando avaliamos a sobrevida global das pacientes tratadas para câncer de mama e comparamos aquelas que realizaram cirurgia mamária com ou sem abordagem axilar, evidenciamos que a sobrevida dos dois grupos é a mesma. O principal dado que demonstra isso foi retirado da análise de 25 anos do estudo NSABP B-04[1] com mais de 1.000 pacientes randomizadas para realização de mastectomia com ou sem abordagem axilar (Fig. 30-2).

QUAIS OS PONTOS A SEREM ANALISADOS NA CIRURGIA AXILAR?

Iremos elucidar os seguintes tópicos para definir a melhor abordagem axilar:

- Quando realizar a linfadenectomia axilar;
- Quando realizar biópsia de linfonodo sentinela:
  - Sem terapia neoadjuvante;
  - Com terapia neoadjuvante.
- Quando omitir qualquer cirurgia axilar.

QUANDO REALIZAR A LINFADENECTOMIA AXILAR

Hoje existem somente três situações em que devemos realizar a linfadenectomia axilar como tratamento padrão na cirurgia axilar: pacientes com axila clinicamente positiva, tumores inflamatórios (T4d) e pacientes em que houve falha na identificação do linfonodo sentinela.

Para a dissecção axilar ser satisfatória, é consenso na literatura médica a retirada de pelo menos 10 linfonodos axilares apesar de o AJCC definir como satisfatório para realizar a estadiamento axilar a retirada de pelo menos 6 linfonodos.

QUANDO REALIZAR A BIÓPSIA DE LINFONODO SENTINELA

A biópsia do linfonodo sentinela é a abordagem axilar padrão-ouro para todas as pacientes com axilas clinicamente negativa (salvo as exceções já citadas nas indicações formais de dissecção axilar) e naquelas pacientes que tenham axila clinicamente positiva e negativem após o tratamento neoadjuvante. O tratamento axilar clássico era norteado pela seguinte premissa: linfonodo sentinela positivo = dissecção axilar e linfonodo sentinela negativo = preservação axilar. Tal premissa foi embasada, principalmente, pelo clássico ensaio clínico randomizado de Veronesi, em 2003,[2] em que mortalidade das pacientes submetidas à biópsia de linfonodo sentinela negativo foi igual entre as pacientes que realizaram a dissecção axilar quando comparada com as que não realizaram a linfadenectomia axilar. Já em 2007, o estudo NSABP B-32[3] corroborou com a mesma hipótese em uma randomização com mais de 5.000 mulheres. Porém, nos últimos anos, várias evidências científicas surgiram e nos permitiram ser cada vez mais conservadores, até nos casos de pacientes com linfonodo sentinela metastático.

Paciente Sem Tratamento Neoadjuvante

O ensaio clínico randomizado IBCSG-2301,[4] comparou a dissecção axilar × preservação da axila nas pacientes com micrometástases em linfonodo sentinela (< 2 mm). Evidenciou-se que quando não submetidas à disseção axilar as pacientes apresentaram o mesmo desfecho clínico (sobrevida livre de doença e sobrevida global) das pacientes submetidas à dissecção axilar.

As pacientes com presença de macrometástases, porém, foram analisadas em alguns outros estudos pensando-se na preservação da axila. Os dois principais estudos que nos mostraram poder preservar a axila de pacientes com até dois linfonodos sentinela metastáticos foram o ACOSOG Z0011[5] e o AMAROS TRIAL.[6] Nesses dois estudos, pacientes com tumores até 5 cm, e que foram submetidos à radioterapia adjuvante após o tratamento cirúrgico (somente conservador no Z0011 e mastectomia ou conservador no AMAROS) obtiveram a mesma sobrevida global (Quadro 30-1).

Paciente com Tratamento Neoadjuvante

Pacientes com axila negativa antes do tratamento neoadjuvante e que permanecem negativas após esse tratamento podem ser submetidas à biópsia do linfonodo sentinela assim como aquelas não tratadas previamente. As taxas de falso-negativo e sobrevida global são similares e corroboram com essa técnica.

Pacientes com axila positiva que negativam após o tratamento neoadjuvante, também podem ser submetidas à biópsia do linfonodo sentinela, porém, com algumas ressalvas, visto que nesses casos em particular a taxa de falso-negativo

Quadro 30-1. Comparação do ACOSOG Z0011 e AMAROS Trial

	ACOSOG Z0011	AMAROS Trial
Tamanho tumoral	< 5 cm	< 5 cm
Tratamento cirúrgico	Cirurgia conservadora + radioterapia	Cirurgia conservadora/ Mastectomia + Radioterapia axilar
Acompanhamento	9 anos	6 anos
Sobrevida global	HR 0,87 (0,62-1,23)	92,5% × 93,3% (*p* = 0,34)

desse método, quando não adotadas medidas especiais, são inaceitáveis (> 10%). Esses números foram encontrados em 3 estudos que avaliaram pacientes nessas situações: ACOSOG Z1071,[7] SENTINA[8] e SN FNAC.[9] Nesses mesmos estudos, identificaram-se técnicas que podem ser utilizadas para diminuir a taxa de falso-negativo, trazendo para patamares aceitáveis (aproximadamente 5%). Para que consigamos essas taxas é recomendado que se faça a dupla marcação do linfonodo sentinela (azul patente + radiofármaco), sejam retirados pelo menos 3 linfonodos sentinelas e o linfonodo positivo pré-tratamento neoadjuvante tenha sido marcado e seja retirado durante o procedimento cirúrgico.

Pacientes que tenham sido submetidas a tratamento neoadjuvante e que a biópsia do linfonodo sentinela seja positiva devem ser submetidas à dissecção axilar segundo as evidências atuais. Existe uma estudo científico em andamento (ALLIANCE A011202) que pode mudar essa conduta futuramente (randomizando pacientes com linfonodo sentinela positivo pós tratamento neoadjuvante em realizar a dissecção axilar ou radioterapia de axila). Porém, enquanto seus dados não estiverem disponíveis, essa conduta não é recomendada.

QUANDO OMITIR A CIRURGIA AXILAR

A cirurgia axilar pode ser omitida nas pacientes com diagnóstico de carcinoma ductal *in situ* e com baixa probabilidade de subestimação, pois, conceitualmente, o carcinoma ductal *in situ* é uma neoplasia que não ultrapassa a membrana basal. Sendo assim, os vasos linfáticos não são alcançados pelas células neoplásicas. Pacientes que serão submetidas à mastectomia ou com alta probabilidade de subestimação da biópsia, devem ser discutidas individualmente para ver o benefício da cirurgia axilar (biópsia de linfonodo sentinela).

Pacientes com lesões muito iniciais e de baixo risco (carcinomas cribriformes, mucinosos, medulares, tubulares e lobulares clássicos) com até 1 cm de diâmetro podem ter a biópsia de linfonodo sentinela omitida, pois a taxa de comprometimento axilar nessas lesões é abaixo de 10%, valor similar a taxa de falso-negativo da biópsia de linfonodo sentinela. Idealmente os casos devem ser discutidos individualmente.

A seguir demonstraremos um fluxograma para auxiliar a conduta da cirurgia axilar na paciente com câncer de mama (adaptado de GPM Doenças da Mama – Guia de Bolso Baseado em Evidências (Fig. 30-3).[10]

O fato de a cirurgia axilar acarretar grande morbidade para a paciente e a sua importância como uma etapa do tratamento estar diminuindo com o tempo nos impõe a sempre sermos o mais conservador possível. A cirurgia radical axilar hoje deve ser a exceção no tratamento cirúrgico da axila.

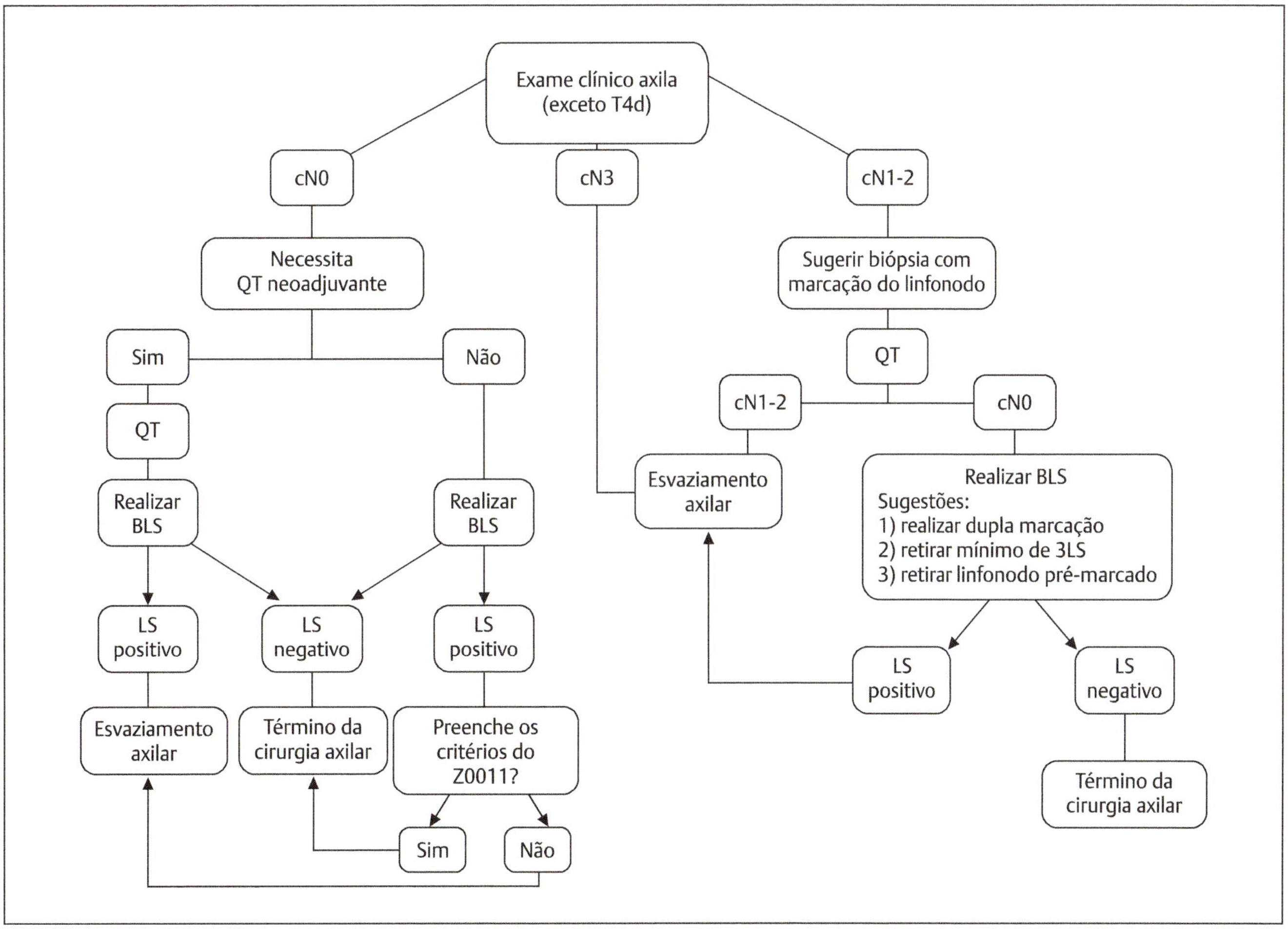

Fig. 30-3. Fluxograma mostrando, manejo axilar no câncer de mama.

REFERÊNCIAS BIBLIOGRÁFICAS

1. Fisher B, Jeong JH, Anderson S, et al. Twenty-five-year follow-up of a randomized trial comparing radical mastectomy, total mastectomy, and total mastectomy followed by irradiation. N Engl J Med. 2002;347(8):567-75.
2. Veronesi U, Paganelli G, Viale G, et al. A randomized comparison of sentinel-node biopsy with routine axillary dissection in breast cancer. N Engl J Med. 2003;349(6):546-53.
3. Krag DN, Anderson SJ, Julian TB, et al. Technical outcomes of sentinel-lymph-node resection and conventional axillary-lymph-node dissection in patients with clinically node-negative breast cancer: results from the NSABP B-32 randomised phase III trial. Lancet Oncol. 2007;8(10):881-8.
4. Galimberti V, Cole BF, Viale G, et al. Axillary dissection versus no axillary dissection in patients with breast cancer and sentinel-node micrometastases (IBCSG 23-01): 10-year follow-up of a randomised, controlled phase 3 trial. Lancet Oncol. 2018;19(10):1385-93.
5. Giuliano AE, Ballman K, McCall L, et al. Locoregional recurrence after sentinel lymph node dissection with or without axillary dissection in patients with sentinel lymph node metastases: long-term follow-up from the American College of Surgeons Oncology Group (Alliance) ACOSOG Z0011 Randomized Trial. Ann Surg. 2016;264(3):413-20.
6. Donker M, van Tienhoven G, Straver ME, et al. Radiotherapy or surgery of the axilla after a positive sentinel node in breast cancer (EORTC 10981-22023 AMAROS): a randomised, multicentre, open-label, phase 3 non-inferiority trial. Lancet Oncol. 2014;15(12):1303-10.
7. Boughey J, Suman V, Mittendorf E, et al. Sentinel Lymph Node Surgery after Neoadjuvant Chemotherapy in Patients With Node-Positive Breast Cancer: The American College of Surgeons Oncology Group (ACOSOG) Z1071 Clinical Trial. Jama. 2014;310(14):1455-1461.
8. Kuehn T, Bauerfeind I, Fehm T, et al. Sentinel-lymph-node biopsy in patients with breast cancer before and after neoadjuvant chemotherapy (SENTINA): a prospective, multicentre co-hort study. Lancet Oncol. 2013;14(7):609-18.
9. Boileau JF, Poirier B, Basik M, et al. Sentinel node biopsy after neoadjuvant chemotherapy in biopsy-proven node-positive breast cancer: the SN FNAC study. J Clin Oncol. 2015;33(3):258-64.
10. Frasson A, et al. GPM – Doenças da Mama – Guia de Bolso Baseado em Evidências, 2.ed, 2017.

RECONSTRUÇÃO MAMÁRIA COM PRÓTESES

Vilmar Marques de Oliveira

INTRODUÇÃO

O manejo do câncer de mama evoluiu nas últimas décadas, desde mastectomia radical à cirurgia conservadora no tratamento oncológico.

Paralelo a isso, avanços nas técnicas da reconstrução mamária ocorreram no século XX, podendo, na maioria das pacientes submetidas à mastectomia, abolirem o mito da desfiguração decorrente de uma cirurgia mutiladora.

O objetivo da reconstrução mamária é diminuir o impacto do trauma psicológico e as consequências psicossociais.

A técnica adequada depende da experiência de cada cirurgião, mas o que se espera é que seja de rápida execução, eficaz, com poucas complicações e reproduzível em diferentes realidades sociais.

Assim, é nesse contexto que a reconstrução mamária com prótese e expansores se enquadra.

Essa nova modalidade de mastectomia, denominada poupadora de pele, associada à evolução dos implantes aloplásticos, na atualidade, compreende mais de 80% da técnica utilizada em reconstrução mamária.

As primeiras reconstruções mamárias foram realizadas, em 1932, por Reinhardt, mas a popularização desta intervenção ocorreu a partir da década de 1980. Nesta época surgiram grandes estudos que demostraram que, para boa parte dos casos, não havia diminuição na sobrevida das pacientes submetidas à cirurgia com preservação do complexo areolopapilar se comparadas àquelas submetidas à mastectomia. Assim, a cirurgia conservadora emergiu como alternativa à cirurgia radical, permitindo melhor qualidade de vida para as pacientes, reduzindo o sentimento de mutilação causado pelo tratamento cirúrgico do câncer de mama. Também, na década de 1980, tornaram-se amplamente disponíveis os implantes mamários de silicone. Desde então, a melhora na qualidade das próteses, assim como a progressiva compreensão de suas possibilidades e limitações fizeram com que hoje estes implantes estejam presentes na maioria das reconstruções mamárias, em lugar dos retalhos miocutâneos, que também se prestam para preenchimento nas reconstruções, mas com morbidade relacionada com sua área doadora.

Assim, o emprego adequado das próteses mamárias nos auxilia na busca da reconstrução mamária ideal, que deve ser eficaz em criar uma mama com forma e volumes semelhantes à mama contralateral, com poucas complicações, de forma a não interferir no tratamento oncológico adjuvante.

TIPOS DE IMPLANTES

A primeira prótese mamária foi criada por Cronin, em 1963. Atualmente, a maioria dos implantes se mantém similares aos utilizados na década de 1960, ou seja, silicone gel contido por uma cápsula de silicone sólido. No entanto, houve uma grande evolução na qualidade e no emprego destes materiais. A consistência do gel evoluiu, o que permitiu próteses com formatos diversos (anatômicas e redondas), menor risco de rotura e de formação de cápsula rígida (contratura capsular). Também surgiram as próteses expansoras, com associação de conteúdo salino e gel.

O mercado de prótese é repleto de marcas, e cada uma delas tem suas especificações e pecualiaridades.

PRINCÍPIOS DA RECONSTRUÇÃO COM IMPLANTES

Para o sucesso deste tipo de reconstrução, é necessário:

- *Cobertura de tecido suficiente para proteger o implante:* não é segura a colocação do implante logo abaixo de tecido subcutâneo, havendo a necessidade de maior cobertura, podendo essa ser o músculo peitoral maior, serrátil anterior ou telas (matrizes dérmicas ou sintéticas). Recentemente têm sido empregadas matrizes acelulares para complementar áreas em que os músculos não se prestem à reconstrução, por causa do adelgaçamento por atrofia. Trata-se de materiais biológicos ou sintéticos ainda de alto custo em nosso meio. No entanto, seu surgimento criou a possibilidade de colocação de implantes em posição pré-peitoral, sem a morbidade da dissecção da loja retromuscular. Estudos comparando o índice de complicações das técnicas retropeitoral e pré-peitoral apresentam resultados semelhantes, sem haver diferença estatística entre as técnicas num *follow-up* curto, necessitando de estudos mais longos para avaliação em longo prazo;
- *Pele vascularizada e suficiente para fechamento da ferida operatória:* assim, atenção especial as pacientes com pele delgada, sem elasticidade, principalmente após radioterapia, de forma a evitar necroses, deiscências e exposição do implante. Importante ressaltar que, na dificuldade de fechamento da ferida operatória, decorrente da necessidade de maiores ressecções de pele, essa ficando tensa, se opta pelo emprego de expansores, para que posteriormente a loja do implante seja feita gradualmente;

- *Pacientes com mamas de médio e pequeno volume e com pouca ptose apresentam resultados mais favoráveis:* uma vez que o retalho se acomode sobre o volume da prótese. Já mulheres de mamas volumosas e ptóticas, muitas vezes, necessitam de redução de pele, essa gerando maiores riscos para complicações (deiscência, necrose de complexo areolomamilar).

Limitações

A impossibilidade de fechamento da ferida operatória por falta de pele é uma contraindicação absoluta para reconstrução com prótese ou expansor. Isso ocorre em casos de pacientes com tumores localmente avançados em que devemos retirar cirurgicamente grande quantidade de pele, gerando uma importante área de defeito. Nestes casos, é necessário o emprego de retalhos miocutâneos para fechamento, podendo esses estarem associados a implante ou serem de tecido totalmente autólogo.

A necessidade de radioterapia pós-mastectomia constitui uma contraindicacão relativa. Diversos trabalhos vêm demonstrando que a radioterapia após mastectomia aumenta a taxa de complicações, em torno de 30%-40%, das reconstruções com implantes. São comuns a contratura capsular, que tende a ser intensa e precoce e até com necessidade de reabordagem. Dessa forma, as pacientes que têm indicação para radioterapia pós-operatória devem ser orientadas quanto às possibilidades de insucesso e necessidade de uma nova cirurgia para refinamento ou para uma segunda reconstrução, caso seja necessário. A radioterapia prévia na parede torácica também é uma contraindicação relativa pelos mesmos motivos, sendo preferidas reconstruções com retalhos miocutâneos.

Outros fatores que aumentam o risco de complicações nas reconstruções com prótese são diabetes melito, obesidade e tabagismo, sendo associados a deiscências de feridas operatórias, dificuldade de cicatrização, necrose cutânea, exposição e perda da prótese. Doenças do colágeno, como esclerodermia, também são consideradas como fator de risco para mau resultado cirúrgico e complicações.

Todos os riscos e possíveis complicações devem ser avaliados e discutidos de antemão, de forma a se indicar a reconstrução adequada para cada caso e, assim, tratar a paciente com a maior eficácia e segurança possíveis.

Reconstrução Imediata com Prótese Definitiva

Pode ser realizada na maioria dos casos pós-mastectomia *skin sparing* ou pós-mastectomia *nipple sparing*, desde que haja quantidade de pele suficiente para o fechamento. Finalizada a mastectomia, realiza-se a confecção de uma loja, dissecando o espaço retromuscular a partir da borda lateral do músculo peitoral maior. Para que haja complacência para a colocação do implante, o músculo é desinserido totalmente do gradeado costal e parcialmente do esterno. Nos casos em que não há incisões na região inferolateral da mama, o músculo serrátil pode ser poupado, ficando o implante coberto parcialmente, somente pelo peitoral maior. Quando se usam próteses anatômicas, o não fechamento completo da loja permite uma melhor forma da mama reconstruída, permitindo uma maior distensão do envelope cutâneo na região inferolateral.

Reconstrução Imediata com Prótese Expansora

Nos casos em que não resta pele bem vascularizada em quantidade suficiente para recobrir uma mama com seu volume final, uma loja retromuscular é dissecada como se fosse receber uma prótese definitiva. Mas em seu lugar é colocado um expansor, que progressivamente será insuflado com soro fisiológico, injetado por via transcutânea, em uma válvula conectada ao expansor, ambulatorialmente. Essa expansão pode ser realizada até o limite do volume do expansor ou até se alcançar a simetria com a mama contralateral.

Importante ressaltar que temos no mercado expansores definitivos, são os expansores teciduais, que não necessitam de troca. Assim como expansores temporários, é um implante de duplo reservatório; um anterior, contendo silicone, que tem uma consistência mais parecida com a da mama natural, e outro posterior, que se preenche com soro fisiológico no pós-operatório, nesse tipo de expansor, há a necessidade de uma segunda reabordagem para troca por uma prótese definitiva.

Reconstrução Tardia

Nos casos em que não foi realizada a radioterapia podemos realizar a reconstrução tardia com expansor tecidual ou prótese, se houver tecido suficiente para fechamento. Nas reconstruções tardias após realização de radioterapia há uma tendência na realização de retalhos miocutâneos, pois, nesses casos, tanto a pele como o músculo peitoral maior se mostram delgados e sem elasticidade para receberem um implante. Também, é nesse contexto que se indicam as matrizes dérmicas, essas podendo realizar a cobertura do implante junto ao músculo peitoral, caso haja pele suficiente e com elasticidade.

Complicações

As principais complicações são:

- *Imediatas:* seroma, hematoma, necrose de pele, infecção e exposição de prótese;
- *Tardias:* importante lembrar que a reconstrução com prótese tende a causar em médio e longo prazos maior assimetria mamária.

Contratura Capsular

A contratura capsular é um fenômeno progressivo, mais intenso e precoce nas pacientes submetidas à radioterapia. Quando a contratura está distorcendo a forma da mama ou causando dor, é necessária nova cirurgia, para troca de implante e a ressecção da cápsula de fibrose (capsulectomia) ou incisão da mesma (capsulotomia), permitindo a colocação de um novo implante em uma loja não mais constrita. O tratamento clínico medicamentoso, com inibidores de leucotrienos, ainda é controverso seu benefício na diminuição da formação de contratura capsular.

- *Rippling*: pequenas dobras da prótese que podem ser visíveis e palpadas;
- Deflação da prótese expansora ou expansor;
- *Rotura*: melhor exame para se avaliar o implante é a ressonância magnética das mamas.

CONCLUSÃO

A reconstrução mamária com prótese ou expansor pode ser utilizada nas pacientes que realizarão mastectomia preservadora de pele (*skin sparing*) ou mastectomia preservadora de pele e do complexo areolopapilar (*nipple sparing*), com atenção aos fatores de risco para complicações como: comorbidades, radioterapia associada e limitações do envelope de pele.

Com indicação e execução corretas, é uma técnica facilmente reprodutível, que não envolve morbidade de sítio doador, como nos retalhos miocutâneos, e que não prejudica o início do tratamento adjuvante.

BIBLIOGRAFIA

Araco A, Caruso R, Araco F, et al. Capsular contractures: a systematic review. Plast Reconstr Surg. 2009;124(6):1808-19.

Barry M, Kell MR. Radioterapy and breast recontruction: a meta-analysis. Breast Cancer Res Treat. 2011;127(1):15-22.

Clarke-Pearson EM, Lin AM, Herti C, et al. Revisions in implant-based breast reconstruction: how does direct-to-implant measure up? Plast Reconstr Surg. 2016;137:1690-9.

El-Sabawi B, Carey JN, Hagopian TM, et al. Radiation and breast reconstruction: algorithmic approach and evidence-based outcomes. J Surg Oncol. 2016;113:906-12.

Guthirie RH. Breast Recontruction after radical mastectomy. Plast Recontr Surg. 1976;57:14-22.

Hueston J, Mckenzie G. Breast reconstruction after radical mastectomy. Aust N Z J Surg. 1970;39:367-70.

Jones G, Antony AK. Single stage, direct to implant pre pectoral breast reconstruction. Gland Surg. 2019;8(1):53-60.

Kim SE, Jung DW, Chung KJ, et al. Immediate direct-to-implant breast reconstruction using anatomical implants. Arch Plas Surg. 2014;41:529-34.

Kuroda F, Urban C, Zucca-Matthes G, et al. Evalution os aesthetic and quality of life results after immediate breast reconstruction with definitve form- stable anatomical implants. Plast Reconst Surg. 2016;137(2):278e-86e.

Manrique OJ, Banuelos J, Abu Ghname A, et al. Surgical Outcomes of Prepectoral Versus Subpectoral Implant-based Breast Reconstruction in Young Women. Plast Reconstr Surg Glob Open. 2019;7(3):e2119.

McCarthy CM, Pusic AL, Sclafani L, et al. Breast cancer recurrence following prosthetic, postmastectomy reconstruction: incidence, detection, and treatment. Plast Reconstr Surg. [Sereals on internet]. 2008;121(2):381-8.

Nahabedian MY. Innovations and advancements with prosthetic breast reconstruction. Breast J. 2018;24:585-591.

Petit JY, Gentilini O, Rotmensz N, et al. Oncological results of immediate breast reconstruction: long term follow-up of a large series at a single institution. Breast Cancer Res Treat. [Sereals on Internet]. 2008;112(3):545-9.

Russo V, Watkins J. NHSN Surgical Site Infection Surveillance in 2018. Center for Diseases Control, CDC. 2018.

Sbitany H, Piper M, Lentz R. Prepectoral Breast Recontruction: a Safe Alternative to Submuscular Prosthetic Reconstruction following Nippler- Sparing Mastectomy. Plast Recontr Surg. 2017;140:432-43.

RECONSTRUÇÃO MAMÁRIA COM RETALHOS

Fabrício Palermo Brenelli ▪ Natalie Rios Almeida ▪ Nicoli Serquiz de Azevedo
Maria Virginia Thomazini Figueiredo

HISTÓRIA DA RECONSTRUÇÃO MAMÁRIA COM RETALHOS

A utilização de retalhos para reconstrução mamária foi inicialmente descrita, em 1906, pelo italiano, Igínio Tanzini, com utilização do músculo grande dorsal (*latissimus dorsi*) para correção de defeito pós-mastectomia. No mesmo período, os resultados obtidos por Halsted na prática da mastectomia radical para tratamento de pacientes com câncer de mama mostravam dados promissores de sobrevida global e recidiva local e a sua sugestão de que a reconstrução mamária não fosse realizada, pois poderia influenciar negativamente na evolução da doença, foi seguida pelos cirurgiões da época, passando a ser realizada apenas algumas décadas depois.

Após 1970, é que a reconstrução mamária passa a ser utilizada com mais frequência. Apesar de os resultados iniciais terem sido insatisfatórios dos pontos de vista estético e funcional, a crescente prática dos cirurgiões em todo o mundo tornou possível o aprimoramento das técnicas, inicialmente com base no uso de retalhos do músculo grande dorsal, uma opção importante para a reconstrução mamária, muito utilizada até os dias atuais.

A reconstrução com uso de retalhos abdominais foi inicialmente descrita, em 1924, pelo francês, Louis Ombrédanne, que usava o retalho axilar abdominal para reconstrução mamária, mas os resultados estéticos insatisfatórios e o alto índice de morbidade do sítio doador levaram-no a desuso. Ao longo dos anos, diversos cirurgiões passaram a aplicar diferentes técnicas para reconstrução mamária com utilização de retalhos abdominais, entre eles Harold Gillies, Millard Jr, John Bostwick, Ian Taylor e Hans Holmstrom. Em 1982, Carl Hartrampf foi o pioneiro na utilização do TRAM (*Transverse Rectus Abdominis Myocutaneous*) com base na utilização de retalho de pele em formato elíptico transversal, músculo reto abdominal unilateral e tecido subcutâneo nutridos por um pedículo vascular (artéria epigástrica superior). Esta técnica permitia a utilização de excesso de gordura abdominal para reposição de volume no leito da mastectomia, com um retalho bem vascularizado e com amplo arco de rotação.

Técnicas com menor índice de morbidade de parede abdominal, como o retalho DIEP (*deep inferior epigastric perforator*) foram descritas posteriormente, de forma a preservar toda a musculatura, pelo cirurgião, Robert Allen, que também descreveu o uso dos retalhos SIEA *(superficial inferior epigastric artery*) e SGAP (*superior gluteal artery perforator*), ampliando as opções de retalhos aplicáveis na reconstrução mamária pós-mastectomia.

Atualmente, as diversas técnicas com utilização de retalhos são ferramentas importantes para cirurgiões experientes oferecerem os benefícios da reconstrução mamária às pacientes. Em 1994, a tese de doutorado do mastologista brasileiro, Henrique Brenelli, comprovou que, além de não haver influência negativa no prognóstico da doença, a reconstrução mamária imediata com o TRAM oferecia benefícios relacionados com a qualidade de vida, a facilidade de reintegração social, a recuperação de autoestima e da libido, sendo estas técnicas amplamente utilizadas em casos selecionados até os dias atuais.

Os objetivos principais da reconstrução mamária são reestabelecer pele, formato, volume e consistência da mama e oferecer simetria e harmonia entre as duas mamas. Uma das opções utilizadas para este fim são os retalhos miocutâneos, sendo os mais comumente empregados os do músculo grande dorsal, o TRAM e os retalhos livres.

RETALHO GRANDE DORSAL

Anatomia do Músculo Grande Dorsal

O *latissimus dorsi* é o músculo mais extenso do corpo humano. Insere-se anteriormente nas últimas quatro costelas (9ª à 12ª), medial e inferiormente na fáscia toracolombar, estendendo-se pelo processo espinhoso das seis últimas vértebras torácicas, das cinco vértebras lombares, no sacro e no terço posterior da crista ilíaca. Sua borda superior recobre o ângulo inferior da escápula e define a parede posterior da axila antes de inserir-se no sulco bicipital do úmero, entre o peitoral maior e o redondo maior, onde se apresenta mais espesso.

Sua inervação é realizada pelo nervo toracodorsal (C6-C8), ramo do plexo braquial, e o suprimento sanguíneo é essencialmente originário do pedículo toracodorsal com pequena participação de vasos provenientes das artérias intercostais e lombares. Este músculo é responsável pela adução, rotação interna e movimentos para trás dos braços e é recrutado para suporte de peso do corpo, como durante o uso de muletas e para movimentos de tração vertical com os braços acima da cabeça, como escaladas e esqui.

Verificar através do exame físico a contração voluntária do grande dorsal é uma maneira de inferir a preservação do nervo e, indiretamente, a patência do feixe vascular, já que estes guardam estreita relação anatômica. Em caso de dúvida, o cirurgião deve solicitar a angiotomografia, um exame capaz de avaliar a existência e normalidade do tronco toracodorsal, tornando seguro o uso deste retalho.

Para a confecção dos retalhos musculares além de conhecer a anatomia da região a ser abordada, o cirurgião deve saber que a disposição das estruturas pode sofrer modificações de acordo com o tipo de cirurgia realizada previamente, por exemplo, esvaziamentos axilares extensos e radioterapia, que podem modificar a posição dos vasos axilares e do feixe toracodorsal, além de dificultar a identificação dos limites entre as estruturas musculares por causa da atrofia e fibrose.

Indicações e Contraindicações

Esta técnica de reconstrução pode ser empregada para reconstrução imediata em cirurgia conservadora, mas principalmente em pacientes submetidas a mastectomias, tanto imediata quanto tardia. No contexto de reconstrução tardia, é uma excelente opção após adjuvância com radioterapia, quando a pele do leito deve ser retirada e substituída pela pele do retalho ou nos casos de retalho desepitelizado, quando a pele do leito da mastectomia pode ser preservada. Pode ser aplicável a qualquer volume de mama, tendo como contraindicações absolutas a ausência congênita do músculo, lesão completa do pedículo toracodorsal e do pedículo do serrátil anterior e toracotomia prévia com secção do músculo grande dorsal e como contraindicações relativas às atletas que utilizem os membros superiores (escalada ou esqui), nas pacientes que se recusam a ter uma cicatriz mais extensa no dorso e nas portadoras de patologias do dorso, como escoliose grave.

Programação Pré-Operatória e Cuidados Intraoperatórios

Com a paciente sentada ou pé, o cirurgião delimita os limites anatômicos da ressecção do músculo: ponta da escápula, musculatura paravertebral, linha axilar média e crista ilíaca. Para estimar a extensão do defeito a ser corrigido com o retalho, o cirurgião pode medir a largura e altura da área receptora e fazer o desenho da ilha de pele dorso da paciente, estimando a extensão de pele que pode ser retirada sem gerar um defeito com tensão excessiva. As medidas entre o sítio doador e receptor devem ser compatíveis.

Preferencialmente, a programação do retalho deve resultar em uma cicatriz que não ultrapasse os limites de tamanho das roupas íntimas da paciente (sutiã, traje de banho), sendo na maioria das vezes uma linha horizontal ou levemente oblíqua. Uma vez programada a posição e extensão do retalho, é imprescindível o posicionamento correto da paciente na mesa cirúrgica, podendo ser confeccionado com a paciente em decúbito lateral com o braço ipsilateral posicionado em abdução ou, inicialmente, em decúbito ventral e depois lateral, a depender da preferência do cirurgião.

No intraoperatório, após a dissecção da extensão muscular desejada, o cirurgião deve identificar o feixe vasculonervoso do grande dorsal e seccionar o tendão do músculo para dar maior amplitude de deslocamento do retalho (Fig. 32-1).

Tipos de Retalho do Grande Dorsal: Autólogo, com Prótese, Lipoenxertado

Este retalho pode ser utilizado em reconstruções parciais, como pós-quadrantectomia, mas sua principal aplicação está associada a reconstruções pós-mastectomias, sejam imediatas ou tardias.

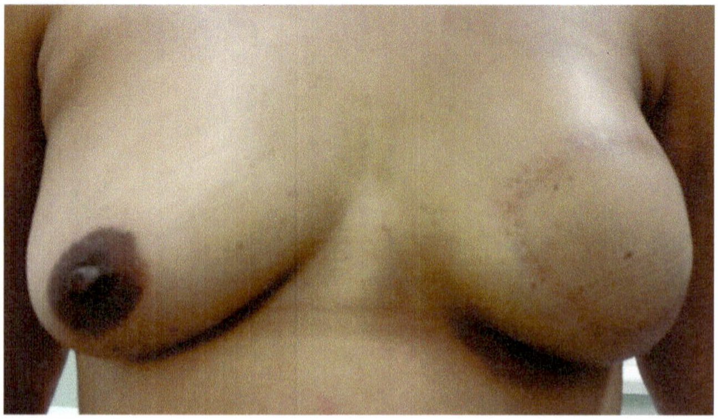

Fig. 32-1. Pós-operatório tardio de reconstrução com retalho grande dorsal.

Para o alcance do volume e formato desejados, existem três opções: utilizar apenas o retalho, principalmente nos casos em que o objetivo do retalho é para fechamento de defeito extenso ou quando a mama da paciente é pequena, utilizar sob o retalho uma prótese que será coberta pela musculatura, sendo esta a principal maneira de utilização e, mais atualmente descrita, a utilização da lipoenxertia do retalho para aumento de volume, dispensando o uso de implantes.

Complicações

As complicações relacionadas com esta técnica são pouco frequentes. A formação de seroma no sítio doador (dorso) é muito frequente, chegando a 75% dos casos, podendo ser prevenido com uso de pontos de captonagem (técnica de Baroudi) para redução de espaço morto, permanência prolongada de drenos, mas não raramente, são necessárias múltiplas punções até a resolução. Outras complicações imediatas, como necrose parcial do retalho, são raras, sendo mais comumente relacionadas com fatores de risco, como tabagismo e obesidade.

As complicações tardias mais frequentes são: alargamento da cicatriz do dorso, principalmente nas incisões oblíquas que cruzam as linhas de tensão da pele, seroma tardio, dor crônica, limitação do movimento do braço e do ombro. A incidência de fraqueza no local doador do músculo é rara, embora poucos estudos tenham avaliado e comparado este parâmetro pré e pós-operatórios. Em relação às próteses utilizadas, pode haver infecção e contratura, mas as taxas de contratura capsular grave (Graus III e IV de Baker) são baixas, em torno de 3,6%, sendo mais comuns nas pacientes submetidas à radioterapia (em torno de 17%).

RETALHO RETO ABDOMINAL

Dentre os retalhos autólogos, a utilização do retalho miocutâneo transverso do reto abdominal – *transverse rectus abdominis myocutaneous* (TRAM) permite o uso de grande extensão de pele, tecido subcutâneo e músculo para reconstrução, conferindo uma forma e consistência mais naturais à neomama, além de boa simetria com a mama sadia.

O TRAM foi descrito pela primeira vez por Hartrampf, em 1982, quando identificou que o excesso de pele e tecido subcutâneo rotineiramente descartado durante as abdominoplastias, quando associado a um pedículo vascular, poderia ser utilizado para reconstrução mamária com bom resultado estético. Durante os anos 1980 e 1990, este foi tipo de reconstrução mamária mais utilizada, visto que a oferta e segurança dos implantes mamários ainda eram restritas.

Atualmente, a indicação do retalho abdominal aplica-se preferencialmente a pacientes que necessitam de grande quantidade de pele para a neomama, para aquelas que desejam mama volumosa, além de alterações anatômicas como ausência de músculo peitoral e como recurso final na falha do uso de próteses ou outros retalhos na reconstrução imediata. É uma excelente opção na reconstrução mamária tardia, principalmente após a radioterapia, uma vez que a pele remanescente deve ser substituída por grande quantidade de pele sadia do retalho. Em longo prazo, é uma das técnicas que apresenta os melhores resultados estéticos, conferindo à mama reconstruída textura e consistência semelhantes ao tecido mamário normal de maneira duradoura, já que acompanha a variação de peso da paciente.

Em razão de sua complexidade, este tipo de retalho exige grande experiência do cirurgião e da sua equipe já que a curva de aprendizado para este procedimento é longa e, quando surgem complicações, é necessário o domínio de diversas técnicas para tratamento e correção, tanto das complicações do retalho quanto da área doadora – abdome.

Anatomia Cirúrgica

O melhor conhecimento da anatomia, da circulação e dos músculos retos abdominais reduz a incidência de complicações inerentes ao tipo de reconstrução mamária.

As paredes, anterior e lateral do abdome são formadas pelo complexo muscular distribuído em planos, composto pelos músculos oblíquos interno e externo, transverso e retos, envoltos por suas respectivas aponeuroses. Na linha média anterior a aponeurose do músculo oblíquo externo, interno e juntamente com o músculo transverso se fundem para formar a linha alba, desde o apêndice xifoide até o púbis, importante estrutura, pois representa o limite inferior para o retalho. O músculo reto abdominal recobre a parede anterior, se insere na margem inferior da quinta, sexta e sétima cartilagens costais, desce em direção ao púbis, local em que se insere inferiormente.

A linha arqueada ou arco de Douglas demarca a transição entre a parede posterior aponeurótica do músculo reto abdominal em que é revestida unicamente pela aponeurose do reto abdominal, aponeurose do músculo transverso e o peritônio, detalhe que torna a região mais fina e menos resistente.

O músculo reto abdominal é irrigado pelas artérias epigástrica inferior, ramo da artéria ilíaca externa e artéria epigástrica superior, que é ramo da artéria torácica interna que se origina na artéria subclávia. Estas duas artérias emitem numerosos ramos musculares e formam uma rede de anastomoses entre elas na região periumbilical. Moon e Taylor provaram que a artéria epigástrica inferior é o pedículo dominante. Quando há a elevação do retalho o sistema venoso distal tem seu fluxo invertido e passa a seguir um padrão de drenagem dos vasos superficiais vencendo as válvulas venosas dentro do sistema chamado de *choke vessels*. A realização da autonomização prévia à cirurgia, que consiste na ligadura das artérias epigástricas inferiores, tem como objetivo inverter o fluxo sanguíneo do retalho, aumentando sua vascularização. A artéria epigástrica inferior é utilizada para retalhos livres nas microcirurgias.

Hartrampf *et al.* introduziram o conceito de Zonas de vascularização do retalho, divididas em quatro e, posteriormente, com os estudos de microcirurgia foram modificadas por Holm *et al.*

- *Zona I*: sobre o músculo reto abdominal;
- *Zona II*: lateral ao músculo reto abdominal;
- *Zona III*: imediatamente após a linha média;
- *Zona IV*: região mais distal ao retalho.

Os estudos demostram que as zonas I e II são as áreas de maior vascularização e, portanto, sobrevivem sem maiores riscos de necrose, já a zona IV é considerada de baixa vascularização e deve ser desconsiderada rotineiramente.

Indicações e Contraindicações

O sucesso da reconstrução inicia-se com a adequada seleção das pacientes. Apresentam contraindicações absolutas para o TRAM aquelas que foram submetidas à cirurgia abdominal prévia com lesão de vasos perfurantes (abdominoplastia, lipoaspiração extensa) e principalmente do pedículo vascular principal (artérias epigástricas superiores profundas) em cirurgias como colecistectomia, hepatectomia e outras que abordem o abdome superior. Pacientes obesas mórbidas ou com comorbidades importantes também apresentam contraindicações absolutas.

As contraindicações relativas a serem avaliadas individualmente são, principalmente, as doenças crônicas debilitantes (diabetes, colagenoses, obesidade) e tabagismo, além das pacientes que se apresentam incapazes de realizar repouso adequado para recuperação pós-cirúrgica (esportes e funções que necessitem de emprego de força física).

Programação Pré-Operatória e Cuidados Intraoperatórios

A marcação pré-operatória é realizada com a paciente em posição ortostática. Marca-se a linha média central a partir da fúrcula do esterno até a região suprapúbica. O retalho cutâneo é desenhado na parte inferior do abdome na forma de elipse estendendo-se em geral de uma espinha ilíaca anterossuperior à outra. O limite superior envolve o umbigo com suas perfurantes periumbilicais, e o inferior é delineado dependendo do formato do abdome e do volume necessário para reconstrução.

A paciente é operada em decúbito dorsal, medidas de prevenção de trombose, infecção e hipotermia devem ser consideradas, como botas de compressão pneumática, manta térmica, antibiótico profilático e sondagem vesical de demora. A incisão é realizada em torno dos limites demarcados iniciando na linha superior até o plano muscular com inclinação de 45 graus, identificando e preservando o máximo de perfurantes. A disseção do retalho cutâneo supraumbilical até o apêndice xifoide e os arcos costais. A dissecção é prolongada no sentido do leito receptor da neomama, até a formação de um túnel com dimensão suficiente para ultrapassar uma das mãos espalmadas. O músculo reto abdominal é individualizado próximo ao apêndice xifoide e arcos costais em um plano suprafacial, mantendo uma fina camada de gordura sobre a fáscia, respeitando o máximo de vascularização.

Antes de proceder a dissecção inferior do retalho é realizada a inclinação da paciente para delimitar o limite inferior e verificar o fechamento. Em seguida, é realizada a individualização do músculo, observando suas perfurantes, para escolha do pedículo ipsilateral ou contralateral – quando possível priorizar o pedículo ipsilateral por maior perfusão. A seguir libera-se cuidadosamente o músculo reto abdominal da sua bainha posterior, atentando sempre para não realizar tração excessiva do retalho. Uma vez liberado o reto acima da ilha abdominal é realizada a dissecção inferiormente, realizando a ligadura do pedículo inferior e secção de preferência acima da linha arqueada. O umbigo é isolado, e a ilha de pele é dissecada.

O reparo da parede abdominal em sua maioria é realizado com uso de tela não absorvível, a tela é suturada na borda medial da fáscia do músculo reto e lateralmente no músculo oblíquo externo. Para o fechamento da parede abdominal é realizada a elevação do dorso em aproximadamente 30° para diminuir a tensão, e o novo local do umbigo é demarcado na altura da espinha ilíaca anterossuperior. Inserem-se dreno de sucção e fechamento de parede por planos e remodelamento de neomama.

Cuidados Pós-Operatórios

A paciente é encaminhada em posição de canivete com sondagem vesical de demora nas primeiras 24 horas, com dieta leve, profilaxia para trombose, medicações para controle de dor, redução de náuseas e de formação de gazes.

Tipos de Retalho do Reto Abdominal

- *Monopediculado:* utilização do músculo reto abdominal ipsilateral ou contralateral (Fig. 32-2);
- *Bipediculado:* utilização dos dois músculos retos abdominais para reconstrução mamária unilateral (Fig. 32-3);
- *Bipartido:* utilização dos dois músculos retos abdominais para reconstrução mamária bilateral;
- *Livres:* anastomoses de estruturas de calibre < 3 mm;
- *Supercharged:* anastomose da artéria epigástrica inferior profunda com a artéria mamária interna entre os ramos terceiro e quarto intercostais ou toracodorsal, ipsilateral ao pedículo. Trabalhos demonstram bons resultados com pacientes obesas.

Complicações

As complicações do TRAM podem ser divididas em duas categorias: complicações do retalho e do sítio doador. Pacientes motivadas, com poucas comorbidades e que apresentam tecido abdominal suficiente para fechamento adequado do sítio doador são as candidatas que apresentam menos intercorrências neste tipo de reconstrução.

Em relação ao retalho, as complicações mais frequentes são as necroses gordurosas (15%), infecção (11,7%), deiscência e hematoma, e a complicação mais temida é a necrose do retalho que poder ser total (rara) ou parcial. Em relação à área doadora, complicações imediatas, como deiscência, necrose de parede e umbigo, podem ocorrer mais raramente. A hérnia (1%-12%) e enfraquecimento da parede abdominal são exemplos de complicações tardias.

Em um levantamento de dados realizado no CAISM-UNICAMP, de 2001 a 2016, foram utilizados 121 TRAM, sendo que 80% das pacientes estavam na pré-menopausa, 44,2% eram obesas e 19% eram tabagistas. A maioria (65,3%) das cirurgias com TRAM foi realizada no mesmo momento da cirurgia oncológica, em 34,7% foi realizada reconstrução tardia, em 66% foi utilizado duplo pedículo, e em 18,2% foi realizada a autonomização do retalho. Complicações ocorreram em 50 pacientes (41,3%), sendo que 70% foram complicações consideradas menores. Das quinze pacientes com complicações maiores, a mais comum foi hérnia incisional (8,7%), seguida de necrose do retalho > 25% (3%) e deiscência completa de sutura de mama (0,8%) e de abdome (0,8%). Tabagismo (p = 0,03), hipertensão (p = 0,04) e idade mais avançada (p = 0,007) foram fatores de risco para complicações.

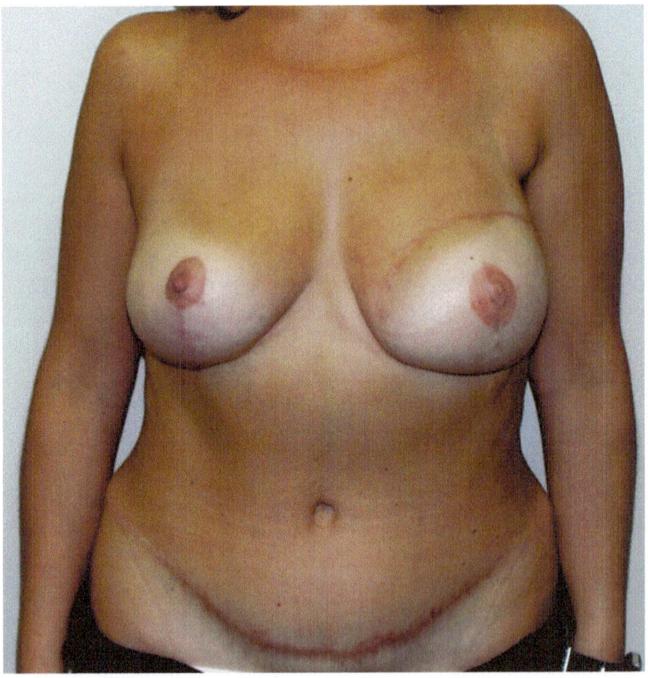

Fig. 32-2. Pós-operatório tardio de TRAM monopediculado com reconstrução de complexo areolopapilar.

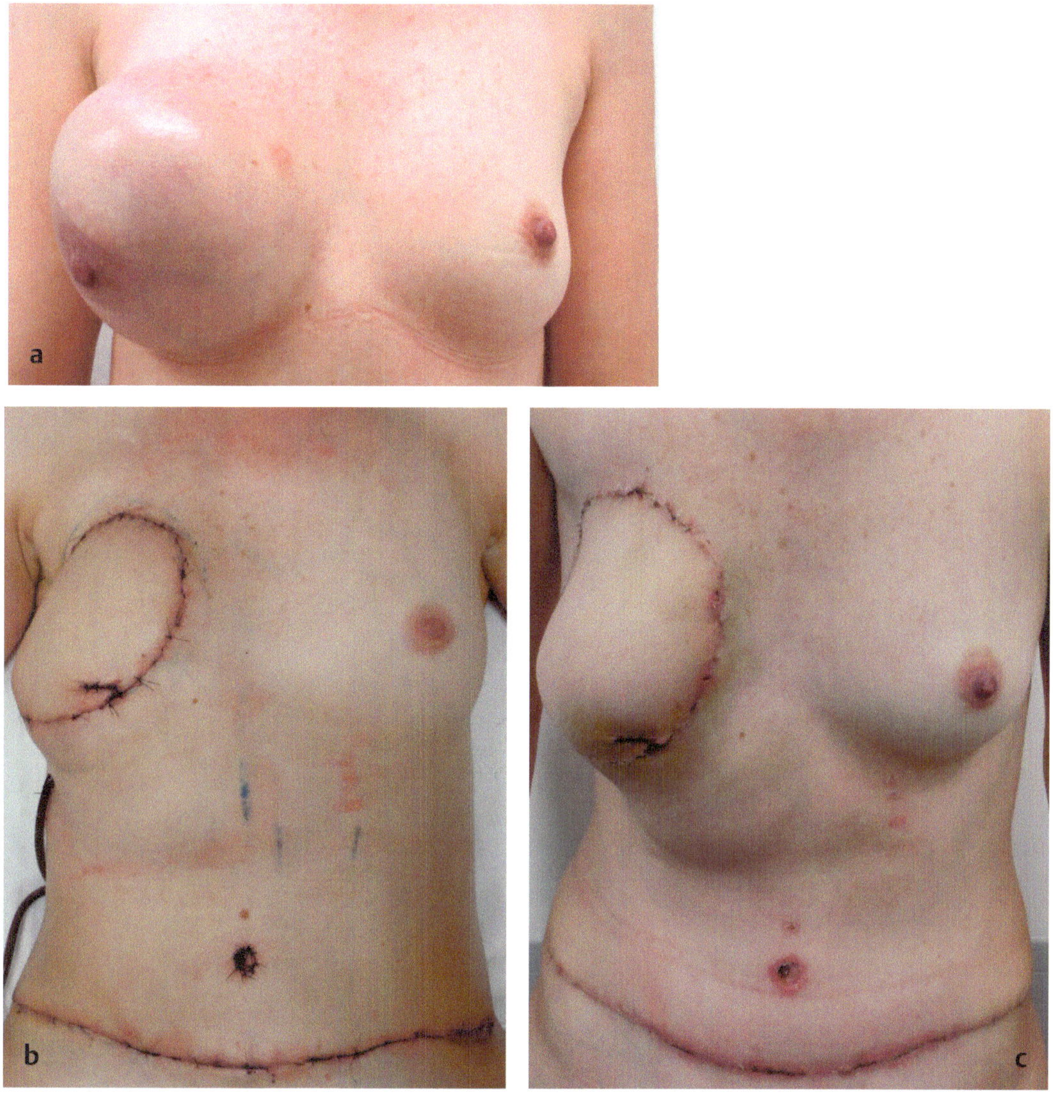

Fig. 32-3. Sequência de reconstrução imediata em paciente com tumor localmente avançado, TRAM bipediculado. (a) Pré-operatório. (b) Pós-operatório imediato. (c) Pós-operatório tardio.

BIBLIOGRAFIA

Brenelli F, De Lorenzi F, Bagnoli F, et al. Reconstrução mamária com retalhos miocutâneos. In: Boff RA, De Carli AC, Brenelli H, Brenelli FP, De Carli LS, Sauer FZ, et al. (Eds.). Compêndio de Mastologia Abordagem Multidisciplinar. Caxias do Sul – RS; 2015. p. 567-80.

Brenelli F, Urban C, Frasson R, Frasson A. Reconstrução mamária com retalhos miocutâneos. In: Frasson A, Millen E, Novita G, et al. Doenças da Mama: guia de bolso baseado em evidências. São Paulo: Editora Atheneu; 2013. p. 285-89.

Brenelli H. Influência da reconstrução mamária imediata com retalho miocutâneo abdominal no prognóstico e na qualidade de vida. [Tese de doutorado]. Campinas: Universidade Estadual de Campinas; 1994.

Brondi RS, de Oliveira VM, Bagnoli F, et al. Autologous Breast Reconstruction with the latissimus dorsi muscle with immediate fat grafting: Long-term results and patient satisfaction. Ann Plas Surg. 2019;82:152-7.

Buck D, Fine N. The pedicled transverse rectus abdominis myocutaneous flap: Indications, Techniques and Outcomes. Plast Reconstruct Surg. 2009;1047-54.

Champaneria MC, Wong WW, Hill ME, Gupta SC. The evolution of breast reconstruction: a historical perspective. World J Surg. 2012;36(4):730-42.

Delay E, Quoc CH. Autologous Latissimus Dorsi Breast Reconstruction. In: Urban C, Rietjens M (Eds.). Oncoplastic and Reconstructive Breast Surgery. Springer-Verlag Italia; 2013. p. 267-75.

Drever JM. Total Breast Reconstruction With Either of two abdominal flaps. Plast Reconstruct Surg. 1977;59(2):185-90.

Frasson A, Millen E, Brenelli F, Luzzatto F, et al. Doenças da Mama: Guia de Bolso Baseado em Evidências. 2. ed. Rio de Janeiro: Atheneu; 2017. p. 253-61.

Freitas-Júnior R, Gagliato DM, Moura Filho JWC, et al. Trends in breast cancer surgery at Brazil's public health system. J Surg Oncol. 2017.

Halsted WS. The Results of Radical Operations for the Cure of Carcinoma of the Breast. Ann Surg. 1907;46(1):1-19.

Harris J, Lippman ME, Morrow M, Osborne CK. Doenças da Mama. 5. ed. Rio de Janeiro: DiLivros; 2016. p. 267-75.

Hartrampf CR Jr., Scheflan M, Black PW. Breast reconstruction with a transverse abdominal island flap. Plast Reconstr Surg. 1982;69:216.

Hoch D, Benditte-Klepetko H, Bartsch R, et al. Breast Reconstruction with the Latissimus Dorsi Muscle Flap. In: Fitzal F, Schrenk P (Eds.). Oncoplastic Breast Surgery. A guide to clinical practice. Springer Vienna; 2010. p. 157-64.

Manconi A. Monopedicled TRAM Flap In: Urban C, Rietjens M (Eds.). Oncoplastic and Reconstructive Breast Surgery. Springer-Verlag Italia; 2013. p. 277-86.
Ombredanne L. Restauration autoplastique du sein apre`samputation totale. Trb Med. 1906;4:325.
Tanzini I. Sopra il mio nuovo processo di amputasione della mammella. Gaz Med Ital; 1906. p. 140.
Uroskie TW, Colen LB. History of Breast Reconstruction. Seminars in Plastic Surgery. 2004;18(2):65-9.

RECONSTRUÇÃO MAMÁRIA PÓS-CIRURGIA CONSERVADORA

Cícero de Andrade Urban ▪ Flávia Kuroda

INTRODUÇÃO

Cirurgia oncoplástica (OP) representa uma importante evolução no tratamento de câncer de mama. Considerado não somente um método cirúrgico, mas também um refinamento de técnica que permite melhorar os resultados estéticos e oncológicos. Com a abordagem mais individualizada é possível influenciar positivamente nos aspectos psicológicos dos pacientes e ampliar as indicações do tratamento conservador da mama. Assim sendo a ênfase dessa nova fase na cirurgia do câncer de mama consiste na reconstrução imediata e na cirurgia contralateral para simetria, sempre que necessário, combinando sinergicamente conceitos oncológicos e estéticos pela equipe cirúrgica ou por um único cirurgião.[1-18]

Estudos relatam taxa de 20% a 30% de resultados estéticos tardios insatisfatórios e de 10% a 40% de reoperações por causa da presença de margens comprometidas nas cirurgias conservadoras clássicas (CC).[2-20] Além disso, defeitos após CC tendem a acentuar após radioterapia, podendo resultar em grandes deformidades e assimetrias que necessitem de correções futuras com retalhos ou *lipoffiling*.

A cirurgia oncoplástica mudou as perspectivas do tratamento conservador possibilitando a ressecção de grandes áreas da mama, com aumento das margens cirúrgicas ao mesmo tempo em que previnem deformidades e corrigem, muitas vezes, assimetria e ptose.[3-8]

Portanto, todo esforço deve ser feito para identificar melhores candidatas a essa abordagem cirúrgica. Se o controle locorregional representa o principal objetivo das cirurgias oncológicas, os resultados estéticos e a qualidade de vida também são princípios essenciais na CC.[21,22] Neste capítulo serão discutidos a história e evolução do OP e as indicações e limites das técnicas de Classes I e II da OP na CC.

HISTÓRIA E EVOLUÇÃO

Historicamente, é difícil definir com precisão a primeira vez que uma técnica de mamoplastia foi realizada na CC com o objetivo de reduzir deformidades e assimetrias. Vários cirurgiões não acadêmicos, de diferentes países, já realizavam esse tipo de cirurgia, mesmo antes de ser descrita na literatura.

As primeiras descrições foram na França, em 1980, por Jean-Yves Petit (na época do Institut Goustave-Roussy), Jean-Yves Bobin (Centre Léon-Bérard) e Michel Abbes (Centre Lacassagne). Anos mais tarde, o conceito de OP foi originalmente descrito por Werner Audrescht na Alemanha, tendo maior repercussão após a publicação de Krishna Clough *et al.*, em 2003 (Fig. 33-1).[3,9] No Brasil, alguns cirurgiões da mama, como Antonio Figueira, Angelo Matthes e Jorge Biazús, já realizam OP desde 1980. As evidências atuais, apesar da falta de estudos randomizados, sugerem resultados oncológicos equivalentes, redução de taxa de re-excisão e resultados estéticos superiores quando comparado à CC clássica (Quadro 33-1). Apesar de ainda não existir um consenso, o conceito original de OP como "reconstrução imediata tumor específico"[1] não é limitado à CC. Técnicas de mastectomia poupadora de pele e CAM têm incorporado princípios de OP com adequada ressecção oncológica seguida de reconstrução imediata da mama e simetrização contralateral na mesma cirurgia.

RESULTADOS ONCOLÓGICOS E ESTÉTICOS

Apesar de as séries serem retrospectivas não controladas e da ausência de estudos randomizados comparando OP à CC clássica, os dados atuais são suficientes para incorporar a OP na CC.[1-20,24-32] OP segue os mesmos princípios oncológicos da

Quadro 33-1. Resultados Oncológicos e Estéticos na Cirurgia Oncoplástica

Autor	Ano	n	Tamanho tumor (cm)	FW (meses)	Margens comprometidas (%)	LRR (%)	Falha estética
Clough et al.[3]	2003	101	3,2	46	10,9	6,9	12
Losken et al.[13]	2007	63	NR	40	NR	2	5
Rietjens et al.[7]	2007	148	3,2	74	5	3	8,9
Munhoz et al.[23]	2008	209	NR	31	5,7	5,7	7,7
Fitoussi et al.[16]	2010	540	2,9	49	18,9	6,8	9,7
Urban et al.[8]	2012	109	1,5	NR	7,5	NR	NR

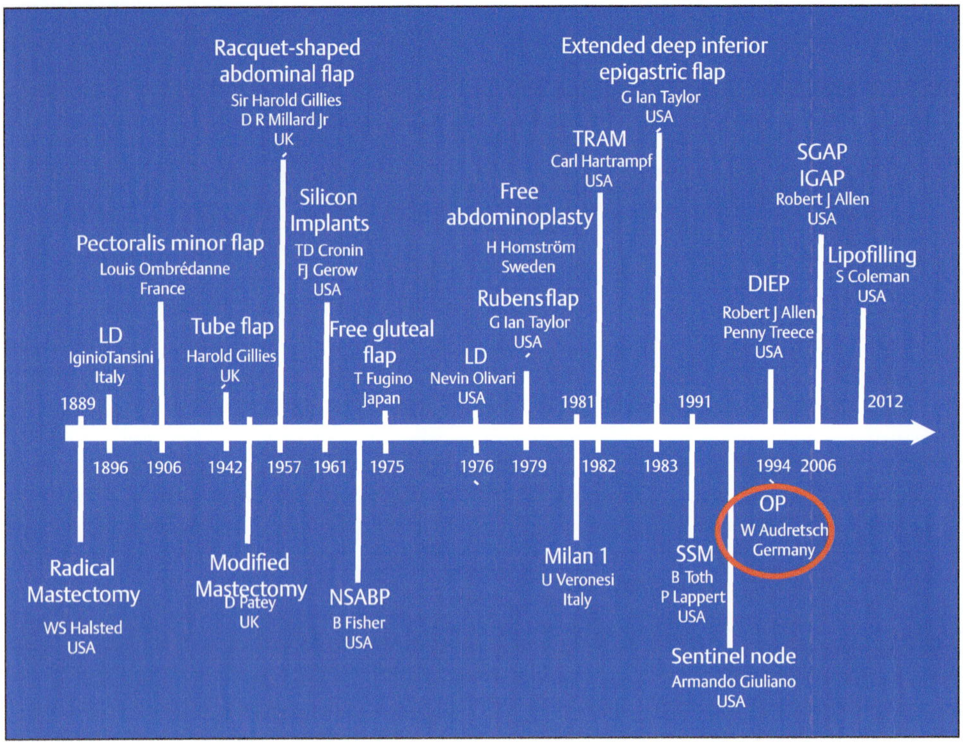

Fig. 33-1. Marco histórico na cirurgia do câncer de mama e reconstrução mamária.

CC (Fig. 33-2). Haloua *et al.*,[29] em sua revisão de 11 estudos prospectivos de cirurgia oncoplástica, encontraram taxa de margem comprometida de 7%-22% na OP, comparado a 20% a 40% na CC clássica. Essa diferença resultou em baixa taxa de reexcisão. Santos *et al.* compararam a qualidade de vida e resultado estético em OP e setorectomia e encontraram que resultados estéticos excelentes são mais frequentes no grupo de OP.[4] A recente metanálise de Losken[27] também demonstrou volume de ressecção maior, aumento da satisfação com o resultado estético e diminuição da taxa de margens comprometidas, reexcisão e recorrência local no grupo OP. Não houve atraso significativo no início da quimioterapia adjuvante e radioterapia apesar do aumento da complexidade das cirurgias.[6-8,29,30] A sobrevida global tem sido equivalente às series de CC.[29,30]

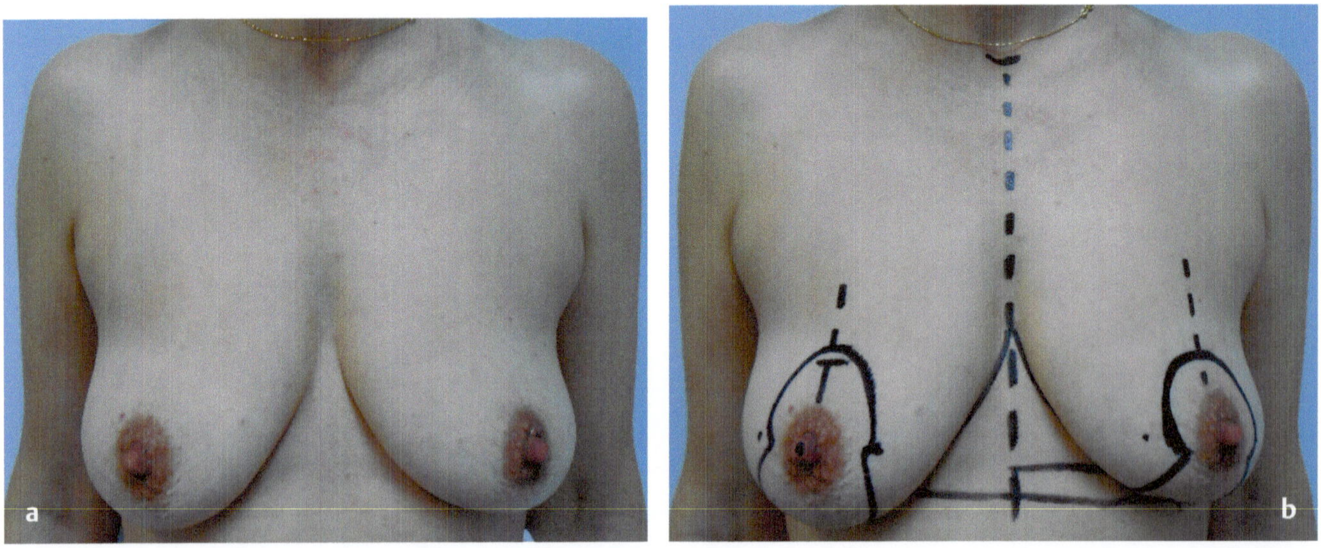

Fig. 33-2. Passo a passo da cirurgia oncoplástica. (**a**) Avaliação pré-operatória: paciente de 50 anos com câncer de mama T1cN0 em quadrante inferior de mama esquerda. (**b**) Marcação pré-operatória para planejamento cirúrgico. *(Continua.)*

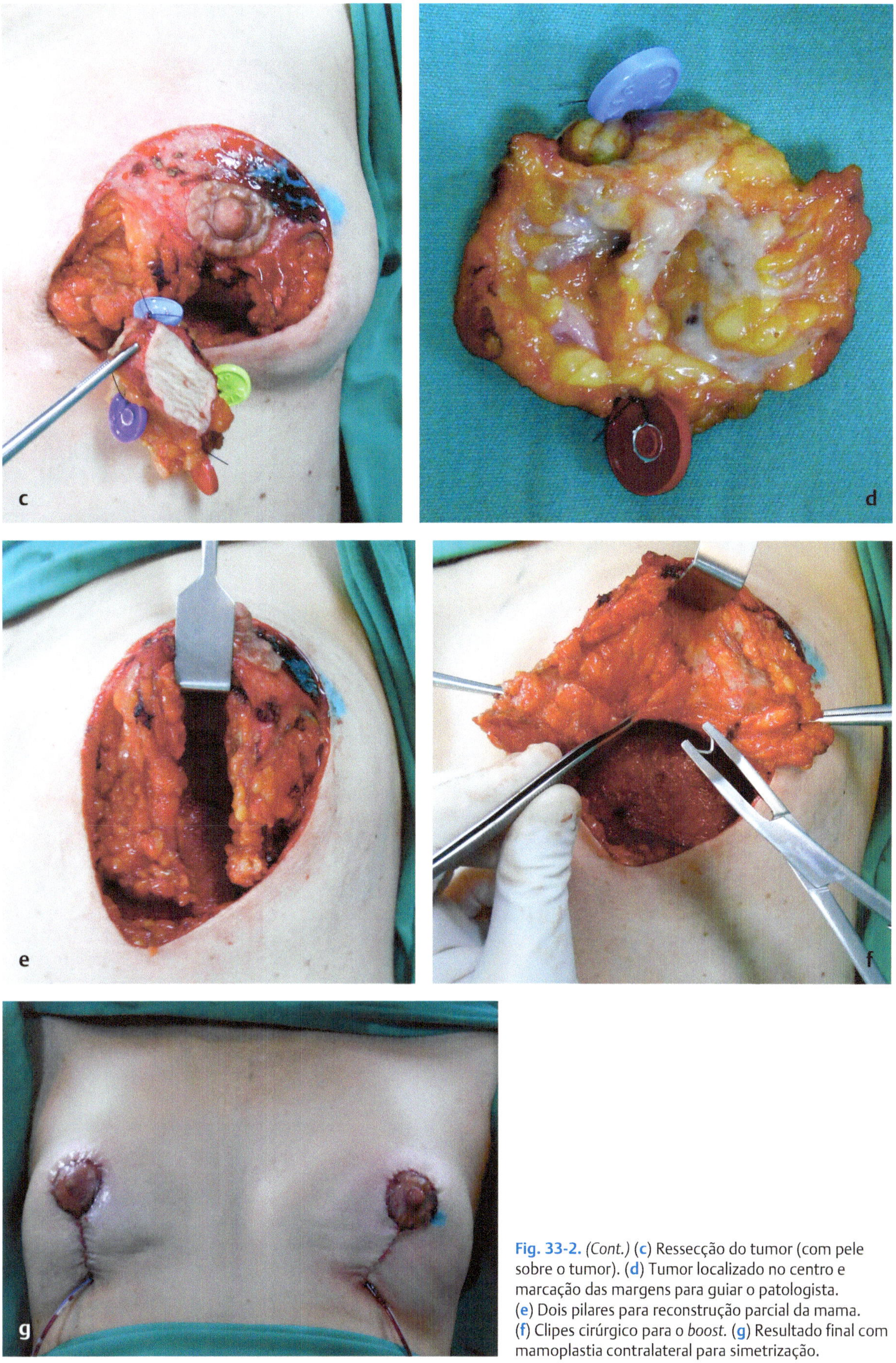

Fig. 33-2. *(Cont.)* (**c**) Ressecção do tumor (com pele sobre o tumor). (**d**) Tumor localizado no centro e marcação das margens para guiar o patologista. (**e**) Dois pilares para reconstrução parcial da mama. (**f**) Clipes cirúrgico para o *boost*. (**g**) Resultado final com mamoplastia contralateral para simetrização.

SELEÇÃO DE PACIENTES

As deformidades mais frequentes encontradas após CC são: deficiência de tecido cutâneo-glandular em decorrência do volume mamário ressecado e dos efeitos da radioterapia; deformidade do complexo areolomamilar (CAM); redução da ptose e elevação unilateral do sulco inframamário como consequência da fibrose e da retração após a radioterapia. Estas alterações são mais evidentes quando a relação tumor/volume da mama é desfavorável e de acordo com a localização do tumor e a sua proximidade com o CAM e pele.

A determinação da técnica mais adequada para cada paciente deve ser indicada conforme a avaliação do tamanho e a localização do defeito, a proximidade com a pele e com o CAM, e as condições clínicas da paciente.[1-17]

Retalhos locais são aqueles que empregam os tecidos existentes dentro dos limites do próprio cone mamário, classificados como Classe I da OP. Podem ser realizados retalhos de transposição, rotação ou interpolação.

A Classe II da OP é mais complexa e consome mais tempo que a quadrantectomia clássica. A seleção das pacientes do ponto de vista oncológico, estético e psicológico é fundamental. Todas as tentativas devem ser realizadas para minimizar os riscos de margens comprometidas, muitas vezes impossível rebordá-la em uma segunda cirurgia,[33] minimizar ou prevenir complicações que podem atrasar o tratamento adjuvante.

As principais indicações estabelecidas para OP em CC são para pacientes com ressecção acima de 20% do volume mamário. Nos casos de gigantomastia em que os resultados da mastectomia poupadora de CAM ou poupadora de pele geralmente são insatisfatórios, a abordagem da OP pode também beneficiar o planejamento da radioterapia.

Atuais indicações e limitações para Classe 2 OP em CC estão no Quadro 33-2.

Quadro 33-2. Indicações e Contraindicações Relativas para Classe 2 OP em CC

Indicações

- Ressecções acima de 20% do volume da mama
- Gigantomastia
- Mamas com ptose acentuada e assimetria
- Necessidade de ressecções amplas de pele
- Tumores localizados em regiões central, medial e inferior
- Cirurgia plástica da mama prévia

Contraindicações relativas

- Mamas pequenas e tumores extensos localizados em região medial
- Mamas de pequeno volume sem ptose
- Mamas previamente irradiadas
- Ressecções de pele além da zona de mamoplastias em mamas pequenas/médias
- Tabagismo e diabetes descompensados
- Expectativas desporporcionais com resultado estético

PLANEJAMENTO PRÉ-OPERATÓRIO

Apesar de a ressecção acima de 20% do volume mamário ser o fator significativo de risco estético para CC na avaliação de Cochrane, na prática clínica existem outros fatores de risco que devem ser analisados.[8] A escolha da técnica da OP depende de: tamanho e localização do tumor, multifocalidade, multicentricidade, bilateralidade, tamanho, ptose, formato e simetria das mamas, mamoplastia e radioterapia prévias.[8]

Em alguns casos, a associação de condições clínicas também pode influenciar a escolha da técnica mais apropriada. Pacientes diabéticos, obesidade, tabagismo, portadoras de doenças do colágeno e aquelas acima de 70 anos são fatores de risco consideráveis para resultado estético insatisfatório e complicações com cicatrização. Amplas ressecções e grandes deslocamento do CAM podem trazer riscos adicionais de necrose parcial ou perda total do CAM.[8]

A localização ideal para um tumor é dentro da área de mamoplastia. Quando o tumor está próximo à pele e fora destas áreas, a técnica de OP pode ser mais complexa e pode requerer combinações de técnicas, cujos resultados nem sempre são satisfatórios. Nestes casos, a mastectomia poupadora de pele ou de CAM pode ser considerada como uma opção.

Retalho como a do grande dorsal, que tem uma coloração e textura diferente da mama, geralmente traz resultados insatisfatórios, e assim deve ser considerado como exceção.[8]

Mamas volumosas com ptose severa permitem cirurgias com margens amplas e geralmente proporciona resultados mais satisfatórios. Pacientes com gigantomastia apresentam uma indicação formal para OP por melhorar o planejamento radioterápico em uma mama menor. Nos casos de mamoplastia de aumento prévio é importante levar em consideração que o volume na mama não é o real e consequentemente pode resultar em algumas deformidades consideráveis. O maior problema em relação à OP é lidar com pacientes jovens, com mama cônica sem ptose e com pequeno ou médio volume de mama. Nestes casos, de acordo com a localização e o tamanho do tumor, retalho local oferece maior chance de bons resultados, assim a mastectomia poupadora de pele ou CAM com reconstrução imediata pode ser a melhor opção.[8]

O resultado final depende de um minucioso planejamento pré-operatório e uma comunicação clara entre paciente e cirurgião. A seleção da técnica e gerenciamento das expectativas são itens essenciais para o sucesso da cirurgia.

A Figura 33-3 mostra o fluxograma para o planejamento da OP que utilizamos na prática clínica, levando em consideração características da mama e tumor.

TÉCNICA CLASSE I

Remodelamento Glandular

Técnica classe I consiste no remodelamento glandular do retalho ao redor do defeito causado pela quadrantectomia na tentativa de preenchê-lo completamente. É indicado, preferencialmente, para pacientes pré-menopáusicas, quando o componente glandular da mama é maior com menor risco de

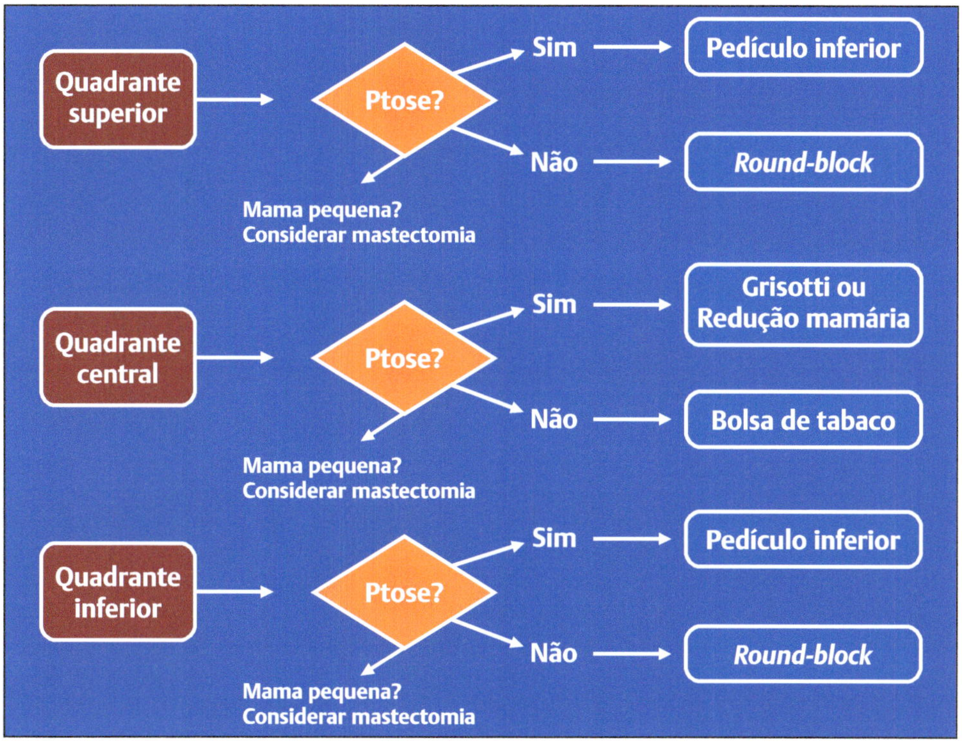

Fig. 33-3. Fluxograma para cirurgia oncoplástica – Classe II em cirurgia conservadora da mama.

esteatonecrose no período pós-operatório. Pode ser indicada também em casos de tumores localizados nos quadrantes superiores, onde a glândula mamária é menos espessa; e se existe um pequeno defeito de preenchimento, como um defeito não visível. O efeito oposto ocorre nos quadrantes inferiores, onde a espessura da glândula mamária é mais evidente sendo necessárias técnicas adaptadas. Remodelamento glandular nos quadrantes inferiores da mama é possível para tumores pequenos e em um sentido vertical ou oblíquo.

Técnica do Quadrante Central

Esta técnica representa um grande avanço atualmente da CC, pois anos atrás a presença de neoplasia retroareolar era sinônimo de mastectomia.[17] As técnicas de reconstrução mamária imediata para ressecção de quadrante central podem variar de acordo com o volume da mama, grau de ptose e formato. Considerando mama sem ptose ou com leve ptose, é possível utilizar a sutura glandular em bolsa de tabaco. Duas ou três camadas de sutura glandular em bolsa de tabaco é suficiente para obter a projeção central do cone mamário, e a sutura intradérmica também em bolsa de tabaco para gerar uma cicatriz residual dentro da área onde o futuro CAM será reconstruído, sendo assim camuflado quase que completamente. A desvantagem da técnica é a possibilidade de atraso no processo de cicatrização. Em mamas de tamanho médio ou grande com algum grau de ptose, é possível utilizar a técnica de Grisotti, derivado de técnicas de redução mamária, com a rotação glandular do pedículo inferolateral preservando a ilha cutânea que será substituída pelo CAM. Está é a primeira técnica da OP descrita na literatura, sendo uma adaptação direta de técnica de cirurgia plástica para CC.[17]

Para determinadas mamas grandes é possível realizar a mamoplastia redutora tipo Pitanguy com ressecção do CAM.

TÉCNICAS CLASSE II

A grande variedade de técnicas de mamoplastia utilizadas na cirurgia estética contribui para ampliar as indicações de CC. Na maioria dos casos, mamoplastias redutoras com base em diferentes pedículos podem ser utilizadas na CC. O nível de ptose mamária, diferenças de volume e formato das mamas, grau de lipossubstituição, altura, formato e tamanho do CAM e principalmente o tamanho e localização do tumor são os fatores mais importantes a serem considerados quando a escolha da técnica de mamoplastia for aplicada à CC.

Técnicas Periareolares

Técnicas Classe II tem como base em técnicas de mamoplastia redutora propostas por Sampaio-Goes[33] e Benelli,[34] em que é realizado um remodelamento glandular por cicatriz periareolar. É indicado para casos de mamas pequenas ou médias sem ptose (ou com discreta ptose). A grande vantagem dessas técnicas está no fato de permitir a realização da quadrantectomia em qualquer parte da mama, exceto no quadrante central.

Técnicas do Pedículo Superior

Essas técnicas são com base no pedículo vascular superior como proposto por Pitanguy[35] e Lejour[36] em cirurgia estética. Podem ser utilizadas em casos de tumores situados em quadrantes inferiores e são apropriadas para mamas grandes e ptóticas ou mamas médias com algum grau de ptose. A decisão da incisão vertical ou em T invertido vai depender do grau de hipertrofia e ptose da mama. Considerando mamas pequenas com pouca ptose é possível realizar apenas uma cicatriz vertical, e nos casos de mamas grandes com maior ptose, pode ser realizada a incisão em T invertido para reduzir o excesso de pele. O sentido da cicatriz vertical ou T invertido pode ser central (mais frequente), medial ou lateral, varia de acordo com a localização do tumor e a necessidade de remoção da pele.

TÉCNICAS DO PEDÍCULO INFERIOR

Essas técnicas tem como base nos pedículos vasculares inferior-posteriores, como descrito por Ribeiro e Robbins, e podem ser aplicadas nos casos de tumores situados nos quadrantes superiores da mama.[37,38] A marcação pré-operatória pode ser realizada da mesma maneira e medidas das técnicas de Pitanguy e Lejour, com uma cicatriz periareolar e um "T" invertido ou linha inferior vertical/oblíqua. Essa é umas das técnicas mais utilizadas por causa da existência de muitos tumores localizados em quadrantes superiores.

CONCLUSÃO

Os cirurgiões desempenham um papel fundamental no atendimento à paciente com câncer de mama. A OP permite uma abordagem cirúrgica individualizada. Foi incorporada ao tratamento primário da cirurgia de mama para prevenir deformidades e assimetrias consequentes ao tratamento e proporcionar benefícios estéticos e psicológicos sem alterar a segurança oncológica. Tal avanço significa uma nova filosofia na cirurgia do câncer de mama. Também traz novos desafios para orientação e treinamento de novas gerações de cirurgiões e abre novas perspectivas de pesquisa relacionadas ao resultados estéticos, qualidade de vida e controle local de doenças, além de otimização do tempo cirúrgico e redução de complicações e custos. A experiência em OP está resultando em um padrão mais alto de atendimento para pacientes com câncer de mama.

REFERÊNCIAS BIBLIOGRÁFICAS

1. Audretsch W, Rezai M, Kolotas C, et al. Tumor-specific immediate reconstruction in breast cancer patients. Perspectives in Plastic Surgery. 1998;11(1):71-99.
2. Clough KB, Kroll SS, Audretsch W. An approach to the repair of partial mastectomy defects. Plast Reconstr Surg. 1999;104(2):409-20.
3. Clough KB, Lewis JS, Couturaud B, et al. Oncoplastic techniques allow extensive resections for breast-conserving therapy of breast carcinomas. Ann Surg. 2003;237(1):26-34.
4. Santos G, Urban C, Edelweiss MI, et al. Long-Term Comparison of Aesthetical Outcomes After Oncoplastic Surgery and Lumpectomy in Breast Cancer Patients. Ann Surg Oncol. 2015;22:2500-8.
5. De Lorenzi F, Loschi P, Bagnardi V, et al. Oncoplastic Breast-Conserving Surgery for Tumors Larger than 2 Centimeters: Is it Oncologically Safe? A Matched-Cohort Analysis. Ann Surg Oncology. 2016.
6. Kaur N, Petit JY, Rietjens M, et al. Comparative study of surgical margins in oncoplastic surgery and quadrantectomy in breast cancer. Ann Surg Oncol. 2005;12(7):539-45.
7. Rietjens M, Urban CA, Petit JY, et al. Long-term oncologic results of breast conservation treatment with oncoplastic surgery. Breast. 2007;16:387-95.
8. Urban C, Lima R, Schunemann E, et al. Oncoplastic principles in breast conserving surgery. Breast. 2011;20(3):S92-5.
9. Delay E. [Plea for the development of oncoplastic surgery in breast cancer surgery] (French). Annales de Chirurgie Plastique Esthétique. 2008;53(2):85-7.
10. Petit JY, Garusi C, Greuse M, et al. One hundred and eleven cases of breast conservation treatment with simultaneous reconstruction at the European institute of oncology (Milan). Tumori. 2002;88(1):41-7.
11. Rietjens M, Petit JY, Contesso G, et al. The role of reduction mammaplasty in oncology. Eur J Plast Surg. 1997;20(5):245-50.
12. Smith ML, Evans GR, Gurlek A, et al. Reduction mammaplasty: its role in breast conservation surgery for early-stage breast cancer. Ann Plast Surg. 1998;41(3):234-9.
13. Losken A, Elwood ET, Styblo TM, Bostwick J. The role of reduction mammaplasty in reconstructing partial mastectomy defects 3rd. Plast Reconstr Surg. 2002;109(3):968-75.
14. Spear SL, Pelletiere CV, Wolfe AJ, et al. Experience with reduction mammaplasty combined with breast conservation therapy in the treatment of breast cancer. Plast Reconstr Surg. 2003;111(3):1102-9.
15. Stolier A, Allen R, Linhares L. Breast conservation therapy with concomitant breast reduction in large-breasted women. Breast J. 2003;9(4):269-71.
16. Fitoussi AD, Berry MG, Famà F, et al. Oncoplastic breast surgery for cancer: analysis of 540 consecutive cases. Plast Reconstr Surg. 2010;125:454-62.
17. Galimberti V, Zurrida S, Zanini V, et al. Central small size breast cancer: how to overcome the problem of nipple and areola involvement. Eur J Cancer. 1993;29A(8):1093-96.
18. Clough KB, Cuminet J, Fitoussi A, et al. Cosmetic sequelae after conservative treatment for breast cancer: classification and results of surgical correction. Ann Surg Oncol. 1998;41(5):471-81.
19. Jeevan R, Cromwell DA, Trivella M, et al. Reoperation rates after breast conserving surgery for breast cancer among women in England: retrospective study of hospital episode statistics. BMJ. 2012;345:e4505.
20. McCahill LE, Single RM, Aiello Bowles EJ, et al. Variability in reexcision following breast conservation surgery. JAMA. 2012;307(5):467-75.
21. Sacchini V, Luini A, Tana S, et al. Quantitative and qualitative cosmetic evaluation after conservative treatment for breast cancer. Eur J Cancer. 1991;27(11):1395-400.
22. Al-Ghazal SK, Blamey RW, Stewart J, Morgan AA. The cosmetic outcome in early breast cancer treated with breast conservation. Eur J Surg Oncol. 1999;25(6):566-70.
23. Olivotto IA, Rose MA, Osteen RT, et al. Late cosmetic outcome after conservative surgery and radiotherapy: Analysis of causes of cosmetic failure. Int J Radiat Oncol Biol Phys. 1989;17(4):747-53.
24. Bulstrode NW, Shrotria S. Prediction of cosmetic outcome following conservative breast surgery using breast volume measurements. Breast. 2001;10:124-6.
25. Berrino P, Campora E, Santi P. Post-quadrantectomy breast deformities: classification and techniques of surgical correction. Plast Reconstr Surg. 1987;79(4):567-72.
26. Haloua MH, Krekel NM, Winters HA, et al. A systematic review of oncoplastic breast conserving surgery: Current weaknesses and future prospects. Ann Surg. 2013; 257(4):609-20.
27. Losken A, Dugal CS, Styblo TM, Carlson GW. A meta-analysis comparing breast conservation therapy alone to the oncoplastic technique. Ann Plast Surg. 2014;72(2):145-9.
28. Schaverien MV, Doughty JC, Stallard S. Quality of information reporting in studies of standard and oncoplastic breast-conserving surgery. Breast. 2014;23(2):104-111.
29. Landercasper J, Attai D, Atisha D, et al. Toolbox to Reduce Lumpectomy Reoperations and Improve Cosmetic Outcome in Breast Cancer Patients: The American Society of Breast Surgeons Consensus Conference. Ann Surg Oncol. 2015;22:3174-83.
30. Munhoz AM, Montag E, Arruda E, et al. Immediate reconstruction following breast-conserving surgery:

Management of the positive surgical margins and influence on secondary reconstruction. Breast. 2009;18:47-54.
31. Fisher B, Anderson S, Bryant J, et al. Twenty-year follow-up of a randomized trial comparing total mastectomy, and lumpectomy plus irradiation for the treatment of invasive breast cancer. N Engl J Med. 2002;347(16):1233-41.
32. Veronesi U, Cascinelli N, Mariani L, et al. Twenty-year follow-up of a randomized study comparing breast-conserving surgery with radical mastectomy for early breast cancer. N Engl J Med. 2002;347(16):1227-32.
33. Góes JC. Periareolar mastopexy: double skin technique with mesh support. Aesthet Surg J. 2003;23(2):129-35.
34. Benelli L. A new periareolar mammaplasty: the "round block" technique. Aesthetic Plast Surg. 1990;14(2):93-100.
35. Pitanguy I. Surgical treatment of breast hypertrophy. Br J Plast Surg. 1967;20(1):78-85.
36. Lejour M. Vertical mammaplasty: early complications after 250 personal consecutive cases. Plast Reconstr Surg. 1999;104(3):764-70.
37. Ribeiro L, Accorsi A Jr, Buss A, Marçal-Pessoa M. Creation and evolution of 30 years of the inferior pedicle in reduction mammaplasties. Plast Reconstr Surg. 2002;110(3):960-70.
38. Robbins TH. A reduction mammaplasty with the areola-nipple based on an inferior dermal pedicle. Plast Reconstr Surg. 1977;59(1):64-7.

COMPLICAÇÕES DAS CIRURGIAS DO CÂNCER DE MAMA

Sérgio Bruno B. Hatschbach ▪ Rodrigo Bernardi ▪ Dayane R. de Paula

INTRODUÇÃO

As complicações cirúrgicas podem ocorrer em qualquer tipo de procedimento a ser executado. As mais comuns são: processos inflamatórios, alterações vasculares por insuficiência de suprimento sanguíneo das áreas manuseadas e fibroses (estas mais frequentes em casos que foram submetidas à radioterapia).

Ainda podemos encontrar retrações de tecidos, seromas, hematomas, redução funcional do membro superior pelo manuseio da região axilar quando o caso exige procedimento de linfadenectomia e, como consequência, poderemos ter cerca de 20% a 30% de linfedema.

Neste capítulo, incluímos também os procedimentos oncoplásticos atualmente realizados numa grande maioria dos casos de câncer de mama, tanto em cirurgias radicais quanto conservadoras.

A incidência das complicações será maior ou menor na dependência de determinados fatores de riscos, como:

A) Adequada condição do ambiente hospitalar, oferecendo todas as condições para cirurgias seguras;
B) Experiência da equipe médica que deverá realizar o procedimento;
C) Características das pacientes que podem facilitar eventuais complicações, como pacientes mais idosas, obesidade, mamas de grande volume que necessitam de extensas dissecções dos tecidos. Pacientes fumantes, com alto grau de arteriosclerose e diabéticas estarão mais predispostas a complicações.

Existem ainda outros fatores que devemos considerar, como o tempo cirúrgico, a escolha dos locais das incisões, utilização de grandes retalhos cutâneos e miocutâneo.

ADENECTOMIAS MAMÁRIAS

As indicações de adenectomias mamárias são cada vez mais frequentes por causa da acessibilidade aos estudos genéticos e, com base nestes estudos, as orientações crescentes de adenectomias profiláticas.

Observa-se como mais frequentes das complicações destes procedimentos cirúrgicos a necrose parcial ou total da papila. Na literatura, Petit *et al.* encontraram 4,7% de casos com necrose total de papila e 10,4% de necrose parcial. A conduta nestes casos é a ressecção das áreas de necrose e aguardar a cicatrização, para posteriormente realizar a correção cirúrgica.[1]

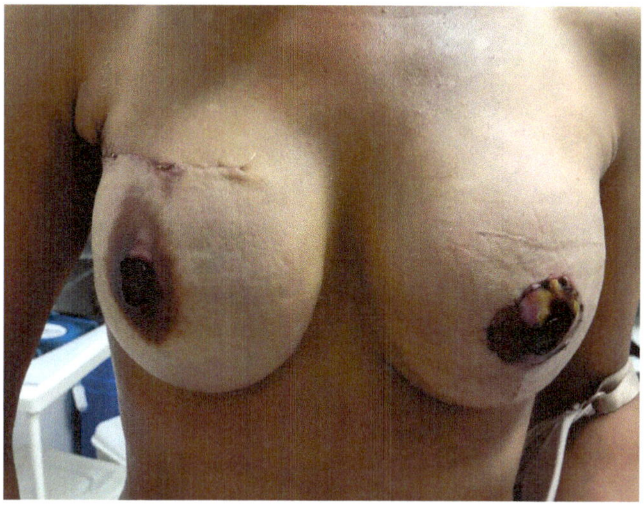

Fig. 34-1. Necrose de mamilo e aréola.

Outra complicação possível é a perda parcial ou total da sensibilidade da papila, podendo ocorrer o retorno da percepção tátil em cerca de 30% a 40% dos casos. A escolha da incisão na maioria dos casos é a do sulco inframamário.[2]

A espessura do retalho cutâneo é um fator importante para vascularização do tecido e deve ser bem avaliada, pois na região subareolar o retalho deve ser pouco mais espesso, aproximadamente de 0,5 cm para reduzir as lesões vasculares desta região responsável pelo suprimento arterial da aréola e mamilo (Fig. 34-1).

MASTECTOMIAS RADICAIS E MASTECTOMIAS *SKIN SPARING*

As complicações estão relacionadas com a extensão de dissecção dos retalhos cutâneos tendo como agravantes a história de radioterapia prévia, diabetes, tabagismo e obesidade. Complicações clínicas podem ocorrer, como pneumonia, trombose venosa e infecções seguidas de deiscência de sutura e epidermólise ou até necrose tecidual. Salientamos que a nicotina é um fator vasoconstritor dos capilares que eleva em muito os riscos de necrose tecidual e infecção.

O tratamento destas complicações depende muito da extensão da área de necrose, podendo ser realizado desde condutas expectantes até ressecções extensas e eventualmente utilização de outros processos, como a câmara hiperbárica.

A formação de seroma é uma complicação que pode ocorrer em cerca de 25% a 30% dos casos que são tratados com punções aspirativas ou drenagem cirúrgica.

COMPLICAÇÕES CIRÚRGICAS DE QUADRANTECTOMIA

Técnicas de quadrantectomia, associadas ou não a técnicas de oncoplastias, podem acarretar complicações, como seroma, hematoma, esteatonecrose, celulite e abscessos, necrose de pele e do complexo areolopapilar (CAP), cicatrizes hipertróficas e queloide e deformidades estéticas.

Hematomas

Pequenos hematomas são comuns no pós-operatório. De maneira geral é aconselhável reavaliar o paciente periodicamente. Para hematomas não progressivos, a conduta passa a ser expectante, com reabsorção completa do mesmo.

Hematomas médios e grandes devem ser drenados, para evitar que ocorram anemias e transfusões, tensão da sutura com alargamento da cicatriz, deiscência de sutura, necrose de pele e necrose gordurosa.

Seromas

Assim como nos hematomas, seromas pequenos costumam ser acompanhados. Grandes seromas precisam ser drenados periodicamente, a fim que não resultem em aumento da tensão de cicatrizes e alargamento das mesmas, necrose de pele e sofrimento do pedículo.

Cicatrizes Hipertróficas e Queloides

Cicatrizes hipertróficas são relativamente comuns, principalmente em técnicas oncoplásticas que exibem mais área de sutura.[3] Para evitar esta complicação recomenda-se que a sutura não fique tensa e evitar cicatrizes em área esternal, sendo as principais predisponentes para a ocorrência de cicatriz hipertrófica. O tratamento pode ser expectante, com melhora estética importante após meses e anos da cicatriz, ou cirúrgico, sendo esta ressecção da cicatriz com colocação de placas de silicone em gel.[4]

Queloide é menos frequente do que cicatriz hipertrófica, porém mais complicado de tratar e de difícil aceitação estética. As recomendações para evitar a ocorrência após a cirurgia são as mesmas para cicatriz hipertrófica. O tratamento de primeira linha é a injeção intralesional de triancinolona, com taxa de resposta de 50% a 100% a este tratamento. A cirurgia de ressecção associada a silicone gel por 3 meses pode ser realizada como segunda linha. Outros tipos de tratamento, como radioterapia, crioterapia e laserterapia, podem ser avaliados, com menos taxas de resposta e mais complicações em longo prazo.

Celulite e Abscesso

A celulite é uma infecção diagnosticada clinicamente com hiperemia, calor local e dor. Quanto ao exame físico se observam abaulamento e flutuação da área infectada, o diagnóstico de abscesso é definido. A febre pode estar presente. Na ultrassonografia de mama, em abscessos, observamos normalmente uma coleção mamária ovalada. Infecções junto às linhas de sutura podem conter secreções purulentas extravasando pela mesma. O tratamento é realizado com uso de antibióticos que cubram *Streptococcus sp.* e o *Staphylococcus aureus*, organismos mais frequentes nestas infecções. Nos abscessos a drenagem por punção guiada ou não por ultrassom ou drenagem cirúrgica são mandatórias.

Esteatonecrose

Complicação ocasionada pela falta de irrigação sanguínea do tecido adiposo associada à necrose hemorrágica. A necrose de gordura pode ocasionar deformidades na pele, dores e infecção. Na avaliação de exames de imagem, a imagem pode mimetizar com câncer de mama. A diferenciação vem com a história de cirurgia ou trauma prévio na mama, às vezes necessitando de biópsia para afastar condição maligna. Quando necessário o tratamento pode ser de ressecção da área associado ou não à lipoenxertia.[5]

Necrose de Pele e Tecido Subcutâneo

A necrose da área cirúrgica ocorre por diminuição do aporte sanguíneo. Pode ser nas bordas da ferida, compreendendo somente a derme, como também no tecido subcutâneo e até musculatura. Elas são facilitadas por ocorrência de hematomas junto à sutura, infecção, ligaduras em vasos que irrigam o tecido e por tensão nas bordas da ferida.[6]

Para tratamento podemos realizar desbridamentos autolíticos, químicos, mecânicos, biológicos ou osmóticos. Alguns exemplos são alginato de cálcio, hidrogel, carvão ativado, hidrocoloide e compressa absorvente. A recuperação é demorada e precisa ser acompanhada pelo especialista a fim de se evitarem infecções associadas.[7]

Deformidades Estéticas

Assimetrias pós-operatórias são muito comuns. Mau posicionamento do complexo areolopapilar, assim como assimetrias mamárias, retrações cutâneas, atrofia da pele, telangiectasias e outras alterações são deformidades possíveis após as cirúrgicas. Um bom planejamento cirúrgico é um fator importante para prevenir possíveis complicações.

O tratamento é sempre em segundo tempo cirúrgico, como reposicionamento do CAP, ajustes do sulco inframamário, lipoenxertia e outras intervenções cirúrgicas.[1]

MANEJO DE COMPLICAÇÕES NA RECONSTRUÇÃO MAMÁRIA

Reconstrução com Base em Implantes

O uso de próteses de mama ou expansores é a estratégia mais comumente adotada para reconstrução mamária imediata pós-mastectomia. Essa abordagem não implica em morbidade de área doadora e compreende uma forma mais simples de realizar a reconstrução – comparado à reconstrução autóloga, permite uma recuperação mais rápida com menor limitação funcional. No entanto, essa abordagem depende de uma boa cobertura do implante pelos tecidos sobrejacentes. Convencionalmente, a loja do implante é abaixo do músculo peitoral maior, podendo ser o implante adicionalmente coberto por retalho do músculo serrátil. Outra opção é a colocação do implante em plano pré-peitoral, com uso de matriz extracelular. Contudo, essa estratégia aumenta o risco de infecção (*odds ratio* de 5,37; p = 0,006) e de seroma (*odds ratio* de 5,17; p = 0,018).[8] Entre os outros fatores de risco para complicações na reconstrução com implantes, temos o tabagismo (2,2 vezes mais complicações que a população em geral – p < 0,001) e a idade acima de 65 anos (2,5 vezes maior p = 0,008). Pacientes obesos têm duas vezes mais chance de complicações (p = 0,02), bem como pacientes hipertensas (p = 0,02).[9]

As complicações mais comuns nas reconstruções com implantes são listadas a seguir.

Necrose/Deiscência do Retalho de Pele da Mastectomia

Essa complicação tem uma incidência estimada em torno de 8,7%.[9] Epidermólises mínimas geralmente não comprometem o resultado estético ou a cobertura do implante. Em casos de necrose superficial, o manejo pode ser feito com cuidados locais e aplicação local de hidrogel (3 vezes ao dia). Em caso de expansores, a insuflação deve ser retardada até a resolução do quadro.[10,11] Se houver risco iminente de exposição, é necessário ressecar o tecido necrótico; se não houver infecção, o implante pode ser mantido, e a pele fechada primariamente, se possível.[10,11] Se necessário, retalhos locais ou a distância podem fazer o fechamento. Se houver sinais de infecção, o implante deve ser retirado, e programada reconstrução tardia em 3 a 6 meses.[11]

Infecção

Pacientes oncológicos são mais suscetíveis a fatores de risco para a infecção: em expansores e próteses ocorre em 1% a 24% dos casos,[12] enquanto na cirurgia estética essa taxa é de 0,4% a 1,5%.[11] As bactérias Gram-positivas representam 80% dos patógenos causadores, sendo o *Staphylococcus aureus* resistente à meticilina o mais comum – 36% dos casos. A incidência de *Staphylococcus aureus* resistente à meticilina também é alta mesmo em infeções tardias (20%).[11]

Em casos de infecção, o implante deve ser retirado, e o tratamento antimicrobiano iniciado. Em 3 a 9 meses pode ser programada a colocação de novo expansor ou uma reconstrução autóloga.[10]

No entanto, com o objetivo de manter o formato da mama para obter futuramente um melhor resultado estético, podem-se tentar medidas de salvamento em infecções moderadas (ações que incluem: drenagem, lavagem da loja com solução de salina ou antibiótica, capsulotomia ou desbridamento do espaço da loja, troca do implante, irrigação contínua com antibiótico e terapia antibiótica intravenosa orientada por cultura).[11]

Contratura

A classificação de Baker descreve os graus de contratura. Os graus I e II correspondem a uma mama que parece natural e não é visível, porém o grau II denota uma mama pouco mais firme que a natural. Os graus III e IV são usados para descrever implantes que são visíveis, e ao toque são mais firmes e contraídas que a mama natural, mas no grau IV a paciente apresenta dor mesmo ao repouso.[13]

A taxa de contratura capsular é na faixa de 16% a 30% (Baker III/IV), com base em estudos de implantes. A razão mais comum para a reoperação na paciente com expansor/implante é para correção de contratura capsular ou ruptura do implante.[10]

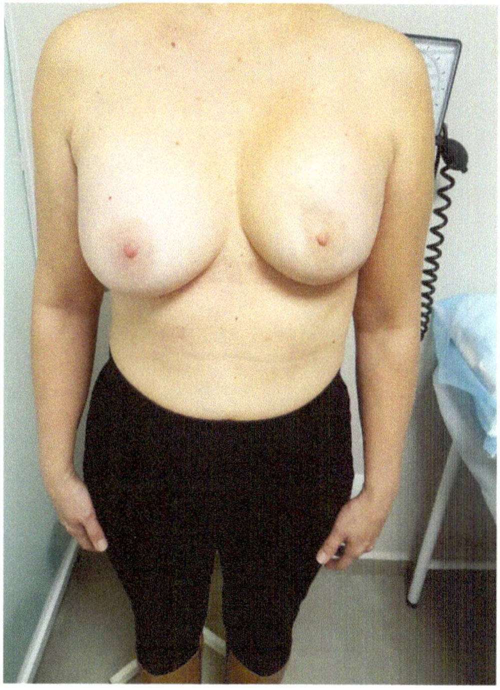

Fig. 34-2. Contratura capsular de mama esquerda.

Muitos cirurgiões advogam a capsulectomia total ou parcial com a troca do implante como o melhor tratamento da contratura.[10] Capsulotomia pode ser realizada em casos de cápsula firmemente aderida e em casos de retalho de dermoglandular muito fino.[10] Outra opção é a injeção intracapsular de esteroides. A administração via oral de inibidores de receptores de leucotrieno pode prevenir ou reverter a contratura. Outra opção em contraturas graus III/IV é a capsulotomia associada à troca por implante menor e lipoenxertia (Fig. 34-2).[11]

LINFOMA ANAPLÁSICO DE GRANDES CÉLULAS ASSOCIADO AOS IMPLANTES MAMÁRIOS (LAGC-AIM)

Para mulheres com implantes texturizados, o risco estimado é de 1 caso em 1.000[14] a 30.000 [15] pacientes. Até o momento, mais de 500 casos foram descritos.[16] Uma vez que o paciente tenha uma biópsia positiva ou citologia positiva, o próximo passo é encaminhá-lo a um oncologista, antes mesmo do planejamento da abordagem cirúrgica.[17]

Deve ser retirado o implante, e realizada capsulectomia total, com excisão de qualquer massa associada, seguindo os princípios oncológicos de marcação da peça cirúrgica e do leito. Uma vez que a cápsula do implante drena para múltiplas cadeias de linfonodos, parece não haver papel para a biópsia do linfonodo sentinela no LACG-AIM e nem para a dissecção da axila ou mastectomia. Em caso de aumento linfonodal, não é recomendada a punção com agulha fina, uma vez que o resultado pode ser um falso-negativo; portanto, nas suspeitas de acometimento de linfonodos, os mesmos devem ser submetidos à biópsia excisional. Caso a paciente também tenha um implante contralateral, o cirurgião deve considerar retirá-lo – em 4,6% das vezes há LACG-AIM na mama oposta.[17]

Embora nos casos de LACG-AIM o reimplante com dispositivos texturizados não seja recomendado, alguns pacientes receberam implantes lisos, e estão sendo monitorados rigidamente para qualquer recorrência da doença.[17] Quimio e radioterapia são reservadas para casos de ressecção incompleta, metástase linfonodal, margens cirúrgicas comprometidas ou lesões irressecáveis da parede torácica.[18]

Retalho Grande Dorsal

Seroma

A formação de seroma na área doadora é a complicação mais comum do retalho grande dorsal, chegando a mais 72% em algumas casuísticas.[19] É recomendável manter o dreno na área doadora por até 3 semanas até que se tenha um débito inferior a 10 mL/dia. Pontos de fixação da pele à fáscia remanescente e curativos compressivos previnem ou limitam a formação de seromas. Punções semanais podem ser suficientes para tratar seromas médios e grandes. Já seroma pequenos podem ser observados e se aguardar reabsorção espontânea em 3 a 4 semanas.[11] A instilação de 80 mg de triancinolona depois da primeira aspiração de seroma reduz significativamente a reacumulação do seroma.[20]

Necrose

A necrose total do retalho é rara[11] e, quando ocorre, é associada à lesão do pedículo ou seleção inapropriada dessa abordagem em pacientes com lesão prévia do pedículo. Em até 7% dos casos pode haver necrose parcial,[10] principalmente na porção distal do retalho.[21] Avulsão acidental do pedículo pode ocorrer, podendo ser corrigido com a conversão para um retalho livre. Em torno de 1% dos pacientes tem necrose gordurosa no retalho.[11]

Deiscência e Deformidade da Área Doadora

A taxa de deiscência e necrose da área doadora do retalho é de aproximadamente 30%,[22] sendo associada aos grandes retalhos e consequente tensão no fechamento.[10]

A incidência de deformidades da área doadora varia de 20% a 30% dos casos[22] e é associada à tentativa de tentar compensar a falta do implante com um retalho expandido.[11] Hérnias do triângulo lombar inferior são raras, podendo ser visíveis, ou apenas dolorosas, e podem ser resolvidas com a colocação de tela por via aberta ou laparoscópica.[23]

Perda Funcional

Embora a maioria dos estudos de suporte que a musculatura remanescente, sobretudo o redondo menor, compensa a desinserção do grande dorsal, alguns pacientes podem se queixar de déficit funcional do ombro. Até 80% desses casos referem melhora espontânea em 1 ano.[24] Porém, se os sintomas persistirem, deve-se iniciar fisioterapia.[25]

Retalho TRAM (*Transverse Rectus Abdominal Muscle*) Pediculado

Necrose

A taxa de perda parcial do retalho TRAM pediculado é de 9,8%, sendo que na grande maioria essa perda é inferior a 15% da área do retalho. A taxa de necrose gordurosa é de 9,1%. Isquemia umbilical ocorre em até 3% dos pacientes. Esses eventos são inicialmente tratados de forma conservadora com intervenção cirúrgica reservada para os casos de evolução retardada ou de necrose extensa.[26]

Abaulamento/Hérnia Abdominal

A incidência de hérnia abdominal após o TRAM pediculado é de 1,2% a 8,8%. Em torno de 0,6% dos pacientes podem precisar de retirada da tela quando esta se torna palpável.[26] A hérnia pode ser corrigida por via aberta ou laparoscópica, sendo que a colocação de tela reduz a taxa de recorrência.[27]

Retalho TRAM Livre

Complicações Microvasculares

A trombose do retalho ocorre em mais de 6% das reconstruções, com perda de aproximadamente 75% dos retalhos.[11] A maioria das tromboses ocorre em 2 a 3 dias de pós-operatório, com a reabordagem no centro cirúrgico. Nesse momento pode-se tentar aquecimento do retalho ou irrigação do pedículo com papaverina. Não havendo sucesso, deve ser refeita a anastomose e considerados novos vasos receptores, mesmo que havendo necessidade de enxerto venoso para isso (Fig. 34-3).[28]

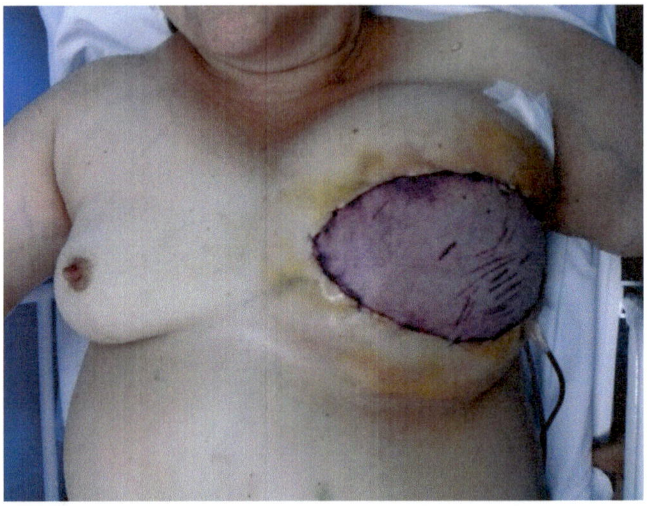

Fig. 34-3. Trombose do pedículo do retalho TRAM microcirúrgico para reconstrução de mama esquerda.

REFERÊNCIAS BIBLIOGRÁFICAS

1. Petit JY, De lorenzi F, Rietjens M, et al. Technical tricks to improve the cosmetics results of breast-conserving treatment breast. 2007;16:13-6.
2. Lejour M. Vertical mammaplasty: early complications after 250 personal consecutive cases. Plast Reconstr Surg. 1999;104(3):764-70.
3. Munhoz AM, Montag E, Filassi JR, Gemperli R. Current approaches to managing partial breast defects: the role of conservative breast surgery reconstruction. Anticancer Research, 2014;34:1099-114
4. Leventhal D, Furr M, Reiteir D. Treatment of queloides and hypertrophic scars. A meta-analysis and review of the literature. Arch Facial Plast Surg. 2006;8(6):362-8.
5. Shestak KC. Reintervención em cirurgia plástica de las Mamas. Amolca; 2009.
6. Borges EL, Saar SRC, Lima VLAN, et al. Feridas: como tratar. 2. ed. Belo Horizonte: Coopmed; 2008.
7. Santos C, Pimenta C, Nobre M. A systematic review of topical treatments to control the odor of malignant fungating wounds. J Pain Symptom Manag. 2010;106.
8. Chun YS, Verma K, Rosen H, et al. Implant-based breast reconstruction using acellular dermal matrix and the risk of postoperative complications. Plast Reconstr Surg. 2010;125:429-36.
9. McCarthy CM, Mehrara BJ, Riedel E, et al. Predicting complications following expander/implant breast reconstruction: An outcomes analysis based on preoperative clinical risk. Plast Reconstr Surg. 2008;121:1886-92.
10. Neligan P, Grotting ES. Plastic surgery. London: Elsevier Saunders; 2013;5(3).
11. Shiffman MA. Breast Reconstruction: Art, Science, and New Clinical Techniques. Springer International Publishing Switzerland; 2016.
12. Nahabedian MY, Tsangaris T, Momen B, Manson PN. Infectious complications following breast reconstruction with expanders and implants. Plast Reconstr Surg. 2003;112(2):467-76.
13. Little G, Baker JL Jr. Results of closed compression capsulotomy for treatment of contracted breast implant capsules. Plast Reconstr Surg. 1980;65:30.
14. Loch-Wilkinson A, Beath KJ, Knight RJW, et al. Breast implant-associated anaplastic large cell lymphoma in Australia and New Zealand: high-surface-area textured implants are associated with increased risk. Plast Reconstr Surg. 2017;140(4):645-54.
15. De Boer M, Van Leeuwen FE, Hauptmann M, et al. Breast Implants and the Risk of Anaplastic Large-Cell Lymphoma in the Breast. JAMA Oncol. 2018;4(3):335-341.
16. Clemens MW, Brody GS, Mahabir RC, Miranda RN. How to Diagnose and Treat Breast Implant-Associated Anaplastic Large Cell Lymphoma. Plast Reconstr Surg. 2018;141(4):586-99.
17. Clemens MW, Horwitz SM. NCCN consensus guidelines for the diagnosis and management of breast implant associated anaplastic large cell lymphoma. Aesthet Surg J. 2017;37:285-9.
18. Campanale A, Boldrini R, Marletta M. 22 Cases of Breast Implant-Associated ALCL: Awareness and Outcome Tracking from the Italian Ministry of Health. Plast Reconstr Surg. 2018;141(1):11e-19e.
19. Miranda BH, Amin K, Chana JS. The drain game: back drains for latissimus dorsi breast reconstruction. J Plast Reconstr Aesthet Surg. 2014;67(2):226-30.
20. Rieka T, Taimur S, Hart Andrew M, Weiler-Mithoff EM. Triamcinolone reduces seroma reaccumulation in the extended latissimus dorsi donor site Original Research Article. J Plast Reconstr Aesthet Surg. 2008;61(6):636-642.
21. Rovere GQD, Benson JR, Breach N, Nava M. Oncoplastic and Reconstructive surgery of the breast. Taylor & Francis, UK. 2004:63-77.
22. Di Pompeo SF, Laporta R, Sorotos M, et al. Latissimus Dorsi Flap for Total Autologous Immediate Breast Reconstruction without Implants. Plast Reconstr Surg. 2014;134:871e-879e.
23. Obregón L, Ruiz-Castilla M, Binimelis MM, et al. Laparoscopic repair of non-complicated lumbar hernia secondary to a latissimus dorsi flap. J Plast Reconstr Aesthet Surg. 2014;67:407-10.
24. Garusi C, Manconi A, Lanni G, et al. Shoulder function after breast reconstruction with the latissimus dorsi flap: A prospective cohort study – Combining DASH score and objective evaluation. Breast. 2016;27:78-86.
25. Fitoussi A, Berry MG, Couturaud B, Salmon RJ. Oncoplastic and reconstructive surgery for breast cancer the Institut Curie Experience, Cap. Breast reconstruction: immediate and delayed. Springer, Berlin/Heidelberg; 2009. p. 59-70.
26. Ireton JE, Kluft JA, Ascherman JA. Unilateral and Bilateral Breast Reconstruction with Pedicled TRAM Flaps: An Outcomes Analysis of 188 Consecutive Patients. Plast Reconstr Surg Glob Open. 2013;1(2):1-7.
27. Pinell-White XA, Kapadia SM, Losken A. The management of abdominal contour defects following TRAM flap breast reconstruction. Aesthet Surg J. 2014;34:264-71.
28. Tran NV, Buchel EW, Convery PA. Microvascular complications of DIEP flaps. Plast Reconstr Surg. 2007;119(5):1397-1405.

RADIOTERAPIA NOS TUMORES DE MAMA

Paula Regia Machado Soares ▪ Carlos Genésio Bezerra Lima Junior ▪ Ana Carolina Ribeiro Chaves
Rodrigo de Morais Hanriot

INTRODUÇÃO

A Radioterapia ou Rádio-oncologia representa a especialidade médica que utiliza como arma terapêutica para o combate aos tumores a radiação ionizante. Em nosso meio, em sua forma mais comum, ela é liberada por aparelhos chamados **aceleradores lineares**, que emitem raios X de alta energia ou elétrons. O fluxo do paciente com tumores malignos em um departamento de Radioterapia começa com a consulta médica pelo rádio-oncologista, que avalia se há indicação de radioterapia ou não, e, em havendo, esclarece ao paciente acerca dos protocolos de tratamento e potenciais complicações. A seguir, é o paciente submetido a exames de imagem, no caso dos tumores de mama sendo geralmente a tomografia computadorizada de tórax, incluindo ou não o pescoço. Este exame é utilizado pelo médico rádio-oncologista para definir os limites anatômicos das regiões que precisam receber a dose de radiação. A especialidade experimentou nas últimas décadas um marcado avanço, tendo o mesmo sido alavancado pelo aparecimento da tomografia e o desenvolvimento da Informática. Nas décadas de 1970-1980, nós evoluímos de um tratamento convencional que utilizava radiografias simples para um aprimoramento com a tomografia. Nascia a **radioterapia conformada tridimensional**, que viabilizou a visualização tridimensional das áreas de tratamento, bem como a apreciação das doses liberadas aos tecidos normais circunvizinhos. A toxicidade da radioterapia advém, geralmente, destas doses em órgãos não tumorais que devem ser evitados pelos feixes de radiação. Os pacientes acorrem ao serviço de Radioterapia para realização da forma de administração mais comum, 5 vezes por semana, portanto, recebendo doses a depender da situação clínica e que nos protocolos mais fundamentais liberam dose de 2 Gy (Gy = gray é a unidade de dose absorvida) ao dia no que se denomina **fracionamento convencional**. Os tumores de mama, para receberem doses de 50 a 60 Gy, são, neste tipo de fracionamento, tratados em 5 a 6 semanas. As últimas décadas, contudo, propiciaram a efetuação de estudos utilizando maiores doses ao dia que 2 Gy, nos chamados esquemas de **hipofracionamento**. Estes são idealmente aplicados em tumores com certas características biológicas, entre os quais figuram os tumores de mama. Assim sendo, pacientes são modernamente, como veremos, tratadas em menor período, graças à evolução do conhecimento científico e ao desenvolvimento de novas tecnologias.

CARCINOMA DUCTAL *IN SITU*

O carcinoma ductal *in situ* (CDIS) compreende cerca de 20% dos novos diagnósticos de neoplasia de mama.

O tratamento do CDIS tem melhorado com os avanços nos recursos de imagem, com a evolução das descrições dos achados patológicos e com a possibilidade de terapia endócrina adjuvante. Isso tudo nos leva a conhecer a melhor forma de reduzir o risco de recidiva local.[1]

Radioterapia Adjuvante

A Radioterapia em toda a mama após cirurgia conservadora reduz o risco de recidiva local, reduz o risco de doença invasiva e leva a taxas inferiores de mastectomia.

Alguns *trials* publicados inicialmente nos mostraram a importância da associação de cirurgia e radioterapia.

O National Surgical Adjuvant Breast and Bowel Project (NSABP) B-17 aleatorizou pacientes com CDIS para receber radioterapia após cirurgia ou cirurgia sem radioterapia adjuvante – esse estudo mostrou benefícios em relação à redução do risco de recidiva local na associação dos tratamentos.

A incidência de recorrência não invasiva foi reduzida de 15% para 8%, e a incidência de recorrência invasiva foi reduzida de 17%% para 8% com os tratamentos combinados.[2]

Posteriormente o EBCTCG (Early Breast Cancer Trialists' Collaborative Group) realizou uma metanálise de 4 *trials* aleatorizados que incluíram 3.729 mulheres. A adição de radioterapia à cirurgia reduziu o risco de recorrência em todos os subgrupos de pacientes em cerca de 50% (mesmo aqueles com tumores pequenos, de baixo grau ou margens negativas).[3]

Margens

Sabemos que margens positivas (presença de tinta na superfície do espécime) aumentam o risco de recorrência locorregional. O conceito anterior acreditava que margens amplas (> 1 cm) seriam suficientes para reduzir a recorrência locorregional (RLR). Recentemente a Sociedade Americana de Cirurgia Oncológica (SSO), Sociedade Americana de Rádio-Oncologia (ASTRO) e Sociedade Americana de Oncologia Clínica (ASCO) reavaliaram o conceito de margens. O objetivo era verificar a margem adequada para minimizar a RLR em pacientes de CDIS submetidas à cirurgia conservadora. O consenso das Sociedades concluiu que o risco de RLR seria reduzido com margens de 2 mm.[4]

Por outro lado, o risco de RLR não é reduzido na presença de margens positivas, mesmo quando se utiliza a radioterapia pós-operatória em toda a mama (WBI). Em metanálises de *trials* aleatorizados de CDIS do Early Breast Cancer Trialists'

Collaborative Group (EBCTCG) observou-se que pacientes com margens positivas apresentavam risco maior de RLR, mesmo com o uso de WBI (taxa de RLR em 10 anos 24% *vs.* 12%).[5]

Cirurgia Isolada *vs.* Cirurgia e Radioterapia

O tratamento cirúrgico isolado mesmo com margens amplas ainda leva a maiores taxas de RLR, quando comparado à cirurgia associada à radioterapia. A metanálise de CDIS do EBCTCG mostra que a taxa de RLR em 10 anos para pacientes submetidas à excisão local somente (26%) é maior que para pacientes submetidas à excisão local e radioterapia (12%), mesmo nos grupos de pacientes com margens negativas. E no grupo de margens positivas, essa diferença se torna mais evidente (48,3% *vs.* 24,2%).[5]

Outros estudos ainda mostraram o benefício da associação dos dois tratamentos – como o *trial* do Radiation Therapy Oncology Group (RTOG) 9.804 – mesmo em pacientes com risco baixo e risco intermediário e com margens amplas (> 3 mm).[6]

Omissão da Radioterapia

Alguns estudos avaliaram a possibilidade de omissão da radioterapia considerando fatores patológicos e clínicos. Entre esses podemos citar estudos como Eastern Cooperative Oncology Group (ECOG) 5.194, Boston Cohort, RTOG 9.804. Foram comparados cirurgia isolada à cirurgia e radioterapia adjuvantes. Estes estudos mostraram que a adição de radioterapia em toda a mama após cirurgia conservadora reduz significativamente o RLR e de doença invasiva, em todos os grupos de pacientes. Fatores clínico-patológicos avaliados isoladamente não são adequados para identificar individualmente quais são as pacientes de baixo risco para se omitir radioterapia após cirurgia conservadora.[6]

NEOPLASIA DE MAMA – DOENÇAS COM ESTÁDIO CLÍNICO INICIAL

Irradiação Parcial da Mama

Há algum tempo, cirurgia conservadora e radioterapia adjuvante se tornaram o tratamento padrão para tumores de mama de estadiamento clínico inicial. A ausência de radioterapia após o tratamento cirúrgico aumenta significativamente o risco de recorrência local. Como grande parte das recidivas locais ocorrem próximo da cavidade cirúrgica, a irradiação parcial da mama (APBI), permitindo radiação exclusivamente para um volume limitado ao redor da cavidade cirúrgica, se tornou uma alternativa para pacientes selecionadas. As técnicas de APBI liberam altas doses para uma região restrita da mama, o que leva a doses reduzidas em pele, pulmões, coração, arcos costais e esôfago; e consequentemente a menor toxicidade nesses órgãos.

Ao longo do tempo surgiram numerosas técnicas de radioterapia parcial da mama utilizando modernos recursos de tratamento, permitindo liberar radiação em um curto período de tempo. Os métodos disponíveis para realização de APBI podem incluir Radioterapia Intraoperatória (IORT) com Elétrons ou X em Quilovoltagem, Radioterapia Externa (Conformacional ou com Modulação da Intensidade do Feixe – IMRT) e Braquiterapia (Quadro 35-1).

Considerando que APBI é uma alternativa para substituir a irradiação de toda a mama após cirurgia conservadora, esta se tornou uma realidade para inúmeras mulheres. Com base nisso a ASTRO, a Sociedade Americana de Cirurgiões da Mama (ASBrS), e a Sociedade Americana de Braquiterapia (ABS) publicaram um consenso definindo as pacientes mais adequadas para realização da técnica (Quadro 35-2).[7]

Quadro 35-1. *Trials* Modernos que Utilizam APBI

Trial	*Target accrual*	Técnica utilizada	Tempo
ELIOT	1305	Intraop.– Elétrons	1 dia
TARGIT	1600	Intraop.– Raios- X	1 dia
GEC-ESTRO	1170	Ir 192 – Cateteres	3,5-4 dias
IMPORT-LOW	2000	RxT Externa – IMRT	3 semanas
RAPID	2128	RxT Externa	5 dias
NSABP-39/ RTOG0413	4300	Ir 192 – Múltiplas Fontes Ir 192 – Única Fonte RxT Externa	5 dias 5 dias 5 dias
IRMA	3302	RxT Externa	5 dias
SHARE	2796	RxT Externa	1 ou 3 semanas

Quadro 35-2. Consenso Definindo as Pacientes Mais Adequadas para Realização da Técnica APBI[7]

Critério	ABS *updates*	ASTRO *update*	ASBrS *updates*
Idade	≥ 45 anos	≥ 50 anos	≥ 45 anos
Histologia	Todos subtipos invasivos e CDIS	Todos subtipos invasivos e CDIS puro	Todos subtipos invasivos e CDIS
Tamanho do Tumor	≤ 3 cm	≤ 3 cm	≤ 3 cm
Estádio T	Tis, T1, T2	Tis, T1, T2	Tis, T1, T2 (≤ 3 cm)
Margens	Sem Tu na tinta para invasivo > 2 mm para CDIS	Margens exíguas ok	Sem Tu na tinta para invasivo > 2 mm para CDIS
Status Linfonodal	Negativo	Negativo	Negativo
Outros Fatores	Unifocalidade Sem ILV ER+ ou ER-	ILV limitada ER+ ou ER- EIC ≤ 3 cm	Multifocal ok Desde que extensão total do tumor < 3 cm ER+ ou ER- ILV Focal Sem mutação genética

Em relação aos resultados com APBI, estes foram relatados em publicações separadas.

As taxas de recorrência local na APBI são baixas e podem apresentar menor toxicidade com melhores resultados cosméticos, quando comparamos ambas as técnicas de tratamento: irradiação de toda a mama *versus* irradiação parcial (WBI *vs.* APBI).

Não se observa diferença na recorrência nodal, recorrência sistêmica, sobrevida global e taxas de mortalidade entre os grupos de WBI e APBI.[8]

Irradiação de Toda a Mama com Técnicas de Hipofracionamento

A maioria dos *trials* de radioterapia adjuvante utilizou inicialmente regimes de tratamento normofracionado (1,8 a 2,0 Gy por fração). Porém, podemos utilizar esquemas de radioterapia definidos como hipofracionamento, cuja característica é a realização de frações diárias maiores que o esquema convencional (frações de 2,0 Gy) e em menor número de dias.[9] Existindo a possibilidade de realizar o tratamento em poucos dias, há um benefício para a paciente em termos de custos e conveniência.

Abaixo, podemos demonstrar em ordem cronológica o surgimento dos principais *trials* utilizando hipofracionamento.

START Pilot. → START A e B → FAST → FAST – FORWARD

Os primeiros *trials* (Start Pilot, Start A e Start B) utilizaram hipofracionamento moderado (frações de 2,67 Gy a 3,3 Gy – 13 a 15 frações) e o FAST e FAST-FORWARD hipofracionamento extremo (frações de 5,2 Gy a 5,4 Gy em 5 frações). Os resultados dos FAST-FORWARD sugerem que esse novo esquema de tratamento (26 Gy em 5 frações ao longo de uma única semana) é uma nova alternativa em pacientes que necessitam de radioterapia adjuvante da mama e que não apresentem critérios de indicação de reforço de dose no leito da lesão ressecada, conhecido como *boost*.[10]

TUMORES DE MAMA LOCORREGIONALMENTE AVANÇADOS

Tratamento Cirúrgico Primário

Quando os tumores de mama são tratados primariamente com mastectomia há indicação de irradiação pós-operatória nas situações em que são encontrados fatores de risco elevados para recidiva locorregional. A indicação mais precisa refere-se à positividade nodal axilar ao esvaziamento. Os estudos aleatorizados DBCG 82 B&C[11] haviam demonstrado benefício da radioterapia pós-mastectomia em pacientes com tumores de estádios II e III tanto na recidiva locorregional, como na sobrevida global, inclusive para pacientes com até 4 linfonodos positivos. Sendo geralmente bem-aceita a indicação se há 4 ou mais linfonodos positivos, o cenário é mais controverso no caso de até 3 linfonodos tumorais. Em 2014, uma metanálise de 22 estudos aleatorizados que empregaram ou não radioterapia após mastectomia[12] mostrou que o tratamento reduziu as taxas de recidivas locorregional e global, assim como a mortalidade por câncer de mama, tanto nas pacientes com até 3, como nas pacientes com 4 ou mais linfonodos tumorais positivos, mesmo com o uso de quimioterapia com agentes menos eficientes, embora não adequada para os padrões atuais, foi utilizada.

Três estudos aleatorizados, MA.20,[13] EORTC 22.922-10.925,[14] e um estudo francês[15] que aleatorizaram as pacientes tratadas com mastectomia ou cirurgia conservadora, a depender do estudo, com linfonodos positivos ou com linfonodos negativos, mas com fatores de risco na peça operatória (caso do MA.20) ou tumores mediais e centrais (caso dos estudos francês e da EORTC) à irradiação ou não. Os fatores de risco considerados no estudo MA.20 foram, tamanho tumoral pelo menos 5 cm, remoção de menos que 10 linfonodos axilares, grau histológico 3, receptor estrogênico negativo e invasão vascular linfática. Estes são fatores clássicos utilizados na prática para indicação de irradiação. As cadeias nodais irradiadas foram a axila, a supraclavicular e a mamária interna ipsilateral nos três espaços intercostais superiores. Diferentemente dos estudos prévios, nestes utilizaram-se radioterapia com técnicas modernas e tratamento sistêmico padrão para os dias atuais. Embora pequeno e não significativo estatisticamente (1,6% em 5 anos, 1,6% em 10 anos e 3,3% em 10 anos nos respectivos estudos), deu-se ganho de sobrevida global, ao passo que foram significativos os aumentos nas taxas de sobrevidas livres de doença e de doença metastática, exceto no estudo francês. O estudo EORTC empregou radioterapia das cadeias mamária interna e supraclavicular medial. O estudo francês utilizou irradiação supraclavicular medial nos dois braços, e a randomização deu-se por conta da irradiação da cadeia mamária interna. O conjunto dos fatores adversos e não um fator de risco isolado reforça a indicação da radioterapia adjuvante nos casos com os fatores de risco mencionados. Embora os três estudos aleatorizados apontarem benefício da irradiação nodal, não permitiram, contudo, análise do benefício isolado de cada uma das cadeias nodais irradiadas (a não ser o francês, em que o objeto de randomização era a cadeia mamária interna). Mostraram, então, o benefício da radioterapia adjuvante até em pacientes com menos de 4 linfonodos positivos. Na prática, havendo indicação de radioterapia linfonodal (linfonodos positivos), incluem-se a cadeia supraclavicular sempre e, em grau variável, as cadeias mamárias interna e axilar, neste caso na dependência da experiência do serviço de Radioterapia, da toxicidade especialmente cardíaca e pulmonar, do *expertise* do rádio-oncologista no emprego das técnicas de radiação disponíveis, do tipo de tratamento sistêmico empregado entre outros. Outros fatores de risco não estudados rotineiramente por estudos aleatorizados que são indicação para irradiação consistem em positividade das margens cirúrgicas e, para alguns autores, multicentricidade. Comumente, o médico rádio-oncologista adota modelos que consideram o número de fatores adversos na peça operatória para estimar a probabilidade de recidiva locorregional e, consequentemente, o potencial benefício da radioterapia.

Os estudos citados anteriormente não categorizaram as pacientes conforme a classificação molecular dos tumores atualmente utilizada.[16] Apresentando o subtipo triplo negativo de maiores taxas de recidiva local que os demais subtipos, começou-se a postular a necessidade de indicação de radioterapia adjuvante em todos os casos submetidos à cirurgia primariamente, ainda que com linfonodos negativos e menores que T3.[17] Análise do subtipo em estudo aleatorizado que pesquisou o benefício de radioterapia pós-mastectomia demonstrou que tumores triplo negativos com características de alto risco se beneficiaram da irradiação. Tumores de estádios I e II triplo negativos foram aleatorizados após mastectomia e quimioterapia a receberem irradiação ou não. A radioterapia aumentou a sobrevida global em 5 anos. Estes dados foram reforçados por outro estudo aleatorizado que alocou pacientes com categorias T1-2N0M0 para irradiação ou não. Confirmou-se o aumento esperado da sobrevida global em 5 anos. Embora não definitivos, estes resultados conduzem a indicação de radioterapia adjuvante nos tumores triplo negativos mesmo T1 e T2, ainda que tratados com mastectomia, enquanto dados prospectivos e aleatorizados não estarem ainda disponíveis.

A popularização das reconstruções mamárias após mastectomias acompanhou-se de complicações e perdas com taxas maiores quando da adição da radioterapia adjuvante, bem como pior qualidade de vida e efeitos cosméticos.[18] Os efeitos deletérios são mais pronunciados nos implantes do que nas reconstruções autólogas. Seguindo-se mastectomias poupadoras de pele ou do complexo areolopapilar com reconstrução imediata,[19] a indicação da irradiação adota princípio similar ao das mastectomias sem reconstrução. Não é consensual, mas alguns medem a quantidade de tecido mamário residual, fornecendo radioterapia para as pacientes com maior espessura tecidual residual.

Incluímos ainda sob a rubrica de tumores locorregionalmente avançados aqueles com doença axilar mínima. Aleatorizadas 891 pacientes com tumores T1 e T2 e 1-2 linfonodos sentinelas positivos tratadas com cirurgia conservadora no estudo ACOSOG Z0011[20] para esvaziamento axilar ou nenhuma terapia axilar adicional, as taxas de recidiva linfonodal nos dois braços não apresentaram diferença estatística (0,5% e 1,5%, respectivamente, p = 0,28), bem como as sobrevidas livre de doença e global. Tendo, contudo, 18,9% das pacientes recebido irradiação das fossas supra e infraclavicular, e mais da metade das pacientes tendo recebido irradiação dos níveis I e II axilares pelos campos tangentes das mamas, dois eventos não previstos no desenho do estudo e portanto considerados violações da técnica de radiação planejada, podem as conclusões emanadas do estudo não serem definitivas. No tocante a pacientes com similar perfil, mas também incluindo as mastectomizadas (18%) e com um linfonodo positivo à biópsia, o estudo AMAROS[21] aleatorizou 1.425 pacientes a esvaziamento axilar ou irradiação dos níveis I a III axilares e da fossa supraclavicular. Foram 0,4% e 1,2% as taxas de recidiva axilar, respectivamente, e, igualmente, não houve diferenças nas sobrevidas livre de doença e global. As taxas de linfedema do braço apresentaram-se o dobro no grupo esvaziado comparando-se ao irradiado. O estudo OTOASOR[22] igualmente comparou de forma aleatorizada pacientes com tumores até 3 cm a esvaziamento ou irradiação da axila e demonstrou recidivas axilares (0,82% e 1,3%, respectivamente) e sobrevida global sem diferenças estatísticas. Depreende-se, destes resultados, não haver uma conduta padrão definitiva para as pacientes com 1-2 metástases linfonodais à biópsia sentinela, posto não existir estudo comparando as três possibilidades terapêuticas: ausência de terapia axilar e esvaziamento axilar, com ou sem radioterapia axilar adjuvante. A escolha da terapia para cada caso particular repousa mais na análise dos fatores prognósticos. Quando se opta por intervir, há leve tendência a se preferir a irradiação axilar em detrimento da cirurgia, em função da menor taxa de complicações.

Por último, ainda considerando doença axilar mínima, o estudo aleatorizado que abordou pacientes com linfonodos micrometastáticos à biópsia sentinela, o IBCSG 23-01,[23] não detectou diferenças de resultados entre os braços esvaziado e não esvaziado. Não havendo estudo com braço empregando radioterapia nesta situação, parece razoável também não a indicar, similarmente à situação do esvaziamento.

Tratamento Sistêmico Primário

Tumores com estadiamentos clínicos T4, N2 e N3 incluindo os carcinomas inflamatórios, e tumores do subtipo triplo negativo ou com expressão do HER-2 são moderna e preferencialmente tratados primariamente com tratamento sistêmico neoadjuvante, seguindo-se cirurgia e radioterapia adjuvante. A radioterapia pós-operatória é preconizada, em geral, em todos estes cenários citados, apesar de haver certo debate em algumas situações.[24] Os campos de tratamento englobam a mama ou parede torácica e os níveis linfonodais, estes na dependência do envolvimento axilar. As áreas de controvérsia residem na indicação ou não da radioterapia nos casos de resposta patológica completa nodal após tumores inicialmente cN+. A radioterapia está associada à redução marcante nas taxas de recidiva locorregional nos tumores ypN2 e ypN3 (casos com indicação mais precisa) e menos intensamente nos tumores ypN0 e ypN1. Aguarda-se estudo aleatorizado confirmatório.

A publicação de estudos prospectivos de braço único[25,26] que pesquisaram as taxas de detecção e de falso negativo da biópsia linfonodal sentinela após quimioterapia neoadjuvante tornou aceitável o procedimento quando efetuado com critérios bem definidos, evitando-se, desta forma, o esvaziamento axilar nos casos de biópsias negativas após tratamento sistêmico. Indicar a radioterapia é matéria de longos debates, visto não haver estudos aleatorizados específicos para esta matéria.

Diferentemente dos tumores tratados com cirurgia conservadora, em que esquemas hipofracionados são modernamente os dominantes, às pacientes submetidas à mastectomia e/ou às que têm irradiadas as cadeias nodais costumeiramente não se empregava o hipofracionamento. A anatomia das cadeias nodais e da parede torácica com mama ausente apresenta indefinição do uso de regimes com fração diária superior a 2Gy (hipofracionamento moderado) por apenas 15% de as pacientes do *trial* START B terem se submetido à irradiação nodal, sem diferenças de toxicidade neste grupo. As doses classicamente prescritas à parede do tórax e aos leitos nodais situam-se entre 45 e 50 Gy com doses diárias de 1,8 a 2 Gy. Estudo aleatorizado recente,[27] contudo, testou a equivalência dos regimes 43,5 Gy em 15 frações e 50 Gy em 25 frações após mastectomia. Foram equivalentes a sobrevida global, livre de doença e recidiva locorregional em 5 anos, assim como as taxas de pneumonite, linfedema, disfunção do ombro e doença cardíaca isquêmica. A toxicidade cutânea aguda grau 3 foi até menor no braço hipofracionado. Assim, o hipofracionamento também após mastectomias vê-se consolidado. No entanto, estes dados não são extrapoláveis a pacientes submetidas à reconstrução mamária, para as quais se executam estudos aleatorizados ainda sem resultados.

Quadro 35-3. Indicações de Radioterapia Pós-Operatória nos Tumores de Mama Locorregionalmente Avançados

- Linfonodos positivos
- Tumores de 5 cm ou maior
- Tumores mediais e centrais
- Grau 3 tumoral
- Tumores triplos negativos
- Invasão vascular linfática
- Multicentricidade
- Margens tumorais positivas

O Quadro 35-3 fornece um sumário das indicações de radioterapia pós-operatória nos tumores locorregionalmente avançados.

COMPLICAÇÕES AGUDAS E TARDIAS DA RADIOTERAPIA

Estima-se que 83% de todas as mulheres com câncer de mama receberão radioterapia em algum momento do curso de sua doença.[28]

O avanço da ciência oncológica, tanto na detecção precoce, quanto nos tratamentos mais efetivos em seu potencial curativo, permitiu maior sobrevida global e acompanhamento por longo prazo, situação em que as toxicidades tardias podem-se apresentar, não só locorregionais, mas também cardíaca, pulmonar, de membros superiores, segundas neoplasias e outras.[29]

Os efeitos agudos mais comuns se relacionam com pele e subcutâneo (eritema, descamação seca e úmida, hipercromia, hipersensibilidade local), mas também fadiga, redução temporária de amplitude de abdução de membros superiores e rotação cervical. As crônicas se referem a alterações de coloração de pele, edema ou aumento de turgor de tecido subcutâneo, retrações com assimetria cosmética, aumento das taxas de contratura capsular de próteses mamárias, linfedemas de membros em caso de irradiação de drenagens linfáticas, plexopatia braquial, fibrose pulmonar sintomática, fratura de costela e, eventualmente, maior risco de toxicidade cardíaca, esta geralmente de início tardio, em período mínimo de 10 anos após o tratamento irradiante.

A evolução da tecnologia e de protocolos rompendo o paradigma do racional técnico de fracionamento em radioterapia vem mudando rapidamente o impacto da toxicidade, minimizando-o e com relação direta à melhoria da qualidade de vida, enquanto mantendo os tradicionais resultados de controle tumoral.

Tradicionalmente a radioterapia após cirurgia conservadora de mama sem reconstrução consistia em fracionamento convencional de 25 a 33 frações, com doses entre 1,8 Gy e 2 Gy por fração e toda a mama irradiada, com ou sem reforço de dose no leito da lesão ressecada, conhecido como *boost*.[30,31] O regime hipofracionado de mama, iniciado pelo *trial* do Royal Marsden Hospital do Gloucester Oncology Center (RMH/GOC), em 1986, utilizando 13 frações, mostrou similar controle local e perfil de toxicidade. Mas, em 2002, o *trial* Canadense publicou sua série de dados comparando fracionamento convencional a hipofracionamento em 16 frações com mesmo controle tumoral, porém até melhor padrão de toxicidade reportada pelas próprias pacientes, dados consolidados com a publicação em longo prazo, em 2010.[32] Posteriormente o grupo do Reino Unido apresentou os dados de hipofracionamento START A e finalmente o START B, que consolidou o padrão de hipofracionamento em 15 frações, com iguais taxas de sobrevida câncer específica e sobrevida global em relação ao fracionamento convencional, entretanto com menores índices de edema mamário, telangiectasia, retração mamária, bem como similares taxas de plexopatia quando da irradiação de drenagem linfonodal (somente 15% das pacientes, a irradiação nodal foi empregada).[33] Entretanto apesar de sua adoção como prática usual médica não ter sido adotada rapidamente, mesmo após 3 anos do mais longo estudo provar sua equivalência ao fracionamento convencional as taxas de adesão ao hipofracionamento, nos Estados Unidos, estas taxas de utilização foram tão baixas quanto somente em 21,2% do total de casos com plena indicação para hipofracionamento.[34]

Em paralelo ao conceito de hipofracionamento, que *per si* já promoveu redução da toxicidade mamária radioinduzida, o aprimoramento da tecnologia irradiante também trouxe seu benefício. O emprego de técnicas de homogeneização do feixe de irradiação, conhecidas como filtros em cunha, que apesar de melhorar a distribuição de dose no tecido mamário promoviam maior espalhamento de dose superficial, o que contribuía para a toxicidade cutânea. A modificação deste recurso para emprego de filtros em cunha "eletrônicos" permitiu considerável redução deste indesejável efeito, com redução da toxicidade mamária cutânea. Posteriormente o aperfeiçoamento da homogeneização da dose de irradiação em técnica de Intensidade Modulada do Feixe – IMRT – tanto em modo *forward planning field-in-field* (uma forma mais simplificada e acessível de IMRT) quanto em *inverse planning*, mesmo que somente em situações especiais, permitiu ainda menor toxicidade mamária, passando a figurar nos *guidelines* da Sociedade Americana de Radioterapia – ASTRO.[35]

Mais recentemente a introdução do conceito de irradiação parcial de mama, tanto em dose única no intraoperatório (elétrons ou fótons de baixa energia – KV), quanto hipofracionada em até 5 dias com radioterapia externa ou braquiterapia (com radioisótopos ou eletrônica), trouxe dados de similares controles locais em comparação à radioterapia de toda a mama, tanto em fracionamento convencional, quanto em hipofracionamento, porém com ainda menores taxas de toxicidade mamária, melhor resultado estético final e similares resultados em controle local e sobrevida câncer-específica.[36] Metanálise de *trials* prospectivos com irradiação parcial de mama trouxe ganho não projetado de menor mortalidade não câncer-específica, com tendência a melhores taxas de sobrevida global.[37] Uma das razões levantadas para este achado é de menor taxa de irradiação cardíaca que a irradiação parcial de mama esquerda promove.

Quando de indicação de irradiação de drenagem linfonodal (axilar e/ou de fossa clavicular) o risco de edema de membro superior aumenta consideravelmente, com taxas adicionais de cerca de 10% ao risco básico promovido pelo esvaziamento axilar. Dados conflitantes de edema de membro foram reportados por dois grandes estudos que contemplaram esta indicação, AMAROS e ACOSOG Z-0011, com taxas de edema pós-operatório completamente diferentes entre ambos.[38,39] A despeito dos dados divergentes existem séries históricas reportando que biópsia de linfonodo sentinela apresenta taxas consideravelmente menores de edema de membro do que esvaziamento axilar, em relação progressiva de risco com o número/estações nodais dissecadas, e que radioterapia tanto axilar, quanto de fossa clavicular aumenta este risco. As novas técnicas de planejamento de radioterapia, tanto conformada tridimensional – RTC-3D – quanto IMRT, tornaram muito raros os riscos de plexopatia, fratura de costela, fibrose pulmonar persistente.

RESUMO DA TOXICIDADE MAMÁRIA ASSOCIADA À IRRADIAÇÃO

Dos fatores de risco conhecidos, o volume mamário acima de 800 cc, uso de técnica de radioterapia simplificada (com filtros em cunha), fracionamento convencional, irradiação de toda a mama e drenagem linfática, ceratite actínica prévia por excesso de exposição solar sem proteção, quimioterapia anterior, diabetes, vasculopatias, doenças autoimunes, tabagismo e não adesão aos hidratantes cutâneos específicos para radioterapia são fatores individuais que se somam para gerar quadros progressivamente piores de toxicidade mamária induzida pela irradiação. A abordagem integral destes fatores de risco permite importante redução de toxicidade e melhoria de qualidade de vida sem perda de controle tumoral ou sobrevida global. Contudo em análise multivariada o mais importante fator preditor de menor toxicidade mamária foi a tecnologia utilizada; quanto mais homogênea a dose (geralmente conseguida com IMRT), menor a probabilidade de toxicidade moderada ou severa[40,41].

MINIMIZAÇÃO DE TOXICIDADE EM CÁRDIO-ONCOLOGIA

Este item vem ocupando na última década cuidado redobrado dos oncologistas e rádio-oncologistas. Apesar do avanço da oncologia clínica em indicações mais precisas de quimioterapias neoadjuvante e adjuvante, bem como regimes de drogas selecionados para melhor resposta tumoral e novas drogas, parte do armamentário inclui drogas com potencial cardiotóxico (antracíclicos e inibidores seletivos anti-HER-2) que frequentemente são utilizadas em mulheres mais jovens e previamente à radioterapia. A preocupação com cardiotoxicidade adicional que a radioterapia pode promover quando da irradiação de mama esquerda especialmente nas mulheres previamente tratadas com drogas cardiotóxicas e com fatores de risco adicionais – tabagismo, obesidade, hipertensão arterial, diabetes – tem levado a graus progressivamente maiores de restrições de dose de irradiação ao coração e com isto a necessidade de sofisticação da técnica de radioterapia.[42,43]

Para redução da dose cardíaca e coronariana o delineamento de ambos e uso de *constraints* para redução de dose de irradiação, bem como emprego de tecnologia mais sofisticada como IMRT, seleção adequada das pacientes para irradiação parcial de mama, sincronização respiratória da irradiação em inspiração profunda ou mesmo tratamento em posição pronada são fatores que individualmente podem proteger o coração e aumentar sobrevida global por minimizar mortalidade não câncer-específica, devendo ocupar a atenção do rádio-oncologista para usar ativamente os recursos disponíveis de modo preventivo.[44]

GENÉTICA E RADIOTERAPIA

O aumento no número de pacientes com câncer de mama, que realizam teste genéticos de predisposição hereditária, tem levado a importantes discussões na implicação destes não só nas medidas preventivas, mas também nas decisões terapêuticas. A Sociedade Americana de Mastologia passou a discutir o teste para todas as mulheres com câncer de mama, e a USTF passou a reconhecer formalmente a importância dessas avaliações[45,46] o que torna importante essa discussão também no que diz respeito às suas implicações na radioterapia.[47]

Existem inúmeros genes relacionados com predisposição hereditária ao câncer de mama, e para muitos ainda faltam dados claros referentes à penetrância e manejo; no Quadro 35-4 estão relatados os genes para os quais existem melhores evidências quanto a sua associação ao câncer, e que se encontram descritos nos *guidelines* do NCCN versão 1.2020.

Quando discutimos as implicações das mutações nesses genes no que se refere à radioterapia, dois pontos merecem atenção:

1. O impacto da radioterapia no risco de segundas neoplasias;
2. A radiossensibilidade associada a essas mutações.

Essas questões serão tratadas em relação aos principais genes associados ao câncer de mama.

Quadro 35-4. Genes para os Quais Existem Melhores Evidências Quanto a sua Associação a Câncer

Alta penetrância	*BRCA1 e 2*
	TP53
	CDH1
	STK11
	NF1
	PTEN
	PALB2
Moderada penetrância	*CHECK2*
	ATM
	NBN
Potencial aumento, porém com evidência insuficiente	*BARD1*
	BRIP1
	RAD51C e RAD51D

Vale ressaltar, antes, alguns importantes conceitos referentes a particularidades na forma como são descritos os resultados dos testes genéticos, e algumas terminologias que aqui serão usadas:

CLASSIFICAÇAO DAS MUTAÇÕES

Classe 5 – Definitivamente patogênica
Classe 4 – Provavelmente patogênica
Estes dois resultados, a despeito das pequenas diferenças do ponto de vista dos critérios de classificação encontrados, devem ser interpretados como positivos e ambos manejados da mesma forma.
Classe 3 – Variante de significado Incerto (VUS)
Este resultado significa um achado o qual não pode ser classificado, com o conhecimento atual disponível para aquela mutação. Esse resultado não deve ser levado em conta em nenhuma decisão terapêutica, porém deve ser acompanhado até sua classificação definitiva, por um profissional capacitado.
Classe 1 – Definitivamente benigna
Classe 2 – Provavelmente benigna
Estes dois resultados, a despeito das pequenas diferenças do ponto de vista dos critérios de classificação encontrados, devem ser interpretados como negativos e ambos manejados da mesma forma.
As orientações abaixo referem-se apenas às variantes de classes 4 e 5
Homozigoto – Indivíduo (ou tumor) com alteração nos dois alelos do mesmo locus, de um gene.
Heterozigoto – Indivíduo (ou tumor) com alteração nos em apenas um dos alelos do mesmo locus, de um gene.
Mutação germinativa* – Alteração ocorrida nos gametas, ou herdada dos genitores, presente em todas (ou maior parte) das células normais dos indivíduos, e que pode ser passada aos descendentes.
Mutação Somática – alteração ocorrida em células do indivíduo ao longo da vida, e que estão envolvidas muitas vezes no processo de carcinogênese; e não são passadas aos descendentes.
*As discussões aqui referem-se a mutações germinativas, em sua maioria em heterozigose.

BRCA1 e 2

Para estes dois genes foram realizados vários estudos capazes de demonstrar que a radioterapia não tem maior toxicidade nesta população, e tão pouco aumenta o número de tumores radio-induzidos. Assim a princípio, mutações nesses genes não devem influenciar a decisão terapêutica.[47-51]

TP53

Existe grande preocupaçao em relaçao ao aumento do risco de tumores primários induzidos por radiação nestes pacientes. Heymann *et al.*[52] descrevem uma série de 8 pacientes com mutações na linha germinativa do TP53 tratadas para câncer de mama, entre 1997 e 2007; seis foram submetidos à radioterapia pós-operatóriora, dois tiveram mastectomia sem radioterapia. Entre os seis que receberam radioterapia, ocorreram três recorrências ipsilaterais, três tipos de câncer de mama contralateral, dois cânceres induzidos por rádio (um histiofibrossarcoma da mama e um angiossarcoma na parede torácica) e três novos primários (incluindo um carcinoma papilífero da tireoide desenvolvido dentro do campo de radiação após 2 anos). Nos dois pacientes do grupo que não realizou radioterapia, ocorreu um câncer de mama contralateral

Outra série retrospectiva brasileira[53] avaliou pacientes com LFS e câncer de mama num total de 16 casos, em sua maioria com a mutaçao brasileira *R337H*. Destes 12 receberam radioterapia adjuvante. Dos pacientes irradiados dois desenvolveram tumores radioinduzidos – um fibrossarcoma e um leiomiossarcoma de baixo grau (2/12 – 16,6%). Ainda que numa incidência menor na coorte descrita anteriormente, são números que merecem atenção.

Assim apesar do pequeno tamanho das amostras, estes estudo sugerem que a radioterapia deve ser usada com cautela em portadores de mutação *TP53*, após consideração cuidadosa dos riscos e benefícios. No entanto para aqueles casos, nos quais haja indicação inquestionável o tratamento está recomendado.

ATM

Pacientes com a síndrome de ataxia-telangiectasia, decorrente de mutações em homozigose do gene *ATM*, são mais sensíveis aos efeitos da radiação ionizante. Existem relatos de que aqueles tratados com doses convencionais de radioterapia para malignidades linfoides correm risco de sofrer radionecrose grave.[54] No entanto, embora os dados em camundongos e culturas de células sugiram maior radiossensibilidade nos portadores de mutação heterozigota do *ATM*,[55,56] é difícil estimar o risco de toxicidade à radiação em pacientes heterozigóticos, por causa da falta de dados de qualidade e com maior número de pacientes, porém algumas séries retrospectivas não conseguiram encontrar evidência de toxicidade exacerbada.[54-57] Dessa forma, a princípio, deve-se ter cautela apenas nos portadores da síndrome clínica de ataxia-telangiectasia, decorrente da mutação em homozigose do *ATM*.

Avaliações no que se refere a risco de segundo neoplasia também são controversas, o estudo WECARE[58] não demonstrou aumento do risco de câncer de mama contralateral na área irradiada, quando avaliou apenas as pacientes com mutação definitivamente patogênica; porém ao avaliar todas as variantes *missense*, com sugestão de patogenicidade por ferramentas *in silico*, encontrou um RR de 1.2, para o aumento de tumores na mama contralateral. Vale ressaltar, no entanto, que de acordo com os critérios do American College of Medical Genetics (ACMG), não podemos considerar clinicamente patogênica uma mutação germinativa apenas por ferramentas *in silico*, sendo assim esses dados não podem ser aplicados diretamente na prática clínica, e maiores estudos são fortemente recomendados.

Assim, as evidências sobre radioterapia em portadores de uma variante *ATM* patogênica são variadas. Nos portadores da síndrome clínica de ataxia-telangiectasia por homozigose, o possível aumento de toxicidade deve ser considerada ao se pesar risco-benefício. Nas demais situações, o *status* do *ATM* não deve ser usado para tomar decisões de tratamento com relação à radioterapia.[59]

Para os demais genes existem poucos dados, e a princípio não devem ser levados em conta de forma isolada, na decisão de tratamento.

REFERÊNCIAS BIBLIOGRÁFICAS

1. Sub-Hedar P, Olcese C, Patil S, et al. Decreasing recurrence rates for Ductal Carcinoma in Situ: lysys of 2996 women treated with breast-conserving surgery over 30 years.Ann Surg Oncol. 2015;22:3273-3281 – (Erratum: Ann Surg Oncol. 2015;22:S1618).
2. Eleftherios P. Mamounas – NSABP Breast Cancer Clinical Trials: Recent Results and Future Directions- Clin Med Res. 2003;1(4):309-326.
3. Barrio AV, Kimberly J. Van Zee- Controversies in the Treatment of DCIS- Annu Rev. Med. 2017;14;68:197-211.
4. Morrow M, Kimberly J, Van Zee, et al. Society of Surgical Oncology–American Society for Radiation Oncology–American Society of Clinical Oncology Consensus Guideline on Margins for Breast-Conserving Surgery With Whole-Breast Irradiation in Ductal Carcinoma In Situ. J Clin Oncol. 20116;34:4040-6.
5. Correa C, McGale P, Taylor C, et al. Overview of the randomized trials of radiotherapy in ductal carcinoma in situ of the breast. J Natl Cancer Inst Monogr. 2010:162-77.
6. McCormick B, Winter K, Hudis C, et al. RTOG 9804: A prospective randomized trial for good-risk ductal carcinoma in situ comparing radiotherapy with observation. J Clin Oncol. 2015;33:709-15.
7. Consensus Guidelines on Accelerated Partial Breast Irradiation- The American Society of Breast Surgeons. 2018.
8. Marta GN, Macedo CR, Carvalho HA, et al. Accelerated partial irradiation for breast cancer: Systematic review and meta-analysis of 8653 women in eight randomized trials – Radiotherapy and Oncology. 2015;114:42-49
9. Rivera SJ, Hannoun-Levi M. Hypofractionated radiation therapy for invasive breast cancer: From moderate to extreme protocols. 2019;23(8):874-82.
10. Brunt AM, Haviland JS, Wheatley DA, et al. Hypofractionated breast radiotherapy for 1 week versus 3 weeks (FAST-Forward): 5-year efficacy and late normal tissue effects results from a multicentre, non-inferiority, randomised, phase 3 trial – Lancet. 2020;395:1613-26
11. Overgaard M, Christensen JJ, Johansen H, et al. Evaluation of radiotherapy in high-risk breast cancer patients: Report from the Danish Breast Cancer Cooperative Group (DBCG 82) trial. Int J Radiat Oncol Biol Phys 1990;19:1121-4.
12. McGale P, Taylor C, et al. EBCTGC (Early Breast Cancer Trialists' Collaborative Group), Effect of radiotherapy after mastectomy and axillary surgery on 10-year recurrence and 20-year breast cancer mortality: meta-analysis of individual patient data for 8135 women in 22 randomised trials. Lancet. 2014;383:2127-35.
13. Whelan TJ, Olivotto IA, Parulekar WR, et al. Regional nodal irradiation in early-stage breast cancer. N Engl J Med. 2015;373:307-16.
14. Poortmans PM, Collette S, Kirkove C, et al. Internal mammary and medial supraclavicular irradiation in breast cancer. N Engl J Med. 2015;373:317-27.
15. Abi-Raad R, Boutrus R, Wang R, et al. Patterns and risk factors of locoregional recurrence in T1-T2 node negative breast cancer patients treated with mastectomy: implications for postmastectomy radiotherapy. Int J Radiat Oncol Biol Phys. 2011;81:e151-e157.
16. Perou CM, Sorlie T, Eisen MB, et al. Molecular portraits of human breast tumours. Nature. 2000;406:747-52.
17. Wang J, Shi M, Ling R, et al. Adjuvant chemotherapy and radiotherapy in triple-negative breast carcinoma: a prospective randomized controlled multi-center trial. Radiother Oncol. 2011;100:200-4.
18. Yun JH, Diaz R, Orman AG. Breast reconstruction and radiation therapy. Cancer Control. 2018;25:1073274818795489.
19. Hehr T, Baumann R, Budach W, et al. Radiotherapy after skin-sparing mastectomy with immediate breast reconstruction in intermediate-risk breast cancer: indication and technical considerations. Strahlenther Onkol. 2019;195:949-63.
20. Novoa AG, Nebril BA. Treatment of the axila in breast cancer surgery: Systematic review of its impact on survival. Cir Esp. 2017;95:503-12.
21. Donker M, van Tienhoven G, Straver ME, et al. Radiotherapy or surgery of the axilla after a positive sentinel node in breast canc1r (EORTC 10981-22023 AMAROS): A randomised, multicentre, open-label, phase 3 non-inferiority trial. Lancet Oncol. 2014;15:1303-10.
22. Sávolt A, Musonda P, Mátrai Z, et al. Optimal treatment of the axilla after positive sentinel lymph node biopsy in early invasive breast cancer. Early results of the OTOASAR Trial. Orv Hetil. 2013;154:1934-42.
23. Galimberti V, Cole BF, Viale G, et al. Axillary dissection versus no axillary dissection in patients with breast cancer and sentinel-node micrometastases (IBCSG 23-01): 10-year follow-up of a randomised, controlled phase 3 trial. Lancet Oncol. 2018;19:1385-93.
24. Boughey JC, Suman VJ, Mittendorf EA, et al. Sentinel lymph node surgery after neoadjuvant chemotherapy in patients with node-positive breast cancer: the ACOSOG Z1071 (Alliance) clinical trial. JAMA. 2013;310:1455-61.
25. Zettterlund LH, Frisel J, Zouzos A, et al. Swedish prospective multicenter trial evaluating sentinel lymph node biopsy after neoadjuvant systemic therapy in clinically node-positive breast cancer. Breast Cancer Res Treat. 2017;163:103-10.
26. Krug D, Lederer B, Seither F, et al. Post-mastectomy radiotherapy after neoadjuvant chemotherapy in breast cancer: a pooled retrospective analysis of three prospective randomized trials. Ann Surg Oncol. 2019;26:3892-901.
27. Wang SL, Fang H, Song YW, et al. Hypofractionated versus conventional fractionated postmastectomy radiotherapy for patients with high-risk breast cancer: a randomised, non-inferiority, open-label phase 3 trial. Lancet Oncol. 2019;20:352-60.
28. Planning national radiotherapy services: a practical tool — International Atomic Energy Agency, in IAEA human health series, ISSN. 2010;(14):2075-3772.
29. DeSantis CE, Lin CC, Mariotto A B, et al. Cancer treatment and survivorship statistics. CA Cancer J Clin. 2014;64:252-71.
30. Fisher B, Anderson S, Bryant J, et al. Twenty-year follow-up of a randomized trial comparing total mastectomy, lumpectomy, and lumpectomy plus irradiation for the treatment of invasive breast cancer. N Engl J Med. 2002;347:1233-41.
31. Litiere BS, Werutsky G, Fentiman IS, et al. Breast conserving therapy versus mastectomy for stage I-II breast cancer: 20 year follow-up of the EORTC 10801 phase 3 randomised trial. Lancet Oncol. 2012;13:412-9.
32. Whelan TJ, Pignol JP, Levine MN, et al. Long-term results of hypofractionated radiation therapy for breast cancer. N Engl J Med. 2010;362(6):513-20.
33. Haviland JS, Owen JR, Dewar JA, et al. The UK Standardisation of Breast Radio- therapy (START) trials of radiotherapy hypofractionation for treatment of early breast cancer: 10-year follow-up results of two randomised controlled trials. Lancet Oncol. 2013;14(11):1086-94.
34. Bekelman JE, Sylwestrzak G, Barron J, et al. Uptake and Costs of Hypofractionated vs Conventional Whole Breast Irradiation After Breast Conserving Surgery in the United States, 2008–2013. JAMA. 2014;312(23):2542-50.

35. Smith BD, Bellon JR, Blitzblau R, et al. Radiation Therapy for the Whole Breast: An American Society for Radiation Oncology (ASTRO) Evidence-Based Guideline. Prac Radiat Oncol. 2018;8(3)145-52.
36. Correa C, Harris EE, Leonardi MC, et al. Accelerated Partial Breast Irradiation: Executive summary for the update of an ASTRO Evidence-Based Consensus Statement. Prac Radiat Oncol. 2017;7(2)73-9.
37. Vaidya JS, Bulsara M, Wenz F, et al. Reduced Mortality With Partial-Breast Irradiation for Early Breast Cancer: A Meta-analysis of Randomized Trials. Int J Radiat Oncol Biol Phys. 2016;96(2):259-65.
38. Rutgers EJ, Donker M, Poncet C, et al. Radiotherapy or surgery of the axilla after a positive sentinel node in breast cancer patients: 10 year follow up results of the EORTC AMAROS trial (EORTC 10981/22023) [abstract]. Cancer Res. 2019;79(4):GS4-01.
39. Giuliano A E, Ballman K V, McCall L, et al. Effect of Axillary Dissection vs No Axillary Dissection on 10-Year Overall Survival Among Women With Invasive Breast Cancer and Sentinel Node Metastasis: The ACOSOG Z0011 (Alliance) Randomized Clinical Trial. Breast. 2017;318(10):918-26.
40. De Santis MD, Bonfantini F, Di Salvo F, et al. Factors Influencing Acute and Late Toxicity in the Era of Adjuvant Hypofractionated Breast Radiotherapy. Breast 2016;29:90-5.
41. Parekh A, Dholakia AD, Zabranksy DJ, et al. Predictors of radiation-induced acute skin toxicity in breast cancer at a single institution: Role of fractionation and treatment volume. Adv Radiat Oncol. 2018;3(1)8-15.
42. Darby S C, Ewertz M, McGale P, et al. Risk of ischemic heart disease in women after radiotherapy for breast cancer. N Engl J Med. 2013;368(11):987-98.
43. Taylor C, Correa C, Duane F K, et al. Estimation the risks of breast cancer radiotherapy: evidence from modern radiation doses to the lungs and heart and from previous randomized trials. J Clin Oncol. 2017;35(15):1641-9.
44. Shah C, Badiyan S, Berry S, et al. Cardiac dose sparing and avoidance techniques in breast cancer radiotherapy. Radiother Oncol. 2014;112(1):9-16.
45. Beitsch PD, Whitworth PW, Hughes K, et al. Underdiagnosis of Hereditary Breast Cancer: Are Genetic Testing Guidelines a Tool or an Obstacle? J Clin Oncol. 2019;37:453-60.
46. Force USPST, Owens DK, Davidson KW, et al. Risk Assessment, Genetic Counseling, and Genetic Testing for BRCA-Related Cancer: US Preventive Services Task Force Recommendation Statement. JAMA. 2019;322:652-65.
47. Bergom C, West CM, Higginson DS, et al. The Implications of Genetic Testing on Radiation Therapy Decisions: A Guide for Radiation Oncologists. Int J Radiat Oncol Biol Phys. 2019;105:698-712.
48. Huszno J, Budryk M, Kolosza Z, et al. The influence of BRCA1/BRCA2 mutations on toxicity related to chemotherapy and radiotherapy in early breast cancer patients. Oncology. 2013;85:278-82.
49. Bernstein JL, Thomas DC, Shore RE, et al. Contralateral breast cancer after radiotherapy among BRCA1 and BRCA2 mutation carriers: a WECARE study report. Eur J Cancer. 2013;49:2979-85.
50. Pierce LJ, Strawderman M, Narod SA, et al. Effect of radiotherapy after breast-conserving treatment in women with breast cancer and germline BRCA1/2 mutations. J Clin Oncol. 2000;18:3360-9.
51. Shanley S, McReynolds K, Ardern-Jones A, et al. Late toxicity is not increased in BRCA1/BRCA2 mutation carriers undergoing breast radiotherapy in the United Kingdom. Clin Cancer Res. 2006;12:7025-32.
52. Heymann S, Delaloge S, Rahal A, et al. Radio-induced malignancies after breast cancer postoperative radiotherapy in patients with Li-Fraumeni syndrome. Radiat Oncol. 2010;5:104.
53. Petry V, Bonadio RC, Cagnacci AQC, et al. Radiotherapy-induced malignancies in breast cancer patients with TP53 pathogenic germline variants (Li-Fraumeni syndrome). Fam Cancer. 2019.
54. Weissberg JB, Huang DD, Swift M. Radiosensitivity of normal tissues in ataxia-telangiectasia heterozygotes. Int J Radiat Oncol Biol Phys. 1998;42:1133-6.
55. Paterson MC, Anderson AK, Smith BP, et al. Enhanced radiosensitivity of cultured fibroblasts from ataxia telangiectasia heterozygotes manifested by defective colony-forming ability and reduced DNA repair replication after hypoxic gamma-irradiation. Cancer Res. 197939:3725-34.
56. Barlow C, Eckhaus MA, Schaffer AA, et al. Atm haploinsufficiency results in increased sensitivity to sublethal doses of ionizing radiation in mice. Nat Genet. 1999;21:359-60.
57. Bremer M, Klopper K, Yamini P, et al. Clinical radiosensitivity in breast cancer patients carrying pathogenic ATM gene mutations: no observation of increased radiation-induced acute or late effects. Radiother Oncol. 2003;69:155-60.
58. Bernstein JL, Group WSC, Concannon P. ATM, radiation, and the risk of second primary breast cancer. Int J Radiat Biol. 2017;93:1121-7.
59. Jerzak KJ, Mancuso T, Eisen A. Ataxia-telangiectasia gene (ATM) mutation heterozygosity in breast cancer: a narrative review. Curr Oncol. 2018;25:e176-e180.

TRATAMENTO SISTÊMICO NEOADJUVANTE DO CÂNCER DE MAMA

Sérgio Lunardon Padilha

INTRODUÇÃO

A terapia neoadjuvante refere-se ao tratamento sistêmico do câncer de mama antes da cirurgia definitiva, podendo ser: quimioterapia sistêmica associada ou não à terapia anti-HER-2 ou ainda à hormonoterapia. Em torno de 17% a 40% das pacientes com câncer de mama inicial são referendadas à quimioterapia neoadjuvante.[1] Pode ser empregada em pacientes com doença inicial ou localmente avançada, fornece informações quanto à resposta ao tratamento sistêmico como: redução do estádio tumoral, permitindo cirurgias mais conservadoras na mama e axila, evitando a mastectomia, melhora também o aspecto estético e reduz as complicações da linfadenectomia.[2]

A decisão sobre o tratamento neoadjuvante deve ser com base na sensibilidade prevista para os tipos específicos e o seu benefício para e avaliação do risco individual de recidiva, deve avaliar também as toxicidades para curto e longo prazos, idade biológica do paciente, saúde geral do indivíduo, comorbidades e preferências do paciente. O tratamento endócrino deve ser considerado para todas as pacientes com câncer de mama luminais A, pois a maioria dos tumores luminais A não necessita quimioterapia, exceto aquelas com alta carga de doença.[3]

O tratamento com quimioterapia depende do risco de recaída do indivíduo, levando em consideração a carga tumoral e características de agressividade biológica (grau, proliferação, vascular, invasão), capacidade de resposta à terapia endócrina e preferências do paciente. As características associadas à menor responsividade endócrina incluem: baixa expressão do receptor estrogênico, falta de expressão do receptor da progesterona, alto grau tumoral e alta expressão de marcadores de proliferação.[4-5]

Nas neoplasias localmente avançadas e de grande volume, necessitando cirurgias amplas e radicais, recomenda-se a terapia sistêmica prévia para reduzir a extensão da cirurgia necessária, permitindo avaliação da resposta à terapia, determinando valor prognóstico, podendo orientar a escolha do tratamento pós-operatório. Assim, em subtipos altamente sensíveis à quimioterapia, como triplo-negativo e HER-2-positivo, a abordagem neoadjuvante deve ser preferida nos tumores > 2 cm.[6]

Todas as modalidades de tratamento adjuvante, como: quimioterapia ou hormonoterapia, também podem ser usadas no pré-operatório. Quando a quimioterapia for recomendada ela deve ser totalmente empregada antes da cirurgia, sem dividi-la nos períodos pré-operatório e pós-operatório, independentemente da magnitude da resposta tumoral, aumentando a probabilidade de atingir resposta completa patológica (RCp), fator comprovadamente de bom prognóstico. Não há marcadores preditivos validados para permitir a adoção do regime para o paciente individual. A adição de um composto de platina permite aumentar a taxa de RCp em tumores triplo-negativos, entretanto, dados sobre o efeito desses compostos em resultados em longo prazo são conflitantes, em particular para mutações *BRCA1/2* deletérias.[7]

A terminologia empregada pela patologia está com base no AJCC (American Joint Committee on Cancer) que utiliza “y” para designar o estádio após a terapia neoadjuvante. Após a terapia neoadjuvante o estádio clínico estaria indicado como ycTN e patológico como ypTN, medido pelo maior foco único de tumor residual invasivo, excluindo-se áreas de fibrose no leito tumoral. A presença de doença residual *in situ* não afeta o risco de recorrência a distância, quando não há doença invasiva.[8]

Os dados mostram que as taxas de resposta patológica completa nos tumores HER-2-positivos é de 40%, 23% nos triplo-negativos e 0,3% nos luminais A. [9,10] Quando utilizamos o duplo bloqueio para os HER-2-positivos e carboplatina para os triplo-negativos, as taxas de RCp atingem 68% e 80% respectivamente.[11,12]

O tratamento neoadjuvante (TNA) em geral está indicado nas pacientes com câncer de mama localmente avançado, em estádio III da doença, tumores T3 ou T4 independentes do subtipo histológico, não receptivas à ressecção primária, com maior risco de doença a distância e menor possibilidade de conservação da mama. Em casos selecionados de câncer inicial em estádios I e II onde a cirurgia conservadora não é possível pela alta relação entre o tumor e a mama, onde o resultado cosmético não seria adequado. Mesmo em tumores pequenos como T1C em tumores triplo-negativos ou HER-2-positivos estão associados a altas taxas de resposta e havendo doença residual, elas se beneficiam de tratamentos adicionais.[13]

Os tumores com linfonodo positivo independentemente do tamanho do tumor primário, o emprego do tratamento prévio evita cirurgias mais extensas e complicações, como o linfedema, restringindo a mobilidade. O emprego da quimioterapia neoadjuvante (QTNA) frequentemente converte linfonodos clinicamente pN1 a pN0, especialmente em subtipos mais agressivos. Pacientes com contraindicações para a cirurgia, como gestantes diagnosticadas com câncer de mama, pacientes com embolia pulmonar e trombose venosa profunda, necessitando de anticoagulação ou ainda naquelas submetidas à colocação de *stents* farmacológicos.[14]

A confirmação anatomopatológica é fundamental para o início do tratamento, bem como a avaliação dos receptores hormonais e HER-2 pela imuno-histoquímica (Receptor de estrogênio – RE, Receptor de progesterona – RP e HER-2). A colocação de marcadores radiopacos ou carvão são de extrema importância para a localização da área tumoral pós-quimioterapia neoadjuvante, pois a possibilidade de não haver mais tumor viável após o tratamento é frequente.[15]

A ultrassonografia de mama pode ser suficiente para avaliar o tamanho do tumor, entretanto a ressonância magnética pode ser mais precisa nos casos de doença extensa, especialmente em mamas muito densas, presença de multifocalidade, multicentricidade, linfonodos axilares profundos, acometimento da mamária interna ou ainda invasão da parede torácica. A doença cN1 inclui os linfonodos clinicamente palpáveis e aqueles detectados pela ultrassonografia, confirmados por punção e aspiração por agulha fina ou *core biopsy*.

HER-2-NEGATIVO

Para as pacientes com doença triplo-negativa a quimioterapia neoadjuvante é o tratamento padrão. Está associado a altos níveis de resposta e maior probabilidade de cirurgia cosmeticamente aceitável, entretanto não houve aumento da sobrevida livre de doença (SLD) ou sobrevida global (SG) com o tratamento adjuvante após a cirurgia.[16]

A QTNA proporciona maior probabilidade de cirurgias conservadoras, melhora o aspecto cosmético, permite avaliação de novas terapias, objetivando aumentar a resposta do tratamento neoadjuvante, investigação de potenciais tratamentos em ensaios clínicos para posterior adjuvância, visando àquelas de maior risco e acompanhamento futuro.

O maior objetivo da QTNA é oferecer tratamento efetivo para reduzir o risco de recidivas. Os regimes com base em antraciclinas são tipicamente administrados em quatro ciclos de doxorrubicina 60 mg/m^2 e ciclofosfamida 600 mg/m^2 a cada 14 dias em dose densa com fator estimulante de colônias (AC), seguida de paclitaxel 80 mg/m^2 por 12 ciclos semanais (AC-T). O docetaxel 100 mg/m^2 pode ser administrado após quatro ciclos de AC por quatro ciclos com resultados equivalentes ao Paclitaxel. O aumento da dose de intensidade da quimioterapia adjuvante reduzindo o intervalo entre os ciclos de quimioterapia diminuiu significativamente o risco de recidiva.[17]

A RCp serve como marcador substituto em prolongar a sobrevida livre de recidivas (SLR) e SG. As taxas de RCp após a quimioterapia neoadjuvante foram de 34% nos triplo-negativos, 30% nos HER-2-positivos sem trastuzumabe e 50% adicionando trastuzumabe, 16% nos receptores hormonais positivos de alto grau e 7,5% para os de baixo grau. Todos os subgrupos apresentaram associação entre a RCp e sobrevida livre de eventos, (SLE) exceto para tumores receptores hormonais positivos de baixo grau. No tumor triplo-negativo ocorreu a maior magnitude, reduzindo em 75% no risco de recorrência,[18] mesmo que a RCp não ocorra, não necessariamente indica mau prognóstico, há evidência clara que um menor volume de tumor residual após a quimioterapia se equivale a melhor prognóstico.

A quantidade de doença residual no espécime cirúrgico ou carga de câncer residual (CCR) é internacionalmente classificada como: CCR-0, I, II III, considerando o tamanho e celularidade. CCR-0 é equivalente à RCP e CCR-III sem resposta ou progressão tumoral.[19]

A adição concorrente ou sequencial de taxanos às antraciclinas aumentou as taxas de resposta. O estudo NSABP B17 avaliou 2.411 pacientes que receberam 4 ciclos de AC seguidos ou não de docetaxel 100 mg/m^2 cada 3 semanas antes da cirurgia, e houve um aumento da taxa de resposta patológica completa de 13% a 26%.[20-26]

Nos estudos de neoadjuvância sem o emprego das antraciclinas por causa de: doenças cardíacas, idade avançada, fatores com risco cardíaco elevado, como hipertensão arterial severa ou diabetes melito, a combinação de ciclofosfamida e docetaxel pode ser uma alternativa aceitável. Nos pacientes com doença triplo-negativa o emprego de carboplatina e docetaxel demonstrou ser bastante eficaz.

Há um consenso de que as pacientes com doença triplo-negativa devam receber terapia sequencial com antraciclinas e taxanos. A adição de carboplatina no tratamento neoadjuvante apresenta resultados conflitantes, aumentando as taxas de RCp, mas sem aumento na SLD ou SG.[27] Em alguns estudos as taxas de RCp com o emprego da carboplatina aumentaram de 22% a 39% para 31% a 58%,[28,29] administrada na dose de AUC 5 cada 3 semanas ou AUC 1,5 semanal, com resultados semelhantes.[30]

Explorando-se a utilização da terapia com base em platina foi benéfica em mulheres com mutação *BRCA1/2*, alguns estudos demonstraram que a resposta patológica completa foi maior naquelas não mutadas ao contrário das expectativas.[7,31]

O estudo CREATE-X demonstrou benefício da capecitabina administrada de modo adjuvante nas pacientes HER-2-negativas em estádios I-III que apresentaram tumor residual invasivo após quimioterapia com base em antraciclinas e taxanos. Em 5 anos de acompanhamento a sobrevida livre de doença (SLD) foi de 82% para a capecitabina contra 74% no controle e a sobrevida global (SG) de 89,2% e 83,9% respectivamente. Esta diferença foi estatisticamente significativa para o tumor triplo-negativo em análise pré-programada.[32,33]

HER-2-POSITIVOS

A ativação persistente das vias de sinalização como resultado da amplificação do HER-2 em pacientes com câncer de mama HER-2-positivo leva a uma neoplasia biologicamente agressiva com elevada sensibilidade à quimioterapia citotóxica.[18,34]

O emprego da quimioterapia neoadjuvante é apropriada para muitos pacientes com câncer de mama localmente avançado, independentemente do subtipo, porque uma resposta pode permitir uma cirurgia mais conservadora e com melhores resultados cirúrgicos. Geralmente definimos localmente avançado como câncer em estágio III, bem como o subconjunto de cânceres IIB com doença T3, entretanto, as pacientes com doença HER-2-positiva em estágio inicial (estágio I ou II) também podem ser candidatas à terapia neoadjuvante, se um ou mais dos seguintes critérios se aplicarem:[35-37]

A) A paciente opta por cirurgia conservadora da mama apesar de não ser uma candidata adequada;

B) Envolvimento nodal axilar limitado (N1), para o qual a dissecção dos linfonodos axilares seria o tratamento cirúrgico padrão, entretanto após a quimioterapia e conversão deste poderia ser uma candidata à amostragem de linfonodo;
C) Adiamento da cirurgia até a consulta com cirurgia plástica sobre reconstrução mamária, resultados de testes genéticos ou resolução de uma doença intercorrente, incluindo gravidez, evitando atraso do início do tratamento;
D) A possibilidade de avaliação da resposta patológica completa e utilização adjuvante do ado-trastuzumabe entansina (T-DM1) que seria considerado se o paciente tivesse doença invasiva residual na mama ou nódulos axilares após terapia neoadjuvante com terapia única ou dupla direcionada a HER-2.

A avaliação dos resultados, como taxa de recorrência, sobrevida livre de eventos (SLE) e SG, é frequentemente usada para avaliar a eficácia do tratamento no cenário adjuvante. A resposta patológica, incluindo a taxa de RCp, é uma medida útil da eficácia do tratamento em pacientes que recebem terapia neoadjuvante. A definição mais amplamente aceita requer a ausência de doença invasiva residual na mama e a ausência de câncer em quaisquer nódulos axilares amostrados (ypT0/ypN0). A obtenção de pCR está associada a melhores taxas de SLD e SG em pacientes com doença HER2-positiva.[38,39]

Vários esquemas de quimioterapia neoadjuvantes podem ser considerados como padrão para câncer de mama HER-2-positivo. Incorpora-se o pertuzumabe nos regimes com linfonodos positivos ou tumores > 2 cm e receptor hormonal positivo. TCH (P) – docetaxel 75 mg/m^2 e carboplatina AUC 6 a cada três semanas por seis ciclos com trastuzumabe (dose de ataque de 8 mg/kg seguida de 6 mg/kg EV a cada 3 semanas) concomitante, com ou sem pertuzumabe (dose de ataque de 840 mg seguida de 420 mg EV a cada 3 semanas).[40] AC-TH (P) – doxorrubicina 60 mg/m^2 e ciclofosfamida 600 mg/m^2 (AC) a cada duas (nossa abordagem preferida) ou três semanas por quatro ciclos, seguido por paclitaxel, 80 mg/m^2 semanal por 12 semanas (Ps), ou docetaxel 100 mg/m^2 a cada três semanas por quatro ciclos. Associa-se o trastuzumabe com ou sem pertuzumabe, semanal durante 12 semanas ou a cada três semanas durante quatro ciclos, concomitante com o início do taxano.[41]

Para as pacientes que não são boas candidatas ao tratamento com antraciclinas ou docetaxel, incluindo pacientes mais idosas com índice de desempenho marginal ou aquelas que apresentam intolerância à terapia inicial à base de docetaxel, pode-se utilizar o paclitaxel semanal com trastuzumabe, com ou sem pertuzumabe, por 12 a 18 semanas.

O duplo bloqueio com trastuzumabe e pertuzumabe foi mais eficaz que o trastuzumabe isolado. No estudo B-41 do NSABP, 177 pacientes com câncer HER-2-positivo operáveis foram designados para receber quatro ciclos de doxorrubicina e ciclofosfamida (AC) a cada três semanas, seguido de paclitaxel e trastuzumabe semanal (sPH); a taxa de resposta patológica completa foi de 49%.[42] No estudo fase II TRYPHAENA a taxa de resposta com TCHP foi de 64% quando adicionado o pertuzumabe.[43] No estudo NeoSphere a adição do pertuzumabe aos esquemas com trastuzumabe aumentou dramaticamente as taxas de resposta patológica completa.[44]

Para pacientes com câncer HER-2-positivo de baixo risco, como estágio clínico I (T1N0), nos quais a terapia neoadjuvante é considerada necessária com base no tamanho do tumor (em relação à mama da paciente) ou localização ou necessidade de adiar a cirurgia, pode ser usado paclitaxel semanal com trastuzumabe por 12 semanas, também com base em sua eficácia e tolerabilidade no cenário adjuvante.[45]

Em vários estudos de tratamento neoadjuvante para câncer de mama HER-2-positivo, as taxas de RCp são maiores em cânceres HR-negativos do que em HR-positivos, entretanto ainda apresentam melhora da SLE em relação àqueles que não o fazem.[18]

Pacientes com doença invasiva residual após a quimioterapia neoadjuvante que receberam terapia-alvo contra HER-2 apresentam prognóstico pior àquelas com resposta patológica completa. A utilização do TDM1 após a cirurgia reduziu o percentual de doença invasiva nestas pacientes. No acompanhamento de 3 anos 88,3% no grupo do TDM1 estavam livres de doença invasiva contra 77% no grupo do trastuzumabe.[41]

HORMÔNIO POSITIVO

O câncer de mama receptor hormonal positivo (RH) é o subtipo mais comum, compreendendo 70% a 80% deles. O tratamento neoadjuvante ou pré-cirúrgico refere-se à administração de terapia antes da cirurgia e tem sido usada por mais de duas décadas para reduzir o estágio inicial para torná-los operáveis.[46,47]

O objetivo da TNA é melhorar os resultados cirúrgicos, propiciando redução do tumor e fornecendo terapia sistêmica eficaz. É apropriado para muitos pacientes com câncer de mama localmente avançado (independentemente do subtipo), em estágio III, bem como o subconjunto de cânceres IIB com doença T3. Para aqueles com doença em estágio II, pode-se indicar o tratamento prévio, principalmente nos casos de alta razão entre o tumor e a mama, podendo o tratamento neoadjuvante propiciar uma cirurgia conservadora. Deve-se reconhecer, entretanto, que os cânceres HR-positivos e negativos para o HER-2 têm menor probabilidade de responder à quimioterapia neoadjuvante do que outros subtipos biológicos.[48-52]

Embora historicamente o tratamento endócrino neoadjuvante tenha sido reservado para pacientes com muitas comorbidades e que não toleram a quimioterapia, também pode ser uma alternativa viável para pacientes àquelas com HER-2-negativo, receptores hormonais fortemente positivos para receptor estrogênio (≥ 50% ou Allrede escore de 7 ou 8) e baixo índice proliferativo (Ki-67 < 15%). A resposta à terapia endócrina (TE) correlacionou-se com a expressão do escore Allred onde as pacientes utilizando tamoxifeno ou letrozole tiveram uma resposta acima de 60% com letrozole, 30% a 45% com tamoxifeno. Para aquelas com escore 0 a 2 foi de 0%.[53]

Apesar de o benefício na resposta patológica completa ser maior para o subgrupo triplo-negativo e HER-2-positivo, os pacientes com RH positivo que atingem a resposta patológica completa também apresentam melhora na sobrevida em relação aos que não tiveram resposta completa o benefício se limita a 2 a 10% como fator preditivo na sobrevida.[54] Nos tumores luminais, especialmente quando o receptor de progesterona é negativo,[55] mas a possibilidade de atingir a RCp é menos provável, nos luminais A.[56]

A histologia lobular está associada a tumores maiores e tecido mamário mais denso, não elegíveis à cirurgia conservadora, podendo necessitar mastectomia. São tipicamente de menor resposta à quimioterapia citotóxica quando comparado aos carcinomas ductais, pois apresentam receptor endócrino e progesterona positivos, sendo a terapia endócrina mais eficiente que a quimioterapia.[57]

Tumores sincrônicos ipsilaterais estão associados a maior risco de recorrência locorregional na cirurgia conservadora e recomendando-se mastectomia para estas pacientes.[58]

A TE neoadjuvante está associada a taxas de resposta similares e taxas de cirurgia conservadora semelhantes à quimioterapia, com menor toxicidade.[59-61] Prefere-se os inibidores da aromatase nas mulheres em pós-menopausa recebendo terapia endócrina neoadjuvante, por apresentar taxa de resposta e maior percentual de cirurgias conservadoras.[62] A duração da terapia endócrina deve ser individualizada no perfil da paciente e resposta tumoral. Em geral entre 4 a 6 meses.

As principais toxicidades dos tratamentos estão demonstradas no Quadro 36-1.[63]

Quadro 36-1. Toxicidades Importantes Comuns dos Tratamentos para Câncer de Mama Não Metastático[63]

Agentes/regime	Mecanismos	Toxicidades comuns > 10%	Toxicidades incomuns ≤ 10%
Terapia endócrina			
Tamoxifeno	Modulador seletivo do RE	Fogachos (42,9%)	▪ Câncer uterino (0-2,7%) aumento comparado a controles sem tamoxifeno ▪ Doença trombótica (2,5% – aumentado comparado a letrozol)
Inibidor da aromatase (letrozol, anastrozol e exemestano)	Inibição da conversão de androgênios ao estrogênio	▪ Fogachos (37,7%) ▪ Artralgias ou mialgias (34,7%; 3,3% grau ≥ 3	Osteoporose relacionada com fraturas ósseas (2,7% aumentado comparado ao tamoxifeno, risco aumenta com a idade)
Quimioterapia citotóxica			
TC (docetaxel/ciclofosfamida)	▪ Docetaxel – inibe a função do microtúbulo impedindo a mitose ▪ Ciclofosfamida – agente alquilante, impede a replicação do DNA	▪ Astenia (> 75%, 3% grau ≥ 3) ▪ Edema (34%) ▪ Mialgias (33%) ▪ Mielossupressão (anemia: 5% a 6%; neutropenia 62%; trombocitopenia 1%)	Neutropenia (febril 8%)
AC (doxorrubicina/ciclofosfamida)	▪ Doxorrubicina – impede a replicação do DNA através de múltiplos mecanismos ▪ Ciclofosfamida – agente alquilante, impede a replicação do DNA	▪ Astenia (>75%, 4% grau ≥ 3) ▪ Náusea (82%) ▪ Mielossupressão (anemia: 8%; neutropenia: 58%; trombocitopenia 1%)	▪ Leucemia relacionada com a doxorrubicina (0,2%) ▪ Mortalidade cardíaca relacionada com a doxorrubicina na razão de 1,61 comparado à mesma idade e fatores de risco ▪ Neutropenia febril (3%-4%)
AC-T (doxorrubicina/ ciclofosfamida e paclitaxel)	▪ Paclitaxel impede a mitose inibindo a função do microtúbulo	AC + neuropatia sensitiva (15% grau 1 e 3%-4% grau ≥ 2)	Neutropenia febril (3%-4%)
ACTH doxorrubicina/ciclofosfamida e paclitaxel/ trastuzumabe±pertuzumabe	▪ ACT+trastuzumabe ▪ Trastuzumabe/Pertuzumabe – anticorpos anti-HER-2	Como AC-T	Insuficiência cardíaca congestiva classe III-IV (1,3%-3,1% aumentada comparada sem trastuzumabe)
TCH docetaxel/carboplatina/ trastuzumabe±pertuzumabe	▪ Docetaxel – inibe a função do microtúbulo, impedindo a mitose ▪ Carboplatina –quebra das ligações cruzadas do DNA ▪ Trastuzumabe/Pertuzumabe – anticorpos anti-HER-2	▪ Astenia (7,2% grau ≥ 3) ▪ Neuropatia sensitiva (36%) Mielossupressão (anemia: 5,8%; neutropenia: ≥ 3 65,9%; trombocitopenia: ≥ 3: 6,1%)	

REFERÊNCIAS BIBLIOGRÁFICAS

1. Murphy BL, Day CN, Hoskin TL, et al. Neoadjuvant chemotherapy use in breast cancer is greatest in excellent responders: triple-negative and HER2þ subtypes. Ann Surg Oncol. 2018;25:2241e2248.
2. Gralow JR, Burstein HJ, Wood W, et al. Preoperative therapy in invasive breast cancer: pathologic assessment and systemic therapy issues in operable disease. J Clin Oncol. 2008;26:814.
3. Kaufmann M, Hortobagyi GN, Goldhirsch A, et al. Recommendations from an international expert panel on the use of neoadjuvant (primary) systemic treatment of operable breast cancer: an update. J Clin Oncol. 2006;24:1940.
4. Schwartz GF, Hortobagyi GN. Proceedings of the consensus conference on neoadjuvant chemotherapy in carcinoma of the breast, April 26-28, 2003, Philadelphia, Pennsylvania. Cancer. 2004;100:2512.
5. Shannon C, Smith I. Is there still a role for neoadjuvant therapy in breast cancer? Crit Rev Oncol Hematol. 2003;45:77.
6. Gianni L, Baselga J, Eiermann W, et al. Phase III trial evaluating the addition of paclitaxel to doxorubicin followed by cyclophosphamide, methotrexate, and fluorouracil, as adjuvant or primary systemic therapy: European Cooperative Trial in Operable Breast Cancer. J Clin Oncol. 2009;27(15):2474-2481.
7. Loibl S, O'Shaughnessy J, Untch M, et al. Addition of the PARP inhibitor veliparib plus carboplatin or carboplatin alone to standard neoadjuvant chemotherapy in triple-negative breast cancer (Brightness): a randomised, phase 3 trial. Lancet Oncol. 2018;19(4):497-509.
8. Fitzpatric A, Tutt A. Controversial issues in the neoadjuvant treatment of triple-negative breast cancer. Ther Adv Med Oncol. 2019;11:1.
9. Houssami N, Macaskill P, von Minckwitz G, et al. Meta-analysis of the association of breast cancer subtype and pathologic complete response to neoadjuvant chemotherapy. Eur J Cancer. 2012;48:3342e3354.
10. Haque W, Verma V, Hatch S, et al. Response rates and pathologic complete response by breast cancer molecular subtype following neoadjuvant chemotherapy. Breast Cancer Res Treat. 2018;170:559e567.
11. van Ramshorst MS, van der Voort A, van Werkhoven ED, et al. Neoadjuvant chemotherapy with or without anthracyclines in the presence of dual HER2 blockade for HER2-positive breast cancer (TRAIN-2): a multicentre, open-label, randomised, phase 3 trial. Lancet Oncol. 2018;19:1630e1640.
12. Santonja A, Sánchez-Muñoz A, Lluch A, et al. Triple negative breast cancer subtypes and pathologic complete response rate to neoadjuvant chemotherapy. Oncotarget. 2018;9:26406e26416.
13. von Minckwitz G, Untch M, Blohmer JU, et al. Definition and impact of pathologic complete response on prognosis after neoadjuvant chemotherapy in various intrinsic breast cancer subtypes. J Clin Oncol. 2012;30:1796.
14. Schott AF, Hayes DF. Defining the benefits of neoadjuvant chemotherapy for breast cancer. J Clin Oncol. 2012;30:1747.
15. Boughey JC, Ballman KV, Le-Petross HT, et al. Identification and Resection of Clipped Node Decreases the False-negative Rate of Sentinel Lymph Node Surgery in Patients Presenting with Node-positive Breast Cancer (T0-T4, N1-N2) Who Receive Neoadjuvant Chemotherapy: Results from ACOSOG Z1071 (Alliance). Ann Surg. 2016;263:802.
16. Early Breast Cancer Trialists' Collaborative Group (EBCTCG). Long-term outcomes for neoadjuvant versus adjuvant chemotherapy in early breast cancer: meta-analysis of individual patient data from ten randomised trials. Lancet Oncol. 2018;19:27.
17. Gray R, Bradley R, Braybrooke J, et al. Increasing the dose density of adjuvant chemotherapy by shortening intervals between courses or by sequential drug administration significantly reduces both disease recurrence and breast cancer mortality: An EBCTCG meta-analysis of 21,000 women in 16 randomized trials. Cancer Res. 2017;78S:SABCS #GS1-01.
18. Cortazar P, Zhang L, Untch M, et al. Pathological complete response and long-term clinical benefit in breast cancer: the CTNeoBC pooled analysis. Lancet. 2014;384:164-172.
19. Bossuyt V, Provenzano E, Symmans WF, et al. Recommendations for standardized pathological characterization of residual disease for neoadjuvant clinical trials of breast cancer by the BIG-NABCG collaboration. Ann Oncol. 2015;384:164.
20. Rastogi P, Anderson SJ, Bear HD, et al. Preoperative chemotherapy: updates of National Surgical Adjuvant Breast and Bowel Project Protocols B-18 and B-27. J Clin Oncol. 2008;26:778.
21. Evans TR, Yellowlees A, Foster E, et al. Phase III randomized trial of doxorubicin and docetaxel versus doxorubicin and cyclophosphamide as primary medical therapy in women with breast cancer: an anglo-celtic cooperative oncology group study. J Clin Oncol. 2005;23:2988.
22. Bear HD, Anderson S, Smith RE, et al. Sequential preoperative or postoperative docetaxel added to preoperative doxorubicin plus cyclophosphamide for operable breast cancer: National Surgical Adjuvant Breast and Bowel Project Protocol B-27. J Clin Oncol. 2006;24:2019.
23. Smith IC, Heys SD, Hutcheon AW, et al. Neoadjuvant chemotherapy in breast cancer: significantly enhanced response with docetaxel. J Clin Oncol, 2002;20:1456.
24. Hutcheon AW, Heys SD, Sarkar TK. Aberdeen Breast Group. Neoadjuvant docetaxel in locally advanced breast cancer. Breast Cancer Res Treat. 2003;79(1):S19.
25. Diéras V, Fumoleau P, Romieu G, et al. Randomized parallel study of doxorubicin plus paclitaxel and doxorubicin plus cyclophosphamide as neoadjuvant treatment of patients with breast cancer. J Clin Oncol. 2004;22:4958.
26. von Minckwitz G, Raab G, Caputo A, et al. Doxorubicin with cyclophosphamide followed by docetaxel every 21 days compared with doxorubicin and docetaxel every 14 days as preoperative treatment in operable breast cancer: the GEPARDUO study of the German Breast Group. J Clin Oncol. 2005;23:2676.
27. Sikov WM, Berry DA, Perou CM, et al. Impact of the addition of carboplatin and/or bevacizumab to neoadjuvant once-per-week paclitaxel followed by dose-dense doxorubicin and cyclophosphamide on pathologic complete response rates in stage II to III triple-negative breast cancer: CALGB 40603 (Alliance). J Clin Oncol. 2015;33:13.
28. von Minckwitz G, Schneeweiss A, Loibl S, et al. Neoadjuvant carboplatin in patients with triple-negative and HER2-positive early breast cancer (GeparSixto; GBG 66): a randomised phase 2 trial. Lancet Oncol. 2014;15:747.
29. von Minckwitz G, Loibl S, Schneeweiss A, et al. Early survival analysis of the randomized phase II trial investigating the addition of carboplatin to neoadjuvant therapy for triple-negative and HER2-positive early breast cancer (GeparSixto). Cancer Res. 2015;76S:SABCS #S2-04.
30. Schmid P, Cortés J, Dent R, et al. Phase III study of pembrolizumab + chemotherapy vs placebo + chemo as neoadjuvant treatment, followed by pembrolizumab vs placebo as adjuvant treatment for early triple-negative breast cancer. Ann Oncol. 2019;30S:ESMO #LBA8_PR.
31. Hahnen E, Lederer B, Hauke J, et al. Germline Mutation Status, Pathological Complete Response, and Disease-Free Survival in Triple-Negative Breast Cancer: Secondary Analysis of the GeparSixto Randomized Clinical Trial. JAMA Oncol. 2017;3:1378.

32. Massuda N, et al. Adjuvant Capecitabine for Breast Cancer after Preoperative Chemotherapy. NEJM. 2017;376:2147.
33. Esserman LJ, Berry DA, DeMichele A, et al. Pathologic complete response predicts recurrence-free survival more effectively by cancer subset: results from the I-SPY 1 TRIAL--CALGB 150007/150012, ACRIN 6657. J Clin Oncol. 2012;30:3242.
34. Carey LA, Dees EC, Sawyer L, et al. The triple negative paradox: primary tumor chemosensitivity of breast cancer subtypes. Clin Cancer Res. 2007;13:2329.
35. Rouzier R, Perou CM, Symmans WF, et al. Breast cancer molecular subtypes respond differently to preoperative chemotherapy. Clin Cancer Res. 2005;11:5678.
36. Minckwitz G, Huang C, et al. Trastuzumabe Entansine for Residual Invasive Her-2 Positive breast cancer. NEJM. 2019;80:617.
37. von Minckwitz G, Untch M, Blohmer JU, et al. Definition and impact of pathologic complete response on prognosis after neoadjuvant chemotherapy in various intrinsic breast cancer subtypes. J Clin Oncol. 2012;30:1796.
38. Untch M, Fasching PA, Konecny GE, et al. Pathologic complete response after neoadjuvant chemotherapy plus trastuzumab predicts favorable survival in human epidermal growth factor receptor 2-overexpressing breast cancer: results from the TECHNO trial of the AGO and GBG study groups. J Clin Oncol. 2011;29:3351.
39. Bayraktar S, Bayraktar UD, Reis IM, et al. Neoadjuvant dose-dense docetaxel, carboplatinum, and trastuzumab (ddTCH) chemotherapy for HER2 overexpressing breast cancer. J Clin Oncol. 2009;27S:ASCO #e11557.
40. Minckwitz G, Huang C, et al. Trastuzumabe Entansine for Residual Invasive Her-2 Positive breast cancer. NEJM. 2019;380:617.
41. Romond EH, Perez EA, Bryant J, et al. Trastuzumab plus adjuvant chemotherapy for operable HER2-positive breast cancer. N Engl J Med 2005; 353:1673. Lancet Oncol. 2013;14:1183.
42. Robidoux A, Tang G, Rastogi P, et al. Lapatinib as a component of neoadjuvant therapy for HER2-positive operable breast cancer (NSABP protocol B-41): an open-label, randomised phase 3 trial. Lancet Oncol. 2013;14:1183.
43. Schneeweiss A, Chia S, Hickish T, et al. Pertuzumab plus trastuzumab in combination with standard neoadjuvant anthracycline-containing and anthracycline-free chemotherapy regimens in patients with HER2-positive early breast cancer: a randomized phase II cardiac safety study (TRYPHAENA). Ann Oncol. 2013;24:2278.
44. Caudle AS, Yang WT, Krishnamurthy S, et al. Improved axillary evaluation following neoadjuvant therapy for patients with node-positive breast cancer using selective evaluation of clipped nodes: implementation of targeted axillary dissection. J Clin Oncol. 2016;34(10):1072-8.
45. Tolaney SM, Barry WT, Dang CT, et al. Adjuvant paclitaxel and trastuzumab for node-negative, HER2-positive breast cancer. N Engl J Med. 2015;372:134.
46. Perloff M, Lesnick GJ. Chemotherapy before and after mastectomy in stage III breast cancer. Arch Surg. 1982;117:879.
47. Schick P, Goodstein J, Moor J, et al. Preoperative chemotherapy followed by mastectomy for locally advanced breast cancer. J Surg Oncol. 1983;22:278.
48. Hayes DF. Targeting adjuvant chemotherapy: a good idea that needs to be proven! J Clin Oncol. 2012;30:1264.
49. Coates AS, Colleoni M, Goldhirsch A. Is adjuvant chemotherapy useful for women with luminal a breast cancer? J Clin Oncol. 2012;30:1260.
50. Buzdar AU, Valero V, Theriault RL, et al. Pathological complete response to chemotherapy is related to hormone receptor status. Breast Cancer Res Treat Abstrat. 2003;88:#302.
51. Parker JS, Mullins M, Cheang MC, et al. Supervised risk predictor of breast cancer based on intrinsic subtypes. J Clin Oncol. 2009;27:1160.
52. Schott AF, Hayes DF. Defining the benefits of neoadjuvant chemotherapy for breast cancer. J Clin Oncol. 2012;30:1747.
53. Ellis MJ, Coop A, Singh B, et al. Letrozole is more effective neoadjuvant endocrine therapy than tamoxifen for ErbB-1-and/or ErbB-2-positive, estrogen receptor-positive primary breast cancer: evidence from a phase III randomized trial. J Clin Oncol. 2001;19:3808.
54. Colleoni M, Viale G, Zahrieh D, et al. Chemotherapy is more effective in patients with breast cancer not expressing steroid hormone receptors: a study of preoperative treatment. Clin Cancer Res. 2004;10:6622.
55. Hong J, et al. Early response and pathological complete remission in Breast Cancer with different molecular subtypes: a retrospective single center analysis. Journal of Cancer. 2020;11:6916.
56. Cortazar P, Zhang L, Untch M, et al. Pathological complete response and long-term clinical benefit in breast cancer: the CTNeoBC pooled analysis. Lancet. 2014;384:164.
57. Dixon JM, Mamman U, Thomas J. Accuracy of intraoperative frozen-section analysis of axillary nodes. Edinburgh Breast Unit team. Br J Surg. 1999;86(3):392-5.
58. Henry-Tillman R, Glover-Collins K, Preston M, et al. The SAVE review: sonographic analysis versus excision for axillary staging in breast cancer. J Am Coll Surg. 2015;220(4):560-7.
59. Alba E, Calvo L, Albanell J, et al. Chemotherapy (CT) and hormonotherapy (HT) as neoadjuvant treatment in luminal breast cancer patients: results from the GEICAM/2006-03, a multicenter, randomized, phase-II study. Ann Oncol. 2012;23:3069.
60. Spring LM, Gupta A, Reynolds KL, et al. Neoadjuvant Endocrine Therapy for Estrogen Receptor-Positive Breast Cancer: A Systematic Review and Meta-analysis. JAMA Oncol. 2016;2:1477.
61. Palmieri C, Cleator S, Kilburn LS, et al. NEOCENT: a randomised feasibility and translational study comparing neoadjuvant endocrine therapy with chemotherapy in ER-rich postmenopausal primary breast cancer. Breast Cancer Res Treat. 2014;148:581.
62. Semiglazov VF, Semiglazov VV, Dashyan GA, et al. Phase 2 randomized trial of primary endocrine therapy versus chemotherapy in postmenopausal patients with estrogen receptor-positive breast cancer. Cancer. 2007;110:244.
63. Waks AG, Winer EP. Breast Treatment a review. JAMA. 2019;21:288.

TRATAMENTO ADJUVANTE – QUIMIOTERAPIA E ANTI-HER-2

Bruno Ribeiro Batista ▪ Luís Felipe Matiusso de Souza ▪ Natália Gallego Crivellaro
Roger Akira Shiomi

INTRODUÇÃO

O câncer de mama (CM) é um problema de saúde pública global, sendo a neoplasia mais frequente nas mulheres. Dados de 2020 estimam cerca de 2,1 milhões de casos novos e 627.000 óbitos ao ano no mundo.[1]

No Brasil, em 2020, segundo o INCA,[2] foram estimados 66.280 casos novos de câncer de mama, correspondendo a 29,7% de todas as neoplasias em mulheres (exceto pele não melanoma). A mortalidade, em 2017, por essa causa foi de 16.724 (16,1% do total de mortes por câncer).

Idealmente, o tratamento do câncer de mama deve ocorrer de forma multidisciplinar, com mastologistas, oncologistas clínicos e rádio-oncologistas. Essa abordagem é fundamental para discussão de como e quando será realizado o tratamento sistêmico, com intuito de aumentar a chance de cura.[3] Um estudo retrospectivo com mais de 13 mil participantes mostrou redução da mortalidade câncer-específica em pacientes tratadas por equipe multidisciplinar *versus* centros onde essa estratégia não foi implementada.[4]

Neste capítulo será abordada a modalidade adjuvante de tratamento, que se refere aos medicamentos indicados após intervenção cirúrgica. As opções disponíveis serão categorizadas em: quimioterapia citotóxica, terapias-alvo e hormonoterapia. A terapia hormonal adjuvante, que consiste no bloqueio de vias relacionadas com o receptor de estrogênio e progesterona, será abordada em capítulo próprio.

ANATOMIA PATOLÓGICA

O câncer de mama é dividido em subtipos histológicos conforme morfologia celular. Além disso, também são usados marcadores moleculares pesquisados por técnicas de imuno-histoquímica (IHQ) ou genéticas. Para a escolha do tratamento adjuvante é de suma importância o conhecimento dessas classificações para tratamento adequado, o que aumentará as chances de cura.

Tumores com expressão de RE são classificados como luminais, pois apresentam similaridade genética com o epitélio do lúmen mamário. Em estudos de IHQ coram para citoqueratinas 8 e 18. Trata-se do subtipo mais comum, correspondendo a cerca de 60% de todos os casos de CM.[5]

Os tumores luminais são ainda divididos em A e B, conforme o marcador Ki-67, que representa a proliferação celular. Assim, células com elevada expressão desse marcador terão maior agressividade patológica.[6] O valor de corte pode variar conforme a referência em questão, sendo maior que 14% um valor aceito para categorização como luminal B. Outro fator levado em conta é o RP, que quando negativo ou fracamente presente, também se traduz como luminal B.[3]

Algumas vias celulares são chamadas de oncogênicas. Uma das mais estudadas é da proteína *Human Epidermal growth* fator *Receptor*-2 (HER-2). Trata-se de uma proteína transmembrana que ativa sinais e vias intracelulares que aumentam a proliferação e diminuem a apoptose.[7] Esse subtipo HER-2 enriquecido compreende 15% a 20% dos casos de CM.[8] O mecanismo usual para aumento na função dessa via é a amplificação das cópias do gene que a codifica e, menos comumente, mutação desse receptor.[9]

O diagnóstico da amplificação HER-2 é feito por testes moleculares, sendo o mais comumente empregado a IHQ. Em casos duvidosos são usados testes para marcação gênica, como é o caso da hibridização *in situ*, que avalia o número de cópias desse gene no DNA.[10]

Caso nenhum dos 3 receptores estejam presentes o tumor é categorizado como triplo-negativo.

O entendimento de grupos prognósticos auxilia na tomada de decisões e na oferta ou não de terapia adjuvante. Para tanto, é utilizado o sistema **TNM** da American Joint Committee on Cancer (AJCC) conforme tamanho do tumor, presença de linfonodos (LFN) regionais e metástases a distância. Na 8ª edição[11] dessa classificação foram incluídos marcadores moleculares, a partir dos avanços observados na terapia sistêmica, desde os anos 2000, em alinhamento com diretrizes internacionais.[3] Os marcadores incluídos foram: presença de receptores de estrógeno (RE) e progesterona (RP), HER-2, Ki-67 e grau histológico.

DESFECHOS EM ONCOLOGIA

A ampla gama de terapias oncológicas tornou necessário que se desenvolvessem estudos para avaliação de eficácia e segurança. Esses desfechos são maneiras de se comparar diferentes estratégias para grupos semelhantes de pacientes, seja em taxa de cura ou efeitos colaterais.[12]

Os mais estudados são: sobrevida livre de recidiva (ou recaída), sobrevida global, qualidade de vida (conforme escala específica), taxa de resposta objetiva, taxa de resposta completa e sobrevida livre de progressão.[13]

Dessa forma, o uso de quimioterapia adjuvante é apoiado por uma metanálise do grupo Early Breast Cancer Trialists'

Collaborative Group.[14] Foi considerado benéfico utilizar regimes de quimioterapia, principalmente os com base em antraciclina e taxanos, pois houve ganho na sobrevida livre de recorrência em 10 anos de 39% *versus* 47% (risco relativo 0,73, com intervalo de confiança de 0,68-0,79). Essa diminuição da recorrência levou a aumento da sobrevida global de 35% para 40% (RR 0,84, IC de 0,78-0,91).

O bloqueio da via do HER-2 com o anticorpo monoclonal trastuzumabe no cenário adjuvante aumentou em 37% a sobrevida global em 10 anos (75,2% para 84% de participantes vivas) e em 40% a sobrevida livre de recidiva. Assim o uso dessa medicação aumentou a chance em 10 anos da doença não ter retornado de 62,2% para 73,7%.[15]

A ESCOLHA DO TRATAMENTO ADJUVANTE

O objetivo do tratamento adjuvante é erradicar focos microscópicos de células cancerígenas e que, se não tratadas, poderiam crescer e se apresentar no futuro como doença metastática.

Um dos fatores que mais colaborou com aumento da sobrevida livre de recidiva foi a seleção dos pacientes para tratamentos direcionados a partir de biomarcadores. Assim, tumores luminais devem ser tratados primariamente com bloqueadores do RE. Tumores HER-2 enriquecidos devem receber bloqueadores dessa via.[16] Por esse motivo, tumores triplo-negativos necessitam de tratamento com quimioterapia, por mecanismos de ação pouco específicos destes medicamentos.

O trastuzumabe é um anticorpo monoclonal humanizado que bloqueia a via do HER-2, diminuindo a multiplicação celular, favorecendo a apoptose e atraindo células imunes para o tecido.[16] O uso dessa medicação se comprovou benéfico em vários cenários, tanto metastático quanto adjuvante, com ganho expressivo de sobrevida global e sobrevida livre de recidiva.[17-19]

Entretanto, essa escolha ainda deve levar em consideração características intrínsecas da doença, estadiamento, anatomia patológica, idade, comorbidades e fatores pessoais.[20]

QUIMIOTERAPIA ADJUVANTE

A quimioterapia citotóxica atua no câncer alterando o ciclo celular, diminuindo a taxa de multiplicação, favorecendo a apoptose e morte celular e estimulando resposta imunológica tecidual. É amplamente utilizada há várias décadas, sendo que alguns regimes demonstraram superioridade em relação a outros, como é o caso da associação de antraciclinas e taxanos.[14]

Tem por objetivo aumentar a sobrevida livre de recorrência e a sobrevida global. Entretanto, pode-se dizer que esse benefício em certos grupos de pacientes, principalmente as de baixo risco, pode ser pequeno.[20]

O início desse tratamento deve idealmente ser feito dentro de quatro a seis semanas após a cirurgia definitiva da mama. Dados observacionais sugerem que um atraso de mais de três meses é prejudicial. Para os casos em que também será necessária a realização de radioterapia adjuvante, a prática clínica padrão é realizar quimioterapia antes da radioterapia. Dentro do contexto de terapia adjuvante, não houve benefício em recorrência no tratamento com radioterapia e quimioterapia concomitantes, aumentando apenas a toxicidade aguda.[21]

Para mulheres com câncer de mama precoce, RE positivo, HER-2-negativo, a terapia endócrina adjuvante é por muitas vezes suficiente como tratamento sistêmico. No entanto, deve ser levado em conta que certos grupos de pacientes podem-se beneficiar de tratamento quimioterápico adjuvante. Esse benefício dependerá do risco de recidiva, que pode ser estimado a partir das características clínicas, que incluem o estádio e o grau do tumor, bem como as características biológicas, incluindo expressão gênica.[22]

Classicamente, casos de câncer de mama RE-positivo, HER-2-negativo, com LFN negativo e tumor menor do que 2 centímetros ou todos os tumores com 0,5 centímetro ou menos têm um prognóstico suficientemente bom com terapia endócrina isolada, e normalmente não requerem quimioterapia. Entretanto, tumores classificados como estádio III, em geral, têm benefício de quimioterapia adjuvante, principalmente nos casos em que a análise patológica indicou mais de 3 LFN positivos na axila ou tumor maior que 5 cm.[22]

A prescrição de quimioterapia para tumores luminais é tema de intenso debate atualmente, principalmente por uma parcela substancial estar entre os dois cenários expostos anteriormente. Portanto, são necessárias estratégias que utilizem biomarcadores que auxiliem essa decisão.[23]

Atualmente é consenso utilizar testes genéticos para guiar a conduta em casos de tumores luminais, principalmente com axila negativa, para tumores T1b a T3 e HER-2-negativo. O primeiro teste validado foi o Oncotype DX 21-gene Recurrence Escore (RS), mas outros estão disponíveis, como PAM50 risk of recurrence escore, Amsterdam 70-gene profile (MammaPrint), EndoPredict, Breast Cancer Index entre outros.[24]

Já para o câncer de mama triplo-negativo, os dados mais robustos estão relacionados com a terapia neoadjuvante, que objetiva resposta patológica completa do tumor, e assim aumentar as chances de cura. Em casos em que a neoadjuvância não é realizada, recomenda-se tratamento quimioterápico adjuvante. Normalmente o esquema utilizado é com base em antraciclina e taxano. Entretanto, verificou-se que os compostos de platina são especialmente úteis em células tumorais com deficiência de reparo no DNA, como mutações no gene *BRCA*.[25]

Regimes de Quimioterapia

Existem vários regimes de quimioterapia disponíveis para tratamento, que em geral empregam mais de uma medicação. Em pacientes de alto risco e se as características clínicas permitirem, a combinação de escolha é a associação de antraciclina e taxano,[26] com benefício maior pelo uso da antraciclina. As antraciclinas são medicamentos inibidores da duplicação do DNA, por inativação da enzima topoisomerase II.[27] Os taxanos são inibidores da formação de microtúbulos, alterando e bloqueando o ciclo celular e induzindo a apoptose. Um esquema rotineiramente utilizado é associação de doxorrubicina e ciclofosfamida a cada duas semanas por quatro infusões, seguido de paclitaxel semanal por 12 semanas, conhecido como *AC-T dose densa*.[28] Os esquemas de quimioterapia são exemplificados no Quadro 37-1.

Para casos com menor risco de recidiva, são aceitos regimes alternativos de quimioterapia, como a associação de docetaxel (taxano) e ciclofosfamida.[26] Também poderá ser utilizado regime de quimioterapia junto com bloqueio HER-2,

Quadro 37-1. Esquemas de Quimioterapia Adjuvante Utilizados na Prática Clínica

Esquema	Medicações	Intervalo	Duração
AC-T	Doxorrubicina 60 mg/m² + Ciclofosfamida 600 mg/m²	21 dias	4 ciclos
	Seguido por: Paclitaxel 80 mg/m²	Semanal	12 ciclos
AC-T dose densa	4× Doxorrubicina 60 mg/m² + Ciclofosfamida 600 mg/m²	14 dias	4 ciclos
	Seguido por: Paclitaxel 80 mg/m² ou	Semanal	12 ciclos
	Paclitaxel 175 mg/m²	14 dias	4 ciclos
TC	Ciclofosfamida 600 mg/m² Paclitaxel 75 mg/m²	21 dias	4 a 6 ciclos

sendo que a associação de carboplatina e docetaxel é eficaz e mais bem tolerada, principalmente com relação à toxicidade cardíaca à doxorrubicina.[29]

Por esse motivo que docetaxel e ciclofosfamida (TC) também são uma boa escolha para pacientes com histórico de doença cardíaca, idade avançada, que já realizaram radioterapia prévia em tórax ou aqueles que não desejam aceitar os riscos da terapia à base de antraciclina. A decisão sobre o tratamento administrado deve levar em consideração a conveniência do paciente e os efeitos colaterais de cada combinação.[26]

O estudo Create-X avaliou o uso de capecitabina adjuvante por 6 meses em casos com doença residual após quimioterapia neoadjuvante. Entretanto, essa estratégia se mostrou benéfica em análise de subgrupos, para perfil triplo-negativo, correspondendo a 33% das participantes do estudo.[30]

A quimioterapia está associada a complicações agudas e em longo prazo para a sobrevivente do câncer de mama. Um estudo[31] avaliou 12.239 mulheres com câncer de mama com até 63 anos, sendo que 4.075 receberam quimioterapia adjuvante. Nessa avaliação, as mulheres que receberam quimioterapia eram mais propensas a visitar salas de emergência por qualquer causa (61% *versus* 42%) e especificamente por efeitos adversos graves (16% *versus* 5%). Os principais efeitos colaterais foram: febre ou infecção, neutropenia ou trombocitopenia, desidratação ou distúrbios hidroeletrolíticos, náusea, vômito e mucosite.

TERAPIA ANTI-HER-2

A terapia-alvo, através de anticorpos monoclonais, engloba estratégias que visam a bloqueio de vias oncogênicas ativadas. Para o bloqueio do HER-2 são utilizados, em geral, anticorpos monoclonais (Fig. 37-1) contra essa proteína transmembrana.[17] Antes da disponibilidade desse tratamento, a presença desse biomarcador era preditora de piores desfechos clínicos, incluindo maior taxa de recidiva e baixa sobrevida global mesmo para casos não metastáticos.[8,32]

Atualmente, a imensa maioria das pacientes com câncer de mama positivo para HER-2 receberá tratamento com bloqueio dessa via, seja na neoadjuvância, adjuvância, seja no cenário metastático.

O bloqueio HER-2 tem evidências robustas para cenários em que há comprometimento linfonodal, tumores maiores que 2 cm, ou LFN negativo e doença de alto risco (menos que 35 anos, grau 3, RE negativo, doença multifocal).[18,29]

Os dados para utilização de bloqueio com trastuzumabe e quimioterapia para pacientes com tumores menores que 2 cm com LFN negativo são apoiados por estudos de fase 3.[29] Entretanto, esse grupo tem melhor prognóstico e admite-se estratégias menos intensificadas como uso de monoquimioterapia com paclitaxel e trastuzumabe.[33,34]

Atualmente as medicações disponíveis para uso rotineiro são:

- *Trastuzumabe*: anticorpo monoclonal que se liga ao domínio extracelular do HER-2;
- *Pertuzumabe*: anticorpo monoclonal que se liga ao domínio extracelular de dimerização do HER-2 e previne a ligação entre esses domínios ou outros membros da família EGFR, administrado junto ao trastuzumabe, nunca como agente isolado;
- *Trastuzumabe entansina (T-DM1)*: conjugado anticorpo-droga de trastuzumabe, composto ligante, e agente citotóxico antimicrotúbulo DM1. Não pode ser feito em conjunto com quimioterapia, pois utiliza agente citotóxico em sua composição;
- *Lapatinibe*: inibidor de tirosina quinase contra o domínio intracelular do receptor HER-2.

Outros agentes estão em fase de estudos e têm potencial para aprovação e uso na prática diária futura no cenário adjuvante: trastuzumabe deruxtecan, tucatinibe, neratinibe, margetuximabe entre outros.

Para melhor organização do raciocínio, abordaremos a melhor estratégia terapêutica em dois cenários: pacientes tratadas com terapia neoadjuvante e as que não receberam este tratamento (Fig. 37-2).

Para HER-2-positivo, LFN negativo, tamanho do tumor entre 0,6 a 2 cm, submetidas a tratamento cirúrgico como terapêutica inicial, recomenda-se a adição de trastuzumabe à quimioterapia (paclitaxel semanal, ver sessão anterior). Utiliza-se a dose de ataque de 4 mg/kg EV, seguido de 2 mg/kg EV semanalmente, até conclusão da quimioterapia (12 semanas). Após, 600 mg SC ou 6 mg/kg EV a cada 3 semanas, até completar 1 ano de tratamento.[33,34]

Para pacientes com tumores maiores que 2 cm e/ou LFN positivo, recomenda-se tratamento neoadjuvante combinando-se quimioterapia a duplo bloqueio HER-2 – trastuzumabe na dose de ataque de 8 mg/kg EV seguido de 6 mg/kg a cada 3 semanas e pertuzumabe na dose de ataque de 840 mg EV, seguido de 420 mg a cada 3 semanas durante quimioterapia.[35] Após a cirurgia, esse bloqueio deverá continuar até que seja completado 1 ano.

Pacientes tratadas com quimioterapia neoadjuvante e trastuzumabe receberão bloqueio HER-2 conforme resposta à neoadjuvância. Se houver doença residual, recomenda-se troca do bloqueio HER-2 para T-DM1 adjuvante, que deverá ser mantido por 14 ciclos.[36] Caso ocorra resposta patológica completa, deve-se continuar trastuzumabe adjuvante, com ou sem pertuzumabe, até completar um ano de bloqueio HER-2.[37]

Os efeitos colaterais mais relacionados com o uso dessas medicações são a toxicidade cardíaca e intestinal.[18,38] Devido ao potencial cardiotóxico dessas drogas, recomenda-se controle da função cardíaca com ecocardiograma transtorácico de base e controle trimestral. Reduções na fração de ejeção em 16% ou mais, ou 10% a 15%, caso já houver comprometimento

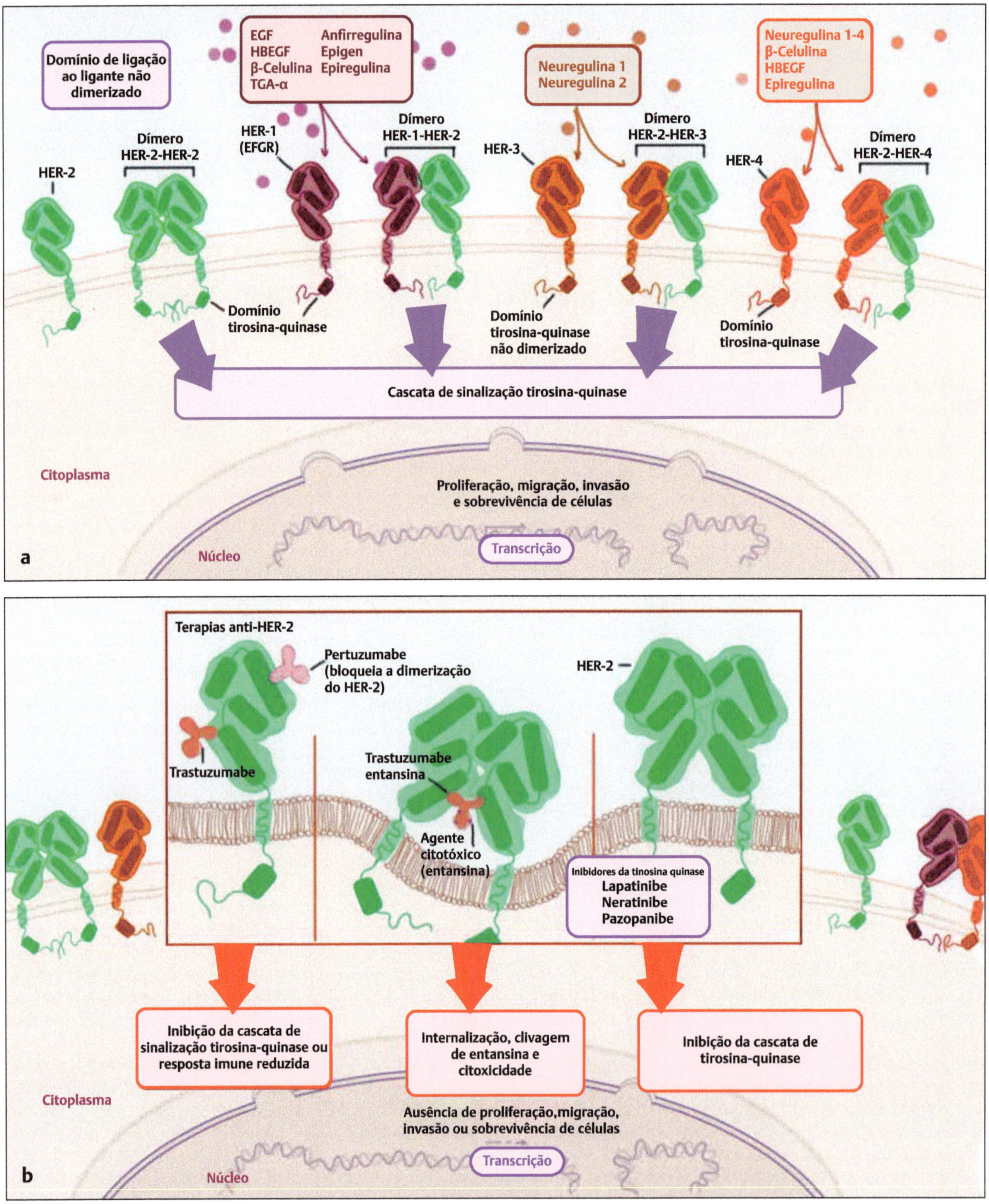

Fig. 37-1. A proteína HER-2 e locais de ligação de moléculas.

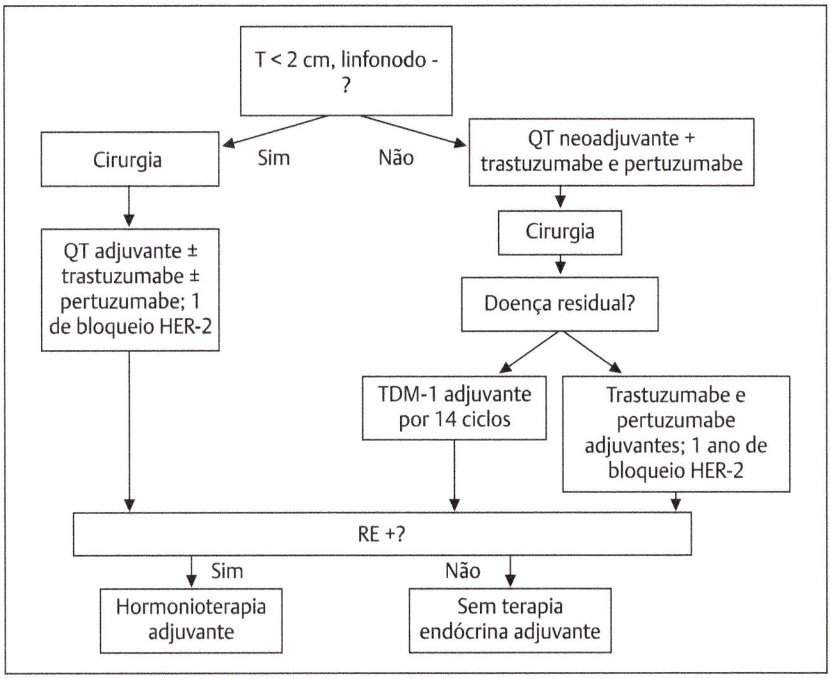

Fig. 37-2. Fluxograma para tratamento para doença HER-2-positivo.

miocárdico, demandam suspensão do bloqueio HER-2 temporariamente. Após a suspensão, a função cardíaca deverá ser reavaliada em 4 semanas. Poderá ser reintroduzido o tratamento, se a fração de ejeção estiver até 5% abaixo do limite inferior da normalidade. Ocorrendo 2 suspensões consecutivas ou 3 suspensões ao longo do tratamento, a medicação deverá ser interrompida em definitivo.[39]

CONCLUSÃO

A abordagem do câncer de mama deve ser multidisciplinar. Para decidir o melhor tratamento é necessário levar em conta a anatomia patológica, estadiamento, técnica cirúrgica, condições clínicas e comorbidades para terapia adjuvante.

A utilização de quimioterapia e bloqueio HER-2 é consagrada, mas deve levar em conta critérios como risco de recidiva de doença. Em geral, é indicado tratamento com bloqueio HER-2 para tumores com tamanho maiores que 0,5 a 1 cm, ou com LFN positivo. A escolha de qual agente citotóxico será usado em combinação depende de características da doença e da paciente.

A quimioterapia é geralmente indicada para tumores triplo-negativos, mas preferencialmente neoadjuvante. Caso não tenha sido ofertado nesse cenário, é fundamental realizar tratamento adjuvante, com regime contendo antraciclina e taxano. Para doença residual após neoadjuvância pode ser utilizado capecitabina adjuvante.

Tumores luminais estádio clínico I não têm indicação, comumente, de quimioterapia. Para lesões de até 5 cm, com no máximo 3 LFN comprometidos, recomenda-se avaliação com testes genéticos para avaliação de risco. Caso seja comprovado tumor maior que 5 cm e 4 ou mais LFN a quimioterapia demonstrou ganho de sobrevida.

REFERÊNCIAS BIBLIOGRÁFICAS

1. Bray F, Ferlay J, Soerjomataram I. Global Cancer Statistics 2018: GLOBOCAN Estimates of Incidence and Mortality Worldwide for 36 Cancers in 185 Countries. 2018;394-424.
2. De Oliveira M MS. Estimativa/2020 – Incidência de Câncer no Brasil. Rev Bras Cancerol [Internet]. 2020;66(1).
3. Coates AS, Winer EP, Goldhirsch A, et al. Tailoring therapies--improving the management of early breast cancer: St Gallen International Expert Consensus on the Primary Therapy of Early Breast Cancer 2015. Ann Oncol Off J Eur Soc Med Oncol. 2015;26(8):1533-46.
4. Kesson EM, Allardice GM, George WD, et al. Effects of multidisciplinary team working on breast cancer survival: Retrospective, comparative, interventional cohort study of 13 722 women. BMJ. 2012;344(7856):19-21.
5. Sørlie T, Perou CM, Tibshirani R, et al. Gene expression patterns of breast carcinomas distinguish tumor subclasses with clinical implications. Proc Natl Acad Sci U S A. 2001;98(19):10869-74.
6. Weigelt B, Peterse JL, Van't Veer LJ. Breast cancer metastasis: Markers and models. Nat Rev Cancer. 2005;5(8):591-602.
7. Hynes NE, Horsch K, Olayioye MA, Badache A. The ErbB receptor tyrosine family as signal integrators. Endocr Relat Cancer. 2001;8(3):151-9.
8. Slamon DJ, Godolphin W, Jones LA, et al. Studies of the HER-2/neu proto-oncogene in human breast and ovarian cancer. Science. 1989;244(4905):707-12.
9. Yaziji H, Goldstein LC, Barry TS, et al. HER-2 Testing in Breast Cancer Using Parallel Tissue-Based Methods. JAMA. 2004;291(16):1972-7.
10. Wolff AC, Hammond MEH, Allison KH, et al. HER2 Testing in Breast Cancer: American Society of Clinical Oncology/College of American Pathologists Clinical Practice Guideline Focused Update Summary. J Oncol Pract. 2018;14(7):437-41.
11. Keung EZ, Gershenwald JE. The eighth edition American Joint Committee on Cancer (AJCC) melanoma staging system: implications for melanoma treatment and care. Expert Rev Anticancer Ther [Internet]. 2018;18(8):775-84.

12. FDA. Guidance for Industry. Clinical Trial Endpoints for the Approval of Cancer Drugs and Biologics. U.S. Food and Drug Administration. 2018.
13. Kogan AJ, Haren M. Translating cancer trial endpoints into the language of managed care. Biotechnol Healthc [Internet]. 2008;5(1):22-35.
14. Albain K, Anderson S, Arriagada R, et al. Comparisons between different polychemotherapy regimens for early breast cancer: Meta-analyses of long-term outcome among 100 000 women in 123 randomised trials. Lancet [Internet]. 2012;379(9814):432-44.
15. Perez EA, Romond EH, Suman VJ, et al. Trastuzumab plus adjuvant chemotherapy for human epidermal growth factor receptor 2 - Positive breast cancer: Planned joint analysis of overall survival from NSABP B-31 and NCCTG N9831. J Clin Oncol. 2014;32(33):3744-52.
16. Arboleda MJ, Lyons JF, Kabbinavar FF, et al. Overexpression of AKT2/protein kinase Bβ leads to up-regulation of β1 integrins, increased invasion, and metastasis of human breast and ovarian cancer cells. Cancer Res. 2003;63(1):196-206.
17. Slamon DJ, Leyland-Jones B, Shak S, et al. Use of Chemotherapy plus a Monoclonal Antibody against HER2 for Metastatic Breast Cancer That Overexpresses HER2. N Engl J Med [Internet]. 2001;344(11):783-92.
18. Piccart-Gebhart MJ, Procter M, Leyland-Jones B, et al. Trastuzumab after Adjuvant Chemotherapy in HER2-Positive Breast Cancer. N Engl J Med. 2005;353(16):2481-8.
19. Seidman AD, Fornier MN, Esteva FJ, et al. Weekly trastuzumab and paclitaxel therapy for metastatic breast cancer with analysis of efficacy by HER2 immunophenotype and gene amplification. J Clin Oncol. 2001;19(10):2587-95.
20. Berry DA, Cronin KA, Plevritis SK, et al. Effect of screening and adjuvant therapy on mortality from breast cancer. N Engl J Med. 2005;353(17):1784-92.
21. Lohrisch C, Paltiel C, Gelmon K, et al. Impact on survival of time from definitive surgery to initiation of adjuvant chemotherapy for early-stage breast cancer. J Clin Oncol Off J Am Soc Clin Oncol. 2006;24(30):4888-94.
22. Henry NL, Somerfield MR, Abramson VG, et al. Role of Patient and Disease Factors in Adjuvant Systemic Therapy Decision Making for Early-Stage, Operable Breast Cancer: Update of the ASCO Endorsement of the Cancer Care Ontario Guideline. J Clin Oncol Off J Am Soc Clin Oncol. 2019;37(22):1965-77.
23. Harris LN, Ismaila N, McShane LM, et al. Use of Biomarkers to Guide Decisions on Adjuvant Systemic Therapy for Women with Early-Stage Invasive Breast Cancer: American Society of Clinical Oncology Clinical Practice Guideline. J Clin Oncol Off J Am Soc Clin Oncol. 2016;34(10):1134-50.
24. Bartlett JMS, Bayani J, Marshall A, et al. Comparing Breast Cancer Multiparameter Tests in the OPTIMA Prelim Trial: No Test Is More Equal Than the Others. J Natl Cancer Inst. 2016;108(9).
25. Pandy JGP, Balolong-Garcia JC, Cruz-Ordinario MVB, Que FVF. Triple negative breast cancer and platinum-based systemic treatment: a meta-analysis and systematic review. BMC Cancer. 2019;19(1):1065.
26. Jones SE, Savin MA, Holmes FA, et al. Phase III trial comparing doxorubicin plus cyclophosphamide with docetaxel plus cyclophosphamide as adjuvant therapy for operable breast cancer. J Clin Oncol off J Am Soc Clin Oncol. 2006;24(34):5381-7.
27. Marosi C. Chapter 57 - Complications of chemotherapy in neuro-oncology. In: Grisold W, Soffietti R, editors. Neuro-Oncology Part II [Internet]. Elsevier. 2012:873-85.
28. Citron ML. Dose-Dense Chemotherapy: Principles, Clinical Results and Future Perspectives. Breast Care (Basel). 2008;3(4):251-5.
29. Slamon D, Eiermann W, Robert N, et al. Adjuvant trastuzumab in HER2-positive breast cancer. N Engl J Med. 2011;365(14):1273-83.
30. Masuda N, Lee S-J, Ohtani S, et al. Adjuvant Capecitabine for Breast Cancer after Preoperative Chemotherapy. N Engl J Med [Internet]. 2017;376(22):2147-59.
31. Hassett MJ, O'Malley AJ, Pakes JR, et al. Frequency and cost of chemotherapy-related serious adverse effects in a population sample of women with breast cancer. J Natl Cancer Inst. 2006;98(16):1108-17.
32. Slamon DJ, deKernion J B, Verma I M, Cline M J. Expression of cellular oncogenes in human malignancies. Science. 1984;224(4646):256-62.
33. Amiri-Kordestani L, Xie D, Tolaney SM, et al. A Food and Drug Administration analysis of survival outcomes comparing the Adjuvant Paclitaxel and Trastuzumab trial with an external control from historical clinical trials. Ann Oncol off J Eur Soc Med Oncol. 2020;31(12):1704-8.
34. Modi S, Saura C, Yamashita T, et al. Trastuzumab Deruxtecan in Previously Treated HER2-Positive Breast Cancer. N Engl J Med. 2020;382(7):610-21.
35. Gianni L, Pienkowski T, Im Y-H, et al. 5-year analysis of neoadjuvant pertuzumab and trastuzumab in patients with locally advanced, inflammatory, or early-stage HER2-positive breast cancer (NeoSphere): a multicentre, open-label, phase 2 randomised trial. Lancet Oncol. 2016;17(6):791-800.
36. von Minckwitz G, Huang C-S, Mano MS, et al. Trastuzumab Emtansine for Residual Invasive HER2-Positive Breast Cancer. N Engl J Med [Internet]. 2019;380(7):617-28.
37. Denduluri N, Chavez-MacGregor M, Telli M L, et al. Selection of Optimal Adjuvant Chemotherapy and Targeted Therapy for Early Breast Cancer: ASCO Clinical Practice Guideline Focused Update. J Clin Oncol [Internet]. 2018;36(23):2433-43.
38. Barcenas CH, Hurvitz SA, Di Palma JA, et al. Improved tolerability of neratinib in patients with HER2-positive early-stage breast cancer: the CONTROL trial. Ann Oncol Off J Eur Soc Med Oncol. 2020 Sep;31(9):1223-30.
39. Romond EH, Perez EA, Bryant J, et al. Trastuzumab plus Adjuvant Chemotherapy for Operable HER2-Positive Breast Cancer. N Engl J Med [Internet]. 2005;353(16):1673-84.

HORMONOTERAPIA NO CÂNCER DE MAMA

Cleverton César Spautz ▪ Alessandra Amatuzzi Cordeiro Fornazari ▪ Leonardo Paese Nissen

INTRODUÇÃO

A primeira evidência da relação entre câncer de mama e estrogênio ocorreu em 1895, quando Beatson realizou uma ooforectomia bilateral em uma mulher com câncer de mama avançado e alcançou o controle da doença.

Desde então, esta relação ficou cada vez mais evidente, e o uso de métodos indutores a um bloqueio hormonal tornou-se um dos pilares do tratamento do câncer de mama.

Inicialmente este objetivo era atingido de forma cirúrgica com ooforectomia bilateral e até mesmo com radioterapia pélvica, levando a uma "menopausa actínica". Atualmente, independentemente do *status* menopausal da mulher, o uso de medicamentos que bloqueiam a ação do estrogênio na mama é a opção a ser utilizada nos casos de câncer de mama com receptores hormonais positivos (RH+).

De maneira geral, a escolha da hormonoterapia a ser ministrada é dividida segundo o *status* menopausal bem como o seu objetivo de uso, adjuvante ou paliativo, de acordo com a presença ou não de metástases no momento da escolha do tratamento.

HORMONOTERAPIA NA PRÉ-MENOPAUSA

O conhecimento do *status* menopausal é de extrema importância para a hormonoterapia, uma vez que influencia na escolha dos medicamentos a serem utilizados. Ao contrário do tamoxifeno, que pode ser utilizado tanto na pré quanto na pós-menopausa, o uso dos inibidores da aromatase tem sua eficácia alcançada somente na pós-menopausa.

A menopausa é definida como a data da última menstruação da mulher. A transição entre o período reprodutivo e a menopausa é conhecida como climatério e abrange um conjunto de sinais e sintomas, como irregularidade menstrual, ondas de calor, irritabilidade, insônia, secura vaginal, diminuição da libido, entre outros. Laboratorialmente, a menopausa é definida como a dosagem do hormônio folículo estimulante (FSH) acima de 30 mUI/mL e estradiol abaixo de 10 pg/mL. Vale lembrar que a quimioterapia induz uma menopausa que pode ser definitiva ou apenas temporária. Em um estudo que avaliou 33 mulheres com média de idade de 44 anos que tiveram sua menopausa confirmada após serem submetidas à quimioterapia, observou-se uma retomada da função ovariana em 27% delas.[1]

A escolha da hormonoterapia ideal para uma mulher na pré-menopausa inclui, inicialmente, uma avaliação do risco de recidiva de cada paciente. Esta avaliação de risco pode ser genômica através de testes, como Oncotype DX, Mammaprint, PAM50 e Breast Cancer Index(BCI) ou risco clínico que avaliam características clínico-patológicas do tumor, como tamanho, grau histológico e *status* linfonodal (Quadros 38-1 e 38-2).[2]

Para mulheres na pré-menopausa com alto risco genômico ou clínico, a quimioterapia seguida de supressão ovarina e hormonoterapia são os tratamentos de escolha. As com baixo risco são adequadamente tratadas com hormonoterapia isolada.[3]

O uso do tamoxifeno na dose de 20 mg ao dia para mulheres na pré-menopausa com baixo risco continua sendo o tratamento de primeira escolha. Em relação à duração do tratamento, o estudo ATLAS avaliou 6.846 mulheres com câncer de mama receptor de estrogênio positivo e comparou o uso por 5 ou 10 anos de tamoxifeno. Na análise dos anos 5 a 14 após o início do estudo, observou-se uma redução do risco de recorrência em mulheres que utilizaram por 10 anos quando comparado às mulheres que não continuaram o uso por mais 5 anos (21,4% × 25,1%) com ganho absoluto de 3,7%. Em relação à mortalidade por câncer de mama, também houve redução durante os anos 5 a 14 com uma taxa de 12,2% para as que usaram 10 anos e 15% para as que usaram somente 5 anos. Como já esperado houve um maior risco de embolia pulmonar

Quadro 38-1. Risco Clínico para Pacientes com Linfonodos Negativos

Grau histológico	Tamanho do tumor (T)	Risco clínico
I	≤ 3 cm	Baixo risco
I	3,1-5 cm	Alto risco
II	≤ 2cm	Baixo risco
II	2,1-5 cm	Alto risco
II	≤ 1cm	Baixo risco
II	1,1-5 cm	Alto risco

Quadro 38-2. Risco Clínico para Pacientes com Um a Três Linfonodos Positivos

Grau histológico	Tamanho do tumor (T)	Risco clínico
I	≤ 2 cm	Baixo risco
I	2,1- 5 cm	Alto risco
II	Qualquer T	Alto risco
II	Qualquer T	Alto risco

(RR 1,87) e câncer de endométrio (RR 1,74). O risco cumulativo de carcinoma de endométrio entre os anos 5 a 14 do estudo foi de 3,1% para as mulheres com 10 anos de tamoxifeno e de 1,6% para aquelas com 5 anos de uso.[4] Em uma recente metanálise sobre o risco de câncer de endométrio, ratificaram-se os dados do estudo ATLAS, demonstrando um aumento de risco de 1,5 para 3,2% com a adjuvância estendida.[5]

Nas pacientes de alto risco e com menos de 35 anos de idade, a adição da supressão ovariana com análogos de LHRH ao uso do tamoxifeno ou inibidor da aromatase é o tratamento de escolha. Estes dados ficaram evidentes após a publicação dos estudos SOFT (*Suppression of Ovarian Function Trial*) e TEXT (*Tamoxifen and Exemestane Trial*). O SOFT randomizou paciente na pré-menopausa ou que permaneceram na pré-menopausa após quimioterapia para o uso de tamoxifeno isolado (20 mg ao dia), tamoxifeno (20 mg diário) com supressão ovariana (goserelina 3,6 mg a cada 28 dias) ou examestano (25 mg ao dia) com supressão ovariana (goserelina 3,6 mg a cada 28 dias). O TEXT randomizou mulheres na pré-menopausa no início da adjuvância para o uso de tamoxifeno com supressão ovarina ou examestano com supressão ovariana nas mesmas doses do estudo SOFT. Na análise conjunta destes dois estudos com um acompanhamento médio de 8 anos, a sobrevida livre de doença foi de 78,9% para o tamoxifeno isolado, 83,2% para tamoxifeno com supressão ovarina e 85,9% para examestano com supressão ovariana. Quando comparado somente às pacientes de alto risco que receberam quimioterapia, a sobrevida livre de doença foi de 71,4% para o tamoxifeno isolado, 76,4% para tamoxifeno com supressão ovariana, e 80,4% para examestano com supressão ovariana com uma diferença de 9% entre tamoxifeno isolado e examestano com supressão ovariana. A taxa de recorrência a distância foi de 80%, 82,1% e 84,5% respectivamente para os grupos do tamoxifeno, tamoxifeno com supressão ovarina e examestano com supressão ovariana. A sobrevida global foi de 85,1% para o tamoxifeno isolado, 89,4% para tamoxifeno com supressão ovarina e 87,2% para examestano com supressão ovariana. Houve um maior número de efeitos colaterais nos grupos com supressão ovariana comparados ao tamoxifeno isolado. Eventos grau 3 ou mais foram reportados em 24,6% com uso do tamoxifeno isolado, 31% com tamoxifeno com supressão ovariana e 32,3% com examestano e supressão ovariana. Trombose e embolismo foram mais comuns com o uso do tamoxifeno, e sintomas musculoesqueléticos predominaram com o examestano.[6]

HORMONOTERAPIA NA PÓS-MENOPAUSA

As pacientes com diagnóstico de carcinoma de mama receptor hormonal positivo durante o período de pós-menopausa devem, se possível e não contraindicado, fazer tratamento adjuvante com o uso de inibidores da aromatase. Os inibidores de aromatase (IA) são medicamentos que inibem a enzima aromatase, responsável pela conversão de androgênios (testosterona e androstenediona) em estrogênios (estradiol e estrona), presente no tecido mamário, muscular, adiposo, hepático e no próprio tumor. São ainda subdivididos em não esteroidais que fazem uma inibição reversível (anastrozol 1 mg/dia e letrozol 2,5 mg/dia) ou em esteroidais que são irreversíveis (examestano 25 mg/dia).

Esta classe de medicamentos só pode ser administrada em mulheres na pós-menopausa (espontânea ou induzida). Devem ser usados com extrema cautela nas pacientes que apresentam amenorreia secundária à quimioterapia ou nas usuárias prévias de tamoxifeno, sendo necessária a comprovação laboratorial de *status* menopausal antes de sua prescrição.

O tempo mínimo da hormonoterapia para haver benefício na redução de recidiva da doença é de cinco anos. A extensão do tratamento para 10 anos deve ser individualizada e com base em critérios clínicos patológicos, como tamanho tumoral, *status* linfonodal e grau histológico e/ou genômico (Oncotype DX, Mammaprint, PAM50 e Breast Cancer Index).

O estudo MA.17 comparou o uso de letrozol ou placebo por 5 anos após uso prévio de tamoxifeno por 5 anos e mostrou melhor sobrevida livre de doença no subgrupo do letrozol, independente dos demais fatores. Além disso, mostrou redução de 40% no risco de recorrência a distância e nas pacientes com comprometimento axilar apresentou melhora da sobrevida global.[7] De forma semelhante, o MA.17R também mostrou maior sobrevida livre de doença (recidiva local, a distância ou novo primário) nas pacientes que fizeram terapia estendida com letrozol por 10 anos em mulheres que fizeram uso prévio de tamoxifeno ou não. Contudo, não houve evidência de melhora na sobrevida global.[8] Ambos também relatam uma maior toxicidade na densidade mineral óssea das pacientes em terapia estendida que, se diagnosticada precocemente, não traz prejuízos às mesmas.

Outro estudo que avaliou uso de inibidor de aromatase por 10 anos, em mulheres que receberam tamoxifeno nos primeiros três anos seguido de *switch* ou não foi o BSABP B-42. Contraditoriamente, este estudo não mostrou benefício significativo na sobrevida livre de doença e na sobrevida global com a terapia estendida ao avaliar o grupo total de pacientes.[9]

O IDEAL *trial* e ABCSG-16 compararam a terapia estendida por 7,5 anos ou 10 anos de letrozol, e ambos não mostraram diferença significativa entre os grupos na sobrevida livre de doença e sobrevida global. Houve menor risco de um segundo tumor primário de mama no grupo que fez uso por 10 anos, ou seja, o IA agiu de forma preventiva nesses 2,5 anos adicionais de uso.[10]

O DATA *trial* comparou uso de anastrozol por 3 ou 6 anos após uso de tamoxifeno por 2 a 3 anos e houve benefício da terapia estendida apenas em pacientes com comprometimento axilar e tumores com estadios mais avançados (T2-T4).[11]

Ainda não há evidência para se fazer a terapia estendida em todas as pacientes na pós-menopausa que já utilizaram IA por 5 anos. Pacientes de alto risco possuem resultados discordantes e devem ser avaliadas individualmente.

Independente do tempo de hormonoterapia, os IA são superiores ao tamoxifeno em termos de sobrevida livre de doença e redução de mortalidade por câncer e, sempre que possível, devem ser a medicação de escolha para uso.[12]

As opções de HT adjuvante na pós-menopausa encontram-se no Quadro 38-3.

Por causa de a perda de massa óssea ser frequente nas pacientes usuárias de IA, sua prevenção é essencial desde o início do tratamento. A densitometria mineral óssea anual é o exame utilizado para avaliar a densidade óssea, e, de acordo com seu resultado, medidas preventivas devem ser adotadas.

Quadro 38-3. Recomendações para o Uso de Hormonoterapia na Adjuvância

Status menopausal	Avaliação de risco*	Recomendação
Pré-menopausa	Baixo risco	Tamoxifeno 20 mg ao dia por 5 ou 10 anos
Pré-menopausa	Alto risco	Supressão ovariana com Inibidor da aromatase (IA)** ou supressão ovariana*** com tamoxifeno por 10 anos
Pós-menopausa	Baixo risco	IA por 5 anos Tamoxifeno por 2/3 anos seguidos de 5 anos de IA Tamoxifeno por 5 anos seguidos de 5 anos de IA (aquelas que iniciaram o tratamento na pré-menopausa)
Pós-menopausa	Alto risco	IA por 10 anos

*Critérios clínicos ou genômicos.
** Anastrozol 1 mg ao dia, letrozol 2,5 mg ao dia ou examestano 25 mg ao dia.
*** Gosoelina 3,6 mg a cada 28 dias.

O ácido zoledrônico é um bifosfonado aprovado para uso oncológico no tratamento do mieloma múltiplo, metástases ósseas e na hipercalcemia maligna. Além disso, também pode ser utilizado para aumentar a densidade mineral óssea nessas pacientes com carcinoma de mama na dose de 4 mg intravenoso a cada 6 meses por 3 a 5 anos, juntamente com cálcio e vitamina D. Segundo ***guideline*** da American Society Clinical Oncology (ASCO) de 2017, além do ácido zoledrônico, o clodronato (1600 mg/dia) e o ibandronato (50 mg/dia) também podem ser utilizados na terapia adjuvante por 2 a 3 anos.[13] O estudo Z-FAST mostrou que o início do ácido zoledrônico concomitante ao IA aumentou a massa óssea ao longo de 5 anos de tratamento. Já as pacientes que iniciaram o bifosfonado tardiamente, ou seja, após diagnóstico de fratura atraumática ou DMO com T escore < -2,0, não tiveram o mesmo benefício.[14]

Além do efeito em massa óssea, os bifosfonados têm benefício oncológico na redução de recorrência óssea do tumor e na melhora da sobrevida das pacientes pós-menopáusicas em uso de IA.

Outra droga avaliada na terapia adjuvante deste grupo de pacientes foi o denosumab. O estudo ABCSG-18 mostrou que o uso do denosumab (60 mg SC a cada 06 meses) reduz o risco de fraturas. Aguardam-se ainda os dados relacionados com a sobrevida livre de progressão.[15]

Como efeitos colaterais, os inibidores da aromatase levam à dislipidemia, perda de massa óssea com consequente fratura óssea, dor muscular, fadiga, artralgias, fogachos. Comparado ao tamoxifeno, apresenta menor risco de doenças cardiovasculares e alteração endometrial.

A prática regular de atividade física (mínimo de 150 minutos por semana) é fundamental para o controle destes efeitos colaterais. O exercício físico, além de aliviar as dores e melhorar a qualidade óssea, é essencial para o controle do peso, situação esta que está associada a um pior desfecho oncológico. Estudos mostram que o anastrozol é mais eficaz nas pacientes magras, e que há maior taxa de recidiva a distância em mulheres com IMC > 30.[16]

Quanto à artralgia, o uso de medicamentos, como a duloxetina ou pregabalina, associados a mudanças no estilo de vida, permite uma melhor tolerabilidade das pacientes.[17]

HORMONOTERAPIA NA DOENÇA METASTÁTICA

Apesar de o câncer de mama metastático ser virtualmente incurável, houve um aumento significativo na sobrevida em razão da disponibilidade de terapias sistêmicas mais eficazes.

Além da hormonoterapia (HT) isolada, pode-se combinar a HT com terapias-alvo ao tratamento da paciente com câncer de mama metastático. As com receptores hormonais positivos e sem hiperexpressão de HER-2 utiliza-se HT em conjunto com inibidores de CDK 4/6 (cinases dependentes de ciclina), inibidores de mTOR (proteína-alvo da rapamicina) ou inibidores de PI3K (fosfatidilinositol-3-cinase). Naquelas com receptores hormonais positivos e hiperexpressão de HER-2, combina-se HT com a terapia anti-HER-2.

A HT, associada ou não a terapias-alvo, tem como objetivo, em pacientes metastáticas, estabilizar ou regredir a doença com os menores efeitos colaterais possíveis. A manutenção de uma linha de terapia estende-se até progressão da doença ou uma toxicidade inaceitável.[18]

As pacientes metastáticas com receptores hormonais positivos são sempre candidatas ao uso de hormonoterapia, salvo em casos de crise visceral ou sabida resistência ao tratamento hormonal.

Todas as pacientes metastáticas na pré-menopausa devem receber supressão ovariana. A estratégia para a supressão ovariana inclui o bloqueio hormonal através de análogos do LHRH ou ooforectomia bilateral.

O uso de inibidores da aromatase (IA) não esteroidais (anastrozol e letrozol) ou esteroidais (examestano), tamoxifeno ou fulvestranto (supressor dos receptores de estrogênio) podem ser opções de tratamento para as pacientes metastáticas.

O tratamento inicial para pacientes pré-menopáusicas metastáticas com tumores receptores hormonais positivos/HER-2-negativo baseia-se no bloqueio de função ovariana associado à HT. Quando a paciente não aceita o bloqueio da função ovariana, a única opção viável como HT é o uso do tamoxifeno. Porém deve-se destacar que os resultados não são tão favoráveis quando comparados às pacientes que realizaram o bloqueio ovariano associado à IA.

Em pacientes menopáusicas ou com bloqueio adequado da função ovariana, a primeira linha de HT depende da terapia adjuvante utilizada, bem como do tempo decorrido entre o fim do tratamento adjuvante e o diagnóstico da doença metastática. Um medicamento de HT específico pode ser reutilizado, caso a recorrência tenha ocorrido mais de 12 meses após o término do tratamento adjuvante. Caso a recidiva ocorra em menos de 12 meses do término da HT, deve-se evitar o agente usado previamente (Fig. 38-1).[18,19]

No momento não há estudos para determinar a sequência adequada de tratamento para pacientes metastáticas, porém por causa dos menores efeitos colaterais opta-se por iniciar as terapias com HT exclusiva ou com adição de terapia-alvo com os inibidores de CDK4/6 (Quadro 38-4).[18,19]

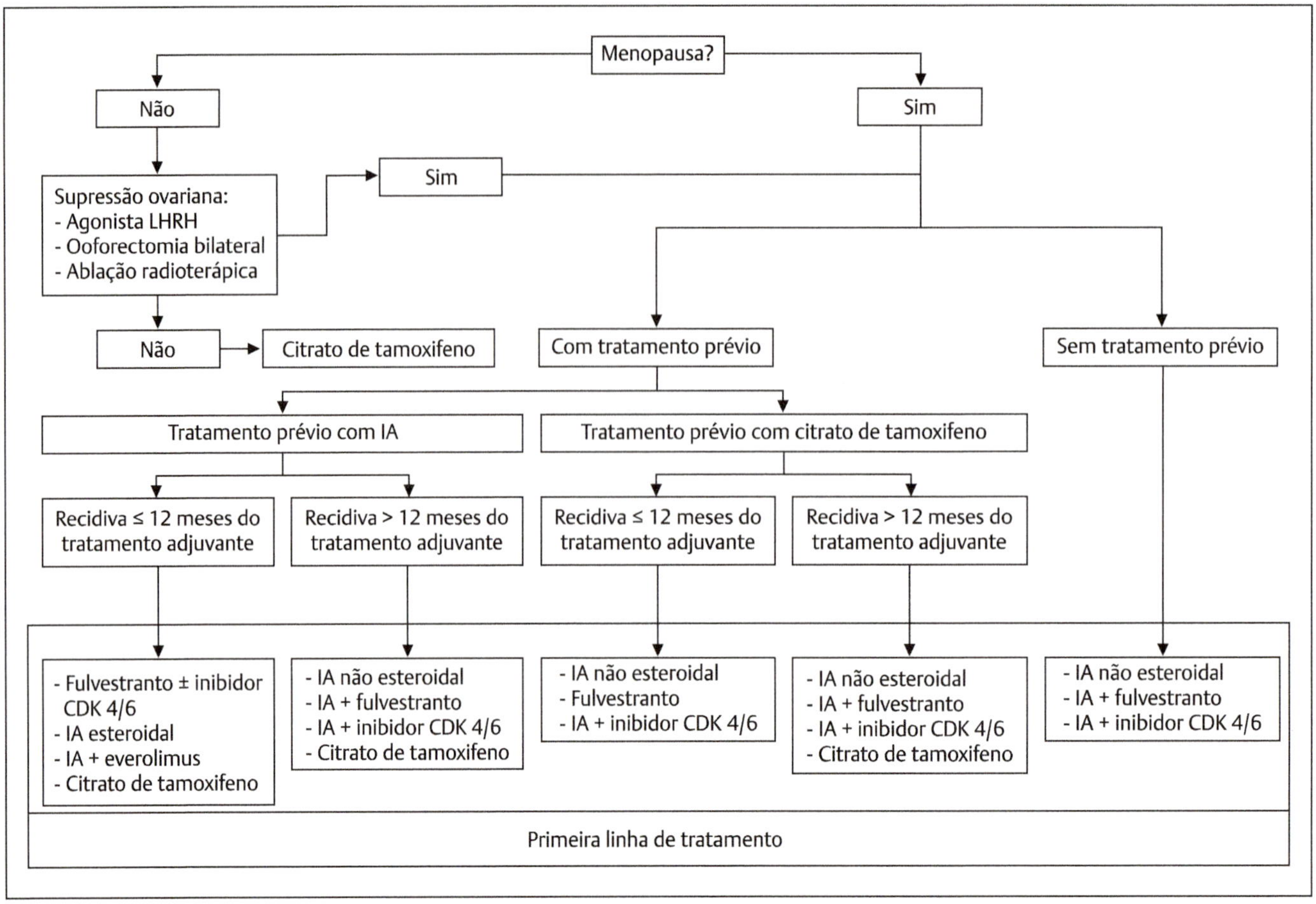

Fig. 38-1. Endocrinoterapia em pacientes metastáticas receptoras hormonais positivas e sem hiperexpressão de HER-2.

Os IA devem ser utilizados sempre que possível como parte do tratamento inicial de doença metastática. Para pacientes sem tratamento prévio o IA exclusivo (de preferência não esteroidal), IA associado ao fulvestranto ou IA associado aos inibidores de CDK 4/6 são as opções.[19]

A adição de inibidores de CDK 4/6 em pacientes sem tratamento prévio ou com HT prévia apresentou um aumento de sobrevida livre de progressão de doença e aumento de sobrevida global com efeitos colaterais aceitáveis (semelhantes ao da HT exclusiva).[19-22]

Quadro 38-4. Estudos com IA e Inibidores de CDK 4/6

Inibidor CDK 4/6	Estudo	Efeitos colaterais	Resultado
Palbociclibe	Paloma-3[20]	▪ Eventos grau 3: • Neutropenia: 55% • Anemia: 3% • Leucopenia: 27% ▪ Eventos grau 4: • Neutropenia: 10%	Média de sobrevida livre de doença no grupo do Palbociclibe + Fulvestranto foi de 9,5 meses *versus* 4,6 meses no grupo do Fulvestranto isolado (p < 0,001)
Ribociclibe	Monaleesa-3[21]	▪ Eventos grau 3: • Neutropenia: 46,6% • Leucopenia: 13,5% ▪ Eventos grau 4: • Neutropenia: 6,8%	Média de sobrevida livre de doença no grupo do Ribociclibe + Fulvestranto foi de 20,5 meses *versus* 12,8 meses no grupo que usou Fulvestranto isolado (p < 0,001)
Abemaciclibe	Monarch-3[22]	▪ Eventos grau 3: • Neutropenia: 22% • Diarreia: 9,5% • Leucopenia: 8,3% ▪ Eventos grau 4: • Neutropenia: 1,8%	Média de sobrevida livre de doença no grupo com uso de Abemaciclibe + Inibidor da Aromatase não esteroidal foi de 28,1 meses *versus* 14,7 meses no grupo de inibidor da aromatase não esteroidal isolado (p < 0,000002)

A adição de inibidores de CDK 4/6 (palbociclibe) ao fulvestranto em pacientes com HT prévia aumentou a sobrevida global, com poucos efeitos colaterais, e é o tratamento de escolha para pacientes com recidiva em menos de 12 meses após o término do IA que não tenham sido submetidas a tratamento prévio com inibidores de CDK 4/6.[23]

O inibidor de mTROR (everolimus) e inibidor de PI3K (alpelisibe) ainda podem ser utilizados em linhas subsequentes de tratamento, porém deve ser levado em consideração seu perfil de toxicidade e indicação. Estudos não demostraram aumento de sobrevida global, apenas benefício em sobrevida livre de progressão de doença com o uso de everolimus.[18,19]

As terapias-alvo não devem ser reutilizadas quando houver progressão de doença ou recidiva após seu uso prévio. Para pacientes que progridem em duas ou mais linhas de tratamento com HT e terapias-alvo, deve-se optar pelo tratamento quimioterápico.

REFERÊNCIAS BIBLIOGRÁFICAS

1. Smith IE, Dowsett M, Yap YS, et al. Adjuvant aromatase inhibitors for early breast cancer after chemotherapy-induced amenorrhoea: Caution and suggested guidelines. J Clin Oncol. 2006;24(16):2444-7.
2. Cardoso F, Van't Veer LJ, Bogaerts J, et al. 70-Gene signature as an aid to treatment decisions in early-stage breast cancer. N Engl J Med. 2016;375(8):717-29.
3. Burstein HJ, Lacchetti C, Anderson H, et al. Adjuvant endocrine therapy for women with hormone receptor–positive breast cancer: ASCO clinical practice guideline focused update. J Clin Oncol. 2019;37(5):423-38.
4. Davies C, Pan H, Godwin J, et al. Long-term effects of continuing adjuvant tamoxifen to 10 years versus stopping at 5 years after diagnosis of oestrogen receptor-positive breast cancer: ATLAS, a randomised trial. Lancet. 2013;381(9869):805-16.
5. Fleming CA, Heneghan HM, O'Brien D, et al. Meta-analysis of the cumulative risk of endometrial malignancy and systematic review of endometrial surveillance in estended tamoxifen therapy. Br J Surg. 2018;105(9):1098-106.
6. Francis PA, Pagani O, Fleming GF, Walley BA, et al. Tailoring adjuvant endocrine therapy for premenopausal breast cancer. N Engl J Med. 2018;379(2):122-37.
7. Goss PE, Ingle JN, Martino S, et al. Randomized trial of letrozole following tamoxifen as estended adjuvant therapy in receptor-positive breast cancer: Updated findings from NCIC CTG MA.17. J Natl Cancer Inst. 2005;97(17):1262-71.
8. Goss PE, Ingle JN, Pritchard KI, et al. Estending aromatase-inhibitor adjuvant therapy to 10 years. N Engl J Med. 2016;375(3):209-19.
9. Mamounas EP, Bandos H, Lembersky BC, et al. Use of letrozole after aromatase inhibitor-based therapy in postmenopausal breast cancer (NRG Oncology/NSABP B-42): a randomised, double-blind, placebo-controlled, phase 3 trial. Lancet Oncol. 2019;20(1):88-99.
10. Blok EJ, Kroep JR, Kranenbarg EMK, et al. Optimal duration of estended adjuvant endocrine therapy for early breast cancer; results of the IDEAL trial (BOOG 2006-05). J Natl Cancer Inst. 2018;110(1):40-8.
11. Tjan-Heijnen VCG, van Hellemond IEG, Peer PGM, et al. Estended adjuvant aromatase inhibition after sequential endocrine therapy (DATA): a randomised, phase 3 trial. Lancet Oncol. 2017;18(11):1502-11.
12. Bradley R, Burrett J, Clarke M, et al. Aromatase inhibitors versus tamoxifen in early breast cancer: Patient-level meta-analysis of the randomised trials. Lancet. 2015;386(10001):1341-52.
13. Dhesy-Thind S, Fletcher GG, Blanchette PS, et al. Use of adjuvant bisphosphonates and other bone-modifying agents in breast cancer: A Cancer Care Ontario and American Society of Clinical Oncology clinical practice guideline. J Clin Oncol. 2017;35(18):2062-81.
14. Brufsky AM, Harker WG, Beck JT, et al. Final 5-year results of Z-FAST trial: Adjuvant zoledronic acid maintains bone mass in postmenopausal breast cancer patients receiving letrozole. Cancer. 2012;118(5):1192201.
15. Gnant M, Pfeiler G, Steger G G, et al. Adjuvant denosumab in postmenopausal patients with hormone receptor-positive breast cancer (ABCSG-18): disease-free survival results from a randomised, double-blind, placebo-controlled, phase 3 trial. Lancet Oncol. 2019;20(3):339-51.
16. Sestak I, Distler W, Forbes JF, et al. Effect of body mass index on recurrences in tamoxifen and anastrozole treated women: An exploratory analysis from the ATAC trial. J Clin Oncol. 2010;28(21):3411-5.
17. Henry NL, Unger JM, Schott AF, et al. Randomized, multicenter, placebo-controlled clinical trial of duloxetine versus placebo for aromatase inhibitor-associated arthralgias in early-stage breast cancer: SWOG S1202. J Clin Oncol. 2018;36(4):326-32.
18. Rugo HS, Rumble RB, Macrae E, et al. Endocrine therapy for hormone receptor-positive metastatic breast cancer: American society of clinical oncology guideline. J Clin Oncol. 2016;34(25):3069103.
19. Cardoso F, Senkus E, Costa A, et al. 4th ESO-ESMO international consensus guidelines for advanced breast cancer (ABC 4). Ann Oncol. 2018;29(8):1634-57.
20. Iwata H, Im S-A, Masuda N, et al. PALOMA-3: Phase III Trial of Fulvestrant With or Without Palbociclib in Premenopausal and Postmenopausal Women With Hormone Receptor–Positive, Human Epidermal Growth Factor Receptor 2–Negative Metastatic Breast Cancer That Progressed on Prior Endocrine Th. J Glob Oncol. 2017;3(4):289-303.
21. Slamon DJ, Neven P, Chia S, et al. Phase III randomized study of ribociclib and fulvestrant in hormone receptor-positive, human epidermal growth factor receptor 2-negative advanced breast cancer: MONALEESA-3. J Clin Oncol. 2018;36(24):2465-72.
22. Goetz MP, Toi M, Campone M, et al. MONARCH 3: Abemaciclib as initial therapy for advanced breast cancer. J Clin Oncol. 2017;35(32):3638-46.
23. Turner NC, Slamon DJ, Ro J, et al. Overall Survival with Palbociclib and Fulvestrant in Advanced Breast Cancer. N Engl J Med. 2018;379(20):1926-36.

CÂNCER DE MAMA METASTÁTICO

Sérgio Lunardon Padilha ▪ Vinicius Milani Budel

INTRODUÇÃO

Desde 1990 a taxa anual de mortalidade por câncer de mama tem diminuído em aproximadamente 2,2% ao ano.[1] Historicamente a sobrevida dos pacientes com câncer de mama metastático estimada anteriormente entre 18 a 30 meses, atualmente estima-se mais de 30 meses por causa dos avanços na inclusão de novos agentes. Apesar destes avanços ainda é a maior causa de morte nos Estados Unidos. Para o Brasil, estimam-se 59.700 casos novos de câncer de mama, para cada ano do biênio 2018-2019, com um risco estimado de 56,33 casos a cada 100 mil mulheres.[2]

GENERALIDADES

Em geral, o câncer de mama pode ser dividido em três subgrupos biológicos, cada um com uma relação direta com as opções de tratamento: aqueles que expressam o receptor de estrogênio (RE), responsável por 70% das pacientes; os que apresentam expressão do receptor do fator de crescimento epidérmico humano 2 (ERBB2 com ou sem expressão do RE) em 15% a 20% e aqueles que não expressam receptores hormonais ou superexpressão do ERBB2 (triplo-negativo), responsável por 15% dos casos.

Embora seja improvável que o câncer de mama metastático seja curado, houve melhorias significativas na sobrevida decorrente da disponibilidade de terapias sistêmicas mais eficazes, incluindo terapia endócrina (TE) no tratamento de doenças sensíveis aos hormônios.

Os pacientes com câncer de mama metastático, com receptores de estrogênio (RE) positivo, frequentemente respondem a TE isolada ou em combinação com agentes-alvo, reduzindo a carga tumoral, bem como os sintomas de menos efeitos colaterais e toxicidade do que a quimioterapia. O câncer de mama metastático é considerado uma doença incurável, portanto o objetivo da terapia é principalmente prolongamento da sobrevida, melhora na qualidade de vida e controle dos sintomas.

Vários fatores contribuem favoravelmente para o curso da doença: A sobrevida livre de recidiva acima de cinco anos; recorrência isolada na parede torácica ou nodal ipsilateral quando comparados à doença visceral ou sistema nervoso central; a utilização de terapias anti-HER-2 nos casos de superexpressão da ERBB2.[3-5]

Na avaliação do paciente com câncer de mama metastático incluem-se os seguintes: História completa e exame físico; hemograma completo; testes de funções hepática, renal e cálcio; tomografia computadorizada de tórax, abdome e pelve; Cintilografia óssea; biópsia para confirmar o sítio de doença metastática, incluindo a pesquisa de receptores hormonais e ERBB2. Recomenda-se a realização de ressonância magnética de crânio nas pacientes sintomáticas e nas assintomáticas com superexpressão do *ERBB2* e triplo-negativas, ocorrendo metástase em torno de 21% a 48%.

Em casos selecionados, a tomografia computadorizada por emissão de pósitrons (PET-TC) pode ser útil. Marcadores tumorais (CEA, CA15-3), se elevados, podem ajudar no acompanhamento das pacientes. O mapeamento por PET-TC no estadiamento ou na detecção de recorrência do câncer de mama apresenta sensibilidade, especificidade e precisão de 94%, 80% e 89%, respectivamente.[6]

O valor clínico dos marcadores tumorais não está bem estabelecido para diagnóstico ou acompanhamento após terapia adjuvante, mas seu uso, se elevado, pode auxiliar na avaliação da resposta ao tratamento, particularmente em pacientes com metástase não mensurável. Uma elevação nos índices dos marcadores tumorais isoladamente não deve ser usada para indicar mudanças no tratamento.[7]

A incidência de metástases cerebrais em pacientes com superexpressão do ERBB2 pode variar entre 21% a 48% semelhante aos tumores triplo-negativos.

A imagem cerebral não deve ser realizada rotineiramente em pacientes assintomáticos, mas está indicada a todos os pacientes com câncer de mama metastático ou avançado para aqueles com superexpressão do ERBB2 ou câncer de mama triplo-negativo.[7,8]

A crise visceral é definida como órgão grave de disfunção avaliada por sinais e sintomas, estudos laboratoriais e rápida progressão da doença. Crise visceral é não a mera presença de metástases viscerais, mas implica importante comprometimento visceral, levando a uma indicação clínica para uma terapia mais rápida e eficaz.

A resistência endócrina primária é definida como recaída nos primeiros dois anos de TE adjuvante ou doença progressiva nos primeiros seis meses da TE de primeira linha para o câncer de mama avançado, enquanto na TE. A resistência endócrina secundária é definida como recaída, enquanto em TE adjuvante, mas após os primeiros dois anos, ou recaída dentro 12 meses de conclusão do adjuvante TE, ou doença progressiva seis meses após o início do TE para câncer de mama metastático, enquanto em TE.

A doença oligometastática é definida como doença metastática de baixo volume, com número e tamanho de até cinco lesões metastáticas e não necessariamente em mesmo órgão. Há um potencial benefício no tratamento local, visando a alcançar um *status* de remissão completa. Pacientes com múltiplas condições crônicas devem ser levadas em consideração para a tomada de decisão. Doenças cardiovasculares, metabólicas, insuficiência renal ou hepática, doenças autoimunes.[7]

Na avaliação inicial e dos tratamentos subsequentes, devem ser considerados vários fatores: objetivo do paciente; condição social; receptores hormonais (RE e RP), HER-2; locais da doença; comorbidades; índice de desempenho; velocidade de progressão da doença; respostas aos tratamentos anteriores; a necessidade para terapia concorrente (radioterapia, cirurgia óssea ou sistema nervoso central); probabilidade de resposta ao tratamento.

Os principais fatores que influenciam na seleção do tratamento são: a expressão de HER-2 e de receptores hormonais (RH) os locais de metástases que podem ser predominantemente viscerais, pele, subcutânea, linfonodal ou óssea, o estado menopausal, o tipo de quimioterapia (QT) administrada anteriormente e o intervalo livre de doença. Marcadores biológicos, especialmente HR e HER-2, devem ser reavaliados pelo menos uma vez no cenário metastático, se clinicamente factível.

A discordância imuno-histoquímica (IHQ) entre tumor primário e metástase tem sido publicada variando de 5% a 30%. A heterogeneidade entre as proporções de discordância específicas do estudo foi alta para recepor de estrógeno em 91%, receptor de progesterona em 79% e HER-2 de 77%. As proporções de discordância combinadas foram de 20% para RE, 33% para RP e 8% para ERBB2. As proporções combinadas de tumores que mudaram de positivo para negativo e de negativo para positivo foram de 24% e 14% para RE, respectivamente, 46% e 15% para RP e para HER-2 de 13% e 5%.[9]

MONITORAÇÃO

O tratamento deve seguir as avaliações periódicas: História e exame físico devem ser periódicos mensalmente para avaliação da toxicidade e resposta ao tratamento. Entretanto aquelas em terapia endócrina podem ser avaliadas menos frequentemente.

Os marcadores tumorais, como Ca 15.3 e CEA, durante o curso da doença podem estar elevados e auxiliam no acompanhamento da resposta ao tratamento. No primeiro mês pode ocorrer uma reação de elevação destes marcadores *flare*. A única recomendação na utilização destes marcadores é acompanhar os pacientes com câncer de mama metastático, e o seu uso de rotina é controverso.[10]

Estudos radiológicos, como tomografia computadorizada, ressonância magnética, PET-TC, cintilografia óssea, devem ser solicitados de forma individualizada, dependendo da agressividade da doença e condições gerais da paciente. Exames periódicos na ausência de elevação dos marcadores tumorais, quando presentes, ou alteração dos sintomas provavelmente não afetarão a sobrevida.

TERAPIA ENDÓCRINA

Nos tumores com receptores hormonais positivos, HER-2-negativos e ausência de metástases viscerais sintomáticas ou doença rapidamente progressiva, prefere-se a terapia endócrina. A taxa de resposta à terapia hormonal para os receptores de estrogênio e progesterona positivos é de 70%, e quando o receptor de progesterona for negativo cai para 40%.

O estado menopausal é muito importante na decisão sobre a terapia endócrina. A definição pelo IBCSG utilizou idade > 52 anos, com pelo menos um ano de amenorreia, ou ≤ 52 anos, com pelo menos três anos de amenorreia, ou ≥ 56 anos com histerectomia, sem ooforectomia ou, em caso de dúvida, evidência hormonal de insuficiência ovariana (estradiol < 20 pg/mL e FSH > 20 mU/mL).[11]

Há vários tipos de terapias endócrinas (TEs) que podem ser caracterizadas como estratégias para esgotar o estrogênio ou para agir diretamente no receptor de estrogênio (RE).

Em mulheres na pré-menopausa a depleção endócrina pode ser alcançada por ooforectomia, supressão com o uso de agonistas e antagonistas do hormônio liberador de hormônio luteinizante (LHRH). Esta estratégia baseia-se na produção de baixos níveis de estrogênio nas pacientes menopausadas por precursores suprarrenais, testosterona e androstenediona, que são convertidos em estradiol e estrona pela atividade da aromatase nas células periféricas e até nos próprios tumores.

Inibidores específicos da aromatase, como o anastrozol e letrozol, são compostos azóis não esteroides de terceira geração, enquanto o exemestano é um 17-hidroxiesteroide. Ensaios clínicos prospectivos randomizados, tanto no cenário adjuvante, quanto no metastático, demonstraram que a atividade clínica, os efeitos colaterais e a toxicidade desses três compostos são quase idênticos. Estão indicados para a primeira linha em mulheres na pós-menopausa com câncer de mama metastático ou em segunda linha após falha do tamoxifeno.

O Exemestano é um IA esteroide aprovado para terapia de segunda linha em mulheres na pós-menopausa com câncer de mama metastático. Ele pode induzir respostas em pacientes com resistência primária ao tamoxifeno. O exemestano resulta em PFS prolongado e melhores taxas de resposta em comparação ao tamoxifeno para terapia de primeira linha e tem eficácia semelhante aos IA não esteroides.[12]

Na estratégia para atuar na sinalização do RE com o uso de moduladores seletivos de receptores de estrogênio (SERMs), o tamoxifeno tem propriedades mistas de antagonista e agonista de RE. É principalmente antagônico no câncer de mama, no tecido mamário e no cérebro, enquanto os efeitos de agonista nos ossos, fígado e endométrio. O tamoxifeno é comumente usado como terapia hormonal de primeira linha em mulheres na pré e pós-menopausa com câncer de mama metastático. As taxas de resposta são de 50% a 60% e podem durar em média mais de 12 meses em pacientes sem exposição prévia à terapia endócrina adjuvante. Pode haver em dor óssea e aumento de lesões metastáticas na pele em até 13% dos pacientes por causa de um *flare*. A retirada do tamoxifeno pode induzir uma resposta secundária. A comparação direta de tamoxifeno aos inibidores da aromatase como terapia de primeira linha em três grandes estudos randomizados não mostrou diferença estatisticamente significativa na sobrevida global média, entretanto, o letrozol produziu um tempo maior de progressão e uma taxa geral de resposta mais alta.[13]

Os andrógenos e progestágenos foram usados no passado em pacientes com câncer de mama metastático e RE positivo. Em razão da maior toxicidade e menor eficácia raramente são usados na atualidade.

Nos pacientes com resistência endócrina primária geralmente indica-se a quimioterapia, entretanto aqueles que respondem à terapia endócrina inicial podem prosseguir para linhas adicionais de terapia endócrina, até que nenhuma resposta adicional seja alcançada, ou que metástases viscerais se desenvolvam, exigindo uma resposta rápida e mais eficaz. A taxa de resposta à terapia endócrina de segunda linha é de até 33% nos pacientes que responderam inicialmente ao tamoxifeno, e de 15% nos pacientes que não tiveram resposta inicial.[14]

O everolimus é um análogo oral da rapamicina que inibe o MTOR sendo aprovado em combinação com o exemestano para câncer de mama metastático RE-positivo e ERBB2 negativo após a progressão com IA não esteroide prévio. A adição de everolimus resultou em aumento da sobrevida livre de progressão SLP (11,0 *vs.* 4,1 meses), aumento da taxa de resposta (12,6% *vs.* 1,7%), mas sem aumento significativo na sobrevida global e maior toxicidade.[3,4]

O Fulvestranto é o único agente disponível que regula negativamente o RE. O fulvestranto é um composto altamente insolúvel, com baixa biodisponibilidade oral e meia-vida intravenosa curta, devendo ser administrado por via intramuscular. O fulvestranto é muito dependente da dose, com estudos mostrando eficácia melhorada em 500 mg por via intramuscular.[15,16] Foi aprovado para câncer de mama metastático pós-menopausa resultando em sobrevida mediana e tempo para progressão semelhante ao tamoxifeno, bem como demonstrou ter semelhante eficácia e segurança ao exemestano após a progressão de um IA não esteroide.[17,18] A dose de fulvestranto recomendada atualmente é de 500 mg intramuscular a cada 28 dias após dose de ataque de 500 mg repetida em 14 dias.[15] A combinação de fulvestranto e anastrozol é uma alternativa aceitável à combinação de inibidor da aromatase e CDK4/6 para as paciente que se apresentam com câncer de mama metastático de novo.[19]

A supressão ovariana (SO) para mulheres na pré-menopausa com câncer de mama metastático utilizando-se os agonistas do hormônio liberador do hormônio lutinizante (LHRH) (goserelina, triptorelina e leuprolide) apresenta eficácia igual à SO cirúrgica. Os agonistas do LHRH podem causar uma reação de *flare* semelhante ao tamoxifeno. Tamoxifeno e SO combinados resultam em taxas de resposta mais altas do que SO isoladamente (39% *vs.* 30%), mas sem benefício claro de sobrevida em relação à terapia sequencial.

O acetato de megestrol pode ter um papel em pacientes que progridem em terapias anteriores, mas foi amplamente substituído pelos antiestrogênios e inibidores da aromatase. A administração de estradiol na dose de 6 mg por via oral diariamente pode ser ativa no câncer de mama RE-positivo tratado anteriormente com terapia antiestrogênio, podendo ser uma opção para candidatos apropriados.[20]

Em homens com câncer de mama metastático RE-positivo, o tamoxifeno é a terapia inicial preferida. Os inibidores da aromatase possuem dados limitados, mas demonstram atividade em homens que progridem após o tamoxifeno. O papel dos agonistas da GNRH não está claro em homens tratados com terapia endócrina.

Vários estudos clínicos prospectivos randomizados demonstraram que a adição de agentes particularmente os inibidores da cinase dependente de ciclina CDK 4/6 em combinação com inibidores da aromatase ou fulvestranto proporciona aumento na sobrevida livre de progressão em mulheres pós-menopausa. Este benefício também pode ser observado nas pacientes na pré-menopausa quando adicionados à supressão ovariana.

Três agentes separados: palbociclibe, ribociclibe e abemaciclibe inibem a CDK 4/6, aumentaram a sobrevida livre de progressão (SLP) quando adicionados a TE como terapias de primeira linha ou subsequentes, com o ribociclibe também demonstrando um benefício sobrevida global (SG) entre mulheres na pré-menopausa como terapia de primeira linha.[21-23]

Após progressão da doença a uma determinada linha de TE ou a uma terapia-alvo, deve-se considerar em prosseguir com outra terapia endócrina associada à terapia-alvo ou iniciar quimioterapia. O nível relativo do RE no tecido (< 10% ou ≥ 10%), a duração da resposta ao TE anterior ou à terapia-alvo, a tolerância do paciente ao tratamento anterior e a presença ou ausência de doença visceral rapidamente progressiva devem nortear a decisão.

Como a TE isoladamente ou em combinação com agentes-alvo é geralmente menos tóxica que a quimioterapia, prefere-se que a maioria dos pacientes com doença positiva para o receptor hormonal inicie o tratamento com TE, reservando quimioterapia para pacientes cujos cânceres parecem refratários a TE ou têm extenso envolvimento visceral sintomático.

As mulheres que progridem após completar ≥ 12 meses com a TE adjuvante bem como as pacientes que apresentam câncer de mama metastático de novo são elegíveis para TE ou em combinação com um inibidor de CDK 4/6. Para mulheres que progridem após duas linhas de TE com ou sem um agente-alvo, o tratamento deve basear-se na resposta anterior ao tratamento, carga tumoral e preferências individuais.

O papel dos bisfosfonatos nas metástases ósseas ou hipercalcemia está bem estabelecido. A ação seletiva dos bisfosfonatos é com base na sua elevada afinidade por osso mineralizado, mas o mecanismo molecular preciso que conduz à inibição da atividade osteoclástica é ainda desconhecido. Adicionalmente a inibição da reabsorção óssea osteoclástica, o ácido zoledrônico exerce efeitos antitumorais diretos em culturas de células humanas de câncer de mama, inibindo a proliferação e induzindo a apoptose.

O denosumabe é um anticorpo monoclonal humanizado que se liga ao RANKL (receptor activator of nuclear factor-B ligand), um mediador importante na atividade osteoclástica para pacientes com metástases ósseas. A superioridade de denosumabe sobre o ácido zoledrônico foi demonstrada em estudo de fase III em pacientes portadoras de câncer de mama com metástases ósseas, em que se observou significativa redução de eventos relacionados com o esqueleto, quando comparado ao ácido zoledrônico. HR = 0,82; p = 0,01, entretanto a sobrevida global, a progressão da doença e as taxas de eventos adversos graves foram semelhantes entre os grupos. Tanto os bisfosfonatos quanto o ácido zoledrônico estão associados à osteonecrose de mandíbula e maxila, sobretudo após manipulação dentária.

Quadro 39-1. Agentes Utilizados no Tratamento Hormonal no Câncer de Mama Metastático

Agente	Dose	Eventos adversos
	Antiestrógenos	
Tamoxifeno	20 mg/dia	Fogachos, trombose venosa
	IA não esteroidal	
Anastrozol	1 mg/dia	Fogachos, osteopenia, dor óssea e muscular
Letrozol	2,5 mg/dia	Fogachos, osteopenia, dor óssea e muscular
Exemestano	25 mg/dia	Fogachos, osteopenia, dor óssea e muscular
	Antiestrógenos	
Fulvestranto	500 mg/mês	Dor no local da aplicação
	Agonistas LHRH	
Goserelina	3,6 mg/28 dias SC	Fogachos, osteopenia
Leuprorrelina	3,75 mg/28 dias IM	Fogachos, osteopenia
Triptorrelina	3,75 mg/28 dias IM	Fogachos, osteopenia
	Progestágenos	
Acetato de megestrol	160 mg/dia	Aumento de peso, fenômenos TE
	Andrógenos	
Fluoximesterona	10-40 mg/dia	Sintomas androgênicos
	Inibidores CDK4/6	
Palbociclibe	125 mg/dia 21/28 dias	Neutropenia
Ribociclibe	600 mg/dia 21/28 dias	Neutropenia, hepatobiliar, prolongamento iQT
Abemaciclibe	150- 200 mg 2/dia	Diarreia, neutropenia

IA: Inibidor da aromatase; TE: tromboembólicos; iQT: intervalo QT; IM: intramuscular; SC: subcutâneo.

Nos casos de metástases ósseas ou hipercalcemia, recomenda-se o uso de denosumabe 120 mg SC mensalmente, ou **ácido** zoledrônico 4 mg EV em 15 min a cada 3 meses, para diminuir a incidência de complicações ósseas. O estudo ZOOM fase III sugere que a frequência de administração de ácido zoledrônico após 1 ano de administração mensal pode ser mudada para cada 3 meses sem detrimento nos resultados (Quadro 39-1).

QUIMIOTERAPIA

Pacientes com metástases viscerais com disfunção orgânica, doença rapidamente progressiva ou doença refratária a hormônios podem ser tratados com quimioterapia. A quimioterapia de primeira linha resulta em taxas de resposta de 30% a 60% e melhora na QV. A quimioterapia combinada produz taxas de resposta mais altas, mas com maior toxicidade e nenhum benefício de sobrevida global em relação a agentes únicos sequenciais. A quimioterapia de segunda linha deve usar agentes únicos, exceto em pacientes selecionados.

Os fatores que predizem resistência à quimioterapia incluem: recidiva dentro de 12 meses da quimioterapia adjuvante, progressão em um regime de quimioterapia anterior, *status* de desempenho ruim e vários locais de doença visceral. O uso de quimioterapia concomitante à terapia hormonal para câncer de mama metastático deve ser evitado.

Várias opções de terapia de primeira linha são consideradas razoáveis, e a escolha do agente deve ser individualizada para equilibrar os subtipos de eficácia, toxicidade e câncer de mama. Tais agentes incluem antraciclinas, taxanos, capecitabina e derivados da platina. A doxorrubicina lipossômal tem eficácia igual à doxorrubicina padrão, mas permite aumento da dose cumulativa.[24]

O paclitaxel preferentemente é administrado semanalmente, e o docetaxel a cada três semanas. As taxas de resposta podem ser maiores com doses semanais, mas no geral a sobrevida é semelhante, e a neurotoxicidade é significativamente pior. Pacientes que progridem com paclitaxel podem responder ao docetaxel.

O nab-paclitaxel é um composto de nanopartículas ligadas à albumina. Os benefícios incluem tratamento sem pré-medicação com esteroides, tempos de infusão mais curtos, maior dose eficaz administrada de paclitaxel e menor toxicidade hematológica. Nenhuma diferença na sobrevida global foi demonstrada em comparação ao paclitaxel.[25]

A capecitabina, um derivado oral de 5-FU, tem taxas de resposta de até 28% em monoterapia. A combinação de capecitabina e docetaxel mostrou aumento na sobrevida livre de progressão em comparação ao agente único docetaxel (14,5 *vs.* 11,5 meses) em pacientes que progridem após terapia com antraciclina.[26]

O 5-fluorouracil intravenoso é usado em combinação com outros agentes, mas raramente como um agente único. Pelo uso de capecitabina tende a ser pouco utilizado.

A vinorelbina com agente único tem taxas de resposta de até 25% a 50% e é particularmente bem tolerada em pacientes idosos.

A eribulina é um agente antimicrotúbulo, não taxano, recentemente aprovado para tratamento do câncer de mama metastático. Em um estudo de fase III que comparou a eribulina à escolha do tratamento médico em pacientes com MBC que receberam entre duas e cinco linhas de terapia anteriores, a sobrevida geral foi estendida por quase três meses (HR 0,81), e a taxa de resposta aumentou de 5% para 12%.[27] O curto tempo de infusão, a falta de pré-medicação necessária e o perfil de efeito colateral geralmente tolerável têm sido características atraentes.

O agente único gencitabina é bem tolerado e tem taxas de resposta de até 40% em pacientes que não praticam quimioterapia. A combinação com cisplatina, vinorelbina ou paclitaxel resulta em maiores taxas de resposta, mas também aumenta a toxicidade sem melhora na sobrevida global. A gencitabina pode ter um papel na terapia de terceira linha e além.

A Ixabepilona é um inibidor de microtúbulos de epotilona aprovado como agente único para câncer de mama metastático após uso de antraciclinas, taxano e capecitabina anteriores. Também é aprovado em combinação com capecitabina após tratamento com antraciclina e taxano.[28,29] As taxas de resposta são mais altas em combinação com capecitabina (35% a 43%) do que em monoterapia (12%). No entanto, apesar de um PFS aprimorado, nenhuma melhora na sobrevida geral é observada com a combinação da monoterapia com capecitabina.

O bevacizumabe é um anticorpo monoclonal contra o fator de crescimento endotelial vascular (VEGF). A terapia de primeira linha usando paclitaxel mais bevacizumabe em comparação a paclitaxel em monoterapia mostrou uma melhora significativa na PFS (11,4 *vs.* 6,1 meses).[30] Nenhuma diferença na sobrevida global foi observada. O papel do bevacizumabe no câncer de mama avançado permanece indefinido, e seu uso com quimioterapia controverso.

Considerações especiais em pacientes com câncer de mama metastático triplo-negativo e portadores de mutação da linha germinativa de *BRCA*, dois estudos demonstraram a atividade de agente único dos inibidores orais da poliadenosina difosfato-ribose polimerase (PARP), olaparibe e talazoparibe. Nesses estudos, pacientes com mutações no *BRCA* da linha germinativa e doença metastática, que haviam recebido quimioterapia, foram aleatoriamente randomizadas para o inibidor da PARP ou para um agente único de escolha do investigador. Em ambos, o inibidor da PARP foi superior à quimioterapia para sobrevida livre de progressão (SLP), resposta e toxicidade. Assim, os inibidores da PARP nesse cenário se mostraram mais eficazes e menos tóxicos que a quimioterapia convencional.[31-33]

As medidas de suporte devem ser consideradas em pacientes com *status* de desempenho ECOG ≥ 3 ou após falta de resposta a três regimes quimioterápicos sucessivos.

O atezolizumabe, um anticorpo monoclonal anti PD-L1, associado ao nab-paclitaxel prolongou a sobrevida livre de progressão entre pacientes com câncer de mama metastático triplo-negativo na população com intenção de tratar e no subgrupo positivo para PD-L1. Os eventos adversos foram consistentes com os perfis de segurança conhecidos de cada agente (Quadro 39-2).[34]

Quadro 39-2. Regimes de Tratamento para Câncer de Mama Avançado ou Metastático

Regime	Agente	Intervalo
Quimioterapia combinada		
FAC	5-Fluoruracil 500 mg/m² IV D1, D8 Doxorrubicina 50 mg/m² IV D1 Ciclofosfamida 500 mg/m² IV D1	21 dias
AC	Ciclofosfamida 600 mg/m² IV D1 Doxorrubicina 50 mg/m² IV D1	21 dias
Docetaxel/ Capecitabina	Docetaxel 75 mg/m² IV D1 Capecitabina 950 mg/m² VO x 2, 1-14	21 dias
Docetaxel/ Carboplatina	Docetaxel 75 mg/m² IV D1 Carboplatina AUC 6 IV D1	21 dias
GT	Paclitaxel 175 mg/m² IV D1 Gencitabina 1.250 mg/m² IV D1, D8	21 dias
Cisplatina/ Gencitabina	Cisplatina 30 mg/m² IV D1, D8 Gencitabina 750 mg/m² IV D1, D8	21 dias
FEC	5-Fluoruracil 500 mg/m² IV D1, D8 Epirrubicina 50 mg/m² IV D1 Ciclofosfamida 500 mg/m² IV D1, D8	21 dias
Quimioterapia isolada		
Paclitaxel	Paclitaxel 80-90 mg/m² IV D1, D8, D15	28 dias
Docetaxel	Docetaxel 75 mg/m² IV D1	21 dias
Vinorelbina	Vinorelbina 25-30 mg/m² IV D1, D8, D15	21dias
Capecitabina	Capecitabina 2.000 mg/m² VO 1-14	21 dias
Gencitabina	Gencitabina 1.000 mg/m² IV D1, D8, D15	28 dias
Eribulina	Eribulina 1,4 mg/m² IV D1, D8	21 dias
Bloqueadores ERBB2		
Trastuzumabe	8 mg/kg IV seguido de 6 mg/kg IV	21 dias
Pertuzumabe	840 mg IV seguido de 480 mg IV	21 dias
T-DM1	3,6 mg/kg IV	21 dias
Lapatinibe	1.250 mg VO 1-21	21 dias
Inibidores da osteólise		
Ácido Zoledrônico	Ácido Zoledrônico 4 mg IV	28 dias
Denosumabe	Denosumabe 120 mg SC	28 dias
Inibidores da PARP		
Olaparibe	Olaparibe 300 mg VO 2/dia	28 dias

T-DM1: Trastuzumabe entansina.

TERAPIA ANTI ERBB2

Antes da descoberta das terapias direcionadas ao HER-2, o HER-2 + MBC tinha uma sobrevida relativamente baixa. No entanto, o desenvolvimento de vários agentes aprovados, começando com o trastuzumabe no final dos anos 1990, resultou em melhorias significativas na sobrevida global e na qualidade de vida dos pacientes com HER-2 superexpresso e doença metastática. Define-se como superexpressão do ERBB2 por imuno-histoquímica com coloração 3+ ou amplificação por hibridização *in situ* fluorescente (FISH) ≥ 2. Estas pacientes devem receber terapia dirigida anti-HER-2.

O trastuzumabe é um anticorpo monoclonal que se liga ao domínio extracelular do ERBB2 e inibe o crescimento do tumor por vários mecanismos possíveis, incluindo a inibição da ativação e sinalização da tirosina cinase do receptor, internalização e degradação aprimorada do receptor e citotoxicidade celular dependente de anticorpos.

A monoterapia com trastuzumabe tem uma taxa de resposta de pelo menos 35% e 18% como tratamento de primeira e segunda linhas, respectivamente, em pacientes com ERBB2 superexpresso. A combinação de trastuzumabe com taxano, platina ou vinorelbina apresenta taxas de resposta mais altas que a monoterapia. O Paclitaxel e o trastuzumabe apresentaram taxas de resposta mais altas (41% *vs.* 17%), tempo para progressão de 6,9 contra 3 meses e uma tendência à sobrevida global de 22,1 contra 18,4 meses em comparação ao paclitaxel isolado. O docetaxel combinado com trastuzumabe também demonstrou ser superior ao docetaxel sozinho em pacientes com ERBB2 superexpresso.[14]

O pertuzumabe é um novo anticorpo monoclonal que se liga ao domínio extracelular do ERBB2 em um local distinto do local de ligação do trastuzumabe e inibe a sinalização celular mediada por ERBB2 principalmente por impedir a heterodimerização com o ERBB3. O estudo fase III Cleopatra demonstrou aumento no tempo livre de progressão de 18,5 meses para o grupo que recebeu pertuzumabe *contra* 12,4 meses para o grupo controle com risco relativo RR = 0,62; p < 0,001 e na sobrevida global mediana de 56,5 *contra* 40,8 meses; RR = 0,68; p = 0,0002. O tratamento de primeira linha da doença com ERBB2 superexpresso deve incluir terapia combinada com trastuzumabe e pertuzumabe associado a um taxano.

Para pacientes sem exposição prévia a trastuzumabe na adjuvância ou com exposição concluída há mais de seis meses, recomenda-se trastuzumabe com dose de ataque de 8 mg/kg EV seguida de 6 mg/kg EV a cada 21 dias associado ao pertuzumabe com dose de ataque de 840 mg EV, seguido por 420 mg EV como manutenção a cada 21 dias. Estes devem estar acompanhados de docetaxel 75 mg/m² EV a cada 21 dias ou paclitaxel 80 mg/m² EV semanal contínuo ou no D1 e D8 a cada 3 semanas para as pacientes idosas ou baixo índice de desempenho, até máxima resposta ou toxicidade limitante.[35]

A insuficiência cardíaca induzida pelo trastuzumabe em geral é reversível. Dados de segurança do estudo CLEOPATRA mostraram que a adição de pertuzumabe a trastuzumabe não aumentou o risco de eventos cardíacos.[35]

O agente único trastuzumabe não foi comparado diretamente às combinações com taxanos, deixando os regimes de combinação como a escolha, já que as taxas de resposta estão acima de 40% a 60%. Também outras combinações do trastuzumabe com vinorelbina, paclitaxel, carboplatina e gencitabina são igualmente eficazes.

O uso continuado de trastuzumabe após a progressão da doença além da terapia de primeira linha demonstrou melhorar as taxas de resposta e a sobrevida livre de progressão. Embora o benefício do trastuzumabe além de duas linhas de terapia com base no trastuzumabe seja indefinido, ele é considerado seguro e pode continuar a fornecer benefício.

O ado-trastuzumabe entansina (T-DM1) é um conjugado anticorpo-medicamento formado pela ligação covalente do trastuzumabe ao DM1, um derivado do agente quimioterápico maitansina. Um estudo de fase III comparando T-DM1 à capecitabina mais lapatinibe em pacientes com ERBB2 superexpresso que receberam terapia prévia com trastuzumabe e taxano demonstrou uma melhora significativa na sobrevida global 31 contra 25 meses e taxa de resposta de 44% contra 31%, melhorando o perfil de segurança e tolerabilidade. Para segunda linha suspender trastuzumabe e pertuzumabe. Iniciar T-DM1 3,6 mg/kg EV a cada 21 dias.[36]

O lapatinibe é um inibidor oral de dupla cinase do receptor ERBB2 e EGF aprovado para uso em combinação com capecitabina após terapia prévia com antraciclina, taxano e trastuzumabe. Nessa população, o tempo para progressão melhorou de 4,4 a 8,4 meses em um estudo de fase III comparando a monoterapia à capecitabina com capecitabina e lapatinibe.[37] A absorção de lapatinibe é afetada pelo tipo de alimento ingerido, sendo que a orientação atual é a ingesta em jejum. O lapatinibe é extensamente metabolizado pelo sistema P450, especificamente as enzimas CYP3A4 e CYP3A5.

A combinação de trastuzumabe e lapatinibe após terapia prévia à base de trastuzumabe é um regime ativo, confirmando a importância do bloqueio contínuo do ERBB2 em linhas posteriores e a atividade aprimorada do bloqueio duplo do ERBB2. Apesar das melhorias limitadas nas taxas de resposta de 10,3% contra 6,9%, houve aumento significativo na sobrevida global de 4,5 meses e RR 0,74 na combinação de trastuzumabe mais lapatinibe em comparação ao lapatinibe isolado.[38]

Nos pacientes com amplificação do ERBB2 que também são RE-positivos, a adição de lapatinibe ao letrozol melhorou a sobrevida livre de progressão de 3,0 para 8,2 meses.[39] Resultados semelhantes foram observados com trastuzumabe e anastrozol em comparação ao anastrozol isolado de 4,8 contra 2,4 meses,[40] podendo ser uma boa opção nestes pacientes.[36]

Os pacientes com amplificação do ERBB2 podem apresentar maiores incidências de metástases cerebrais, sendo relatados até 50 durante o curso de sua doença. Isso provavelmente ocorre por causa da falta de penetração do trastuzumabe no SNC, apesar do controle eficaz da doença sistêmica em outros locais, bem como da biologia subjacente destes tumores. A capecitabina e o lapatinibe penetram no SNC e podem ter alguma atividade nas metástases cerebrais ERBB2 que progrediram após radioterapia prévia (Quadro 39-3).

A administração simultânea de trastuzumabe e antraciclinas é contraindicada em razão da cardiotoxicidade. O trastuzumabe após o tratamento com antraciclina também aumenta o risco de cardiotoxicidade. Geralmente é reversível e pode ser tratada clinicamente.[41]

Quadro 39-3. Abordagem Padrão ao Câncer de Mama Localmente Avançado Metastático

Receptor Hormonal positivo ERBB2 negativo (RE+ ERBB2 -)	**Tratamentos com base na terapia endócrina até a doença tornar-se resistente, depois mudar para quimioterapia de agente único**		Mulheres na pré-menopausa devem submeter-se à supressão química ou cirúrgica
	Tratamento inicial: ▪ Inibidor da aromatase ± inibidor da CDK4/6 (doenças ± agressivas) ou ▪ Inibidor da aromatase ± fulvestranto Em crise visceral, quimioterapia até resposta máxima e instituir hormonoterapia como manutenção	**Tratamentos subsequentes:** ▪ Terapia hormonal e/ou direcionada ▪ Fulvestranto ± Inibidores CDK4/6 ▪ Fulvestranto ± inibidores da aromatase ▪ Fulvestranto ± everolimo ▪ Exemestano + everolimo ▪ Tamoxifeno ▪ Abemaciclibe (se ≥ 1 linha de terapia hormonal anterior e ≥ 1 linha de quimioterapia) ▪ Olaparibe (mutação na linha germinativa *BRCA1/2*) Se resistente a múltiplas linhas de terapia hormonal, transicionar para quimioterapia com agente único	
ERBB2+3/FISH positivo	**Terapia-alvo do ERBB2 combinado com quimioterapia ou terapia endócrina se RH +**		As metástases cerebrais com superexpressão ERBB2 são comuns (ocorrendo em até 50% dos pacientes com doença metastática) podem ser tratadas com terapia local (radiação, cirurgia) e/ou tratamento sistêmico
	Tratamento inicial: ▪ Taxanos + trastuzumabe + pertuzumabe ▪ Em pacientes selecionados: doença HR positivo/ERBB2 superexpresso, terapia endócrina associada à terapia-alvo ERBB2 ▪ Ado-trastuzumabe	**Tratamentos subsequentes:** ▪ Agente direcionado ao ERBB2 associado à quimioterapia ou terapia endócrina se RH-positivo ▪ Trastuzumabe + quimioterapia ▪ Trastuzumabe + terapia endócrina ▪ Lapatinib + capecitabina	
Triplo negativo	**Tratamentos com agente único**		Não há um tratamento único para terapia inicial
	Tratamento inicial: ▪ Quimioterapia com agente único ▪ Taxanos, platina, antraciclinas ▪ Em doença agressiva quimioterapia combinada ▪ Considerar imunoterapia	**Tratamentos subsequentes:** ▪ Quimioterapia com agente único ▪ Capecitabina ▪ Eribulina ▪ Vinorelbina ▪ Gencitabina ▪ Olaparibe (se houver mutação na linha germinativa *BRCA1/2*)	

REFERÊNCIAS BIBLIOGRÁFICAS

1. Siegel R, Naishadham D, Jemal A. Cancer statistics, 2013. CA Cancer J Clin. 2013;63:11-30.
2. INCA 2018. https://www.inca.gov.br/sites/ufu.sti.inca.local/files//media/document//estimativa-incidencia-de-cancer-no-brasil-2018.pdf pg 33.
3. Baselga J, Campone M, Piccart M, et al. Everolimus in postmenopausal hormone-receptor-positive advanced breast cancer. N Engl J Med. 2011;366:520-29.
4. Baselga J, Cortes J, Kim SB, et al. Pertuzumab plus trastuzumab plus docetaxel for metastatic breast cancer. N Engl J Med. 2011;366:109-19.
5. Swain SM, Kim SB, Cortés J, et al. Pertuzumab, trastuzumab, and docetaxel for HER2-positive metastatic breast cancer (CLEOPATRA study): overall survival results from a randomised, double-blind, placebo-controlled, phase 3 study. Lancet Oncol. 2013;14(6):461-71.
6. Kim TS, Moon WK, Lee DS, et al. Fluorodeoxyglucose positron emission tomography for detection of recurrent or metastatic breast cancer. World J Surg. 200125:829-34.
7. Cardoso F. 4th ESO–ESMO International Consensus Guidelines for Advanced Breast Cancer (ABC 4). Ann Oncol. 2018;29:1634-57.
8. Niikura N, et al. Treatment outcomes and prognostic factors for patients with brain metastases from breast cancer of each subtype: A multicenter retrospective analysis. Breast Cancer Res Treat. 2014;147:103.
9. Aurilio G, et al. A meta-analysis of oestrogen receptor, progesterone receptor and human epidermal growth factor receptor 2 discordance between primary breast cancer and metástases. Eur J Cancer. 2014;50(2):277-89.
10. Harris L, Fritsche H, Mennel R, et al. American Society of Clinical Oncology 2007 update of recommendations for the use of tumor markers in breast cancer. J Clin Oncol. 2007;25:5287-312.
11. Castiglione-Gertsch M, et al. Adjuvant Chemotherapy Followed by Goserelin Versus Either Modality Alone for Premenopausal Lymph Node–Negative Breast Cancer. J Natl Cancer Inst. 2003;95:1833.
12. Paridaens RJ, Dirix LY, Beex LV, et al. Phase III study comparing exemestane with tamoxifen as first-line hormonal treatment of metastatic breast cancer in postmenopausal women: the European Organization for Research and Treatment of Cancer Breast Cancer Cooperative Group. J Clin Oncol. 2008;26:4883-90.
13. Mouridsen H, Gershanovich M, Sun Y, et al. Phase III study of letrozole versus tamoxifen as first-line therapy of advanced breast cancer in postmenopausal women: analysis of survival and update of efficacy from the International Letrozole Breast Cancer Group. J Clin Oncol. 2003;21:2101-9.
14. Bonneterre J, Buzdar A, Nabholtz JM, et al. Anastrozole is superior to tamoxifen as first-line therapy in hormone receptor positive advanced breast carcinoma. Cancer. 2001;92:2247-58.
15. Di Leo A, Jerusalem G, Petruzelka L, et al. Results of the CONFIRM phase III trial comparing fulvestrant 250 mg with

fulvestrant 500 mg in postmenopausal women with estrogen receptor-positive advanced breast cancer. J Clin Oncol. 2010;28:4594-600.

16. Robertson JF, Bondarenko IM, Trishkina E, et al. Fulvestrant 500 mg versus anastrozole 1 mg for hormone receptor-positive advanced breast cancer (FALCON): an international, randomised, double-blind, phase 3 trial. Lancet. 2016;388:2997.
17. Howell A, Robertson JF, Abram P, et al. Comparison of fulvestrant versus tamoxifen for the treatment of advanced breast cancer in postmenopausal women previously untreated with endocrine therapy: a multinational, double-blind, randomized trial. J Clin Oncol. 2004;22:1605-13.
18. Howell A, Pippen J, Elledge RM, et al. Fulvestrant versus anastrozole for the treatment of advanced breast carcinoma: a prospectively planned combined survival analysis of two multicenter trials. Cancer. 2005;104:236-9.
19. Mehta RS, Barlow WE, Albain KS, et al. Overall Survival with Fulvestrant plus Anastrozole in Metastatic Breast Cancer. N Engl J Med. 2019;380:1226.
20. Ellis MJ, Gao F, Dehdashti F, et al. Lower-dose vs high-dose oral estradiol therapy of hormone receptor-positive, aromatase inhibitor-resistant advanced breast cancer: a phase 2 randomized study. JAMA. 2009;302:774-80.
21. Finn RS, Martin M, Rugo HS, et al. Palbociclib and Letrozole in Advanced Breast Cancer. N Engl J Med. 2016;375:1925.
22. Goetz MP, Toi M, Campone M, et al. MONARCH 3: Abemaciclib As Initial Therapy for Advanced Breast Cancer. J Clin Oncol. 2017;35:3638.
23. Hortobagyi GN, Stemmer SM, Burris HA, et al. Updated results from MONALEESA-2, a phase III trial of first line ribociclib plus letrozole versus placebo plus letrozole in hormone receptor-positive, HER2-negative advanced breast cancer. Ann Oncol. 2018;29:1541.
24. O'Brien ME, Wigler N, Inbar M, et al. Reduced cardiotoxicity and comparable efficacy in a phase III trial of pegylated liposomal doxorubicin HCl (CAELYX/Doxil) versus conventional doxorubicin for first-line treatment of metastatic breast cancer. Ann Oncol. 2004;15:440-9.
25. Gradishar WJ, Tjulandin S, Davidson N, et al. Phase III trial of nano-particle albumin-bound paclitaxel compared with polyethylated castor oil-based paclitaxel in women with breast cancer. J Clin Oncol. 2005;23:7794-803.
26. Miles D, Vukelja S, Moiseyenko V, et al. Survival benefit with capecitabine/docetaxel versus docetaxel alone: analysis of therapy in a randomized phase III trial. Clin Breast Cancer. 2004;5:273-8.
27. Cortes J, O'Shaughnessy J, Loesch D, et al. Eribulin monotherapy versus treatment of physician's choice in patients with metastatic breast cancer (EMBRACE): a phase 3 open-label randomised study. Lancet. 2011;377:914-23.
28. Sparano JA, Vrdoljak E, Rixe O, et al. Randomized phase III trial of ixabepilone plus capecitabine versus capecitabine in patients with metastatic breast cancer previously treated with an anthracycline and a taxane. J Clin Oncol. 2010;28:3256-63.
29. Thomas ES, Gomez HL, Li RK, et al. Ixabepilone plus capecitabine for metastatic breast cancer progressing after anthracycline and taxane treatment. J Clin Oncol. 2007;25:5210-17.
30. Miller K, Wang M, Gralow J, et al. Paclitaxel plus bevacizumab versus paclitaxel alone for metastatic breast cancer. N Engl J Med. 2007;357:2666-76.
31. Litton JK, Rugo HS, Ettl J, et al. Talazoparib in Patients with Advanced Breast Cancer and a Germline BRCA Mutation. N Engl J Med. 2018;379:753.
32. Robson ME, Tung N, Conte P, et al. Olympiad final overall survival and tolerability results: Olaparib versus chemotherapy treatment of physician's choice in patients with a germline BRCA mutation and HER2-negative metastatic breast cancer. Ann Oncol. 2019;30:558.
33. André F, Ciruelos E, Rubovszky G, et al. Alpelisib for PIK3CA-Mutated, Hormone Receptor-Positive Advanced Breast Cancer. N Engl J Med. 2019;380:1929.
34. Schmid S. Adams HSR, et al. Atezolizumab and Nab-Paclitaxel in Advanced Triple-Negative Breast Cancer; N Eng J Med. 2019.
35. Swain SM, et al. Pertuzumab, Trastuzumab, and Docetaxel in HER2-Positive Metastatic Breast Cancer. N Engl J Med. 2015;372:724-34.
36. Verma S, Miles D, Gianni L, et al. Trastuzumab emtansine for HER2-positive advanced breast cancer. N Engl J Med. 2012;367:1783-91.
37. Geyer CE, Forster J, Lindquist D, et al. Lapatinib plus capecitabine for HER2-positive advanced breast cancer. N Engl J Med. 2006;355:2733-43.
38. Blackwell KL, Burstein HJ, Storniolo AM, et al. Overall survival benefit with lapatinib in combination with trastuzumab for patients with human epidermal growth factor receptor 2-positive metastatic breast cancer: final results from the EGF104900 Study. J Clin Oncol. 2012;30:2585-92.
39. Johnston S, Pippen J Jr., Pivot X, et al. Lapatinib combined with letrozole versus letrozole and placebo as first-line therapy for postmenopausal hormone receptor-positive metastatic breast cancer. J Clin Oncol. 2009;27:5538-46.
40. Kaufman B, Mackey JR, Clemens MR, et al. Trastuzumab plus anastrozole versus anastrozole alone for the treatment of postmenopausal women with human epidermal growth factor receptor 2-positive, hormone receptor-positive metastatic breast cancer: results from the randomized phase III Tandem study. J Clin Oncol. 2009;27:5529-37.
41. Slamon DJ, Leyland-Jones B, Shak S, et al. Use of chemotherapy plus a monoclonal antibody against HER2 for metastatic breast cancer that overexpresses HER2. N Engl J Med. 2001;344:783-92.

SÍNDROME CLIMATÉRICA PÓS-TRATAMENTO DO CÂNCER DE MAMA

Thamyse Fernanda de Sá Dassie ▪ Thatyanne Esposito Gallo Cunha ▪ Rebeca Neves Heinzen
Ileana Borsato Bini

INTRODUÇÃO

A menopausa é um processo natural na vida da mulher. É definida por um período de 12 meses consecutivos em amenorreia, sem estar associado a uma causa patológica.[1] A idade média é de 51 anos[2] e ocorre pela depleção dos folículos ovarianos, resultando numa diminuição da secreção de estrogênio.[3]

O número de oócitos vai declinando progressivamente por atresia. Em paralelo, ocorrem redução de inibina B, provavelmente o marcador mais precoce do declínio folicular, aumento do hormônio folículo estimulante (FSH). A dosagem sérica do hormônio antimülleriano (AMH) pode ser um marcador útil que reflete o envelhecimento reprodutivo, sendo que seus níveis baixos podem predizer uma resposta ovariana pobre à estimulação com gonadotrofinas e marcar a fase de transição menopausal.

Na transição menopausal precoce, pode ocorrer irregularidade menstrual, há redução de inibida B e AMH e elevação do FSH. Na tardia, a variabilidade do ciclo menstrual aumenta, e os valores de FSH e estradiol flutuam, podendo alternar fases de FSH alto e estradiol baixo, com fases em que os valores estão dentro da normalidade. Além do declínio do número dos folículos, pode haver redução da sensibilidade do hipotálamo e da hipófise ao estrogênio durante a menopausa.[4]

A falência ovariana pode ser dividida em primária (hipogonadismo hipergonadotrófico) ou secundária (hipogonadismo hipogonadotrófico). Os quimioterápicos citotóxicos podem induzir uma insuficiência ovariana primária (IOP).

RELAÇÃO COM O TRATAMENTO DO CÂNCER DE MAMA

Amenorreia e falência ovariana são efeitos colaterais comuns em pacientes em tratamento para câncer de mama.[5-7] A definição de amenorreia induzida por quimioterapia difere entre diversos autores, porém, a mais comum é de ausência de sangramento menstrual por 12 meses a partir do início do tratamento.[6,7]

Ela ocorre em decorrência do efeito das drogas no desenvolvimento folicular. Após o tratamento, os ovários mostram lesões que variam desde a diminuição até ausência de folículos e fibrose tecidual. O risco de dano à função ovariana está diretamente relacionado com idade da paciente, droga utilizada, dose e duração do tratamento.[6,7] Enquanto algumas mulheres cursam com falência ovariana permanente, outras podem apresentar amenorreia temporária, com posterior retorno dos ciclos menstruais e fertilidade.

A idade é um importante fator a ser considerado: 50% das mulheres com menos de 40 anos têm retorno da função ovariana, contra apenas 10% daquelas com mais de 40 anos.[6]

Agentes quimioterápicos alquilantes são os que estão mais associados ao dano ovariano. Estas drogas não são células ciclo-específicas e não precisam da proliferação celular para sua ação citotóxica. Eles agem nos oócitos não desenvolvidos e provavelmente nos folículos primordiais. A ciclofosfamida é o agente alquilante mais comumente utilizado na quimioterapia para o câncer de mama, sendo a principal medicação relacionada com amenorreia induzida pelo tratamento (Quadro 40-1).[8,9]

A hormonoterapia também pode contribuir para piora dos sintomas climatéricos. O tamoxifeno é um modulador seletivo do receptor de estrogênio (SERM). Seus efeitos colaterais são fogachos, descarga vaginal, irregularidade menstrual e disfunção sexual.[11]

Os fogachos são os efeitos colaterais mais comuns, com prevalência de até 78%, sendo severos em 30% desses casos, o que reduz as taxas de aderência ao medicamento ao longo do tempo de uso.[11,12] Provavelmente, eles ocorrem por causa do efeito antiestrogênico no sistema nervoso central, causando disfunção termorregulatória.[13] A literatura diverge quanto à relevância clínica dos fogachos no contexto do tratamento: enquanto alguns estudos sugerem que a presença de sintomas vasomotores seja um indicador farmacodinâmico de efeito clínico e, por sua vez, desejável, outros não encontraram essa relação.[14]

Quadro 40-1. Incidência de Amenorreia Induzida pelo Tratamento Quimioterápico de Acordo com a Idade de Início do Tratamento

Regime	< 40 Anos	≥ 40 Anos
CMF	30 a 80%	60 a 96%
AC	13 a 30%	57 a 63%
FEC/FAC	10 a 25%	80 a 90%
AC-T	15 a 42%	66 a 77%

CMF: ciclofosfamida, metotrexate, fluoracil; AC: doxirrubicina e ciclofosfamida; FEC: fluoracil, epirrubicina e ciclofosfamida; FAC: fluoracil, doxirrubicina e ciclofosfamida; AC: doxirrubicina e ciclofosfamida, T: taxano.
Adaptado de Sterns V et al.10

Sangramento uterino anormal também é efeito colateral comum em usuárias de tamoxifeno. Podem ocorrer sangramento intermenstrual, aumento do fluxo menstrual, oligomenorreia ou amenorreia. A amenorreia ocorre em até 50% das pacientes, no entanto, não há necessariamente correlação com baixos níveis de estradiol circulantes.[15]

Outra classe de medicamentos que pode ser utilizada no tratamento hormonal do câncer de mama são os inibidores de aromatase. Seus efeitos colaterais são principalmente artralgia e aceleração da perda de massa óssea. Outros sintomas relacionados são atrofia vulvovaginal e dispareunia.[16]

A supressão ovariana através do uso de medicações, radioterapia ou ooforectomia também pode ser utilizada como parte do tratamento de mulheres jovens com tumores que expressam receptores hormonais. Os estudos TEXT e SOFT mostraram ganho em sobrevida livre de doença em pacientes com estadiamento mais avançado, porém, elas experimentaram mais efeitos colaterais, como dor articular e óssea, osteoporose, fogachos e diminuição da libido.[17]

QUEIXAS MAIS COMUNS

A síndrome climatérica abrange diversas queixas, sendo a mais comum e marcante delas os fogachos. Outras queixas são distúrbios do sono, depressão, secura vaginal e disfunção sexual.[7]

A prevalência dos sintomas ligados à deficiência de estrogênio em pacientes com câncer de mama varia de 79% a 95%. Pacientes com câncer de mama queixam-se mais de sintomas vasomotores, distúrbios do sono, depressão e irritabilidade do que pacientes que não têm câncer de mama. Tais diferenças podem refletir a rapidez com que essas pacientes entram na perimenopausa/menopausa e a magnitude da deficiência estrogênica causada pelos tratamentos.[16]

Fogachos

Os fogachos são os sintomas mais comuns da síndrome climatérica. O quadro clínico é de súbita sensação de calor, inicialmente no tórax e na face, com duração de poucos minutos, e que pode tornar-se generalizada. Geralmente ocorrem diversos episódios de fogachos ao dia, e estes podem vir acompanhados de outros sintomas, como palpitação e sentimento de ansiedade. Costumam ser mais comuns à noite.[6]

Distúrbios do Sono

Apesar de ser muito associado aos fogachos, pacientes sem sintomas vasomotores também podem ter distúrbios do sono.[18] Além disso, outras situações comuns às pacientes com câncer de mama, como ansiedade e depressão, podem corroborar para este quadro.

Depressão

A depressão é uma condição comum tanto à síndrome climatérica quanto ao diagnóstico de câncer de mama. Porém, acredita-se que a queda de estrogênios circulantes tenha efeito direto na gênese da depressão, já que a terapia de reposição hormonal influencia positivamente no tratamento dos sintomas depressivos em alguns casos.[19]

Síndrome Urogenital

A atrofia vaginal é um efeito bem conhecido e comum (atinge mais que 50% das pacientes menopausadas) consequente à queda de estrogênios circulantes. O epitélio vaginal e uretral é estrogênio-dependente, e a deficiência desses hormônios causa o adelgaçamento e atrofia desses tecidos. Pacientes com secura vaginal podem sentir, além da sensação da secura em si, prurido, dispareunia e disúria. Ao exame físico, os lábios menores geralmente estão diminuídos, a vulva perde o turgor, o introito vaginal fica retraído, e a mucosa vaginal apresenta-se friável, pálida, sem rugosidades e sem brilho; o meato uretral pode estar prolapsado.[20,21]

Disfunção Sexual

A queda dos hormônios circulantes e os sintomas da síndrome urogenital corroboram para a disfunção sexual. Além disso, a depressão, outro diagnóstico comum nestas mulheres, também tem efeito deletério sobre a função sexual.[22] Particularmente nos casos de pacientes com câncer de mama, a disfunção sexual é sintoma marcante, alcançando até 80% das pacientes.[16] Uma das causas é o tratamento muitas vezes mutilante da mama, órgão tão importante para a autoestima e função sexual feminina.

IMPACTO NA QUALIDADE DE VIDA

Não existe consenso na definição do que seria qualidade de vida. A Organização Mundial da Saúde (OMS) define como "a percepção do indivíduo na sua inserção na vida, no contexto da cultura e sistemas de valores nos quais ele vive em relação aos seus objetivos, expectativas, padrões e preocupações."

Os sintomas da transição menopausal podem ser comuns para algumas mulheres durante a 5ª década de vida. Todavia, com o diagnóstico e o tratamento do câncer de mama, estes sintomas ocorrem mais precocemente e de forma mais abrupta, não só pela diminuição dos níveis de estrogênio, como pelo impacto psicológico de estar com falência ovariana em idade jovem.[23,24]

Sintomas, como fadiga, problemas no sono, fogachos, alteração na relação sexual e distúrbios de humor, como depressão e ansiedade, podem ocorrer tanto na menopausa natural, como consequência do tratamento do câncer de mama. Determinar o efeito destes sintomas na qualidade de vida é difícil, pois não existe questionário adequadamente validado. A grande maioria dos questionários que avaliam a qualidade de vida ou é muito exaustiva de ser respondida ou possui escalas muito genéricas.[25]

Muitos estudos demonstraram redução nos escores de qualidade de vida em sobreviventes do câncer com sintomas menopausais, porém um trabalho realizado no MD Anderson Cancer Center não encontrou diferença entre as mulheres com menopausa natural e aquelas com menopausa secundária ao tratamento do câncer de mama.[26]

Quando pensamos no tratamento dos sintomas menopausais na população tratada por carcinoma mamário, encontramos obstáculos importantes. Com o crescente aumento das taxas de sobrevida, mais esforços para melhorar o tratamento destes sintomas e, consequentemente, a qualidade de vida neste grupo de mulheres são necessários, pois infelizmente, elas ainda carecem de tratamentos efetivos que substituam a contraindicada terapia de reposição hormonal.[25]

TRATAMENTO NÃO FARMACOLÓGICO

É imprescindível determinar a severidade dos sinais e sintomas relacionados com a deficiência estrogênica para iniciar o tratamento. Muitas mulheres preferem o tratamento não farmacológico para melhorar os sintomas climatéricos referentes ao tratamento do câncer de mama. Independente da terapia oferecida, modificações do estilo de vida devem ser sempre encorajadas, como a prática de atividade física, dieta balanceada e interrupção do tabagismo e alcoolismo.[26]

Terapia Cognitiva Comportamental

Técnicas de terapia cognitiva comportamental (TCC) foram desenvolvidas para auxiliar as mulheres a lidar com os fogachos e suores noturnos. Atualmente, são propostas maneiras de realizar o TCC, que permitem uma flexibilidade de horário e local, através do auxílio da internet, demonstrando a mesma efetividade dos casos acompanhados presencialmente.

Nesta técnica, as pacientes são instruídas com relação aos efeitos do câncer de mama nos sintomas menopausais, o seu reconhecimento e a importância da realização da terapia. A TCC normalmente diminui os sintomas vasomotores após a nona semana de acompanhamento.[27]

Técnicas de Relaxamento

Intervenções educativas com técnicas de relaxamento podem ser benéficas para o tratamento dos sintomas vasomotores. As evidências são insuficientes para comprovar os efeitos das técnicas de relaxamento nos sintomas menopausais.[26]

Yoga

Os praticantes de *yoga* tendem a diminuir a frequência e severidade da fadiga, dos problemas articulares, dos sintomas depressivos e vasomotores, principalmente após o 3º mês da prática. No entanto, os estudos que avaliaram a *yoga* como intervenção nos sintomas menopausais são pequenos e com curto acompanhamento. Apesar de a revisão sistemática da Cochrane ter falhado em demostrar um efeito positivo da *yoga* neste cenário, aparentemente a prática permite uma melhora.[28,29]

Dieta

Alguns estudos demonstram que os sintomas vasomotores são mais intensos em mulheres que tiveram câncer de mama e têm sobrepeso/obesidade ou que ganharam 10% de peso corporal durante o tratamento.[30] Apesar de nenhum estudo controlado randomizado ter demonstrado que a perda de peso após o diagnóstico do câncer de mama diminui os sintomas vasomotores, ela deve ser estimulada, pois há impacto comprovado na redução de recorrência da doença.[31]

Homeopatia, Vitaminas e Suplementos Alimentares

A *Cimicifugae racemosae* ou *Actae racemosae* apesar de ser muito utilizada no tratamento dos sintomas climatéricos, permanece com seu mecanismo de ação ainda desconhecido.[31,32] Em mulheres com antecedente de câncer de mama, não existe evidência robusta que comprove sua segurança, e seu uso permanece controverso. A despeito de ser aparentemente seguro, pois tem um possível mecanismo de ação semelhante a um SERM, melhores evidências são necessárias para determinar seu papel no alívio dos sintomas vasomotores nessa população.[33]

Outros fitoterápicos, como o lúpulo, o trevo vermelho (*red clover*), *Hypericum perforatum*, prímula, casca de pinheiro, valeriana e guaraná, apresentam resultados heterogêneos na redução dos fogachos.[33]

Alguns agentes, como soja, linhaça e vitamina E, podem ser benéficos nos sintomas vasomotores leves a moderados, mas há necessidade de estudos mais robustos para assegurar seu uso indiscriminado em pacientes com câncer de mama. Uma revisão sistemática realizada pelo Cochrane falhou em mostrar a diminuição dos fogachos com o uso de 800 UI de vitamina E.[31,32]

Com relação aos demais sintomas, a suplementação com melatonina na dose de 3 mg diárias por 16 semanas, em pacientes com câncer de mama, parece melhorar a qualidade do sono quando comparado a placebo. Ademais, as pacientes devem ser estimuladas a suplementar o equivalente a 1.200 gramas de cálcio na dieta e manter níveis adequados de vitamina D para a manutenção da saúde óssea.[31,32]

Acupuntura

Apesar de a acupuntura ser benéfica no controle de outros sintomas relacionados com o câncer de mama, como a artralgia, para o tratamento dos sintomas climatéricos, há necessidade de novos estudos demostrando o seu benefício e em quais grupos pode ser utilizada.[31,32]

Medidas Comportamentais com Relação à Temperatura

Algumas medidas comportamentais simples, como utilizar vestimentas em camadas que possam ser trocadas facilmente, reduzir a temperatura do ambiente e utilizar compressas frias, podem auxiliar nos sintomas vasomotores. Assim como evitar gatilhos como comidas picantes e situações estressantes.[25,31]

Atividade Física

A atividade física, além de melhorar sintomas, como depressão, fadiga e ansiedade, é benéfica para a saúde óssea. O aumento do exercício físico também pode prevenir o ganho de peso e melhorar a qualidade de vida.[25,31,32]

Laser Vaginal

Uma nova modalidade para o tratamento dos sintomas geniturinários nas pacientes com câncer de mama é a terapia com *laser* de CO_2 ou *erbium*. O *laser* atua formando novas células, colágeno e matriz extracelular, melhorando o trofismo urogenital. O tratamento permite melhorar os sintomas de urgeincontinência, prolapso genital, ressecamento vaginal e dispareunia.

Entretanto, o nível de evidência ainda é fraco, e não se descarta o efeito placebo. Estudos mais robustos, com protocolos terapêuticos, estabelecimentos e maior acompanhamento, irão estabelecer a eficácia de seu uso.[34]

Lubrificantes e Hidratantes Vaginais

Lubrificantes e hidratantes vaginais não apresentam esteroides em suas formulações e podem ser indicados para o alívio dos sintomas de atrofia genital, auxiliando também no tratamento de disfunções sexuais.

Os lubrificantes são produtos usados com a finalidade principal de lubrificar a região genital, reduzindo a dispareunia de penetração e facilitando a penetração durante o ato sexual. Já os hidratantes são compostos por substâncias com grande capacidade de retenção hídrica, como ácido poliacrílico, policabofila e ácido hialurônico. Eles são capazes de aumentar a umidade vaginal, com melhora dos sintomas urogenitais da síndrome climatérica.[35]

TRATAMENTO FARMACOLÓGICO

Existem diversas classes de medicamentos que podem auxiliar no controle dos sintomas climatéricos. Dados da literatura mostram que o efeito placebo varia de 20% a 50%.[36]

Antidepressivos

Os sintomas vasomotores, principal queixa das mulheres na menopausa, são decorrentes das mudanças no centro termorregulador, induzidas pela privação de estrogênio, com consequente queda dos níveis de serotonina.[37] Os inibidores seletivos da receptação de serotonina (ISRS) e os inibidores da receptação de serotonina e noradrenalina (IRSN) são capazes de "bloquear esse desbalanço" e são alternativas não hormonais eficazes para o controle desses sintomas, com impacto em redução de intensidade e frequência em 20%-65%, além da melhora do padrão do sono e controle de sintomas de depressão e ansiedade.[38,39]

Dentre os ISRR, a paroxetina é a que parece ter o melhor efeito sobre os sintomas climatéricos (controle de 64% e melhoria do padrão do sono).[40] No entanto, em mulheres em uso de tamoxifeno, a paroxetina e a fluoxetina devem ser evitadas, por serem potentes inibidores da enzima CYP2D6, responsável pela conversão do tamoxifeno em seu metabólito ativo, o endoxifeno. Nesse contexto, o uso de venlafaxina é a escolha mais segura, pois apresenta bom controle dos sintomas (redução de 30% a 50%) já em duas semanas de uso, além de pouco efeito sobre a ação do tamoxifeno.[39]

Anticonvulsivantes

A gabapentina também tem-se mostrado efetiva no controle dos sintomas vasomotores e na melhora da qualidade do sono. O mecanismo exato de ação ainda é incerto, mas está relacionado com a redução da hiperatividade noradrenérgica. Ela parece ter melhor efeito nos fogachos noturnos, porém apresenta mais efeitos colaterais que os antidepressivos (sonolência e desorientação).[41] A combinação dessas drogas (gabapentina e ISRS ou IRSN) não é mais efetiva que a monoterapia.[42]

A pregabalina pode ser considerada uma alternativa aos tratamentos anteriores. Apresenta menos efeitos colaterais, porém existem evidências menos robustas em relação ao controle dos fogachos.[43]

Anti-Hipertensivos

A clonidina é um agonista alfa-adrenérgico que atua reduzindo a reatividade vascular periférica, com efeito no controle dos sintomas vasomotores maior que o placebo, porém inferior às outras drogas citadas.[39] No entanto, em razão dos efeitos colaterais (xerostomia, tontura, constipação, hipotensão e potencial hipertensão arterial rebote), seu uso na prática clínica ainda é restrito.

Anticolinérgicos

A oxibutinina é uma droga que interfere na atividade de neurotransmissores nos sistemas nervosos central e periférico. Estudos sugerem redução dos sintomas vasomotores com seu uso, inclusive em mulheres com câncer de mama (Quadro 40-2 e Fig. 40-1).[44,45]

TERAPIA HORMONAL E CÂNCER DE MAMA

O tratamento mais efetivo no controle dos sintomas climatéricos é a terapia hormonal (TH). No entanto, após publicação dos estudos Women's Health Initiative (WHI) e Million Women Study foi evidenciada a associação da TH a aumento do risco de câncer de mama, dependente da duração e do tipo de terapia utilizada.[46,47] Uma metanálise do grupo de Oxford estimou que para cada 5 anos de TH iniciada aos 50 anos haverá aumento da incidência de câncer de mama de um para cada 50 usuárias de estrogênio e progesterona diária e de um para cada 200 usuárias de estrogênio isolado.[48]

Em sobreviventes de câncer de mama, alguns estudos tentaram avaliar a segurança do uso de TH no tratamento da síndrome climatérica. O estudo HABITS (Hormonal treatment after breast cancer – is it safe?) foi interrompido precocemente por demonstrar um aumento da taxa de recorrência de 17,6% no braço TH (estradiol com ou sem norestisterona).[49] Em paralelo, o estudo LIBERATE também demonstrou maior risco de recorrência com uso de tibolona (HR 1,44; 95% IC 1,16-1,79).[50]

Um tratamento hormonal menos utilizado é a medroxiprogesterona. Um estudo retrospectivo, com 75 pacientes com câncer de mama que utilizaram medroxiprogesterona para tratamento de sintomas vasomotores, não demonstrou aumento de recorrência após 5 anos de acompanhamento.[51]

Uma metanálise recente, com 9 estudos e um total de 16.002 mulheres com câncer de mama acima dos 50 anos, avaliou a relação do uso de TH pós-diagnóstico e desfechos oncológicos. Houve aumento de recorrência (RR1,46; 95% IC 1,2-1,7), sem diferença em sobrevida câncer-específica.[52] Dados semelhantes foram demonstrados em uma metanálise com mulheres abaixo dos 50 anos.[53]

A polêmica sobre o assunto e os dados já publicados dificultam a realização de novos estudos randomizados nesse cenário, por causa das questões éticas de expor as pacientes ao potencial aumento de risco de recorrência. É importante lembrar que nenhum dos estudos citados demonstrou impacto negativo em sobrevida por câncer de mama com o uso de TH. No entanto, até o momento, a TH permanece contraindicada em mulheres com história pessoal de câncer de mama pelas sociedades brasileiras e internacionais. Casos extremos de pacientes muito sintomáticas e refratárias a terapias não hormonais devem ser discutidos individualmente com equipe multidisciplinar.

Quadro 40-2. Sintomas

Droga e dose	Efetividade nos fogachos	Efeitos colaterais	Interação com tamoxifeno
Paroxetina 10-25 mg/dia	↓ 65% intensidade Melhora do sono*	Náusea	Potente inibidor CYP2D6
Fluxetina 10-30 mg/dia	↓ 24% intensidade ↓ 15% frequência	Poucos	Potente inibidor CYP2D6
Sertralina 25-100 mg/dia	Efeito modesto	Náusea ↓ libido	Inibidor moderado CYP2D6
Escitalopram 10-20 mg/dia	↓ 24% intensidade ↓ 46% frequência	Náusea Bem tolerado	Inibidor fraco CYP2D6 Pode ser usado com tamoxifeno
Dulexetina 30-120 mg/dia	↓ 62% intensidade ↓ 56% frequência	Náusea Fraqueza Insônia Constipação	Inibidor moderado CYP2D6
Venlafaxina 37,5-150 mg/dia	↓ 37-61% intensidade ↓ 30-58% frequência	Náusea Constipação Boca seca Sonolência	Inibidor fraco CYP2D6 Pode ser usado com tamoxifeno
Desvenlafaxina 100-150 mg/dia	↓ 24-29% intensidade ↓ 60-66% frequência	Náusea Cefaleia *apenas na 1ª sem	Inibidor fraco CYP2D6 Pode ser usado com tamoxifeno
Gabapentina 300-900 mg/dia	↓ 46-67% intensidade ↓ 44-57% frequência	Sonolência Tontura	-
Pregabalina 150-300 mg/dia	↓ 60% intensidade ↓ 40% frequência	Tontura	-
Clonidina 0,1 mg/dia	↓ 26% intensidade	Boca seca Tontura Constipação Hipotensão	-

(Adaptado: Biglia N, *et al.* 2019).[32]

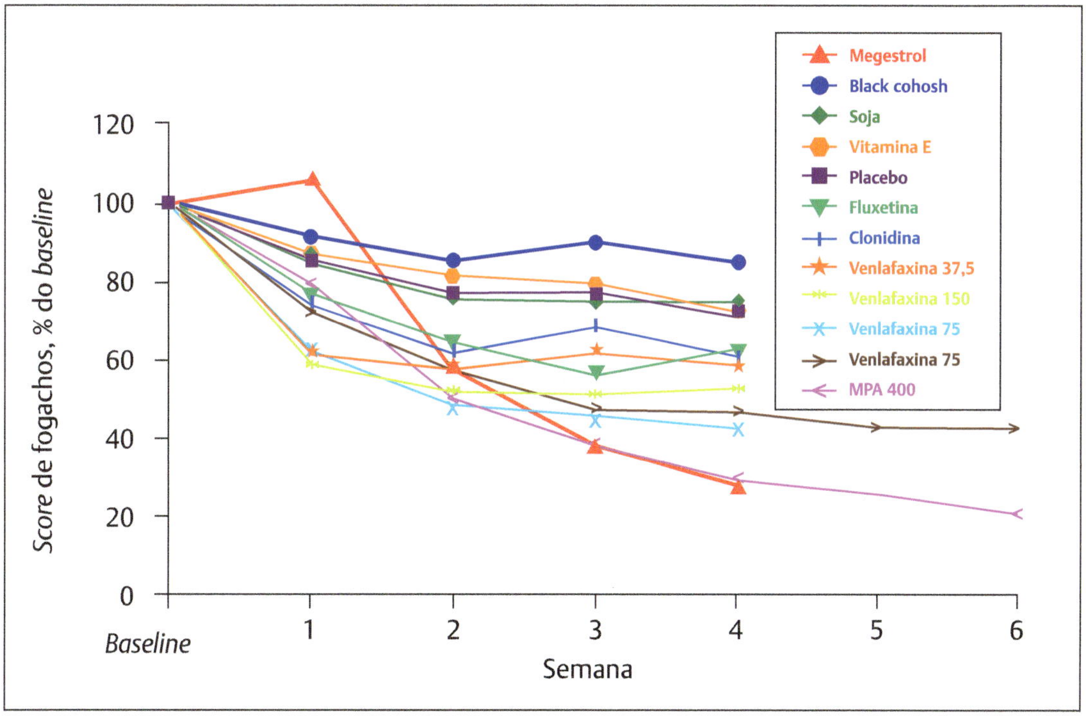

Fig. 40-1. Mudanças no escore de fogachos, conforme cada medicação. (Adaptada: *Loprinzi CL, et al. 2008*).[43]

As formulações vaginais de estrogênio não apresentam relação com aumento de risco de câncer de mama na população em geral.[46] Especificamente nas mulheres com diagnóstico de câncer de mama, existem poucos dados avaliando sua segurança. O tratamento pode ser considerado naquelas com sintomas de atrofia genital persistentes após terapias não hormonais, e a segurança parece ser maior nas usuárias de tamoxifeno.[54,55] Quando necessário, pode-se considerar o uso do promestrieno, um estrogênio sintético. Apesar dos dados ainda serem pouco robustos, a absorção sistêmica parece ser menor que em outras formulações, o que em teoria representa menor exposição e risco de estímulo estrogênico.[56]

Outro tratamento para atrofia genital é desidroepiandrosterona (DHEA) intravaginal. Dados sugerem que o uso em baixa dose (3,25 mg/dia) e em usuárias de inibidores de aromatase não provoca aumento dos níveis séricos de estradiol, com melhora nos sintomas genitais.[57] Dados semelhantes foram vistos com curso de 4 semanas de testosterona vaginal.[58] A segurança oncológica de ambos os pacientes com antecedente de câncer de mama ainda é desconhecida.[59]

Importante lembrar que para pacientes com mutação *BRCA1/2* submetidas à ooforectomia profilática e sem história pessoal de câncer de mama, a TH pode ser indicada, considerando seus potenciais benefícios. Nessa população, a TH não parece estar relacionada com o aumento de risco de câncer de mama futuro.[60]

REFERÊNCIAS BIBLIOGRÁFICAS

1. National Institutes of Health State-of-the-Science Conference Statement: Management of menopause-related symptoms. Ann Intern Med. 2005;142;1003-13.
2. McKinlay SM, Bifano NL, McKinlay JB. Smoking and age at menopause in women. Ann Intern Med. 1985;103(3):350-6.
3. Casper RF, Yen SS. Neuroendocrinology of menopausal flushes: A hypothesis of flush mechanism. J Clin Endocrinol. 1985;22(3):293-312.
4. Burger HG, Hale GE, Dennerstein L, Robertson DM. Cycle and hormone changes
5. during perimenopause: the key role of ovarian function. Menopause. 2008;15: 603-12.
6. Moore HCF, Unger JM, Phillips KA, et al. Goserelin for ovarian protection during breast-cancer adjuvant chemotherapy. N Engl J Med. 2015;372:923-93.
7. Zavos A, Valachis A. Risk of chemotherapy-induced amenorrhea in patients with breast cancer: a systematic review and meta-analysis. Acta Oncol. 2016;55(6):664-70.
8. Koga C, Akiyoshi S, Ishida M, et al. Chemotherapy-induced amenorrhea and the resumption of menstruation in premenopausal women with hormone receptor-positive early breast cancer. Breast Cancer. 2017;24(5):714-719.
9. Averette HE, Boike GM, Jarrelle M. Effects of cancer chemotherapy on gonadal function and reproductive capacity. Cancer J Clin. 1990;40:203.
10. Koyama H, Wada T, Nishizawa Y, et al. Cyclophosphamide-induced ovarian failure and its therapeutic significance in patients with breast cancer. Cancer. 1977;39(4):1403-9.
11. Stearns V, Schneider B, Henry NL, et al. Breast cancer treatment and ovarian failure: risk factors and emerging genetic determinants. Nat Rev Cancer. 2006;6:886.
12. Moon Z, Moss-Morris R, Hunter MS, Hughes LD. More than just side-effects: The role of clinical and psychosocial factors in non-adherence to tamoxifen. Br J Health Psychol. 2017;22(4):998-1018.
13. Ayres LR, Baldoni AO, Borges AP, Pereira LR. Adherence and discontinuation of oral hormonal therapy in patients with hormone receptor positive breast cancer. Int J Clin Pharm. 2014;36(1):45-54.
14. Andrikoula M, Prelevic G. Menopausal hot flushes revisited. Climacteric. 2009;12(1):3-15.
15. Lee CI, Fox P, Balakrishnar B, et al. Tamoxifen-induced severe hot flashes and endoxifen levels: is dose reduction a safe and effective strategy? Breast. 2019;46:52-7.
16. Buijs C, Willemse PH, de Vries EG, et al. Effect of tamoxifen on the endometrium and the menstrual cycle of premenopausal breast cancer patients. Int J Gynecol Cancer. 2009;19(4):677-81.
17. Santen RJ, Stuenkel CA, Davis SR, et al. Managing Menopausal Symptoms and Associated Clinical Issues in Breast Cancer Survivors. J Clin Endocrinol Metab. 2017;102(10):3647-61.
18. Pagani O, Regan MM, Walley BA, et al. Adjuvant exemestane with ovarian suppression in premenopausal breast cancer. N Engl J Med. 2014;371(2):107-18.
19. Lee J, Han Y, Cho HH, Kim MR. Sleep disorders and menopause. J Menopausal Med. 2019;25(2):83-87.
20. Vivian-Taylor J, Hickey M. Menopause and depression: is there a link? Maturitas. 2014;79(2):142-6.
21. Crean-Tate KK, Faubion SS, Pederson HJ, et al. Management of genitourinary syndrome of menopause in female cancer patients: A focus on vaginal hormonal therapy. Am J Obstet Gynecol. 2019;(19)31057-9.
22. Calleja-Agius J, Brincat MP. The urogenital system and the menopause. Climacteric. 2015;18(1):18-22.
23. Thornton K, Chervenak J, Neal-Perry G. Menopause and sexuality. Endocrinol Metab Clin North Am. 2015;44(3):649-61.
24. Rosenberg SM, Partridge AH. Premature menopause in young breast cancer: Effects on quality of life and treatment interventions. J Thorac Dis. 2013;55-61.
25. Schultz PN, Klein MJ, Beck ML, et al. Breast cancer: Relationship between menopausal symptoms, physiologic health effects of cancer treatment and physical constraints on quality of life in long-term survivors. J Clin Nurs. 2005;14:204-11.
26. Gupta P, Sturdee DW, Palin SL, et al. Menopausal symptoms in women treated for breast cancer: the prevalence and severity of symptoms and their perceived effects on quality of life. Climacteric. 2009;9:49-58.
27. Santen RJ, Stuenkel CA, Davis SR, et al. Managing menopausal symptoms and associated clinical issues in breast cancer survivors. J Clin Endocrinol Metab. 2017;102:3647-61.
28. Atema V, van Leeuwen M, Kieffer JM, et al. Efficacy of internet-based cognitive behavioral therapy for treatment-induced menopausal symptoms in breast cancer survivors: Results of a randomized controlled trial. J Clin Oncol. 2019;37:809-22.
29. Carson JW, Carson KM, Porter LS, et al. Yoga of Awareness program for menopausal symptoms in breast cancer survivors: results from a randomized trial. Support Care Cancer. 2009;17:1301-9.
30. Bower JE, Garet D, Sternlieb B, et al. Yoga for persistent fatigue in breast cancer survivors. Cancer. 2011;118:3766-75.
31. Caan BJ, Emond JA, Su HI, et al. Effect of postdiagnosis weight change on hot flash status among early-stage breast cancer survivors. J Clin Oncol. 2012;30:1492-7.
32. Biglia N, Bounos VE, De Seta F, et al. Non-hormonal strategies for managing menopausal symptoms in cancer survivors: An update. 2019;13:1-15.
33. Drewe J, Bucher KA, Zahner C. A systematic review of non-hormonal treatments of vasomotor symptoms in climacteric and cancer patients. SpringerPlus. 2015;65:29.
34. Fritz H, Seely D, McGowan J, et al. Black co-hosh and breast cancer: A systematic review. Integr Cancer Ther. 2014;13:12-29.

35. Williams NO, Lustberg MB. Time for Action: Managing Genitourinary Syndrome of Menopause. JOP. 2019;15:371-2.
36. Palacios S, Mejía A, Neyro JL. Treatment of the genitourinary syndrome of menopause. Climacteric. 2015;18(1):23-9.
37. Tonob D, Melby MK. Broadening our perspectives on complementary and alternative medicine for menopause: A narrative review. Maturitas. 2017;99:79-85.
38. Nelson HD, Vesco KK, Haney E, et al. Nonhormonal therapies for menopausal hot flashes: systematic review and meta-analysis. JAMA. 2006;295(17):2057-71.
39. ACOG Practice Bulletin: Management of menopausal symptoms. Obstet Gynecol. 2016;127(1):166.
40. Nonhormonal management of menopause-associated vasomotor symptoms: position statement of The North American Menopause Society. Menopause. 2015;22(11):1155-72;quiz1173-4.
41. Stearns V, Slack R, Greep N, et al. Paroxetine is an effective treatment for hot flashes: results from a prospective randomized clinical trial. J Clin Oncol. 2005;23(28):6919-30. Erratum in: J Clin Oncol. 2005;23(33):8549.
42. Toulis KA, Tzellos T, Kouvelas D, Goulis DG. Gabapentin for the treatment of hot flashes in women with natural or tamoxifen-induced menopause: a systematic review and meta-analysis. Clin Ther. 2009b;31(2):221-35.
43. Loprinzi CL, Kugler JW, Barton DL, et al. Phase III trial of gabapentin alone or in conjunction with an antidepressant in the management of hot flashes in women who have inadequate control with an antidepressant alone: NCCTG N03C5. J Clin Oncol. 2007;25:308.
44. Loprinzi CL, Qin R, Balcueva EP, et al. Phase III, randomized, double-blind, placebo-controlled evaluation of pregabalin for alleviating hot flashes, N07C1. J Clin Oncol. 2010;28:641.
45. Simon J A, Gaines T, LaGuardia KD. Estended-release oxybutynin therapy for vms study group. estended-release oxybutynin therapy for vasomotor symptoms in women: a randomized clinical trial. Menopause. 2016;23(11):1214-21.
46. San Antonio Breast Cancer Symposium (SABCS) 'It's Going to Be a Useful Agent': Oxybutynin for Hot Flashes Medscape 10 Dec 10 2018 (Abstract GS6-02, presented 7 December 2018), 2018.
47. Rossouw JE, Anderson GL, Prentice RL, et al. Writing Group for the Women's Health Initiative Investigators. Risks and benefits of estrogen plus progestin in healthy postmenopausal women: principal results From the Women's Health Initiative randomized controlled trial. JAMA. 2002;288(3):321-33.
48. Beral V, Million Women Study Collaborators. Breast cancer and hormone-replacement therapy in the Million Women Study. Lancet. 2003;362(9382):419-27.
49. Collaborative Group on Hormonal Factors in Breast Cancer. Type and timing of menopausal hormone therapy and breast cancer risk: individual participant meta-analysis of the worldwide epidemiological evidence. Lancet. 2019;6736(19)31709-X.
50. Holmberg L, Anderson H. HABITS Steering and Data Monitoring Committees. HABITS (hormonal replacement therapy after breast cancer—is it safe?), A randomised comparison: trial stopped. Lancet. 2004;363(9407):453-55.
51. Kenemans P, Bundred NJ, Foidart JM, et al. LIBERATE Study Group. Safety and efficacy of tibolone in breast-cancer patients with vasomotor symptoms: a double-blind, randomised, non-inferiority trial. Lancet Oncol. 2009;10(2):135-46.
52. Ertz-Archambault NM, Rogoff LB, Kosiorek HE, et al. Depomedroxyprogesterone acetate therapy for hot flashes in survivors of breast cancer: no unfavorable impact on recurrence and survival. Support Care Cancer. 2019.
53. Mudhune GH, Armour M, McBride K A. Safety of menopausal hormone therapy in breast cancer survivors older than fifty at diagnosis: A systematic review and meta-analysis. Breast. 2019;47:43-55.
54. Wang Y, Lewin N, Qaoud Y, et al. The oncologic impact of hormone replacement therapy in premenopausal breast cancer survivors: A systematic review. Breast. 2018;40:123-130.
55. Dew JE, Wren BG, Eden JA. A co-hort study of topical vaginal estrogen therapy in women previously treated for breast cancer. Climacteric. 2003;6(1):45-52.
56. Le Ray I, Dell'Aniello S, Bonnetain F, Azoulay L, Suissa S. Local estrogen therapy and risk of breast cancer recurrence among hormone-treated patients: a nested case-control study. Breast Cancer Res Treat. 2012;135(2):603-9.
57. Pompei LM, Fernandes CE, Melo NR. Promestrieno no tratamento da atrofia vulvovaginal: Revisão sistemática. Femina. 2010;38(7):359-65.
58. Barton DL, Shuster LT, Dockter T, et al. Systemic and local effects of vaginal dehydroepiandrosterone (DHEA): NCCTG N10C1 (Alliance). Support Care Cancer. 2018;26(4):1335-43.
59. Witherby S, Johnson J, Demers L, et al. Topical testosterone for breast cancer patients with vaginal atrophy related to aromatase inhibitors: A phase I/II study. Oncologist. 2011;16(4):424-31.
60. Birrer N, Chinchilla C, Del Carmen M, Dizon DS. Is hormone replacement therapy safe in women with a brca mutation? A systematic review of the contemporary literature. Am J Clin Oncol. 2018;41(3):313-5.

ONCOFERTILIDADE

Ricardo Ditzel Delle Donne ▪ Danilo Martins Rahal
Stênio Deslandes de Abreu Mafra Neto ▪ João Koslov Neto

INTRODUÇÃO

A oncologia teve um grande avanço nos últimos anos. Com o diagnóstico de câncer cada vez mais precoce, bem como uma melhora no tratamento, a sobrevida de pacientes oncológicos tem aumentado significativamente. Como o tratamento oncológico pode comprometer parcial ou totalmente a fertilidade, a medicina reprodutiva também evoluiu para trazer uma melhora na qualidade de vida de adolescentes e adultos jovens que enfrentam algum tipo de câncer, possibilitando uma oportunidade de planejamento familiar para os que não têm filhos ou que desejam aumentar a prole futuramente.

Estima-se que 650 mil mulheres são acometidas por câncer invasivo anualmente e que, dentre essas, 8% têm menos de 40 anos. Com isso, é importante que o médico que assiste a essas pacientes tenha conhecimento e ofereça para elas a possibilidade de preservação de fertilidade nos primeiros contatos pós-diagnóstico e, aos que demonstrarem interesse, encaminha-los o quanto antes para especialistas em reprodução assistida.

Oncofertilidade é um ramo multidisciplinar da reprodução humana que une diversos profissionais da saúde, como os da oncologia, ginecologia, andrologia, psicologia, enfermagem e genética, com a finalidade de preservar o potencial reprodutivo de pacientes que irão realizar um tratamento oncológico.

No que tange à oncofertilidade, o oncologista tem o principal papel, tendo em vista que é quem normalmente tem o primeiro contato com o paciente e pode iniciar o processo e informar o paciente sobre as opções de preservação da fertilidade, suas vantagens, limitações e taxas de sucesso. Enquanto o papel do especialista em reprodução assistida está em orientar e oferecer os métodos de preservação de fertilidade, sem atrasar o tratamento do câncer, bem como sem trazer prejuízos para o paciente.

O câncer de mama é um dos tipos de câncer com maior indicação de preservação de fertilidade, juntamente com os de origem hematológica, tendo em vista a idade de acometimento e o dano à fertilidade causado pelo tratamento. O câncer de mama é o câncer mais frequente em mulheres jovens (< 40 anos), correspondendo a 29% dos tumores nessas mulheres.

O tratamento quimioterápico pode causar dano gonadal, sendo que a natureza e extensão desse dano variam conforme a droga de escolha, a dose utilizada, a idade e o sexo do paciente. Os quimioterápicos podem ser divididos, conforme o risco de gonadotoxicidade, sendo de alto risco a ciclofosfamida, ifosfamida, clormetina, busulfan, melfalano, procarbazina e clorambucil; de médio risco estão a cisplatina, carboplatina e doxorrubicina; já as de baixo risco a vincristina, metotrexato, dactinomicina, bleomicina, mercaptopurina e vimblastina. Os riscos de amenorreia permanente em mulheres tratadas com radioterapia e quimioterapia modernas estão no Quadro 41-1.

O tratamento radioterápico também pode levar a paciente à diminuição da reserva ou mesmo à falência ovariana. Estima-se que a dose letal necessária para matar metade do número total de oócitos é menor que 2 Gy.

Atualmente, as principais maneiras de preservar fertilidade são criopreservação de gametas (oócitos e espermatozoides) e embriões, mas outra maneira, recentemente deixada de ser utilizada como tratamento experimental, a criopreservação de tecido, passou a ser mais utilizada.

AVALIAÇÃO PRÉ-TRATAMENTO

A Sociedade Americana de Oncologia recomenda que todas as pacientes que desejem uma gravidez futura devem ser informadas sobre as opções de preservação de fertilidade no início do tratamento oncológico. É necessário discutir com a paciente se o tratamento afetará a fertilidade, se os tratamentos para a preservação de fertilidade prejudicarão ou adiarão o tratamento oncológico, opções alternativas à preservação de fertilidade entre outras dúvidas.

Antes de programar e oferecer um tratamento, deve ser avaliada a reserva ovariana da paciente. A reserva ovariana é representada pela população de folículos primordiais presentes nos ovários e capazes de serem fertilizados. Em outras palavras, é o estoque de oócitos da mulher. O principal fator determinante da reserva ovariana é a idade da mulher. Sabe-se que a mulher perde oócitos ao longo da vida por ação de apoptose, mas essa perda se acelera a partir dos 37 anos até um limite de 50 anos aproximadamente (idade média da menopausa). O declínio da fertilidade relacionado com a idade é independente dos exames citados a seguir. Se a paciente possuir reserva ovariana baixa de forma a ser incompatível com tratamentos de reprodução assistida, as opções se restringem, devendo ser consideradas a ovodoação e a adoção.

Os fatores mensuráveis capazes de predizer a reserva ovariana mais utilizados na prática clínica são o FSH, no 3º ao 5º dia do ciclo, o AMH e a contagem de folículos antrais (Quadro 41-2).

Os principais métodos de preservação de fertilidade atualmente utilizados são a criopreservação de embriões,

Quadro 41-1. Riscos de Amenorreia Permanente em Mulheres Tratadas com Radioterapia e Quimioterapia Modernas

Grau de risco	Tratamento do câncer
Alto risco (> 80%)	Transplante de células-tronco com ciclofosfamida e irradiação total do corpo ou ciclofosfamida com busulfan
	Radiação externa na faixa do corpo que inclui os ovários
	CMF, CEF, CAF × 6 ciclos em mulheres com 40 anos ou mais (terapia adjuvante para câncer de mama em combinação com ciclofosfamida, metotrexato, fluorouracil, doxorrubicina, epirrubicina)
Risco intermediário	CMF, CEF, CAF × 6 ciclos em mulheres entre 30 e 39 anos (terapia adjuvante para câncer de mama em combinação com ciclofosfamida, metotrexato, fluorouracil, doxorrubicina, epirrubicina)
	AC × 4 em mulheres com 40 anos ou mais (terapia adjuvante para câncer de mama com doxorrubicina/ciclofosfamida)
Baixo risco (< 20%)	ABVD (doxorrubicina, bleomicina, vimblastina, dacarbazina)
	CHOP × 4-6 ciclos (ciclofosfamida, doxorrubicina, vincristina, prednisona)
	CVP (ciclofosfamida, vincristina, prednisona)
	Terapia AML (antraciclina, citarabina)
	Terapia ALL (multiagente)
	CMF, CEF, CAF × 6 ciclos em mulheres com menos de 30 anos (terapia adjuvante para câncer de mama em combinação com ciclofosfamida, metotrexato, fluorouracil, doxorrubicina, epirrubicina)
	AC × 4 em mulheres com menos de 40 anos (terapia adjuvante para câncer de mama com doxorrubicina/ciclofosfamida)
Risco muito baixo ou sem risco	Vincristina
	Metotrexato
	Fluorouracil
Risco desconhecido (exemplos)	Taxanos
	Oxaliplatina
	Irinotecano
	Anticorpos monoclonais (trastuzumab, bevacizumab, cetuximabe)
	Inibidores de tirosina cinase (erlotinibe, imatinib)

Quadro 41-2. Fatores Mais Utilizados na Prática Clínica[1]

Teste	Baixa reserva ovariana
FSH (UI/L)	> 10
AMH (ng/mL)	< 1,0
CFA (n)	8

oócitos e congelamento de tecido ovariano. Além da transposição ovariana em pacientes com programação de radioterapia pélvica.

A criopreservação de embriões é uma técnica bem estabelecida de preservação da fertilidade. Após um ciclo completo de fertilização *in vitro*, os óvulos coletados são fecundados, e os embriões resultantes serão vitrificados. Esses embriões podem permanecer nesse estado por tempo indeterminado, sem prejuízo na fertilidade. Para utilizar essa técnica, a paciente já deve ter apresentado a menarca e necessita de um parceiro fixo, visto que a fecundação dos oócitos é dada imediatamente após a coleta. Não está indicado em pacientes que precisem iniciar imediatamente o tratamento oncológico, visto que o processo dura pelo menos 2 semanas, e está contraindicado nas pacientes que já iniciaram quimioterapia.

Quadro 41-3. Limitações da Criopreservação de Embriões e Oócitos

- Paciente já deve ter apresentado menarca
- Paciente não pode ter iniciado quimioterapia
- É discutível em pacientes com tumores hormônio-dependentes

A criopreservação de oócitos é uma técnica mais recente, mas também muito bem estabelecida. Nesse caso, serão vitrificados os oócitos sem fecundação. Dessa forma, está preservada a fertilidade da mulher, e não do casal como na criopreservação de embriões. A mulher tem autonomia sobre sua fertilidade no futuro. As limitações ao procedimento são semelhantes às da criopreservação de oócitos, conforme Quadro 41-3.

Congelamento de tecido ovariano, recentemente validado como técnica não mais experimental, desde 2019, é a única técnica que permite a preservação da fertilidade em pacientes pré-púberes. Além disso, tem a vantagem de não ser necessário aguardar o ciclo menstrual para realizar o procedimento e poder retornar a fertilidade natural. Consiste em um procedimento invasivo em que um ovário é retirado cirurgicamente, geralmente de forma minimamente invasiva, e a região cortical ovariana é congelada de forma lenta ou por vitrificação. Após o tratamento quimioterápico o tecido é devolvido próximo ao local de origem, possibilitando uma fertilidade natural (transplante ortotópico) ou em local diferente do de origem (heterotópico) sendo necessário tratamento de reprodução assistida posteriormente.

Transposição ovariana consiste em um procedimento cirúrgico em que os ovários são fixados em locais distantes a exposição à radiação, podendo ser realizado no momento da cirurgia oncológica, ou previamente, caso não seja indicada a cirurgia.

Outro ponto a ser levado em consideração são as questões legais do banco de células e tecidos germinativos. Os embriões são considerados seres vivos, e seu descarte pode gerar questões éticas e morais, apesar de ser previsto e autorizado o seu descarte após anos. Por outro lado, os óvulos são células e, se não forem mais desejados, podem ser descartados sem tais problemas.

Após o tratamento oncológico, a avaliação da paciente deve ser feita em seis meses. Após esse período é possível predizer a chance de gravidez futura. Fatores a serem avaliados nessa fase são os exames de reserva ovariana e o histórico menstrual, sendo que a amenorreia pode indicar falência ovariana. Pode ser indicada também preservação de fertilidade nessa fase. A gestação, no entanto, está liberada após 2 anos do término do tratamento oncológico.

PROTOCOLOS DE TRATAMENTO

A terapia de reprodução assistida deve sempre ser individualizada, avaliando características como: comorbidades, peso, idade, origem primária do câncer e seu subtipo, tempo para início do tratamento.

O tempo entre o diagnóstico e o início do tratamento de câncer é um fator fundamental no prognóstico da doença. Ubaldi *et al.* evidenciam a não diferença no número de oócitos recuperados independente da fase de início da estimulação ovariana. Por isso pode-se seguir de duas formas diferentes a depender do tipo de câncer e do tempo para início do tratamento, seja ele quimio ou radioterápico (em casos de câncer pélvico).

Protocolos convencionais de estimulação vão ser iniciados no início do ciclo menstrual, entre 1° e 3° dias do ciclo menstrual, o que pode atrasar o início do tratamento de reprodução em até 4 semanas. Protocolos de emergência são iniciados assim que a paciente encaminhada dá entrada ao serviço de reprodução, podendo ser iniciados em 3 fases do ciclo sem diferenças na captação oocitária:

1. *Fase folicular precoce*: paciente é referenciada no momento em que inicia o ciclo menstrual, o que coincide com o habitual, com o protocolo convencional;
2. *Fase folicular tardia*: se diz quando a paciente vem para consulta entre 6° e 14° dias do ciclo com pelo menos um folículo pré-ovulatório entre 13 e 14 mm detectável. A partir de então se abrem duas possibilidades: manter estimulação com gonadotrofinas sem preocupação com a ovulação do maior folículo da coorte e realizar o bloqueio quando o maior da segunda coorte estiver entre 13 e 14 mm. Outra possibilidade é realizar o trigger do maior folículo, se estiver próximo de 18 mm, e iniciar indução, conforme o protocolo de estimulação para fase lútea;
3. *Fase lútea:* se faz quando a paciente vem em consulta após o 14° dia do ciclo, com corpo lúteo detectável e inicia prontamente a gonadotrofina.

Quadro 41-4. Número de Oócitos Necessários para ao Menos 1 Embrião Euploide

Idade	Número
< 35 anos	8
35-39 anos	11
40-42 anos	17

A questão tempo na paciente oncológica é fundamental, assim como os protocolos emergenciais. Protocolos de estimulação sequencial (por exemplo: DuoStim) são realizados semelhante ao protocolo de fase lútea, iniciando de dois a cinco dias após a captação oocitária, aumentando a recuperação oocitária em número, com menor espaço de tempo, aumentando assim as taxas de gestação. O número de oócitos recuperados é de extrema importância no planejamento familiar, saber a chance de formação de um embrião euploide por número de oócitos e assim a chance de nascido vivo pode ajudar a definir a necessidade de novos ciclos de preservação, caso haja tempo (Quadro 41-4).

ESTIMULAÇÃO HORMONAL E CÂNCER DE MAMA

A administração exógena de gonadotrofinas promove níveis suprafisiológicos de estradiol plasmático, variando de 250 a 300 pg/mL em ciclos naturais para valores de até 7.000 pg/mL em ciclos estimulados. O que poderia, em células neoplásicas estrogênio – dependentes, piorar o prognóstico oncológico. É mandatório a utilização de tratamento antiestrogênico nas pacientes com receptor estrogênico, dentre elas o câncer de mama, que pode corresponder a até 50% dos cânceres que procuram preservação da fertilidade.

Dentre os antiestrogênicos podem ser utilizados:

- Inibidores da aromatase atuam bloqueando a atividade enzimática responsável pela conversão de androstenediona e testosterona em estrona e estradiol no folículo ovariano. Sendo letrozol a droga de escolha, apresentando melhor capacidade de redução dos níveis de estradiol plasmático. Deve-se manter a droga até três dias após a punção ou até a menstruação;
- Modulador seletivo do receptor estrogênico (SERM), como o tamoxifeno, é um SERM que atua no parênquima mamário, competindo com estradiol endógeno por seu receptor hormonal. Estudos mostram boa eficácia quando associados às gonadotrofinas em comparação às gonadotrofinas somente. A dose de gonadotrofina pode ser a habitual para as pacientes, na mesma faixa etária, observando que o bloqueio antiestrogênico faz a proteção contra doses mais elevadas de estrogênio.

O *trigger* para ovulação deve ser realizado com Agonista de GnRH visando a minimizar os riscos de síndrome de hiperestímulo ovariano, levando em conta que o objetivo é preservação da fertilidade com congelamento de oócitos ou embriões, sem a intenção no momento de transferência embrionária e gestação.

PROTOCOLOS PARA PREVENÇÃO DE FALÊNCIA OVARIANA

Alquilação causada pelas drogas quimioterápicas podem não só prejudicar a função ovariana relacionada com a fertilidade, como também a função hormonal. Em pacientes com desejo reprodutivo o tratamento específico de preservação da fertilidade é sempre o principal tratamento, mas a utilização de agentes que possam diminuir a chance de lesão ovariana pode ser considerada como um esforço para preservação ovariana.

O tratamento é realizado com utilização de análogos de GnRh (goserelina), subcutânea, mensalmente de depósito, na dose de 3,6 mg. O início do tratamento deve ser feito ao menos 1 semana antes da primeira droga alquilante e continuada até o final do tratamento.

ASPECTO PSICOLÓGICO NA PRESERVAÇÃO DA FERTILIDADE

O diagnóstico, tratamento e prognóstico do câncer traz uma onda de novas emoções para o paciente e sua família. A decisão de preservar fertilidade é afetada por múltiplos fatores. Pacientes referenciadas para o tratamento de fertilidade, ou que buscam por vontade própria, em sua maioria, estão em estágios iniciais do diagnóstico de câncer. A princípio, os sentimentos são de preocupação com temas, como implicações genéticas, imagem corporal, sexualidade, sequelas da doença, relacionamentos, mortalidade e recorrências futuras. O desenvolvimento de sintomas de ansiedade e depressão não é fora do comum.

O tratamento de fertilidade por si só já traz em sua bagagem um sentimento adicional de ansiedade, mesmo em pacientes sem diagnóstico de câncer. Estudos realizados nos Estados Unidos, Inglaterra e Itália mostram que mulheres submetidas a tratamento de reprodução assistida são mais propensas a apresentarem impacto negativo na saúde mental. De acordo com a literatura, a prevalência de sintomas psicológicos em mulheres inférteis, não levando em conta o diagnóstico do câncer, pode variar de 25% a 60%.

Dentre os aspectos que influenciam o aumento da ansiedade em relação ao tratamento: custo financeiro, em locais onde preservação de fertilidade não é coberta por planos de saúde, como no Brasil; decisão do tipo de tratamento, congelamento de óvulos ou embriões (com risco de um possível término do relacionamento, não podendo fazer uso dos embriões congelados); religião e ética envolvendo a possibilidade de ter que descartar os embriões caso não sejam utilizados, assim como realização de métodos invasivos para diagnóstico pré-implantacional, com seu descarte caso identificado alguma anomalia.

Quando submetidas a variados aspectos influenciadores, 30%-50% das pacientes não permanecem na busca para preservação de fertilidade (Hershberger, Finnegan, Pierce, & Scoccia), mas se adequadamente orientadas por fertileutas e oncologistas tendem a se arrepender menos da decisão.

Apesar da ansiedade causada pela situação do pensar em preservar fertilidade, no futuro em relação à doença, estudos consistentemente apresentam que falar sobre fertilidade deve ser sempre levado em questão, em todos os gêneros. Os pacientes desejam ser informados para que possam ter um planejamento de vida. A preservação da fertilidade em crianças com câncer também tem sua peculiaridade em relação aos aspectos emocionais. O câncer em crianças, no geral, tem como taxa de sobrevida maior do que 5 anos, chegando a aproximadamente 80%, mas com tratamentos quimioterápicos que influenciam na fertilidade. Sendo assim a taxa de infertilidade aos 25 anos de idade é 3 vezes maior do que pacientes na mesma idade. Os aspectos emocionais recaem sobre os pais e cuidadores, que no momento têm a função de decidir sobre um detalhe importante no futuro da criança. A ansiedade e distúrbios emocionais podem vir pela necessidade de definir opções de tratamentos invasivos, com urgência, (no caso de pacientes pré-púberes) como congelamento de tecido ovariano.

Em razão da ampla gama de causas que podem alterar o aspecto psicológico dos pacientes, sempre devem ser encaminhados a um profissional para cuidados específicos da saúde mental. Os aspectos a serem abordados durante a avaliação são: presença de doenças preexistentes de origem psicológica; escolha de estratégias para preservação da fertilidade e a incerteza sobre relacionamentos no futuro; utilização de gametas doados, úteros de substituição; expectativa do tratamento em relação à gravidez, abortamentos; questões éticas sobre criopreservação, análise genética, descarte de embriões e gametas; arrependimento nas pacientes que não desejaram fazer a preservação.

BIBLIOGRAFIA

Cardoso F, Loibl S, Pagani O, et al. The European Society of Breast Cancer Specialists recommendations for the management of young women with breast cancer. Eur J Cancer. 2012 Dec; Epub 2012 Oct 29.

Castellotti DS, Cambiaghi AS. Preservação da fertilidade em pacientes com câncer. Revista Brasileira de Hematologia e Hemoterapia. 2008;30(5):406-10.

Crawshaw M. Psychosocial oncofertility issues faced by adolescents and young adults over their lifetime: A review of the research. Human Fertility. 2013;16(1):59-63.

Cui W, Stern C, Hickey M, et al. Preventing ovarian failure associated with chemotherapy. Med J Australia. 2018;209(9):412-6.

Gerstl B, Sullivan E, Ives A, et al. Pregnancy Outcomes After a Breast Cancer Diagnosis: A Systematic Review and Meta-analysis. Clin Breast Cancer. 2018.

Guleria S, Kjaer SK, Albieri V, et al. A co-hort study of breast cancer risk after 20 years of follow-up of women treated with fertility drugs. Cancer Epidemiol Biomark Prevent. 2019.

Jayasuriya S, et al. Satisfaction, disappointment and regret surrounding fertility preservation decisions in the paediatric and adolescent cancer population. J Assis Rep Gen. 2019.

Kissi YE, et al. General psychopathology, anxiety, depression and self-esteem in couples undergoing infertility treatment: a comparative study between men and women. Eur J Obstet Gynecol Reproduct Biol. 2013;167:185-9.

Lawson AK, Klock SC, Pavone ME, et al. Psychological Counseling of Female Fertility Preservation Patients. J Psych Oncol. 2015;33(4):333-53.

Lee SJ, Schover LR, Partridge AH, et al. American Society of Clinical Oncology recommendations on fertility preservation in cancer patients. J Clin Oncol. 2006;24(18):2917-31.

Li N, Jayasinghe Y, Kemertzis MA, et al. Fertility Preservation in Pediatric and Adolescent Oncology Patients: The Decision-Making Process of Parents. J Adolescent Young Adult Oncol. 2017;6(2):213-22.

Massarotti C, Scaruffi P, Lambertini M, et al. Beyond fertility preservation: role of the oncofertility unit in the reproductive and gynecological follow-up of young cancer patients. Human Reproduction. 2019;34(8):1462-9.

Munoz E, Domingo J, De Castro G, et al. Ovarian stimulation for oocyte vitrification does not modify disease-free survival and overall survival rates in patients with early breast cancer. Reproductive Biomedicine Online. 2019.

Oktay K, Harvey BE, Partridge AH, et al. Fertility preservation in patients with cancer: ASCO clinical practice guideline update. J Clin Oncol. 2018;36(19):1994-2001.

Salama M, Woodruff TK. Anticancer treatments and female fertility: clinical concerns and role of oncologists in oncofertility practice. Expert Rev Anticancer Ther. 2017;17(8):687-92.

Sullivan PYKE, Carlson CS, CA; Prewitt M, et al. Ovarian tissue cryopreservation (OTC) in prepubertal girls and young women: an analysis of parents' and patients' decision-making. J Assisted Reproduct Genet. 2018;35(4):593-600.

The Practice Committee of the American Society for Reproductive Medicine – ASRM. Fertility preservation in patients undergoing gonadotoxic therapy or gonadectomy: a committee opinion. 2013;100(5):1214-23.

Ubaldi FM, Capalbo A, Vaiarelli A, et al. Follicular versus luteal phae ovarian stimulation during the same menstrual cycle (DuoStim) in a reduced ovarian reserve population results in a similar euploid blastocyst formation rate: new insight in ovarian reserve exploitation. Fertility Sterility. 2016;105.

Wallace WHB, Anderson RA, Irvine DS. Fertility preservation for young patients with cancer: who is at risk and what can be offered? Lancet Oncol. 2005;6(4):209-18.

Westphal LM, Wapnir IL. Integration and safety of fertility preservation in a breast cancer program. Gynecol Oncol. 2012 Mar; pub 2011 Nov 22.

Woodruff TK. The Oncofertility Consortium-addressing fertility in young people with cancer. Nat Rev Clin Oncol. 2010;7(8):466-75.

FISIOTERAPIA E REABILITAÇÃO

CAPÍTULO 42

Kamila Favarão Adorni ▪ Alessandra Tessaro ▪ Tania Tonezzer

INTRODUÇÃO

Os tratamentos para o câncer de mama passaram por um grande processo de evolução longo dos últimos anos.[1] Dando lugar cada vez mais ao tratamento individualizado e conservador. Porém, mesmo com a evolução das abordagens cirúrgicas, as complicações ainda ocorrem, e as morbidades, como linfedema, limitação da amplitude de movimento, dor, síndrome do cordão axilar, parestesias, continuam apresentando alta incidência e interferindo na qualidade de vida dos pacientes.[2] As estimativas atuais sugerem que terá 59 mil novos casos entre os anos de 2018 e 2019.[3]

Hoje, a fisioterapia aplicada à mastologia desempenha um importante papel na prevenção, minimização e tratamento dos efeitos adversos do tratamento do câncer de mama, favorecendo o retorno às suas atividades de vida diária, melhorando a qualidade de vida das pacientes. O acompanhamento fisioterapêutico deve ser realizado em todas as fases do tratamento, iniciando no pré-operatório; pós-operatório imediato e tardio e no acompanhamento da doença, contando com inúmeras técnicas de intervenções fisioterapêuticas (Quadro 42-1).

Quadro 42-1. Demonstrativo deste Acompanhamento Fisioterapêutico

Pré-operatório	Tratamento	Pós-tratamento
Identificar as comorbidades e fatores de risco para as complicações	Diminuir sintomas, minimizar riscos e tratar complicações	Promoção de atitudes e hábitos de vida saudáveis
Avaliar	**Conduta**	**Fornecer**
Amplitude de movimento, força muscular, volume do membro, restrições funcionais, avaliar cintura escapular, sensibilidade, dor, fadiga e peso corporal	Cinesioterapia, terapia manual, eletroterapia, fototerapia, terapia compressiva, RPG, acupuntura, plataforma vibratória, *taping* entre outros	Um programa de exercícios, orientar aos cuidados com o membro, controlar comorbidades, orientar para a prevenção e detecção precoce das principias complicações, encaminhar para profissionais habilitados de acordo com os problemas encontrados

O ideal é que o tratamento do câncer de mama seja interdisciplinar e que cada equipe que trate o câncer de mama disponha de um fisioterapeuta especializado.[4]

AVALIAÇÃO FISIOTERAPÊUTICA PRÉ-OPERATÓRIA

A avaliação fisioterapêutica deve iniciar no pré-operatório, quanto mais precoce o início, melhor, mais fácil e rápida será a evolução do paciente. Sendo este o momento propício a que se estabeleça um vínculo entre a paciente e o terapeuta. O fisioterapeuta explicará os objetivos fisioterapêuticos, identificar os possíveis mitos e dúvidas, esclarecer sobre a recuperação para o pós-operatório imediato, avaliar as alterações preexistentes e possíveis fatores de risco para as complicações pós-operatórias.[5,6]

Esta verificação pré-operatória inclui anamnese, exame físico e avaliação funcional, procurando-se a presença de edema, tipo e local de dor e mensurando-se as amplitudes de movimento (ADM), força muscular, teste de sensibilidade, perimetria do membro superior e fazendo-se uma avaliação postural estática e dinâmica.

A avaliação e o acompanhamento fisioterapêutico devem ser feitos em todas as fases do tratamento, e em cada fase, é necessário identificar e conhecer as necessidades do paciente.

INTERVENÇÕES PÓS-OPERATÓRIAS IMEDIATAS

A intervenção pós-operatória inicia nas 24 horas após a cirurgia, sendo o principal objetivo analgesia, prevenção de complicações pós-operatórias e a recuperação da amplitude de movimento do ombro homolateral à cirurgia. Os movimentos mais afetados são flexão, abdução e rotação externa. Devemos levar em consideração o estado geral da paciente e a liberação médica. O terapeuta deve estar atento ao tipo de procedimento cirúrgico, intercorrências cirúrgicas, presença de dor, posicionamento no leito, presença de edema pós-cirúrgico, alterações respiratórias e dificuldade de deambulação.

A recuperação da amplitude do movimento do ombro, quando iniciada precocemente, auxilia no restabelecimento da função do ombro, porém deve ser realizada com cautela, enquanto a paciente estiver utilizando dreno ou até retirada dos pontos. Os exercícios de mobilização precoce da articulação do ombro devem ser incluídos, e o limite de cada paciente deve ser respeitado, levando em consideração o tipo de cirurgia, o tipo de reconstrução mamária. Estudos mais antigos acreditam que a liberação de exercício precocemente poderia prejudicar o pós-operatório, aumentando a incidência

Quadro 42-2. Cuidados Pós-Operatórios[15]

Precoces (até retirada de pontos e dreno, ou limitadas a 15 dias na ausência de pontos cirúrgicos)
▪ Posicionar-se corretamente no leito hospitalar e mudança de decúbito ▪ Evitar deitar-se e levantar-se sobre o lado operado ▪ Posicionar o membro superior homolateral em posição confortável para a paciente ▪ Estimular deambulação precoce e, quando restrita ao leito, movimentar ao menos os membros inferiores ▪ Utilizar terapia compressiva para prevenção de trombose venosa profunda ▪ Orientar exercícios de flexão e abdução com limitação a 90° ▪ Orientar quanto ao uso de sutiã compressivo ▪ Estimular o uso do membro superior homolateral para as atividades de higiene e vida diária ▪ Orientar quanto à realização de automassagem em cadeias linfonodais íntegras

de complicações linfáticas e cicatriciais.[7-9] Entretanto, com a evolução das técnicas, estudos mais atuais mostram que limitar essas pacientes ao exercício tardio pode ocasionar malefícios à mobilidade e à funcionalidade do ombro.[10-14]

Devemos neste momento orientar quanto aos cuidados pós-operatórios, que se iniciam no pós-operatório imediato, e estão discriminados no Quadro 42-2.[15]

É frequente o surgimento de dor do tipo nevrálgica associada à hipoestesia na base axilar e na face interna do braço. A cinesioterapia e a terapia manual acabam por eliminar estes sintomas. Já a presença de dores musculares decorrentes do posicionamento cirúrgico, da tensão, é causada por contraturas dos músculos trapézio, escaleno, e responde muito bem aos recursos da eletrotermofoterapia (neuroestimulação elétrica transcutânea (TENS), Fototerapia com o *laser* de baixa potência), tardiamente podem surgir dores miofasciais, cujo tratamento consiste em exercícios de facilitação da ADM (exercícios passivos e ativo-assistido), liberação miofascial, e a fototerapia com o *laser* de baixa potência, *kinesio taping* também pode ser utilizado como um recurso.

Neste momento, é recomendável que a amplitude de movimento seja restrita a 90 graus para a abdução do ombro e para a flexão de ombro, enquanto a paciente estiver com o dreno e com os pontos.

Após o tratamento cirúrgico, as pacientes devem ser orientadas sobre os cuidados com o membro, estes cuidados devem ser repassados de forma tranquila a fim de evitar qualquer sentimento de incapacidade e limitação física.

Cuidados com o Membro Superior Homolateral

- Cuidados com a pele: para a depilação da axila deve ser utilizado aparelho elétrico, não retirar das unhas a cutícula, proteger toda a extensão da pele com protetor solar e repelente, mantendo o membro superior sempre limpo e seco, evitando traumas e infecções, mantendo a pele hidratada;
- Neste primeiro momento não carregar peso;
- Movimentos repetitivos devem ser evitados, fazendo intervalos regulares entre eles;
- Uso de luvas de proteção durante atividades domésticas;
- A tomada de pressão arterial não deve ser efetuada no membro superior operado;
- Uso de roupas confortáveis e acessórios que não apertem esse membro superior;
- Se houver presença de infecção no braço (alteração da coloração, da temperatura), entrar em contato com a equipe médica.[16]

Tardias (Após Retirada de Pontos e Drenos e Tratamento Adjuvante com Quimioterapia e Radioterapia)

Nesta fase as pacientes encontram-se sem dreno e sem pontos, elas devem ser estimuladas a realizar os exercícios em sua amplitude total, em todos os planos (flexão, abdução, rotação interna e externa, extensão e adução), pois a diminuição da função e da ADM já é reconhecida como um problema em mulheres submetidas à cirurgia mamária. Devemos identificar e iniciar o tratamento para a dor, limitação de ADM e perda de força muscular o mais rápido possível, pois quanto mais precoce a iniciação do processo, melhor será a reabilitação, diminuindo a incidência de complicações decorrentes da cirurgia mamária.[17]

Independentemente do tipo de cirurgia, as alterações posturais são evidentes e poderão ser corrigidas com técnicas de reeducação postural (RPG), cinesioterapia, pilates, terapia manual entre outras. Mantemos as orientações dadas inicialmente para prevenção de complicações cirúrgicas. Essas orientações são com base em diversos guias, entre eles o National Lymphedema Network e Clinical Pratice Guidelines for the Care and Treatment of Breast Cancer.

Portanto, é de extrema importância que a fisioterapia seja instituída, os exercícios inicialmente têm o objetivo de retornar o esquema corporal da mulher, posteriormente os exercícios ganham amplitude total em todos os eixos de movimento. Podemos utilizar bastões, polias, faixas para a realização dos exercícios. A seguir temos alguns exemplos de exercícios, que devem servir de orientação para a conduta fisioterapêutica, a paciente pode ser orientada a realizar de duas a três por dia, devem ser ensinados a paciente para ser realizar em domicílio (Figs. 42-1 a 42-5).

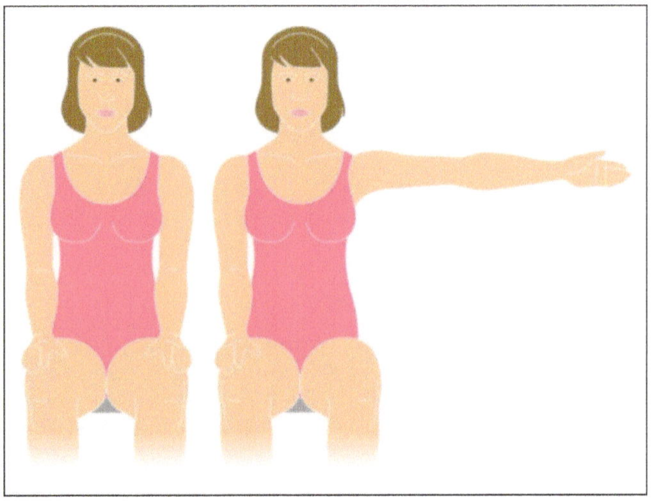

Fig. 42-1. Abdução do braço a 90 graus.

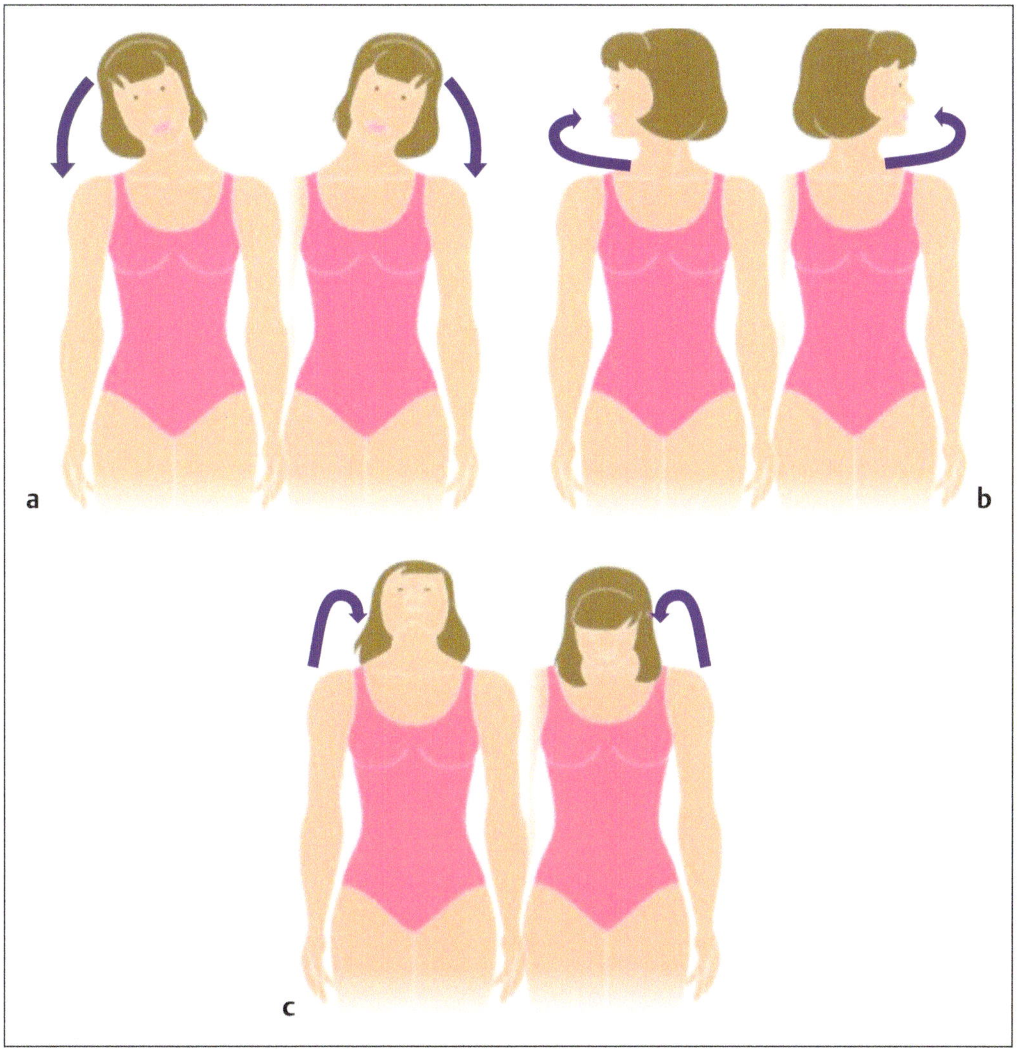

Fig. 42-2. (a) Inclinação de cabeça. (b) Rotação de cabeça. (c) Alongamento de coluna cervical.

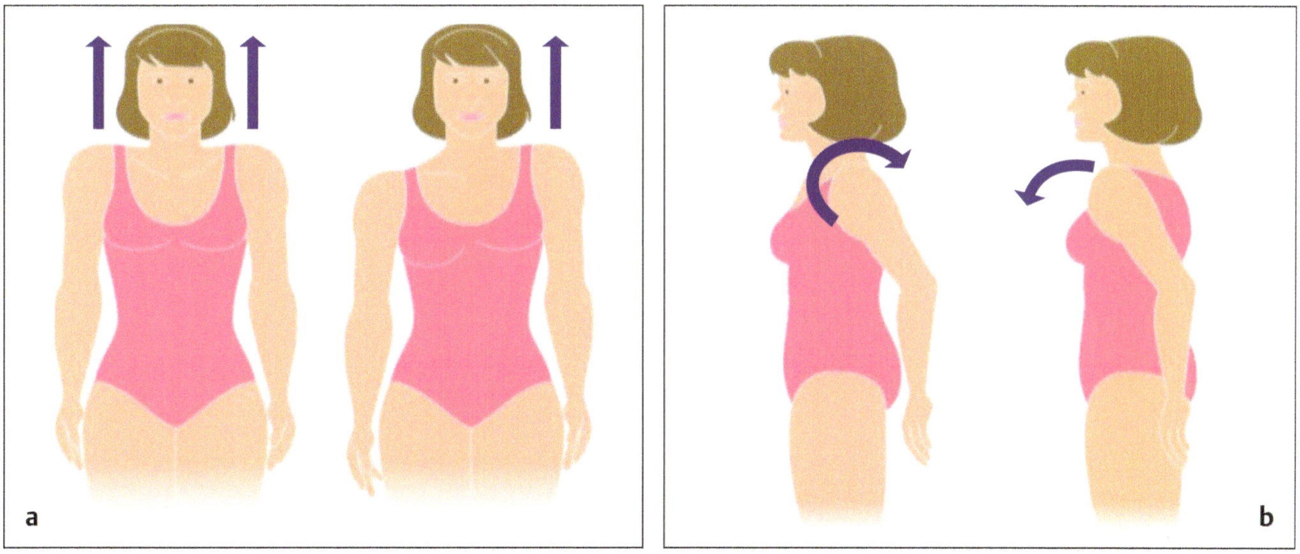

Fig. 42-3. (a) Elevação simultânea de ombros com a respiração na sequência elevação alternada. (b) Rotação interna e externa do ombro.

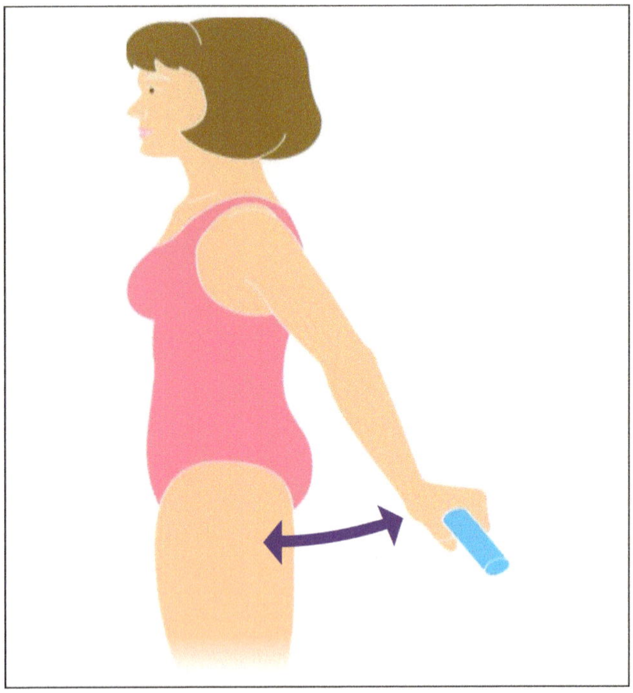

Fig. 42-4. Extensão do ombro com bastão.

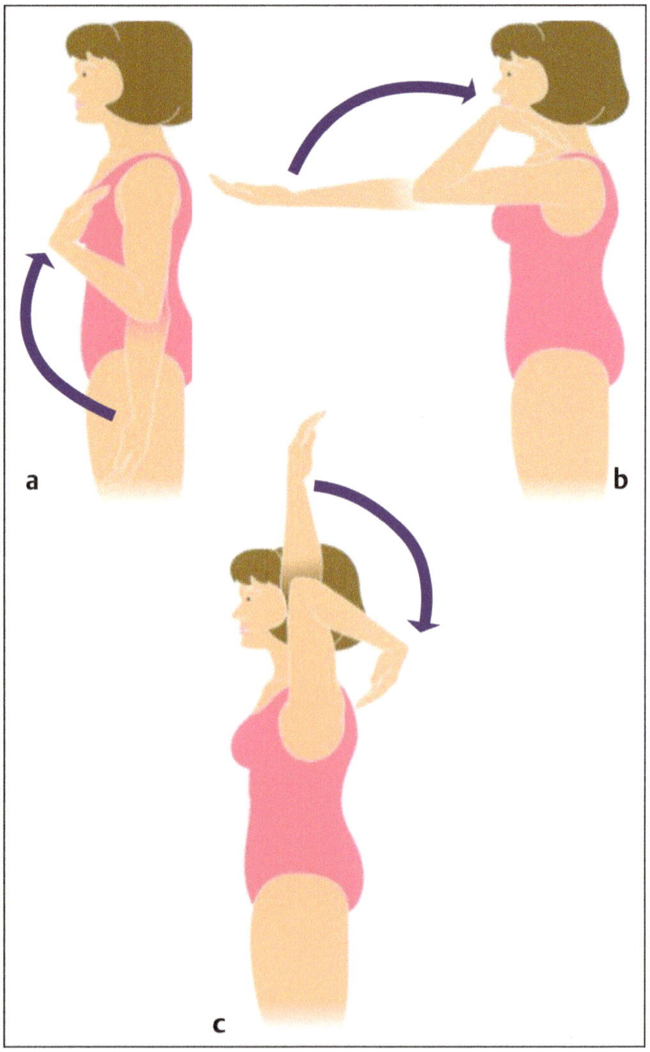

Fig. 42-5. (a) Flexão de cotovelo. (b) Flexão a 90 graus com flexão de cotovelo. (c) Flexão de cotovelo com o membro em amplitude máxima.

É imprescindível que neste momento as pacientes também sejam orientadas e encorajadas ao retorno das atividades físicas, a prática do exercício traz inúmeros benefícios ao paciente, contribui para minimizar os efeitos colaterais do tratamento e melhora a sobrevida livre de doença.[18-20] Segundos as recomendações dos *guidelines* os pacientes devem-se envolver em pelos menos 150 min de atividade física moderadamente ou 75 min de atividade física intensa por semana, combinando a exercícios de resistência pelo menos duas vezes na semana, englobando 8 grupos musculares.[21]

Fisioterapia nas Reconstruções Mamárias

As cirurgias mamárias causam repercussões físicas, emocionais, sexuais, impactando na qualidade de vida das pacientes. Para minimizar estas implicações cirúrgicas, a reconstrução mamária foi reconhecida como excelente alternativa para as pacientes submetidas a essa cirurgia. Promovem sensação de bem-estar e revertem muitas das consequências psicológicas e emocionais associadas à mastectomia. A reconstrução mamária deve ser parte integral no tratamento do câncer de mama. As pacientes devem receber informação adequada que inclua a escolha da técnica, os tempos cirúrgicos necessários, o momento mais adequado, os possíveis resultados estéticos e as complicações.

O objetivo da fisioterapia na reconstrução mamária é: aperfeiçoar o resultado estético, minimizar as tensões emocionais, prevenir e reduzir as complicações.[17]

A fisioterapia deve ser iniciada o mais precocemente possível, por um fisioterapeuta especialista e familiarizado com técnicas de reconstrução e possíveis complicações.[22,23] Até o momento não existem diretrizes para a atuação da fisioterapia na reconstrução mamária, e a falta padronização dos estudos dificulta a análise de como algumas técnicas de reconstrução podem estar afetando na funcionalidade do ombro e desafiam a comprovação do real papel da fisioterapia nestes pacientes.[24]

As reconstruções podem ser imediatas ou tardias. A literatura relata que mulheres submetidas à reconstrução mamária com tecidos autólogos imediata à mastectomia apresentam menos morbidade em mama e ombro quando comparadas à mastectomia apenas ou à reconstrução tardia.[25,26]

Também são encontrados efeitos colaterais específicos para cada tipo de reconstrução mamária: as efetuadas com implante de silicone podem causar contratura capsular do implante, edema em mama, alterações musculares, como a perda de força do músculo peitoral maior e alterações cicatriciais. A fisioterapia atua na liberação destas retrações com mobilização do implante,[27] drenagem linfática para melhora do edema, sem afastar as bordas cirúrgicas, e quando liberado pela equipe médica, fortalecimento muscular.

Já as efetuadas com retalho de TRAM (miofascial retoabdominal transverso) pediculado podem levar à fraqueza da parede abdominal com ou sem herniação, abaulamento abdominal, diminuição da força extensora de tronco e dor na região lombar. TRAM livre, haverá, como consequência, um possível desenvolvimento de dor nas regiões da cirurgia (mama, região abdominal) e dor lombar.[27] O TRAM com perfuração da artéria epigástrica inferior (DIEP) apesar de também levar à fraqueza abdominal, esta é menos intensa que nas cirurgias anteriores e complicações vasculares do retalho.[28-30] A atuação da fisioterapia em cirurgias com retalho de TRAM visa à melhora do quadro álgico, orientação para mudança de decúbito, orientar posicionamento no leito (cabeceira elevada e semiflexão de joelhos), restabelecer a postura e esquema corporal, porém a paciente deve ser orientada a aguardar liberação da equipe médica ou multidisciplinar para realizar exercícios de fortalecimento abdominal. Segundo a Association of Breast Surgery at BASO, os exercícios abdominais, pilates e alongamentos suaves da parede abdominal estão liberados após 6 semanas. Já o retalho de grande dorsal, geralmente combinado com implante (expansor ou prótese de silicone), pode causar alterações na função do ombro e presença de dor, além de alterações posturais, o seroma pode estar presente em 20% a 50%, e as restrições da amplitude de movimento podem permanecer.[31] A fisioterapia visa a melhorar a função do membro superior homolateral à cirurgia, restabelecer o esquema corporal com foco na musculatura de tronco, promover alívio da dor, e após 12 semanas liberar exercícios de fortalecimento para membro superior.[32]

As pacientes submetidas à cirurgia mamária sofrem uma série de complicações apresentadas neste capítulo. Minimizar esses déficits e otimizar a função pós-tratamento podem depender não apenas da escolha da técnica cirúrgica e reconstrutora, mas também da intervenção fisioterapêutica adequada.

COMPLICAÇÕES PÓS-OPERATÓRIAS

A fisioterapia tem um importante papel no manejo das possíveis complicações pós-operatórias do tratamento para o câncer de mama. Para uma melhor intervenção fisioterapêutica e a escolha de tratamentos adequados, faz-se necessário identificar os principais fatores de risco e sua detecção precoce. Relato a seguir as complicações mais comuns.

Seroma

A incidência de seroma no pós-operatório de cirurgias mamárias varia de 0,2% a 20%, surgindo nos primeiros 10 dias ou 48 a 72 h após a retirada do dreno. Os principais fatores de risco são a extensão cirúrgica, incluindo o esvaziamento axilar, obliteração do espaço morto, a obesidade e a irradiação prévia. Dentre as diretrizes e estratégias para prevenir e tratar o seroma, Jordan *et al.*, em 2016,[32] incluíram o uso de drenos de sucção fechada, imobilização do ombro homolateral à cirurgia da mama e selantes de fibrina. Em uma revisão sistemática, observou-se a redução de 59% da ocorrência do seroma nas pacientes que iniciaram o protocolo de exercícios tardiamente quando comparados à mobilização precoce.[33] Em outro estudo, não foi encontrada nenhuma diferença nas taxas de seroma *versus* o tempo de imobilização do ombro.[34]

A fisioterapia corrobora para a melhora da ADM e redução da dor do pós-operatório, com técnicas de mobilização passiva e ativo-assistidas realizadas com limitação de movimento do ombro a 90 graus de flexão/abdução até a retirada dos pontos e dreno,[35] esta medida diminui a formação do seroma sem prejudicar a articulação do ombro. Após esse período, as pacientes são incentivadas a realizar exercícios e técnicas de desbloqueio articular para ganho da amplitude de movimento do membro superior. A compressão mecânica sobre o local do seroma parece ser uma medida eficaz, diminuindo o espaço morto, facilitando a drenagem da linfa acumulada por técnicas que utilizam o *tape* associado ou não a espumas de alta densidade.[36] Muitos são os estudos que abordam o seroma associado à realização de exercícios no pós-operatório, porém poucos em relação ao seu tratamento pelo fisioterapeuta, algumas técnicas são utilizadas de modo empírico e ainda precisam de mais comprovação científica.[17]

Alterações Nervosas

O nervo torácico longo ou de Bell, que inerva o músculo serrátil anterior, pode ser traumatizado durante a abordagem axilar, enfraquecendo o músculo e disfuncionando a cintura escapular, logo, o movimento de abdução e flexão do ombro fica limitado, e a escápula eleva a borda medialmente.[37] A conduta fisioterapêutica baseia-se em exercícios isométricos, ativo-assistidos e ativos com o objetivo de realinhamento postural, estabilização escapular, melhora da ADM de ombro e melhora da força muscular. A conscientização da paciente sobre o controle muscular, nas posturas de repouso e trabalho, melhora a consciência da biomecânica muscular e da função muscular recuperando a postura anatômica.[38]

O nervo intercostobraquial quando lesionado gera alterações de sensibilidade passageiras ou permanentes, com uma incidência de 55,3% das pacientes pós-cirurgia da mama.[39] Os sintomas são caracterizados por dor na região posteromedial do braço e axila, podendo ocorrer manifestações de anestesia ou hipoestesia e hiperestesia ou queimação.[40] O fisioterapeuta promove a analgesia (eletroterapia) e a dessensibilização com fricção moderada, evitando machucar a pele.[17]

Síndrome da Rede Axilar (SRA)

A síndrome da rede axilar é uma das morbidades do tratamento cirúrgico do câncer de mama, ocorre nas primeiras duas semanas do pós-operatório, entre o quinto dia até a oitava semana. Acredita-se que o surgimento dos cordões seja por três mecanismos: lesão linfática decorrente da retração tecidual ao posicionar o braço da paciente durante a abordagem cirúrgica, liberação de fatores inflamatórios teciduais que podem causar hipercoagulabilidade nos tecidos circundantes e pela estase de canais linfovenosos induzida pela remoção dos linfáticos axilares que drenam a mama e o membro superior correspondente.[41] Yeung, Mcphail e Kuys, em 2015,[42] relatam os vários fatores de risco associados à formação da síndrome, como extensão cirúrgica, IMC, idade (pacientes jovens), tipo de tratamento adjuvante e edema. Eles relataram também que 80% das pacientes que fizeram mastectomia apresentaram a SRA.

De acordo com o Bergmann *et al.*, em 2012,[43] as técnicas fisioterapêuticas consistem em alongamento passivo do cordão até que haja uma liberação, com ganho de ADM, usam-se também massagem e tração manual, mas o efeito real desses tratamentos não é conhecido. Quando ocorre o "rompimento" do cordão, um som audível indolor é relatado e proporciona alívio subjetivo dos sintomas e melhora imediata na mobilidade.[44]. Técnicas de exercícios para o MMSS, assistidos ou ativos, mobilização escapular, manobras miofasciais e outras modalidades, como *kinesio taping*, podem ser usadas com benefícios ainda não totalmente comprovados.[42] Propor exercícios que visem a aumentar a ADM do ombro, relaxamento, fortalecimento e instruções para DLM, alongamento e terapias manuais levam à melhora na amplitude do MS, resolução da dor, redução dos cordões e, consequentemente, melhora no bem-estar das mulheres. Em um estudo prévio, sugerem-se realizar as intervenções supracitadas compreendendo um período de 10 a 12 atendimentos.[45]

Cicatrizes (Fibroses, Aderências, Retrações)

As alterações cicatriciais, como a aderência ou retrações, aumentam a perda de capacidade de cisalhamento e deslizamento dos tecidos superficial e profundo da mama e axila, sabe-se que 46% das pacientes têm retração da cicatriz axilar aos 6 e 12 meses após a cirurgia.[46] Segundo Gass *et al.*, em 2019,[47] no estudo sobre a perspectiva das pacientes pós-tratamento do câncer de mama, 67% das americanas mastectomizadas descreveram que a cicatriz cirúrgica impacta negativamente na sobrevida delas. A fibrose na cicatriz está relacionada com a piora do linfedema, demonstrado por prejuízo na circulação linfática e na linfangiogênese.[48]

A fisioterapia através de terapias manuais, manobras cicatricias, exercícios no período adequado do pós-operatório consegue melhorar a mobilidade tecidual e consequentemente a drenagem linfática adjacente, assim como a normalização do alongamento e da contração muscular.[17] Segundo Maltser *et al.*, em 2017,[49] o *laser* de baixa intensidade e mobilizações fasciais são usados como adjuvantes para reduzir a dor e facilitar a cicatrização dos tecidos (Fig. 42-6).

Linfedema

O linfedema, doença crônica, lenta e progressiva, mesmo com técnicas cirúrgicas menos invasivas, continua sendo um desafio e atinge diretamente a qualidade de vida das pacientes. Sua incidência varia de 7% a 49% após as cirurgias de LS e EA respectivamente.[50] Dentre os fatores de risco para o linfedema estão a idade, obesidade, realizar quimioterapia neo ou adjuvante no braço homolateral, nível da linfadenectomia axilar, radioterapia em cadeia linfática, seroma e edema precoce.[51]

O tratamento do linfedema deve ser multidisciplinar e consiste em conscientizar a paciente sobre o mesmo. Sintomas, como dor e a sensação de peso, reduzem 60% a 80% após técnica de drenagem linfática manual associada à terapia compressiva com bandagens, fundamental para redução do volume, além de exercícios linfomiocinéticos e cuidados com a pele.[52] Os exercícios físicos são indicados sempre com o membro sob compressão externa. A movimentação do membro aumenta o fluxo linfático regional e provoca contração da musculatura lisa da parede dos vasos coletores. Exercícios resistidos progressivos não aumentam ou pioram o volume do braço, ao contrário, reduzem os sintomas e aumentam a força muscular.[53] A terapia com *laser* de baixa intensidade (LLLT) tem sido sugerida como um tratamento útil para o linfedema, pois promove a linfangiogênese e estimula a motilidade linfática sem alterações significativas na arquitetura do tecido (Eletrotermofoterapia – 2019). Novas e fortes evidências sugerem o uso da terapia extracorpórea por ondas de choque, estudos concluíram que ela promove a angiogênese e diminui a inflamação.[54]

Existem também evidências científicas que apoiam o uso da PV como uma opção coadjuvante viável para o tratamento do linfedema, embora se tenha como base os estudos relacionados com outras patologias, com prováveis efeitos positivos na circulação periférica: aumenta o fluxo sanguíneo e linfático periférico (drenagem venolinfática), mobilização das

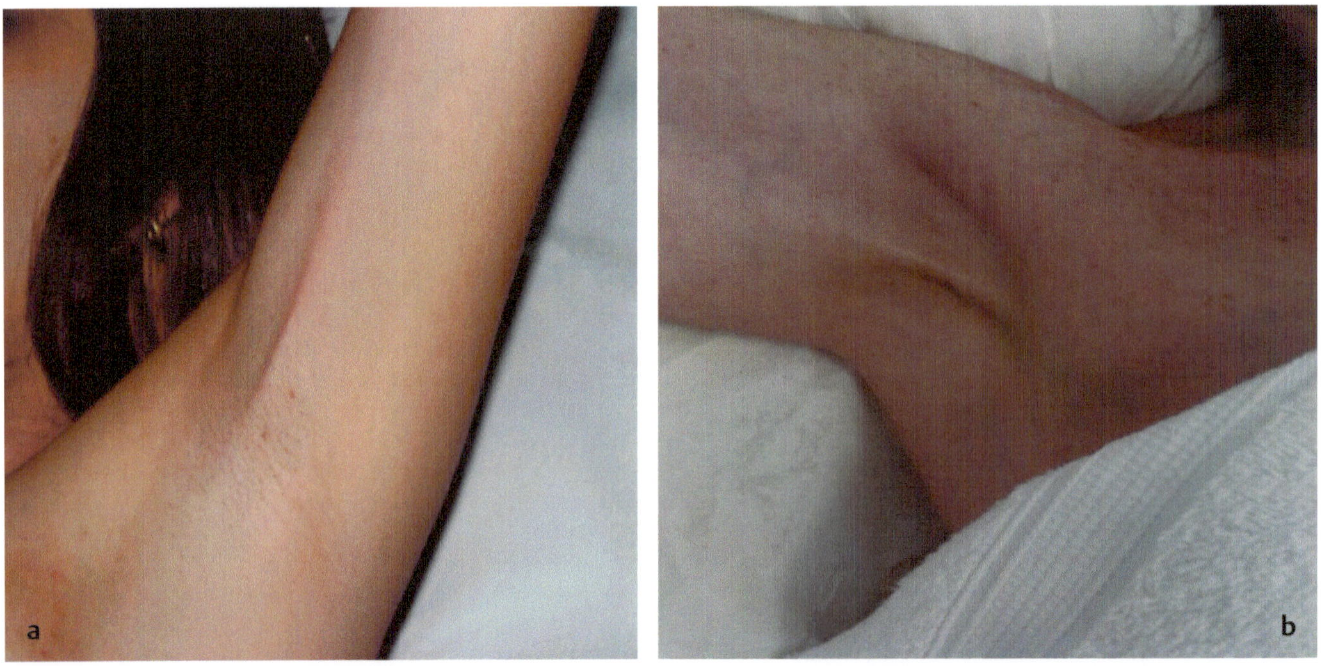

Fig. 42-6. (a,b) Fibrose do coletor linfático ou síndrome do cordão axilar.

macromoléculas de proteínas em estase tecidual nas áreas de fibrose decorrentes do linfedema, contribuindo para uma drenagem mais eficaz do tecido congestionado. Por outro lado, a estimulação mecânica direta, produzida durante os exercícios realizados na plataforma vibratória, também poderia aumentar a eficiência do bombeamento muscular e, portanto, contribuindo para uma melhor drenagem linfática.

COMPLICAÇÕES DO TRATAMENTO ONCOLÓGICO DO CÂNCER DE MAMA

Pacientes com câncer de mama podem receber várias formas de terapia médica, como cirurgia, quimioterapia, terapia hormonal, anticorpos e/ou radioterapia e ser confrontados com vários efeitos colaterais. Um número crescente de pacientes com câncer se torna sobrevivente em longo prazo. Os tratamentos quimioterápicos e a radioterapia continuam sendo a base do tratamento do câncer coadjuvante ao tratamento cirúrgico. Ambas as abordagens, usadas isoladamente ou em combinação, produzem toxicidade aguda transitória, mas também podem resultar em efeitos tardios incapacitantes em longo prazo.[55,56]

O tratamento de radioterapia em oncologia é a modalidade terapêutica onde se utilizam radiações ionizantes para se tratar alguns cânceres, sendo utilizada como forma primária ou curativa de tratamento seja no seu controle local quanto regional, quando a abordagem cirúrgica não removeu completamente a doença ou quando se desejam preservar determinadas estruturas e/ou funções normais no organismo. Aproximadamente 50% a 60% das pacientes de câncer de mama realizam o tratamento de radioterapia no curso de sua doença, combinada a cirurgia ou a quimioterapia. Além disso, pode ser empregada quando o objetivo é controlar a doença e/ou sintomas, ou como medida paliativa.[57]

A terapia hormonal ou endócrina, principalmente com inibidores estrogênicos e de aromatase (IA), é um dos pilares do tratamento adjuvante sequencial no câncer de mama, assim como as terapias monoclonais ou alvo. Embora os IA tenham melhorado a sobrevida livre de doença e geral para mulheres na pós-menopausa com câncer de mama em estágio inicial, essa terapia está relacionada com efeitos colaterais negativas.[58] A terapia hormonal e os antagonistas de hormônios passaram a integrar o tratamento antineoplásico de forma exclusiva ou sequencial à quimioterapia. São eles os inibidores Estrogênios (p. ex.: tamoxifeno, fulvestrant), os Inibidores de aromatase (p. ex.: anastrozol, letrozol, exemestano), os adrenocorticosteroides, *Adrena Inhibitors*, Androgênios, Antiandrogênios, os Agonistas de liberação de hormônio luteinizante (LHRH) e as progestinas. Os efeitos colaterais geralmente mais comuns incluem artralgia, mudanças no peso corporal, redução da massa óssea, mudanças de humor, pele e cardiovasculares, anorexia, náuseas e vômito, hirsutismo, alopecia.[56]

A fisioterapia deve atuar o mais precocemente para minimizar possíveis efeitos destes tratamentos e garantir a manutenção da capacidade física e funcional, promovendo ainda maior segurança ao paciente. São comuns sintomas como alterações musculoesquelética, neurológica e respiratória, circulatória, dores musculares provocadas por disfunções posturais, alterações vasculares em membro superior decorrentes do tratamento quimioterápico, radioterapia e demais terapia. Frequentemente essas pacientes começam a diminuir sua atividade física durante as terapias e permanecem com baixos níveis de atividade após o término do tratamento. No entanto, a atividade física é uma possível terapia adjuvante para o câncer. Inúmeros estudos recentes têm demonstrado que muitos sintomas físicos e psicológicos podem ser reduzidos com o treinamento aeróbico e de resistência. E o exercício regular influencia positivamente os sintomas agudos e crônicos do câncer de mama e a qualidade de vida.

Neuropatia Periférica

A Neuropatia periférica induzida por quimioterapia (NPIQ) é um dos efeitos colaterais mais comuns relacionados com o tratamento clínico do câncer de mama, de grande impacto físico, funcional e emocional. Não é incomum a persistência dos sintomas, podendo e, em casos raros, também irreversíveis, elevando particularmente os riscos de quedas e a redução da qualidade de vida. Mulheres acometidas pela NPIQ geralmente apresentam alterações do tipo sensorial, como parestesia, dormência, formigamento, ou sintomas dolorosos (sensação de pontada, agulhada, queimação entre outros). Já os sintomas motores interferem mais diretamente na *performance* física, como a diminuição da força muscular, cãibras e equilíbrio. Estes sintomas acabam por trazer desconfortos e, às vezes, perda de habilidades, como na coordenação fina (como, por exemplo, abotoar uma blusa, apreensão de pequenos objetos), reduzindo muito o bem-estar físico, emocional e qualidade de vida dos indivíduos acometidos. Para amenizar estes sintomas é muito importante a atuação de uma equipe multiprofissional e com tratamentos multimodais e integrados. A fisioterapia possui uma série de recursos e técnicas que podem ajudar na redução controle desses sintomas.[40] Atualmente existem novos recursos e técnicas que vêm sendo pesquisadas e incorporadas ao tratamento da NPIQ, apontando resultados promissores, como, por exemplo, a Termoterapia (imersão em água quente) e terapias envolvendo plataformas vibratórias. Além disso alguns estudos apontam que a atividade física e exercício regular podem ser benéficos para aliviar os sintomas da neuropatia e outros aspectos associados, como fadiga, depressão. Todavia, são necessárias mais pesquisas nesta direção para nos permitir identificar e qualificar os reais benefícios.[59,60]

Principais objetivos da fisioterapia na NPIQ:

- No controle e redução da dor e distúrbios sensitivos e motores;
- Manter ou aumentar a força muscular, a resistência e amplitude de movimento;
- Melhora da funcionalidade e da coordenação;
- Medidas e prevenção de quedas e risco de fraturas;
- Treinamento em equilíbrio, estabilidade e integração sensorial;
- Correção da postura corporal;
- Estimular o condicionamento físico global;
- Manejo da fadiga quando associada;
- Orientações gerais para as atividades de vida diárias.

Recursos e métodos fisioterapêuticos na NPIQ:

- Terapia manual, como, por exemplo, a drenagem linfática manual;

- *Reeducação sensorial:* técnicas de dessensibilização, friccionar suavemente na área afetada diferentes materiais e texturas, conforme a tolerância;
- *Cinesioterapia:* exercícios aeróbicos (estimular o condicionamento global), exercícios de recrutamento muscular, de resistência, alongamentos, que podem auxiliar na melhora do equilíbrio, redução do risco de quedas e da fadiga;
- *Treino de equilíbrio:* utilizando exercícios estáticos e dinâmicos em diferentes superfícies, com ou sem estímulo visual;
- *Treino da marcha:* utilizando superfícies planas e desiguais, rampas, escadas em diferentes ambientes;
- *Prescrição de dispositivos auxiliares e órteses:* podem auxiliar no equilíbrio, na segurança, o alinhamento corporal, a estabilidade e a habilidade para a marcha;
- *Eletroterapia:* estimulação elétrica nervosa transcutânea (TENS), eletroacupuntura, neuroestimulação auricular percutânea (PANS), terapia interferencial e diatermia de ondas longas em alta potência (ITH), terapia de campo magnético de baixa frequência, terapia de Scrambler neurofeedback, MC%-A Calmare terapia;
- *Biofotomodulação: laser* de baixa intensidade (LLLT), *laser* acupuntura (LA);
- *Medidas físicas e termoterapia:* imersão em água quente em mãos e pés (pedilúvio);
- *Terapia por vibração:* plataforma vibratória;
- *Terapias integrativas:* acupuntura, massagem, *reik*, *yoga*, meditação, reflexologia;
- *Medidas psicoeducativas e orientações ao paciente:* prevenção de quedas e segurança domiciliar, adaptar ambientes, promovendo maior segurança;
- Orientações de autogerenciamento da NPIQ.[59,60]

Náuseas

Náuseas e vômitos – Os sintomas de náusea e vômitos são efeitos colaterais bastante frequentes e estão associados a quimioterápicos de moderado ou alto potencial emetogênico, em particular das classes de platinas e os taxanos. Também a radioterapia, as intervenções cirúrgicas e a própria neoplasia podem, muitas vezes, aumentar a incidência desses eventos, levando a condições clínicas incapacitantes, como a intensificação dos quadros de anorexia, desidratação, alterações metabólicas, eletrolíticas, aumento dos quadros de ansiedade e depressão. Apesar da introdução na prática clínica de drogas, mais eficazes no controle destes sintomas (p. ex., os antagonistas 5HT-3, antagonistas da substância P) muitos pacientes ainda sofrem com estes efeitos impactando sua qualidade de vida e na adesão ao tratamento.[61,62]

Alguns estudos científicos atuais apontam possíveis benéficos para o controle da náusea através da aplicação da acupuntura em diferentes formas (acupuntura manual, injeção de pontos e Eletroacupuntura, acupressão e estimulação elétrica nervosa transcutânea – TENS) para o tratamento de náusea e vômito, sendo aplicada especialmente no ponto de acupuntura PC6 (*Neiguan*) (localizado no meridiano do Pericárdio, sobre o nervo mediano, entre os tendões dos músculos palmar longo e flexor radial do carpo no antebraço, a um sexto da distância entre a prega distal do punho e a prega cubital). Para serem eficazes, estes estímulos devem ser aplicados previamente a infusão dos quimioterápicos, com pelo menos 30 min de antecedência, podendo ser aplicados diariamente e várias vezes ao dia.[61,63]

Fadiga

A fadiga é um sintoma comum em pacientes de câncer submetidos aos tratamentos antineoplásicos, em especial a quimioterapia e radioterapia. Podemos definir a fadiga relacionada com o câncer uma sensação subjetiva e persistente de cansaço, ou até mesmo exaustão tanto física, quanto emocional e/ou cognitiva relacionada com o câncer ou com seu tratamento, desproporcional e que interfere nas atividades usuais.[64] Diferentemente da fadiga comum, não é aliviada pelo sono ou descanso, podendo persistir muito tempo após o fim dos tratamentos do câncer, afetando significativamente a qualidade de vida, o retorno trabalho e as atividade de lazer.[65] Sua incidência depende do estadiamento da doença e da intensidade dos tratamentos recebidos. Cerca de 75% e 77% das pacientes com câncer de mama submetidas à radioterapia sofrem em alguma medida os efeitos de fadiga. Outro aspecto é que este sintoma raramente apresenta-se isolado, podendo ser acompanhado de dor, sofrimento emocional (ansiedade, depressão) e distúrbios do sono. A prevalência e a gravidade deste sintoma subjetivo estimularam a elaboração de vários questionários de qualidade de vida. Existem evidências de que o exercício físico pode ser uma estratégia eficaz na redução da fadiga oncológica, e a fisioterapia pode ter um importante papel em estimular a sua prática.[66]

Mustian *et al.*, em 2017,[67] expuseram que a terapia por exercício é eficaz na redução da fadiga relacionada com o câncer durante e após o tratamento do câncer. Terapia por exercício e psico-oncologia são significativamente mais eficazes do que intervenções farmacêuticas. Eles examinaram 113 estudos clínicos randomizados com 11.525 pacientes. Meneses-Echavez *et al.*, em 2014,[68] com uma revisão sistemática de 14 ensaios clínicos randomizados mostraram que os níveis de atividade física podem aumentar com recomendações personalizadas de exercícios e intervenções supervisionadas de exercícios entre pacientes com câncer de mama. As abordagens e intenções de treinamento recomendadas são com base no nível de fadiga (leve, moderada ou grave) nos sobreviventes de câncer. Geralmente, uma combinação de exercícios aeróbicos e de resistência pode ser recomendada. Em metanálise, Lipsett *et al.*, 2017, incluindo resultados de nove ensaios clínicos randomizados, envolvendo pacientes com câncer de mama submetidos à radioterapia adjuvante, demonstraram uma redução significativa na fadiga em favor do braço do estudo do exercício.[57]

Artralgia

A artralgia, ou dor nas articulações, afeta as sobreviventes de câncer de mama na pós-menopausa (BCS) que recebem inibidores da aromatase (AIs) e pode resultar em função reduzida e bem-estar em longo prazo, com incidência relatada em ensaios clínicos de 16,8% a 35,9%.[69] A dor nas articulações é um efeito colateral importante dos BCS que recebem IAs1 com quase 50% dos usuários que relatam artralgia associada à IA (Irwin). A artralgia associada ao inibidor da aromatase (AIA) é um problema comum em sobreviventes de câncer de mama e está associada ao uso reduzido e/ou interrupção da terapia com inibidores da aromatase. Em revisão sistemática o tratamento para a AIA inclui além de intervenções farmacológicas, as não farmacológicas, sendo a acupuntura a modalidade de tratamento mais estudada, porém com baixo nível de evidência. Além dela existem indicações para se indicarem exercícios aeróbicos e caminhada nórdica.[70]

Perda de Massa Óssea

Diferentes autores referem-se à perda de massa óssea como um possível efeito deletério secundário resultante da quimioterapia adjuvante aplicada no tratamento do câncer de mama. As terapias antineoplásicas, hormonais e alvo podem aumentar e acelerar a perda de massa óssea, seja diretamente, através da ação dos quimioterápicos, ou indiretamente, através da redução dos níveis estrogênicos e da menopausa precoce. A fragilidade óssea, resultante de terapias antineoplásicas, muitas vezes está associada à corticoterapia, pode levar a uma redução da massa e resistência óssea, podendo antecipar e intensificar os quadros de osteopenia e osteoporose e consequentemente a um maior risco de fraturas, especialmente entre as mulheres no câncer de mama. Alguns quimioterápicos (p. ex.: metotrexato, a ciclofosfamida, ifosfamida e doxorrubicina) agem diretamente no metabolismo ósseo e podem ser intensificados quando da associação de radioterapia, hormonoterapia e a castração cirúrgica. Outros mecanismos que estão direta ou indiretamente envolvidos na perda óssea provocada pelo tratamento de câncer ou CTIBL (Cancer-treatment-induced bone loss) são a inatividade e a ingestão inadequada de cálcio e vitamina D. Ainda, segundo alguns autores, mulheres que entram prematuramente na menopausa induzida pela quimioterapia adjuvante apresentam um declínio significativo na massa óssea na coluna vertebral (4% a 7%), na cabeça do fêmur e quadril (2%) nos 12 meses seguintes ao tratamento, e continuam a perder por mais 4 ou 5 anos, mesmo após o término do tratamento. Além disso, terapias com base nos **inibidores de aromatase**, como o **anastrozol e letrozol**, podem promover perda adicional de massa óssea. Vários programas de condicionamento físico com parâmetros, que incluem exercícios aeróbicos, de força e flexibilidade, têm demonstrado eficácia na manutenção e ganho de massa óssea, coadjuvante ao tratamento farmacológico. Algumas pesquisas têm referido que estes programas de treinamento físico são mais benéficos para a pré-menopausa do que para as sobreviventes de câncer de mama na pós-menopausa. É sabido que os hábitos de vida podem influenciar também na qualidade óssea. Assim sendo, a fisioterapia deve incluir ações preventivas precoces principalmente no que se refere aos hábitos de vida: Prescrever desta forma exercícios físicos que auxiliem na estabilização e/ou incremento de massa óssea e muscular através de atividades e exercícios que envolvam carga e exercícios de força, melhorar a mobilidade das articulações e a postura. Promover o alívio de tensões musculares, treino de marcha, do equilíbrio e dos reflexos, melhorar as reações de defesa, agilidade e flexibilidade, além de trabalhar a força e a resistência muscular, o condicionamento físico, bem como a amplitude de movimentos. Quanto aos parâmetros os mais aceitos e referendados pela literatura são quanto:

1. *Modalidade:* indicados exercícios que envolvam grandes grupos musculares, com caminhadas e exercícios cicloergométricos;
2. *Frequência*: exercícios diários são ideais, mas podem ser adaptados para 3 a 5 vezes por semana respeitando possíveis pausas;
3. *Duração*: sessões de, no mínimo, 20 a 30 minutos ou várias sessões de 5 a 10 minutos e intervalos de descanso, progredindo no tempo e intensidade, conforme os objetivos forem alcançados;
4. *Intensidade*: dependente do nível de aptidão, o momento do tratamento em que ele se encontra e gravidade dos efeitos colaterais, como, por exemplo, o nível de fadiga.

A prescrição de um programa de reabilitação de exercícios que incluam exercícios de impacto, como ocorrida, salto, combinado com resistência, treinamento e exercícios dinâmicos de sustentação de peso de baixa força, e exercícios realizados com o uso de plataforma vibratória de corpo inteiro. De acordo com Canan, Fornusek, Sharon e Kilbreath, em 2017,[71] as terapias de exercício exclusivas não seriam suficientes para evitar a perda óssea em indivíduos de alto risco de desenvolver osteoporose na pós-menopausa.[69]

CONCLUSÃO

A fisioterapia pós-operatória, no câncer de mama, tem vários objetivos. Inicialmente, ela irá minimizar ou evitar o surgimento de alterações posturais, dor, limitação do movimento. Posteriormente, facilitará a integração do lado operado ao resto do corpo e, finalizando, auxilia na prevenção de outras complicações comuns na paciente operada.

REFERÊNCIAS BIBLIOGRÁFICAS

1. Sledge GW, Mammounas EP, et al. Past, present and future challenges in breast cancer treatment. J Clin Oncol. 2014;32(19):1979-86.
2. Estevão A, Mendes AF, et al. Exercícios imediatos versus exercícios tardios no pós-operatório de cirurgias oncomamárias: limitação ou liberação da amplitude de Movimento? Rev Bras de Cancerologia 2018;64 (4):551-60.
3. Instituto Nacional de Cancer. Rio de janeiro: INCA. 2018.
4. Favarao KU, Barros ACSD, Mantese JC. Shoulder mobility after axillary sentinel node biopsy for early infiltrating breast cancer treatment. Eur J Gynac Oncol. 2010;1:23-6.
5. Hladiuk M, Huchcroft S, Temple W, Schnurr BE. Arm function after axillary dissection for breast cancer: a pilot study to provide parameter estimates. J Surg Oncol. 1992;50:47-52.
6. Schijven MP, Vigerhoets AJJM, Rutten HTJ, et al. Comparison of morbidity between axillary lymph node dissection and sentinel node biopsy. Eur J Surg Oncol. 2002;29:341-50.
7. Schultz I, Barholm M, Grondal S. Delayed shoulder exercises in reducing seroma frequency after modified radical mastectomy: a prospective randomized study. Ann Surg Oncol. 1997;4(4):293-7.
8. Jansen RFM, Geel AN, Groot HGW, et al. Immediate versus delayed shoulder exercises after axillary lymph node dissection. Ann J Surg. 1990;16(5):481-4.
9. Lotze MT, Ducan MA, et al. Early versus delayed shoulder motion following axillary dissection: a randomized prospective study. Ann Surg. 1981;193(3):288-95.
10. Morimoto T, Tamura A, et al. evaluation of a new rehabilitation program for postoperative patients with breast cancer. Nurs Health Sci. 2003;5(4):275-82.

11. Bendz I, Olsen MF. Evaluation of immediate versus delayed shoulder exercises after cancer surgery including lymph node dissection – A randomized controlled trial. Breast. 2002;11(3):241-8.
12. Pinto e Silva MP, Derchain SFM, et al. Movimento do ombro após cirurgia por carninoma invasor da mama: estudo randomizado prospectivo controlado de exercícios livres *versus* limitados a 90 graus no pós-operatório. Rev Bras Ginecol Obstet. 2004;26(2):125-30.
13. Cave J, Jones A. Physiotherapy improves shoulder function after treatment in women with early breast cancer. Cancer Treat Rev. 2006;32(5):398-401.
14. Box RC, Hildergard MRH, Bullock Saxton JE, Furnival CM. Shoulder movement after breast cancer surgery: results of a randomized controlled study of postoperative physiotherapy. Breast Cancer Res Treat. 2002;75:35-50.
15. Dias EN, et al. Diretrizes para assistência interdisciplinar em câncer de mama. Rio de Janeiro: Thieme Revinter; 2014.
16. National Lymphedema Network. Lymphedema Risk Reduction Practices. NLM Medical Advisory Committee. 2008.
17. Rezende L, Campanholi L, Tessaro A. Manual de Condutas e Práticas fisioterapêuticas no câncer de mama da ABFO. Rio de Janeiro: Thieme Revinter; 2018.
18. Hayes SC, Newton RU, et al. The Exercise and sports science Australia position statement exercise medicine in cancer management. J Sci and Med in Sports. 2019.
19. Leitzmann M, Powers H, Anderson AS, et al. European Code against Cancer 4 edition: Physical activity and cancer. Cancer Epidemiology. 2015.
20. Brown JC, Winters-stone K, et al. Cancer, Physical Activity and Exercise. Compr Physiol. 2012;2(4):2775-809.
21. Cornie P, Atkinson M, Bucci L, et al. Clinical Oncology Society of Australia position statement on exercise in cancer care. 2018.
22. Association os Breast Surgery at BASI; Association of Breast Surgery at BAPRAS, et al. Oncology Breast Surgery – A guide to good practice. Eur J Surg Oncol. 2007(1):s1-23.
23. Camargo MC, Marx AG. Reabilitação no câncer de mama. São Paulo: Roca; 2000.
24. Teixeira LFN, Sandrin F. The role of the physiotherapy in the plastic surgery patients after oncology breast surgery. Gland Surgery. 2014;3(1):43-7.
25. McCarthy CM, Mehrara BJ, et al. Chest and upper body morbidity following immediate postmastectomy breast reconstruction. Ann Surg Oncol. 2014;21:107-12.
26. Glassey N, Perks GB, et al. A prospective assessment of shoulder morbidity and recovery time scales following latissimus dorsi breast reconstruction. Plast and Reconstr Surg. 2008;122:1334-40.
27. Disa JJ, McCarthy CM. Principles of breast reconstruction in cancer. In: Stubblefield MD, O'Dell MW (Eds.). Cancer Rehabilitation: Principles and Practice. New York, NY: Demos Medica. 2009:115-22.
28. Atisha D, Alderman AK. A systematic review of abdominal wall function following abdominal flaps for postmastectomy breast reconstruction. Ann Plastic Surg. 2009;63:222-30.
29. Alderman AK, et al. Plast Reconstr Surg. 2002;109:2265-74.
30. Hu E, Association of Breast Surgery at BASO. Surg Clin N Am. 2007;87:453-67.
31. Eyjolfsdottir H, Haraldsdottir B, Ragnarsdottir M, et al. A prospective analysis on function outcomes following estended latissimus dorsi flap breast reconstruction. Scandinavian J of Surg. 2016:1-6.
32. Jordan Sumanas W, Khavanin, Nima BS, Kim John YS. Seroma in Prosthetic Breast Reconstruction 2016 by the American Society of Plastic Surgeons.
33. Shamley DR, Barker K, Simonite V, Beardshaw A. Delayed versus immediate exercises following surgery for breast cancer: a systematic review. Breast Cancer Res Treat [serial on the Internet]. 2005;90(3):263-71.
34. Janis Jeffrey E, Khansa L, Khansa I. Strategies for Postoperative Seroma Prevention: A Systematic Review by the American Society of Plastic Surgeons. 2016.
35. Bergmann A, Ribeiro MJP, Pedrosa E, Nogueira EA. Fisioterapia em mastologia oncológica: rotinas do Hospital do Câncer III/INCA. Rev Bras Cancerol [serial on the Internet]. 2006;52(1):97-109.
36. Bosman J, Piller N. Lymph taping and seroma formation post breast cancer. J Lymphoedema. 2010;5(2):46-52.
37. Safran MR. Nerve injury about the shoulder in Athletes, Part2: Long Thoracic Nerve, Spinal Accessory Nerve, Burners and Stingers, Thoracic Outlet Syndrome. Am J Sports Med. 2004;32 (4):1063-76.
38. Tibaek SDMS, Gadsboell JPT. Scapula alata: description of a physical therapy program and its effectiveness measured by a shoulder-specific quality-of-life measurement. 2014.
39. Nogueira EA, Bergmann A, Paixão E, Thuler L C S. Alterações Sensitivas, Tratamento Cirúrgico do Câncer de Mama e Nervo Intercostobraquial: Revisão da Literatura, Revista Brasileira de Cancerologia. 2010;56(1):85-91.
40. Tonezzer T, Caffaro LAM, Menon KRS, et al. Effects of transcutaneous electrical nerve stimulation on chemotherapy-induced peripheral neuropathy symptoms (CIPN): a preliminary case-control study. J Phys Ther Sci. 2017;29(4):685-92.
41. Wariss BR, et al. Axillary web syndrome is not a risk factor for lymphoedema after 10 years of follow-up. Support Care Cancer. 2017;25(2):466-70.
42. Yeung WM, Mcphail SM, Kuys SS. A Systematic Review of axillary web syndrome (AWS). J Cancer Surviv. 2015;9(4):576-98.
43. Bergmann A, et al. Incidence and risk factors for axillary web syndrome after breast cancer surgery. Breast Cancer Res Treat. 2012;131(3):987-92.
44. Koehler LA. Axillary web syndrome ongoing medical evaluation. 2013. 171p. Dissertation. University of Minnesota, United States. 2013.
45. Luz CM, et al. Management of Axillary Web Syndrome After Breast Cancer: Evidence – Based Practice. Rev Bras Ginecol Obstet. 2017;11(39):632-9.
46. De Groef A, Van Kampen M, Dieltjens E, et al. Effectiveness of postoperative physical therapy for upper-limb impairments after breast cancer treatment: a systematic review. Arch Phys Med Rehabil [serial on the Internet]. 2015;96(6):1140-53.
47. Gass J, Mitchell S, Michael H. How do breast cancer surgery scars impact survivorship? Findings from a nationwide survey in the United States. BMC Cancer Gass et al. 2019;19:342.
48. Lynch LL, Mendes U, Walier AB, et al. Fibrosis worsens chronic lymphedema in rodent tissues. Am J Physiol Heart Circ Physio. 2015;308(10):H1 229-36.
49. Maltser S, Cristian DO, Adrian MHCM, et al. A Focused Review of Safety Considerations in Cancer Rehabilitation Published in final edited form as: PM R. 2017;9(2):S415–S428.
50. Abbacia MB, Conversanoc A, Leeuwa F, et al. Near-infrared fluorescence imaging for the prevention and management of breast cancer-related lymphedema: A systematic review European Journal of Surgical Oncology. 2019;45(10):1778-86.
51. Bevilacqua JL, Kattan MW, Changhong Y, et al. Nomograms for predicting the risk of arm lymphedema after axillary dissection in breast cancer. Ann Surg Oncol [serial on the Internet]. 2012;19(8):2580-9.
52. Ezzo J, Manheimer E, McNeely ML, et al. Manual lymphatic drainage for lymphedema following breast cancer treatment Cochrane Database Syst Rev. Author manuscript; available in

PMC 2016 Jul 29 Published in final edited form as: Cochrane Database Syst Rev. 2015;(5):CD003475.
53. Schimitz K, Ahmed R, Troxel A, et al. Weightlifting in women with breast-cancer-related lymphedema. New Engl J Med [serial on the Internet]. 2009;361:664-73.
54. Borman P. Lymphedema diagnosis, treatment, and follow-up from the viewpoint of physical medicine and rehabilitation specialists Turk J Phys Med Rehabil. 2018;64(3):179-97.
55. Skell RT, Knleif SN. Selection of Treatment for the Patient with Cancer. In: Handbook of Cancer Chemotherapy 8. Ed. Philadelphia, PA: Lippincott Williams& Wilkins. 2011;4:63-8.
56. Akram M, Iqbal M, Daniyal M, Khan AU. Awareness and current knowledge of breast cancer. Biol Res. 2017;50(1):33.
57. Lipsett A, Barrett S, Haruna F, Mustian K. O'Donovan A. The impact of exercise during adjuvant radiotherapy for breast cancer on fatigue and quality of life: A systematic review and meta-analysis. 2017;32:144-55.
58. Riemsma R, Forbes CA, Kessels A, et al. Systematic review of aromatase inhibitors in the first-line treatment for hormone sensitive advanced or metastatic breast cancer. Breast Cancer Res Treat. 2010;123(1):9-24.
59. Armstrong K, Lanni T Jr., Anderson MM, Patricolo GE. Integrative medicine and the oncology patient: options and benefits Support Care Cancer. 2018;26:2267-73.
60. Park R, Park C. Comparison of foot bathing and foot massage in chemotherapy-induced peripheral neuropathy. Cancer Nurs. 2015;38:239-47.
61. Tonezzer T, et al. Uso da estimulação elétrica nervosa transcutânea aplicado ao ponto de acupuntura PC6 para redução dos sintomas de náusea e vômitos associados à quimioterapia antineoplásica; Transcutaneous electrical nerve stimulation applied to the PC6 acupuncture point, aiming at the reduction of antineoplastic chemotherapy-induced nausea, vomit symptoms. Rev Bras Cancerol. 2012;58(1):7-14.
62. Ling M. Acupuncture as a complementary therapy in chemotherapy-induced nausea and vomiting. Proc (Bayl Univ Med Cent). 2009;22(2):138-41.
63. Ezzo J, Richardson MA, Vickers A, et al. Acupuncture-point stimulation for chemotherapy-induced nausea or vomiting. Cochrane Database of Systematic Reviews. 2006.
64. National Comprehensive Cancer Network – NCCN clinical practice guidelines in oncology: cancer-related fatigue V. 2010.
65. Velthuis MJ, Agasi-Idenburg SC, Aufdemkampe G, Wittink HM. The effect of physical exercise on cancer-related fatigue during cancer treatment: a meta- analysis of randomised controlled trials. Clin Oncol. 2010;22(3):208e21.
66. Wirtz P, Baumann FT. Physical activity, exercise and breast cancer – what is the evidence for rehabilitation, aftercare, and survival? A review. Breast care (Basel). 2018;13(2):93-101.
67. Mustian KM, Alfano CM, Heckler C, et al. Comparison of pharmaceutical, psychological, and exercise treatments for cancer-related fatigue: a meta-analysis. JAMA Oncol. 2017;3:961-8.
68. Meneses-Echavez JF, Gonzalez-Jimenez E, Correa JE, Ramirez-Velez R. Supervised physical activity interventions in the management of cancer-related fatigue: a systematic review. Nutr Hosp. 2014;30:486-97.
69. Baker MK, Peddle-McIntyre CJ, Galvão DA, et al. Whole Body Vibration Exposure on Markers of Bone Turnover, Body Composition, and Physical Functioning in Breast Cancer Patients Receiving Aromatase Inhibitor Therapy: A Randomized Controlled Trial. Integr Cancer Ther. 2018;17(3):968-78.
70. Kim TH, Kang JW, Lee TH. Therapeutic options for aromatase inhibitor-associated arthralgia in breast cancer survivors: A systematic review of systematic reviews, evidence mapping, and network meta-analysis. Mauritas. 2018;118:29-37.
71. Canan P. Fornusek & Sharon L. Kilbreath Exercise for improving bone health in women treated for stages I–III breast cancer: a systematic review and meta-analyses. 2017.

ABORDAGEM CLÍNICA E CIRÚRGICA DO PACIENTE TRANSGÊNERO

Maíra Teixeira Dória ▪ Cícero de Andrade Urban

CONCEITOS E EPIDEMIOLOGIA

A utilização e conceituação da palavra **gênero** tem relação direta com o Movimento Feminista, tendo sido introduzida nos anos 1980 a fim de explicitar a desigualdade entre homens e mulheres. Tendo isso em vista, entende-se que *sexo* reflete características biológicas e anatômicas designadas ao nascimento, ou seja, diz respeito a categorias biológicas (por exemplo: homem, mulher, intersexo, etc.).[1] Essa expressão mostrou-se ser, ao longo do tempo, uma definição insuficiente para explicar os papéis atribuídos ao homem e à mulher na sociedade. Em contrapartida, o conceito **gênero** se refere ao significado social e/ou coleção de características relacionadas com as categorias sexuais em dada cultura ou sociedade. Ou seja, refere-se a tudo aquilo que a sociedade entende como papel, função ou comportamento esperado de alguém com base em seu sexo biológico. Entende-se **identidade de gênero** como a experiência interna e individual que cada pessoa tem em relação ao gênero, que pode ou não corresponder ao sexo atribuído no nascimento (classificado em: homem ou masculino, mulher ou feminino, gênero não binário, transgênero, etc.). Quando a identidade de gênero do indivíduo não coincide com o sexo atribuído ao nascimento, fala-se em *não* **conformidade de gênero ou variabilidade de gênero**. O modo como uma pessoa comunica a sua identidade de gênero dentro do contexto sociocultural é definido como **expressão ou papel de gênero**.

Tendo estes conceitos expostos e definidos, compreende-se o indivíduo **cisgênero** como aquele cuja identidade de gênero é a mesma do sexo biológico designado ao nascimento; e o indivíduo transgênero como aquele cuja identidade de gênero difere do sexo biológico. Dessa forma, mulher trans ou transfeminina se refere àquelas com identidade de gênero feminina e sexo biológico masculino. Enquanto que homem trans ou transmasculino é aquele com identidade de gênero masculino e sexo biológico feminino. Além disso, o termo **não binário** diz respeito aos indivíduos cuja identidade está fora do binário homem-mulher ou ao longo do espectro homem-mulher. É importante ressaltar que **gênero e identidade de gênero** são conceitos distintos não apenas de *sexo* como também de sexualidade e orientação sexual. Esta última se refere à capacidade de cada pessoa de experimentar uma profunda atração emocional, afetiva ou sexual por indivíduos de gênero diferente, do mesmo gênero ou de mais de um gênero.[2] Salienta-se que a terminologia depende da cultura e do tempo, e está evoluindo rapidamente, podendo as expressões utilizadas aqui, em breve, estarem defasadas.

Até sua 4ª edição, o Manual Diagnóstico de Transtornos Mentais (DSM) classificava os indivíduos transgêneros como portadores *Transtorno de Identidade de Gênero*. A 5ª edição do manual, entretanto, retirou essa classificação e já não mais considera o Transtorno como doença mental. Foi mantida apenas a *disforia de gênero – problema clínico caracterizado pela incongruência afetiva e cognitiva de um indivíduo com o sexo que lhe foi atribuído ao nascimento, com intensidade suficiente para produzir sofrimento clinicamente significativo, comprometendo o funcionamento social, profissional ou outras áreas relevantes de sua vida*.[3] Alinhando-se a esse pensamento de *despatologizar* o que se chamava de transexualismo e compreendendo as diferentes formas de identidade de gênero como saudáveis e autoafirmativas, a 11ª edição da Classificação Internacional de Doenças (CID-11) retirou a categoria *Transtornos de Identidade Sexual* e inseriu a categoria Incongruência de Gênero. Esta passa a pertencer à seção *Condições Relacionadas com a Saúde Mental* e não mais à seção *Transtornos Mentais*.

Até o momento, não há dados precisos quanto à prevalência da incongruência de gênero, visto que a maioria dos estudos avalia pessoas com disforia de gênero ou aqueles que procuram atendimento especializado para tratamento de afirmação de gênero (hormônio e/ou cirurgia).[4] Recente revisão sistemática, realizada com o objetivo de avaliar a prevalência da população transgênero, utilizou cálculos metanalíticos e calculou a prevalência geral de 4,6 a cada 100.000 indivíduos; sendo 6,8 a cada 100.000 no caso das mulheres trans e 2,6 para os homens trans.[5]

ASPECTOS HISTÓRICOS E LEGAIS

As primeiras referências a homens vivendo como mulheres ou mulheres vivendo como homens datam da época do Império Romano.[6] Filo, filósofo do século I d.C., descreve homens que se travestiam e viviam como mulheres, que se emasculavam e retiravam o pênis, sendo chamados de eunucos. Os relatos de mudança de gênero não são exclusivos da cultura Ocidental, sendo que diversas culturas e povos revelam fenômenos semelhantes. Os Yumans, tribo de índios norte-americanos, por exemplo, acreditam em uma **mudança de espírito** após sonhos que acontecem na puberdade. Os jovens passam então a desempenhar os papéis de gênero atribuídos pelos sonhos e não mais o do sexo de nascimento, sendo aceitos pela tribo.[6]

Os primeiros relatos de cirurgia para adequação de gênero datam da década de 1920 do século passado. Um dos relatos mais conhecidos é o do pintor Einar Wegener, que retirou o pênis e os testículos em 1923, aos 40 anos, adotando nacionalidade dinamarquesa e se tornando Lili Elbe.[6] É apenas na década de 1960 que as questões de incongruência de gênero passam a ser analisadas mais a fundo na Medicina, através de intensa participação do Dr. Harry Benjamin. Este foi o médico que definiu e introduziu o termo **transexual**, além de afirmar que esses indivíduos não deveriam ser sujeitos a terapias conversivas, consolidando a terapêutica focada na transição de gênero. Nesse mesmo período, o Johns Hopkins Hospital estabeleceu um Comitê Clínico de Identidade de Gênero e realizou uma mamoplastia redutora bilateral em um homem trans.[6]

No Brasil, a primeira cirurgia de adequação de gênero foi realizada, em 1971, pelo cirurgião plástico Dr. Roberto Farina. Após isso, o médico sofreu dois processos, um criminal e outro no Conselho Federal de Medicina (CFM), sendo considerado culpado nos dois. Foi apenas, em 1997, que o CFM publicou a Resolução 1.482/97 autorizando a realização da cirurgia de adequação de gênero (na época chamada de transgenitalização), caso fossem cumpridos certos critérios.[7] Após sua publicação, a resolução foi modificada, em 2002 (Resolução 1.652/2002), 2010 (Resolução 1.955/2010) e, mais recentemente, em 2019 (Resolução 2.265/2019).[8,9] Na última modificação, os seguintes pontos cruciais, do ponto de vista etimológico e cirúrgico, são resolvidos:

Art. 1° Compreende-se por transgênero ou incongruência de gênero a não paridade entre a identidade de gênero e o sexo ao nascimento, incluindo-se nesse grupo transexuais, travestis e outras experiências identitárias relacionadas com a diversidade de gênero.

§ 1° Considera-se identidade de gênero o reconhecimento de cada pessoa sobre seu próprio gênero.

§ 5° Considera-se afirmação de gênero o procedimento terapêutico multidisciplinar para a pessoa que necessita adequar seu corpo à sua identidade de gênero por meio de hormonoterapia e/ou cirurgias.

Art. 2° A atenção integral à saúde do transgênero deve contemplar todas as suas necessidades, garantindo acesso, sem qualquer tipo de discriminação, às atenções básica, especializada e de urgência e emergência.

Art. 4º A atenção especializada de cuidados específicos ao transgênero de que trata esta Resolução deve contemplar o acolhimento, o acompanhamento ambulatorial, a hormonoterapia e o cuidado cirúrgico, conforme preconizado em Projeto Terapêutico Singular norteado por protocolos e diretrizes vigentes. Parágrafo único. O Projeto Terapêutico Singular (Anexo I) que deverá ser elaborado é um conjunto de propostas de condutas terapêuticas articuladas, resultado da discussão de uma equipe multiprofissional e interdisciplinar com o indivíduo, abrangendo toda a rede assistencial na qual está inserido e contemplando suas demandas e necessidades independentemente da idade.

Art. 5º A atenção médica especializada para o cuidado ao transgênero deve ser composta por equipe mínima formada por pediatra (em caso de pacientes com até 18 [dezoito] anos de idade), psiquiatra, endocrinologista, ginecologista, urologista e cirurgião plástico, sem prejuízo de outras especialidades médicas que atendam à necessidade do Projeto Terapêutico Singular.

Art. 11. Na atenção médica especializada ao transgênero é vedada a realização de procedimentos cirúrgicos de afirmação de gênero antes dos 18 (dezoito) anos de idade.

§ 1º Os procedimentos cirúrgicos de que trata esta Resolução só poderão ser realizados após acompanhamento prévio mínimo de 1 (um) ano por equipe multiprofissional e interdisciplinar.

§ 2º É vedada a realização de procedimentos hormonais e cirúrgicos, descritos nesta Resolução, em pessoas com diagnóstico de transtornos mentais que os contraindiquem, conforme especificado no Anexo III desta Resolução (transtornos psicóticos graves, transtornos de personalidade graves, retardo mental e transtornos globais do desenvolvimento graves).

§ 4º Os procedimentos cirúrgicos reconhecidos para afirmação de gênero estão descritos no Anexo IV desta Resolução:

- Procedimentos de afirmação de gênero do masculino para o feminino:
  - Neovulvovaginoplastia;
  - Mamoplastia de aumento.
- Procedimentos de afirmação de gênero do feminino para o masculino:
  - Mamoplastia bilateral;
  - Cirurgias pélvicas:
    - Histerectomia;
    - Ooforectomia bilateral.
  - Cirurgias genitais:
    - Neovaginoplastia;
    - Faloplastias:
      - Metoidoplastia, que compreende retificação e alongamento do clitóris após estímulo hormonal, sendo considerado o procedimento de eleição para faloplastia;
      - Neofaloplastia com retalho microcirúrgico de antebraço ou retalho de outras regiões. É considerada experimental, devendo ser realizada somente mediante as normas do Sistema CEP/Conep.

CIRURGIA DE ADEQUAÇÃO SEXUAL (CAG)

O objetivo principal da cirurgia de adequação sexual é aprimorar o bem-estar e sensação de adequação, reduzindo a disforia de pessoas com variabilidade de gênero. Diversos estudos de acompanhamento pós-operatório mostram um efeito benéfico inegável da cirurgia de adequação de gênero nas esferas do bem-estar subjetivo, estética e função sexual.[10-13] Entretanto, apenas indivíduos com genuína incongruência de gênero se beneficiam desses procedimentos. Considerando a irreversibilidade dos procedimentos, compreende-se a importância de um adequado diagnóstico e interação da equipe multidisciplinar para definir a indicação cirúrgica e o momento para sua realização. Em geral, após o diagnóstico, três fases se seguem: experiência de vida no papel de gênero desejado por pelo menos um ano; hormonoterapia; cirurgia para adequação de gênero.[10] Dessa forma, a cirurgia é muitas vezes o último passo no processo de tratamento da disforia de gênero.

Neste cenário, o papel do(a) cirurgião não é apenas de um técnico. Mais do que isso, o(a) cirurgião deve ser parte do time multidisciplinar, compreendendo a história de cada paciente, além de estar familiarizado com as necessidades dos indivíduos transgêneros de forma abrangente.[14] O enfoque deste capítulo será na cirurgia de mastectomia para homens trans. Referida também como *top surgery*, costuma ser o primeiro e mais importante procedimento cirúrgico na CAG dos homens trans.[15] Esta cirurgia permite que eles se apresentem e interajam socialmente de acordo com o gênero que se identificam.

Satisfação e Arrependimento

Para fins de classificação e estudo, define-se **pouco** arrependimento como dificuldades e sinais indiretos que não ultrapassam o benefício da CAG; e **grande** arrependimento como disforia no novo papel de gênero após a cirurgia. Apesar de o estresse e arrependimento serem experiência subjetivas de cada indivíduo, o objetivo de uma boa seleção dos indivíduos para a CAG é que o mínimo possível apresente um grande arrependimento. Em extensa revisão da literatura, Pfafflin e Junge reportaram uma taxa de arrependimento **grande** em menos de 1% dos homens trans e de 1%-1,5% entre as mulheres trans. A análise destes casos revelou as seguintes causas principais de arrependimento: diagnóstico inadequado; ausência de ou má experiência de vida com o papel de gênero desejado; resultados cirúrgicos insatisfatórios (estéticos e funcionais).[12]

No que concerne exclusivamente à cirurgia de mastectomia, Agarwal *et al.* avaliaram 42 indivíduos através dos questionários BREAST-Q e The Body Uneassiness Test (BUT-A). Houve melhora significativa em diversos segmentos do BREAST-Q, tais como satisfação com as mamas/tórax, bem-estar psicológico, satisfação sexual e bem-estar físico. Na avaliação do BUT-A, foi observada melhora significativa na imagem corporal, automonitoramento compulsivo e despersonalização. Outro grupo de autores avaliou 47 indivíduos submetidos à mastectomia através de questionário de qualidade de vida, demonstrando que 91% apresentaram melhora da qualidade de vida após a cirurgia. Todos os participantes da pesquisa afirmaram que fariam a cirurgia novamente.[16] Outros estudos semelhantes, avaliando especificamente o impacto da mastectomia nos homens trans, mostraram resultados semelhantes: redução significativa da disforia, melhora da qualidade de vida, além de baixíssimas taxas de arrependimento.[17-19]

Os seguintes fatores são considerados como preditivos de satisfação após a CAG:[10]

- Início precoce da incongruência de gênero;
- Requisição para CAG feita antes dos 30 anos;
- Orientação sexual homossexual;
- Ausência de distúrbios mentais graves (psicose);
- Bom suporte familiar e social;
- Bons resultados cirúrgicos.

Critérios para cirurgia de Mastectomia

Como dito anteriormente, a obtenção de bons resultados com a CAG e baixas taxas de arrependimento só é possível com a seleção criteriosa dos pacientes e do momento a realizar os procedimentos. A WPATH (World Professional Association for Transgender Health) é uma organização sem fins lucrativos, de profissionais e educadores devotados à saúde dos transgêneros. Com base na evidência científica disponível e no consenso clínico especializado, a WPATH elenca os seguintes critérios para a cirurgia de mastectomia para homens trans:[20]

- Disforia de gênero persistente e bem documentada;
- Capacidade para tomar uma decisão com pleno conhecimento e para consentir com o tratamento;
- Maioridade em um determinado país;
- Se importantes problemas de saúde física ou mental estão presentes, devem estar bem controlados.

A terapia hormonal prévia não é um pré-requisito para a realização da CAG. Recomenda-se a vivência da experiência do papel de gênero consistente com a identidade de gênero por pelo menos 12 meses antes da intervenção cirúrgica. Uma proporção dos indivíduos, que se arrependem após a CAG ou terapia hormonal, relata situações de estresse social como causa do arrependimento (**ser ignorado pelos outros e perda de contato com familiares**, por exemplo).[4] Ou seja, os aspectos sociais da vivência em outro papel de gênero podem ser muito desafiadores, frequentemente mais dos que os aspectos físicos.

Técnicas de Mastectomia para Adequação de Gênero

A cirurgia para adequar uma mama feminina a um tórax masculino não significa realizar uma simples mastectomia. A mastectomia realizada para o tratamento do câncer de mama remove a grande maioria do parênquima mamário e muitas vezes também o complexo areolopapilar (CAP). Os mesmos princípios não podem, portanto, ser utilizados na CAG. Em 1995, Hage e Kesteren definiram os objetivos da mastectomia para adequação de gênero: contorno torácico estético através da mastectomia subcutânea, remoção do excesso de pele, redução e novo posicionamento do complexo areolopapilar e obliteração do sulco inframamário, minimizando as cicatrizes.[15] Até o momento, diversas técnicas foram propostas, incluindo alguns algoritmos para guiar a escolha do(a) cirurgião.[21-32] Todos os algoritmos levam em consideração os seguintes fatores: tamanho da mama, grau de ptose, elasticidade da pele e quantidade de pele em excesso. Na Figura 43-1, apresentamos um fluxograma para escolha da técnica mais adequada para cada caso. A descrição das principais técnicas descritas é a que se segue a seguir:

- *Periareolar*: mastectomia subcutânea através de incisão periareolar, semelhante à técnica descrita por Webster, em 1946, para tratamento de ginecomastia.[33] Ideal para pacientes com mamas pequenas e boa elasticidade da pele (Fig. 43-2);
- *Transareolar*: similar à técnica descrita por Pitanguy,[34] permite uma ressecção subtotal do mamilo. É utilizada

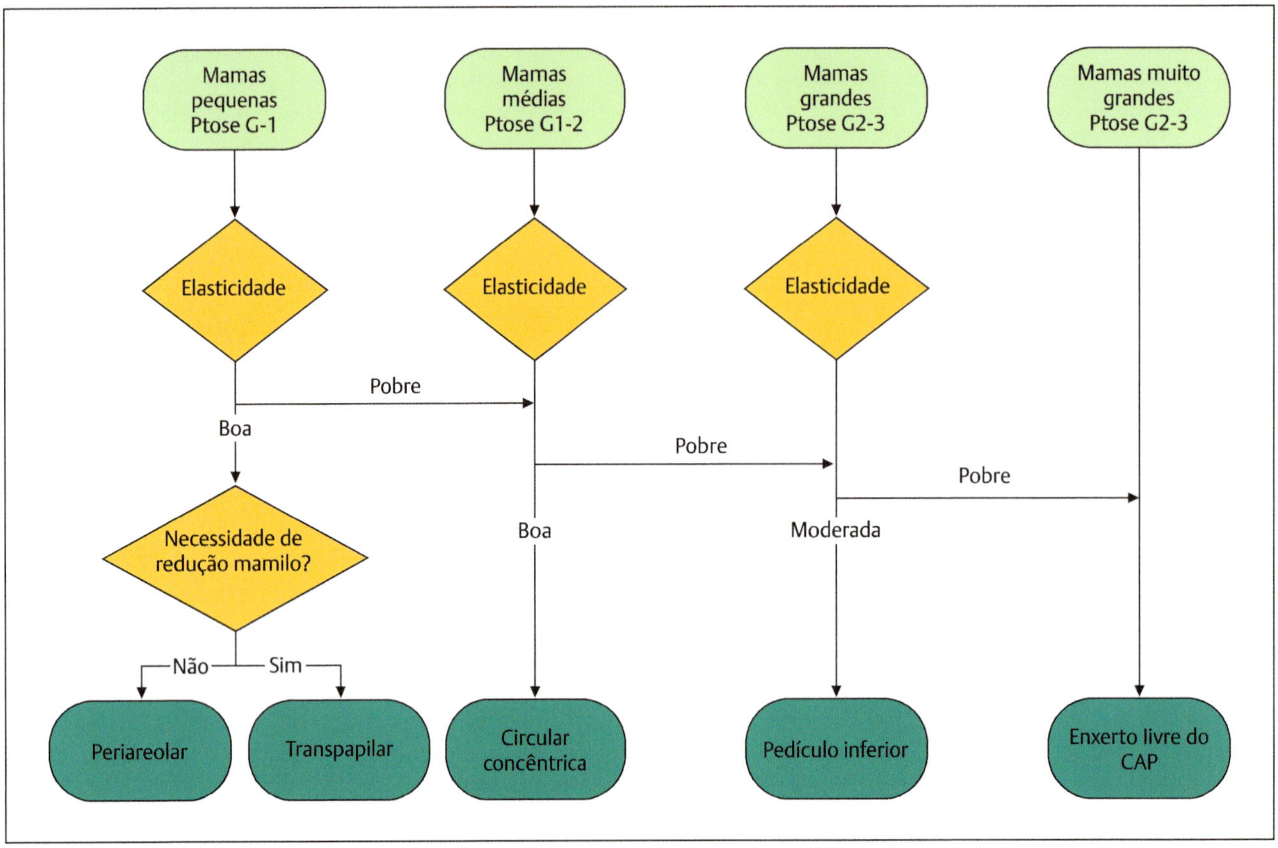

Fig. 43-1. Algoritmo para escolha da técnica cirúrgica em homens trans.

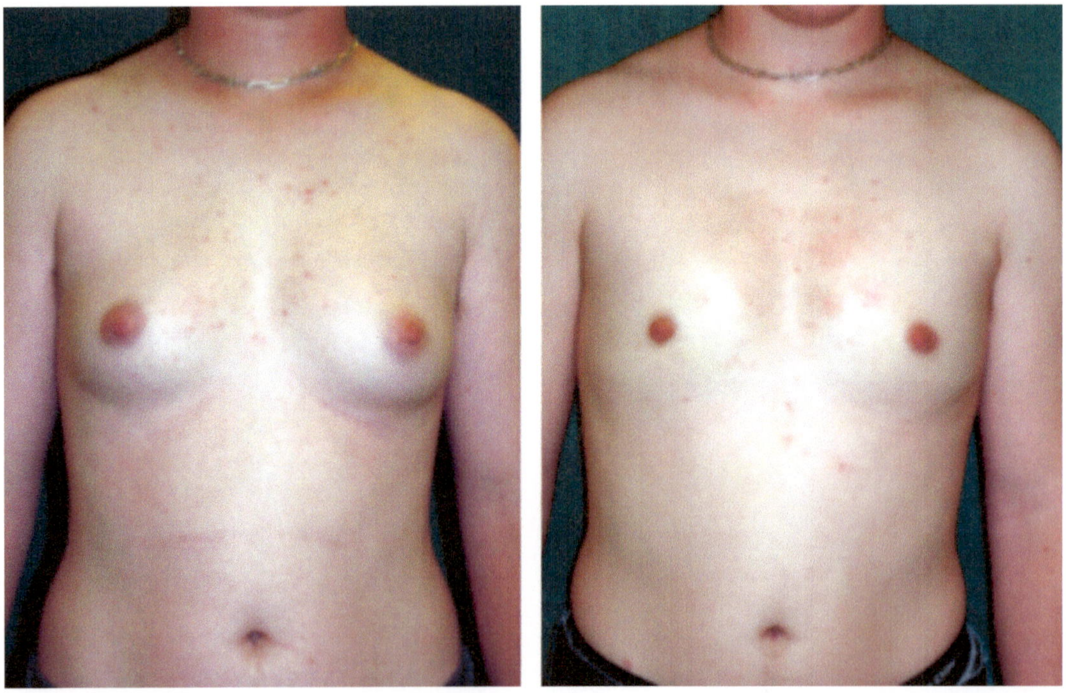

Fig. 43-2. Pré e pós-operatório da técnica periareolar. (Extraído de Monstrey S, *et al.* Chest-wall contouring surgery in female-to-male transsexuals: A New Algorithm. Plast Reconstr Surg. 2008;121:849).

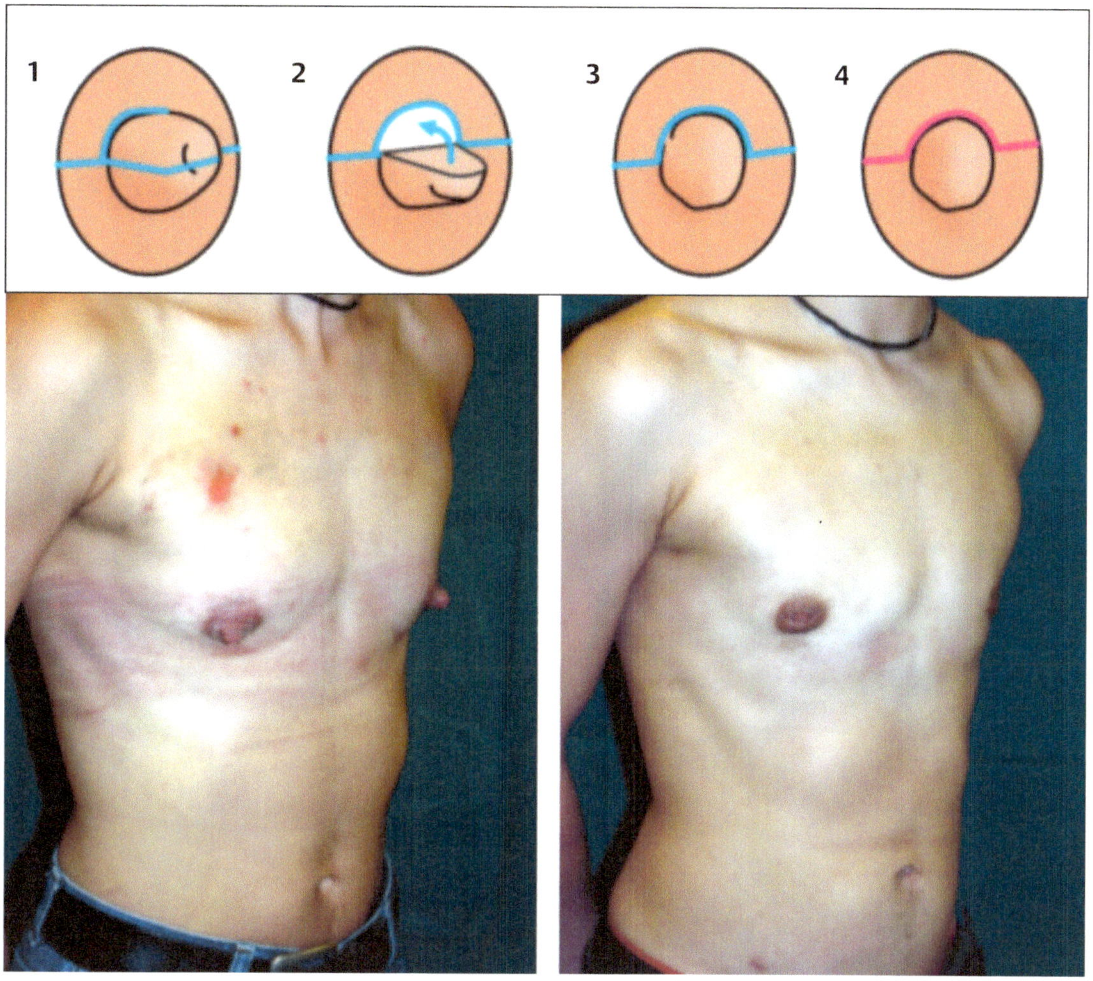

Fig. 43-3. Pré e pós-operatório da técnica transareolar. (Extraído de Monstrey S, *et al.* Chest-wall contouring surgery in female-to-male transsexuals: A New Algorithm. Plast Reconstr Surg. 2008;121:849).

em pacientes com mamas pequenas, porém com mamilos proeminentes (Fig. 43-3);

- *Circular concêntrica*: similar à técnica descrita por Davidson, em que se desenha um círculo ou elipse, permitindo a excisão do excesso de pele.[35] Em geral escolhida quando o paciente apresenta mamas de médio volume, com boa elasticidade de pele e pouca ptose, ou mamas pequenas com elasticidade pobre (Fig. 43-4);
- *Técnica de pedículo inferior com flap do complexo areolopapilar (CAP)*: mastectomia com cicatriz no sulco inframamário, associada a um pedículo de tecido mamário conectado ao CAP. A cirurgia começa com a desepitelização semelhante à realizada na técnica de mamoplastia de pedículo inferior. Em seguida, todo o tecido mamário e pele ao redor são ressecados. A área do pedículo inferior será a fonte de vascularização e sensibilidade do CAP. Utilizando um areolótomo, desenha-se a nova posição do CAP, cuidando para que esteja mais lateralizado do que na mama feminina. Esta técnica foi descrita apenas por dois autores, e é indicada para pacientes com mamas médias a grandes, elasticidade moderada à pobre e ptose graus II-III (Figs. 43-5 e 43-6);[25,32]
- *Cicatriz no sulco inframamário e enxerto livre do CAP*: semelhante à técnica descrita por Thorek,[36] porém deixando a cicatriz no sulco inframamário. O CAP é posicionado 1-2 cm acima do sulco inframamário e lateralmente abaixo da borda lateral do músculo peitoral maior. É utilizada quando o paciente apresenta mamas de grande volume, ptose considerável e elasticidade pobre (Fig. 43-7).

Complicações e Reabordagem

Os estudos publicados reportam uma taxa de complicações pós-operatórias que varia de 11% a 33%.[23,24,27,29,32] As complicações agudas incluem: hematoma, seroma, infecção e necrose do CAP. Esta última ocorre em 0,4% a 17,9% dos casos.[22,27,31] Uma revisão sistemática das técnicas para cirurgia de mastectomia para adequação de gênero, incluindo oito estudos e 1.069 pacientes, evidenciou uma menor taxa de reoperações imediatas por complicações no grupo submetido à mastectomia com enxerto livre do CAP (4,8%) em relação à técnica de pedículo inferior (8,9%, $p < 0,05$), e também em comparação a técnicas sem ressecção de pele (10,3%, $p < 0,05$).[37]

A taxa de reoperação para correções de cicatrizes ou do contorno torácico é relativamente alta e varia entre 9% até 41%.[19,24] Apesar de a técnica periareolar ter a vantagem de deixar uma cicatriz menor e mais discreta, este é o procedimento que apresenta maior taxa de reoperação para correção. Na revisão sistemática mencionada anteriormente, a taxa de reabordagem em pacientes submetidos à técnica periareolar

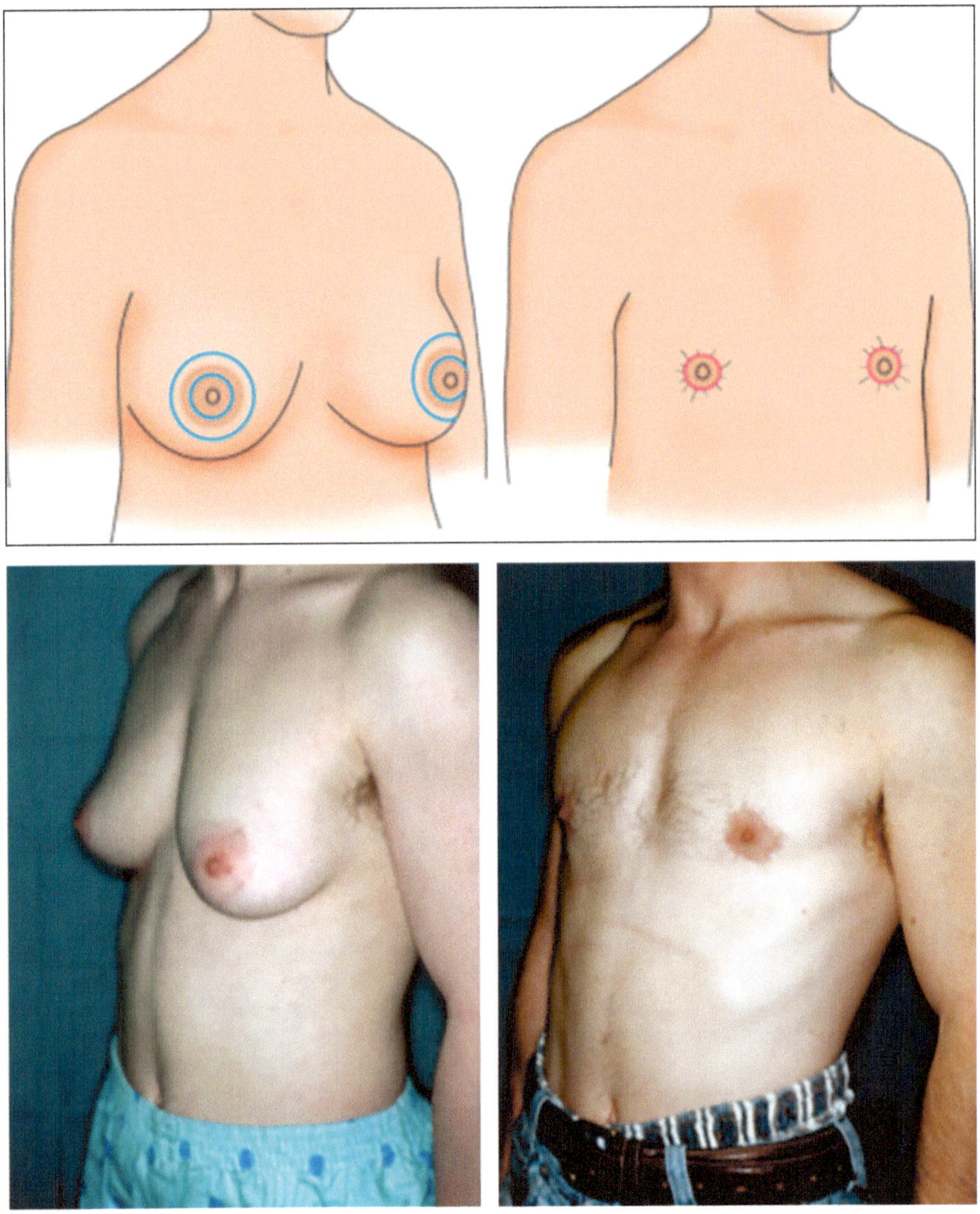

Fig. 43-4. Pré e pós-operatório da técnica circular concêntrica. (Extraído de Monstrey S, *et al.* Chest-wall contouring surgery in female-to-male transsexuals: A New Algorithm. Plast Reconstr Surg. 2008;121:849).

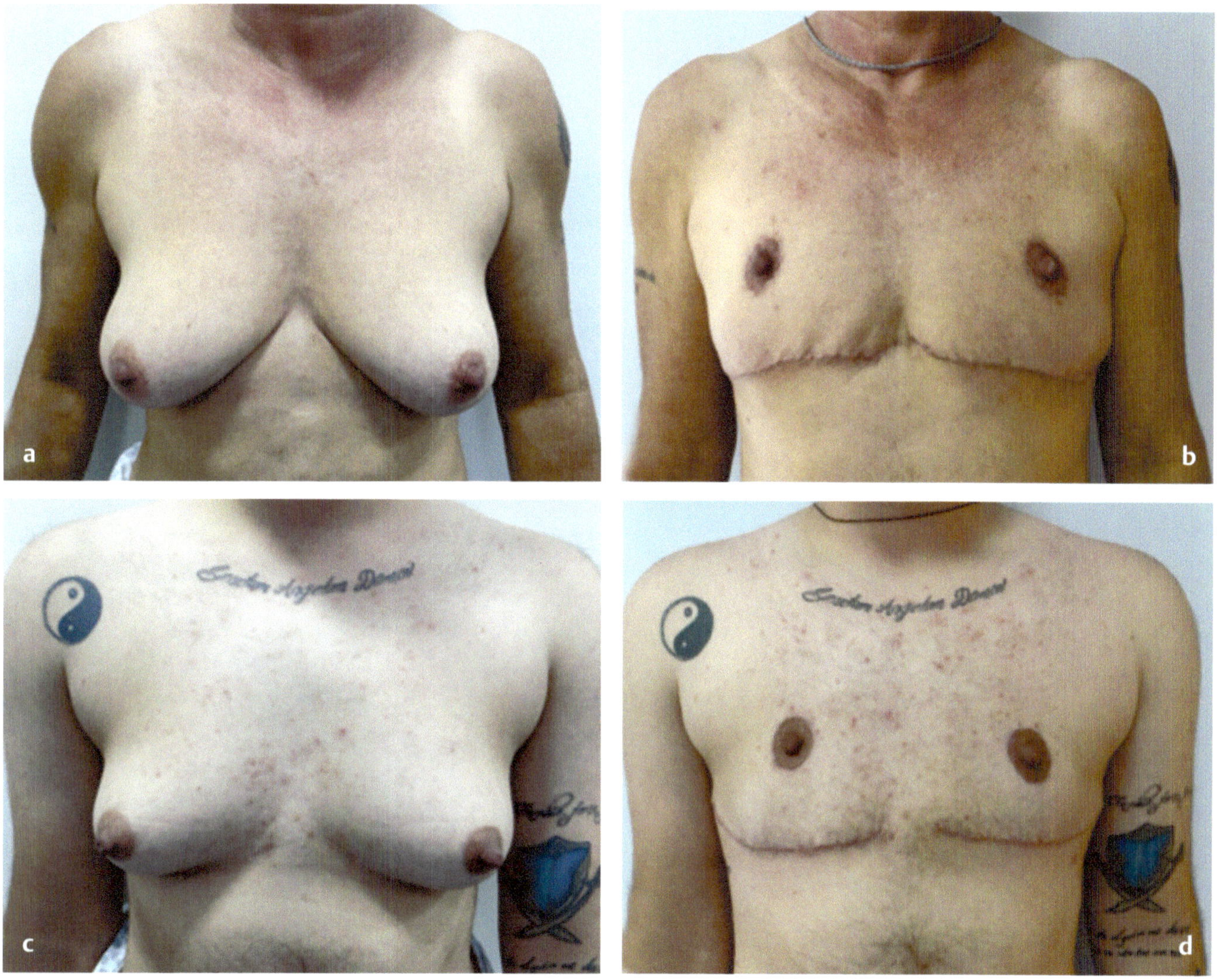

Fig. 43-5. (a-d) Pré e pós-operatório de dois casos da técnica de pedículo inferior.

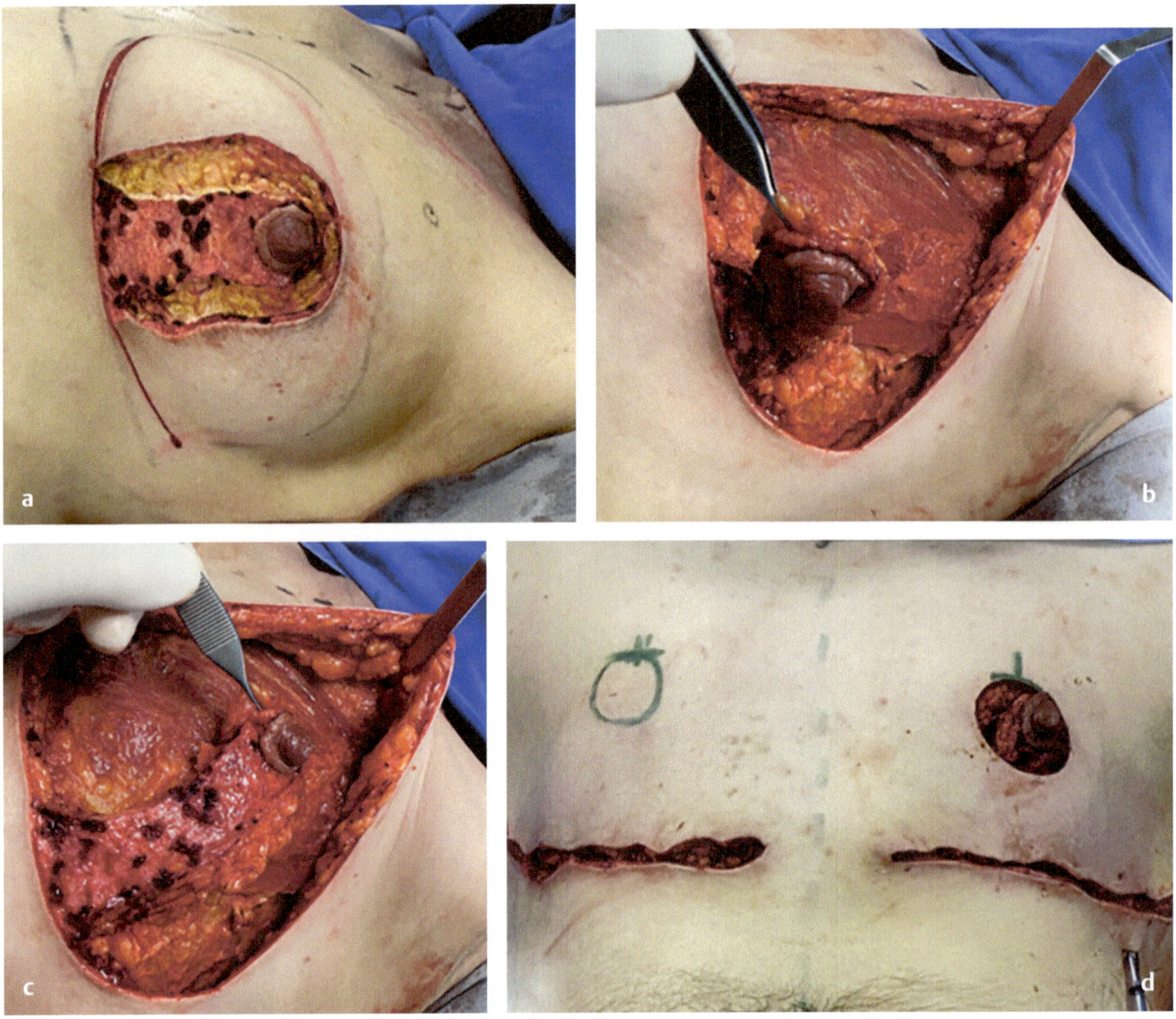

Fig. 43-6. Intraoperatório da técnica de pedículo inferior. (a) Desepitelização conforme técnica de pedículo inferior. Mastectomia será feita na linha vermelha, removendo pele e tecido mamário como duas asas. (b) *Flap* após mastectomia. Uma porção de tecido mamário é retirada embaixo do *flap* para afiná-lo. (c) Posicionamento intraoperatório do complexo areolopapilar. (d) Transposição do *flap* na nova posição, deixando a cicatriz no sulco inframamário.

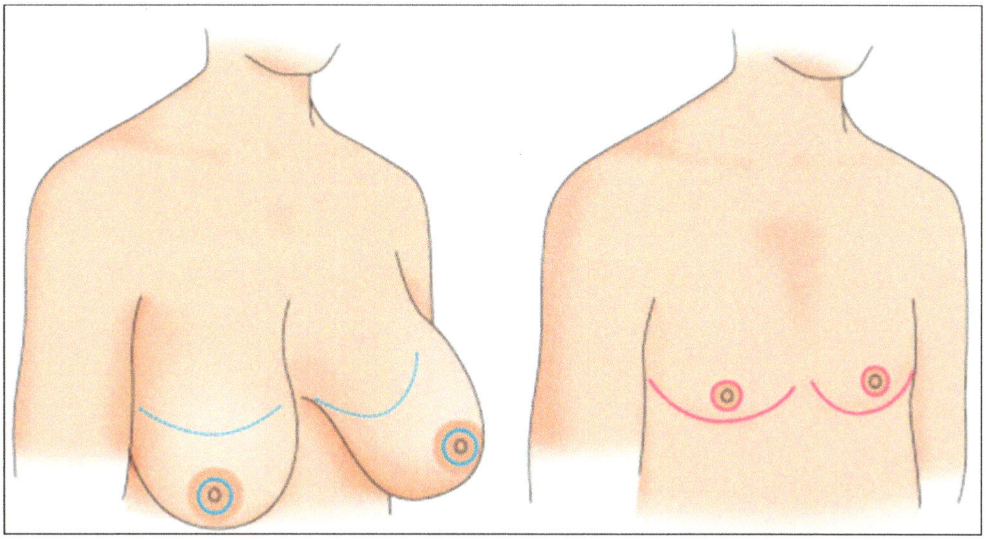

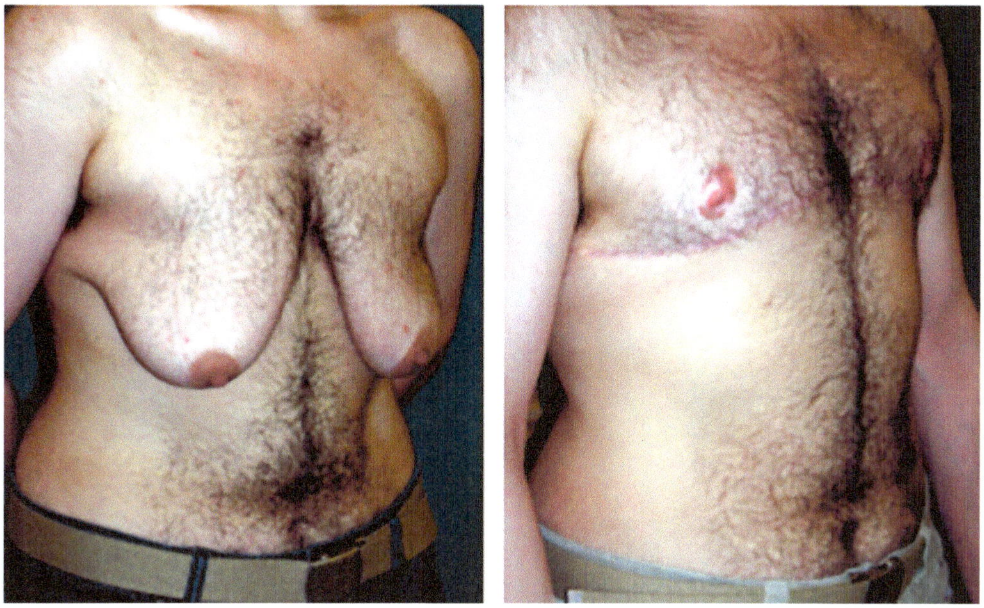

Fig. 43-7. Pré e pós-operatório da técnica com enxerto livre do CAP. (Extraído de Monstrey S, *et al.* Chest-wall contouring surgery in female-to-male transsexuals: A New Algorithm. Plast Reconstr Surg. 2008;121:849).

foi de 37,5%, comparada à técnica de pedículo inferior (27,9%, $p < 0{,}01$), e a de enxerto livre do CAP (20,3%, $p < 0{,}01$).

ASPECTOS BIOÉTICOS

A fim de abordar os aspectos éticos relacionados com o tema desse capítulo, é imprescindível que façamos uma análise crítica individual, mas sobretudo coletiva no que concerne a nossa estrutura social e sua relação com a sexualidade e individualidade de seus cidadãos. Reconheçamos que, a despeito do que está escrito no seu artigo 5° de nossa Constituição Federal de 1988, a qual afirma que *todos são iguais perante a lei, sem distinção de qualquer natureza, garantindo aos brasileiros e aos estrangeiros residentes no país a inviolabilidade do direito à vida, à liberdade, à igualdade, à segurança e à propriedade*, nossa sociedade impõe normas de gênero e de orientação sexual às pessoas por meio de costumes e padrões de comportamento. Estas habitudes exercem controle sobre o modo como as pessoas vivenciam seus relacionamentos pessoais e como se identificam, constituindo entraves para a verdadeira individuação, além de serem uma real violência para aqueles que não se adaptam a essas normativas. Todas essas vivências de assédio, discriminação, exclusão, estigmatização e preconceito dirigido às pessoas por conta de sua orientação sexual ou identidade de gênero podem enfraquecer o senso de autoestima e de pertencimento à comunidade, levando muitas dessas pessoas a terem vidas marcadas pelo medo e pela invisibilidade, reprimindo sua identidade.

O reconhecimento do direito à identidade de gênero é essencial para a humanidade e dignidade de cada pessoa. Dessa forma, fez-se mister que se legitime a autonomia de cada indivíduo em ser capaz de decidir, fazer ou buscar aquilo que julga ser o melhor para si. Qualquer forma de discriminação ou tratamento desigual por conta de variabilidade de gênero ou expressões diversas da sexualidade é uma violação dos direitos do indivíduo de fazer suas escolhas.[38] Em 2006, foi formulado os *Princípios de Yogyakarta*, documento que trata da aplicação da legislação internacional de direitos humanos em relação à orientação sexual e identidade de gênero, sendo um marco dos direitos da população LGBTT (Lésbicas, Gays, Bissexuais, Travestis, Transexuais e Transgêneros).[2] Neste manifesto, afirma-se que os seres humanos nascem livres e iguais em dignidade e direitos, sendo todos os direitos humanos universais, interdependentes, indivisíveis e inter-relacionados.

Devemos conceber que qualquer forma de discriminação é fator limitante da saúde e promotor do adoecimento. Dessa forma, compreende-se que o acesso à saúde integral para esta população não requer somente que o atendimento e procedimentos cirúrgicos sejam ofertados nos serviços públicos e privados. Amplia-se, portanto, o conceito de saúde integral, abrangendo também a desnaturalização da sexualidade e de suas formas de manifestação, bem como a recusa de normatizar as expressões de sexualidade humana e a crença da determinação do sexo sobre o gênero, como pontos não apenas importante, mas essenciais no processo.[38]

Isso posto, o papel do(a) profissional de saúde não se limita apenas a ofertar assistência médica e realizar procedimentos cirúrgicos para adequação de gênero. Os profissionais de saúde são multiplicadores naturais do status quo, sendo indispensável que façamos uma releitura de nossos pensamentos e atitudes éticos, compreendendo e reavaliando conceitos que permeiam o consciente (e o inconsciente) coletivo. Ademais, sabe-se parte essencial do atendimento médico o processo de empatia. Precisamos, portanto, trabalhar em nós, e nos estudantes de Medicina, a ética da compreensão como fator crucial no entendimento entre os indivíduos.

O atendimento às pessoas com variabilidade de gênero está repleto de dilemas socioculturais, dos quais o(a) profissional de saúde deve se dar conta. A tomada de consciência dos processos envolvidos e dos complexos existentes em nossa sociedade é fundamental para possibilitar mudanças de paradigmas e permitir um atendimento ético e integral. Outrossim, esse poderá ser um processo que irá auxiliar não só no processo de individuação de cada indivíduo (tanto do paciente como do(a) médico(a)), mas também da própria sociedade.

REFERÊNCIAS BIBLIOGRÁFICAS

1. Budge SL, Moradi B. Attending to gender in psychotherapy: Understanding and incorporating systems of power. J Clin Psychol [Internet]. 2018;74(11):2014-27.
2. ONU. Princípios de Yogyakarta: Princípios sobre a aplicação da legislação internacional de direitos humanos em relação à orientação sexual e identidade de gênero [Internet]. Reunião de especialistas realizada em Yogyakarta, Indonésia, entre 6 e 9 de novembro de 2006. 2007:37.
3. Association A P. Diagnostic and statistical manual of mental disorders: DSM-5. 5th ed. Washington: American Psychiatric Association. 2013.
4. Wiepjes CM, Nota NM, de Blok CJM, et al. The Amsterdam Cohort of Gender Dysphoria Study (1972–2015): Trends in Prevalence, Treatment, and Regrets. J Sex Med [Internet]. 2018;15(4):582-90.
5. Arcelus J, Bouman WP, Van Den Noortgate W, et al. Systematic review and meta-analysis of prevalence studies in transsexualism [Internet]. Vol. 30, European Psychiatry. Elsevier Masson SAS. 2015:807-15.
6. Saadeh A. Transtorno de Identidade Sexual: um estudo psicopatológico de transexualismo feminino e masculino. Faculdade de Medicina da Universidade de São Paulo. 2004.
7. Medicina CF. Resolução 1482/97. Jornal do CREMESP. 1997;(123):13.
8. Medicina CF. Resolução 1652/2002. 2002.
9. Medicina CF. Resolução CFM n 2.265/2019. Brazil. 2019.
10. De Cuypere G, Vercruysse H. Eligibility and readiness criteria for sex reassignment surgery: Recommendations for revision of the WPATH standards of care. Int J Transgenderism [Internet]. 2009;11(3):194-205.
11. Klein C, Gorzalka BB. Sexual functioning in transsexuals following hormone therapy and genital surgery: A review. J Sex Med [Internet]. 2009;6(11):2922-39.
12. Pfäfflin F, Junge A. Thirty years of international follow-up studies after sex reassignment surgery: a comprehensive review, 1961–1991. In: Symposion, editor. The International Journal of Transgenderism [Internet]. 2003.
13. Gijs L, Brewaeys A. Surgical treatment of gender dysphoria in adults and adolescents: Recent developments, effectiveness, and challenges. Annu Rev Sex Res. 2007;18:178-224.
14. Berli JU, Knudson G, Fraser L, et al. What Surgeons Need to Know About Gender Confirmation Surgery When Providing Care for Transgender Individuals: A Review. JAMA Surg [Internet]. 2017;152(4):394-400.
15. Joris Hage J, Van Kesteren PJM. Chest-wall contouring in female-to-male transsexuals: Basic considerations and review of the literature. Plast Reconstr Surg. 1995;96(2):386-91.
16. Papadopulos NA, Lellé JD, Zavlin D, et al. Quality of Life and Patient Satisfaction Following Male-to-Female Sex Reassignment Surgery. J Sex Med [Internet]. 2017;14(5):721-30.
17. Poudrier G, Nolan IT, Cook T E, et al. Assessing quality of life and patient-reported satisfaction with masculinizing top surgery: A mixed-methods descriptive survey study. Plast Reconstr Surg [Internet]. 2019;143(1):272-9.
18. van de Grift TC, Cohen-Kettenis PT, Steensma TD, et al. Body Satisfaction and Physical Appearance in Gender Dysphoria. Arch Sex Behav. 2016;45(3):575-85.
19. Nelson L, Whallett EJ, McGregor JC. Transgender patient satisfaction following reduction mammaplasty. J Plast Reconstr Aesthetic Surg [Internet]. 2009;62(3):331-4.
20. Coleman E, Bockting W, Botzer M, et al. Standards of Care for the Health of Transsexual, Transgender, and Gender-Nonconforming People, Version 7. Int J Transgenderism [Internet]. 2012;13(4):165-232.
21. Top H, Balta S. Transsexual mastectomy: Selection of appropriate technique according to breast characteristics. Balkan Med J [Internet]. 2017;34(2):147-55.
22. McEvenue G, Xu FZ, Cai R, McLean H. Female-to-Male Gender Affirming Top Surgery: A Single Surgeon's 15-Year Retrospective Review and Treatment Algorithm. Aesthetic Surg J [Internet]. 2017;38(1):49-57.
23. Kühn S, Keval S, Sader R, et al. Mastectomy in female-to-male transgender patients: A single-center 24-year retrospective analysis. Arch Plast Surg [Internet]. 2019;46(5):433-40.
24. Frey JD, Yu JZ, Poudrier G, et al. Modified nipple flap with free areolar graft for component nipple-areola complex construction: Outcomes with a novel technique for chest wall reconstruction in transgender men. Plast Reconstr Surg [Internet]. 2018;142(2):331-6.
25. Kääriäinen M, Salonen K, Helminen M, Karhunen-Enckell U. Chest-wall contouring surgery in female-to-male transgender patients: A one-center retrospective analysis of applied surgical techniques and results. Scand J Surg [Internet]. 2017;106(1):74-9.
26. van de Grift TC, Elfering L, Bouman M-B, et al. Surgical Indications and Outcomes of Mastectomy in Transmen: A Prospective Study of Technical and Self-Reported Measures. Plast Reconstr Surg [Internet]. 2017;140(3):415e-424e.
27. Cregten-Escobar P, Bouman MB, Buncamper ME, Mullender MG. Subcutaneous mastectomy in female-to-male transsexuals:

a retrospective co-hort-analysis of 202 patients. J Sex Med [Internet]. 2012;9(12):3148-53.
28. Morselli PG, Summo V, Pinto V, et al. Chest Wall Masculinization in Female-to-Male Transsexuals: Our Treatment Algorithm and Life Satisfaction Questionnaire. Ann Plast Surg [Internet]. 2019;83(6):629-35.
29. Bjerrome Ahlin H, Kölby L, Elander A, Selvaggi G. Improved results after implementation of the Ghent algorithm for subcutaneous mastectomy in female-to-male transsexuals. J Plast Surg Hand Surg. 2014;48(6):362-7.
30. Wolter A, Diedrichson J, Scholz T, et al. Sexual reassignment surgery in female-to-male transsexuals: An algorithm for subcutaneous mastectomy. J Plast Reconstr Aesthetic Surg [Internet]. 2015;68(2):184-91.
31. Monstrey S, Selvaggi G, Ceulemans P, et al. Chest-wall contouring surgery in female-to-male transsexuals: A new algorithm. Plast Reconstr Surg [Internet]. 2008;121(3):849-59.
32. Donato DP, Walzer NK, Rivera A, et al. Female-to-male chest reconstruction: A review of technique and outcomes. Ann Plast Surg [Internet]. 2017;79(3):259-63.
33. Webster JP. Mastectomy for gynecomastia through a semicircular intra-areolar incision. Ann Surg [Internet]. 1946;124:557-75.
34. Pitanguy I. Transareolar incision for gynecomastia. Plast Reconstr Surg [Internet]. 1966 [cited 2020 Jul 27];38(5):414-9. Available from: https://pubmed.ncbi.nlm.nih.gov/5923558/
35. Davidson BA. Concentric circle operation for massive gynecomastia to excise the redundant skin. Plast Reconstr Surg [Internet]. 1979;63(3):350-4.
36. Thorek M. Plastic reconstruction of the breast and free transplantation of the nipple. J Int Coll Surg [Internet]. 1946;9:194-224.
37. Wilson SC, Morrison SD, Anzai L, et al. Masculinizing Top Surgery: A Systematic Review of Techniques and Outcomes. Vol. 80, Annals of Plastic Surgery. Lippincott Williams and Wilkins. 2018:679-83.
38. Santos AR, R Santos MM, Souza ML, et al. Implicações bioéticas no atendimento de saúde ao público LGBTT. Rev bioét [Internet]. 2015;23(2):400-8.

ÍNDICE REMISSIVO

Entradas acompanhadas por um *f* ou *t* em itálico indicam figuras e tabelas, respectivamente.

B

C

D

S

T

U

V

Y